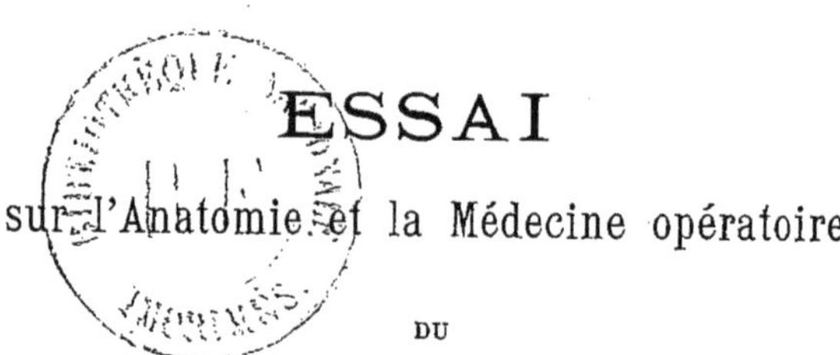

# ESSAI

sur l'Anatomie et la Médecine opératoire

DU

# TRONC CŒLIAQUE

ET DE SES BRANCHES

## DE L'ARTÈRE HÉPATIQUE

EN PARTICULIER

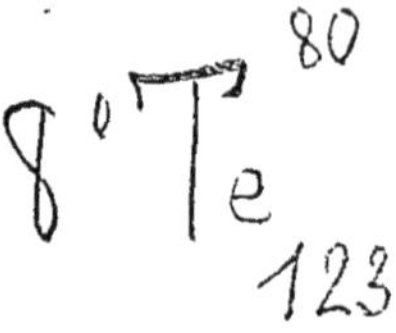

Travail du Laboratoire de M. le Professeur HARTMANN

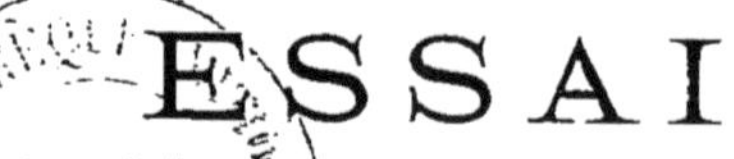

# ESSAI

## SUR L'ANATOMIE ET LA MÉDECINE OPÉRATOIRE

DU

# TRONC CŒLIAQUE

## ET DE SES BRANCHES

# DE L'ARTÈRE HÉPATIQUE

## EN PARTICULIER

PAR

**Le Dr P. do RIO-BRANCO** (da SILVA PARANHOS)

ANCIEN INTERNE DES HÔPITAUX DE PARIS

PARIS

G. STEINHEIL, ÉDITEUR

2, RUE CASIMIR-DELAVIGNE, 2

1912

A LA MÉMOIRE DE MON GRAND-PÈRE

LE VICOMTE do RIO BRANCO (1819-1880)

PROFESSEUR DE MATHÉMATIQUES A L'ÉCOLE NORMALE (1844)
PROFESSEUR D'ARTILLERIE A L'ÉCOLE MILITAIRE (1845-1856)
PROFESSEUR DE MATHÉMATIQUES A L'ÉCOLE CENTRALE (1856-1860)
PROFESSEUR D'ÉCONOMIE POLITIQUE A L'ÉCOLE POLYTECHNIQUE (1860-1879)
} de Rio de Janeiro.

MINISTRE DE LA MARINE (1851)
MINISTRE DES AFFAIRES ÉTRANGÈRES (1855-1866-1870)
MINISTRE DES FINANCES (1861)
SÉNATEUR INAMOVIBLE (1864)
MEMBRE DU CONSEIL D'ÉTAT (1866)
PRÉSIDENT DU CONSEIL DES MINISTRES (1871-1875)
PROMOTEUR DE LA *Loi du 28 septembre* 1871 ABOLISSANT PROGRESSIVEMENT L'ESCLAVAGE AU BRÉSIL

A LA MÉMOIRE DE MA MÈRE

A LA MÉMOIRE DE MON PÈRE

LE BARON do RIO BRANCO (1845-1912)

DOCTEUR EN DROIT
AVOCAT A RIO DE JANEIRO (1868)
DÉPUTÉ DE LA PROVINCE DE MATTO-GROSSO (1869-1875)
CONSUL GÉNÉRAL A LIVERPOOL (1876)
ENVOYÉ EXTRAORDINAIRE ET MINISTRE PLÉNIPOTENTIAIRE EN MISSION SPÉCIALE AUX ÉTATS-UNIS DEVANT LE *Tribunal d'arbitrage* DE LA QUESTION DE LIMITES ENTRE LA RÉPUBLIQUE ARGENTINE ET LE BRÉSIL (1893-1895)
ENVOYÉ EXTRAORDINAIRE ET MINISTRE PLÉNIPOTENTIAIRE EN MISSION SPÉCIALE EN SUISSE DEVANT LE *Tribunal d'arbitrage* DU TERRITOIRE CONTESTÉ ENTRE LA FRANCE (GUYANE FRANÇAISE) ET LE BRÉSIL (1898-1900)
MINISTRE DU BRÉSIL A BERLIN (1900-1902)
MINISTRE DES AFFAIRES ÉTRANGÈRES (1902-1912)

A MON EXCELLENT MAÎTRE ET PRÉSIDENT DE THÈSE

M. LE PROFESSEUR H. HARTMANN

CHIRURGIEN DE L'HÔPITAL BICHAT
PROFESSEUR DE MÉDECINE OPÉRATOIRE A LA FACULTÉ DE MÉDECINE DE PARIS
VICE-PRÉSIDENT DE LA SOCIÉTÉ DE CHIRURGIE DE PARIS
CHEVALIER DE LA LÉGION D'HONNEUR

A MON TRÈS CHER MAÎTRE

M. LE DOCTEUR J.-J. PEYROT

CHIRURGIEN HONORAIRE DE L'HÔPITAL LARIBOISIÈRE
PROFESSEUR AGRÉGÉ A LA FACULTÉ DE MÉDECINE DE PARIS
OFFICIER DE LA LÉGION D'HONNEUR
SÉNATEUR

A M. LE PROFESSEUR NICOLAS

PROFESSEUR D'ANATOMIE ET DIRECTEUR DES TRAVAUX PRATIQUES
A LA FACULTÉ DE MÉDECINE DE PARIS

A M. LE DOCTEUR E. DUPRÉ

MÉDECIN DES HÔPITAUX DE PARIS
PROFESSEUR AGRÉGÉ A LA FACULTÉ DE MÉDECINE DE PARIS
CHEVALIER DE LA LÉGION D'HONNEUR

A M. LE DOCTEUR C. SOULIGOUX

CHIRURGIEN DE L'HÔPITAL DE LA CHARITÉ
CHEVALIER DE LA LÉGION D'HONNEUR

A M. LE DOCTEUR P. LECÈNE

CHIRURGIEN DES HÔPITAUX DE PARIS
PROFESSEUR AGRÉGÉ A LA FACULTÉ DE MÉDECINE DE PARIS

A MES MAÎTRES DANS LES HÔPITAUX

**Stage (1897-1899).**

M. le Professeur agrégé Sébilleau.
M. le Professeur Gilbert.
M. le Professeur Duplay.

**Externat (1899-1902).**

M. le Docteur Audhoui.
M. le Professeur agrégé Dupré.
M. le Professeur agrégé Bouilly (*in memoriam*).
M. le Docteur Bouglé (*in memoriam*).
M. le Docteur Riche.
M. le Docteur Michon.

**Internat (1902-1903).**

M. le Professeur Duplay.
M. le Professeur agrégé Marion.
M. le Professeur agrégé Faure.
M. le Professeur agrégé Mauclaire.

**(1903-1904.)**

M. le Professeur agrégé Peyrot.
M. le Docteur Souligoux.

**(1904-1905.)**

M. le Professeur Hartmann.

**(1905-1906.)**

M. le Professeur agrégé Peyrot.
M. le Docteur Souligoux.
M. le Docteur Chaput.

A MM. les Docteurs Lesné, médecin des hôpitaux; Wiart, Fredet, Lapointe, chirurgiens des hôpitaux.

A MES COLLÈGUES D'INTERNAT

A TOUS MES AMIS

En nous donnant libre accès dans leurs laboratoires de l'École pratique, M. le Professeur Hartmann et MM. les Professeurs agrégés Faure, Rieffel, Duval, nous ont en même temps procuré le matériel nécessaire à nos dissections et à nos recherches de médecine opératoire.

Au point de vue bibliographique, la consultation de plusieurs ouvrages d'anatomie nous a été grandement facilitée grâce à la complaisance de MM. les Professeurs L.-H. Farabeuf et Nicolas, de MM. les Professeurs agrégés Lecène, Rieffel, à la Faculté de Médecine; de M. J. Deniker, à la Bibliothèque du Muséum d'histoire naturelle ; de M. Marcel, à la Bibliothèque nationale; de M. Conrad, à la Königliche Bibliothek de Berlin.

M. le Professeur H. Klaatsch, de Breslau, nous a très aimablement facilité l'accès du Musée anatomique de Breslau.

Bien que la plupart de nos planches aient été dessinées par nous-même d'après nature et le plus exactement possible, il nous a fallu faire appel au talent de M. Warisse pour donner à nos dessins originaux le cachet artistique qui leur manquait.

MM. G. Steinheil, G. Marie et Arrault nous ont témoigné un zèle inlassable dans l'impression de ce travail.

A tous, nous tenons une fois encore à exprimer nos sincères remerciements.

# INTRODUCTION

« ... A la suite de la transformation de la chirurgie, qui a été la conséquence des travaux de Pasteur et de Lister, on a opéré un grand nombre de lésions viscérales, dont la thérapeutique était auparavant purement médicale et que les chirurgiens n'avaient jusqu'alors abordées que timidement.

« Les opérateurs commencèrent à agir sur ces lésions viscérales sans les bien connaître, marchant droit au but et extirpant les tumeurs, sans s'occuper de leurs connexions. A la faveur de l'antisepsie et surtout de l'asepsie, ils eurent des succès, dus à leur dextérité et à la promptitude des décisions qu'ils savaient prendre au cours de leurs interventions. Grâce à eux, il est établi que le bistouri guérit de nombreux cas où l'insuccès de la thérapeutique médicale reste avéré.

« On peut, croyons-nous, faire aujourd'hui un pas en avant. Ce n'est plus au petit bonheur qu'il faut faire la chirurgie viscérale, se fiant à des qualités chirurgicales spéciales. *Comme la chirurgie des membres, celle des viscères doit être régie par l'anatomie de la région sur laquelle on opère et aussi par la connaissance des lésions contre lesquelles on intervient... La chirurgie viscérale doit donc tendre à être une chirurgie réglée comme l'est depuis longtemps la chirurgie des membres. Il est donc nécessaire de préciser au point de vue chirurgical, tout ce qui touche à l'anatomie des régions sur lesquelles on opère...* »

Ces lignes, écrites il y a déjà une dizaine d'années par notre excellent maître M. le professeur Hartmann, expriment une opinion que tous les chirurgiens partagent entièrement à l'heure actuelle.

A ce point de vue l'anatomie précise du *tronc cœliaque* et de ses branches constitue, pourrait-on dire, un des points cardinaux de la chirurgie de l'étage supérieur de la cavité abdominale. N'est-il pas bien certain que c'est par la connaissance exacte des pédicules vasculaires de l'estomac, du duodénum, de la rate, du pancréas, de la vésicule biliaire, qu'il devient possible de faire l'hémostase réglée, rapide et impeccable de tous ces organes? N'est-il pas moins évident que le tronc cœliaque et ses branches représentent autant d'écueils anatomiques qu'il importe de bien connaître si l'on veut être à même de les éviter, au cours des différentes interventions sur les organes de l'abdomen supérieur, interventions qui deviennent chaque jour plus fréquentes ?

Il ne faut pas oublier d'autre part que l'artère hépatique, ainsi d'ailleurs que sa compagne la veine porte, appartient au groupe — actuellement très restreint — des vaisseaux d'importance *vitale*, que le chirurgien doit s'efforcer à tout prix de ménager ou de réparer en cas de blessure accidentelle ou opératoire. Car, le fait est aujourd'hui bien connu, la suppression brusque et *complète* d'un de ces deux vaisseaux équivaut à un arrêt de mort. Il en résulte que la connaissance exacte de l'artère hépatique ne constitue pas une acquisition de luxe. Bien au contraire c'est une connaissance *impérieusement obligatoire*, pour qui aspire à être à même de ménager ou de réparer cette artère vitale chaque fois qu'il se trouvera aux prises avec elle soit directement (opération pour anévrysme, pour blessure de l'artère, etc.), soit d'une façon médiate (interventions sur les voies biliaires, sur la veine porte, sur l'hiatus de Winslow, etc.).

Or, c'est bien en vain que l'on chercherait dans les ouvrages classiques d'anatomie actuellement en usage des renseignements précis et détaillés sur le tronc cœliaque et ses branches et, en particulier, sur l'artère hépatique. Les auteurs se bornent en général à exposer très sommairement la disposition normale de ces vaisseaux, sans même effleurer l'étude de leurs anomalies, bien que celles-ci soient fréquentes et souvent très importantes, surtout en ce qui concerne l'artère hépatique. Nous montrerons, en effet, au cours de notre travail, que cette artère présente au moins *une fois sur deux*, une disposition sensiblement différente du type classique qu'on décrit encore d'une manière à peu près exclusive. Il en résulte qu'en pratique, le chirurgien est exposé une fois sur deux à rencontrer une disposition tout autre que celle qu'on lui a enseignée : les conséquences peuvent alors être très regrettables dans certains cas, comme nous allons essayer de le faire comprendre par quelques exemples.

Les classiques enseignent que la *branche droite* de l'artère hépatique gagne le lobe droit du foie en croisant la *face postérieure* du canal hépato-cholédoque. Il semble donc logique d'admettre que cette branche ne court aucun danger lorsqu'on incise la face antérieure du canal hépato-cholédoque. En réalité, une fois sur cinq la branche artérielle croise la *face antérieure* de ce canal ou, tout au moins, décrit une courbure pré-jacente (voy. les figures de nos observations, pp. 125-126-127-129-137). Prévenu de l'existence relativement fréquente de cette disposition non-classique, le chirurgien pourra toujours éviter la section de l'artère du lobe droit du foie, en recherchant toujours systématiquement avant d'inciser le canal hépato-cholédoque si une grosse artère ne bat pas au niveau du point où doit porter l'incision du canal biliaire. Il est aisé de comprendre qu'en s'en tenant uniquement à la disposition classique, on s'exposerait dans un certain nombre de cas à blesser l'artère du lobe droit, ce qui constituerait une complication grave, car on admet actuellement que la ligature d'une des deux branches de l'artère hépatique n'est pas permise, les faits expérimentaux et cliniques ayant démontré qu'à la suite de cette intervention la mort par nécrose aiguë d'un des lobes du foie est toujours à craindre.

Prenons un autre exemple; supposons un cas d'anévrysme reconnu de la *branche droite* de l'artère hépatique, le chirurgien se disposant à pratiquer l'extirpation du sac anévrysmal. D'après la description classique, la branche droite de l'artère hépatique se détache de la portion ascendante de cette artère (hépatique propre) et gagne le lobe droit du foie en passant *en arrière* du canal hépato-cholédoque. Appliquant ces données classiques, le chirurgien désireux de respecter la voie biliaire principale s'efforcera de la découvrir, pour l'isoler et la conserver, en allant la rechercher au niveau de la *face antérieure* du sac anévrysmal. Mais comme nous le faisions remarquer plus haut, en réalité dans le cinquième des cas environ, la branche hépatique droite croise la *face antérieure* du canal hépato-cholédoque. Prévenu de ce fait, il sera possible de respecter la voie biliaire principale, sachant que si on ne l'a pas rencontrée au-devant de l'anévrysme, on doit s'attendre à la trouver accolée à la paroi postérieure du sac et la rechercher à ce niveau. Par contre, en s'en tenant aux données classiques, si le chirurgien ne trouve pas la voie biliaire au-devant de l'anévrysme, il pourra croire qu'elle a été simplement refoulée en dedans, par exemple, et ne songeant pas à la rechercher en arrière, au niveau de la paroi postérieure de l'anévrysme, cette voie biliaire courra quelque risque d'être extirpée en même temps que la poche anévrysmale.

D'autre part, dans 12 p. 100 des cas, c'est-à-dire un peu plus d'une fois sur 10, la branche hépatique droite présente une origine et un trajet très particuliers, tout à fait non-classiques. Elle naît du tronc de la mésentérique supérieure et monte vers le lobe droit du foie après avoir croisé en écharpe la face postérieure des éléments du ligament hépato-duodénal (voy. les figures de nos observations, pp. 133, 134, 135, 136). A part cette origine aberrante de sa branche terminale droite, le tronc de l'artère hépatique possède son trajet ordinaire au-devant de la veine porte. Un anévrysme siégeant sur une semblable branche droite aberrante, refoulerait au-devant de lui l'ensemble du pédicule du foie, veine porte, canal hépato-cholédoque, artère hépatique ordinaire. Isoler de la paroi antérieure de l'anévrysme tous ces organes, deviendrait possible à quiconque connaît l'existence de la variété anatomique très fréquente que nous venons de signaler. Par contre, l'intervention serait bien délicate, sinon dangereuse pour le chirurgien non prévenu, cherchant à retrouver la disposition classique de l'artère hépatique et de ses branches.

Il est également bien évident que des données anatomiques précises sont très nécessaires pour mener à bien une intervention *conservatrice* sur l'artère hépatique ou sur le tronc porte. Sans doute, en pratique, dans les cas de blessure accidentelle ou opératoire d'un de ces vaisseaux, on s'en tient d'ordinaire au tamponnement de la région sous-hépatique ou à la pose d'une ou de plusieurs pinces hémostatiques laissées à demeure sur le ligament hépato-duodénal. Mais ce n'est là qu'un pis-aller, car en adoptant cette ligne de conduite, il semble bien difficile d'éviter certaines complications fatales à brève échéance. D'une part, en effet, tout tamponnement serré comprime nécessairement le pédicule du foie et par suite prive plus ou moins complètement cet organe de son rapport sanguin artériel et veineux. Villar [362] et son élève Fulcrand [369] ont justement insisté sur les accidents « ... redoutables et même rapidement mortels, simulant l'hémorragie interne... » consécutifs à la compression de la veine porte par un tamponnement à la gaze trop serré, placé au niveau de la région sous-hépatique. D'autre part, toute pince hémostatique posée plus ou moins hâtivement sur le pédicule du foie, risque toujours d'interrompre complètement la circulation de l'artère hépatique ou de la veine porte, ou de toutes les deux à la fois. Aussi bien doit-on admettre qu'en présence de la blessure d'un de ces deux vaisseaux, la ligne de conduite la plus rationnelle et la plus chirurgicale consiste à rétablir la continuité du vaisseau blessé, à l'aide d'une suture, intervention qui nécessite une connaissance assez exacte de l'artère hépatique. A ce point de vue encore les données anatomiques classiques sont bien insuffisantes.

On pourrait objecter que les blessures de l'artère hépatique ou du tronc porte sont en réalité assez exceptionnelles, du moins si l'on en juge par le nombre infime de cas actuellement publiés, bien que chaque jour il se pratique dans tous les centres chirurgicaux un nombre très important d'opérations portant sur le voisinage immédiat du pédicule du foie, cholécystectomie, hépaticotomie, cholédocotomie, etc. Assurément il serait excessif et puéril de jeter un cri d'alarme en invoquant le péril vasculaire inhérent à ce genre d'intervention. Toutefois il suffit d'examiner de près et sur une assez grande série de sujets bien injectés la topographie vasculaire du ligament hépato-duodénal pour en déduire que le tronc porte, l'artère hépatique et surtout la branche droite de ces vaisseaux sont assez souvent exposés à être intéressés plus ou moins sérieusement au cours des interventions sur les voies biliaires, en particulier lorsque la région du pédicule du foie est le siège d'adhérences inflammatoires étendues et résistantes. Il semble donc logique de supposer que la lésion accidentelle des vaisseaux hépatiques doit être un peu moins rare que ne le mentionnent les statistiques relatives aux interventions sur les voies biliaires. Il est même probable que parmi les causes de mort consécutive à ces interventions, cet accident doit entrer en ligne de compte un peu plus souvent qu'on ne l'admet en général. Presque toujours, en effet, les décès sont imputés à l'insuffisance hépatique (altérations du foie antérieures à l'intervention), au choc opératoire (malades anémiés, cachectiques), à des hémorragies en nappe se faisant au niveau des surfaces cruentées (diathèse hémorragipare des cholémiques), etc., et il est vraisemblable que ce sont les causes ordinaires. Mais peut-être bien qu'en examinant attentivement après les avoir injectées l'artère hépatique et la veine porte, on découvrirait parfois qu'un de ces vaisseaux ou que tous les deux ont été blessés, et fonctionnellement supprimés soit par une ligature, soit par suite d'un tamponnement hémostatique. C'est une simple supposition que nous émettons ; l'avenir dira si elle ne comporte pas une part de vérité.

Les considérations précédentes suffisent à démontrer tout l'intérêt que présente la connaissance précise du tronc cœliaque et de ses branches, de l'artère hépatique en particulier.

Il n'y a donc pas à hésiter, il faut apprendre l'anatomie de l'artère hépatique et se familiariser avec elle, au moins au même titre qu'avec les artères des membres ou celles du cou. Bien que cette remarque soit presque naïve, si nous la faisons, c'est pour avoir constaté par nous-même que bon nombre de jeunes condisciples, futurs chirurgiens, sont tout à fait érudits sur les moindres rameaux de la maxillaire interne ou sur les moindres variétés des arcades palmaires ou plantaires, alors qu'ils possèdent des notions souvent rudimentaires sur l'anatomie de l'artère hépatique. Cette manière de concevoir l'angéiologie était peut-être excusable il y a cinquante ans, alors que la chirurgie hépatique — et que la chirurgie viscérale, en général, — était encore dans la plus tendre enfance. Il n'en est plus de même aujourd'hui, la connaissance approfondie de l'anatomie des artères viscérales, surtout de celles aussi immédiatement indispensables à la vie que l'artère hépatique, est devenue une *nécessité absolue* pour le chirurgien consciencieux.

Nous venons d'insister sur l'insuffisance des notions anatomiques classiques relatives à cette question. D'un autre côté, à part quelques considérations très générales sur la ligature des artères de l'estomac, de la rate, de la vésicule biliaire, il n'existe actuellement aucun travail détaillé pouvant servir de guide précis au futur praticien désireux de s'exercer à la découverte et à la ligature méthodique des branches du tronc cœliaque.

Aussi bien nous a-t-il semblé intéressant et utile de reprendre aussi complètement que possible l'étude anatomique de cette question afin d'étayer sur des bases solides les conclusions chirurgicales et, en particulier, les préceptes de médecine opératoire qui en découlent. C'est en s'exerçant à l'amphithéâtre d'anatomie à découvrir et à lier le tronc cœliaque et ses branches, — tout comme on a coutume de le faire pour les artères des membres et du cou, — qu'il deviendra possible d'opérer en toute connaissance de cause sur les nombreux et importants organes que renferme l'étage supérieur de la cavité abdominale : « Il faut, écrit J.-L. Faure, que le chirurgien ait sans cesse la notion précise du lieu où il se trouve et *de la situation exacte des organes dangereux qu'il est exposé à rencontrer.* A cette seule condition, il évitera les hésitations, les pertes de temps et cette inquiétude vague qui opprime et paralyse l'esprit au moment où il a le plus besoin d'être lucide... C'est en allant droit sur les vaisseaux que le chirurgien évitera de les blesser, et cette conduite, qui paraît imprudente, est au contraire la plus sage, les gros vaisseaux ne courant quelque danger que lorsqu'on ne les a pas sous les yeux... »

Notre but primitif était de limiter ce travail à l'étude de l'*artère hépatique* et c'est dans ce sens que la plupart de nos recherches ont été dirigées. Mais la description complète de cette artère nécessite, à plusieurs points de vue, la connaissance précise du tronc cœliaque et de ses deux autres branches : la *coronaire stomachique* et la *splénique*. De même, et particulièrement en ce qui concerne les *anomalies* de l'artère hépatique, il est nécessaire de posséder certaines notions détaillées sur les branches normales ou anormales de la *mésentérique supérieure*. L'insuffisance des données classiques actuelles sur ces dernières questions nous a conduit tout naturellement à les exposer à nouveau, en insistant d'une façon spéciale sur tout ce qui a trait à l'*anatomie de l'artère hépatique*.

Le plan de ce travail se trouve ainsi tout tracé. Il a été divisé en cinq parties principales :

I. — Première partie : *le Tronc Cœliaque* proprement dit et un court chapitre terminal sur les artères *diaphragmatiques inférieures*.

II. — Deuxième partie : l'artère *Coronaire Stomachique*.

III. — Troisième partie : l'artère *Splénique*.

IV. — Quatrième partie : les branches de la *Mésentérique Supérieure* qui entrent en connexion normale ou anormale avec l'artère hépatique.

V. — La cinquième partie, à laquelle nous avons donné le maximum de développement, est consacrée à l'*artère Hépatique*, but primitif et principal de notre travail.

A la lecture des différents travaux spéciaux parus sur le tronc cœliaque et l'artère hépatique, il semble que la question soit trop complexe pour retenir l'attention du chirurgien. Il est cependant possible, à notre avis, tout en analysant les faits anatomiques dans leurs moindres détails, d'en dégager, par une sorte de synthèse, quelques formules simples et par suite facilement assimilables et utilisables au point de vue pratique, c'est-à-dire dans l'intérêt de l'opéré. C'est le but que nous avons constamment visé dans notre travail, et si nous l'avons réellement atteint, comme nous l'espérons vivement, ce sera la plus belle récompense de nos efforts, la seule que nous ambitionnions. N'est-il pas certain, en effet, que tout effort humain, quelle que soit la branche de l'activité à laquelle il s'adresse, ne devient véritablement digne et enviable qu'à la condition d'être couronné par un résultat pratique et bienfaisant visant l'intérêt général? Ne devons-nous pas nous efforcer, toujours davantage, de satisfaire à la belle et célèbre pensée de Térence : *Homo sum : humani nihil a me alienum puto !*

*
* *

Les éléments qui ont servi de base à notre travail proviennent de deux sources, dont l'une est représentée par nos *recherches personnelles* pratiquées sur une centaine de sujets, tandis que l'autre comprend tous les documents que nous avons pu recueillir dans la *littérature anatomique.*

### 1° Recherches faites dans la littérature anatomique.

Nous n'avons pas hésité à tenir scrupuleusement compte de tous les documents de quelque valeur renfermés dans la littérature anatomique, et en particulier des importants travaux de Haller, Winslow, Barkow, Rossi et Cova, Budde, Sousloff, Wiart, Pierre Descomps, etc., etc.

En procédant de la sorte, il nous a été possible d'étayer notre travail sur des bases solides. La plupart des chiffres que nous donnons reposent sur des statistiques portant sur deux cents à trois cents sujets examinés en série. On arrive ainsi à des pourcentages ayant une valeur très suffisante pour déterminer d'une façon précise la fréquence moyenne de la plupart des dispositions anatomiques constatables.

D'ailleurs, en matière d'anatomie, comme dans toute autre science, n'est-il pas indispensable de bien connaître la partie historique et bibliographique d'une question, si l'on veut éviter de commettre la petite faute à laquelle J. Cruveilhier faisait allusion, dans le discours prononcé à l'ouverture de son cours d'Anatomie : « Combien de découvertes ont été répétées plusieurs fois par défaut d'érudition... ».

## 2° Recherches personnelles.

Elles ont porté sur une centaine de sujets adultes des deux sexes. Un premier lot de 50 sujets examinés *en série* (25 hommes, 25 femmes) a été consacré uniquement à la *dissection*. C'est d'après cette série que nous avons établi nos pourcentages, tenant compte aussi rigoureusement que possible des résultats obtenus par nos devanciers.

Un second lot comprenant une cinquantaine de sujets a été destiné soit à l'étude de quelques détails anatomiques complémentaires, soit surtout à des recherches de *médecine opératoire*, tracés d'incisions, position à donner au sujet, manœuvres de ligatures, etc.

Afin de nous rapprocher autant que possible de la disposition anatomique qui existe sur le vivant dans les conditions opératoires ordinaires nous avons employé la technique spéciale que nous allons exposer.

1° **Injections.** — Nous avons utilisé pour les injections vasculaires soit la masse solidifiable ordinaire (suif, cire jaune, térébenthine, matière colorante), soit la masse préconisée par Rieffel (silicate de soude ou de potasse, carbonate de chaux, matière colorante), soit enfin l'injection à la gélatine. Sur chaque sujet on injectait l'*aorte*, la *veine porte* et la *veine cave inférieure*. Il nous semble que l'anatomie *précise* des vaisseaux de la région sous-hépatique ne peut être faite que sur des sujets dont la veine porte et la veine cave inférieure ont été injectées au préalable. C'est un point sur lequel Wiart a déjà appelé l'attention à propos des rapports exacts entre le canal hépato-cholédoque et la veine porte [202$^b$] (1). D'autre part, pour donner au foie cadavérique exsangue et affaissé l'aspect qu'il a sur le vivant il est indispensable d'injecter la veine porte. Charpy insiste bien sur ce point, après His [217$^b$]. Lorsque la veine porte et la veine cave inférieure sont vides et non injectées elles apparaissent sous forme de simple ruban avec deux parois accolées l'une à l'autre. Seule l'injection peut donner à ces deux veines le volume énorme et l'aspect véritable qu'elles possèdent sur le vivant (Voy. la belle coupe de Farabeuf, fig. 74, p. 440). Si nous insistons sur ce détail, c'est parce que de nombreux anatomistes semblent bien avoir décrit les rapports vasculaires de la région sous-hépatique sans injecter au préalable les deux grosses veines porte et cave inférieure. Dans ces conditions la disposition cadavérique constatée diffère sensiblement de celle qui existe

(1) Les chiffres entre crochets [ ] renvoient à l'Index bibliographique placé à la fin de ce travail. Lorsque les chiffres sont accompagnés d'une lettre placée « *en exposant* » [202$^b$], cette lettre renvoie à un passage spécial de l'ouvrage cité.

sur le vivant ou sur le sujet dont on pratique des coupes, après fixation et congélation.

Sur la plupart de nos sujets nous avons également injecté les *voies biliaires* et insufflé de façon modérée l'*estomac* et le *duodénum* après avoir fait pénétrer dans ces deux derniers organes environ 50 centimètres cubes d'une solution de formol à 20 p. 100.

Ces manœuvres étant accomplies nous introduisions dans la cavité abdominale environ un litre d'une solution de formol à 20 p. 100 ; puis l'ouverture abdominale était refermée provisoirement par un surjet. Il suffit alors d'attendre environ deux jours pour obtenir une fixation *in situ* des organes intra-abdominaux (foie, estomac, duodénum, pancréas, rate, etc.).

2° **Position donnée au sujet.** — Désireux de donner à notre travail un but essentiellement pratique, nous avons basé nos descriptions du tronc cœliaque et de ses branches sur des sujets dont l'étage supérieur de la cavité abdominale était largement exposé, grâce à la *position opératoire en lordose dorso-lombaire*.

On sait que normalement le lobe carré et le lobe gauche du foie reposent comme un couvercle sur la région sous-hépatique qu'ils masquent entièrement à la vue (fig. 2). Pour apercevoir cette région il est donc indispensable de relever fortement le bord antérieur du foie. Il faut également récliner en bas le segment duodéno-pylorique (canal pylorique, première portion du duodénum) et le côlon transverse, ces organes étant normalement au contact de la face inférieure du foie. Ces différentes manœuvres exécutées, la région sous-hépatique se découvre assez bien à la vue. Mais le tronc cœliaque et le pédicule hépatique restent encore *profondément situés* beaucoup plus rapprochés de la paroi abdominale *postérieure* que de l'antérieure. Si l'on cherchait, dans de telles conditions, à intervenir, sur ces organes, force serait de travailler au fond d'un véritable puits. Pour obtenir un accès facile sur la région sous-hépatique il est indispensable de placer le sujet *en lordose opératoire dorso-lombaire*.

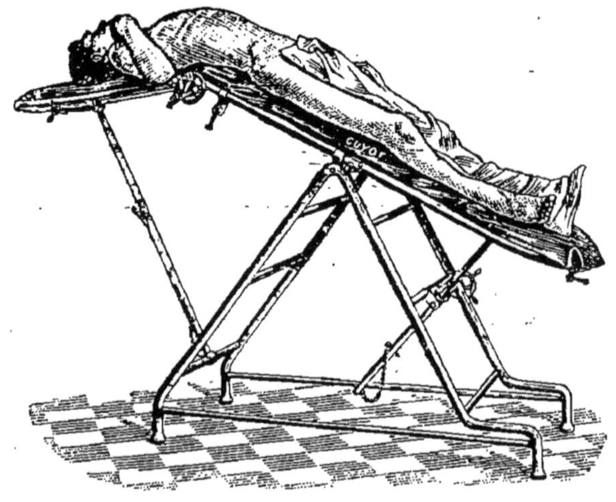


FIG. 1. — Position opératoire en lordose dorso-lombaire, obtenue à l'aide de la table Cunéo-Quénu.

Cette manœuvre a pour résultat principal de faire bâiller l'espace normalement virtuel qui sépare la face inférieure du foie, en *haut*, de la face supérieure du duodénum (première portion) et du côlon transverse, en *bas*. Il en

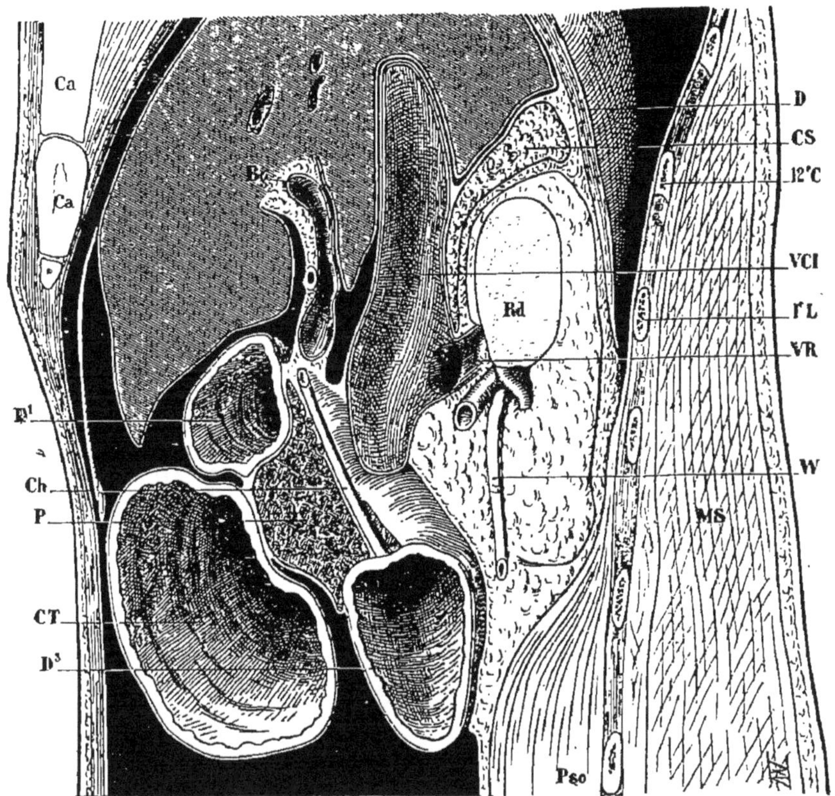


FIG. 2 (d'après nature). — *Coupe verticale antéro-postérieure passant au niveau du pédicule hépatique (Segment droit de la coupe). Sujet placé en simple décubitus dorsal.*

On remarque nettement sur cette coupe que *la région des voies biliaires est profondément située et masquée par le foie, le duodénum* (première portion, D¹) et *le côlon transverse* CT ; — Bg, branche gauche de la veine porte. On aperçoit la lumière de la branche droite de la veine porte, avec au-devant d'elle la section de la branche droite de l'artère hépatique ; — *Ch*, cholédoque rétro-duodénal et rétro-pancréatique ; — P, tête pancréatique ; — D¹,D³, première et troisième portions du duodénum. Entre ces deux portions, on aperçoit la face interne de la 2ᵉ portion du duodénum ; — RD, rein droit ; — VCI, veine cave inférieure, avec la veine rénale droite, VR ; — W, uretère ; — D, diaphragme ; — CS, capsule surrénale droite ; — MS, Masse sacro-lombaire ; — Pso, psoas ; — 1° L, apophyse transverse de la 1ʳᵉ vertèbre lombaire ; — *Ca*, cartilages costaux.

(Rapprocher de cette coupe celles de BRAUNE [152ᵃ], CUNÉO et GUILLAUME [229ᵈ] ainsi que les superbes coupes de DOYEN, parues récemment [157ᵃ]).

résulte que la région sous-hépatique « s'ouvre angulairement en avant comme les feuillets d'un livre » (Mayo-Robson).

D'une part, en effet, la face inférieure du foie se relève comme si ce viscère, dans son ensemble, basculait en haut et en arrière. D'autre part, le côlon transverse et le segment duodéno-pylorique s'abaissent sensiblement en même temps que le paquet des anses intestinales. Il en résulte que le champ opératoire se dégage pour ainsi dire de lui-même. La lordose a encore

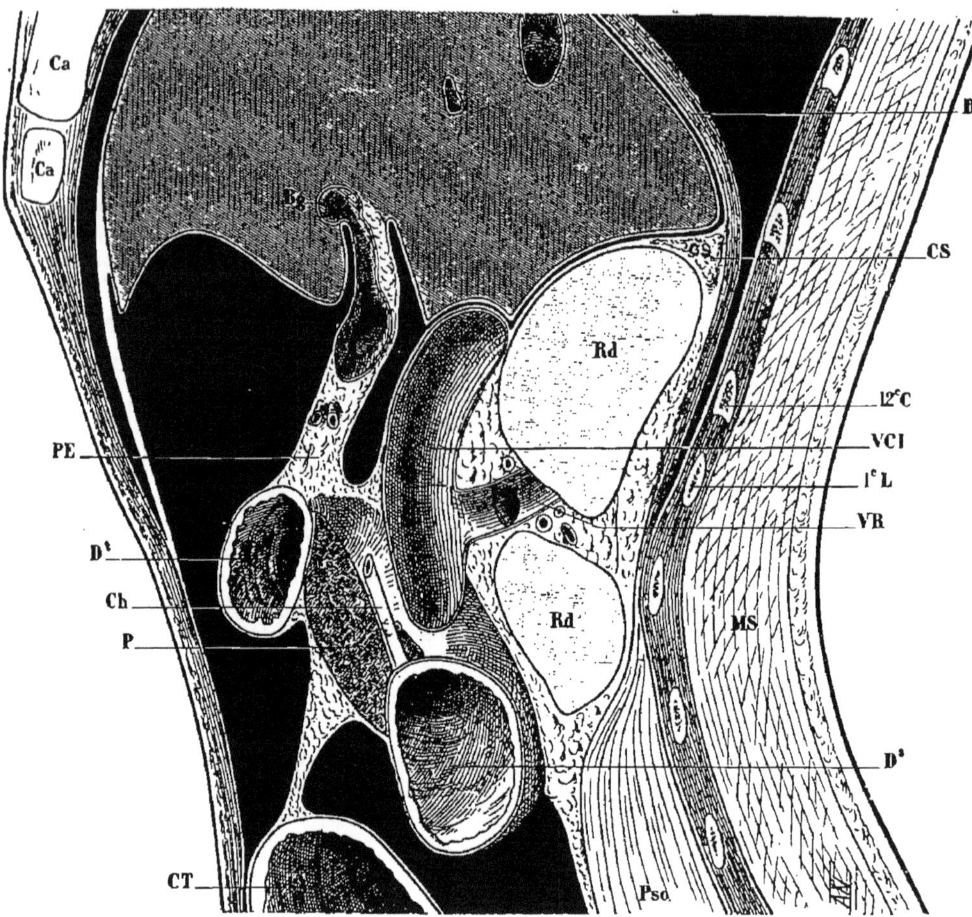


Fig. 3 (d'après nature). — *Coupe verticale antéro-postérieure, passant au niveau du pédicule hépatique* (Segment droit de la coupe). — *Sujet placé en lordose opératoire dorso-lombaire.*

Sur cette coupe on remarque que *la région des voies biliaires est devenue d'un accès facile. Par suite de la courbure lordotique, le foie s'est relevé tandis que le duodénum et le côlon transverse ont été écartés vers le bas.* Toutefois pendant la solidification du sujet, le billot placé sous le dos s'est légèrement déplacé. Nous voulions obtenir une lordose nettement *dorso-lombaire* (telle qu'elle est représentée sur la figure 4) ; mais par suite du glissement du billot, le tronc du sujet a été fixé en lordose un peu trop *lombaire* (telle qu'elle est représentée sur la figure 5). Ce fait explique que la moitié supérieure du pédicule hépatique est ici restée encore trop profondément située. (Pour les lettres, même légende que sur la figure précédente.)

pour résultat de refouler en avant la paroi abdominale postérieure : en diminuant de profondeur, la région sous-hépatique devient ainsi d'un accès facile.

Il est bien évident que la position arquée du sujet modifie sensiblement la disposition anatomique vraie (fig. 2) en déterminant une disposition secondaire, artificielle ou provoquée (fig. 3). C'est un point très important sur lequel Pierre Descomps a récemment insisté dans son excellent ouvrage sur le tronc cœliaque [179].

D'après nos constatations, la lordose provoquée a pour conséquences principales, la *tension du ligament hépato-duodénal* avec les organes qui y sont contenus : artère hépatique, tronc porte, canal hépato-cholédoque. Tous ces organes qui sont normalement très fortement obliques de bas en haut et de gauche à droite, rapprochés de la direction *horizontale*, tendent à diminuer d'obliquité avec la position arquée, par suite de l'élévation du hile hépatique. D'autre part, sur le sujet en position arquée, l'artère hépatique revêt nettement le type angulaire ou classique qu'on a coutume de lui décrire, par suite de la coudure de ses deux portions : hépatique *commune*, ou portion transversale, hépatique *propre* ou portion ascendante. Ce fait tient à ce que la gastro-duodénale — qui forme la limite entre ces deux portions — est attirée en bas, toujours par suite de la lordose, tandis que l'insertion hilaire de l'hépatique propre est attirée en haut. Dans son ensemble l'artère hépatique se coude donc manifestement.

Enfin, tandis que, normalement, l'artère hépatique embrasse plus ou moins étroitement le lobe de Spiegel, au contraire, avec la lordose, l'artère perd le contact avec ce lobe.

Telles sont les principales modifications apportées à la situation anatomique *vraie*, par la lordose dorso-lombaire. Comme c'est toujours cette disposition anatomique *secondaire* que nous venons de décrire qu'on rencontre en *pratique*, il nous a semblé légitime de baser nos descriptions du tronc cœliaque et de l'artère hépatique sur des sujets dont la région *sous-hépatique* avait été exposée largement, chirugicalement, au moyen de la lordose opératoire dorso-lombaire.

Enfin nous ajouterons que, sur tous nos sujets, la *première portion du duodénum* a été réclinée *en bas*, à son *maximum*, c'est-à-dire jusqu'au niveau de son adhérence à la tête du pancréas (encoche duodénale de Wiart). En réalité sur le sujet placé en lordose dorso-lombaire, le segment duodéno-pylorique s'écarte spontanément de la face inférieure du foie, en s'abaissant, puisque c'est là un des effets immédiats de la position arquée. Dès lors il n'y a plus grand'chose à faire pour réaliser l'abaissement *maximum* de la première portion du duodénum. Il suffit pour cela d'inciser très légèrement, et toujours prudemment, le feuillet antérieur du ligament hépato-duodénal au ras de son attache au bord supérieur de la première portion du duodénum, juste au devant du cholédoque, c'est-à-dire au voisinage immédiat de l'angle que font entre elles la première et la deuxième portion du duodénum. Par la petite brèche linéaire ainsi faite l'index arrive facilement à décoller, sur une hauteur d'un ou deux centimètres, l'angle duodénal supérieur sous-hépatique. Le décollement est toujours arrêté et limité en bas, spontanément, par le bord supérieur de la tête pancréatique, au niveau de laquelle le duodénum adhère intimement et à peu près inséparablement.

Grâce à cet abaissement duodénal *maximum*, tout le pédicule hépatique se trouve directement exposé et accessible depuis le bord supérieur du pancréas jusqu'au hile du foie. Dans ces conditions, *il n'y a plus de région rétro-duodénale du pédicule hépatique*. Le cholédoque chirurgicalement exposé (ainsi que la veine porte) se décompose en deux segments distincts, l'un, *sus-pancréatique*, directement visible et accessible ; l'autre, *rétro-pancréatique*, reste caché et ne devient visible et accessible qu'à la condition de pratiquer le décollement et le renversement à gauche du *duodéno-pancréas* (tête pancréatique avec le demi-anneau duodénal droit) (fig. 14 et 129).

C'est bien avec intention que nous insistons sur la nécessité de l'abaissement *maximum* du duodénum. Cette manœuvre très simple permet en effet de se donner du jour sur *toute la hauteur* du pédicule hépatique sus-pancréatique. De plus, en la pratiquant de parti pris, on pourra toujours *se repérer* d'une façon précise vis-à-vis des éléments de ce pédicule. Par contre, si on laisse la première portion du duodénum dans sa situation anatomique *vraie*, il devient impossible de se repérer d'une façon exacte, car le volume et la situation de ce segment duodénal varient assez sensiblement suivant les sujets. Ainsi s'expliquent les discussions nombreuses auxquelles ont donné lieu l'existence ou la non-existence d'un segment sus-duodéna du cholédoque. Dans nos descriptions nous avons spécialement insisté sur les rapports repérables facilement, c'est-à-dire sur ceux que l'on constate en abaissant le duodénum à son *maximum*, négligeant ainsi l'élément variable. Cette remarque préliminaire étant faite, le lecteur sera à même d'interpréter convenablement nos descriptions et nos planches.

---

## De la bonne exposition de l'étage supérieur de la cavité abdominale.

« La première condition nécessaire pour faire bien et facilement une opération quelconque, c'est d'y bien voir. Du jour et de la lumière, voilà les premiers auxiliaires du chirurgien... » (J.-L. Faure, *Leçons de clinique et de technique chirurg.*). C'est en effet un principe général de chirurgie et de dissection que de donner à la région sur laquelle on opère le maximum de jour. A ce point de vue, l'hyperextension du tronc ou position arquée du sujet, ou *lordose dorso-lombaire* constitue, selon nous, le facteur capital de la bonne exposition de tout l'abdomen supérieur. D'autre part, comme le fait remarquer J.-L. Faure, « il ne suffit pas d'avoir de la lumière, il faut lui ouvrir une large voie dans la profondeur des tissus », c'est-à-dire qu'il ne suffit pas de placer convenablement le sujet, mais qu'il faut encore utiliser *une bonne incision*. Enfin dans quelques cas il peut être utile d'augmenter le jour en pratiquant une *résection du rebord cartilagineux du thorax*.

La position à donner au sujet, les conditions que doit remplir l'incision de la paroi abdominale, les indications de la résection du rebord thoracique, tels sont les trois points essentiels qu'il importe de connaître pour être à même de bien exposer l'étage supérieur de la cavité abdominale et, par suite, de travailler avec aisance à son niveau. Il nous a donc semblé utile de placer en tête de notre ouvrage l'étude technique de cette question aussi nécessaire à l'anatomiste qu'au chirurgien.

### I. — Position du sujet.

C'est en 1895 qu'un chirurgien américain de Boston, J. Wheelock Elliot, préconisa pour la première fois l'emploi systématique de la position opératoire en lordose dorso-lombaire dans les interventions sur les voies biliaires [306]. Peu de temps après, Mayo-Robson a eu le mérite de mettre en valeur les avantages considérables que procure cette position [334] et c'est surtout à ce chirurgien qu'est due la vulgarisation de son emploi dans les interventions sur la vésicule biliaire et sur le canal hépato-cholédoque. En réalité, cette position élevée locale (*lokale Hochlagerung*), suivant l'expression de Kocher, permet d'exposer largement non seulement la région des voies biliaires mais encore *tout le contenu de l'étage supérieur de la cavité abdominale*.

En effet, la lordose dorso-lombaire a pour résultat principal d'une part de refouler en avant tous les organes que renferme l'étage sus-mésocolique : ainsi se trouve très sensiblement réduite la profondeur à laquelle on serait forcé d'opérer si le sujet était laissé en simple décubitus dorsal (fig. 2 et 3). D'autre part elle fait largement bâiller en avant toute la région supérieure de l'abdomen : le foie bascule en haut, tandis que s'abaissent le duodéno-pylore, le côlon transverse et la masse des anses intestinales grêles. Le champ opératoire se dégage ainsi spontanément. Enfin, toujours du fait de l'hyperextension du tronc, la limite inférieure de la cage thoracique se trouve sensiblement relevée : les organes cachés sous la coupole diaphragmatique se découvrent à la vue.

C'est en raison de tous ces avantages que l'hyperextension du tronc a été préconisée par Hartmann [308ª, 308ᵇ], Kelling [309], Cunéo et Guillaume [303] dans les interventions exécutées sur les organes cachés normalement sous la coupole diaphragmatique : gastrectomie totale, splénectomie, etc. De même, Kocher insiste sur les avantages que donne la position élevée locale dans les interventions au niveau de l'étage supérieur et de l'étage moyen de la cavité abdominale [364 *bis*]. C'est encore la lordose dorso-lombaire que recommandent : Sencert pour opérer sur le cardia et l'œsophage abdominal [315] ; Villar [316] et Desjardins [288, 288 *bis*] pour le pancréas; Mayo-Robson [349ᵇ] et Bréchot [209ᵇ] pour la pylorectomie; Okinczyc pour l'extirpation des tumeurs de l'angle droit ou gauche du côlon [275 *bis*]; nous-même avons conseillé cette position pour faciliter le débridement de l'hiatus de Winslow dans les cas d'étranglement interne se faisant par cet hiatus [298].

En ce qui concerne la chirurgie biliaire, l'utilité indispensable de la lordose ne fait plus actuellement de doute pour personne. Il est quelque peu surprenant qu'il n'en soit pas de même relativement aux interventions sur le duodénum et le pancréas, la face convexe du foie, le cardia et l'œsophage, la rate, les angles droit et gauche du côlon, etc., et cela malgré les conseils donnés par les nombreux auteurs que nous venons de citer. Nous avons pu constater par nous-même que bien des chirurgiens se contentent encore, dans toutes ces interventions, de laisser le sujet en simple décubitus dorsal : c'est alors se créer volontairement des difficultés comparables à celle qu'on rencontrerait en opérant sur la cavité pelvienne sans mettre à profit la position de Trendelenburg.

Le facteur capital, dans la bonne exposition de tout l'abdomen supérieur, réside donc dans l'hyperextension du tronc obtenu à l'aide de la lordose dorso-lombaire. Celle-ci est aussi indispensable à la chirurgie de la partie supérieure de l'abdomen que la position de Trendelenburg l'est à la chirurgie de la cavité pelvienne.

D'autre part, nos recherches nous ont démontré que pour obtenir l'exposition *optima* des zones latérales de l'étage supérieur de l'abdomen, c'est-à-dire des hypochondres droit ou gauche il est nécessaire d'associer à la lordose l'inclinaison latérale du tronc de manière à déterminer un certain degré de scoliose (fig. 8 et 8 *bis*). Le sujet est alors placé dans une position intermédiaire à celle qu'on emploie couramment, d'une part, dans les interventions sur les voies biliaires (lordose dorso-lombaire, sujet couché sur le dos), d'autre part dans les interventions sur le rein (hyperextension de l'espace costo-iliaque ou scoliose du tronc, sujet en décubitus latéral).

Les avantages que procure la position mixte en lordo-scoliose dorso-lombaire sont faciles à prévoir : l'incurvation lordotique a pour principal résultat de faire bâiller en avant la région sus-mésocolique, l'incurvation scoliotique la fait bâiller latéralement, à droite ou à gauche, suivant les cas. On obtient ainsi le maximum de jour et d'espace pour aborder les zones latérales de l'abdomen supérieur. S'agit-il d'aborder l'hypochondre gauche, on associe à la lordose, la scoliose à convexité gauche en surélevant le côté gauche du tronc (fig. 8). Dans ces conditions il est frappant de voir combien deviennent aisées toutes les manœuvres qu'on désire accomplir sur le pédicule de la rate, sur les parois de la loge splénique, sur l'œsophage abdominal, le cardia, la grosse tubérosité, le corps du pancréas, l'angle gauche du côlon, le rein gauche, etc. Les mêmes avantages se retrouvent du côté de l'hypochondre droit, si à la lordose on associe la scoliose à convexité droite en surélevant le côté droit du tronc

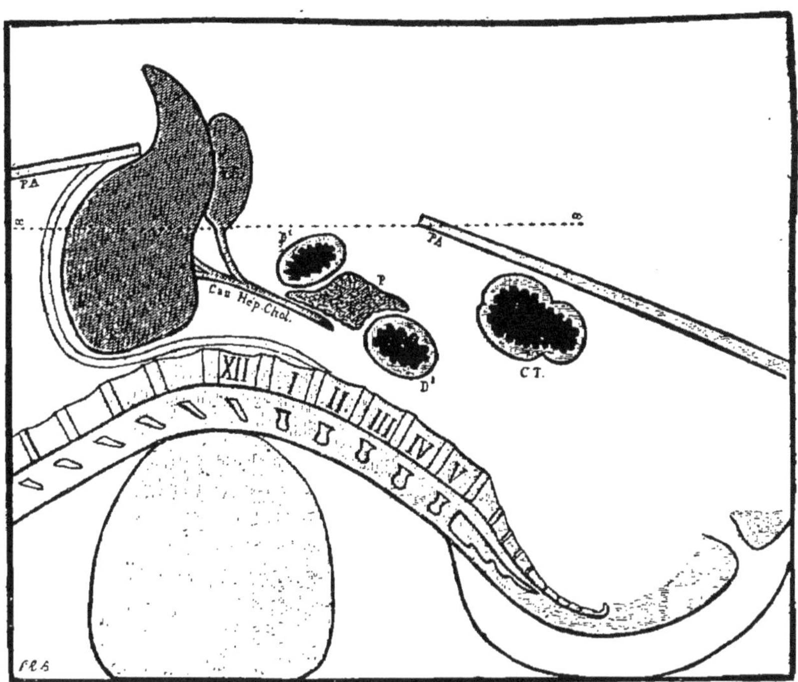


FIG. 4. — *Figure schématique destinée à montrer la facilité d'accès de la région sus-mésocolique, lorsqu'on détermine une lordose opératoire dorso-lombaire.*

Le foie bascule en arrière et en haut; la première portion du duodénum (D[1]) et le côlon transverse (CT) perdent contact avec la face inférieure du foie : la région sous-hépatique s'entr'ouvre comme les deux feuillets d'un livre. Noter que le sommet de la courbure lordotique répond exactement aux dernières vertèbres dorsales.

(fig. 8 *bis*). On obtient alors un jour énorme sur la face convexe du foie, sur la région des voies biliaires, la portion descendante du duodénum, l'angle sous-hépatique du côlon, le rein droit, etc.

Ces prémisses étant posées, nous allons chercher à montrer que la position arquée du sujet, avec ou sans association de scoliose, doit satisfaire à certaines conditions techniques bien déterminées, si l'on veut obtenir d'elle les précieux avantages qu'elle est toujours susceptible de procurer. Nous envisagerons d'abord et spécialement la position ordinaire en lordose dorso-lombaire pour passer ensuite et rapidement à l'étude de la position mixte en lordo-scoliose dorso-lombaire.

### A. Lordose dorso-lombaire.

Par rapport au rachis la paroi postérieure de la région sus-mésocolique répond pratiquement aux trois ou quatre dernières vertèbres dorsales et à la première vertèbre lombaire. Par sa situation, l'étage sus-mésocolique est donc dorsal inférieur et lombaire supérieur, ou dorso-lombaire. *Il est donc nécessaire que le sommet de la courbure lordotique provoquée réponde à la région dorsale inférieure.* C'est là un point capital sur lequel on ne saurait trop insister. Il nous a semblé que d'ordinaire on avait tendance à déterminer une lordose trop lombaire et pas assez dorsale. Dans de telles conditions on expose bien la région ombilicale, mais mal la région sus-mésocolique, cette dernière

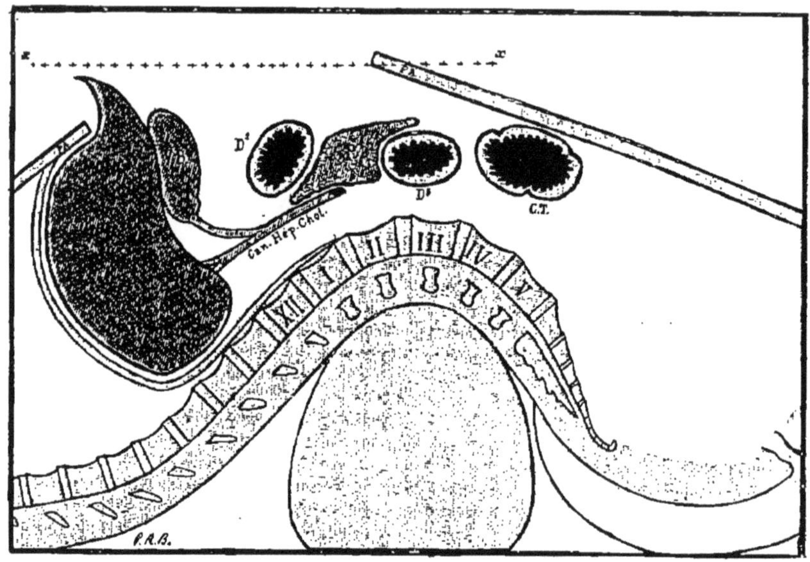


FIGURE 5 (schématique).

Figure destinée à montrer qu'avec une lordose opératoire uniquement *lombaire* (et non plus dorso-lombaire comme sur la figure 4) la région sous-hépatique est mal exposée, devenant plus profonde qu'elle ne l'est sur le sujet couché en simple décubitus dorsal. Par contre cette lordose *lombaire* exposerait parfaitement la région de la tête pancréatique, du cholédoque-rétro-pancréatique, du duodéno-pancréas, du pylore, etc.

devenant alors plus profonde et par suite moins accessible qu'elle ne l'est normalement (fig. 4 et 5). La fréquence relative de cette faute de technique s'explique aisément. La colonne lombaire est beaucoup plus flexible et beaucoup plus souple que la colonne dorsale. D'autre part, le sommet de la courbure lombaire physiologique se trouve situé au voisinage de la troisième vertèbre lombaire (Bourgery, Paul Richer). Il existe donc un point faible et dépressible, l'ensellure lombaire normale, dans laquelle s'emboîte à merveille le billot ou le rouleau couramment employé pour déterminer l'hyperextension du tronc. Si l'on n'y prend garde, c'est spontanément dans cette ensellure que vient s'emboîter le rouleau ; ou bien, primitivement bien placé, ce rouleau glisse petit à petit vers l'ensellure lombaire. Nous avons pu nous convaincre personnellement que si dès le début ou si pendant le cours d'une intervention quelconque sur l'étage supérieur de l'abdomen, on se trouve gêné dans ses manœuvres, obligé de travailler au fond d'un véritable puits, cela tient uniquement à ce que la lordose provoquée est défectueuse, le sommet de la courbure lordotique correspondant à la région lombaire moyenne et non, comme il le faudrait, à la région dorsale inférieure.

Il n'est pas facile, le sujet étant installé sur une table opératoire, d'aller, repérer les deux ou trois dernières vertèbres dorsales. Il suffit en pratique, comme l'ont conseillé Cunéo et Guillaume [303], de placer le sujet de telle façon que le sommet de la courbure artificielle imprimée à la colonne vertébrale corresponde à un plan passant par l'extrémité antérieure des 8ᵉ ou 9ᵉ côtes. Plus simplement encore, selon nous, on peut se repérer sur l'appendice xyphoïde qui doit coïncider à peu près avec le sommet de la courbure lordotique.

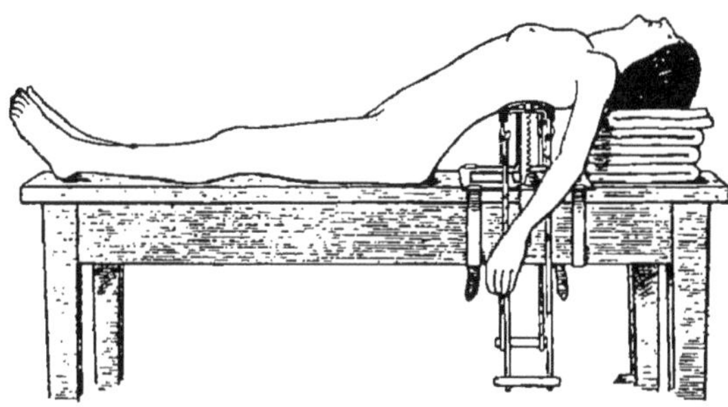

Fig. 6. — *Position opératoire en lordose dorso-lombaire.*

(L'hyperextension du tronc a été réalisée à l'aide de notre petit appareil élévateur et inclinateur du tronc. Voyez également la figure de la page 265).

L'incurvation artificielle qu'on peut obtenir varie suivant l'embonpoint des sujets, la souplesse du rachis, etc. D'après nos recherches il faut employer un billot (rouleau, coussin, sac de sable, etc.) ayant une épaisseur de 20 à 25 centimètres en moyenne pour déterminer une lordose prononcée, telle que le thorax et le segment inférieur du tronc fassent entre eux un *angle obtus* à ouverture inférieure mesurant environ 135° (fig. 1 et 6 et figure de la page 265.) De toute façon, sur le vivant, on ne doit jamais chercher à atteindre l'hyperextension maxima du tronc, de manière, par exemple, que le thorax et la partie inférieure du tronc soient défléchis l'un sur l'autre à *angle droit*, position employée et préconisée il y a une dizaine d'années par Kelling, dans les interventions sur l'étage supérieur de l'abdomen [309], et plus récemment par Sencert dans les interventions sur le segment cardio-œsophagien de l'estomac et sur l'œsophage abdominal [315].

Au moyen d'une table spéciale (table de Stelzner, fig. 7) dans laquelle la partie qui supporte la portion supérieure du dos de l'opéré est mobile, pouvant être amenée par glissement dans le sens horizontal, jusqu'à l'une des extrémités de la table, Kelling commence par bien fixer la portion supérieure du tronc, sur le plateau glissant, à l'aide d'une solide sangle. Le plateau est alors amené à une extrémité de la table de manière que la colonne vertébrale s'incurve au niveau de la région dorso-lombaire : la partie supérieure du tronc repose dès lors sur un plan *horizontal*, tandis que la partie inférieure du tronc, le bassin et les membres inférieurs pendent hors de la table, à peu près verticalement. Kehr, Cunéo et Guillaume estiment justement qu'il est inutile d'exagérer ainsi la déflexion du tronc, car cela pourrait amener certains accidents d'entorse vertébrale, surtout sur le sujet narcosé, en résolution musculaire complète. Kelling et Sencert font remarquer que la position préconisée par eux n'est autre que celle qu'on a coutume d'employer à l'amphithéâtre d'anatomie, quand voulant faire une préparation de la face inférieure du diaphragme, on s'arrange pour que cette face regarde directement en avant, vers la lumière. Dans ce but, en effet, le sujet est placé sur le bord de la table, les jambes pen-

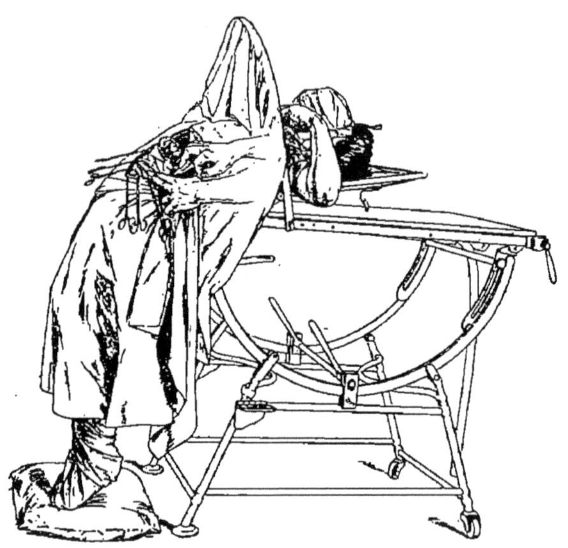

FIG. 7. — *Hyperextension maxima du tronc employée et préconisée par Kelling, dans les interventions sur l'étage supérieur de la cavité abdominale* (d'après Kelling).

dantes : le tronc se défléchit alors fortement au niveau de la région dorso-lombaire, celle-ci correspondant au bord de la table. Il est bien certain que cette hypertension forcée du tronc donne sur toute la région sus-mésocolique le maximum de jour qu'on puisse obtenir. A ce point de vue, elle constitue certainement le procédé de choix, à l'amphithéâtre, par le jour énorme qu'elle donne et par la simplicité de son exécution, car une table quelconque suffit pour la réaliser. Par contre, avec Kehr, Cunéo et Guillaume, nous pensons que cette position semble trop dangereuse pour qu'on soit en droit de l'appliquer sur le vivant, par suite de la déflexion exagérée du tronc qu'elle détermine.

Un dernier détail mérite de retenir l'attention au point de vue de la réalisation de l'hyperextension du tronc : *le thorax doit être placé horizontalement, la partie inférieure du tronc présentant au contraire une orientation descendante prononcée* (voy. fig. 1, 6 et fig. p. 265). C'est un détail très important sur lequel Cunéo et Guillaume ont déjà nettement insisté à propos des interventions sur les voies biliaires [303]. En réalité, le conseil donné par ces auteurs est applicable à toutes les interventions pratiquées au niveau de l'étage supérieur de la cavité abdominale. Si en effet on place sous la région dorsale inférieure d'un sujet, un billot d'un diamètre de 20 à 25 centimètres, on constate que le tronc s'incurve en lordose de telle façon que la tête et le thorax retombent pour ainsi dire d'un côté du billot, le bassin retombant de l'autre côté, le thorax et le bassin se trouvant chacun situé sur un plan descendant. Dans ces conditions, la moitié supérieure de la région sus-mésocolique reste forcément profonde par rapport à l'opérateur. Pour réduire au minimum cette profondeur, il est nécessaire de ramener le thorax à l'horizontale.

Toutefois en ce qui concerne les interventions sur la région sous-hépatique il y a intérêt à donner au thorax une légère inclinaison de manière à déterminer un certain degré de bascule du foie, ce qui expose mieux sa face inférieure (Cunéo et Guillaume). Se plaçant à un autre point de vue, Kehr conseille, dans les opérations sur les voies biliaires, de donner au sujet une position telle que la tête se trouve à quelques centimètres plus bas que les pieds sans doute pour assurer une bonne circulation encéphalique pendant la narcose. Par contre, dans le même genre d'opérations, Elliot, Mayo-Robson, Moynihan, Körte, recommandent d'incliner la table de manière que la partie supérieure du tronc soit plus élevée que la partie inférieure. En pratique, dans toute intervention sur l'étage supérieur de la cavité abdominale, nous pensons qu'on doit s'en tenir à la formule générale : *thorax sur un plan horizontal, bassin en position nettement déclive.*

Tels sont les principaux détails dont la connaissance est nécessaire pour obtenir de la position opératoire en lordose dorso-lombaire les précieux avantages qu'elle est toujours susceptible de procurer. Ce qu'il importe de retenir, c'est la nécessité : 1° de placer le sommet de la courbure lordotique au niveau de la région dorsale inférieure, ou ce qui revient au même, au niveau des dernières côtes; 2° de déterminer une lordose prononcée mais non exagérée; 3° de donner au thorax une situation voisine de l'horizontale, le bassin étant en déclivité prononcée.

Connaissant les éléments de la question, il est aisé de faire la critique des différentes positions préconisées par Elliot, Rühl, Sencert, Forgue et Jeanbrau, en vue de faciliter l'accès de la région sus-mésocolique.

Elliot recommandait de placer le malade sur un plan incliné à 45°, la tête occupant la partie la plus élevée de ce plan. Un sac de sable de 3 pouces et demi d'épaisseur était ensuite glissé sous le dos du malade. Nous avons pu nous convaincre que dans ces conditions l'ouverture de la cage thoracique ou, si l'on préfère, la voûte diaphragmatique, regarde trop en bas, ce qui est incontestablement moins favorable que la situation du thorax sur un plan horizontal. De plus, la position d'Elliot met le malade dans de mauvaises conditions au point de vue de la circulation encéphalique. Enfin pour maintenir le sujet sur un plan incliné à 45°, Elliot était obligé de le suspendre à l'aide de courroies passées sous les bras. On voit en résumé que par la position d'Elliot tout en réalisant l'hyperextension du tronc et la situation déclive du bassin, on ne donne pas au thorax une orientation assez rapprochée du plan horizontal.

Dans son importante thèse sur la chirurgie de l'œsophage et du cardia, Sencert [315] recommande pour la bonne exposition de la région sous-diaphragmatique, soit la position de Kelling, soit « la position proclive, avec, en plus, un fort coussin sous les lombes... » Nous avons déjà essayé de montrer que l'hyperextension maxima du tronc (Kelling) était trop dangereuse pour qu'on soit en droit de l'appliquer sur le vivant, opinion d'ailleurs déjà exprimée par Cunéo et Guillaume et par Kehr. Quant à la position proclive avec adjonction d'un coussin sous les lombes, elle équivaut à la position d'Elliot et est par suite justiciable des mêmes critiques.

En 1902, Rühl (de Dillenbourg) a recommandé vivement la position déclive du bassin dans les opérations pratiquées au niveau de la région sous-hépatique [314]. Rühl conseille de placer le sujet sur un plan incliné à 45°. C'est en somme la position d'Elliot, sans le sac de sable glissé sous le dos. Rühl ne résout donc qu'un des éléments du problème : la position déclive du bassin. Forgue et Jeanbrau ont également préconisé cette position déclive du bassin par rapport au tronc, dans le but de faciliter l'exploration de l'estomac et des organes voisins. Sans doute, l'inclinaison prononcée du segment sous-diaphragmatique du tronc, constitue un excellent moyen de dégager la cavité abdominale supérieure de la masse intestinale. D'autre part, comme le fait remarquer Rühl, la déclivité du bassin a encore pour résultat de faciliter considérablement l'hémostase, car par suite de cette déclivité, le sang épanché dans la plaie tend à s'écouler et à s'accumuler vers les parties déclives ; il ne risque pas ainsi d'inonder et de masquer le champ opératoire. Nous objecterons que tous ces avantages peuvent s'obtenir en déterminant la position de choix que nous avons décrite, lordose dorso-lombaire, thorax sur un plan horizontal, bassin en déclivité. Ni Rühl, ni Forgue et Jeanbrau n'ont mis à profit l'hyperextension du tronc, facteur capital dans la bonne exposition de l'étage supérieur de l'abdomen.

En pratique, la réalisation de la position de choix que nous avons décrite peut être obtenue soit à l'aide d'une table quelconque et d'un billot (rouleau, sac de sable, alèze pliée, coussin, etc.) soit à l'aide d'une table opératoire spéciale, soit à l'aide d'un appareil spécial permettant l'élévation locale du tronc.

A l'aide d'une table opératoire ordinaire et d'un simple coussin suffisamment volumineux et consistant, et correctement placé, il est toujours aisé de réaliser parfaitement la lordose dorso-lombaire et par suite d'obtenir une excellente exposition de l'étage supérieur de la cavité abdominale. Pour déterminer la lordose, on peut se servir d'un billot enveloppé dans une alèze, d'un sac de sable, d'une alèze roulée, d'un rouleau de cuir, etc. Il faut que le billot (ou sac de sable, ou rouleau, etc.) soit *assez consistant* pour ne pas s'affaisser sous le poids du corps (donc un traversin, un oreiller, seraient à rejeter) et qu'il ait une épaisseur de 20 à 25 centimètres. Pour éviter que le rouleau ne se déplace au cours de l'opération et ne vienne se loger dans l'ensellure lombaire, on doit s'arranger pour bien le caler. D'autre part, il est nécessaire de surveiller la position : dès que l'on est gêné, obligé d'opérer dans la profondeur, c'est que la lordose primitivement dorso-lombaire, s'est transformée en lordose purement lombaire. Il suffit de replacer le malade en bonne position, de manière que le rouleau réponde nettement à la région dorsale inférieure.

Lorsqu'on place un rouleau *suffisamment volumineux* sous la région *dorsale inférieure* d'un sujet on constate que sa tête retombe en arrière, en forte hyperextension : la double sangle des sterno-mastoïdiens se tend fortement en même temps que la colonne cervicale s'incurve en lordose. Il en résulte une situation défavorable à la bonne circulation de la tête (compression du paquet vasculo-nerveux du cou) et à la respiration (aplatissement de la trachée sur la saillie des vertèbres cervicales). Il ne s'agit pas là de vues simplement théoriques. Déjà, les frères Mayo ont insisté sur la situation très désagréable (*very uncomfortable*) dans laquelle se trouve le malade lorsqu'on place le sac de sable sous le dos, avant de commencer l'anesthésie [349c]. Personnellement, à titre d'expérimentation, nous nous sommes placé dans cette position : dans ces conditions, la face ne tarde pas à se congestionner vivement, la respiration est gênée, la déglutition impossible; bref, on se trouve dans une position qu'on ne saurait prolonger sans inconvénients et qu'il importe absolument d'éviter au cours des opérations. Il est d'ailleurs très simple d'empêcher la tête de se mettre en hyperextension forcée en la soulevant à l'aide d'une alèze pliée, glissée sous elle (fig. 6); du même coup le thorax se trouve placé sur un plan à peu près horizontal, ce qui, nous l'avons montré, constitue un facteur important dans la bonne exposition de la région sus-mésocolique.

On peut encore réaliser la lordose dorso-lombaire à l'aide d'une table opératoire spéciale dont le plateau est essentiellement formé de deux segments pouvant faire l'un avec l'autre un angle à sinus variable comme direction et comme étendue, telle la table de Cunéo (fig. 1) ou bien celle de Gosset.

Avec ces tables le malade doit être placé de façon que l'arête de l'angle que font entre eux les deux segments du plateau de la table corresponde à la région *dorsale inférieure.* La courbure artificielle du rachis étant obtenue, on oriente le corps du sujet de manière que le demi-plateau supportant la tête et le thorax ait une direction horizontale, et que le demi-plateau supportant le bassin et les membres inférieurs ait une direction franchement descendante, l'inclinaison étant d'environ 45° comme pour le Trendelenburg. Nous rappelons qu'il y a danger à exagérer la déflexion du tronc comme cela arrive quand on réalise la lordose suivant les conseils de Kelling, avec la table de Stelzner (fig. 7) qui, d'ailleurs, ne semble pas avoir eu beaucoup de succès.

Si l'on adopte la formule générale : thorax horizontal, partie inférieure du tronc sur un plan incliné à 45° (Trendelenburg), il est toujours facile de juger d'un simple coup d'œil si la déflexion du tronc n'a pas été poussée trop loin.

D'après Cunéo et Guillaume, il n'y aurait aucune comparaison possible entre les résultats fournis par la table à plateaux articulés et ceux que donne le « classique billot de Tait ». Nous pensons au contraire qu'à l'aide d'un billot, sac de sable, etc., suffisamment volumineux placé sous la région dorsale inférieure, d'autre part avec un drap ou une alèze roulée placés sous la tête, il est toujours possible de réaliser sur un plan horizontal quelconque une excellente lordose dorso-lombaire et par suite d'obtenir une attitude absolument comparable à celle que donne la table à plateaux articulés (comparez les fig. 1 et 6). D'ailleurs de nombreux chirurgiens sont restés fidèles à l'emploi systématique du sac de sable ou du rouleau lombaire placé sur une table ordinaire (Mayo-Robson, Moynihan, Körte, Kehr, etc.). C'est en tout cas le procédé le plus simple, en chirurgie d'urgence.

Toutefois, on ne saurait nier les réels avantages que présentent les tables du genre de celles de Cunéo ou de Gosset par rapport à l'emploi du simple rouleau. D'une part, ces tables permettent de graduer à volonté l'hyperextension du tronc; d'autre part, elles suppriment la mise en place ou l'enlèvement du rouleau, au début ou à la fin de l'opération, manœuvres toujours plus ou moins gênantes pour l'opérateur. Enfin elles donnent une position très stable, contrairement au rouleau qui peut facilement se déplacer, comme nous l'avons montré. On s'explique ainsi la vogue bien légitime de ces excellentes tables.

Il est encore possible de réaliser la lordose en se servant d'un appareil spécial permettant de soulever et d'exhausser un segment limité du tronc. C'est ainsi que d'après les frères Mayo, beaucoup de tables opératoires sont, aux États-Unis, pourvues d'un support à crémaillère, en particulier de l'élévateur de Lilienthal [349a]. Sans connaître cet appareil, nous avons été amené à faire construire par la maison Collin un support à crémaillère permettant l'élévation locale du tronc. Il s'agit en somme d'une sorte de billot dont on peut régler à volonté l'épaisseur. Par suite, cet appareil ainsi que celui de Lilienthal ne nécessite qu'un minimum de manœuvres soit pour déterminer l'hyperextension du tronc, soit pour remettre le malade à plat. D'ailleurs d'après nos recherches, la lordose obtenue à l'aide de l'élévation locale du tronc permet d'exposer la région sus-mésocolique d'une manière encore plus favorable que par l'emploi des tables à plateaux articulés. Avec les élévateurs, comme avec le billot, il est nécessaire de corriger l'hyperextension du cou en plaçant sous la tête une alèze pliée (fig. 6). D'autre part avec les élévateurs de même qu'avec les tables à plateaux articulés, on ne doit pas exagérer la déflexion du tronc. Il faut en moyenne que l'élévateur soit amené à une hauteur de 20 centimètres au-dessus du plan de la table sur laquelle il repose.

## B. **Lordo-scoliose dorso-lombaire.**

L'association de l'incurvation scoliotique du tronc à la lordose dorso-lombaire a pour but de donner le maximum de jour et d'espace sur les zones latérales de la région sus-mésocolique, hypochondre droit et gauche : la lordose fait bâiller la région en avant, la scoliose la fait bâiller latéralement. Grâce à la double inflexion donnée à la colonne vertébrale, les hypochondres droit ou gauche s'entr'ouvrent pour ainsi dire en avant et en dehors ; dans ces conditions leur accès chirurgical devient réellement aisé.

Pour déterminer la lordo-scoliose du tronc (fig. 8 et 8 *bis*) nous plaçons le sujet dans une position intermédiaire à celle qu'on emploie couramment d'une part dans les interventions sur les voies biliaires (lordose dorso-lombaire sujet couché sur le dos), d'autre part dans les interventions sur le rein abordé par la voie lombaire (hyperextension de l'espace costo-iliaque ou incurvation scoliotique du tronc, sujet en décubitus latéral). Au début de nos recherches sur la position à donner au sujet, nous avons réalisé la lordo-scoliose du tronc à l'aide d'un simple billot et d'une table quelconque. Déjà, en 1905, Grégoire a montré qu'avec ce dispositif très simple il est possible d'obtenir la double inflexion de la colonne vertébrale en plaçant le sujet dans la situation « dorso-latérale cambrée » [370]. Nous avons ensuite utilisé les tables de Cunéo ou de Gosset munies d'un mécanisme permettant l'inclinaison latérale du tronc.

Aucun de ces dispositifs ne nous ayant donné entière satisfaction, nous avons été amené à faire construire un petit appareil destiné à réaliser d'une façon très simple et avec beaucoup de stabilité la position en lordo-scoliose.

Cet appareil consiste essentiellement en un plateau équivalant à un billot qu'on peut soit élever graduellement de 0 à 30 centimètres au-dessus du plan de la table sur laquelle on pose l'appareil (fig. 6), soit incliner à droite ou à gauche, dans le sens transversal, de manière à obtenir un plan incliné variant de 0 à 45° (fig. 8 et 8 *bis*). Pour réaliser la lordo-scoliose du tronc, il suffit après avoir déterminé la lordose dorso-lombaire d'incliner le plateau auquel est fixé une béquille qui empêche le glissement latéral du malade tout en permettant au rachis de s'incurver en scoliose. (Voy. *Bullet. et Mém. Soc. chir.* 24 oct. 1911, pp. 1133-1135.)

Il est étonnant de voir lorsqu'on réalise ainsi cette hyperextension antéro-

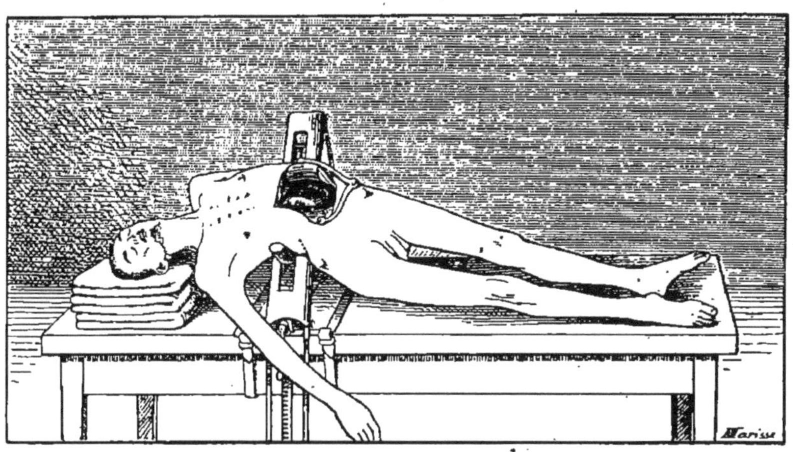

Fig. 8. — *Scoliose dorso-lombaire provoquée, associée à la lordose dorso-lombaire et à la surélévation du côté gauche du tronc.*
(Position de choix dans les interventions pratiquées au niveau de l'hypocondre gauche.)

Du fait de la surélévation gauche du tronc et de la fixation d'une sorte d'épaulière d'arrêt au niveau du *flanc droit*, l'ensemble du tronc se met en *scoliose dorso-lombaire à convexité gauche.* En effet, sollicitées par la pesanteur, la partie supérieure et la partie inférieure du tronc se coudent, pour ainsi dire, autour de la tige d'arrêt constituée par l'épaulière. Il en résulte l'hyperextension de l'espace costo-iliaque gauche. (On s'est ici servi de notre appareil portatif élévateur et inclinateur du tronc, placé sur une table ordinaire.)

latérale du tronc, la facilité avec laquelle on peut pratiquer le splénectomie, la résection cardio-œsophagienne, la résection de l'angle droit ou gauche du côlon, l'exploration des moitiés droite ou gauche de la voûte diaphragmatique ou de la face convexe du foie, les interventions sur les voies biliaires, la portion descendante du duodénum, etc. Aussi bien sommes-nous persuadé que l'emploi de la position en lordo-scoliose dorso-lombaire est appelée à rendre de réels services dans la chirurgie de l'abdomen supérieur, tant dans les opérations bien réglées d'avance que dans la chirurgie d'urgence. D'ailleurs, c'est également en utilisant cette position que l'anatomiste se trouvera dans les conditions les plus favorables pour travailler à l'aise et en pleine lumière au niveau des hypochondres droit ou gauche. C'est là un point dont nous essaierons de montrer toute l'importance à propos des différentes manœuvres rela-

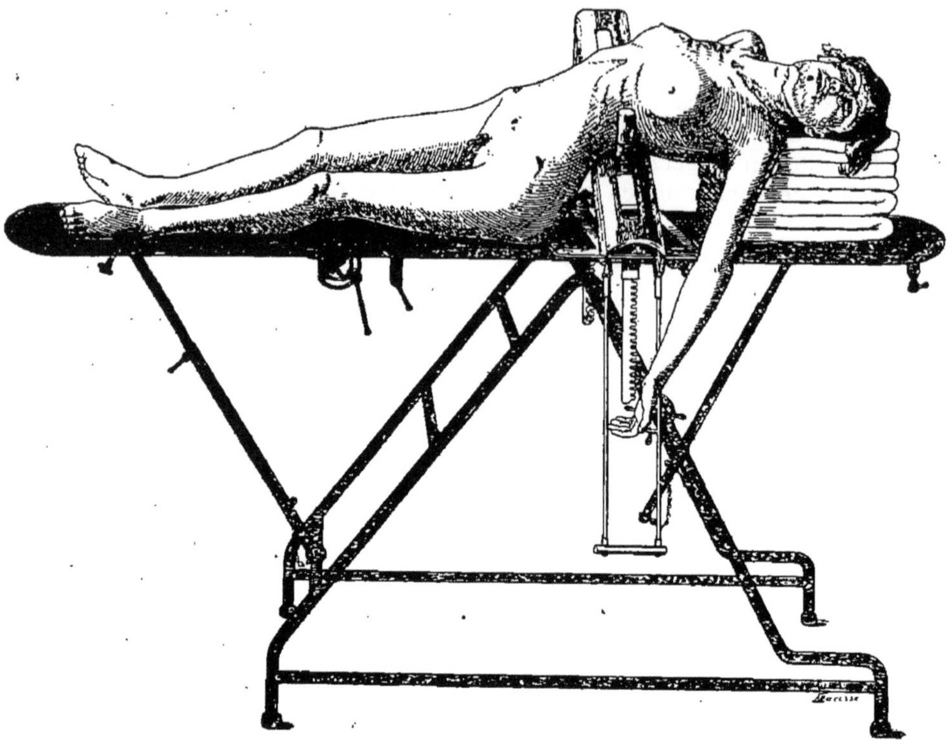

FIG. 8 *bis*. — *Position opératoire en lordo-scoliose dorso-lombaire (Scoliose à convexité droite, surélévation du côté droit du tronc).* Position de choix, dans les interventions pratiquées au niveau de la partie droite de la région sus-mésocolique.

Du fait de la surélévation du côté droit du tronc et de la fixation d'une béquille au niveau du côté gauche du tronc, l'ensemble du tronc se met en lordose et en scoliose dorso-lombaires ; toute la moitié droite de la région sus-ombilicale et para-ombilicale s'entr'ouvre ainsi *en avant et latéralement*. Le sujet est pour ainsi dire posé sur un pupitre ; l'opérateur se place en face, c'est-à-dire du côté gauche du sujet. (On s'est servi de notre appareil élévateur et inclinateur du tronc placé sur la table de Cunéo.)

tives à la découverte et à la ligature de l'artère splénique et de l'artère hépatique.

## II. — INCISION DE LA PAROI ABDOMINALE.

Il ne suffit pas de placer correctement le sujet en lordose ou en lordo-scoliose pour obtenir un accès facile sur la région sus-mésocolique. Il faut encore employer une incision convenable. A ce point de vue, il est bon de rappeler que chaque fois qu'on détermine l'hypertension du tronc, la paroi abdominale se tend fortement par suite de l'écartement des points d'attaches supérieurs et inférieures des muscles et aponévroses de la paroi antéro-latérale de l'abdomen. Il en résulte que dans de telles conditions les incisions de la paroi abdominale ne doivent pas être strictement longitudinales et rectilignes, c'est-à-dire verticales, parallèles au grand axe du corps, car alors les lèvres de la plaie se tendent elles-mêmes fortement restant accolées l'une à l'autre et se laissant mal écarter. Il est nécessaire et d'ailleurs très simple d'éviter ces inconvénients en utilisant soit des incisions longitudinales avec débridement transversal ou oblique, soit des incisions angulaires ou ondulées. Nous nous bornerons à énoncer cette remarque générale dont nous montrerons l'importance au point de vue des manœuvres de médecine opératoire concernant la découverte et la ligature du tronc cœliaque et de ses branches.

## III. — Résection du rebord inférieur du thorax.

L'abord de la région sus-mésocolique est nécessairement plus aisé au niveau du triangle épigastrique limité de chaque côté par le rebord costal, qu'au niveau des hypochondres droit et gauche situés en arrière du gril chondro-costal. Dans le premier cas, pour aborder la région sus-mésocolique il suffit de sectionner la peau et la paroi musculo-aponévrotique de l'abdomen. Dans le second cas, au contraire, la voie directe est barrée, pour ainsi dire, par le gril chondro-costal. Dès lors, chaque fois qu'on cherche à obtenir un large accès sur un des deux hypochondres ou sur un des organes qu'ils renferment, il pourrait sembler assez logique, a priori, d'abattre l'obstacle constitué par le gril chondro-costal en le réséquant sur une plus ou moins grande étendue.

Il s'agit là en effet d'une intervention qui compte actuellement d'assez nombreux partisans, comme le rappelait, il y a un an, M. le professeur Hartmann [318 *bis*[a]].

C'est ainsi que dès l'année 1888 Lannelongue, et peu après son élève Canniot, préconisaient la résection — soit définitive, soit temporaire — du rebord costal pour aborder la face convexe du foie ou la région sous-diaphragmatique droite ou gauche [331, 326]. Depuis cette époque, un assez grand nombre de chirurgiens ont eu recours à cette intervention pour faciliter l'accès sur les organes contenus dans les hypochondres droit ou gauche, face convexe du foie, cardia, grosse tubérosité, rate, etc., les uns conseillant la *résection définitive* de la portion du rebord cartilagineux du thorax qui est située au-dessous du point de réflexion du cul-de-sac pleural (Monod et Vanverts, Forgue, etc.), ou même d'un segment plus ou moins étendu de la paroi thoracique (Pacheco-Mendes, Navarro, Auvray, etc.), d'autres préconisant simplement la *résection temporaire* et la mobilisation soit du rebord cartilagineux du thorax, dans sa portion extra-pleurale (Savariaud, Marwedel, Baudet, etc.) soit d'un segment plus ou moins étendu de la paroi thoracique (Asthœwer, Navarro, etc.).

Il est bien évident que sur un sujet placé *en simple décubitus dorsal*, si l'on veut obtenir un accès facile sur la face convexe du foie, le segment cardio-œsophagien de l'estomac, la rate, etc., la résection plus ou moins étendue du thorax est à peu près indispensable. Mais par contre dès que l'on met à profit la position en lordose dorso-lombaire ou mieux encore en lordo-scoliose dorso-lombaire, la limite inférieure de la cage thoracique se relève très sensiblement, la région sus-mésocolique s'entr'ouvrant angulairement en avant. Par suite, du seul fait de l'hyperextension prononcée du tronc, les organes cachés sous la coupole diaphragmatique et derrière le gril chondro-costal se découvrent spontanément à la vue. C'est d'ailleurs une question sur laquelle insistait M. le Professeur Hartmann, dès l'année 1904, en montrant qu'on obtient un jour parfait sur toute la concavité du diaphragme, *sans réséquer le bord du thorax* mais en s'arrangeant simplement à faire bâiller la région sus-mésocolique au moyen de l'hyperextension du tronc [308]. De même les recherches de Kelling [309]; de Sencert [315], de Cunéo et Guillaume [303] ont abouti à la conclusion que l'hyperextension du tronc permet à elle seule d'obtenir une parfaite exposition de tous les organes cachés sous la coupole diaphragmatique.

D'ailleurs le sujet étant placé en lordose, ou mieux encore en lordo-scoliose dorso-lombaire, on peut toujours parachever la bonne exposition de l'hypochondre droit ou gauche en faisant soulever fortement vers le haut le rebord thoracique à l'aide d'une valve ou d'un tracteur confiés à un aide.

Déjà il y a quelques années Michaux insistait sur la grande importance du « relèvement forcé du rebord costal » pour aborder facilement la loge splénique, ajoutant que cette manœuvre rendait inutile la résection de ce rebord [336]. De même, plus récemment, Monod faisait remarquer que d'après Vanverts lorsqu'on pratique sur le rebord costal la résection minutieusement étudiée et décrite par ce chirurgien, «... la fenêtre ainsi ouverte est étroite. Aussi n'est-ce pas tant à la brèche faite dans la cage thoracique que sont dus les avantages de cette pratique, mais au fait que les extrémités antérieures des arcs costaux n'étant plus réunis entre elles, ceux-ci se laissent plus facilement écarter et soulever... » [337].

On voit, en résumé, que pour obtenir un large accès sur l'hypochondre droit ou gauche, il est nécessaire et suffisant de mettre à profit d'une part l'hyperextension antéro-latérale du tronc (lordo-scoliose dorso-lombaire), d'autre part le relèvement forcé du rebord costal. Nous sommes porté à penser que les résections thoraciques plus ou moins étendues n'ont pu être vivement recommandées que par des chirurgiens qui se contentaient de placer leurs malades en simple décubitus dorsal ou qui en tout cas, volontairement ou non, n'exigeaient pas de la position arquée du sujet les incomparables avantages qu'elle peut et doit donner, surtout si on lui associe l'hyperextension latérale du tronc (scoliose dorso-lombaire) et le soulèvement forcé du rebord costal.

Toutefois, dans certains cas exceptionnels, par suite de l'embonpoint du sujet (obésité), ou par suite de la soudure plus ou moins prononcée des vertèbres dorso-lombaires (sujets âgés), le rachis se laisse parfois difficilement incurver en lordose ou en lordo-scoliose. D'autre part, chez les sujets à taille mince, chez la jeune femme en particulier, le bord inférieur du thorax descend parfois en avant plus bas que de coutume. Dans ces cas exceptionnels la résection thoracique peut procurer de réels avantages.

C'est ainsi que personnellement sur quelques-uns des sujets étudiés par nous, nous avons été amené à pratiquer cette intervention. Après avoir utilisé les différents procédés de résection jusqu'ici préconisés, il nous a semblé que la simple mobilisation du rebord cartilagineux du thorax suffisait toujours à donner un jour parfait sur l'hypochondre droit ou gauche. Il s'agit en somme de la résection temporaire proposée il y a plus de vingt ans par Lannelongue et plus récemment par Marwedel et par Baudet. Nous aurons l'occasion de revenir sur cette question en étudiant les voies d'accès de la loge splénique (voy. pp. 268-286).

## PREMIÈRE PARTIE

---

# LE TRONC CŒLIAQUE

# PREMIÈRE PARTIE

# LE TRONC CŒLIAQUE

## HISTORIQUE

« L'étude des artères, à peine ébauchée par Aristote et par Rufus, ne commence véritablement qu'avec Galien.... » Ce jugement émis par Haller [91[a]] est applicable à l'histoire du *tronc cœliaque* en particulier. Rien ne permet en effet de supposer que les anatomistes (!) antérieurs à Galien aient possédé des notions même très rudimentaires sur le tronc cœliaque ou sur ses branches. Telle est du moins l'opinion que nous nous sommes faite en consultant les œuvres anatomiques d'Hippocrate [16], d'Aristote [13], de Rufus d'Éphèse [17] pour ne citer que les principales. En réalité, la brièveté de ces documents et leur cachet fantaisiste ne permettent pas de les faire entrer en ligne de compte dans un exposé scientifique.

Le texte de Galien nous a d'ailleurs paru très ambigu relativement à la description du tronc cœliaque [14[a]]. Galien semble en effet admettre que les artères destinées à l'estomac, à la rate et au foie peuvent naître de l'aorte abdominale soit par un tronc commun avec l'artère destinée aux intestins (lisez : mésentérique supérieure), soit, au contraire, par un tronc distinct de cette dernière. Il est donc certain que Galien a connu le tronc cœliaque et ses branches essentielles. Mais étant données la brièveté et l'ambiguïté de sa description, il n'est pas possible de vérifier si cet auteur a possédé des notions précises sur cette question.

On sait que pendant plusieurs siècles les anatomistes se sont appuyés servilement sur l'autorité et les écrits de Galien dont l'influence s'est manifestée jusqu'à l'époque de la Renaissance, jusqu'à l'avènement d'André Vésale. Aussi bien retrouve-t-on dans toutes les descriptions anatomiques de l'*antiquité* et du *moyen âge* la brièveté et l'ambiguïté du texte galénique relativement au tronc cœliaque et à ses branches. Il en est ainsi des auteurs *grecs* postérieurs à Galien, tels que Oribase [25], Théophilus [18], Aétius [12] ou bien des anatomistes *arabes* Rhasès [26], Avicenne [21], Albucasis [19], Averrhoës [20]; de même pour les anatomistes du *moyen âge* : Constantin [22], Mundini [24], Zerbis [27], Guy de Chauliac [23], etc. Nous avons consulté le texte de tous ces ouvrages sans y trouver autre chose qu'une traduction plus ou moins fidèle des descriptions de Galien. La même remarque est applicable aux anatomistes de la *Renaissance* antérieurs à Vésale: Achillinus [28], Benedetti [32], Carpi [35], Massa [46], etc.

André Vésale a eu le grand mérite d'avoir osé, le premier, secouer le joug de l'autorité galénique qui avait tenu si longtemps les anatomistes dans une dépendance servile. Et pour atteindre ce résultat, Vésale basa ses descriptions non plus sur l'étude de l'*animal* comme l'avaient fait Galien et la plupart de ses imitateurs, mais bien sur celle du *corps humain*. On sait le retentissement qu'eurent les œuvres de Vésale : elles furent adoptées et copiées à l'unanimité pendant plus d'un siècle et demi, c'est-à-dire jusqu'à l'époque où parurent les mémorables travaux de Winslow et de Haller.

L'angéiologie de Vésale, manifestement supérieure à celle de Galien, est cependant bien imparfaite, ce qui tient à ce que Vésale n'avait pas encore à sa disposition la méthode des injections vasculaires. Vésale a nettement séparé l'origine du tronc cœliaque de celle de la mésentérique supérieure, dans la description qu'il donne de ces vaisseaux [60[b]]. Toutefois sur quelques-unes des figures de son ouvrage, Vésale représente ces deux artères naissant par un tronc commun. Il est donc possible que cet auteur n'ait pas eu des idées absolument précises sur ce petit point d'anatomie. D'ailleurs nous verrons que normalement le tronc cœliaque et la mésentérique supérieure naissent si rapprochés l'un de l'autre que leur origine pourrait paraître fusionnée, à première vue.

D'après Vésale (voy. fig. 9), le tronc cœliaque se divise en deux branches : *un tronc droit* (*ramus dexter*) qui correspond à l'artère hépatique, et *un tronc gauche* (*ramus sinister*) plus volumineux que le précédent et qui correspond à l'artère splénique. Ce tronc gauche fournit une branche correspondant à l'artère coronaire stomachique.

La description de Vésale est légèrement inexacte, en ce sens que la coronaire stomachique ne naît pas de la splénique mais bien : directement du tronc cœliaque. C'est là une petite erreur dont nous chercherons à donner l'explication. (Voy. anomalies de la coronaire stomachique.)

Parmi les contemporains de Vésale on doit faire une place à part au célèbre Bartholomé Eustache. Les planches qu'il nous a laissées [41] témoignent en effet d'un anatomiste supérieur à Vésale, tout au moins en ce qui concerne les vaisseaux du tube digestif abdominal et de ses annexes (voy. fig. 10 et 11). C'est d'ailleurs le jugement porté par Haller : «... Eustache a corrigé les erreurs de Vésale, sur des planches d'un art supérieur et qui méritent encore aujourd'hui la plus légitime admiration » [91[a]]. Ailleurs Haller écrit sur Eustache «... Anatomicorum sui seculi facile princeps, qui copia, subtilitate observationum longe omnes superavit... » [91[d]].

Le tronc cœliaque et ses trois branches essentielles sont nettement représentés par Eustache (voy. fig. 10 et 11). Tandis que Vésale faisait naître de la splénique une des artères coliques, Eustache a dessiné avec une grande précision la véritable origine de ces artères. Il est très regrettable qu'Eustache n'ait pas accompagné ses planches d'un texte explicatif détaillé. C'est peut-être là une des raisons pour lesquelles ces planches sont passées assez longtemps inaperçues. En tout cas la plupart des anatomistes contemporains ou successeurs de Vésale n'en ont tenu aucun compte. C'est en effet toujours la description de Vésale qu'on trouve rééditée plus ou moins à la lettre dans tous les traités d'anatomie du *seizième* et du *dix-septième siècles* : Sylvius [57[a]], Vidus Vidius [63[a]], Fuchsius [42], Bauhin [31], Plater [50], Piccolomini [49], Spiegel [56], Bartholin [30], Diemerbrœck [38], Verheyen [59], Dionis [76], Palfyn [118], etc.

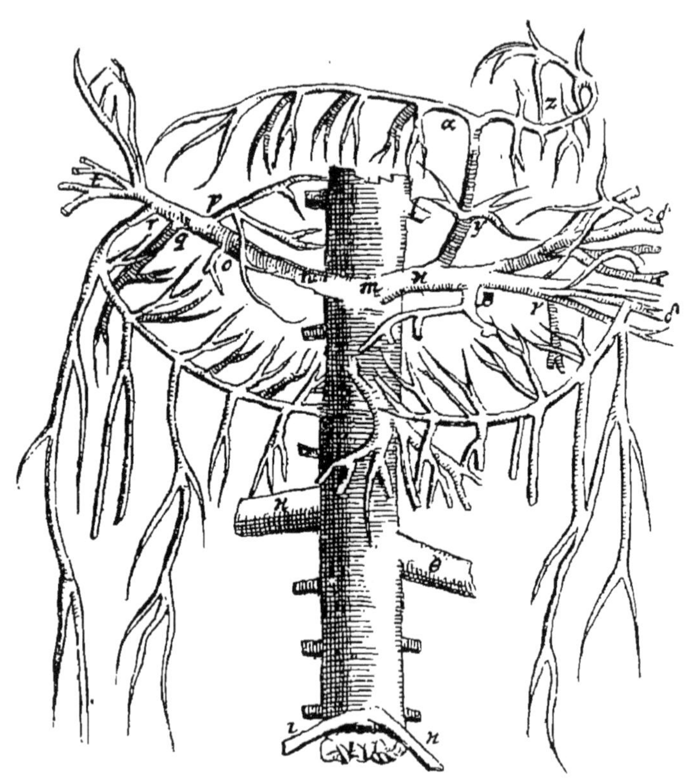

Fig. 9. — *Les branches de l'aorte abdominale.* (Photogravure d'une planche d'André Vésale tirée d'un ouvrage publié vers 1544.)

C'est la première planche qui ait été publiée sur ces artères. Les trois branches du tronc cœliaque (*m*) sont bien reconnaissables ; artère hépatique (*n*) ; artère splénique (*x*) qui fournit l'artère coronaire stomachique (*y*, *a*, *z*). Par contre Vésale ne paraît pas avoir connu nettement l'aspect normal du tronc cœliaque, puisque sur cette planche l'artère hépatique semble bien naître isolément de l'aorte à droite d'un tronc cœliaque incomplet ou tronc corono-splénique (*x*).

Il faut faire exception pour Riolan qui, ennemi impitoyable de tous les écrits de Vésale, s'efforça de réhabiliter le texte de Galien. D'après Riolan, la cœliaque se partage en deux rameaux : rameau splénique, rameau mésentérique [52, 53]. C'est là une description inférieure aussi bien à celle de Vésale qu'à celle de Galien.

Enfin, parurent les deux anatomistes incomparables qui doivent être considérés comme les pères de l'angéiologie moderne : Jacques-Bénigne Winslow et Albert Haller. C'est en effet du texte de leurs ouvrages que découlent toutes les descriptions modernes, non seulement du tronc cœliaque, mais encore de la

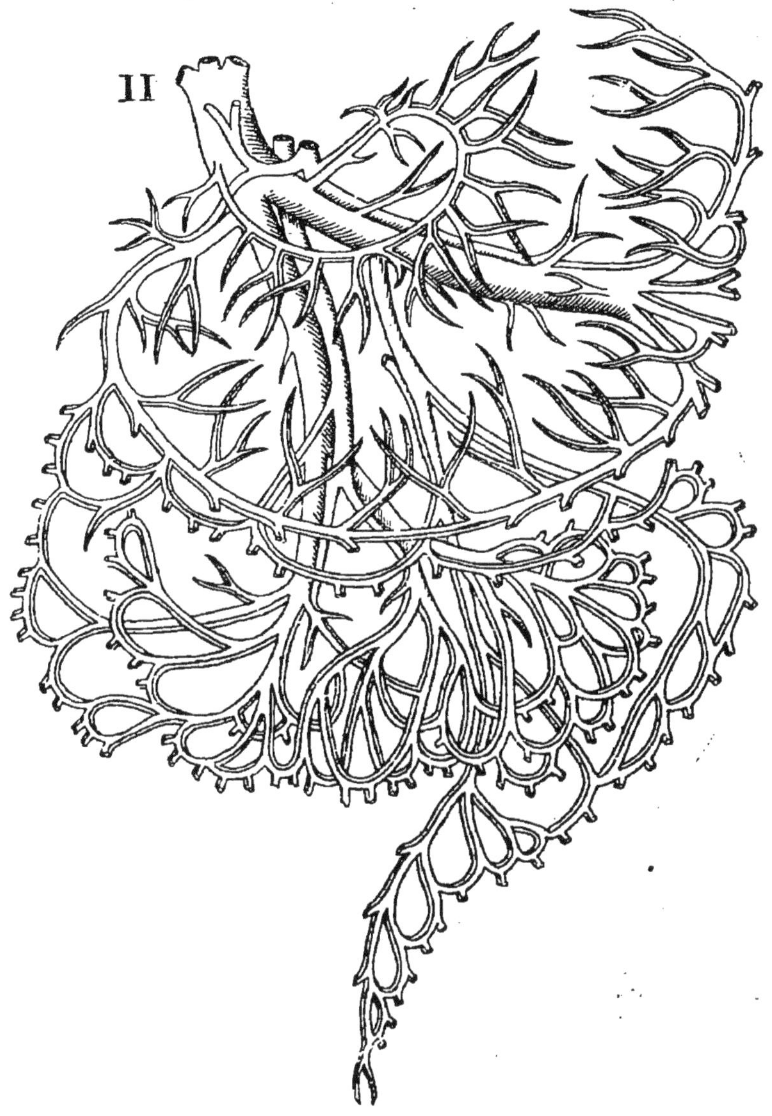


Fig. 10. — *Les branches du tronc cœliaque, des deux artères mésentériques supérieure et inférieure et de la veine porte.* (Photogravure d'une planche d'Eustache, gravée vers l'an 1550.)

Cette planche est beaucoup plus exacte que celle de Vésale (voy. fig. 9). Le tronc cœliaque est sectionné à son origine. On lui voit donner la coronaire stomachique puis il se bifurque en hépatique et splénique. Remarquer la grande précision avec laquelle est représentée l'artère hépatique (hépatique commune, hépatique propre, gastro-duodénale). A droite du tronc cœliaque, on aperçoit le tronc de la mésentérique supérieure, si grossièrement figurée par Vésale. On voit également la mésentérique inférieure sectionnée à son origine et accompagnée de la veine petite mésaraïque qui va se jeter dans le tronc de la veine splénique.

plupart des artères du corps humain. Nous ferons souvent appel à l'opinion de ces deux anatomistes, dans le cours de notre travail et nous essaierons de montrer que sur bien des points leur opinion a conservé une très grande valeur. Avant Winslow et Haller, l'angéiologie était encore bien imparfaite, pleine d'erreurs et de lacunes. Avec ces deux auteurs, l'étude des artères acquiert d'emblée une rande précision.

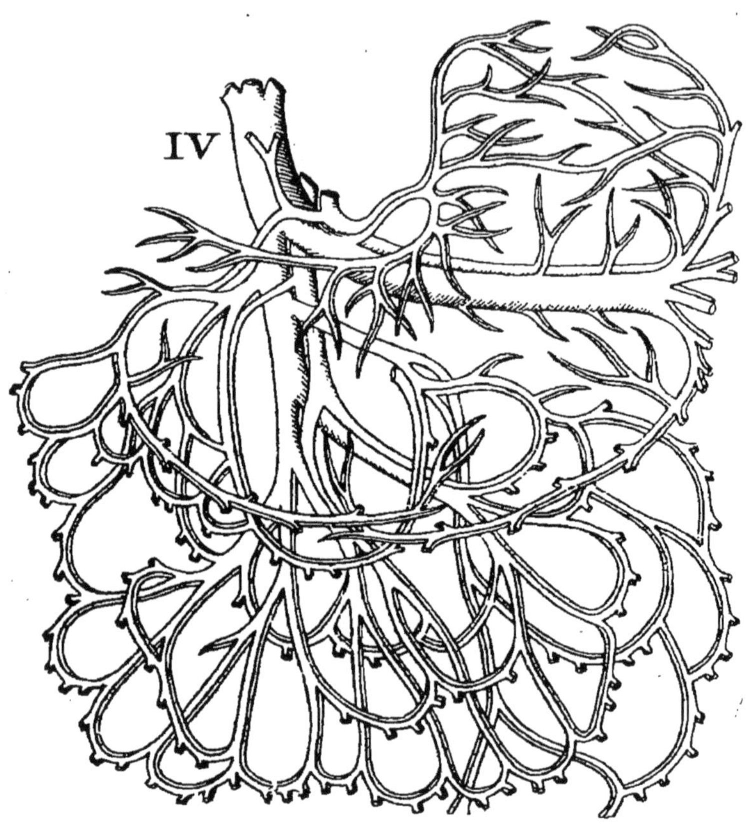


FIG. 11. — *Les branches du tronc cœliaque, des deux artères mésentériques et de la veine porte.* (Photogravure d'une planche d'EUSTACHE.) (Mêmes remarques que pour la figure précédente.)

Cette planche ressemble à la précédente. Toutefois, il existe certaines différences qui témoignent qu'Eustache avait poussé très loin l'art de la dissection et que ses connaissances anatomiques étaient bien supérieures à celles de son contemporain Vésale. C'est ainsi que sur cette planche Eustache a représenté une coronaire stomachique fournissant une très forte branche cardio-œsophagienne; de plus, la coronaire va se terminer sans s'anastomoser avec la pylorique, qui devait être absente. De même, les deux artères gastro épiploïques, la droite et la gauche se terminent sans s'anastomoser; c'est le contraire qui est figuré sur la planche précédente.

Winslow a donné la première description exacte sur le tronc cœliaque. D'après cet anatomiste [141ᶜ], le tronc cœliaque émet d'abord la coronaire stomachique, puis il se termine par *bifurcation* en hépatique et splénique. Parfois cependant, les trois branches principales naissent au même niveau : le tronc cœliaque se termine alors... *à peu près en manière de Trépié...* Winslow

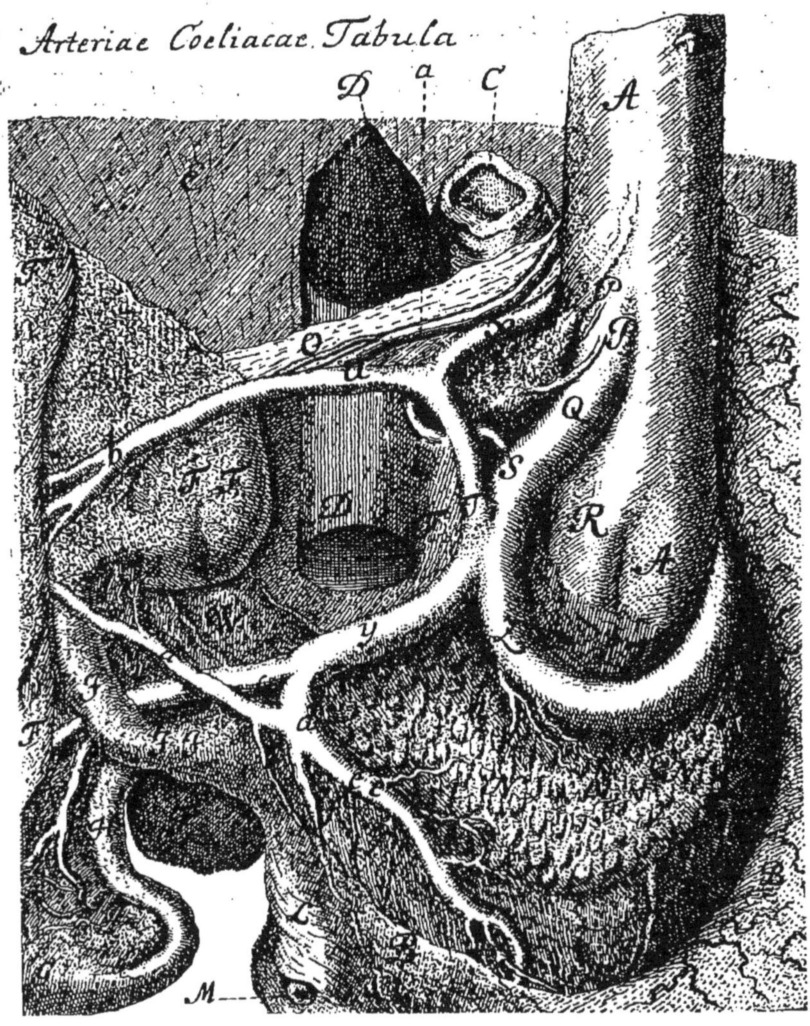


FIG. 12. — *La cœliaque.* (Photogravure d'une planche que A.-F. WALTHER publia en 1729.)

C'est, d'après Haller, la première bonne planche sur le tronc cœliaque.

Le tronc cœliaque (Q) est représenté avec sa direction et son mode de division *ordinaires* : le tronc se termine par *bifurcation* en hépatique (*y*) et splénique (*z*). La coronaire stomachique (T) naît comme *collatérale* avant l'émission de l'hépatique et de la splénique. Le tronc cœliaque a donné également une diaphragmatique (S).

C'est volontairement que Walther a fait reproduire ce cas dans lequel il existait deux anomalies : d'une part, la coronaire stomachique (T) participe d'une façon importante à l'irrigation du foie par l'envoi d'une grosse branche (*b*). D'autre part, le tronc de l'artère hépatique (*y*) se termine en donnant à peu près au même point les deux branches hépatiques droite et gauche et la gastro-duodénale (*c*, *d*. *ee*). (Pour le détail de ce cas, voir observation 163, Walther). D'après la disposition du foie par rapport à la veine cave inférieure (D), on doit admettre que le foie a été détaché de ses adhérences postérieures et renversé vers la droite.

AA, aorte abdominale, avec la mésentérique supérieure (R).

Petite courbure de l'estomac, B, B, B, avec l'orifice du cardia (C) et la portion initiale du duodénum (L) ouverte pour laisser voir l'ampoule de Vater (M).

Veine cave inférieure en partie sectionnée (D, D). Diaphragme (E). Foie F, F, F, avec lobe de Spiegel, FF. Col de la vésicule biliaire (G) avec canal cystique (H) et canal hépato-cholédoque (J, JJ). Sinus de la veine porte (W). Pancréas (N).

s'est contenté de décrire la disposition *normale* des artères; il n'a fait qu'effleurer l'étude des *anomalies*.

Parmi les anatomistes contemporains de Winslow on doit citer en particulier A.-F. Walther qui a consacré un petit mémoire à l'étude de l'artère cœliaque [199]. La description de Walther est infiniment moins claire que celle de Winslow.

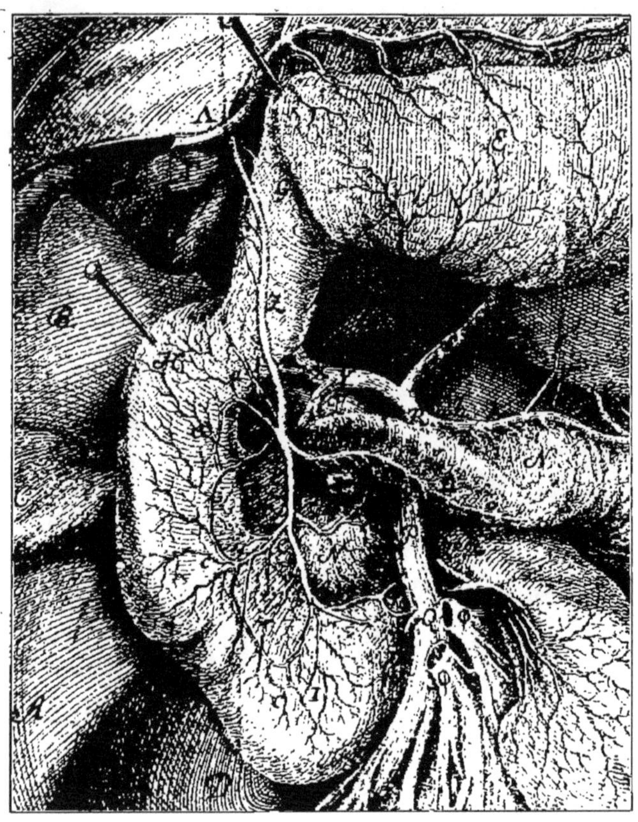

Fig. 13. — *Le tronc cœliaque et ses trois branches.* (Photogravure d'une planche de Haller, publiée en 1756.)

L'estomac a été renversé en haut, de manière à laisser voir les vaisseaux artériels de la tête pancréatique. Le tronc cœliaque R est ascendant et donne naissance à ses trois branches ordinaires : S, coronaire stomachique ; — X, artère hépatique avec la gastro-duodénale Y ; — *h*, artère splénique.

Artère mésentérique supérieure P ; — artère gastro-épiploïque droite Z.

Remarquer la précision avec laquelle sont représentés le duodénum et la tête du pancréas avec son isthme.

D'ailleurs Walther s'était spécialement proposé de publier une bonne planche sur l'artère cœliaque, faisant remarquer avec raison qu'il n'en existait alors que de très imparfaites. Bien qu'assez grossière dans son ensemble, la planche de Walther témoigne cependant d'un fidèle observateur (voy. fig. 12). Haller estimait que c'était la première bonne figure publiée sur l'artère cœliaque.

C'est à Haller que revient le mérite d'avoir complété les descriptions de

Winslow en y ajoutant de très nombreuses considérations sur les *anomalies* du tronc cœliaque. L'ouvrage de Haller est d'ailleurs indispensable à quiconque se livre à l'étude des vaisseaux artériels. Haller a poussé très loin ses dissections et il en a donné des descriptions minutieuses et très précises. Malheureusement, le texte de cet auteur est mal ordonné et d'une lecture assez labo-

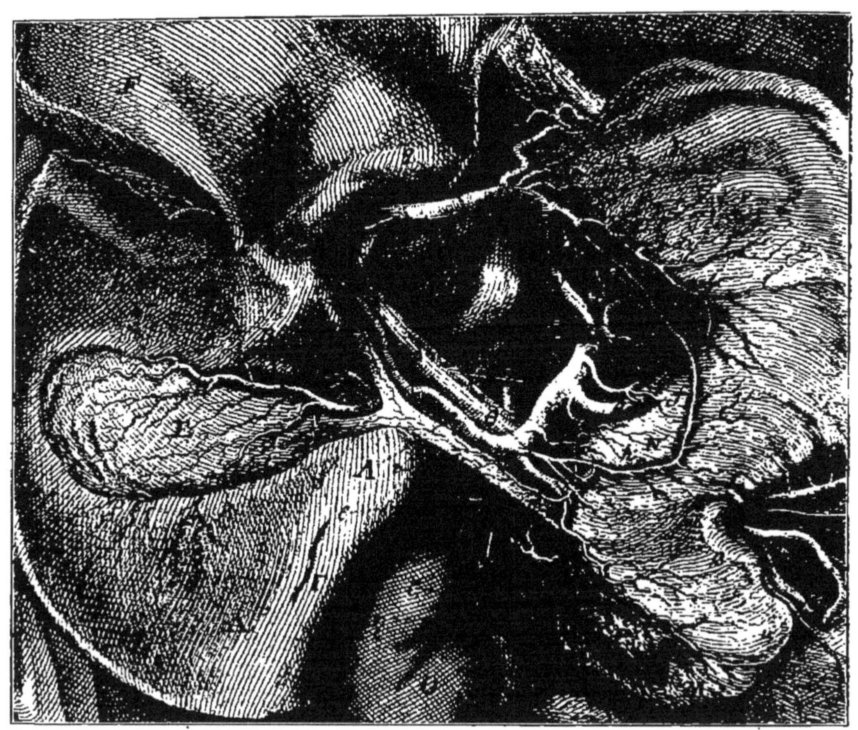

FIG. 14. — (Photogravure d'une planche de HALLER, publiée en 1756.)

Cette planche est remarquable autant par son cachet artistique que par sa minutieuse exactitude. Il s'agissait d'une anomalie consistant en la présence d'une forte artère hépatique gauche (*q*) fournie par la coronaire stomachique (*a*). (Pour le détail de ce cas voir l'observation 164.)
Estomac K, avec le pylore, L. Le duodénum (M) a été décollé avec la tête pancréatique (P) et rabattu en bas et à gauche de façon à mettre en évidence la face postérieure du duodéno-pancréas. On aperçoit nettement l'arcade pancréatico-duodénale postérieure et supérieure de Wiart et ses rapports avec le cholédoque rétro-pancréatique.
Foie, A (lobe droit); — B, lobe carré; — D, lobe de Spiegel; — F, sillon de la veine ombilicale; — I, fosse du canal veineux d'Aranzius.
Veine porte, S; — Veine cave supérieure, V; — Rein droit (O) avec son pédicule vasculaire.

rieuse, car le même vaisseau se trouve décrit par morceaux détachés inclus dans différents chapitres et dans différents ouvrages. Ce n'est donc qu'en lisant complètement les différents ouvrages de Haller dans lesquels il traite des artères [86-87-88-89-90-93], que l'on peut arriver à connaître dans son ensemble la description détaillée de chaque artère prise en particulier. On se rend alors un compte exact de la science profonde de cet anatomiste incomparable. Haller a décrit très complètement le tronc cœliaque, le mode de naissance de ses branches et ses principales anomalies. Comme Winslow,

Haller a bien vu que la *bifurcation* du tronc cœliaque n'était pas la règle, mais qu'au contraire le plus souvent la coronaire stomachique naissait *la première* et qu'alors le tronc cœliaque se terminait *en se bifurquant* en hépatique et en splénique. Haller a vu et signalé la plupart des anomalies du tronc cœliaque.

Les descriptions de Winslow et de Haller sont bien près de la perfection. Elles font la base de toutes les descriptions modernes sur le tronc cœliaque. Mais il est à remarquer que bien souvent les anatomistes postérieurs à Winslow et à Haller ont déformé de plus en plus le texte original de ces deux auteurs, si bien qu'à l'heure actuelle il est indispensable de remonter à la source véritable si l'on veut connaître d'une manière exacte la pensée de Winslow ou bien celle de Haller.

Quoi qu'on en pense, il y a encore beaucoup à tirer, des *vieux livres* de Winslow et de Haller, tout au moins en ce qui concerne la description du tronc cœliaque et de ses branches. Contentons-nous pour l'instant d'exprimer ce jugement; nous aurons maintes fois l'occasion, au cours de notre étude, de montrer qu'il repose sur des faits très précis.

Après Winslow et Haller il n'y a plus grand'chose à ajouter à l'anatomie du tronc cœliaque comme on peut s'en convaincre en lisant les ouvrages classiques de la fin du *dix-huitième* siècle et du *dix-neuvième* siècle; tous ces ouvrages retracent plus ou moins fidèlement les descriptions de Winslow et de Haller. Il en est ainsi des traités de Boyer [68[a]], Bichat [67[a]], Marjolin [109], Barclay [64[a]], Giorgione [83], Murray [116[b]], Sœmmering [133[a]], Vaughan [140[b]], Mayer [110[a]], Cloquet [71[a]], Sabatier [129[a]], Meckel [111], Theile [138[a]], Cruveilhier [73[b]], Sappey [130[c]], Henle [98[a]], etc.

Ce sont encore les descriptions de Winslow et Haller que l'on retrouve plus ou moins déformées dans nos traités d'anatomie contemporains.

Il faut, cependant, faire une place à part à quelques anatomistes qui ont donné soit des descriptions, soit des planches originales basées sur leurs recherches propres, descriptions et planches qui ont surtout trait aux anomalies du tronc cœliaque; c'est le cas des ouvrages de grande valeur scientifique de Tiedemann [169], de Langenbeck [160], de Quain [164]. A part ces trois ouvrages, l'anatomie du tronc cœliaque a suscité quelques travaux originaux. Nous avons retrouvé un assez grand nombre d'observations isolées sur les anomalies de ce tronc vasculaire. Parmi les auteurs qui ont étudié avec quelque détail le tronc cœliaque, nous citerons : Monguidi [113[i]] qui a recherché la *projection* du tronc cœliaque sur le rachis et sur la paroi abdominale antérieure; Wiart [201[b]] qui a consacré quelques lignes à la *direction vraie* de ce vaisseau, en montrant qu'il présentait parfois une orientation *inverse* de celle qu'on lui décrit d'ordinaire, c'est-à-dire qu'il se dirigeait en haut et à droite; J.-Ch. Roux [193-193 *bis*] a recherché comme Monguidi la *projection* du tronc cœliaque sur la paroi abdominale antérieure. Laignel-Lavastine [186[a]] a contrôlé et vérifié dernièrement les résultats auxquels était arrivé J.-Ch. Roux.

En 1904, trois mémoires d'une très grande valeur ont paru sur le tronc cœliaque. Deux d'entre eux sont de Tandler [7-8]. Cet anatomiste s'est uniquement occupé du *développement* du tronc cœliaque et des *anomalies* de ce tronc. L'embryologie du tronc cœliaque absolument inconnue avant le travail de Tandler a été étudiée et décrite avec une grande précision par cet auteur. Nous avons tenu à faire connaître les conclusions auxquelles il était arrivé et nous avons fait reproduire les gravures si précises et si démonstratives annexées à son texte. Tandler s'appuyant sur des coupes d'embryons humains et de quelques mammifères, la taupe plus spécialement, a nettement montré que le développement du tronc cœliaque était lié à celui de l'artère *omphalo-mésentérique*. A la lumière des idées de Tandler bien des anomalies du tronc cœliaque s'expliquent d'une manière très séduisante comme on le verra par la suite.

J. Frédéric [1] a consacré quelques pages très intéressantes à l'étude du développement du tronc cœliaque. Toutefois, les conclusions de cet auteur sont passibles de certaines critiques, comme nous essaierons de le montrer.

Le troisième mémoire, non moins important, paru dernièrement sur le tronc cœliaque appartient à deux auteurs italiens Rossi et Cova [191 et 192]. C'est une étude aussi documentée que précise et qui est émaillée de vues originales. Rossi et Cova ont fait porter leurs recherches sur 102 sujets. C'est le travail le plus important que nous possédions à l'heure actuelle sur le tronc cœliaque et ses branches. Nous sommes heureux d'avoir abouti, sur de nombreux points, à des conclusions entièrement d'accord avec celles de ces deux auteurs. En se basant sur des chiffres importants Rossi et Cova ont élucidé plusieurs détails de l'anatomie du tronc cœliaque.

Au moment où l'on allait commencer l'impression de notre thèse, nous avons eu connaissance du travail très important que vient de publier, sur le tronc cœliaque, notre collègue et ami, M. le professeur agrégé Pierre Descomps [179]. Il était légitime de tenir largement compte des recherches de cet auteur. C'est ce que nous avons fait chaque fois que l'occasion s'en présentait.

Signalons encore la thèse originale de Vincens [266] sur le tronc cœliaque et les artères hépatiques. L'auteur y étudie plutôt les *anomalies* de l'artère hépatique que le tronc cœliaque proprement dit.

---

# CHAPITRE PREMIER

## DÉVELOPPEMENT DU TRONC CŒLIAQUE

---

On doit admettre, avec Tandler [7 et 8], que *le tronc cœliaque se développe aux dépens d'une des racines primitives de l'artère omphalo-mésentérique.* Cette dernière dérive elle-même des *artères intestinales primitives*, branches de l'aorte *descendante.* Ce chapitre d'embryologie étant à peine effleuré dans les traités classiques d'anatomie, il nous semble utile de résumer les notions actuellement en cours sur cette question.

### § 1. — Artères intestinales primitives.

Des caractères communs régissent à l'origine non seulement le développement des artères *intestinales primitives*, mais aussi celui de toutes les autres branches *primitives* de l'aorte *descendante.* Dans l'intérêt de la question qui nous occupe, il est nécessaire de rappeler tout d'abord *la disposition primitive* de l'ensemble des branches fournies par l'aorte *descendante* (aorte thoracique, aorte lombaire, aorte sacrée).

En se basant sur les travaux de Mackay [5] dont les conclusions ont été acceptées et développées par Frédéric [1], on doit admettre que toutes les branches — tant *viscérales* que *pariétales* — émises par l'aorte descendante *présentent une disposition primitive segmentaire ou métamérique.*

Mackay a bien schématisé cette métamérie primitive (fig. 15). D'après cet auteur, l'aorte descendante émet primitivement, au niveau de chacun des segments métamériques du tronc, *six branches artérielles disposées d'une façon symétrique :*

1° Deux branches sont *antérieures* (fig. 15), elles naissent de la face *antérieure* de l'aorte abdominale. Elles se portent en avant, cheminent dans le mésentère dorsal primitif et, arrivées au niveau du canal *intestinal primitif*, elles s'appliquent le long de ses faces latérales, l'une à droite, l'autre à gauche;

2° Deux autres branches sont *latérales;* elles naissent symétriquement l'une de la face *latérale* droite, l'autre de la face *latérale* gauche de l'aorte descendante. Elles se portent latéralement, l'une à droite, l'autre à gauche,

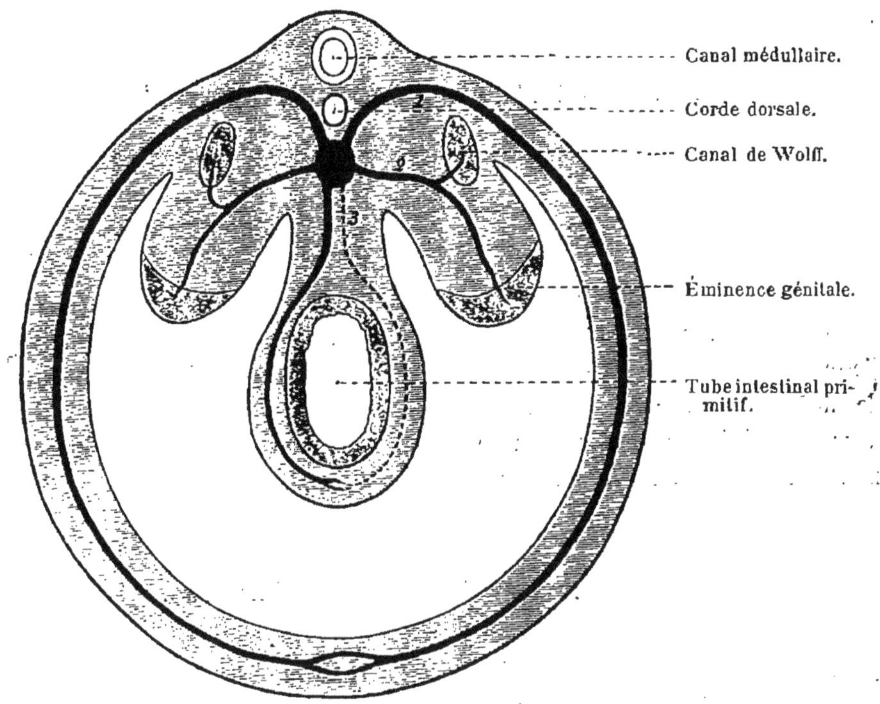


Fig. 15 (en partie d'après un schéma de Mackay). — *Coupe schématique d'un segment métamérique primordial du tronc, chez l'embryon, destinée à mettre en évidence la disposition artérielle primordiale* (système artériel en noir plein).

Au-dessous de la corde dorsale, on aperçoit la section de l'aorte descendante d'où l'on voit émerger *six* branches artérielles disposées symétriquement : 1, branche postérieure gauche, *vertébro-pariétale*; — 2, branche latérale gauche, *génito-urinaire*; — 3, branche antérieure gauche (en pointillé, parce qu'elle est appelée à disparaître rapidement) ou *branche intestinale*. Les trois branches aortiques du côté droit sont disposées d'une façon symétrique, par rapport aux trois branches aortiques gauches. Il en résulte la formation de trois arcs artériels concentriques : arc *vertébro-pariétal* (1), arc *génito-urinaire* (2) et arc *intestinal* (3).

vers les régions du *corps de Wolff* et de l'*éminence génitale* et irriguent les différents éléments formés aux dépens de ces régions;

3° Les deux dernières branches sont *postérieures;* elles se portent d'abord en *arrière*, au niveau de la zone *rachidienne*, puis *latéralement*, l'une à droite, l'autre à gauche, cheminant dans la paroi primitive du corps (lame *fibro-cutanée, somatopleure*).

Chacun des segments métamériques du tronc possède ainsi *trois paires d'artères* disposées symétriquement d'où il résulte, suivant Mackay, la formation de trois « *circles* » ou *arcs artériels* concentriques :

1° Un arc artériel *interne*, « visceral circle » de Mackay, que nous appellerons *arc intestinal* (3, fig. 15) ;

2° Un arc artériel *externe*, « pariétal circle » de Mackay, que l'on peut encore appeler : *arc vertébro-pariétal* (1, fig. 15) ;

3° Un arc artériel *moyen* ou intermédiaire, « intermediate circle » de Mackay, que l'on peut appeler : *arc génito-urinaire* (2, fig. 15).

Toutes les branches de l'aorte descendante dérivent de ces trois arcs artériels primitifs (Mackay, Frédéric) :

1° Les arcs *externes*, *vertébro-pariétaux* (branches aortiques postérieures) formeront les artères intercostales et lombaires ;

2° Les arcs *latéraux*, *génito-urinaires* (branches aortiques latérales) formeront les artères rénales (avec les capsulaires inférieures qui en naissent), les capsulaires moyennes, les spermatiques internes (testiculaire ou ovarienne, suivant le sexe) ;

3° Les arcs *internes*, *intestinaux* (branches aortiques antérieures) donneront les artères du tube digestif et de ses annexes : *a*) Pour la portion *sus diaphragmatique* du tube digestif, les arcs intestinaux donneront les artères œsophagiennes, les artères bronchiques, les artères médiastines ; *b*) Pour la portion *sous-diaphragmatique* du tube digestif, les arcs intestinaux donneront : le *tronc cœliaque*, l'artère *mésentérique supérieure* (primitivement artère omphalo-mésentérique), l'artère *mésentérique inférieure*, les deux *artères ombilicales* (primitivement très développées).

En ce qui concerne les artères diaphragmatiques inférieures (et les capsulaires qui en dérivent) Frédéric [1a] fait remarquer qu'on ne peut actuellement décider à quel « arc artériel » elles appartiennent. Toutefois, Frédéric suppose qu'elles peuvent, suivant les cas, appartenir, soit à l'arc intestinal, soit à l'arc génito-urinaire. On sait, en effet, que l'origine des artères diaphragmatiques inférieures est très variable, ces artères pouvant naître soit directement de l'aorte (face antérieure ou faces latérales), soit du tronc cœliaque (ou de ses branches). Quand les diaphragmatiques naissent du tronc cœliaque ou bien de la face antérieure de l'aorte, on doit, suivant Frédéric, les rattacher à l'arc intestinal. Quand, au contraire, les diaphramatiques naissent des faces latérales de l'aorte, on devrait les rattacher à l'arc génito-urinaire.

Il nous semble plus logique d'admettre que les artères diaphragmatiques inférieures appartiennent *normalement* aux deux arcs intestinal et génito-urinaire. On sait, en effet, que ces artères vascularisent normalement non seulement le diaphragme, mais aussi, d'une façon constante, le tube digestif (portion diaphragmatique de l'œsophage) ou ses annexes (face postérieure du foie). (Voy. Art. diaph. inf.) D'autre part, ces artères fournissent les capsulaires supérieures. Les artères diaphragmatiques inférieures devront donc appartenir à la fois aux deux arcs intestinal et génito-urinaire. Suivant les cas, le point d'origine de ces artères appartiendra à l'un ou l'autre de ces deux arcs.

La séduisante théorie de Mackay a été entièrement acceptée par Frédéric [1] et par Rossi et Cova [191a]. D'autre part, à la suite de recherches minutieuses sur l'embryon humain [7] et sur l'embryon de la taupe [8] Tandler est arrivé à des conclusions qui cadrent parfaitement avec l'hypothèse de Mackay et qui lui donnent le contrôle scientifique nécessaire.

Toutefois, nous ferons remarquer que la métamérie primitive des branches collatérales de l'aorte *descendante* ne paraît bien démontrée que pour la portion de cette artère comprise entre son *origine* (terminaison de la crosse aortique) et le point où naissent les *iliaques primitives*. A partir de ce dernier point, en effet, la métamérie primitive des artères du tronc et du bassin ne semble pas encore prouvée, les opinions des auteurs n'étant pas d'accord sur cette question.

Les principales opinions émises sur cette question en litige se trouvent exposées dans les ouvrages : de Mackay [5], de Frédéric [1], de Hochstetter [2, 3, 4], de Tandler [7 et 8], de H. Young et A. Robinson [10], A. Robinson [11]. Mackay et Frédéric se contentent d'émettre de simples hypothèses; Hochstetter, Tandler, Young et Robinson exposent le résultat de leurs recherches relatives au développement de l'artère *ombilicale*, des artères iliaques *primitives*, et de l'artère *sacrée moyenne*. Nous ne saurions entrer dans le détail de ces travaux qui sortent du cadre que nous nous sommes tracé.

Reprenons maintenant le développement des artères *intestinales primitives* qui nous intéressent plus particulièrement, à savoir celles du segment *sous-diaphragmatique* de l'aorte descendante.

Il semble bien établi actuellement qu'à l'origine ces artères présentent une disposition *segmentaire* ou *métamérique*. C'est là un fait que Tandler a constaté non seulement sur l'embryon *humain*, mais aussi sur les embryons de tous les *vertébrés*. Primitivement il existe pour chaque métamère une *paire* d'artères intestinales naissant de la face antérieure de l'aorte descendante. Chacune des deux artères segmentaires primitives se porte sur les côtés du canal intestinal, l'une à droite, l'autre à gauche. Les deux artères forment un arc artériel péri-intestinal (visceral circle de Mackay, arc intestinal).

Secondairement, les artères segmentaires subissent diverses modifications que l'on peut ramener à deux phénomènes principaux :

1° *Réduction du nombre des artères intestinales primitives ;*

2° *Déplacement cranio-caudal* (c'est-à-dire descente) *des artères intestinales le long du tronc aortique.*

1° **Réduction du nombre.** — Le couple primitif d'artères intestinales segmentaires se réduit rapidement à un vaisseau impair, soit par suite de la fusion des deux artères (ce serait l'opinion de Quain, d'après Frédéric), soit par suite de l'oblitération d'une des deux artères segmentaires (disposition schématisée sur la figure 15). D'après Hochstetter [2], si l'on s'en rapporte à ce qui se passe sur l'embryon du chat, on doit admettre que ces deux mécanismes se combinent.

Quoi qu'il en soit, il n'existe plus, de bonne heure, qu'une artère intestinale *unique* pour chacun des segments du tronc. A l'origine, ces artères intestinales sont très nombreuses puisqu'il y en a une pour chaque segment. Sur l'embryon humain, de 5 millimètres, Tandler a pu compter environ seize de ces artères segmentaires (voy. fig. 16). Mais, ce n'est là qu'un état *éphémère*. Assez rapidement, en effet, on voit disparaître, en totalité ou en partie, *le plus grand nombre* des artères segmentaires. Il ne subsiste que celles qui participeront à la formation des branches intestinales *définitives* de l'aorte abdominale : *tronc cœliaque, artères mésentériques* [*supérieure* et *inférieure*.

D'après Frédéric, on retrouverait cependant d'une façon constante chez le nouveau-né, chez l'enfant, et même chez l'adulte, de petits rameaux très grêles, naissant à différents niveaux de la face antérieure de l'aorte abdominale, ramuscules qui représenteraient des vestiges d'anciennes artères intestinales primitives. (Voy. plus loin : Théorie de Frédéric.)

La réduction du nombre des artères intestinales primitives a été constatée par la majorité des auteurs qui se sont occupés de cette question (Hochstetter, Mall, Hyrtl, Klaatsch, Tandler, etc.). C'est donc un fait bien acquis. Quant au mécanisme intime de cette réduction, il n'est pas encore bien élucidé. D'après Tandler [8h], les facteurs étiologiques les plus importants seraient l'*allongement* considérable du tube digestif, le *raccourcissement* de la partie du tronc destinée à recevoir la masse intestinale et enfin la formation d'*anastomoses* entre les diverses artères intestinales primitives aboutissant à la suppression des unes et à la prépondérance des autres. Mais, ajoute Tandler, il doit certainement exister d'autres facteurs étiologiques dont la connaissance nous échappe encore.

2° **Déplacement ou descente cranio-caudale des artères intestinales le long du tube aortique.** — Le second phénomène important qui se produit au cours du développement des artères intestinales primitives, consiste dans la tendance que présentent ces artères à se déplacer sur le tronc de l'aorte, dans une direction *cranio-caudale*, c'est-à-dire de *haut en bas*. Ce déplacement a été constaté très nettement par Tandler, sur les jeunes embryons humains. Ce fait est bien mis en évidence sur les figures annexées au travail de cet auteur (voy. fig. 16, 17, 18, 19, 20). Tandler fait remarquer que Mall [6] avait déjà signalé ce déplacement cranio-caudal des artères intestinales, en s'appuyant, d'une part, sur des recherches personnelles, et d'autre part, sur les planches de l'atlas de His. Frédéric a également constaté, comme nous le verrons plus loin, que chez le fœtus les artères intestinales — le tronc cœliaque et la mésentérique supérieure, en particulier — naissent à un niveau plus élevé que chez l'adulte.

Le déplacement ou la descente cranio-caudale des artères intestinales est donc un fait bien acquis. Mais l'explication de ce phénomène n'est pas encore bien élucidée. D'après Tandler, deux mécanismes pourraient être invoqués : 1° la formation d'*anastomoses longitudinales* entre les diverses artères intestinales; 2° la *migration active* des artères intestinales le long de la paroi antérieure de l'aorte. « Pour expliquer l'abaissement relatif du point d'origine des artères intestinales, ajoute Tandler [7a], on ne saurait incriminer la migration du tube *aortique*. Et en effet, le déplacement de l'aorte sur la colonne vertébrale n'a d'importance que dans sa portion *la plus élevée*. Les parties *moyennes* et *inférieures* du tube aortique conservent, par rapport à la colonne vertébrale, leur situation primitive. La preuve en est dans le parcours horizontal persistant que présentent les artères pariétales segmentaires (futures artères intercostales et lombaires).... »

## § 2. — Développement du tronc cœliaque.

La réduction du nombre des artères intestinales primitives et leur descente cranio-caudale étant admises, nous pouvons maintenant aborder l'étude spéciale du développement du tronc cœliaque, telle qu'elle a été exposée par Tandler dans ses deux mémoires très importants [7 et 8] déjà signalés.

Les savantes et consciencieuses recherches de Tandler méritent à plusieurs titres d'être bien connues; tout d'abord, elles constituent, à notre avis, les seuls documents détaillés parus sur cette question. Mais, ce qui fait l'intérêt de ces recherches, *c'est qu'elles permettent d'expliquer parfaitement la plupart des anomalies d'origine du tronc cœliaque et de l'artère hépatique.* Les vues de Tandler étant peu connues, puisque les ouvrages classiques n'en tiennent aucun compte, il nous a paru utile de les exposer avec quelque détail.

Tandler a poursuivi ses recherches, sur l'embryon humain et sur l'embryon de la taupe. L'auteur fait remarquer que, pour assister aux *premiers stades* du développement des artères intestinales, il faut s'adresser à de *tout jeunes* embryons, c'est-à-dire, à des embryons mesurant moins de 17 millimètres de longueur. En effet, dès que l'embryon humain a atteint une longueur de 17 millimètres, on trouve déjà la disposition artérielle *définitive* ou à peu près.

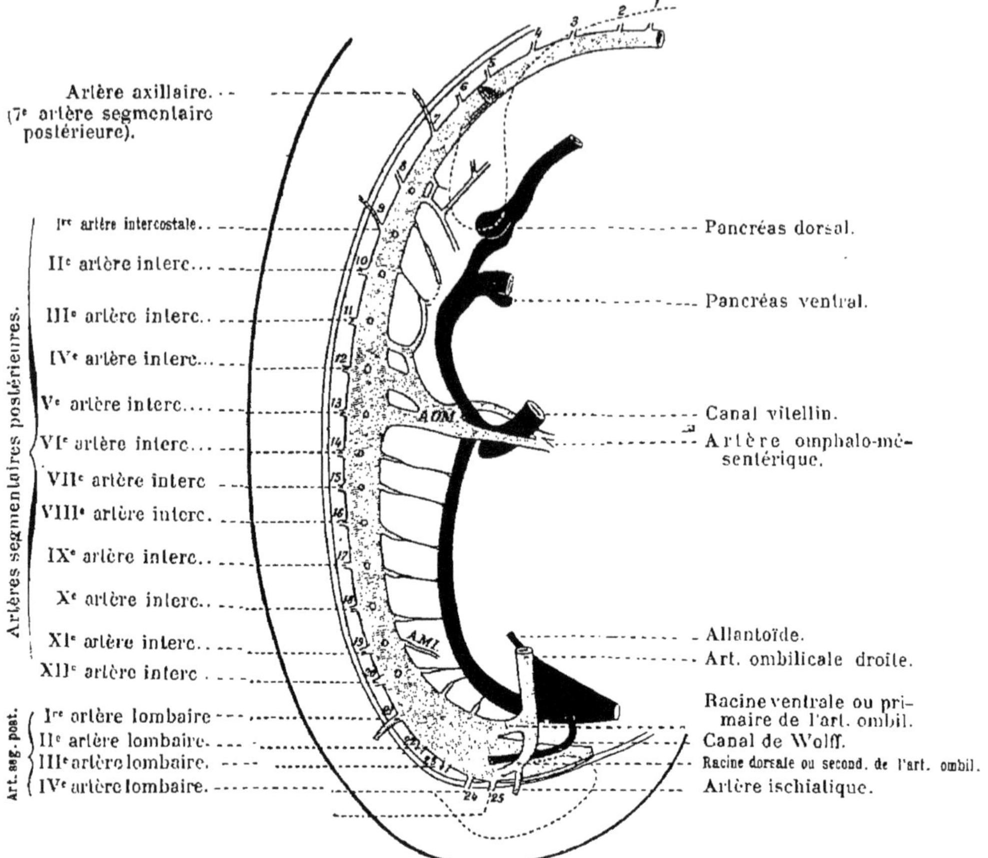


FIG. 16 (d'après TANDLER). — *Reconstitution sagittale d'un embryon humain de 5 millimètres de longueur.* (Le *tube digestif* est teinté en noir plein, le *système artériel* en gris clair.)

A sa partie supérieure l'aorte était encore paire ; on en a sectionné la partie droite dont on aperçoit la tranche de section (entre les chiffres 5 et 6).

Sur cet embryon, on constate très nettement la *disposition métamérique* ou segmentaire des *branches primitives de l'aorte descendante* :

1° Tout le long de sa face *postérieure*, l'aorte descendante émet les artères *segmentaires postérieures* ou *vertébro-pariétales*, numérotées de 1 à 25. Les quatre premières artères segmentaires postérieures naissent d'aortes encore paires. La 5e artère segmentaire postérieure nait au niveau de la réunion des aortes paires. La 7e artère segmentaire postérieure constituera l'artère axillaire. La 9e artère segmentaire postérieure formera la première artère intercostale. La 21e artère segmentaire postérieure formera la première lombaire ;

2° Sur la face *latérale* de l'aorte descendante, de la 8e à la 20e artère segmentaire postérieure, on aperçoit les orifices de section de l'origine des artères *segmentaires latérales* ou *génito-urinaires*, allant au corps de Wolff ;

3° De la face *antérieure* de l'aorte descendante se détachent les artères *segmentaires antérieures* ou *artères intestinales primitives* dont le plus grand nombre est en voie d'atrophie.

L'artère omphalo-mésentérique (AOM) naît de la réunion des 10e, 11e, 12e et 13e artères intestinales segmentaires. On pourrait même admettre (Tandler) que la 9e artère intestinale segmentaire forme la racine la plus élevée de l'artère omphalo-mésentérique. Cette dernière naissait donc par quatre et sans doute par cinq racines sur cet embryon.

On constate que ces quatre racines sont réunies après un court trajet par une *anastomose longitudinale antérieure.*

Au point de vue de leur niveau d'émergence, les quatre racines de l'artère omphalo-mésentérique correspondent sur cet embryon aux 2e, 3e, 4e et 5e artères intercostales (voir les figures suivantes).

*Remarque :* La seule modification que nous ayons apportée à la figure originale donnée par Tandler consiste dans le fait d'avoir prolongé, par de petits traits filiformes, jusqu'au canal intestinal, les artères intestinales primitives qui naissent au-dessous de l'artère omphalo-mésentérique.

D'après Tandler, le développement du tronc cœliaque est lié d'une manière intime à celui de l'artère omphalo-mésentérique. Ce développement est facile à suivre sur les tout jeunes embryons humains.

Sur l'embryon humain de 5 millimètres de longueur, Tandler a constaté

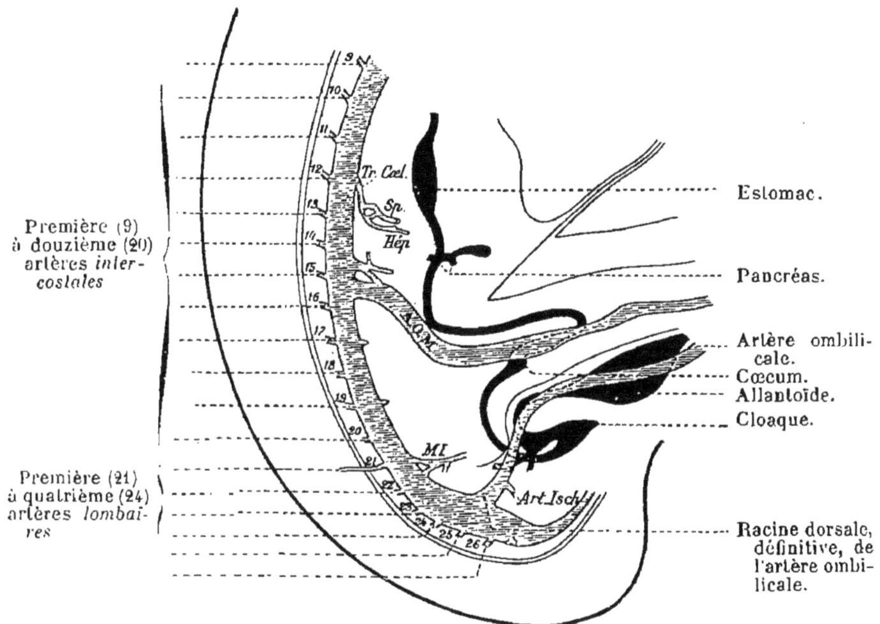


FIG. 17 (d'après TANDLER). — *Reconstitution sagittale d'un embryon humain de 9 millimètres de longueur, à partir de la neuvième artère segmentaire postérieure* (9).

Les quatre racines primitives de l'artère omphalo-mésentérique sont encore reconnaissables. La première racine fournit le tronc cœliaque (Tr. cœl.). La seconde racine est complètement atrophiée. La 3e et la 4e racines se réunissent pour former l'artère omphalo-mésentérique (AOM). On retrouve en partie l'*anastomose longitudinale* réunissant primitivement les quatre racines de l'artère omphalo-mésentérique, mais cette anastomose est déjà en partie atrophiée. Sur cet embryon, la racine primitivement *supérieure* de l'artère omphalo mésentérique (racine transformée ici en tronc cœliaque) naît au niveau de la 12e artère segmentaire postérieure, c'est-à-dire au niveau de la 4e artère intercostale, tandis que la racine *inférieure* de l'artère omphalo-mésentérique naît au niveau de la 8e artère intercostale. Il s'est donc produit une descente *cranio-caudale* des racines primitives de l'artère omphalo-mésentérique (comparez avec la figure précédente).

très nettement la disposition segmentaire des branches de l'aorte descendante (voy. fig. 16).

L'artère omphalo-mésentérique naissait de l'aorte descendante par quatre racines (et peut-être cinq, Tandler)

Chacune de ces racines représente une des artères intestinales segmentaires *primitives*. La racine *supérieure* ou racine *craniale* correspond à l'artère intestinale primitive du 10e segment métamérique du tronc. Les trois autres racines correspondent respectivement aux 11e, 12e et 13e artères intestinales segmentaires. A cette période très précoce (embryon de 5 millimètres), les racines de l'artère omphalo-mésentérique se détachent donc de l'aorte descendante, à un niveau très élevé, puisque le 10e segment correspond alors à la 2e artère intercostale, et le 13e segment à la 5e artère intercostale.

Les quatre racines de l'artère omphalo-mésentérique sont réunies l'une à l'autre, après un court trajet, par l'intermédiaire d'une *anastomose longitudinale* descendante, située au-devant de l'aorte. Le tronc de l'artère omphalo-mésentérique forme la continuation directe de la racine la plus *inférieure*, ou racine caudale, c'est-à-dire celle qui naît au niveau du 13e segment.

Sur le même embryon de 5 millimètres, Tandler a pu retrouver, faisant suite aux racines de l'artère omphalo-mésentérique, les autres artères intestinales segmentaires primitives. La plupart d'entre elles étaient déjà plus ou moins atrophiées. Au niveau du 19e segment, naissait la racine destinée à former la mésentérique *inférieure*.

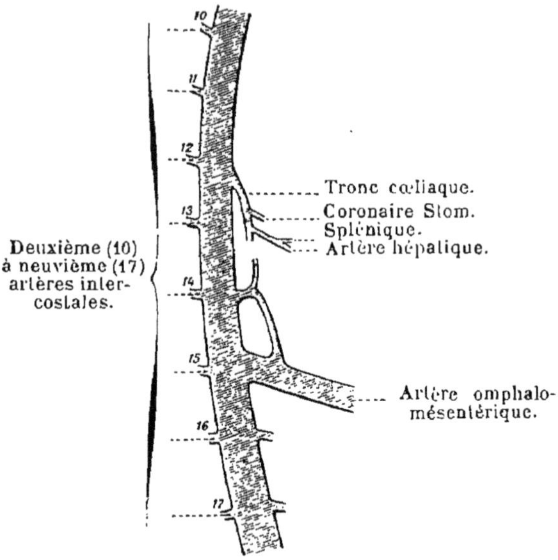

Fig. 18 (d'après Tandler). — *Embryon humain de 9 millimètres.* Segment de l'aorte descendante compris entre les 10e et 17e artères segmentaires postérieures (ces artères sont indiquées par les chiffres arabes).

La disposition est presque identique à celle de la figure précédente.

A cette période très précoce du développement, le tronc cœliaque n'est pas encore différencié. Il n'en est plus de même si l'on s'adresse à des embryons humains un peu plus âgés.

Sur l'embryon de 9 millimètres de longueur, les quatre racines primitives de l'artère omphalo-mésentérique sont encore reconnaissables (voy. fig. 17 et 18), mais elles ont commencé à se différencier. La racine supérieure ou craniale est bien développée, elle forme le tronc cœliaque.

La seconde racine s'est atrophiée et n'existe plus qu'à l'état de vestige.

La troisième racine, moyennement développée, et la quatrième, plus volumineuse que les autres, donnent naissance à l'artère omphalo-mésentérique.

On retrouve très nettement le vestige de l'anastomose longitudinale antérieure qui unissait manifestement les quatre racines de l'artère omphalo-mésentérique sur l'embryon de 5 millimètres (fig 16).

Il est à remarquer que sur l'embryon de 9 millimètres, les 4 racines primitives de l'artère omphalo-mésentérique se détachent au niveau du 12ᵉ au 15ᵉ segment (c'est-à-dire au niveau de la 4ᵉ à la 8ᵉ artère intercostale). C'est là une manifestation de la descente cranio-caudale des artères intestinales primitives, le long du tube aortique (voy. p. 49).

Si l'on s'adresse à un embryon humain un peu plus âgé, par exemple à celui qui mesure 12 millimètres et demi (voy. fig. 19), on constate que le tronc cœliaque naît au niveau du 16ᵉ segment (8ᵉ artère intercostale). Il

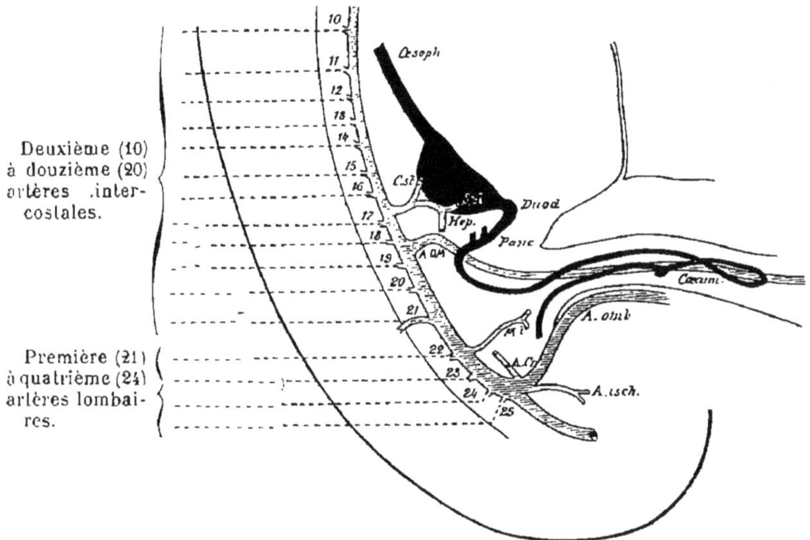


Fig. 19 (d'après Tandler). — *Reconstitution sagittale d'un embryon humain de 12 millimètres et demi* (à partir de la dixième artère segmentaire postérieure, 10).

La racine primitivement supérieure de l'artère omphalo-mésentérique a donné le tronc cœliaque.
La racine primitivement inférieure de l'artère omphalo-mésentérique a donné l'artère omphalo-mésentérique.
Les deuxième et troisième racines primitives de l'artère omphalo-mésentérique ont complètement disparu, ainsi que l'anastomose longitudinale antérieure.
Le tronc cœliaque naît au niveau de la 8ᵉ artère intercostale (16ᵉ artère segmentaire postérieure). L'artère omphalo-mésentérique se détache au niveau de la 10ᵉ artère intercostale (18ᵉ artère segmentaire postérieure). En comparant avec les figures précédentes, il est facile de constater la descente cranio-caudale des artères intestinales primitives.

donne ses trois branches essentielles : la coronaire stomachique, tout d'abord, puis l'artère hépatique et l'artère splénique. L'artère omphalo-mésentérique ne possède plus qu'une seule racine naissant au niveau du 18ᵉ segment (10ᵉ artère intercostale). Il n'y a plus trace de l'anastomose longitudinale antérieure.

En résumé, d'après Tandler, on constate à cette période que des quatre racines primitives de l'artère omphalo-mésentérique, seules la racine craniale et la racine caudale ont persisté, la *première*, pour former le tronc cœliaque, la *dernière*, pour former le tronc omphalo-mésentérique. Les deux racines intermédiaires (2e et 3e racines primitives) ont totalement disparu.

Il est à remarquer que sur l'embryon de 12 mm. 5, la descente cranio-caudale des artères intestinales primitives est très manifeste, puisque la racine supérieure formant le tronc cœliaque, se détache au niveau du 16e segment, et que la racine inférieure formant l'artère omphalo-mésentérique naît au niveau du 18e segment.

Si l'on s'adresse à l'embryon de 17 millimètres, on constate l'état *définitif* ou *adulte* (fig. 20).

Le tronc cœliaque se détache au niveau du 20e segment (12e artère intercostale) et l'artère omphalo-mésentérique au niveau du 21e segment (1er artère lombaire).

On voit, en résumé, que l'artère omphalo-mésentérique dérive au moins de quatre racines superposées, anastomosées longitudinalement au-devant de l'aorte.

Secondairement les deux racines intermédiaires ou moyennes s'atrophient et disparaissent ainsi que l'anastomose longitudinale.

Finalement, la racine supérieure ou craniale forme le tronc cœliaque, tandis que la racine inférieure ou caudale donnera naissance à l'artère omphalo-mésentérique (plus tard mésentérique supérieure).

De plus, au cours du développement, on constate une tendance marquée de la part des artères intestinales primitives à descendre le long du tube aortique (descente cranio-caudale).

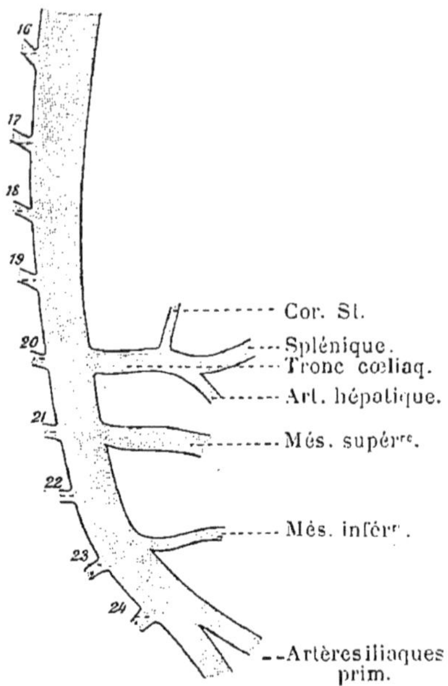


FIG. 20 (d'après TANDLER). — *Embryon humain de 17 millimètres.* (Segment de l'aorte descendante depuis la 8e artère intercostale, 16.)

La disposition *définitive* se trouve réalisée. Le tronc cœliaque naît au niveau de la 20e artère segmentaire postérieure (12e artère intercostale). La mésentérique supérieure naît au niveau de la 21e artère segmentaire postérieure (1re artère lombaire).

Telle est, d'après Tandler, l'évolution normale des quatre racines primitives de l'artère omphalo-mésentérique, chez l'*homme*. Ce mode d'évolution est sans doute applicable à tous les vertébrés chez qui le tronc cœliaque et l'artère mésentérique supérieure possèdent à l'état adulte, une origine *distincte*.

Mais, chez plusieurs animaux, tels que l'anoure, la grenouille, la tortue, la taupe, etc., le tronc cœliaque et l'artère mésentérique supérieure naissent (chez l'adulte) par *un tronc commun* ou tronc *cœliaco-mésentérique*.

Chez l'homme, on constate parfois l'existence du tronc cœliaco-mésentérique de la taupe. D'autre part, on voit très souvent la mésentérique supérieure naître par un tronc commun à cette artère et à l'artère hépatique ou à une importante hépatique accessoire droite. Toutes ces anomalies seraient de même origine, d'après Tandler.

Cet auteur a étudié l'évolution des racines de l'artère omphalo-mésentérique sur un animal présentant *normalement* un tronc cœliaque né en commun avec la mésentérique supérieure, dans le but d'élucider le mécanisme d'une disposition qui existe si fréquemment chez l'homme. Tandler a fait porter ses recherches sur la *taupe*.

En examinant de jeunes embryons de taupe (fig. 21, schéma I), Tandler

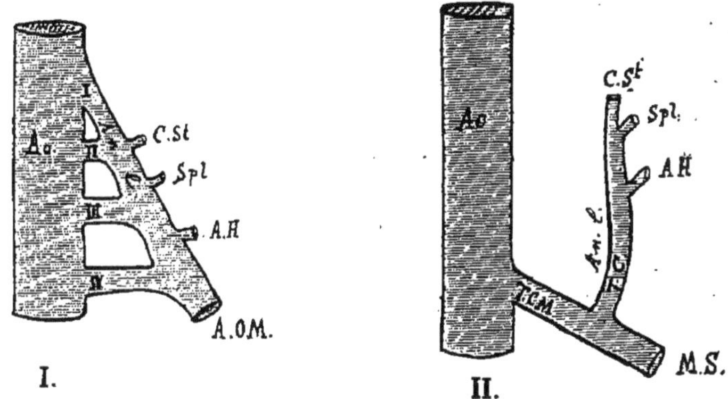


Fig. 21 (d'après Tandler). — *Développement du tronc cœliaco-mésentérique chez la taupe*

Dans la figure I, on assiste à une phase précoce du développement. L'artère omphalo-mésentérique (AOM) naît par quatre racines superposées I, II, III, IV et réunies par une anastomose longitudinale (An. l.) de laquelle naissent les trois branches essentielles du tronc cœliaque : coronaire stomachique, splénique, artère hépatique.

Dans la figure II, se trouve réalisée la disposition adulte. Les trois premières racines de l'artère omphalo-mésentérique ont disparu par atrophie. La quatrième racine a persisté ainsi que l'anastomose longitudinale antérieure. Ainsi s'est constitué le tronc cœliaco-mésentérique (TCM) qui se bifurque en tronc cœliaque (TC) et mésentérique supérieure (MS).

a constaté que, primitivement, l'artère omphalo-mésentérique (AOM) naissait de l'aorte descendante (Ao) par quatre racines superposées (I, II, III, IV) et anastomosées longitudinalement (An. l) au-devant de l'aorte. La disposition est alors tout à fait comparable à celle que l'on constate sur l'embryon humain de 5 millimètres (fig. 16).

Secondairement, on voit se détacher de l'anastomose longitudinale antérieure (An.l) la coronaire stomachique, (CSt) la splénique (Spl) et, au dessous, l'artère hépatique (AH). Dans une troisième phase (fig. 21, schéma II), les trois racines supérieures disparaissent par atrophie. Il ne persiste que la racine inférieure et l'anastomose longitudinale antérieure. La racine inférieure constitue dès lors un tronc commun *cœliaco-mésentérique* (TCM) qui se bifurque en artère mésentérique supérieure (MS) et en un tronc ascendant (anastomose longitudinale antérieure, An. l) qui donne naissance aux trois branches du tronc cœliaque.

En d'autres termes, la formation d'un tronc cœliaco-mésentérique est due à l'atrophie des trois premières racines de l'artère omphalo-mésentérique, et à la persistance de la quatrième racine et de l'anastomose longitudinale antérieure. Cette explication est valable, non seulement pour le tronc cœliaco-mésentérique de la taupe et des animaux chez qui ce tronc existe normalement, mais aussi pour le tronc cœliaco-mésentérique que l'on rencontre parfois chez l'homme.

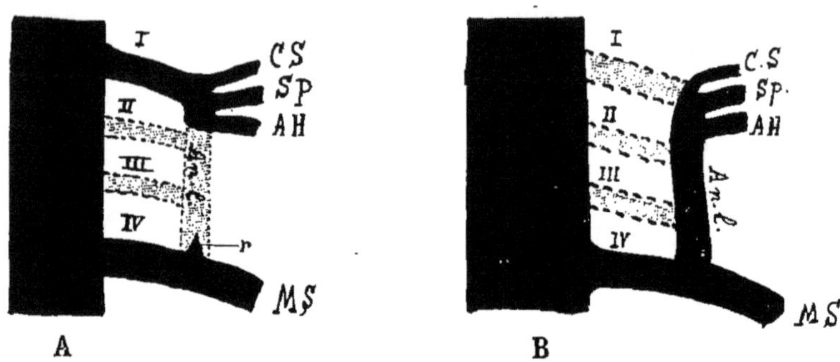


Fig. 22 (d'après Tandler). — *Schémas destinés à montrer le mode d'évolution des quatre racines primitives de l'artère omphalo-mésentérique.*

En A, on assiste à l'évolution NORMALE chez l'homme. La racine supérieure (I) forme le *tronc cœliaque* avec ses trois branches. La racine inférieure ou quatrième racine forme la *mésentérique supérieure*. Les 2e et 3e racines s'atrophient et disparaissent (II et III) ainsi que l'anastomose longitudinale antérieure (An. l). Noter que même lorsque l'évolution normale est réalisée, on retrouve très fréquemment chez l'adulte un petit rudiment (*r*) de l'anastomose longitudinale antérieure sous forme d'un petit rameau née du tronc de la mésentérique supérieure (voyez la description de l'artère mésentérique supérieure).

En B se trouve schématisée l'évolution normale chez la taupe, ANORMALE chez l'homme. Les trois racines supérieures ont disparu par atrophie. La racine inférieure et l'anastomose longitudinale antérieure ont persisté. Il en résulte la formation d'un tronc cœliaco-mésentérique, bifurqué en tronc cœliaque et mésentérique supérieure.

La plupart des anomalies essentielles du tronc cœliaque sont explicables à l'aide du schéma de Tandler. (Voy. *Anomalies du tronc cœliaque. Classification embryologique*, p. 128.)

Les deux schémas ci-joints, dus à Tandler (fig. 22, A, B), montrent le mode d'évolution des quatre racines primitives de l'artère omphalo-mésentérique suivant que l'évolution aboutit: *a*) à l'origine séparée du tronc cœliaque et de la mésentérique supérieure (disposition ordinaire chez l'homme) ou au contraire; *b*) à l'origine commune du tronc cœliaque et de la mésentérique supérieure (disposition anormale chez l'homme, normale chez la taupe). D'ailleurs, entre ces deux modes d'évolution des racines de l'artère omphalo-mésentérique, il existe de nombreux types intermédiaires. C'est ainsi par exemple que parfois, chez l'homme, on voit persister l'anastomose longitudinale antérieure, sous forme d'un important canal cœliaco-mésentérique. (Voy. fig. 22 *bis* et Anomalies du tronc cœliaque, p. 124.)

D'autres fois, toujours chez l'homme, on voit naître l'artère hépatique

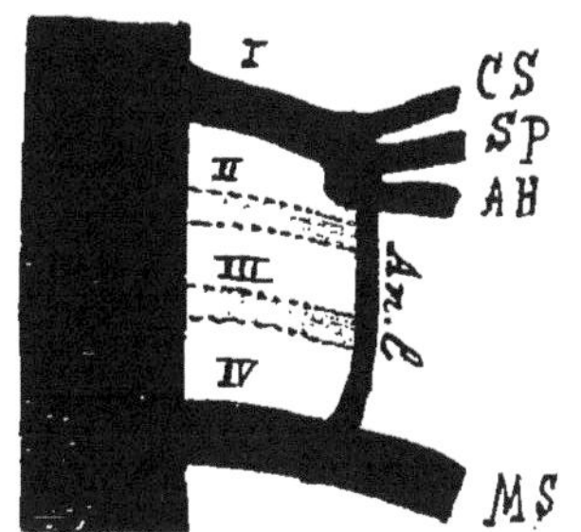


FIG. 22 *bis*. — Persistance de l'anastomose longitudinale, chez l'homme, sous forme d'un important canal anastomotique cœliaco-mésentérique.

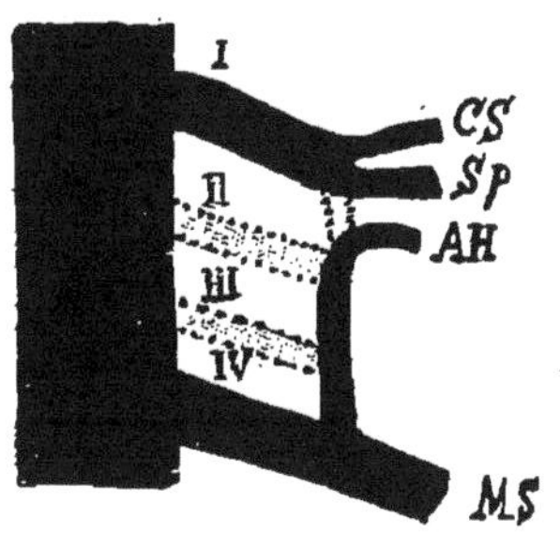


FIG. 23. — Schéma montrant le mode de formation d'une artère hépatique-mésentérique aux dépens de l'anastomose longitudinale.

*commune*, par un tronc commun avec celui de la mésentérique supérieure. (Voy. fig. 23 et Artère mésentérique supérieure.)

D'autres fois encore, il existe chez l'homme, un tronc cœliaco-mésentérique incomplet, c'est-à-dire dont une des branches naît séparément (fig. 24); ou bien le tronc cœliaque et la mésentérique supérieure naissent séparé-

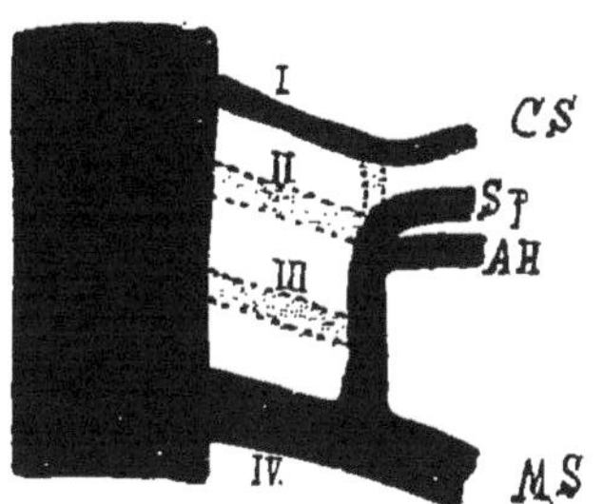


FIG. 24. — Schema montrant le mode de formation d'un tronc cœliaco-mésentérique *incomplet*, c'est-à-dire dont une des branches (ici la coronaire stomachique) naît séparément.

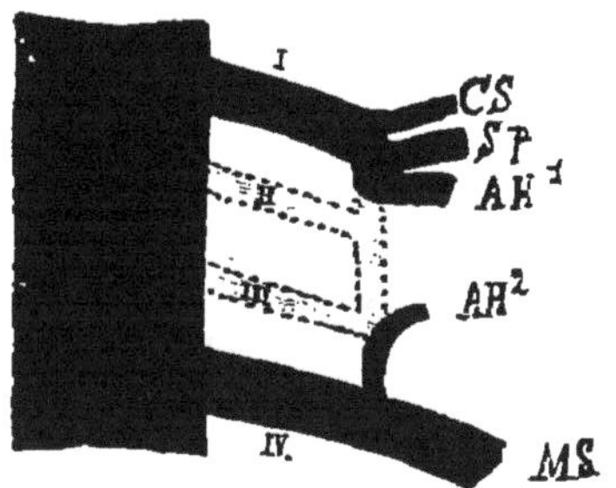


FIG. 25. — Schéma montrant le mode de formation d'une hépatique accessoire droite (AH[2] provenant de la mésentérique supérieure.

ment, mais, par suite de la persistance partielle de l'anastomose longitudinale, il s'est développée une importante hépatique accessoire (AH[2], fig. 25).

Contentons-nous pour le moment de signaler l'existence possible de toutes ces anomalies qui seront décrites en détail ultérieurement. Il nous a paru utile et intéressant de faire connaître les vues de Tandler sur cette question, car elles reposent sur des faits scientifiques consciencieusement observés et décrits, et, de plus, la théorie Tandler rend parfaitement compte de la plupart des anomalies d'origine du tronc cœliaque et de ses branches, ainsi que de la mésentérique supérieure.

[illegible] FRÉDÉRIC. — Avant la publication des mémoires de Tandler, [illegible] déjà un important travail de Frédéric [1] sur le développement des [illegible]ches de l'aorte descen[illegible], y compris le développement des artères intestinales.

Mais, Frédéric a fait porter ses recherches non pas sur de *tout jeunes embryons*, à l'exemple de Tandler, mais bien sur des *fœtus* et des *adultes*. Frédéric n'a donc pas assisté aux phases *primitives* du développement des artères intestinales, puisque, suivant les remarques de Tandler, la disposition artérielle définitive se trouve déjà réalisée sur l'embryon humain de 17 millimètres de longueur (voy. p. 50). Les conclusions de Frédéric ne méritent donc d'être conservées qu'à la condition de bien spécifier qu'elles s'appliquent uniquement à des modifications secondaires se produisant alors que la disposition vasculaire est à peu près *définitive*. Seuls, les travaux de Tandler rendent compte des premières phases du développement des artères intestinales. Ces remarques étant faites nous allons exposer rapidement l'ingénieuse théorie de Frédéric, telle que nous l'avons comprise.

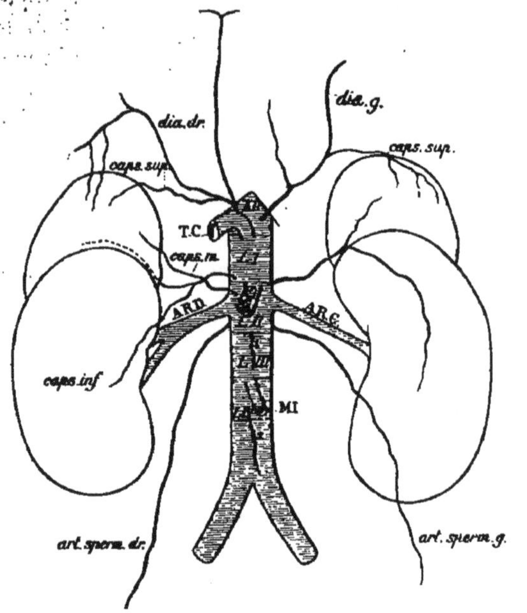

D'après Frédéric, il existe *cinq* artères intestinales *primitives* qui naissent de l'aorte [illegible]dominale à des intervalles [illegible]liers, d'*un* segment du [illegible] pour chacune. Trois de [illegible] artères intestinales persis[illegible] développées : le tronc [illegible], l'artère mésentérique [illegible], l'artère mésenté[illegible]rieure. Au contraire, deux des cinq artères primitives s'atrophient [illegible]lement et ne persistent qu'à l'état de vestige.

[illegible] *artère intestinale*, c'est-à-dire la plus élevée, forme le tronc [illegible] le fœtus, le tronc cœliaque naîtrait au niveau de l'émergence

FIG. 26. — (Empruntée à FRÉDÉRIC, cas 8, *fœtus mâle*, âgé de 6 à 7 mois.)

Sur cette figure, afin de mettre en évidence la disposition segmentaire des branches de l'aorte abdominale, on a indiqué par des traits transversaux pointillés le niveau d'origine de la XIIe artère intercostale (XII) et des première, deuxième, troisième et quatrième artères lombaires (L.I, — L.II, — L.III, — L.IV).

1° Le tronc cœliaque T. C. naît juste au niveau de la XIIe artère intercostale. Le tronc cœliaque appartient nettement, dans ce cas, au XIIe segment thoracique. Il représente l'artère intestinale primitive de ce segment;

2° L'artère mésentérique supérieure, MS, naît au niveau de la première artère lombaire. La mésentérique supérieure représente l'artère intestinale primitive du Ier segment lombaire ;

3° Au niveau de la IIe artère lombaire, naît un petit rameau, 1, qui va se perdre dans le tissu conjonctif prévertébral. Ce petit rameau serait le vestige de l'artère intestinale primitive du IIe segment lombaire;

4° L'artère mésentérique inférieure, MI, naît au niveau de la IIIe artère lombaire. Elle représente l'artère intestinale primitive du IIIe segment lombaire.

5° Au niveau de la IVe artère lombaire, naît un petit rameau, 2, qui va se perdre dans le tissu conjonctif voisin. Ce rameau serait le vestige de l'artère intestinale primitive du IVe segment lombaire.

de la 12ᵉ artère intercostale (fig. 26). Chez l'enfant, le tronc cœliaque naît de l'aorte abdominale en un point situé entre les origines de la douzième artère intercostale et de la première artère lombaire. Chez l'adulte (fig. 27), le tronc cœliaque naît à un niveau plus bas que dans les cas précédents. Son origine se trouve toujours située au voisinage immédiat de l'émergence de la première artère lombaire.

En se basant sur la disposition fœtale, Frédéric admet : « que le tronc cœliaque appartient primitivement au 12ᵉ segment intercostal, au « visceral circle » du 12ᵉ segment intercostal de Mackay ».

*La deuxième artère intestinale primitive* forme la mésentérique supérieure. Chez le fœtus et chez l'enfant, cette artère naît au niveau de l'émergence de la première artère lombaire (fig. 26). Chez l'adulte, la mésentérique supérieure naît plus bas, c'est-à-dire en un point situé au-dessous de la 1ʳᵉ lombaire ou au-dessus de la 2ᵉ artère lombaire (fig. 27). En se basant sur l'origine fœtale de la mésentérique supérieure, Frédéric émet l'opinion que cette artère répond primitivement au « visceral circle » du premier segment lombaire.

*La troisième artère intestinale*, ou artère primitive du deuxième segment lombaire, s'atrophie considérablement au cours du développement pour disparaître complètement chez l'adulte dans la plupart des cas. Toutefois, Frédéric a retrouvé cette artère à l'état de vestige chez le fœtus (fig. 26, petit rameau 1). De même, elle était reconnaissable chez un adulte (fig. 27, petit rameau 1). Dans tous les cas c'est un *petit* rameau se perdant après un court trajet dans le tissu conjonctif péritonéal.

*La quatrième artère intestinale primitive* forme la mésentérique inférieure. Elle présente une origine variable. Toutefois Frédéric admet que cette artère naît ordinairement au voisinage de la troisième artère lombaire et qu'elle appartient au troisième segment lombaire.

*La cinquième artère intestinale primitive* s'atrophie considérablement au cours du développement, de la même manière que la troisième artère intestinale primitive. Toutefois, on la retrouve chez le fœtus, chez l'enfant et chez l'adulte sous forme d'un petit rameau allant se perdre dans le tissu conjonctif péri-aortique (fig. 26, petit rameau 2). Dans un cas observé chez un adulte, ce petit rameau était très développé; il se prolongeait jusque dans le méso-sigmoïde (fig. 27, rameau 5). Frédéric considère ce dernier fait comme une preuve qu'il s'agit bien là d'une artère primitivement intestinale. La cinquième artère intestinale primitive se détache de l'aorte au niveau de la quatrième artère lombaire; elle répond primitivement au quatrième segment lombaire.

Telle est la conception de Frédéric sur la disposition segmentaire des artères intestinales primitives. Comme on le voit, il s'agit d'une simple hypothèse, car en réalité les artères intestinales primitives existent en très grand nombre comme l'ont montré de nombreux auteurs, Tandler en particulier (voy. p. 49). Comme l'a fait remarquer Tandler les conclusions de Frédéric s'appliquent à une disposition *secondaire*, à la disposition *fœtale*. La disposition vraiment *primitive* des artères intestinales doit être recherchée sur les tout jeunes *embryons*, comme l'a fait Tandler. Aussi bien, les conclusions de Frédéric, tout en étant très ingénieuses, ne reposent pas sur des faits à l'abri de toute critique.

D'ailleurs l'existence des petits rameaux collatéraux de l'aorte abdominale a donné lieu à des descriptions très différentes les unes des autres. D'Évant considère que l'aorte abdominale fournit, d'une façon constante, quatre paires de petits rameaux présentant une disposition segmentaire [180]. La première paire serait destinée au plexus solaire; la deuxième et la troisième paires se

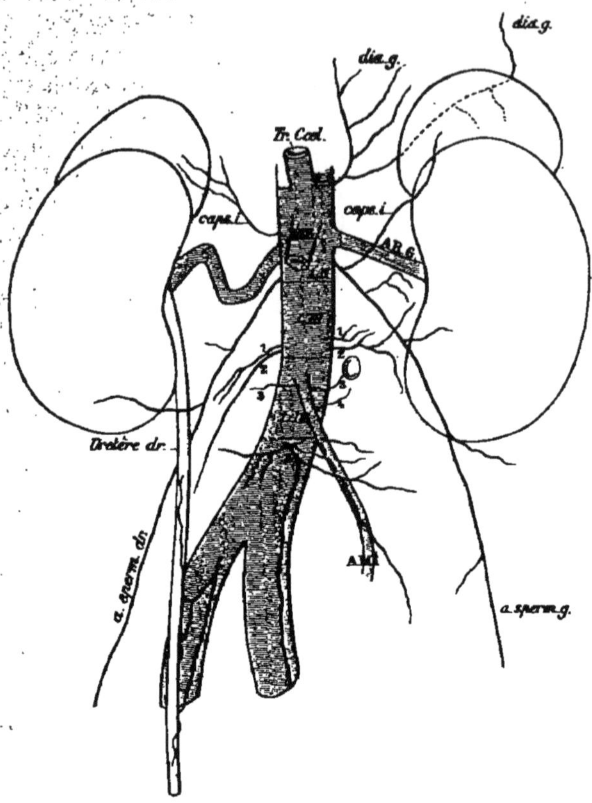


Fig. 27. — (Empruntée à Frédéric, cas 1, *adulte mâle*, 75 ans.)

Comme sur la figure précédente, afin de mettre en évidence la disposition segmentaire des branches de l'aorte abdominale, on a indiqué par des traits transversaux pointillés, le niveau d'origine des première, deuxième, troisième et quatrième artères lombaires (L.I, L.II, L.III, L.IV).

1° Le tronc cœliaque (Tr. cœl.) naît ici juste au-dessus de la première artère lombaire. Il naît donc un peu plus bas que dans le cas précédent (fig. 26);

2° L'artère mésentérique supérieure MS naît un peu au-dessous de la première artère lombaire (L.I). Elle naît donc un peu plus bas que dans le cas précédent (fig. 26);

3° Entre la II° et la III° artère lombaire naissent deux petits rameaux 1 et 2, dont le premier serait le vestige de l'artère intestinale primitive du II° segment lombaire;

4° L'artère mésentérique inférieure AMI naît au-dessous de la III° artère lombaire;

5° Immédiatement au niveau de la IV° artère lombaire, on voit naître un rameau, 5, qui d'une part va au tissu conjonctif voisin et qui d'autre part, s'engage dans le méso-sigmoïde, en compagnie de l'artère mésentérique inférieure. Ce petit rameau serait le vestige de l'artère intestinale primitive du IV° segment lombaire.

Les chiffres 2, 3, 4, correspondent à de petits rameaux de l'aorte abdominale, rameaux allant aux ganglions lymphatiques ou au tissu conjonctif et auxquels Frédéric n'attache aucune valeur morphologique.

rendraient au plexus aortique, aux ganglions lymphatiques et à la capsule adipeuse du rein. La quatrième paire serait destinée aux uretères. Au contraire, selon Barpi, Ugo [174], les petits rameaux aortiques sont inconstants et nullement disposés de façon métamérique. Cette question demande donc de nouvelles recherches.

Toutefois, il est une remarque faite par Frédéric qui nous paraît assez intéressante, à savoir, la descente cranio-caudale de l'origine du tronc cœliaque et de la mésentérique supérieure. Les recherches de Frédéric viendraient ainsi à l'appui de celles de Tandler sur cette question. Tandler a en effet constaté qu'au cours du développement, les artères intestinales présentaient une tendance marquée à descendre le long du tube aortique; c'est ce qu'il a appelé la descente cranio-caudale (voy. p. 49). Or, Frédéric a pratiqué des mensurations très minutieuses qui lui ont prouvé que le tronc cœliaque et la mésentérique supérieure naissaient plus haut chez le fœtus que chez l'adulte. La descente cranio-caudale continuerait donc à se faire sentir jusqu'à une période très tardive.

D'autre part, les mensurations de Frédéric lui ont prouvé très nettement que l'intervalle compris entre l'origine du tronc cœliaque et celle de la mésentérique supérieure était beaucoup plus grand chez le nouveau-né que chez l'adulte. Ainsi, chez l'enfant ou le nouveau-né, la distance comprise entre l'origine de chacun des vaisseaux, varie entre 2 et 3 centimètres et demi, tandis que chez l'adulte, la distance est nulle. Frédéric explique ce fait de la manière suivante : « Il y a lieu de supposer que le segment de la paroi aortique compris entre les origines du tronc cœliaque et de la mésentérique supérieure, présente tout d'abord un certain retard dans sa croissance. Secondairement et progressivement le tronc cœliaque et la mésentérique absorbent, en se développant, le segment aortique intermédiaire à leurs origines, de sorte que finalement, l'intervalle disparaît complètement. C'est ainsi que se rapprochent l'un de l'autre le tronc cœliaque et la mésentérique supérieure.... Si le mécanisme d'absorption de la paroi aortique est poussé à l'extrême, il en résulte la fusion des deux vaisseaux à leur origine (tronc cœliaco-mésentérique)... »

# CHAPITRE II

## DESCRIPTION GÉNÉRALE DU TRONC CŒLIAQUE

Nous donnerons d'abord la *description d'ensemble* du tronc cœliaque, en indiquant sommairement les dispositions anormales. Dans une seconde partie nous étudierons en détail les différentes *anomalies* de ce tronc vasculaire.

La même division sera adoptée relativement aux artères coronaire stomachique, splénique, hépatique.

### § 1. — **Origine du tronc cœliaque.**

L'origine du tronc cœliaque est susceptible de se faire suivant *quatre modalités différentes*, comme on peut s'en rendre compte à l'examen du tableau suivant, basé sur une statistique de 257 sujets pris en série.

| NOMS DES AUTEURS | NOMBRE DE SUJETS EXAMINÉS | TRONC CŒLIAQUE COMPLET (Naît de l'Aorte). | TRONC CŒLIAQUE INCOMPLET (Naît de l'Aorte). | TRONC CŒLIAQUE NÉ EN COMMUN AVEC L'ARTÈRE MÉSENTÉRIQUE SUPÉRIEURE | TRONC CŒLIAQUE ABSENT (Par origine isolée de ses trois branches). |
|---|---|---|---|---|---|
| ROSSI et COVA. | 102 | 86 cas. | 12 cas. | 2 cas. | 2 cas. |
| LERICHE et VILLEMIN. | 55 | 49 — | 5 — | 1 — | 0 — |
| DESCOMPS. | 50 | 44 — | 6 — | 0 — | 0 — |
| DA SILVA RIO BRANCO. | 50 | 45 — | 4 — | 1 — | 0 — |
| TOTAL. . . . | 257 | 224 cas. = 87 p. 100. | 27 cas. = 10 1/2 à 11 p. 100. | 4 cas. = 1 1/2 à 2 p. 100. | 2 cas. = 0,8 p. 100 ou 1 p. 130. |

Le nombre de sujets étudiés dans ces quatre statistiques réunies (257 sujets) permet de déduire avec une assez grande précision la fréquence relative de chacun des modes d'origine :

I. DANS LA PLUPART DES CAS (**87 p. 100**), le tronc cœliaque présente sa DISPOSITION CLASSIQUE OU NORMALE, c'est-à-dire qu'il naît de l'aorte par une origine distincte, nettement séparée de celle de l'artère mésentérique supérieure, et qu'il fournit *ses trois branches essentielles* : coronaire stomachique, hépatique, splénique. On dit alors que le tronc cœliaque est COMPLET, suivant l'expression de Rossi et Cova.

II. Avec une FRÉQUENCE MOYENNE (**10 1/2 à 11 p. 100**), on voit le tronc cœliaque naître isolément de l'aorte comme dans le groupe précédent, mais ne donner naissance qu'à DEUX DE SES TROIS BRANCHES ESSENTIELLES. Avec Rossi et Cova et la majorité des anatomistes, nous donnerons à cette disposition le nom de tronc cœliaque INCOMPLET (tronc cœliaque dédoublé, Pierre Descomps). (Voy. fig. 34, 39, 40, 41, 42, ainsi que les figures annexées à nos observations, obs. 14, 15, 17, 59, 60, 63, 73, 80.)

Dans les cas de ce genre la disposition est *variable*. Aucun anatomiste n'en a donné une description exacte, sans doute parce qu'aucun d'eux ne s'était basé sur une assez grande série de sujets. Nous étudierons cette question en détail à propos des anomalies du tronc cœliaque. (Voy. Anomalies du tronc cœliaque : tronc cœliaque *incomplet*, p. 109.) Contentons-nous pour le moment d'énoncer les conclusions qui se dégagent de la statistique indiquée plus haut, portant sur 257 sujets pris en série. Lorsque le tronc cœliaque est INCOMPLET, c'est-à-dire lorsqu'une de ses trois branches ne naît pas de lui, *trois* dispositions principales sont possibles :

A. — C'est *le plus souvent* la *coronaire stomachique* qui possède une origine *aberrante*, isolée (13 fois sur 27 cas de tronc cœliaque incomplet) ; elle naît alors *directement de l'aorte*, au voisinage immédiat du tronc cœliaque (fig. 39).

B. — *Assez souvent* c'est l'artère *hépatique* qui constitue la branche aberrante, non fournie par le tronc cœliaque (11 fois sur 27). L'hépatique naît alors de la *mésentérique supérieure* (fig. 40) ou bien, beaucoup plus rarement, de l'*aorte* au voisinage du tronc cœliaque (fig. 41).

C. — *Plus rarement* (3 fois sur 27) c'est l'artère *splénique* qui naît ailleurs que du tronc cœliaque ; elle provient alors de la *mésentérique supérieure* (fig. 42).

*On peut donc dire que les artères coronaire stomachique et hépatique sont les plus infidèles des trois branches du tronc cœliaque. La splénique en est au contraire la plus constante.*

III. DANS UN NOMBRE DE CAS RESTREINTS (**1 1/2 à 2 p. 100**), le tronc cœliaque NAIT EN COMMUN AVEC LA MÉSENTÉRIQUE SUPÉRIEURE. On dit alors qu'il existe un *tronc cœliaco-mésentérique* suivant l'expression de Tandler, Rossi et Cova, etc. (Voy. Anomalies du tronc cœliaque, p. 116; voyez également les figures annexées à nos observations, obs. 9, 36, 39, 40, 41, 42, 43, 44.)

IV. — Comme disposition *curieuse*, mais EXCEPTIONNELLE (**0,8 p. 100** ou **1 p. 130**) les trois branches essentielles du tronc cœliaque, coronaire stomachique, hépatique, splénique, naissent *chacune* de l'*aorte* par une *origine distincte*. On dit alors qu'il y a ABSENCE du tronc cœliaque (suivant l'expression de Dubrueil, Rossi et Cova, etc.) ou *fractionnement du tronc cœliaque en ses trois unités constituantes*. (Voy. *Absence du tronc cœliaque*, p. 114; voyez également les figures annexées aux observations suivantes : obs 31, 32, 33, 34.)

Telles sont les conclusions qui se dégagent de l'étude de 257 sujets pris en série. Parmi tous les anatomistes anciens ou modernes qui ont donné une description d'ensemble de l'origine du tronc cœliaque, Rossi et Cova sont seuls à avoir vu et signalé les *quatre* modalités suivant lesquelles peut se faire l'origine de ce tronc vasculaire. Toutefois, en ce qui concerne la fréquence relative de ces quatre modalités, les chiffres indiqués par ces deux auteurs doivent être remplacés par ceux que nous avons déduits en tenant compte de nos résultats et de ceux qui ont été publiés par Leriche et Villemin et par Pierre Descomps.

Cherchant à *résumer* la description générale de l'*origine* du tronc cœliaque, nous conclurons :

*Le tronc cœliaque naît presque toujours isolément de l'aorte* (**97 1/2 à 98 p. 100**). Très rarement (1 1/2 à 2 p. 100), il naît en commun avec l'artère mésentérique supérieure. Ordinairement COMPLET (**87 p. 100**), le tronc cœliaque est assez souvent INCOMPLET (10 1/2 à 11 p. 100), c'est-à-dire qu'une de ses trois branches essentielles possède une origine distincte, isolée et plus ou moins aberrante. Exceptionnellement enfin, le tronc cœliaque est ABSENT (0,8 p. 100) par suite de l'origine isolée de chacune des trois branches essentielles.

Le tronc cœliaque naît donc normalement de la face antérieure de l'aorte abdominale, par une origine *séparée* de celle de la mésentérique supérieure.

*Par rapport au tronc aortique*, cette origine est *le plus souvent déviée à gauche* (60 p. 100) ; assez fréquemment elle est *médiane* (30 p. 100) ; rarement elle est déviée à *droite* (10 p. 100).

De ces chiffres, tirés de nos résultats personnels on doit conclure qu'un des caractères *le plus constant* de l'*origine* du tronc cœliaque consiste en sa *déviation à gauche par rapport au tronc aortique*. C'est d'ailleurs une remarque qui a été déjà faite autrefois par Winslow et par Haller, et plus récemment par Rossi et Cova (voy. ci-dessous).

Il est classique d'écrire que le tronc cœliaque naît de la face antérieure de l'aorte, sur la ligne *médiane*. Sans doute, cette disposition peut se rencontrer (30 p. 100), mais il est *beaucoup plus fréquent* de voir naître le tronc cœliaque à *gauche* de la ligne médiane, nettement du *versant gauche* de la face antérieure de l'aorte. La déviation gauche de cette origine est facile à constater lorsqu'on prend bien soin de disséquer le tronc vasculaire jusqu'au point précis de son insertion, en le dégageant de son épaisse gangue fibro-nerveuse (plexus cœliaque).

D'ailleurs cette origine latérale du tronc cœliaque a été vue et décrite ou figurée par quelques anatomistes. Winslow [141[b]], le premier, a bien insisté sur ce point : *L'artère cœliaque*, écrit-il, *provient antérieurement* et *un peu à gauche de l'aorte descendante...*

Haller écrit également que la cœliaque naît... *ex aortæ anteriori* et *sinisteriori paulum sede...* [93[a]]. Malgré l'autorité de Winslow et de Haller, ce petit détail anatomique semble avoir échappé à l'attention de presque tous les auteurs qui ont donné une description du tronc cœliaque. En tout cas, à part Boyer [63[a]] et, tout récemment, Rossi et Cova [127[a]], aucun anatomiste n'a signalé que *le plus souvent* l'origine du tronc cœliaque était déviée à *gauche* par rapport au tronc aortique.

Et de fait, la presque totalité des figures relatives au tronc cœliaque nous représentent ce vaisseau naissant exactement au niveau de la verticale *médiane* aortique. Cependant, nous avons retrouvé figurée très nettement l'origine latérale *gauche* du tronc cœliaque sur quelques très bonnes planches anatomiques : une de Mayer [110[e]], deux de Quain [164[b]], une de Sobotta [167[d]], une de l'atlas de Bonamy-Beau-Broca [149[e]], trois de Bourgery et Jacob [150[c]], ainsi que les figures si précises annexées à la description du duodénum, dans le traité d'anatomie de Poirier [121[b]]; voyez encore Godlee [84].

Rossi et Cova, dans leur travail si documenté [127[a]], sont arrivés à conclure de l'étude de 102 sujets que le *tronc cœliaque naît, en général, non pas sur la ligne médiane mais plus ou moins vers la gauche;... ce déplacement vers la gauche est typique et se vérifie également dans les cas où le tronc cœliaque ne donne que deux branches terminales, au lieu de trois.*

Leriche [188[a]], dans un travail également récent basé sur l'étude de 55 sujets, fait remarquer que le tronc cœliaque *encoche généralement le pilier gauche du diaphragme...*, fait qui s'explique bien par l'origine atérale gauche de ce vaisseau.

Dans une très importante monographie qui vient de paraître, Descomps [179] conclut que, par rapport au tronc aortique, l'origine du tronc cœliaque peut être : *a*) médiane (48 p. 100); *b*) déviée à gauche (40 p. 100); ou *c*) déviée à droite (12 p. 100). Descomps a donc bien vu que la déviation *gauche* du tronc cœliaque était très fréquente. Nous pensons toutefois que les chiffres donnés par cet auteur sont sensiblement au-dessous de la réalité. Nos constatations personnelles nous obligent à nous ranger à l'avis de Haller, de Winslow et de Rossi et Cova.

## § 2. — Direction du tronc cœliaque.

Il suffit d'examiner le tronc cœliaque sur une série restreinte de sujets pour constater que sa direction est loin d'être fixe. A ce point de vue, nous sommes arrivé à des conclusions qui, dans leur ensemble, diffèrent très sensiblement des descriptions classiques anciennes ou modernes. Aussi bien insisterons-nous quelque peu sur cette question que nous avons cherché à mettre au point.

Les auteurs classiques sont très brefs sur la *direction* du tronc cœliaque. Ils se bornent à décrire à ce vaisseau une direction *unique* sans même signaler l'existence possible de certaines variations. Dans ces dernières années, quelques anatomistes ont cherché à élucider cette question : Monguidi, Wiart, Rossi et Cova, Pierre Descomps.

1° **Opinions classiques.** — Si l'on consulte les divers traités d'anatomie parus depuis celui de Haller, on remarque de grandes divergences d'opinion sur la direction normale du tronc cœliaque :

A. Pour les uns, le tronc cœliaque se dirige en *bas*, en *avant* et à *droite*. C'est la description que l'on trouve dans les derniers ouvrages de Haller [88ª-93ª]. Elle a été adoptée par Sabatier [129ª], Boyer [68ª] et Murray [116ᵇ].

B. Pour d'autres auteurs, le tronc cœliaque se dirige en *avant* et à *droite* : Sœmmering [133ª], Cloquet [71ª], Bichat [67ª], Testut [135ᵇ], Merkel [112ᶜ].

C. Pour Heuermann [99ª], le tronc cœliaque se dirige directement à *droite*, tandis que pour Power, d'après Monguidi [113ª], il se porte directement à *gauche*.

D. De nombreux anatomistes écrivent que le tronc cœliaque se porte *horizontalement en avant* : Cruveilhier [73ᵇ], Paulet [119], Sappey [130ᶜ], Bonamy-Beau-Broca [149ᵇ], Theile [139ª], Henle [98ª], Luschka [107ᶜ], Quain [124], Morel et Mathias Duval [114], Cunningham [75], etc.

Poirier donne une description voisine de la précédente. D'après cet auteur, le tronc cœliaque se dirige *en avant, légèrement en bas* [120ᵇ].

La divergence des opinions classiques ne permet donc pas d'être fixé sur la direction normale du tronc cœliaque. La seule conclusion qu'on pourrait logiquement en tirer, c'est que cette direction doit être sujette à pas mal de variations, puisque les descriptions de la plupart des classiques sont elles-mêmes très variables. D'ailleurs, c'est encore à une conclusion semblable qu'on arriverait en examinant les différentes figures reproduites dans les traités d'anatomie ou dans les atlas :

1° Le plus souvent le tronc cœliaque est représenté dirigé *en bas et à droite* : Walther (voy. p. 40, fig. 12), Heuermann [99ᵇ], Mayer [110ᵉ], Haller (voy. p. 42, fig. 14), Langenbeck [160ª], Quain [164ᵈ], Heitzmann [96], Bardeleben et Hæckel [144ª], Deaver [156], Sobotta [167ᵈ], Zuckerkandl [172ᵇ], Poirier [121ᵇ], Testut et Jacob [137ª], Cunningham [75], Schultze [166].

2° Sur quelques bonnes planches, le tronc cœliaque est figuré avec une direction *verticale descendante*, sans inclinaison vers la droite, Tiedemann [169[a]], Quain [164[a]] ou bien avec une *inclinaison vers la gauche* : Quain [164[c]], Langenbeck [160[c]], etc.

3° Parfois le tronc cœliaque est figuré dirigé *directement à droite* : Langenbeck [160[b]], His et Spalteholz [159[d]], Poirier [121[c]].

4° Sur un nombre restreint de figures le tronc cœliaque est *dirigé en haut*, ascendant vertical : Mayer [162[d]], Haller (voy. fig. 13, p. 41), Antomarchi [143].

Exceptionnellement, le tronc cœliaque est représenté avec une direction horizontale en avant, Bourgery [151[i]].

2° **Opinions récentes**. — Monguidi [113[a]] a examiné 62 sujets. D'après cet auteur, la direction du tronc cœliaque peut varier, mais dans la majorité des cas, le tronc se porte obliquement en *bas et à droite.*

Rossi et Cova ont étudié 102 cas de tronc cœliaque. Voici leurs conclusions à propos de la direction : « Le tronc cœliaque est, *chez l'adulte, oblique dans les trois directions* : il se dirige de *haut en bas* et d'arrière en avant formant avec l'aorte un angle d'environ 20° ; en même temps, le tronc cœliaque se dirige de *gauche à droite* formant avec l'aorte un angle variable, mais qui est, en général, de 10 à 15°... » [191[b]]. Les deux anatomistes italiens insistent tout particulièrement sur *l'inclinaison à droite*, que présente le tronc cœliaque normal. Quand ce tronc ne fournit pas l'artère *hépatique*, on le voit se diriger vers la *gauche*.

Wiart [204[h]] dans ses recherches sur le pancréas a bien vu la direction *vraie* du tronc cœliaque. «... Il nous paraît bon, écrit Wiart, *d'insister sur la direction vraie du tronc cœliaque qui n'est pas telle qu'on la décrit à l'ordinaire, c'est-à-dire horizontale ou légèrement oblique en bas* (Poirier). *Si le plus souvent le tronc artériel se dirige en bas, parfois cependant il peut avoir une orientation inverse et se porter en haut.* D'un autre côté, nous avons vu, *de façon constante, le tronc cœliaque s'incliner sur la droite ;* sa bifurcation est plus externe que son point d'origine. Cette inclinaison atteint des degrés variables ; souvent faible, mais très nette, elle peut aller jusqu'à l'angle droit, le tronc cœliaque se couchant, pour ainsi dire, sur le pilier droit du diaphragme... »

Pierre Descomps [179], examinant 50 sujets, arrive aux conclusions suivantes. La direction du tronc cœliaque peut être :

*a*) Oblique en bas et à droite (48 p. 100) ;

*b*) Oblique en bas et en avant dans le plan sagittal médian (20 p. 100) ;

*c*) Oblique en bas et à gauche (20 p. 100) ;

*d*) Oblique en haut et à droite presque horizontal ou même un peu ascendant (12. p. 100).

Il résulte des recherches récentes que la direction du tronc cœliaque est assez *variable*. Si le plus souvent ce tronc se dirige en BAS ET A DROITE comme l'avait déjà décrit autrefois Haller, il n'en est pas moins vrai que cette règle est sujette à de fréquentes exceptions.

Les résultats de nos recherches personnelles sont d'accord dans leur ensemble avec ceux des auteurs précédents.

Sur un total de 50 sujets, voici la direction que nous avons constatée :

25 fois le tronc cœliaque était dirigé : *en bas, à droite*, légèrement en avant.
9 — — — . *directement en bas*, légèrement en avant.
6 — — — *transversalement à droite*, légèrement en avant.
4 — — — *en haut, à droite*, légèrement en avant.
2 — — — *directement en haut*, légèrement en avant.
2 — — — *en bas, à gauche*, légèrement en avant.
1 — — — *directement en avant*, antéro-postérieur.
1 — — d'abord directement en avant, puis il s'incurvait directement en bas.

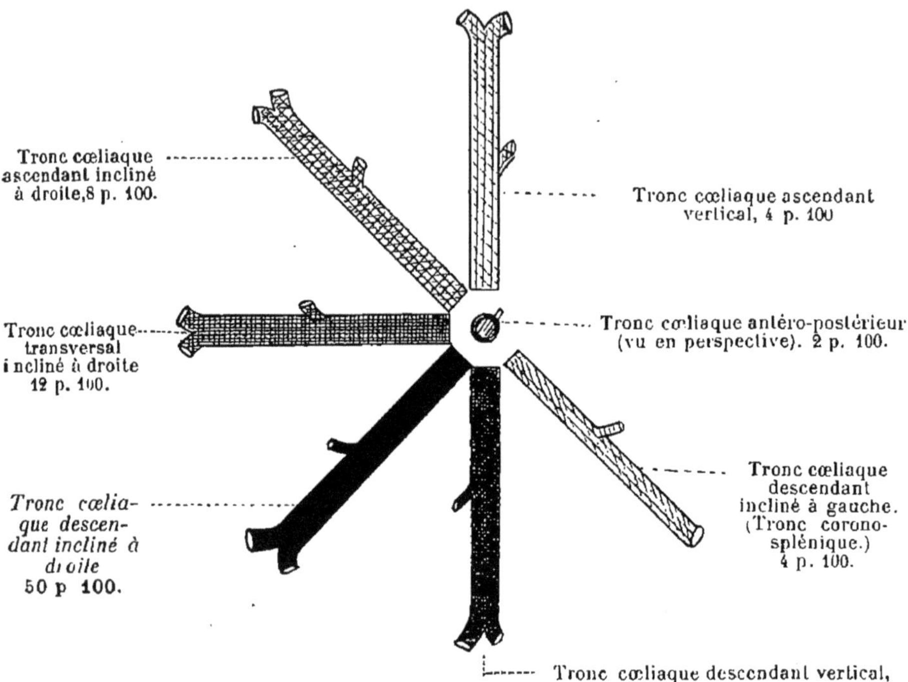


Fig. 28. — *Les principales directions du tronc cœliaque.*

(Les teintes sont d'autant plus intenses que la disposition est plus fréquente)
Noter que le tronc cœliaque s'incline le plus souvent vers la *droite* (70 p. 100). L'inclinaison vers la gauche nous a paru exceptionnelle (4 p. 100) ; quand elle existe c'est que le tronc cœliaque est *incomplet*, il est réduit à un tronc corono-splénique : l'art. hépatique naît séparément, ailleurs que du tronc cœliaque.

Ces chiffres nous amènent aux remarques suivantes :

1° Dans tous les cas la *terminaison* du tronc cœliaque est plus superficielle que son *origine*. Il en résulte que le tronc cœliaque forme avec la face antérieure de l'aorte un angle ordinairement assez faible mesurant en moyenne 15 à 20°, comme l'ont remarqué Rossi et Cova.

2° Dans la majorité des cas (70 p. 100), le tronc cœliaque s'incline *vers la droite*, fait sur lequel ont particulièrement insisté Wiart, Rossi et Cova. Cette inclinaison vers la droite détermine avec la verticale aortique la formation d'un angle mesurant en moyenne 45°, mais susceptible de varier. Si l'inclinaison vers la droite est nulle ou très-faible, le tronc cœliaque est vertical; si au contraire l'inclinaison atteint son maximum, c'est-à-dire allant « jusqu'à l'angle droit », le tronc cœliaque est alors transversal « se couchant pour ainsi dire sur le pilier droit du diaphragme... » (Wiart.)

2° Dans la majorité des cas le tronc cœliaque est *descendant* (74 p. 100); plus rarement il est *ascendant* (12 p. 100) ou *transversal* (12 p. 100); exceptionnellement il est *antéro-postérieur*, perpendiculaire à l'aorte (2 p. 100), disposition admise à tort comme normale par un très grand nombre anatomistes.

En tenant compte de ces remarques, nous résumerons cette question de la manière suivante : *chez l'adulte, le tronc cœliaque se dirige, dans* LA MOITIÉ DES CAS, *de haut en bas, de gauche à droite et, légèrement d'avant en arrière, comme l'a décrit autrefois Haller.* (Voy. fig. 28, 29, 120, 121, 123, 124, 127, 129, 130, 131, 134, 135, 163, etc.)

Dans l'AUTRE MOITIÉ DES CAS *le tronc cœliaque présente une direction variable.* Par ordre de fréquence décroissante on trouve alors que le tronc cœliaque peut être dirigé :

Directement en bas (20 p. 100) (fig. 140, 161).
Directement à droite (12 p. 100) (fig. 128, 136).
Obliquement en haut et à droite (8 p. 100) (fig. 122, 133, 138, 143).
Directement en haut (4 p. 100) (fig. 119, 170, 172).
Obliquement en bas et à gauche (4 p. 100) (fig. 112, 164, 165, 171).
Directement en avant (2 p. 100).

Dans leur ensemble ces résultats ne sont pas très différents de ceux auxquels est arrivée P. Descomps (voy. ci-dessus, p. 68). Toutefois, nous sommes porté à admettre que le tronc cœliaque est beaucoup moins incliné vers la gauche que ne l'indique cet auteur. Avec Haller, Wiart, Rossi et Cova nous pensons, en effet, que *l'inclinaison du tronc cœliaque vers la droite constitue la règle.* C'est un point sur lequel nous allons revenir, en cherchant à l'expliquer.

**De l'inclinaison latérale du tronc cœliaque vers la droite.** — Nous pensons que l'inclinaison du tronc cœliaque vers la droite reconnaît les mêmes causes que celles qui déterminent *la situation définitive de l'artère hépatique*, c'est-à-dire son orientation générale de gauche à droite.

On sait que primitivement, chez l'embryon, le tube digestif abdominal, à peu près rectiligne, occupe une situation médiane et qu'il est rattaché : *a*) *en arrière* à la colonne vertébrale par un mésentère *dorsal médian et sagittal*; et *b*) *en avant* à la paroi abdominale antérieure, sur une certaine étendue, par un mésentère *ventral* également *médian* et *sagittal*. A cette phase du développement, le tronc cœliaque et ses branches se portent d'arrière en avant, dans le plan *médian* et *sagittal* pour gagner le bord postérieur de l'estomac. Le tronc de l'artère hépatique est alors compris dans le segment de mésentère dorsal commun au pylore et au duodénum (Fredet, [291]). Lorsque l'estomac subit sa rotation autour d'un axe antéro-postérieur, « les deux extrémités de l'estomac vont en sens inverse, l'une vers la droite (le pylore), l'autre vers la gauche (le cardia) » (Fredet). Le pylore entraîne alors avec lui « ... le segment de méso-sagittal qui contient le tronc de l'hépatique. Ce segment cesse lui aussi d'être sagittal. Il se couche par sa face droite contre la paroi abdominale postérieure... et l'artère hépatique tend à se disposer dans le plan horizontal... » (Fredet). Ainsi le tronc de l'artère hépatique primitivement dirigé dans le sens sagittal, antéro-postérieur, s'incline secondairement et définitivement du côté droit. Il nous semble logique d'admettre que les causes qui dévient l'artère *hépatique* vers la droite sont les mêmes que celles qui déterminent l'inclinaison normale du *tronc cœliaque* vers la *droite*. C'est d'ailleurs une opinion qui a déjà été soutenue avant nous par Rossi et Cova. D'après ces auteurs : «... Chez le nouveau-né, le tronc cœliaque se dirige de haut en bas et d'arrière en avant ; l'*inclinaison vers la droite* fait alors défaut. Il semble que l'on peut établir un rapport entre la modification de direction qu'on constate chez l'adulte et le changement de volume que subit le foie au cours du développement. On sait que chez le fœtus et le nouveau-né ce viscère atteint de très grandes proportions, bien que cependant, avec l'augmentation de l'âge, il ne croisse pas proportionnellement au reste du corps. Il en résulte une diminution relative du volume du foie. Par suite, le *hile hépatique* s'éloigne de la ligne médiane du corps, et, en même temps, se trouve situé à un niveau plus élevé. *En raison de ce déplacement du hile du foie*, l'artère hépatique serait attirée vers la droite et par son intermédiaire, le tronc cœliaque serait également attiré dans cette direction... »

En résumé, l'inclinaison de l'artère hépatique et du tronc cœliaque à droite de la ligne médiane sont des phénomènes reconnaissant des causes identiques à celles qui déterminent le renversement normal de l'anse duodénale primitive et du pylore à droite de la ligne médiane, «... c'est-à-dire le développement prédominant du foie dans la moitié droite de l'abdomen » (Fredet).

Plusieurs arguments plaident en faveur de l'hypothèse que nous soutenons avec Rossi et Cova : 1° le premier segment de l'artère hépatique présente, le plus souvent, comme nous le montrerons, et comme l'admet également Descomps, une direction qui continue directement celle du tronc cœliaque, tandis qu'au contraire la coronaire stomachique et la splénique se détachent toujours sous une incidence angulaire par rapport à la direction du tronc cœliaque; 2° d'autre part, chaque fois que le tronc cœliaque ne fournit pas l'artère hépatique, on constate qu'il se dirige *à gauche*. Rossi et Cova ont fait la même remarque [127c] dans laquelle ils voient également une preuve de l'hypothèse qu'ils défendent (voy. fig. 132, 162, 163, 164, 165). Il est probable que normalement l'artère splénique contrebalance en partie la traction exercée sur le tronc cœliaque par l'artère hépatique, au moment où cette dernière se renverse à droite. Dès lors, quand l'hépatique n'est pas fournie par le tronc cœliaque, son action est nulle, et le tronc s'incline vers la gauche. De même lorsque la splénique n'est pas fournie par le tronc cœliaque, on voit ce dernier s'incliner vers la droite d'une manière très prononcée. (Voy. Anomalies du tronc cœliaque, p. 114.)

**Cause des variations de direction du tronc cœliaque.** — Les variations de direction du tronc cœliaque nous paraissent être sous la dépendance de la *situation variable du pancréas*. Nous montrerons plus loin que la *terminaison* du tronc cœliaque se fait *constamment* au voisinage du *bord supérieur* de l'isthme pancréatique, quelle que soit la situation du pancréas, situation normale, situation haute ou situation basse. (Voy. p. 91 : Terminaison du tronc cœliaque.) Tout se passe donc comme si le tronc cœliaque *cherchait toujours à se terminer au niveau du bord supérieur du pancréas* — ou inversement — comme si, dans ses déplacements, le bord supérieur du pancréas entraînait toujours avec lui la terminaison du tronc cœliaque. Ce n'est pas qu'il existe une adhérence particulière ou un ligament spécial pour rendre solidaires l'un de l'autre le tronc cœliaque et le bord supérieur du pancréas. Il nous semble qu'ici encore c'est le tronc de l'artère hépatique qui joue le principal rôle en accompagnant les déplacements de la tête pancréatique et, finalement, en déterminant l'orientation définitive du tronc cœliaque. La question est aisée à comprendre. L'artère gastro-duodénale est fortement adhérente à la tête du pancréas, ne serait-ce que par ses nombreuses branches glandulaires. Cette adhérence est si grande que pour la détruire et mobiliser ainsi le tronc artériel, il faut absolument arracher ou sectionner toutes les branches glandulaires. On peut donc comparer la gastro-duodénale à un câble amarrant solidement le *tronc* de l'*artère hépatique* à la tête du pancréas. Supposons dès lors qu'on mobilise la tête du pancréas en la décollant, avec son anneau duodénal, des adhérences à la paroi abdominale postérieure. Dans de telles conditions, si l'on repousse fortement en haut la tête pancréatique, cette dernière entraînera avec elle le tronc de l'artère hépatique; d'autre part, l'artère hépatique entraînera avec elle le tronc cœliaque. On aura ainsi donné au tronc cœliaque une direction *ascendante*. Si, au contraire, on abaisse fortement la tête pancréatique, elle entraînera avec elle le tronc de l'hépatique et par son intermédiaire le tronc cœliaque prendra une direction *descendante*. Wiart [201ᵃ] a donné une explication très voisine de la nôtre à propos de deux cas de tronc cœliaque ascendant rencontrés par lui. « Cette anomalie, que nous avons rencontrée deux fois, paraît coexister avec une situation particulièrement élevée du pancréas et surtout de son isthme et de son corps; *il semblerait que le bord supérieur de cet isthme eût repoussé en haut le tronc cœliaque et changé ainsi sa direction normale.* »

En somme, Wiart établit une relation directe entre la direction du tronc cœliaque et la situation du pancréas. Peu importe le détail du mécanisme, le résultat est le même.

Il semble donc logique d'admettre qu'avec un pancréas en situation *normale*, le tronc cœliaque aura sa direction normale: obliquement descendante à droite. Avec un pancréas en situation anormale *basse*, le tronc cœliaque aura une direction verticalement descendante. Si, au contraire, le pancréas occupe une situation très *haute*, le tronc cœliaque sera ascendant; enfin, si cette situation est moyennement haute, le tronc cœliaque s'orientera transversalement de gauche à droite.

De fait, chaque fois, par exemple, que le tronc cœliaque est ascendant, il présente toujours un trajet rétro-pancréatique (fig. 119, 122, 133, 138, 143). Il semble bien alors, comme l'a remarqué Wiart, que le bord supérieur du pancréas ait « repoussé en haut le tronc cœliaque et changé ainsi sa direction ».

## § 3. — Longueur du tronc cœliaque.

La longueur du tronc cœliaque est assez variable; c'est là une opinion que l'on pourrait déjà se faire à la simple lecture des chiffres donnés par les classiques.

Le tableau suivant résume ces chiffres : La longueur du tronc cœliaque n'excède pas 10 millimètres pour Paulet [119].

Elle est de 10 à 12 millimètres pour Cruveilhier [73[b]]; de 10 à 12 millimètres pour Sappey [130[c]], Morel et M. Duval [114], Rogie [299].

La longueur du tronc cœliaque n'excède pas 12 millimètres pour Quain [124].

Elle est d'environ 13 millimètres (un demi-pouce) pour Bichat [67[a]], Cloquet [71[a]], Boyer [68[a]].

La longueur du tronc cœliaque est de 8 à 15 millimètres pour Testut [135[b]], de 10 à 15 millimètres pour Poirier [120[b]], de 12 à 15 millimètres pour Monguidi [113[a]], de 15 millimètres pour Bonamy [149[b]], de 13 à 17 millimètres pour Hyrt [101], de 10 à 20 millimètres pour Rauber [125[a]], de 30 millimètres pour Luschka [107[c]].

En résumé, les chiffres donnés sont assez variables. On peut toutefois remarquer qu'ils oscillent entre 8 et 30 millimètres.

D'après Leriche [188[a]], le tronc cœliaque mesure de 10 à 30 millimètres, quelquefois moins. Pour Rossi et Cova [191[b]], les dimensions du tronc cœliaque varient entre 5 millimètres et 25 millimètres. D'après Descomps, la longueur moyenne est de 10 à 25 millimètres (52 p. 100); parfois elle est de 25 à 35 millimètres (38 p. 100), plus rarement elle est très réduite avec épanouissement presque immédiat du tronc (10 p. 100).

Mesurant la longueur du tronc cœliaque sur 50 sujets, nous avons constaté les résultats suivants :

4 fois le tronc cœliaque mesurait environ 5 millimètres.
31 — — — — de 10 à 25 millimètres.
14 — — — — de 25 à 35 millimètres.
1 — — — 40 millimètres.

Nous serions ainsi amené à conclure que la longueur *moyenne du tronc cœliaque est de* 10 *à* 25 *millimètres* (62 p. 100); assez souvent cette longueur atteint de 25 à 35 millimètres (28 p. 100); rarement elle est réduite à 5 millimètres (8 p. 100); exceptionnellement elle atteint 40 millimètres (2 p. 100). Ces chiffres sont assez voisins de ceux que donne Pierre Descomps.

La cause des *variations de longueur* du tronc cœliaque est impossible à expliquer. Toutefois, il nous a paru exister un rapport assez constant entre cette longueur et le mode de *division* du tronc cœliaque ; quand ce tronc atteint ou dépasse 20 millimètres, il se termine d'ordinaire en donnant l'hépatique et la splénique, tandis que la coronaire stomachique naît à la façon d'une *collatérale*, avant les deux autres branches. Quand, au contraire, le tronc cœliaque mesure moins de 20 millimètres, ses trois branches essentielles naissent au même point, il y a trifurcation véritable. Quain [124] a fait une remarque identique.

## § 4. — Calibre du tronc cœliaque.

Le calibre du tronc cœliaque est assez variable, comme l'ont d'ailleurs signalé de nombreux anatomistes.

D'après nos mensurations ce calibre mesure de 4 *à* 10 *millimètres*. Toutefois, le plus souvent le tronc cœliaque possède un important calibre (légèrement inférieur à celui de la mésentérique supérieure) qui varie de 8 *à* 10 *millimètres*. Dans le quart des cas environ, le calibre du tronc cœliaque ne dépasse pas 4 à 6 millimètres.

Plusieurs anatomistes ont autrefois procédé à de minutieuses mensurations du calibre du tronc cœliaque. Les chiffres qu'ils ont donnés sont toutefois peu pratiques, car ils ne font qu'exprimer des rapports proportionnels. Ainsi, d'après Heister [93ª], les calibres du tronc cœliaque et de l'aorte sont entre eux comme 14.400 et 90.000. Helvétius [184] et Haller [93ª] donnent des chiffres beaucoup plus complexes.

Krause [*in* Rauber 125ᶠ], qui a dressé un tableau complet du calibre des différentes artères, assigne au tronc cœliaque un diamètre moyen de 9 millimètres. Luschka indique le même chiffre [107ᶜ]. D'après Rossi et Cova [191ᵇ], le calibre du tronc cœliaque oscille entre 3 et 6 millimètres. Ces chiffres nous semblent un peu trop faibles. Pierre Descomps a trouvé que le calibre mesurait de 4 à 8 millimètres.

Les variations de calibre du tronc cœliaque tiennent en partie aux différences d'âge ou de taille des sujets, et aussi, comme le fait remarquer Descomps, à la pression variable et plus ou moins réussie des injections vasculaires, ou bien enfin au volume des viscères. Il est à remarquer cependant qu'une diminution *sensible* dans le calibre du tronc cœliaque coïncide d'une manière à peu près constante avec une *anomalie de ramification*. Ainsi, par exemple, lorsque le tronc cœliaque ne fournit que deux de ses trois branches essentielles, son calibre est notablement réduit. Il en est de même quand il existe en plus de l'artère hépatique du tronc cœliaque, une *seconde* hépatique née de la mésentérique supérieure. Rossi et Cova ont bien insisté sur ces points qui présentent une certaine importance dans l'interprétation des anomalies les plus fréquentes du tronc cœliaque et de l'artère hépatique, comme nous essaierons de le montrer ultérieurement. (Voy. les fig. 33 à 38.)

## § 5. — Ramification du tronc cœliaque.

*Branches essentielles. — Branches secondaires, non essentielles.*
*Mode de terminaison.*

Le tronc cœliaque donne naissance à deux groupes de branches distinctes :

1° Les unes, au nombre de *trois*, doivent être considérées comme *branches essentielles* du tronc cœliaque ; ce sont les artères : coronaire stomachique, hépatique, splénique. On les appelle souvent branches terminales, bien que la coronaire stomachique naisse le plus souvent à la manière d'une collatérale ;

2° Les autres, en nombre *variable*, doivent être considérées comme *branches secondaires*, facultatives ou *non essentielles* : ce sont les artères diaphragmatiques inférieures, des rameaux pancréatiques, gastriques, hépatiques accessoires, capsulaires, anastomotiques, etc.

1° **Branches essentielles du tronc cœliaque.** — La ramification essentielle du tronc cœliaque varie nécessairement suivant que ce tronc est *complet*, c'est-à-dire pourvu de ses trois branches ordinaires, ou au contraire *incomplet*, c'est-à-dire dépourvu d'une de ces trois branches qui possède alors une origine isolée et aberrante.

D'une manière générale, la ramification essentielle du tronc cœliaque se présente, en pratique, sous un des trois aspects suivants :

I. Le tronc cœliaque *possède ses trois branches*. Il donne d'abord naissance à la coronaire stomachique qui apparaît alors comme une collatérale, puis il *se termine par bifurcation* en hépatique et splénique.

II. Le tronc cœliaque *possède ses trois branches*. Toutes trois naissent au même point : le tronc cœliaque *se termine en se trifurquant*.

III. Le tronc cœliaque *ne possède que deux de ses trois branches* (tronc cœliaque incomplet). Il *se termine* alors *par une bifurcation variable*, *chacune* des trois branches essentielles pouvant tour à tour présenter une origine aberrante et *isolée*.

Ces trois types de ramification méritent seuls d'être pris en considération dans une description d'ensemble. Mais il est nécessaire de faire remarquer qu'il existe certaines variétés secondaires. Nous les étudierons à propos des *anomalies* du tronc cœliaque (voy. ce chapitre).

En tenant compte de nos résultats personnels, d'une part, et de ceux qui ont été publiés par Rossi et Cova et par Pierre Descomps, d'autre part, il devient possible d'être fixé d'une manière assez précise sur la fréquence relative de chacun de ces trois types de ramification.

Sur un total de 202 sujets examinés en série (voy. plus loin) on obtient les chiffres suivants :

1° *Tronc cœliaque complet* ; terminaison du tronc *par bifurcation* en hépatique et splénique, la coronaire stomachique naissant comme collatérale : **59 p. 100.**

2° *Tronc cœliaque complet*; terminaison par la *trifurcation classique*, ou trépied de Winslow : **28 p. 100.**

3° *Tronc cœliaque incomplet* : **11 p. 100.** Trois combinaisons sont alors possibles :

*a*) Terminaison par *bifurcation en hépatique et splénique*, la coronaire stomachique naissant directement de l'aorte: environ **5 p. 100.**

*b*) Terminaison par *bifurcation en coronaire et splénique*, l'hépatique naissant alors de la mésentérique supérieure ou, beaucoup plus rarement, directement de l'aorte : environ **4 p. 100.**

*c*) Terminaison en *coronaire et hépatique*, la splénique naissant alors presque toujours de la mésentérique supérieure : environ **1 p. 100.**

*On doit conclure de ces chiffres que dans les deux tiers des cas environ, le tronc cœliaque se termine par bifurcation en hépatique et splénique. La trifurcation classique se rencontre dans un peu moins du tiers des cas.* Ces conclusions sont parfaitement d'accord avec les descriptions de Winslow et de Haller. Ces deux anatomistes ont les premiers bien montré que dans sa disposition ordinaire le tronc cœliaque se terminait par bifurcation et, plus rarement, par trifurcation.

Il nous a semblé que la *bifurcation* correspondait aux troncs cœliaques normaux comme longueur, tandis que la trifurcation répondait aux troncs cœliaques courts. C'est également l'opinion de Quain [124].

Nous n'avons pas tenu compte, dans la description précédente, de certaines anomalies très fréquentes qui modifient d'une façon secondaire la ramification du tronc cœliaque. C'est ainsi que dans 15 p. 100 des cas, la coronaire stomachique envoie une artère hépatique supérieure *gauche*. D'autre part, dans 12 p. 100 des cas l'hépatique née du tronc cœliaque est incomplète, en ce sens que la branche terminale *droite* de cette artère destinée au lobe droit du foie possède une origine isolée, aberrante, qui se fait au niveau du tronc de la mésentérique supérieure presque toujours. Nous nous contentons pour le moment de signaler ces anomalies ; elles seront étudiées en détail avec les anomalies du tronc cœliaque, la mésentérique supérieure, la coronaire stomachique et l'artère hépatique (voy. ces chapitres).

Il n'est pas possible de se faire une opinion ferme sur le mode de ramification du tronc cœliaque à la simple lecture de la majorité des descriptions classiques, surtout des descriptions modernes.

I. **Tronc cœliaque complet.** — Tous les auteurs admettent que normalement le tronc cœliaque fournit ses trois branches essentielles. Mais le mode de terminaison du tronc cœliaque complet est très diversement décrit :

1° Certains anatomistes sont d'avis que le tronc cœliaque se divise toujours en se *trifurquant* : Lower [44], Lieutaud [106], Cruveilhier [73[b]], Sappey [130[c]]. Leriche, dans un travail récent, défend également cette opinion [188[a]].

2° D'autres anatomistes sont moins catégoriques. Ils admettent bien que le tronc cœliaque se trifurque le plus souvent ; mais ils ajoutent qu'assez souvent aussi l'artère coronaire stomachique peut naître la première. Dans ce dernier cas, le tronc cœliaque se termine en se bifurquant: en artère hépatique et artère splénique. C'est là l'opinion de Sœmmering [133[a]], Boyer [68[a]], Sabatier [129[a]], Quain [124], Luschka [107[a]].

3° D'autres auteurs indiquent la même fréquence pour les deux dispositions : trifurcation ou bifurcation : ainsi pensent Henle [98[a]] et Rauber [125[b]].

4° Poirier et Testut sont bien prêts de prétendre que la disposition la plus fréquente est celle dans laquelle la coronaire stomachique naît la première. Mais ni l'un ni l'autre n'affirment le fait. « Le mode de division du tronc cœliaque, écrit Poirier [120[b]], est variable; parfois les trois branches se détachent au même point, c'est la vraie trifurcation; *plus souvent, peut-être*, la coronaire stomachique naît la première à angle droit de la face antérieure du tronc qui se divise ensuite en hépatique et splénique... » Testut n'est pas beaucoup plus affirmatif. « Les trois branches terminales du tronc cœliaque, écrit-il [135[b]], naissent très souvent sur le même point... Mais très souvent aussi et *c'est là probablement la disposition* la plus commune, la coronaire stomachique se détache la première sur la face supérieure du tronc cœliaque, lequel, à 2 ou 3 millimètres plus loin se bifurque alors en hépatique et splénique... »

5° Enfin quelques anatomistes admettent catégoriquement que dans sa disposition la plus fréquente la coronaire naît la première, après quoi le tronc cœliaque se bifurque en hépatique et splénique. C'est là l'opinion souvent citée de Theile [139[a]], c'est aussi celle de Heitzmann [96] et de Wiart [201[g]].

Cette dernière opinion correspond seule à la réalité des faits, comme nous le montrerons plus loin à l'aide de statistiques précises. Mais auparavant nous tenons à faire connaître l'opinion des deux pères de l'angéiologie moderne, Winslow et Haller. Comme on pourra le constater, ces deux anatomistes incomparables ont décrit le mode de ramification du tronc cœliaque d'une manière beaucoup plus juste que la plupart des classiques que nous avons cités dans notre rapide exposé historique sur cette question.

Winslow [141[c]], dont le traité d'anatomie est antérieur à celui de Haller, décrit de la manière suivante la division du tronc cœliaque : *Le tronc de la cœliaque produit d'abord après sa naissance du côté droit deux petites artères diaphragmatiques... Aussitôt après elle donne une branche médiocre qu'on appelle communément artère stomachique coronaire, artère gastrique ou artère gastrique supérieure et incontinent après elle se divise en deux grosses branches, l'une à droite nommée artère hépatique, l'autre à gauche appelée artère splénique, qui en paraît la plus considérable. Quelquefois la cœliaque se divise tout à coup à très peu de distance de son origine en ces trois branches, à peu près en manière de trépié....* Comme on peut en juger, Winslow a le premier soutenu que normalement le tronc cœliaque n'est pas trifurqué, mais bien *bifurqué*, la coronaire naissant avant les deux autres branches. De plus, Winslow a vu le premier que parfois le tronc cœliaque se divisait *en manière de trépié*. A ce dernier point de vue, il serait plus juste d'imprimer dans les ouvrages d'anatomie non plus « le classique *tripus Halleri* », mais bien le *trépied de Winslow*.

Haller, qui a eu connaissance de tout ce qui avait paru en anatomie avant lui, est d'ailleurs le premier à admirer les descriptions de Winslow et à les apprécier à leur juste mérite [91[b]]. Les descriptions du tronc cœliaque que nous avons trouvées dans les divers ouvrages de Haller sont conformes à celles de Winslow, sans leur être supérieures, au moins au point de vue qui nous occupe : la division du tronc cœliaque. Dans ses principaux ouvrages anatomiques [88[b]], Haller décrit ainsi la terminaison du tronc cœliaque : *Truncus cœliacæ sæpe tripes fit, in coronariam splenicam et hepaticam secta... plerumque tamen sinistram coronariam prius edit quam splenicam atque adeo unice findatur...* C'est une description semblable que Haller donne dans ses annotations à l'ouvrage de Boerhaave, son maître [86[a]].

Telles sont les descriptions de Winslow et de Haller. Si nous avons quelque peu insisté sur elles, c'est parce que, remarquablement précises, elles répondent entièrement à la réalité des faits. A ce titre, ces descriptions méritaient bien d'être rajeunies, surtout celle de Winslow qui semble complètement oubliée actuellement puisque les ouvrages modernes attribuent généralement à Theile une opinion que Winslow a le premier exprimée environ une siècle auparavant. L'opinion de Winslow a été adoptée par Haller, Theile, Heitzmann et Wiart. Elle est entièrement d'accord avec nos résultats et ceux obtenus par Rossi et Cova. Tandler [8[i]], qui a étudié le développement du tronc cœliaque et de ses branches, conclut également que la coronaire stomachique naît le plus souvent comme collatérale du tronc cœliaque. Nous sommes surpris que Leriche et Villemin, dans leur travail cependant bien documenté [188], aient tenté de réhabiliter la conception classique du « tripus Halleri ».

Dans un mémoire récent sur le tronc cœliaque, Descomps [179] a trouvé que le tronc cœliaque complet se terminait par bifurcation en hépatique et splénique, dans 46 p. 100 des cas; la bifurcation classique existerait dans 42 p. 100 des cas. Nous considérons le premier chiffre comme trop faible et le second comme trop élevé.

Les recherches de Rossi et Cova [191[h]] aboutissent à des conclusions très proches des nôtres. Les deux anatomistes italiens ont repéré d'une façon très minutieuse le point précis où se faisait l'origine de la coronaire sur le tronc cœliaque. Voici leurs résultats qui ont porté sur 86 cas de troncs cœliaques donnant les *trois* branches essentielles :

1° Dans 60 p. 100 des cas la coronaire stomachique naissait au niveau du tiers *moyen* du tronc cœliaque.

2° Dans 25 p. 100 des cas, la coronaire naissait au niveau du tiers *inférieur* du tronc cœliaque. C'est seulement dans cette disposition que le trépied classique existe.

3° Dans 15 p. 100 des cas, la coronaire naissait au niveau du tiers *supérieur* du tronc cœliaque.

On peut admettre que les cas du deuxième groupe correspondent à la *trifurcation*. Cette disposition existerait donc dans le *quart des cas*, tandis que dans les *trois quarts* des cas le tronc cœliaque serait *bifurqué*.

Sur les sujets que nous avons examinés, le tronc cœliaque était complet 45 fois sur 50.

**30 fois** le tronc cœliaque se terminait par *bifurcation* en hépatique et splénique ; la coronaire stomachique naissait la première, à la façon d'une *collatérale*, le plus souvent au niveau de la partie moyenne du tronc cœliaque.

**15 fois** les trois branches du tronc cœliaque naissaient au même point, constituant le *trépied de Winslow*.

En réunissant nos chiffres à ceux de Descomps et de Rossi et Cova, on peut dresser le tableau suivant qui a servi de base à notre description :

Sur un total de 202 sujets examinés, on a constaté : **175 fois** l'existence d'un tronc cœliaque *complet*, c'est-à-dire donnant ses trois branches essentielles. (Dans les autres cas le tronc cœliaque présentait une anomalie ; il était *incomplet*, ou *absent*.)

Sur ces 175 cas il existait :

**118 fois** la *bifurcation* du tronc cœliaque en hépatique et splénique; la coronaire stomachique naissant la première, comme collatérale du tronc (soit **59 p. 100**) ;

**57 fois** la *trifurcation* était du type classique (soit **28 p. 100**).

II. **Tronc cœliaque incomplet**. — La fréquence du tronc cœliaque incomplet n'a été indiqué que par Rossi et Cova, Leriche et Villemin, Descomps. A ce point de vue, les résultats sont assez concordants : la disposition se rencontre dans 10 à 11 p. 100 des cas. (Voy. anomalies du tronc cœliaque, p. 109.)

Quant au mode de division du tronc cœliaque *incomplet*, il est décrit d'une manière très variable, les avis étant très partagés en ce qui concerne le type le plus fréquent. Cette question sera discutée ailleurs (voy. Tronc cœliaque incomplet, p. 109). Rappelons seulement, pour le moment, que la description résumée plus haut (p. 64) est basée sur un total de 257 sujets examinés en série (statistiques de Leriche et Villemin, Rossi et Cova, Descomps, et statistique personnelle).

2° **Branches non essentielles ou branches secondaires du tronc cœliaque.** — Le tronc cœliaque peut donner naissance à une ou plusieurs branches non essentielles ou secondaires. En joignant nos chiffres à ceux donnés dans les trois statistiques de Haller [89[b]], de Quain [163] et de Rossi et Cova [191[q]], voici comment on doit, à notre avis, envisager cette question.

1° Dans **un tiers** des cas, le tronc cœliaque ne donne aucune branche collatérale. C'est en particulier l'avis de Rossi et Cova.

2° Dans **le second tiers** des cas, le tronc cœliaque donne naissance aux *deux artères diaphragmatiques inférieures*.

3° Dans le **dernier tiers** des cas, le tronc cœliaque donne naissance soit à une seule des deux *artères diaphragmatiques* (la *gauche* le plus souvent), soit à des rameaux accessoires : *pancréatiques*, *gastriques*, *hépatiques*, *capsulaires*, *anastomotiques*, etc.

De toutes ces branches secondaires, seules les *diaphragmatiques inférieures* figurent comme branches fréquemment fournies par le tronc cœliaque. Ceci explique que plusieurs anatomistes aient décrit ces artères comme branches ordinaires du tronc cœliaque. Toutefois, nous montrerons que les diaphragmatiques proviennent *aussi souvent* de l'aorte que du tronc cœliaque. (Voy. plus loin : Artères diaphragmatiques inférieures.)

Quant aux autres branches secondaires du tronc cœliaque, elles sont plus souvent *absentes* que présentes. Aussi bien les décrirons-nous comme branches *supplémentaires anormales*. (Voy. Anomalies du tronc cœliaque, p. 119.)

Nous étudierons ultérieurement l'origine des artères diaphragmatiques inférieures. Contentons-nous pour le moment d'indiquer avec quelle fréquence et de quelle manière les artères diaphragmatiques inférieures naissent du tronc cœliaque. Cette question est facile à résoudre d'une façon précise en s'adressant aux statistiques complètes publiées par Haller (21 sujets étudiés, [89[b]]), par Quain (36 sujets étudiés, [163]) et par Rossi et Cova (88 sujets étudiés, [127[q]]).

Sur le total des sujets examinés (145 sujets), le tronc cœliaque donnait naissance :

1° Aux *deux* artères diaphragmatiques inférieures, dans le **tiers** des cas (32 p. 100). Les deux artères naissaient soit par un tronc commun, soit par une origine séparée, avec une fréquence égale.

2° A *une* seule des deux artères diaphragmatiques dans le **quart** des cas (25 p. 100). Le plus souvent, c'est la diaphragmatique inférieure *gauche* qui naissait du tronc cœliaque.

Rossi et Cova ont bien spécifié le mode précis suivant lequel les diaphragmatiques naissent du tronc cœliaque.

1° Lorsqu'il existe un *tronc commun*, il se détache toujours de la partie la plus rapprochée de l'*origine* du tronc cœliaque (au niveau du tiers supérieur de ce tronc) et toujours il naît avant l'émission de la coronaire stomachique.

Le tronc commun aux deux diaphragmatiques n'est jamais bien long. Sa longueur varie de 1 millimètre à 15 millimètres.

2° Quand, au contraire, chacune des deux diaphragmatiques possède une *origine distincte*, les deux artères naissent d'ordinaire sur les côtés du tronc cœliaque, au même niveau. Comme dans le cas précédent, les deux artères naissent du tiers supérieur du tronc cœliaque, près de son *origine*, et avant l'émission de la coronaire stomachique.

Voici les chiffres sur lesquels nous avons basé les conclusions relatives à l'origine des diaphragmatiques inférieures quand elles sont émises par le *tronc cœliaque*.

Haller a étudié 21 sujets; Quain, 36 sujets; Rossi et Cova, 88 sujets, ce qui fait un total de *145 cas*. Sur ces 145 sujets, le tronc cœliaque donnait :

**46 fois** *les deux artères diaphragmatiques inférieures*, la droite et la gauche.

Ces deux artères naissaient { 26 fois par une origine séparée,
20 fois par un tronc commun.

**37 fois** *une seule artère diaphragmatique* : la *gauche* beaucoup plus souvent que la droite.

Ainsi dans *le tiers des cas* (32 p. 100), le tronc cœliaque donne les deux artères diaphragmatiques, et elles naissent soit par un petit tronc commun, soit par une origine séparée. Un peu moins souvent le tronc cœliaque ne donne qu'une seule des deux artères diaphragmatiques (25 p. 100).

D'après les deux statistiques de Haller et de Rossi et Cova (Quain ne spécifiant pas, dans sa liste, le côté auquel appartient la diaphragmatique), on trouve que sur *109 cas* :

27 fois le tronc cœliaque ne donnait naissance qu'à une des deux diaphragmatiques { *la gauche*, 21 fois,
*la droite*, 6 fois.

Nos résultats sont d'accord avec le pourcentage établi sur les statistiques des auteurs que nous venons de citer.

## § 6. — Rapports du tronc cœliaque.

### SITUATION GÉNÉRALE

Au point de vue de sa situation générale, le tronc cœliaque peut présenter *deux* dispositions spéciales : situation *sus-pancréatique*, situation *rétro-pancréatique*.

1° **Tronc cœliaque sus-pancréatique.** — C'est la disposition de *règle*, on la rencontre dans les *trois quarts* des cas environ. Elle coïncide avec la *direction descendante* du tronc cœliaque (direction descendante oblique droite, direction descendante verticale, v. p. 70). Le tronc cœliaque occupe alors la partie médiane de l'*étage supérieur* ou sus-mésocolique de la cavité abdominale. Plus exactement, ce tronc vasculaire forme le centre de la *région cœliaque* de Luschka. On sait que cette région correspond à l'aire circonscrite par la petite courbure de l'estomac, le canal pylorique et la première portion du duodénum. Le lobe gauche du foie tombe comme un couvercle sur la région. Ce couvercle relevé, il faut encore effondrer ou enlever le petit épiploon pour voir le plancher de la région cœliaque et les organes qu'elle renferme. Le fond de la région est constitué par les deux ou trois dernières vertèbres dorsales et par la première vertèbre lombaire. Les

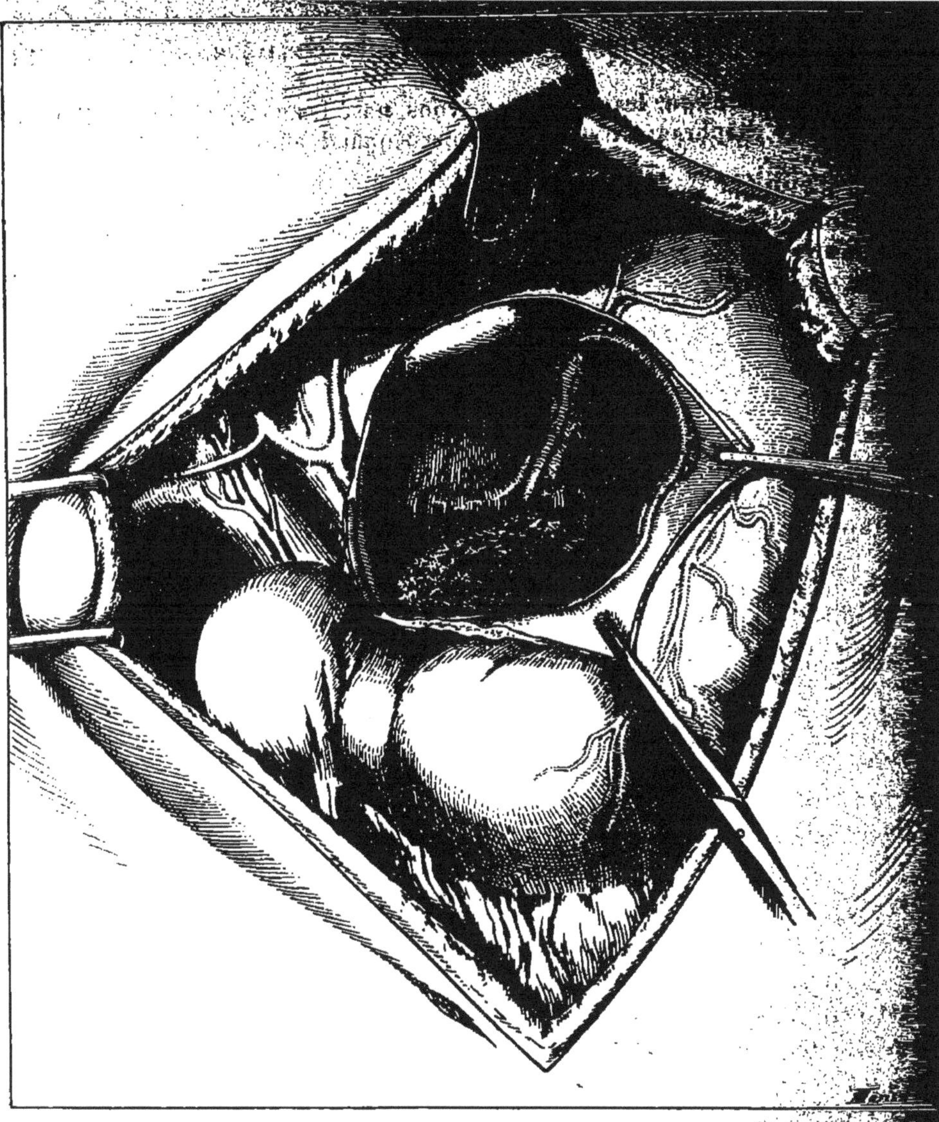

Fig. 29.— *Le Tronc Cœliaque, tel qu'il se présente le plus souvent.* (D'après nature ; réduc[illegible] d'un tiers).

La région sous-hépatique a été chirurgicalement exposée (c'est-à-dire largement exposée), g[illegible] la *position en lordose opératoire dorso-lombaire* (Voy. Introduction). L'incision de l'abdomen [illegible] menée verticalement, sur la ligne médiane, du sommet de l'appendice xyphoïde à l'ombilic. [illegible] écarteurs de Hartmann, placés latéralement, exercent une traction considérable que l'on [illegible] vrait pas chercher à atteindre sur le vivant.

Le petit épiploon a été effondré et en partie réséqué au niveau de sa pars flaccida. Dans la [illegible] de section du lambeau droit on voit l'artère pylorique.

La disposition du *Tronc Cœliaque* et de ses branches est *normale*. (Noter seulement que [illegible] cystique croise la face *antérieure* du canal hépatique ; ce qui constitue une petite anom[illegible] dans les trois quarts des cas, cette artère naît à droite du canal hépatique, n'ayant [illegible] à le surcroiser.)

Noter que sur ce sujet pris au hasard, le canal hépato-cholédoque est volumineux, quatre [illegible] fois plus volumineux que normalement. C'est parce que sur ce sujet il existait une [illegible] biliaire ancienne avec pancréatite chronique. La vésicule biliaire était réduite à [illegible] moignon scléreux, à parois très épaisses, dont la cavité logeait une grosse pierre du vol[illegible] petite noix. On voit monter au devant du cholédoque une assez grosse veine dont les [illegible] venaient du duodéno-pylore et de la tête du pancréas.

L'artère coronaire stomachique est accompagnée de sa grosse veine homonyme que l'[illegible] cendre sur la face antérieure du tronc cœliaque.

piliers du diaphragme, l'aorte et la veine-cave inférieure reposent sur ce plancher.

Le tronc cœliaque répond d'ordinaire à la partie *moyenne* de la petite courbure de l'estomac qu'il est nécessaire d'écarter légèrement à gauche et en bas pour apercevoir le tronc vasculaire dans son *ensemble*. La situation du tronc cœliaque en arrière de l'estomac lui a valu de la part de F. Chaussier l'épithète très juste de tronc *opistho-gastrique* [70]. Entre l'estomac et le tronc cœliaque se trouve l'arrière-cavité des épiploons, subdivisée en deux poches secondaires : *sous-hépatique* (bursa omentalis minor, vestibule de l'arrière-cavité) et *rétro-stomacale* (bursa omentalis major, arrière-cavité proprement dite). Le tronc cœliaque répond précisément à la région *intermédiaire* aux deux poches, à leur ligne de partage.

On sait que l'*orifice* de communication des deux poches est plus ou moins rétréci par la présence d'une sorte de cloison incomplète : c'est le septum bursarum omentalium de Huschke et Bochdaleck junior, appelée encore ligament profond de l'estomac, *ligament gastro-pancréatique* ou cloison médiane de l'arrière-cavité des épiploons. On peut avec Rogie [299] admettre que cette cloison est constituée par le péritoine pariétal postérieur soulevé d'une part — et très fortement — par la coronaire stomachique (pli ou faux de la coronaire), et d'autre part — et beaucoup plus faiblement — par le premier segment de l'artère hépatique (pli, relief doux de l'hépatique). Les deux replis péritonéaux, le pli de l'hépatique et la faux de la coronaire se continuent l'un et l'autre au niveau du tronc cœliaque (Rogie, Jonnesco). Le tronc cœliaque descend dans l'épaisseur de l'insertion *pariétale* de la cloison séparant les deux poches secondaires de l'arrière-cavité des épiploons. Il se met donc en rapport immédiat avec les parties constitutives de l'orifice de communication des deux poches omentales. Pour connaître exactement la constitution de cet orifice et, en même temps, les rapports *généraux* du tronc cœliaque (voy. fig. 29), effondrons le petit épiploon au niveau de sa partie moyenne avasculaire et introduisons à travers l'orifice de communication des deux poches omentales *deux* doigts de la main gauche, placés de champ et leur face palmaire en avant :

1° *En avant*, la face *palmaire* des deux doigts explorateurs est au contact de la berge postérieure de la petite courbure stomacale, avec, le long de cette courbure, les branches postérieures de bifurcation de l'artère et de la veine coronaires stomachiques ;

2° *En arrière*, la face *dorsale* des deux doigts explorateurs repose sur le tronc cœliaque et la portion ascendante de l'artère coronaire stomachique accompagnée de sa grosse veine homonyme. Le tronc cœliaque est d'ailleurs masqué par l'abondant et dense tissu fibro-nerveux du plexus cœliaque et par la portion verticale de la cloison médiane séparant les deux poches omentales ;

3° *En haut*, le bord libre du doigt *supérieur* est cravaté par le bord concave et libre de la faux de la coronaire avec le tronc encore indivis de l'artère et de la veine coronaires stomachiques ;

4° *En bas*, le bord libre du doigt *inférieur* repose sur le bord supérieur du pancréas, sur le pli de l'hépatique et sur l'origine de la splénique.

Telle est la situation la plus *fréquente* du tronc cœliaque ; on la rencontre environ *trois fois* sur *quatre*. Ceci explique que la presque totalité des auteurs ne décrivent que cette situation.

2° **Tronc cœliaque rétro-pancréatique.** — Dans le *quart* des cas environ, d'après nos constatations, le tronc cœliaque se trouve masqué *entièrement* ou en *majeure partie* par le *pancréas*. Cette situation coïncide toujours avec une direction *ascendante* du tronc cœliaque (direction ascendante verticale, direction ascendante oblique droite, v. p. 70). Il résulte de cette situation profonde, *rétro-pancréatique* des rapports assez spéciaux que nous étudierons plus loin.

Dans son excellente monographie sur le tronc cœliaque, Descomps a nettement résumé la marche à suivre pour découvrir facilement ce vaisseau. « On effondre l'auvent de l'hiatus de Winslow, formé par le ligament hépato-duodéno-colique, puis la portion moyenne toujours avasculaire du petit épiploon située à gauche du pédicule hépatique. *Sur la paroi postérieure de l'arrière-cavité, on voit et on sent sous le doigt le repli falciforme de la coronaire stomachique et plus bas celui de l'hépatique; à leur jonction se trouve le tronc cœliaque.* C'est ainsi qu'on peut trouver le tronc et de là rayonner, dans la dissection, vers ses diverses branches... » Cette formule mérite d'être conservée, à condition toutefois de bien spécifier qu'elle s'applique à la majorité des cas, mais non pas à leur totalité. Il faut, en effet, retenir qu'*une fois sur quatre*, le tronc cœliaque occupe une situation profonde ou cachée, *rétro-pancréatique*. Dans ces conditions, pour voir et explorer le tronc vasculaire dans son ensemble, il sera indispensable de décoller et d'abaisser plus ou moins fortement le bord supérieur du pancréas. On obtiendrait alors une parfaite exposition en sectionnant de haut en bas l'isthme du pancréas et en écartant chacune des lèvres de la section glandulaire, telle que nous l'avons exécutée sur une de nos préparations (voy. obs. 16 et fig. 133; voy. également fig. 119, 122, 126, 136, 138, 143). Toutefois il est bien évident que ce dernier mode d'exposition n'est appliquable que sur les sujets d'amphithéâtre.

Nous allons reprendre en détail les rapports du tronc cœliaque, que nous diviserons de la manière suivante :

1° Rapports de l'ORIGINE du tronc cœliaque ;

2° Rapports de la TERMINAISON du tronc cœliaque ;

3° et 4° Rapports du tronc CŒLIAQUE PROPREMENT DIT :

*a) Tronc cœliaque sus-pancréatique* ;

*b) Tronc cœliaque rétro-pancréatique.*

## I. — Rapports de l'origine du tronc cœliaque.

Nous chercherons à préciser le point d'origine du tronc cœliaque par rapport à l'*orifice aortique* du *diaphragme*, au *cardia*, au *bord supérieur* du *pancréas*, au *squelette*, à l'origine de la *mésentérique supérieure*.

1. **Par rapport à l'orifice aortique de diaphragme.** — Le tronc cœliaque naît presque toujours immédiatement au-dessous de l'angle supérieur de cet orifice, fait signalé par tous les anatomistes. Toutefois, le point d'entre-croisement des piliers du diaphragme n'est pas rigoureusement fixe. Il en résulte que dans certains cas, d'ailleurs exceptionnels, on peut voir l'orifice aortique empiéter sur le point d'origine du tronc cœliaque. Nous avons constaté 3 fois cette disposition ; elle a été également signalée par Quain [163], Rauber [125[a]], Rossi et Cova [191[b]]. Il est tout aussi rare, comme l'a signalé Descomps, de voir naître le tronc cœliaque à plus de 15 ou 20 millimètres au-dessous de l'entrecroisement des piliers du diaphragme.

2. **Par rapport au cardia.** — L'origine du tronc cœliaque répond à un point situé à une distance variable de 3 à 5 centimètres *au-dessous* du plan passant par l'*orifice cardiaque* de l'estomac. Il en résulte que le tronc cœliaque ne répond pas à gauche au cardia, comme l'écrivent de nombreux auteurs. En réalité, ce vaisseau est beaucoup plus *juxta-pylorique* que juxta-cardiaque. A ce point de vue, les résultats de nos recherches sont d'accord avec ceux qui ont été obtenus par Monguidi, Addison, Pierre Descomps. (Voy. ci-dessous.)

Les rapports précis entre l'*origine* du tronc cœliaque et le *cardia* ne sont pas décrits dans les ouvrages classiques. Ceux de ces ouvrages qui indiquent les rapports généraux du tronc vasculaire, nous enseignent presque toujours que « le tronc cœliaque répond *à gauche* au cardia ». Il en est ainsi des traités d'anatomie de Bichat [67[b]], Cloquet [71[a]], Cruveilhier [73[b]], Paulet [119], Luschka [107[c]], Poirier [120[b]].

Testut [135[c]] assigne comme rapport du tronc cœliaque à gauche non pas le cardia, mais « la portion cardiaque de l'estomac ».

Pour Fort, ce n'est pas au cardia, mais à l'œsophage que répondrait à gauche le tronc cœliaque [80[b]].

Il semblerait, d'après ces descriptions, que l'origine du tronc cœliaque doive occuper le plus souvent une situation nettement *latéro-cardiaque*. Nous sommes arrivé à une conclusion toute différente. Mais avant d'indiquer nos résultats, nous tenons à faire connaître ceux qui ont été obtenus par Monguidi [113[j]] et par Descomps [179], les seuls anatomistes qui aient cherché à élucider ce détail.

Monguidi a examiné 28 sujets sur lesquels il repérait le tronc cœliaque d'une façon très précise à l'aide d'épingles (méthode appliquée par Giacomini à l'étude de la projection du cœur). Monguidi est arrivé aux résultats suivants; sur les 28 sujets examinés :

10 fois le tronc cœliaque répondait à la région pylorique.
7 — — au colon transverse.
6 — — à la grande courbure de l'estomac.
5 — — à l'épiploon gastro-colique.

On doit en conclure, écrit Monguidi « ...que *l'antre du pylore* et la grande courbure de l'estomac sont les organes qui se trouvent le plus souvent au-devant du tronc cœliaque... « Toutefois, ajoute Monguidi, j'admets que le tronc cœliaque puisse se trouver parfaitement libre derrière l'épiploon gastro-hépatique, mais seulement quand l'estomac est très distendu par les aliments, ou bien quand il est ectasié ou excessivement abaissé par la descente du pylore. Quand, au contraire, l'estomac est rétracté (malades ayant succombé à une maladie cachectisante) ou modérément distendu, alors le tronc cœliaque répond à la région pylorique et à la petite courbure de l'estomac... »

Ainsi, d'après Monguidi, le tronc cœliaque est un vaisseau *retro-pylorique* et non *latéro-cardiaque*, comme on l'écrit couramment. Monguidi n'indique même pas la possibilité de rapports, tout au moins immédiats, entre le tronc cœliaque et le cardia.

Si, d'autre part, on examine les schémas si précis d'Addison (286) sur la topographie de l'estomac, on doit en conclure également que le tronc cœliaque est un vaisseau beaucoup plus juxta-pylorique que juxta-cardiaque (dans les schémas d'Addison, le bord supérieur de la région pylorique répond à peu près au bord supérieur de la 1re vertèbre lombaire, c'est-à-dire approximativement au point d'origine du tronc cœliaque. Pierre Descomps a pris comme repère l'orifice diaphragmatique de l'œsophage. Cet orifice constitue un repère facile à trouver et qui «... permet, en descendant vers la petite courbure, de délimiter en totalité le bord droit de l'œsophage abdominal et de la portion verticale de l'estomac jusqu'à l'angle de cette portion verticale et de l'origine du pylore. Or, un plan horizontal passant par le tronc cœliaque coupe cette ligne :

Au niveau de sa partie moyenne (50 p. 100).
Au-dessus de sa partie moyenne (32 p. 100).
Au-dessous de sa partie moyenne (18 p. 100). »

Ces résultats montrent nettement que le tronc cœliaque n'est jamais latéro-cardiaque.

Nos recherches personnelles confirment, d'une manière générale, celles de Monguidi et de Descomps, en ce sens que, pareillement à ces deux auteurs, nous avons toujours constaté que le tronc cœliaque était un vaisseau nettement sous-cardiaque. Sur 36 sujets nous avons repéré minutieusement l'origine du tronc cœliaque par rapport à l'orifice cardiaque de l'estomac. La distance qui séparait l'origine du tronc cœliaque de cet orifice était :

de 3 à 5 centimètres. . . . . . . . . 25 fois.
de 1 centimètre et demi. . . . . . . . 10 fois.
de 0 centimètre. . . . . . . . . . . . 1 fois (fig. 125, obs. 8).

Il est à remarquer que sur toutes les bonnes planches représentant les vaisseaux de la région cœliaque, le tronc cœliaque est toujours figuré naissant au-dessous du cardia et non à droite de cet orifice : Atlas de Tiedemann [169[a]], de Haller (voy. fig. 14), de Bonamy-Beau-Broca [149[c]], de Bourgery [151[k]], de Quain [164[d]], de His et Spalteholz [159[c]], de Zuckerkandl [172[a]]. Il en est de même sur les figures de Testut et Jacob [137[b]].

La situation *sous-cardiaque* du tronc cœliaque est très bien représentée sur les quatre excellentes figures annexées à l'article « Duodénum » de Jonnesco [185[h]]. Par contre, la situation latéro-cardiaque représentée sur une autre figure du même traité [185[j]] est, à notre avis, une situation très probablement *artificielle* qui résulte de ce que l'estomac a dû être fortement abaissé ainsi que le cardia. En tout cas, ce serait une disposition exceptionnelle.

D'ailleurs, abstraction faite de nos résultats, de ceux de Monguidi et de Descomps, la situation du tronc cœliaque à droite du cardia n'est pas *conciliable* avec certains faits admis par les classiques. D'une part, en effet, la majorité des auteurs mettent le tronc cœliaque en rapport à *gauche* avec le *cardia*, et, d'autre part, ils le considèrent comme situé juste *au-dessus* du bord *supérieur* du pancréas. Ces deux faits ne peuvent se concilier, sans quoi, force serait d'admettre que le bord supérieur du pancréas est situé au voisinage du cardia, ce que personne ne saurait défendre. Charpy a bien montré [121[e]] que le bord supérieur du pancréas croise le grand axe de l'estomac « qu'il coupe à l'union du tiers moyen et du tiers inférieur... ».

Par un autre raisonnement très simple, il est aisé de démontrer que le tronc cœliaque ne peut pas répondre à gauche au cardia. Cet orifice répond, en effet, à la 10e vertèbre dorsale (Cruveilhier) ou à la 11e dorsale (Sappey), ou bien à l'une quelconque de ces deux vertèbres (Testut, Jonnesco et Charpy, Sencert). D'autre part, on admet généralement, après Winslow, que le tronc cœliaque naît au niveau du disque séparant la 12e dorsale de la 1re vertèbre lombaire, opinion qui nous semble tout à fait exacte. Il résulte de ces chiffres qu'il doit exister entre le cardia (10e ou 11e dorsale) et l'origine du tronc cœliaque (disque entre 12e dorsale et 1re lombaire), une distance représentée par la hauteur de une à deux vertèbres, c'est-à-dire mesurant de 3 à 6 centimètres. L'origine du tronc cœliaque étant sous-cardiaque, à fortiori le tronc cœliaque sera sous-cardiaque, puisque le plus souvent ce tronc est descendant.

On peut voir sur les superbes planches de l'atlas de Doyen [157[b]], que le tronc cœliaque naît au niveau de la moitié inférieure de la 1re vertèbre lombaire, tandis que le cardia répond à la 12[e] vertèbre dorsale. On voit également que la crosse de la coronaire frontalement sectionnée est située au-dessous de la première portion du duodénum. C'est dire que le tronc cœliaque n'est pas loin et que lui aussi est nettement situé loin du cardia.

3. **Par rapport au Pancréas.** — L'origine du tronc cœliaque n'est pas absolument fixe par rapport au bord supérieur du pancréas. Dans les trois quarts des cas environ (76 p. 100), l'origine du tronc cœliaque est *sus-pancréatique* ; elle se fait en un point situé à une distance variant de quelques millimètres à 5 centimètres, au-dessus du bord supérieur de la glande pancréatique.

Dans le quart des cas environ (24 p. 100), l'origine du tronc cœliaque est *rétro-pancréatique*, située derrière le bord supérieur du pancréas ou au-dessous de ce bord.

Ces rapports sont utiles à connaître d'une part au point de vue des résections pancréatiques, d'autre part au point de vue de la découverte du tronc ou du plexus cœliaque qui l'entoure (élongation du plexus cœliaque préconisée et pratiquée par Jaboulay).

Tous les auteurs classiques admettent que le tronc cœliaque naît juste au-dessus du bord supérieur du pancréas, sans donner d'autres détails.

Sandras et Wiart ont consacré quelques lignes à cette question. D'après Sandras [195] « ...le bord supérieur du pancréas présente des *rapports variables* avec le tronc cœliaque; en effet, tantôt ce dernier repose sur lui, tantôt il en est plus ou moins éloigné et cette distance peut atteindre 2 centimètres... ».

Wiart [201g] a rencontré deux sujets sur lesquels le tronc cœliaque était ascendant, ayant une origine et un trajet rétro-pancréatique. Il est évident que dans ces deux cas l'origine du tronc cœliaque devait être sous-jacente au bord supérieur du pancréas.

Pierre Descomps est le seul auteur qui ait cherché à préciser cette question [179]. D'après Descomps, le bord supérieur du pancréas reste distant du tronc cœliaque : de 15 à 20 millimètres (60 p. 100), de 20 à 30 millimètres (22 p. 100) ou bien il se place à son contact (18 p. 100) et dans ces cas peut le recouvrir entièrement (12 p. 100) ou incomplètement (6 p. 100).

Ces différentes opinions suffisent à faire prévoir que l'origine du tronc cœliaque doit occuper une situation *variable* par rapport au bord *supérieur* du pancréas, contrairement à l'opinion classique suivant laquelle le tronc cœliaque naîtrait toujours immédiatement *au-dessus* du bord supérieur de la glande.

Nous avons cherché à élucider ce point en examinant 50 sujets. Voici nos résultats :

**38 fois** l'origine du tronc cœliaque était *sus-pancréatique* (soit **76 p. 100**), et la distance qui la séparait du bord supérieur de l'isthme variait de quelques millimètres à 5 centimètres. Dans tous ces cas, l'ensemble du tronc cœliaque était sus-pancréatique.

**12 fois** l'origine du tronc cœliaque était *rétro-pancréatique* (soit **24 p. 100**), située derrière le bord supérieur de l'isthme ou même plus bas que ce bord, jusqu'à 2 centimètres au-dessous. Dans ces cas, le tronc cœliaque était entièrement masqué par le pancréas (18 p. 100) ou presque entièrement (6 p. 100).

Les rapports variables que nous avons constatés entre l'origine du tronc cœliaque et le bord supérieur du pancréas s'expliquent aisément, à notre avis, par le double fait que : l'*origine du tronc cœliaque est un point assez fixe* (voy. plus loin : Origine du tronc cœliaque et Squelette), *tandis qu'au contraire la situation du corps pancréatique est sujette à d'assez grandes variations*. On sait, en effet, que le corps pancréatique répond d'ordinaire à la 1re vertèbre lombaire (Braune, Luschka, Bonamy-Beau-Broca, Schiefferdecker, Zuckerkandl) ou, d'après Wiart [201j], à la moitié inférieure de la 1re vertèbre lombaire et à la moitié supérieure de la 2e vertèbre lombaire. On sait également que le corps pancréatique peut être en *situation haute*, couvrant alors la moitié inférieure de la 12e vertèbre dorsale (Charpy, Sappey, Wiart, Testut) ou, plus souvent (Charpy) se trouver en *position basse*, surtout chez la femme (Testut), correspondant alors à la 2e vertèbre lombaire (Charpy, Wiart) ou même à la 3e vertèbre lombaire (Sappey).

Dès lors il nous semble assez logique d'admettre qu'avec un corps pancréatique en *situation normale*, l'origine du tronc cœliaque sera *sus-pancréatique*. Si le corps pancréatique est en *situation basse*, l'origine du tronc cœliaque sera encore *sus-pancréatique*, mais la distance la séparant du bord supérieur du pancréas atteindra son maximum. Si au contraire le corps pancréatique occupe une *situation haute*, l'origine du tronc cœliaque sera *rétro-pancréatique*, et suivant que cette situation haute sera plus ou moins accentuée, l'origine du tronc cœliaque se trouvera soit derrière le bord supérieur, soit au-dessous du bord supérieur du corps pancréatique.

Nous montrerons d'ailleurs (voy. paragraphe suivant) que l'origine du tronc cœliaque répond sur le squelette à un point *à peu près fixe*, ne variant que dans de très faibles limites. On peut donc admettre que les variations *propres* de l'*origine* du tronc cœliaque, variations négligeables, sont sans influence appréciable sur les rapports de ce tronc avec l'isthme pancréatique. C'est un fait que nous avons constaté sur 7 sujets pris au hasard.

5 fois le tronc cœliaque naissait à son niveau normal, c'est-à-dire vis-à-vis du disque séparant la 12e vertèbre dorsale de la 1re vertèbre lombaire. Or sur ces 5 cas : l'origine du tronc cœliaque était 3 fois sus-pancréatique et 2 fois rétro-pancréatique.

1 fois le tronc cœliaque naissait au niveau de la 1re vertèbre lombaire, à égale distance entre le bord supérieur et le bord inférieur du corps vertébral. Le tronc cœliaque était sus-pancréatique.

1 fois le tronc cœliaque naissait très bas, vis-à-vis du disque séparant la 1re et la 2e vertèbre lombaires. Dans ce cas encore, le tronc cœliaque était sus-pancréatique.

D'après Testut [136b], la situation *basse* du pancréas serait plus fréquente chez la femme, à cause de l'usage du corset. C'est donc chez elle que l'on devrait trouver le plus souvent l'origine *sus-pancréatique* du tronc cœliaque, si l'on accepte notre explication. Nos recherches semblent bien confirmer cette opinion. Parmi les 50 cas que nous avons examinés, c'est sur les sujets de sexe féminin que l'origine du tronc cœliaque était située le plus haut au-dessus du bord supérieur de l'isthme pancréatique. Par contre, sur les 12 cas dans lesquels l'origine du tronc cœliaque était *rétro-pancréatique*, il s'agissait 11 fois de sujets masculins et une seule fois de sujet féminin.

De tous ces faits, il faut retenir que les rapports entre l'origine du tronc cœliaque et l'isthme pancréatique varient dans d'assez grandes proportions. C'est là un détail sur lequel nous avons déjà insisté (voy. p. 71), en montrant qu'il était la principale cause des variations dans la *direction* du tronc cœliaque.

4. **Par rapport au Squelette.** — L'origine du tronc cœliaque est *assez fixe* par rapport *au squelette*. Elle répond presque toujours au disque séparant la 12e vertèbre dorsale de la 1re vertèbre lombaire, comme l'a écrit Winslow pour la première fois.

La majorité des auteurs admettent, après Winslow [141b], que le tronc cœliaque répond au disque compris entre la 12e vertèbre dorsale et la 1re lombaire. C'est ainsi que pensent Cloquet [71a], Boyer [68a], His et Spalteholz [159d], Poirier [120a], Rossi et Cova [191b].

D'autres auteurs placent le point d'origine un peu plus haut : Testut [135b], à la partie inférieure de la 12e dorsale. Haller [93a] et Theile [139a] au niveau de la 12e dorsale. Murray [116b] est seul à indiquer la 11e dorsale. Merkel [112b] place au contraire plus bas le point d'origine; il indique la 1re vertèbre lombaire.

Monguidi [113m], examinant 30 sujets a repéré d'une façon très précise le tronc cœliaque par rapport au squelette. Ce tronc se trouvait situé dans 70 p. 100 des cas devant la 1re vertèbre lombaire. Son origine correspondait, comme on peut le constater sur deux figures de Monguidi [113d], au disque unissant la 12e vertèbre dorsale et la 1re vertèbre lombaire. Exceptionnellement, l'origine du tronc cœliaque serait située au-dessus de ce point; plus exceptionnellement encore, l'origine du tronc cœliaque serait située au-dessous.

Frédéric [1c] a trouvé que le tronc cœliaque naissait au niveau de la 1re artère lombaire chez l'adulte. Si l'on admet que cette artère occupe la partie moyenne du corps de la 1re vertèbre lombaire, on voit que les résultats de cet auteur ne sont pas très éloignés de ceux de Monguidi.

Nos recherches sur cette question ne sont pas d'un très grand appoint, car elles n'ont porté que sur 7 sujets. Toutefois, nos résultats confirment ceux de Monguidi.

Sur ces 7 sujets :

5 fois l'origine du tronc cœliaque répondait au disque entre la 12e dorsale et la 1re lombaire.

1 fois l'origine du tronc cœliaque répondait au milieu du corps de la 1re lombaire.

1 fois l'origine du tronc cœliaque répondait au disque entre la 1re lombaire et la 2e lombaire.

5. **Par rapport à l'Artère mésentérique supérieure.** — Le tronc cœliaque émerge de l'aorte *immédiatement au-dessus* de l'origine de l'artère mésentérique supérieure. La distance qui sépare les deux vaisseaux, à leur origine, mesure ordinairement 1 à 3 millimètres.

Tout en reconnaissant que le tronc cœliaque et l'artère mésentérique supérieure naissent très près l'un de l'autre, les différents anatomistes ne sont pas tout à fait d'accord sur la distance qui sépare l'origine des deux vaisseaux. Pour les uns, la mésentérique supérieure naît « immédiatement au-dessous du tronc cœliaque ». C'est l'avis de Cruveilhier [73g], c'est aussi celui de Bourgery [151f]. Pour Sappey [130i], la mésentérique supérieure naît « à une très petite distance du tronc cœliaque ». D'autres auteurs donnent des chiffres; d'après Testut [135f], l'origine de chacun des deux vaisseaux est séparée par une distance de 1 à 2 centimètres. D'après Luschka [107h] et Poirier [120f], cette distance est de 2 centimètres. D'autre part, Poirier admet implicitement que la distance peut être beaucoup plus grande, car pour cet auteur le tronc cœliaque correspond au disque qui unit la 12e vertèbre dorsale à la 1re vertèbre lombaire, tandis que la mésentérique supérieure naît à peu près au niveau du disque unissant la 2e et la 3e vertèbre lombaires. Or le corps de deux vertèbres lombaires équivaut environ à une hauteur de 5 à 6 centimètres.

En somme, d'après ces descriptions la distance entre l'origine du tronc cœliaque et de la mésentérique supérieure pourrait varier entre quelques millimètres et 2 centimètres ou même plus. Ces chiffres sont *beaucoup trop forts* si l'on s'en rapporte aux travaux des anatomistes qui ont étudié spécialement cette question : Frédéric, Monguidi, Rossi et Cova. Frédéric conclut de ses recherches [1[c]] que la distance entre les origines des deux vaisseaux est *nulle* chez l'adulte. Ce rapprochement intime des deux troncs serait même la caractéristique d'un développement *complet* et normal chez l'adulte. « Et en effet, ajoute Frédéric, chez le nouveau-né ou l'enfant, il existe au contraire et d'une façon constante, *un écart sensible* entre les deux vaisseaux, cet écart mesurant en moyenne 2 à 3 centimètres et demi. Cette disposition rencontrée chez l'adulte constitue une anomalie rare... »

A ce dernier point de vue, nous ferons remarquer que l'opinion de Frédéric est d'accord avec celle de Theile [138[d]], Lauth [187[d]] et Dubrueil [77[e]] qui considèrent comme anomalies *rares* les cas dans lesquels la distance entre les deux vaisseaux atteint 27 millimètres (Theile, Lauth) ou 22 millimètres (Dubrueil).

Monguidi [113[l]] a repéré d'une façon très précise l'origine des deux troncs, sur 30 sujets. Il conclut de ses mensurations que les deux troncs sont si proches l'un de l'autre « qu'ils devront paraître fusionnés, à un examen superficiel ».

Rossi et Cova [191[a]], qui ont étudié 102 sujets, arrivent à conclure que la distance qui sépare les deux vaisseaux est extrêmement faible mesurant seulement de 1 à 2 millimètres.

Nos résultats sont entièrement conformes à ceux de ces trois derniers auteurs. Il suffit pour mettre ce fait en évidence de bien disséquer *à fond* le tronc cœliaque et la mésentérique supérieure en les dégageant complètement de leur gangue fibro-nerveuse si épaisse et si résistante. Ce n'est que sur les sujets non disséqués qu'il semble exister une certaine distance entre l'origine de chacun des deux vaisseaux : il n'y a là qu'une simple apparence.

Ce rapprochement intime des deux troncs explique et rend très excusable l'erreur des anciens anatomistes qui décrivaient ces deux vaisseaux nés d'un tronc commun, erreur qui fut commise par Galien et par les anatomistes antérieurs à Vésale. Il faut reconnaître que cette petite erreur était beaucoup plus près de la vérité que ne l'est l'opinion de quelques classiques (Testut, Luschka, Poirier, etc.), pour qui il existe entre les deux troncs vasculaires une distance variant de 1 à 2 centimètres ou même davantage. (Voy. encore la superbe coupe de Doyen [157[c]] ainsi qu'une planche de Barkow [145[m]].

## II. — Rapports de la terminaison du tronc cœliaque.

D'après nos recherches, le point de terminaison du tronc cœliaque présente une *fixité remarquable*, mais uniquement par rapport au bord *supérieur du pancréas*. Quelles que soient l'origine, la direction ou la longueur du tronc cœliaque, on le voit *toujours* se terminer au voisinage du *bord supérieur* de l'isthme pancréatique. Nous avons déjà insisté sur ce détail qui permet de bien saisir la cause de la *direction variable* du tronc cœliaque (voy. p. 71).

On trouve très peu de renseignements dans la littérature anatomique sur le point précis où se termine le tronc cœliaque.

Haller écrit [87[a]] que le tronc cœliaque se termine en se divisant au niveau de la partie inférieure du lobe de Spiegel, au-dessus du pancréas. Merkel [112[c]] admet que le tronc cœliaque se termine en se divisant, soit au-dessus du bord supérieur du pancréas, soit au-dessous de ce bord, suivant que le tronc cœliaque est court ou long.

Wiart [201[h]] consacre quelques lignes à ce sujet. « ...Quel que soit le niveau où se divise le tronc cœliaque, la face postérieure de l'isthme du pancréas recouvre les *portions initiales* des artères hépatique et splénique... » Wiart admet donc implicitement que la division du tronc cœliaque se fait au voisinage du bord supérieur de l'isthme pancréatique.

De même Franz [181] a conclu de l'étude de 28 sujets que dans son segment initial l'artère hépatique se trouvait toujours au voisinage plus ou moins immédiat du bord supérieur du pancréas, et que les variations oscillaient dans des limites très étroites. Ce qui est vrai de l'origine de l'hépatique l'est également pour la terminaison du tronc cœliaque. L'opinion de Franz vient donc à l'appui des faits constatés par Wiart et par nous-même.

## III. — Rapports du tronc cœliaque sus-pancréatique.

Rappelons que dans les trois quarts des cas le tronc cœliaque est en situation *sus-pancréatique* (voy. p. 87). Sa direction est alors *descendante* plus ou moins inclinée vers la *droite* (voy. p. 89). Nous décrirons donc au point de vue des rapports : deux faces *latérales*, l'une *supéro-droite*, l'autre *inféro-gauche* ; une face *antérieure* et une face *postérieure*.

1. **Face supéro-droite.** — Par sa face supéro-droite, le tronc cœliaque répond *au pilier droit du diaphragme* sur lequel il se couche plus ou moins, et au *flanc gauche de la veine cave inférieure* qui monte adossée au pilier droit du diaphragme. La veine cave inférieure ayant une direction à peu près verticale, le tronc cœliaque étant au contraire oblique en bas et à droite, il en résulte que le tronc cœliaque se rapproche de plus en plus de la veine cave à mesure qu'il descend. La terminaison du tronc cœliaque reste d'ailleurs en dedans de la veine cave inférieure sans l'atteindre. Assez souvent au niveau de sa terminaison le tronc cœliaque répond à l'*origine de la veine rénale gauche*. A droite encore et sur un plan antérieur à celui de la veine cave inférieure, le tronc cœliaque répond au *bord gauche du lobe de Spiegel*, plus ou moins développé, plus ou moins descendant suivant les sujets. Dans la position opératoire en lordose dorso-lombaire — position

de choix pour l'examen et l'accès de la région cœliaque — le lobe de Spiegel reste sensiblement distant du tronc cœliaque.

La *grosse veine coronaire stomachique* affecte des rapports variables avec le tronc cœliaque ; elle peut ramper le long de la face supéro-droite du tronc cœliaque, ou bien cheminer le long de sa face antérieure, ou bien enfin le long de sa face inféro-gauche, suivant le point où cette veine va se terminer : partie moyenne du flanc gauche du tronc porte (50 p. 100), partie inférieure du flanc gauche du tronc porte ou embouchure de la veine splénique (40 p. 100), tronc de la veine splénique (10 p. 100) (voy. fig. 30). La grosse veine coronaire stomachique ne manque que tout à fait exceptionnellement. Il nous semble utile d'en retracer rapidement la description à peine ébauchée dans les ouvrages classiques.

Le tronc de la veine coronaire stomachique est formé par la réunion de deux longues branches gastriques qui naissent au voisinage du pylore, anastomosées avec la veine pylorique. Ces deux branches d'origine remontent le long de la petite courbure de l'estomac, satellites des deux branches de bifurcation de l'artère coronaire stomachique, branches gastrique antérieure et postérieure. (Voy. Artère Coronaire stomachique.) Un peu au-dessus de la partie moyenne de la petite courbure, les deux branches veineuses ascendantes se réunissent pour former le tronc coronaire dont le calibre (3 à 5 millimètres) est toujours très important. Ainsi constitué le tronc veineux devient satellite du tronc de l'artère, puis il va se terminer d'une façon variable soit dans le tronc porte (2 fois sur 3), soit dans la veine splénique (1 fois sur 3).

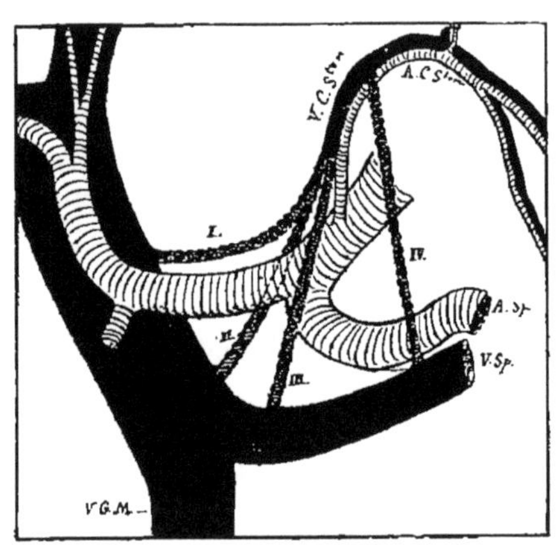


FIG. 30. — *Rapports variables de la grosse veine coronaire stomachique* (V. C. S[tom]. I, II, III, IV) *avec le tronc cœliaque et ses branches.*

VGM, veine grande mésentérique ; V. sp., veine splénique. La disposition I est la plus fréquente (50 p. 100) ; les dispositions II et III sont assez fréquentes (20 p. 100 pour chacune d'elles). La disposition IV est plus rare (10 p. 100).

Le tronc de la veine coronaire stomachique présente un *premier* segment, compris dans l'épaisseur de la faux de la coronaire. Il correspond de toutes pièces au segment arqué ou mobile de l'artère coronaire, les deux vaisseaux étant intimement accolés. La veine présente un *second* segment satellite du segment ascendant ou fixe de l'artère, la veine se plaçant d'ordinaire au-devant de l'artère. Dans un *troisième* et dernier segment la veine coronaire stomachique abandonne l'artère homonyme et, suivant son mode de terminaison, elle affecte des rapports variables avec le tronc cœliaque, l'artère hépatique ou l'artère splénique.

1° Dans la moitié des cas la veine coronaire stomachique va se jeter dans le *flanc gauche* du *tronc porte* immédiatement *au-dessus* et en arrière du point au niveau duquel l'artère hépatique commune croise ce flanc gauche. La veine coronaire stomachique chemine alors le long du bord droit du tronc cœliaque, puis le long du bord supérieur de l'artère hépatique commune. (Voy. I, fig. 30 ; voy. également fig. 130, 137.)

2° Assez souvent (environ 20 p. 100) la veine coronaire stomachique va se jeter dans la veine porte, plus bas que dans le cas précédent, tout près du confluent d'origine. La veine longe alors le bord droit du tronc cœliaque, puis elle croise la face postérieure de l'hépatique commune. (II, fig. 30 ; voy. également fig. 120.)

3° Assez souvent encore (environ 20 p. 100) la veine coronaire stomachique va se jeter dans la veine splénique, tout près de l'embouchure de cette dernière. La veine coronaire chemine alors au-devant du tronc cœliaque puis dans l'angle de bifurcation de ce tronc. (III, fig. 20 ; voy. également fig. 121, 126, 129, 134.)

4° Plus rarement (environ 10 p. 100) la veine coronaire stomachique déjetée vers la gauche, descend à gauche du tronc cœliaque et va se terminer dans la veine splénique après avoir croisé la face antérieure ou la face postérieure de l'artère splénique. (IV, fig. 20 ; voy. également fig. 124, 135.)

Le pourcentage que nous venons d'indiquer s'applique exclusivement au tronc cœliaque en situation *sus-pancréatique*. Caché derrière le pancréas, il est bien évident que le tronc artériel ne présente plus de rapports aussi immédiats avec la grosse veine coronaire stomachique. (Voy. fig. 119, 128, 133.)

La veine coronaire stomachique est peu sujette aux anomalies. Il est rare de voir son tronc faire défaut. Dans ces cas, les deux branches d'origine aboutissent à la veine pylorique qui devient volumineuse. Nous avons rencontré deux fois cette disposition sur un total de 50 sujets. Il est également exceptionnel de voir la veine coronaire stomachique se jeter soit dans le tronc porte près de sa terminaison, soit directement dans le foie, disposition considérée à tort comme normale par Jonnesco. (Nous avons noté une seule fois cette disposition.)

La veine coronaire stomachique est décrite en général d'une manière très incomplète. Elle n'a d'ailleurs été étudiée avec détail que par très peu d'anatomistes : Haller [93[j]], Walsham [285], Fürst [278], Hochstetter [280], Charpy [217[d]] et, plus récemment, Pierre Descomps [179[c]].

D'après Walsham et d'après Fürst, la veine coronaire stomachique se jette presque toujours dans le flanc gauche du tronc porte.

Hochstetter est d'avis que la veine coronaire stomachique se jette avec une fréquence égale soit dans le tronc porte, soit dans la veine splénique ; dans certains cas intermédiaires, la veine se jette au sommet de l'angle formé par le flanc gauche du tronc porte et le bord supérieur de la veine splénique ; parfois elle va se terminer dans la branche gauche de la veine porte. Comme anomalies, Hochstetter a vu la veine coronaire suppléée par la veine pylorique qui constituait alors la seule veine collectrice de la petite courbure. Dans un cas, la coronaire se terminait directement dans le lobe gauche du foie.

Charpy a examiné 73 sujets ; 50 fois la veine débouchait dans le tronc porte, 23 fois dans la veine splénique. Elle peut se jeter dans une veine pylorique volumineuse, dans la branche gauche de la veine porte, ou directement dans le lobe gauche du foie.

Descomps a vu la veine coronaire stomachique se jeter dans le bord gauche de la veine porte au-dessus du point où l'hépatique commune croise ce bord gauche (48 p. 100) ; ou bien la veine surcroisait l'hépatique commune à son origine pour aller se jeter dans le bord supérieur de la veine splénique (36 p. 100) ou bien enfin, disposition intermédiaire, la veine coronaire surcroisait l'hépatique commune et allait se jeter dans la veine porte, près du confluent d'origine (16 p. 100). Ces résultats se rapprochent assez sensiblement de ceux que nous avons obtenus.

2. **Face inféro-gauche.** — Par sa face inféro-gauche le tronc cœliaque sus-pancréatique répond au *bord supérieur du pancréas* au voisinage de l'isthme. C'est là un des rapports admis avec raison par la majorité des anatomistes. Toutefois, ces rapports varient en raison de l'inclinaison plus ou moins prononcée du tronc cœliaque vers la *droite*. Quand le tronc cœliaque est fortement incliné vers la droite, presque *horizontal*, il chemine parallèlement au bord supérieur du pancréas, comme couché sur ce bord (fig. 121, 129, 130, 137). Quand, au contraire, le tronc cœliaque est à peine incliné vers la droite, presque *vertical*, il forme avec le bord supérieur de la glande un angle cœliaco-pancréatique à ouverture regardant en haut et à gauche (fig. 123, 124, 126). En tout cas, comme nous l'avons déjà montré (p. 91), la *terminaison* du tronc cœliaque se fait *toujours* au *voisinage du bord supérieur de la glande pancréatique* Ce détail est à retenir dans les interventions sur cette glande.

L'*artère splénique* affecte des rapports variables avec le tronc cœliaque. Le plus souvent la splénique présente un court segment *sus-pancréatique*, comme l'a remarqué Pierre Descomps. Dans ce cas, l'artère s'interpose entre le tronc cœliaque et le bord supérieur du pancréas (fig. 124, 129, 134). Plus rarement, la splénique est d'emblée *rétro-pancréatique :* le tronc cœliaque répond alors, en bas et à gauche, au bord supérieur du pancréas sur un premier plan et, derrière ce bord, sur un second plan par conséquent, à la portion initiale de l'artère splénique (fig. 120, 127, 135, 137). Rappelons que la grosse veine *coronaire stomachique* descend quelquefois le long de la face inféro-gauche du tronc cœliaque (IV, fig. 30).

3° **Face antérieure.** — La face antérieure du tronc cœliaque est en rapport avec la portion *initiale* de l'artère coronaire stomachique. Ces rapports sont nécessairement plus ou moins étendus suivant que cette artère naît près de l'*origine* ou au contraire près de la *terminaison* du tronc cœliaque. (Voy. Artère coronaire stomachique ; voy. aussi fig. 123-124.)

La grosse veine coronaire stomachique croise parfois la face antérieure du tronc cœliaque (voy. III, fig. 30).

Le péritoine pariétal postérieur de l'arrière-cavité des épiploons se soulève au-devant du tronc cœliaque et de sa branche coronaire pour former le segment moyen de la cloison médiane qui sépare les deux poches secondaires de l'arrière-cavité (voy. p. 83). D'une façon médiate, la face antérieure du tronc cœliaque répond à la petite courbure de l'estomac. Dans la plupart des cas, le tronc cœliaque répond à la berge postérieure de cette petite courbure à peu près au niveau de l'angle d'union du corps de l'estomac avec le vestibule pylorique.

Il ne nous semble pas possible de donner des chiffres précis sur ce point, car le volume de l'estomac et la situation de la petite courbure varient dans d'assez grandes limites (estomac rétracté, dilaté, ptosique, etc.). De plus, la situation du canal pylorique n'est pas la même suivant l'attitude qu'on donne au sujet (simple décubitus dorsal, lordose opératoire) ou selon qu'on tend plus ou moins le ligament gastro-hépatique en écartant le bord antérieur du foie. Ces remarques permettent de comprendre la divergence des résultats obtenus par les auteurs qui ont cherché à donner des chiffres précis : Monguidi (voy. plus haut, p. 86), Addison (p. 86), Pierre Descomps (p. 86).

4° **Face postérieure.** — Par sa face postérieure le tronc cœliaque répond au versant *droit* de la face *antérieure* de l'aorte dont il est séparé par les fibres les plus internes du pilier diaphragmatique droit. A mesure qu'il descend, le tronc cœliaque s'écarte légèrement et progressivement de la face antérieure de l'aorte, déterminant ainsi la formation d'un angle cœliaco-aortique, qui mesure de 15 à 20° (voy. p. 69).

Entre le tronc aortique et la face postérieure du tronc cœliaque s'interpose d'ordinaire le segment tout à fait initial de l'artère mésentérique supérieure.

Le tronc cœliaque répond le plus souvent à la *première* vertèbre lombaire (voy. plus haut, p. 89). Comme d'autre part l'artère mésentérique supérieure naît également au-devant de cette vertèbre, on peut lui donner le nom de *vertèbre cœliaco-mésentérique*.

Le tronc cœliaque est enfoui dans un tissu fibro-nerveux excessivement résistant formé par le plexus solaire. Ce tissu fibro-nerveux est encore renforcé par du tissu cellulo-adipeux très dense, par quelques fibres du muscle de Treitz, et par un à trois ganglions lymphatiques placés au niveau de l'origine du tronc cœliaque (amas *supérieur*, ou cœliaque des ganglions préaortiques, de Poirier et Cunéo [120²]). Il en résulte la constitution d'une véritable gangue fibro-nerveuse pénible à disséquer ; elle fixe très solidement le tronc cœliaque, le soudant, pour ainsi dire, à la paroi abdominale postérieure et à la face antérieure de l'aorte. Ce n'est qu'après avoir dégagé le tronc cœliaque de cette épaisse gangue qu'il devient possible de le mobiliser. Ainsi libéré, le tronc cœliaque prend alors spontanément la direction antéro-postérieure que lui ont décrite de nombreux anatomistes (voy. p. 67).

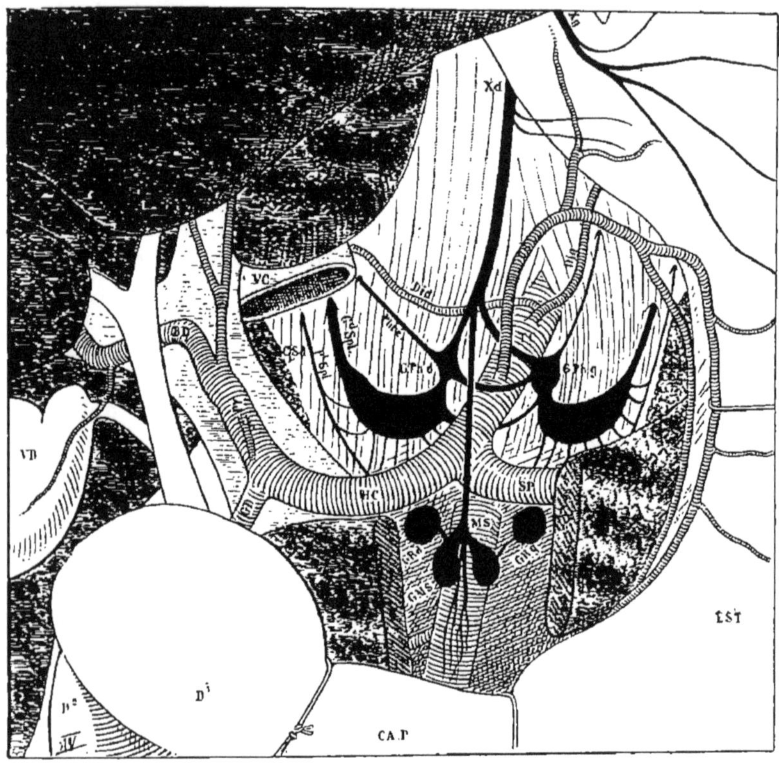


Fig. 31. — *Rapports du tronc cœliaque avec le plexus solaire.* (Figure demi-schématique établie en grande partie d'après les données de Laignel-Lavastine.)

Système nerveux en noir plein. Foie, pancréas, capsules surrénales, en gris foncé. On a réséqué une portion du corps pancréatique. Pour plus de clarté on n'a pas figuré la Veine Cave Inférieure (VC) ni les artères rénales. Le canal pylorique CAP et la première portion du duodénum (D¹) sont écartés et abaissés.

Xd, Xg, pneumogastriques droit et gauche.
Gd Spl., P¹ Spl., nerfs grand et petit splanchniques.
G.Ph.d, G Ph.g, ganglions phréniques droit et gauche.
G Rd, G Rg, ganglions réno-aortiques droit et gauche.
G Ms, ganglions mésentériques supérieurs droit et gauche.
C Sd, C Sg, capsules surrénales droite et gauche.
M S, artère mésentérique supérieure.
Les branches du tronc cœliaque (TC) sont indiquées par leurs initiales propres.

**Rapports du tronc cœliaque avec le plexus solaire.** — Les rapports du tronc cœliaque avec le plexus solaire ont été bien vus et décrits récemment par Laignel-Lavastine [186[a]] dont nous allons résumer la description.

Le nerf pneumogastrique *droit*, à 3 ou 4 centimètres au-dessus du tronc cœliaque et au voisinage de la coronaire stomachique, se divise en *trois* branches :

1° Une branche *médiane* qui, descendant plus bas que le tronc cœliaque, se perd sur l'artère mésentérique supérieure (au niveau des deux ganglions mésentériques plus ou moins fusionnés, situés au niveau de l'origine de l'artère mésentérique supérieure) ;

2° Une branche *latérale droite* qui, oblique en bas et en dehors, gagne le groupe ganglionnaire supérieur droit (formé des ganglions semi-lunaire et phrénique droits), s'anastomose avec l'extrémité interne de ce groupe ganglionnaire et contribue à former avec le grand splanchnique droit, l'anse mémorable de Wrisberg ;

3° Une branche *latérale gauche* qui, oblique en bas et en dehors, gagne le groupe ganglionnaire supérieur gauche (formé des ganglions semi-lunaire et phrénique gauches), s'anastomose avec l'extrémité interne de ce groupe ganglionnaire et contribue à former avec le grand splanchnique gauche, le ganglion semi-lunaire gauche et le ganglion phrénique gauche, une anse vagosympathique *gauche* symétrique de l'anse de Wrisberg.

On peut, à notre avis, schématiser ainsi les rapports du tronc cœliaque avec le plexus solaire : A son *origine*, le tronc cœliaque est en rapport avec la trifurcation du pneumogastrique droit et avec les deux ganglions phréniques, parfois fusionnés. A sa partie *moyenne* le tronc cœliaque est en rapport par ses faces latérales avec les deux ganglions semi-lunaires, unis entre eux par des filets anastomotiques qui encerclent le tronc cœliaque.

A sa partie *inférieure*, le tronc cœliaque répond, juste au-dessous de sa terminaison, aux deux ganglions réno-aortiques latéralement, et, sur la ligne médiane, aux deux ganglions mésentériques supérieurs, souvent fusionnés.

Il existe plusieurs planches anatomiques sur lesquelles le plexus cœliaque est représenté avec beaucoup de précision ; on pourra consulter en particulier les planches de Hirschfeld [158[a]], de Zuckerkandl [172[f]], de Bourgery [151[m]].

## IV. — Rapports du tronc cœliaque rétro-pancréatique.

Nous avons vu (p. 87) que *dans le quart des cas* le tronc cœliaque est entièrement masqué par le corps pancréatique. La direction du tronc cœliaque est alors ascendante ou transversale.

Le tronc cœliaque rétro-pancréatique répond *en avant* à la face postérieure du corps pancréatique au voisinage de l'isthme. La grosse veine splénique empiète plus ou moins sur l'origine du tronc cœliaque (voy. fig. 122, 133). *En arrière*, le tronc cœliaque répond, comme dans les cas où il est descendant, à la face antérieure de l'aorte. *A droite* le tronc cœliaque répond à la terminaison du tronc porte. *A gauche*, au premier segment de l'artère splénique.

La situation rétro-pancréatique du tronc cœliaque est à retenir au cas d'intervention sur le corps pancréatique. D'autre part, le plexus cœliaque qui accompagne le tronc cœliaque doit présenter un accès particulièrement difficile lorsqu'il est situé derrière le pancréas, et rendre bien délicate l'élongation ou la faradisation de ce plexus, pratiquées et préconisées par Jaboulay [312].

## V. — Projection du tronc cœliaque sur la paroi abdominale antérieure.

Nous n'avons pas étudié spécialement cette question que Monguidi semble bien avoir mise au point. Cet auteur a repéré d'une façon précise la projection du tronc cœliaque sur *30* cadavres. Comme points de repères, il divisait la ligne *xypho-ombilicale* en trois parties égales : tiers supérieur, tiers moyen et tiers inférieur [113k].

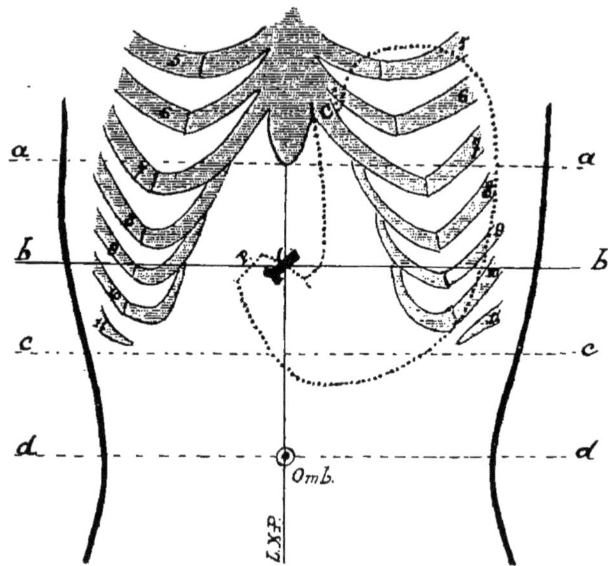


Fig. 32 (schématique). — *Projection du tronc cœliaque sur la paroi abdominale antérieure*, d'après les données de Monguidi et de A. Mathieu (voyez notre texte).

*a*, *a*, ligne horizontale passant par le sommet de l'appendice xyphoïde; — *b*, *b*, horizontale passant à l'union du tiers supérieur avec le tiers moyen de la ligne xypho-ombilicale; elle passe également par le cartilage de la 9e côte (9) et répond au tronc cœliaque; — *c*, *c*, horizontale passant à l'union du tiers moyen avec le tiers inférieur de la ligne xypho-ombilicale; — *d*, *d*, horizontale passant par l'ombilic (omb.); — C, cardia; — P, pylore.
*Dans* **93 p. 100** *des cas, le tronc cœliaque répond à la ligne b, b.*

Voici les résultats obtenus par cet auteur :

**11** fois le tronc cœliaque se projetait exactement sur la ligne transversale passant par l'union du tiers supérieur et du tiers inférieur (fig. 32, *bb*) de la ligne xypho-ombilicale.

**15** fois le tronc cœliaque se projetait immédiatement au-dessus de cette ligne.

**2** fois le tronc cœliaque se projetait immédiatement au-dessous.

**2** fois le tronc cœliaque se projetait beaucoup plus haut que dans les cas précédents, une fois au milieu du tiers supérieur, l'autre fois au niveau de l'appendice xyphoïde.

Si l'on fait abstraction des légères différences constatées dans les trois premières catégories de cas, on peut admettre que 28 fois sur 30, soit 93 p. 100 des cas, le *tronc cœliaque se trouve sur la ligne transversale qui sépare le tiers supérieur du tiers moyen de la ligne xypho-ombilicale* (fig. 32, ligne *bb*).

Nous ferons remarquer que cette fixité dans la projection du tronc cœliaque est entièrement d'accord avec la fixité d'*origine* du tronc cœliaque, fait sur lequel nous avons longuement insisté (voy. p. 89).

Une aiguille enfoncée perpendiculairement sur la ligne indiquée par Monguidi rencontrerait successivement : le vestibule pylorique, le tronc cœliaque, l'aorte, la 1re vertèbre lombaire. La mésentérique supérieure serait atteinte au niveau de son origine (Monguidi).

Les résultats obtenus par Monguidi sont presque entièrement d'accord avec les importantes recherches d'Addison [286] sur la projection des viscères abdominaux. D'après l'auteur anglais, la ligne transversale passant au niveau de l'union du tiers *supérieur* et du tiers *moyen* de la verticale *xypho-pubienne* traverse le canal pylorique et passe au niveau du bord inférieur de la *première* vertèbre lombaire, qui est la vertèbre *cœliaque*, ou cœliaco-mésentérique (voy. pp. 89 et 93). La différence entre les résultats de Monguidi et ceux d'Addison est donc bien faible. Addison a, de plus, remarqué que la ligne transversale passant par le bord inférieur de la 1re vertèbre lombaire, coupe de chaque côté le rebord costal au niveau de l'*union des* 8e *et* 9e *cartilages costaux*.

Il nous semble intéressant de rapprocher de ces résultats ceux que J.-Ch. Roux a obtenus dans la projection du *plexus cœliaque* [193]. Cet auteur a recherché la localisation précise et la projection du *point douloureux épigastrique* « étudié autrefois par Leven et Cruveilhier qui ont montré ses rapports avec le plexus solaire » (Laignel-Lavastine [186b]). A. Mathieu [311] a de nouveau bien insisté sur ce point *épigastrique* que l'on rencontre « très souvent » chez les *dyspeptiques*. J.-Ch. Roux enfonçait une aiguille perpendiculairement à la paroi abdominale au niveau du point douloureux épigastrique préalablement repéré du vivant du malade. Or, Roux a toujours trouvé que le point épigastrique répondait au *tronc cœliaque* et *au plexus cœliaque*. Laignel-Lavastine [185a], qui a contrôlé les recherches de Roux en employant la même technique, arrive à une conclusion identique et de plus il admet entièrement les délimitations suivantes données par Mathieu pour la localisation du point épigastrique. « Si l'on fait passer une ligne horizontale par le massif cartilagineux qui correspond au cartilage de la 9e côte des deux côtés, cette ligne rencontre à angle droit la ligne médiane verticale correspondant à la ligne blanche. Ainsi se trouvent dessinés deux triangles rectangles adossés dont l'hypoténuse est représentée en dehors par le rebord des fausses côtes, le sommet par l'appendice xyphoïde. *Le point douloureux à la palpation se trouve le plus souvent au niveau de l'angle droit, ou triangle épigastrique droit.* »

Plus récemment, J.-Ch. Roux [193 *bis*] a admis que ce point épigastrique était situé légèrement à droite de la ligne xypho-ombilicale, immédiatement au-dessus de la ligne qui réunit l'extrémité antérieure des dixièmes côtes droite et gauche. J.-Ch. Roux ajoute que « ... cette localisation indiquée par A. Mathieu, est en effet la plus habituelle, mais elle n'est pas absolument constante et nombre de malades indiquent comme siège du maximum de la douleur un point situé légèrement au-dessus ou au-dessous, mais toujours sur la ligne xiphoombilicale ou légèrement à droite... »

A. Mathieu et Laignel-Lavastine admettent avec J.-Ch. Roux que la localisation du point épigastrique *à droite* de la ligne médiane, est en rapport avec la déviation latérale *droite* du tronc cœliaque. Rappelons en effet que déjà Haller décrivait au tronc cœliaque une direction descendante oblique vers la *droite* (p. 67). Wiart a de nouveau insisté sur la très grande fréquence de cette inclinaison vers la droite (p. 68). Nous-même, à l'égal de Rossi et Cova, nous avons montré que cette inclinaison devait être considérée comme *normale* puisqu'elle est beaucoup plus souvent présente qu'absente (voy. p. 69) ; en même temps nous pensons avoir donné une explication satisfaisante des causes qui déterminent cette déviation (voy. p. 71). Satellite du tronc cœliaque, le plexus cœliaque serait donc situé en majeure partie à droite de la ligne médiane, d'où la localisation droite du point épigastrique de Ch. Roux et A. Mathieu.

Il est possible, d'ailleurs, que d'autres causes interviennent dans la localisation droite du point épigastrique. Le ganglion semi-lunaire *droit* est ordinairement plus volumineux que le gauche. D'autre part, le ganglion droit est plus accessible à la palpation que le ganglion du côté gauche, ce dernier étant recouvert par l'estomac et parfois par le bord supérieur du pancréas, tandis que le ganglion droit, occupant la région du vestibule (de l'arrière-cavité des épiploons) est plus directement palpable à travers la paroi abdominale antérieure et, derrière celle-ci, le léger voile constitué par le petit épiploon.

Quoi qu'il en soit, la recherche du point épigastrique, ou mieux du *point cœliaque*, nous semble présenter un réel intérêt clinique non seulement dans les affections dyspeptiques, mais encore et surtout dans certaines affections du pancréas, en particulier au point de vue du diagnostic souvent délicat de la *pancréatite hémorragique*, que Guinard a le premier tenté de bien individualiser [310].

D'après Guinard, en effet, la douleur brusque nettement localisée, méritant le nom de « névralgie cœliaque » donné par Friedreich, constitue un des quatre symptômes cardinaux de la pancréatite hémorragique.

---

# CHAPITRE III

## ANOMALIES DU TRONC CŒLIAQUE

La plupart des ouvrages classiques sont extrêmement brefs sur les anomalies du tronc cœliaque. On trouve cependant dans la littérature anatomique un important faisceau de documents sur cette question. C'est ainsi que l'on consultera avec profit les ouvrages de Haller [88, 89, 90, 93], Quain [163, 164], Tiedemann [169, 170], Langenbeck [105, 160], Barkow [145, 146, 204], Dubrueil [77], etc., ainsi que les monographies de Leriche et de Villemin [188], Rossi et Cova [191, 192], Pierre Descomps [179], Vincens [266], etc.

D'autre part il a été publié sur les anomalies du tronc cœliaque un assez grand nombre d'observations isolées.

En joignant à tous ces documents les résultats de nos recherches personnelles, il nous a été possible de décrire les anomalies du tronc cœliaque avec plus de détail et de précision qu'on ne l'avait fait jusqu'ici.

### CLASSIFICATION

Les anomalies du tronc cœliaque sont très *variables* dans leurs dispositions. Il est toutefois possible de les réunir en *trois groupes* que nous allons tout d'abord énumérer.

1° PREMIER GROUPE : **Anomalies portant sur la ramification essentielle du tronc cœliaque** (artères coronaire stomachique, hépatique, splénique).

Ce premier groupe comprend *quatre* classes d'anomalies.

*a)* **Anomalies par excès** : tronc cœliaque *surcomplet en apparence.* — Le tronc cœliaque semble parfois surcomplet à première vue. Il donne, par exemple, l'artère coronaire, l'artère splénique et *deux* artères hépatiques (voy. fig. 35 et obs. 16, fig. 133). Dans les cas de ce genre le tronc cœliaque n'est « surcomplet » qu'en apparence. En réalité son unité hépatique est dédoublée en deux demi-unités. Il s'agit là d'une anomalie peu fréquente (environ 2 p. 100). La duplicité porte presque toujours sur l'artère *hépatique*. Comme anomalies rarissimes, on a cité la duplicité de la coronaire stomachique et de la splénique.

*b*) **Anomalies par défaut :**

*α*) *Tronc cœliaque « pseudo-complet »* (voy. fig. 37 et obs. 18, fig. 135; obs. 21, fig. 136). — Parfois le tronc cœliaque paraît complet à première vue. Il donne en effet ses trois branches essentielles à l'endroit ordinaire. Avec un peu d'attention on remarque cependant que son calibre est un peu diminué et qu'une de ses trois branches essentielles est incomplète.

Par exemple, le tronc cœliaque donne naissance à une artère coronaire normale, à une artère splénique également normale et à une artère hépatique *anormale* en ce sens qu'elle se rend uniquement au lobe *gauche* du foie. En cherchant un peu, on trouve alors que le lobe *droit* du foie reçoit son alimentation sanguine d'une artère anormale provenant de la mésentérique supérieure. Cette branche hépatique née de la mésentérique supérieure représente alors exactement ce qui manque à l'hépatique cœliaque pour être normale (ou complète). Le tronc cœliaque n'est donc pas absolument normal ; en apparence il paraît être complet ; en réalité il lui manque quelque chose : il est, si l'on veut, *pseudo-complet*. C'est une anomalie fréquente. On la rencontre dans 12 p. 100 des cas environ.

*β*) *Tronc cœliaque incomplet* (voy. fig. 34 et obs. 14, fig. 131 ; obs. 15, fig. 132; obs. 17, fig. 134). — Le tronc cœliaque peut ne donner naissance qu'à *deux* de ses trois branches essentielles; la branche dont il est dépossédé naît, dans ces cas, d'une source voisine. On dit alors que le tronc cœliaque est *incomplet*. C'est une anomalie assez fréquente. On la rencontre dans 10 à 11 p. 100 des cas.

*c*) **Absence du tronc cœliaque**, par origine séparée de ses trois branches ordinaires (voy. obs. 31, fig. 144 ; obs. 32, fig. 145 ; obs. 33 et 34, fig. 146, 147).

Les trois branches essentielles du tronc cœliaque peuvent naître isolément. Dans ces cas il n'existe plus de tronc cœliaque à proprement parler car pour qu'il y ait tronc cœliaque, il faut au moins deux branches réunies en un seul tronc d'origine. La naissance isolée des trois branches essentielles a parfois été décrite sous le nom de triplicité du tronc cœliaque. Il nous semble plus logique de décrire ce genre d'anomalie sous le nom d'*absence du tronc cœliaque, par origine séparée de ses trois branches essentielles*. C'est une anomalie rare (1 p. 100).

*d*) **Tronc cœliaco-mésentérique** (voy. obs. 9, planche 126 ; obs. 36, fig. 148 ; obs. 39, 40, 41, 42, 43, 44 et fig. 149 à 154).

## ANOMALIES DE RAMESCENCE DU TRONC CŒLIAQUE

*(Explication schématique de ces anomalies.)*

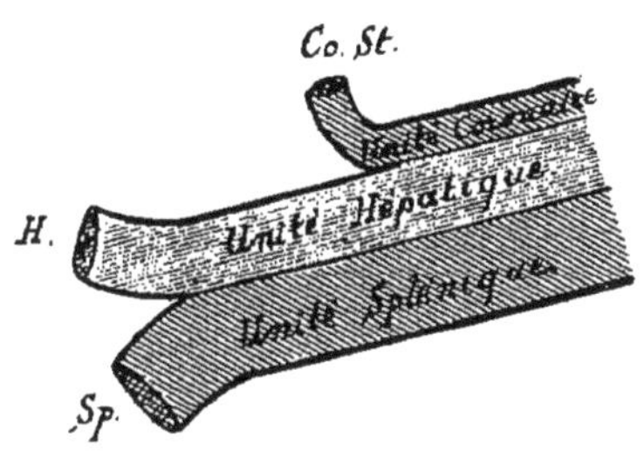


Fig. 33.

Tronc cœliaque *complet*, c'est-à-dire donnant naissance à ses trois branches essentielles, chacune de ces dernières étant normale (c'est-à-dire unique, non dédoublée).

Les trois unités du tronc cœliaque sont alors réunies en un seul tronc, la *trinité* cœliaque est parfaite.

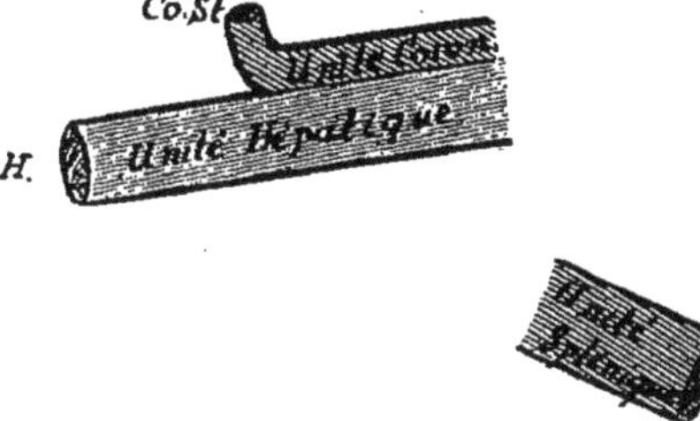


Fig. 34.

Tronc cœliaque *incomplet*, par suite de l'origine isolée et aberrante de l'artère splénique. Dans cet exemple, le tronc cœliaque est décomposé en un tronc corono-hépatique et une splénique naissant isolément. Au lieu de la sphénique ce peut être l'hépatique ou bien, la coronaire qui naissent isolément.

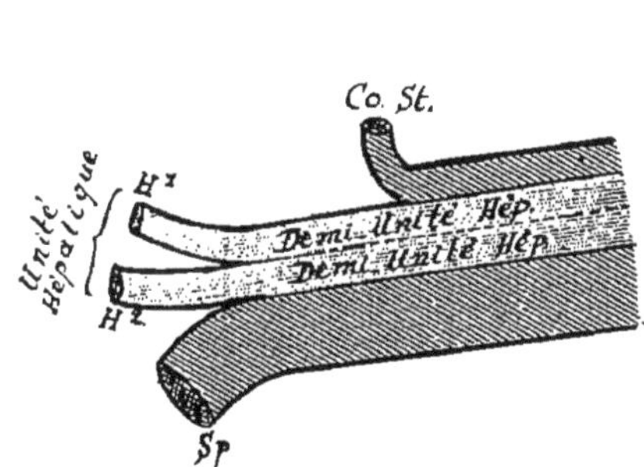


Fig. 35.

Tonc cœliaque *surcomplet en apparence* par suite du dédoublement de l'artère hépatique (H', H²). A première vue le tronc cœliaque paraît surcomplet; il n'en est rien; il y a simplement dédoublement d'une des branches du tronc cœliaque, ici l'artère hépatique.

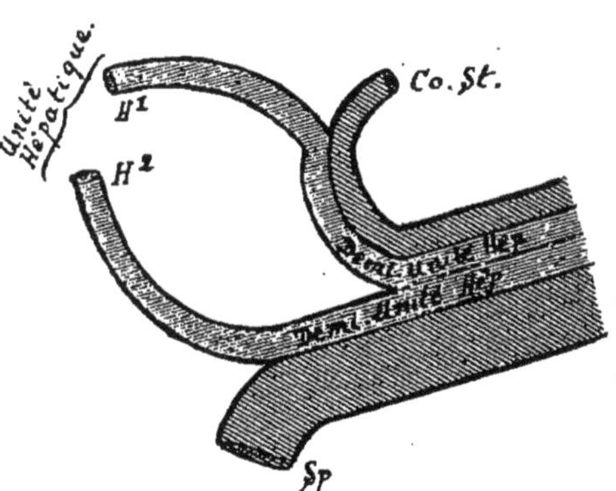


Fig. 36.

Tronc cœliaque dont l'artère hépatique est *dédoublée* : l'hépatique droite (H²) naît directement de la terminaison du tronc cœliaque; l'hépatique gauche (H ) naît par un tronc commun avec la coronaire stomachique.

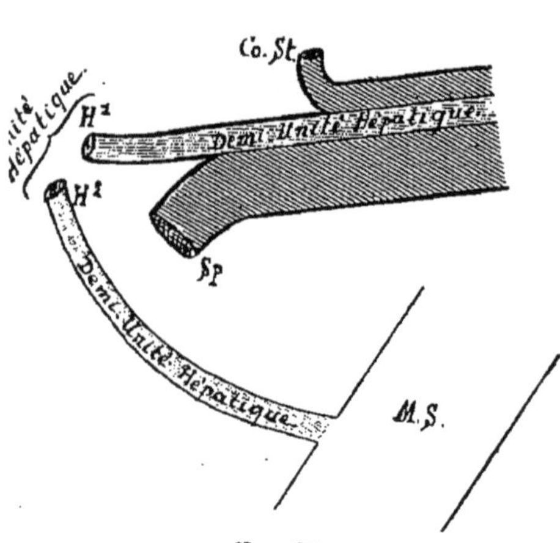


FIG. 37.

Tronc cœliaque *pseudo-complet* par suite de l'origine aberrante de l'hépatique droite (H²). Le tronc cœliaque pourrait sembler complet à première vue, dans les cas de ce genre. Mais on note toujours que l'hépatique cœliaque est manifestement réduite de volume : elle ne représente qu'une partie de l'unité hépatique. Il existe une hépatique accessoire qui complète l'hépatique cœliaque.

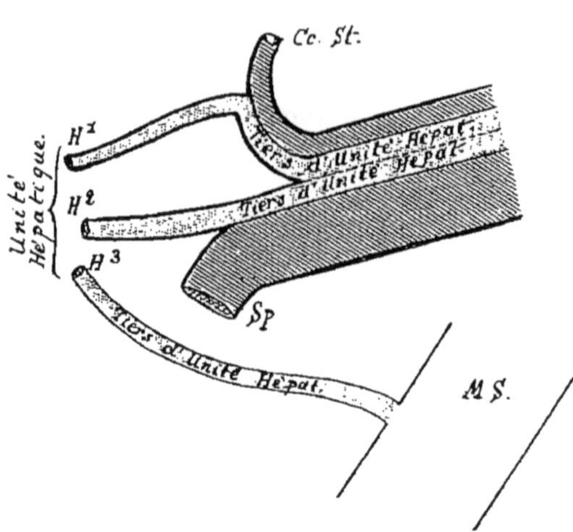


FIG. 38.

Fractionnement de l'artère hépatique en 3 branches distinctes (H¹, H², H³) (ou triplicité de l'artère hépatique). Le foie est irrigué par trois artères distinctes d'origine ; mais chacune d'elles représente simplement une fraction plus ou moins importante de l'unité hépatique. Toutes les anomalies de nombre des artères du corps sont explicables par un schéma analogue.

Le tronc cœliaque muni de ses trois branches essentielles (tronc cœliaque complet, pseudo-complet, ou surcomplet) ou muni seulement de deux de ses branches essentielles (tronc cœliaque incomplet) peut naître *par un tronc commun* avec la *mésentérique supérieure*. On dit alors qu'il existe un tronc cœliaco-mésentérique, anomalie peu fréquente (1 1/2 à 2 p. 100).

DEUXIÈME GROUPE : **Anomalies portant sur la ramification secondaire du tronc cœliaque.**

Ce groupe comprend *deux* classes :

*a*) Le tronc cœliaque peut donner naissance à certaines *branches supplémentaires variables*. Les artères diaphragmatiques inférieures étant mises à part, on doit considérer comme anomalies un certain nombre de rameaux accessoires fournis d'ailleurs assez rarement par le tronc cœliaque.

*b*) Il est une variété d'anomalie du tronc cœliaque tout à fait curieuse et sur laquelle on commence à peine à être fixé : nous voulons parler de l'existence anormale de *canaux anastomotiques entre le tronc cœliaque* (ou l'une de ses branches) et *l'artère mésentérique supérieure* (ou l'une de ses premières branches). Nous essaierons d'esquisser l'histoire de ces *canaux anastomotiques cœliaco-mésentériques* (voy. obs. 45 à 56).

TROISIÈME GROUPE : **Anomalies de calibre et anomalies de longueur du tronc cœliaque.**

Le tableau suivant résume les différents groupes d'anomalies que nous venons d'énumérer :

I. — Anomalies portant sur la **ramification essentielle** du tronc cœliaque.

*a*) *Par excès* (duplicité d'une des trois branches essentielles), tronc cœliaque *surcomplet en apparence* (§ 1).

*b*) *Par défaut* :

α — Absence *partielle* d'une des trois branches essentielles : tronc cœliaque *pseudo-complet* (§ 2).

β — Absence *totale* d'une des trois branches essentielles : tronc cœliaque *incomplet* (§ 3).

*c*) *Absence du tronc cœliaque*, par origine séparée de chacune des trois branches essentielles (§ 4).

*d*) *Tronc cœliaco-mésentérique*, tronc cœliaque né en commun avec la mésentérique supérieure (§ 5).

II. — Anomalies portant sur la **ramification secondaire** du tronc cœliaque.

*a*) *Rameaux accessoires* variables (§ 6).

*b*) *Canaux anastomotiques* cœliaco-mésentériques (§ 7).

III. — Anomalies de **longueur** (§ 8) et Anomalies de **calibre** (§ 9).

Cette classification ne vise, bien entendu, à aucune prétention scientifique, puisque, en particulier, elle ne repose pas sur l'*embryologie*. Nous l'avons adoptée uniquement pour mettre un peu d'ordre dans l'exposé de la question. C'est une simple classification d'attente ; elle nous a semblé suffisamment pratique et d'ailleurs jusqu'aujourd'hui aucun auteur n'a proposé de classification des anomalies du tronc cœliaque. Toutefois, après avoir étudié en détail les différentes anomalies du tronc cœliaque, nous essaierons de montrer comment on peut, à l'heure actuelle, en s'appuyant particulièrement sur les vues de Tandler, jeter les bases d'une *classification basée sur l'embryologie* (voy. p. 128).

## § 1. — Tronc cœliaque fournissant quatre branches essentielles : Tronc cœliaque surcomplet en apparence.

Fréquence : 2 p. 100.

Dans ce genre d'anomalies le tronc cœliaque donne *quatre* branches essentielles, par suite de la duplicité d'une de ses trois branches ordinaires.

A priori on pourrait concevoir l'existence possible d'un tronc cœliaque donnant cinq ou six branches distinctes par suite de la duplicité de deux ou de ses trois branches essentielles. Mais jusqu'ici on n'a signalé que la variété dans laquelle une seule des trois branches était double.

Il s'agit d'ailleurs non pas d'une duplicité vraie mais d'un *dédoublement* par bifurcation précoce. Le tronc cœliaque semble « surcomplet ». Ce n'est là qu'une apparence (voy. fig. 35; obs. 16, fig. 133 ; obs. 149, 151, 153, 154, 155, 156, 157, 158 et 158 *bis*).

Lorsque le tronc cœliaque possède quatre branches essentielles, c'est presque toujours par suite du *dédoublement de l'artère hépatique.*

L'une des deux artères hépatiques représente l'hépatique ordinaire (fournissant la gastro-duodénale) moins sa branche terminale *droite*. Cette dernière est en effet représentée par la seconde hépatique, toujours uniquement destinée au lobe droit (Voy. Anomalies de l'artère hépatique.)

On peut expliquer l'existence d'un tronc cœliaque surcomplet (en apparence) par la bifurcation très précoce de l'artère hépatique en ses deux branches hépatiques droite et gauche, ou même par l'émergence prématurée de la branche hépatique terminale droite.

Dans des cas infiniment plus rares, une des deux hépatiques représente l'hépatique ordinaire moins la gastro-duodénale. Cette dernière naît alors isolément du tronc cœliaque. (Voy. Gastro-duodénale, Anomalies.)

L'existence d'un tronc cœliaque pourvu de quatre branches essentielles n'est pas très fréquente. Voici quelques chiffres qui permettent de s'en rendre compte.

Sur 102 sujets examinés, Rossi et Cova ont noté 3 fois l'existence de cette anomalie; c'était toujours l'artère *hépatique* qui était double) ou mieux dédoublée (obs. 154, 155, 156).

Sur 55 sujets, Jacquemet a constaté une seule fois que le tronc cœliaque présentait quatre branches terminales; la branche double était l'artère *hépatique* (obs. 151).

Sur 131 sujets, Sousloff note que deux fois l'artère *hépatique* était dédoublée au niveau de son origine cœliaque (obs. 148, 158 *bis*.)

Leriche a examiné 55 sujets; il note que dans un cas, le tronc cœliaque donnait quatre branches : *coronaire stomachique* double, puis l'hépatique et la splénique. (Voy. Anomalies de la coronaire stomachique).

Sur 50 sujets examinés par nous, dans un seul cas, le tronc cœliaque donnait quatre branches terminales; la branche double était l'artère *hépatique* (obs. 16, fig. 133).

Pierre Descomps a rencontré cette disposition une seule fois sur un total de 50 sujets examinés, c'était la *coronaire stomachique* qui était dédoublée. (Voy. Anomalies de la coronaire stomachique.)

En plus des 9 observations précédentes, on peut citer les observations de Elworthy (obs. 149), Giacomini (obs. 150), Franz (obs. 152), Okinczyc (obs. 153

et fig. 172). On peut également ajouter à cette liste un cas de Rossi et Cova (obs. 157), dans lequel il existait un court tronc commun (1 centimètre) pour l'hépatique ordinaire (donnant la gastro-duodénale) et l'hépatique accessoire allant au lobe droit du foie. Il faut encore mentionner un cas représenté par Haller (voy. obs. 164 et fig. 174) dans lequel la splénique était dédoublée, le tronc cœliaque donnant en plus l'hépatique et la coronaire stomachique. Huber aurait peut-être rencontré un cas analogue, d'après Sœmmering [133[b]]. Vincens semble avoir vu un cas où le tronc cœliaque donnait en plus de l'hépatique et de la splénique une *coronaire* double [266[e]].

En réunissant tous ces cas, on arrive à un total de 18 sujets sur lesquels le tronc cœliaque donnait quatre branches essentielles par suite du dédoublement d'une des trois branches ordinaires :

*a*) 13 fois sur 18, c'est-à-dire dans les *deux tiers des cas* au moins, c'est l'artère *hépatique* qui était dédoublée. Dans toutes les observations détaillées, il est spécifié qu'il existait une hépatique représentant l'hépatique *ordinaire* et fournissant la gastro-duodénale; l'autre hépatique est destinée au lobe *droit* du foie, fournit la cystique, et représente la branche droite, précocement née, de l'hépatique ordinaire. (Pour plus de détails, voir : Anomalies de l'artère hépatique; Hépatiques accessoires.)

*b*) 3 fois sur 18, c'est la *coronaire* qui était dédoublée; enfin 2 fois sur 18, c'était la *splénique*.

Donc, *en pratique, il faut retenir que quand une des trois branches du tronc cœliaque est dédoublée*, c'est *presque toujours l'artère hépatique*. Haller connaissait cette anomalie qu'il écrit avoir vu assez souvent [88[b]].

D'ailleurs, si l'on tient seulement compte des cas observés dans les statistiques portant sur des sujets examinés *en série* (388 sujets), on remarque que sur 9 cas, c'est 7 fois l'artère *hépatique* qui était dédoublée (Rossi et Cova, 4 cas; Sousloff, 2 cas; Da Silva R. B., 1 cas); 2 fois seulement, c'était la coronaire stomachique (Leriche, 1 cas; Descomps, 1 cas).

## § 2. — Diminution partielle d'une des branches essentielles du tronc cœliaque : tronc cœliaque pseudo-complet.

Dans ce genre d'anomalies le tronc cœliaque donne naissance à ses trois branches essentielles ; mais l'une d'elles est *incomplète*, *anormale*. Fréquence : environ **12 p. 100** (voy. fig. 37 ; obs. 18, fig. 135; obs. 19; obs. 21 et fig. 136 ; obs. 90, 92, 99, 100, 105 et fig. 166 ; obs. 113, 115, 121 à 123 et fig. 168, 169; obs. 124, 126 à 131 ; obs. 132 et fig. 170 ; obs. 148, fig. 171 ; voy. également six planches de Pierre Descomps [179[bb]]).

Presque toujours (en pratique : toujours) c'est l'*artère hépatique* qui est incomplète. A première vue l'anomalie pourrait passer inaperçue. L'artère hépatique née du tronc cœliaque se comporte à peu près comme une hépatique normale : elle en possède les rapports et la distribution générale. Mais en y regardant de près, on constate que cette hépatique cœliaque ne fournit aucune branche importante au lobe *droit* du foie. Ce dernier est en effet irrigué par une artère anormale provenant presque toujours de la mésentérique supérieure. L'artère anormale ou hépatique-mésentérique représente la branche *droite* aberrante d'une artère hépatique ordinaire. (Voy. Anomalies de la mésentérique supérieure, et Anomalies de l'artère hépatique.) Le tronc cœliaque possède alors un calibre un peu inférieur à celui qu'il a quand l'artère hépatique naît complètement de lui.

On voit, en résumé, que cette anomalie ne s'impose pas à première vue, puisque à un examen superficiel tout semblerait normal. C'est pour cette raison que nous avons appliqué l'épithète de *pseudo-complet* au tronc cœliaque présentant cette anomalie.

Le tronc cœliaque peut-il revêtir l'aspect pseudo-complet, par suite de l'origine aberrante et partielle de la *coronaire stomachique* ou de la *splénique?* Sans doute, de semblables faits sont très possibles. Toutefois, nous pensons qu'ils doivent être excessivement rares. Malgré nos recherches bibliographiques, nous n'avons pu retrouver qu'un seul cas ayant trait à cette dernière disposition. (Voy. cas de Hyrtl, Anomalies de l'artère splénique.)

Au contraire, l'existence d'une hépatique cœliaque incomplète constitue une anomalie très fréquente puisqu'on la rencontrerait dans environ 12 p. 100 des cas. Nous nous contenterons de signaler cette anomalie qui fera l'objet d'une étude détaillée. (Voy. Artère mésentérique supérieure et Anomalies de l'artère hépatique.)

Tandler a donné une explication embryologique très satisfaisante de cette anomalie. (Voy. p. 58 et Artère mésentérique supérieure.)

### § 3. — Tronc cœliaque dépourvu en totalité d'une de ses trois branches essentielles : tronc cœliaque incomplet.

Il s'agit là d'une anomalie fréquente, comme nous l'avons déjà indiqué (voy. p. 64). On la rencontre dans 10 à 11 p. 100 des cas (27 fois sur un total de 257 sujets examinés en série). Chacune des trois branches ordinaires du tronc cœliaque peut tour à tour présenter une origine isolée et aberrante. Il en résulte l'existence de trois variétés distinctes :

*a) Coronaire non fournie par le tronc cœliaque* : le tronc cœliaque se bifurque en hépatique et splénique. = Tronc *hépato-splénique* (fig. 39, p. 112).

*b) Hépatique non fournie par le tronc cœliaque* : le tronc cœliaque se bifurque en coronaire et splénique. = Tronc *corono-splénique* (fig. 40 et 41, p. 113).

*c) Splénique non fournie par le tronc cœliaque* : le tronc se bifurque en hépatique et coronaire = Tronc *corono-hépatique* (fig. 42, 114).

Ces trois variétés ont été signalées par de nombreux anatomistes. Toutefois, il n'a pas encore été donné de chiffres exacts sur leur fréquence relative. (Voy. ci-dessous les différentes opinions émises sur cette question.)

En nous basant sur les chiffres publiés dans les statistiques de Rossi et Cova, Leriche et Villemin, Pierre Descomps, ainsi que sur ceux obtenus par nous-même, nous arrivons aux conclusions suivantes : *Lorsque le tronc cœliaque est* INCOMPLET, *c'est-à-dire lorsqu'une de ses trois branches essentielles ne naît pas de lui, c'est le plus souvent la coronaire stomachique qui manque* (5 p. 100) ; *très souvent c'est l'artère hépatique* (4 p. 100). *Exceptionnellement c'est l'artère splénique* (1 p. 100). *On peut dire que les artères coronaire stomachique et hépatique sont les plus infidèles des trois branches du tronc cœliaque. La splénique en est au contraire la plus constante.*

Haller [88[b]] a vu plusieurs fois le tronc cœliaque dépourvu d'une de ses trois branches essentielles. Tantôt c'était la *coronaire* qui manquait; tantôt c'était l'artère *hépatique*. Haller n'a jamais vu manquer la splénique [93[b]]. Ce serait donc la branche la plus fixe du tronc cœliaque.

Otto aurait examiné, d'après Hildebrandt [100[a]], un grand nombre d'anomalies du tronc cœliaque; or cet auteur ne signale que deux variétés de tronc cœliaque incomplet, celles que Haller a rencontrées. Otto ne semble pas avoir vu manquer la splénique. Bertrandi [66] a vu plusieurs cas dans lesquels le tronc cœliaque ne donnait que deux de ses trois branches essentielles : c'était toujours l'artère *hépatique* qui manquait. Lauth a trouvé 3 cas dans lesquels le tronc cœliaque ne donnait que deux branches : c'était la *coronaire stomachique* qui manquait [187[b]]. Quain [163[a], 164[e]] n'indique et ne figure comme variété que celle dans laquelle c'est *l'artère hépatique* qui manque. Sœmmering n'indique également que cette variété [133[a]].

Dubrueil [77[d]] écrit que lorsque le tronc cœliaque n'a que deux branches : «... la coronaire stomachique, la splénique et plus rarement l'hépatique manquent tour à tour... ».

D'après Krause [104], quand le tronc cœliaque n'a que deux branches, c'est ordinairement la *coronaire* qui manque, rarement l'hépatique. Ainsi Krause semble admettre que la splénique est la branche la plus fixe du tronc cœliaque. D'après Franz [181] et Poirier [120[e]], c'est ordinairement la *coronaire stomachique* qui manque. Pour Testut, au contraire, c'est l'*hépatique* qui manquerait le plus souvent [135[f]]. D'après Pierre Descomps [179[d]] «... l'artère hépatique vient *toujours* du tronc cœliaque. C'est des trois artères *la seule* qui en naisse toujours;... la splénique y fait défaut dans 2 p. 100 des cas, et la coronaire stomachique, dans 10 p. 100 des cas ».

Il est inutile de prolonger cette liste. Elle suffit à mettre en évidence la grande divergence des opinions émises sur cette question. On remarquera toutefois que pour la majorité des auteurs cités plus haut, c'est bien l'*artère splénique* qui semble être la plus fixe des trois branches du tronc cœliaque (Haller, Otto, Krause).

Nous résumerons dans le tableau suivant les statistiques sur lesquelles nous nous sommes basé dans l'exposé de nos conclusions :

*a*) Rossi et Cova [191g] : 102 sujets examinés ; 12 fois le tronc cœliaque ne donnait que deux de ses branches :

6 fois, c'est l'hépatique qui manquait.
4 — la coronaire —
2 — la splénique —

*b*) Leriche et Villemin [188i] : 55 sujets examinés ; 5 cas de tronc cœliaque incomplet :

3 fois, c'est la coronaire qui manquait.
2 — l'hépatique —

*c*) Pierre Descomps [179ddd] : 50 sujets examinés ; 6 cas de tronc cœliaque réduit à deux branches :

5 fois, c'est la coronaire qui manquait.
1 — la splénique —

*d*) Da Silva Rio Branco : 50 sujets examinés ; 4 cas de tronc cœliaque incomplet :

3 fois, c'est l'artère hépatique qui manque.
1 — la coronaire stomachique.

En totalisant les résultats : 27 cas de tronc cœliaque incomplet sur un total de 257 sujets examinés en série :

13 fois, c'est la coronaire qui manque (5 p. 100).
11 — l'hépatique — (4 p. 100).
3 — la splénique — (1 p. 100).

Sur tous les sujets examinés par Rossi et Cova, Leriche, Villemin, Descomps, et par nous-même, les trois branches essentielles du tronc cœliaque étaient présentes : mais l'une d'elles n'était pas fournie par le tronc cœliaque.

Il est tout à fait rarissime de voir le tronc cœliaque ne donner que deux de ses trois branches essentielles, par suite de l'absence *congénitale* d'une de ces trois branches. Il s'agit alors de dispositions constatées sur des fœtus monstrueux présentant une absence congénitale du foie (absence de l'artère hépatique), de l'estomac (absence de la coronaire stomachique) ou de la rate (absence de la splénique), anomalies le plus souvent incompatibles avec la vie. Nous ne faisons que signaler l'existence de ces anomalies. En pratique, elles sont négligeables étant données leur rareté extrême et leur non-existence chez l'adulte, leur étude appartenant à la tératologie. (Voy. encore Anomalies de la coronaire stomachique, de la splénique, de l'hépatique.)

Nous avons exposé antérieurement les vues de Tandler sur le développement du tronc cœliaque (voy. p. 58 et fig. 33). Il est aisé d'expliquer l'existence d'un tronc cœliaque *incomplet* en se reportant aux figures que nous avons données sur cette question.

Première variété : **Tronc hépato-splénique.** — C'est la variété la plus fréquente (5 p. 100). Nous en baserons la description sur 16 cas qu'il nous a été possible de rassembler (voy. ci-dessous).

Le volume de la coronaire étant assez faible, il en résulte que le calibre du tronc hépato-splénique est très légèrement inférieur à celui d'un tronc cœliaque complet.

Le tronc hépato-splénique possède la direction ordinaire du tronc cœliaque. L'inclinaison vers la droite est le plus souvent bien marquée.

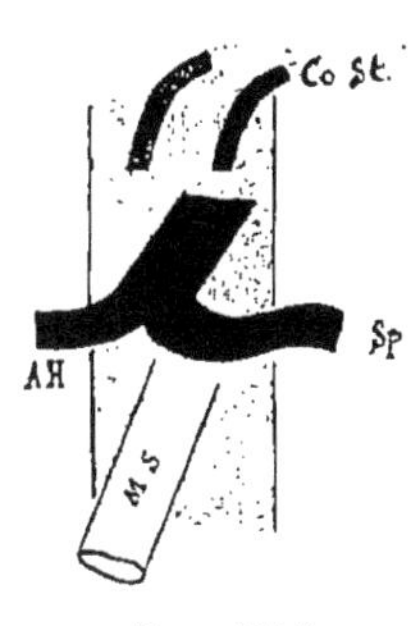


(5 p. 100.)

FIG. 39.

Tronc cœliaque *incomplet*. Variété : tronc hépato-splénique ; la coronaire stomachique (Co. st.). naît isolément au-dessus du tronc hépato-splénique, soit juste au-dessus, soit un peu à droite.

La coronaire stomachique naît alors *toujours* de l'*aorte* (16 fois sur 16 cas), au voisinage immédiat du tronc hépato-splénique, soit, le plus souvent, au-dessus de ce tronc, soit beaucoup plus rarement à droite de lui. La coronaire donne assez fréquemment naissance à l'une des deux artères diaphragmatiques inférieures ou à toutes les deux ; plus rarement elle donne une hépatique gauche accessoire. (Voy. Anomalies de l'artère hépatique.)

Les 16 cas sur lesquels nous avons basé cette description se répartissent ainsi : Rossi et Cova, 4 cas [191[i]] ; Leriche et Villemin, 3 cas [188[i]] ; Descomps, 5 cas [179[eee]] ; da Silva Rio Branco, 1 cas ; Vincens, 1 cas [266[a]] ; Tiedeman, 1 cas [169[i]] ; Rudolph, 1 cas (obs. 165).

Sur ces 16 cas, il en est 4 (ceux de Rossi et Cova) dans lesquels la ramification collatérale de la coronaire n'est pas spécifiée. Dans les autres cas voici les dispositions constatées :

*a*) La coronaire donnait une ou plusieurs diaphragmatiques : 6 fois sur 12 cas.

*b*) La coronaire donnait un rameau hépatique gauche accessoire : 5 fois (Rudolph, Leriche, Descomps, Vincens).

*c*) La coronaire présentait sa ramification normale : 4 fois.

En tenant compte des statistiques fournies par Descomps, Leriche et Villemin et par nous-même, on obtient les chiffres suivants :

| | | | | | |
|---|---|---|---|---|---|
| Disposition | *a* : 5 fois sur 155 sujets examinés, | | | soit | 3 p. 100 |
| — | *b* : 2 | — | — | — | 1 p. 100 |
| — | *c* : 2 | — | — | — | 1 p. 100 |

Ces chiffres sont donc sensiblement inférieurs à ceux donnés par Descomps. D'après cet auteur, le tronc hépato-splénique existerait dans 10 p. 100 des cas ; la coronaire fournirait alors une ou plusieurs diaphragmatiques dans 6 p. 100 des cas ; et une hépatique supérieure gauche accessoire dans 2 p. 100 des cas.

DEUXIÈME VARIÉTÉ : **Tronc corono-splénique.** — C'est une variété presque aussi fréquente (4 p. 100) que la précédente. Nous en baserons la description sur l'étude de 24 cas détaillés.

Voici la liste de ces 24 cas : Mayer, 1 cas (obs. 59, fig. 161) ; Quain, 1 cas (obs. 60, fig. 162) ; Barkow, 1 cas (obs. 62) ; Tiedemann, 3 cas [169[c]] ; Fawcett, 1 cas (obs. 63, fig. 163) ; Farabeuf, 1 cas (obs. 64) ; Tandler, 3 cas (obs. 73 à 75 et fig. 164) ; Leriche et Villemin, 2 cas (obs. 71 et 72) ; Rossi et Cova, 6 cas [191[j]], [192[1]] ; Piquand, 1 cas (obs. 80, fig. 165) ; Gentes, 1 cas (obs. 81).

Enfin 3 cas nous sont personnels; ces cas sont décrits et figurés dans les observations 14, 15, 17 et fig. 131, 132, 134.

Lorsque l'artère hépatique ne naît pas du tronc cœliaque, ce dernier présente un *calibre* toujours sensiblement *inférieur* à celui d'un tronc cœliaque complet. Ce fait obligatoire est noté dans la plupart des observations ; il est facile à constater sur toutes les bonnes figures (Tiedemann, Quain, Tandler, Rossi et Cova, Piquand, etc.).

Le tronc corono-splénique *se dirige* presque toujours vers la *gauche*. Parmi les 24 cas cités plus haut, il n'en est que 15 dans lesquels la direction du tronc cœliaque est notée ou figurée : 12 fois le tronc cœliaque se dirige plus ou moins obliquement vers la gauche ; 3 fois il est verticalement descendant. Nous avons déjà montré à propos de la direction ordinaire du tronc cœliaque (voy. p. 70) que c'était l'artère hépatique qui déterminait l'inclinaison normale du tronc cœliaque vers la droite. Dès lors quand l'artère hépatique ne naît pas de ce tronc, on voit celui-ci s'incliner vers

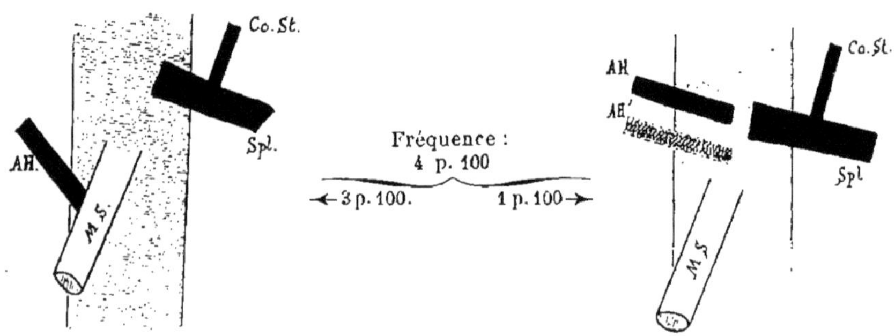


Fig. 40. — *Tronc corono-splénique.*

L'artère hépatique AH naît de la *mésentérique* supérieure. (Disposition ordinaire.) (3 p. 100.). Noter l'inclinaison prononcée du tronc corono-splénique vers la gauche.

Fig. 41. — *Tronc corono-splénique.*

L'artère hépatique naît directement de l'*aorte*, à droite (AH) du tronc corono-splénique, ou au-dessous (AH') de lui. (Disposition assez rare.) (1 p. 100.)

la *gauche*, ou en tout cas, l'inclinaison vers la droite est ordinairement absente. Rossi et Cova ont bien insisté sur ce point (voy. p. 71).

L'artère hépatique naît alors presque toujours de la *mésentérique supérieure* : 18 fois sur 24. Beaucoup plus rarement elle naît directement de l'*aorte* : 5 fois sur 24 ; dans un cas personnel, l'artère hépatique était dédoublée, l'hépatique droite provenait de la mésentérique supérieure (obs. 17, fig. 134).

Quand l'artère hépatique naît de la mésentérique supérieure (fig. 40), elle se détache toujours d'un point très rapproché de l'origine de cette dernière. (Voy. Artère mésentérique supérieure.)

Quand l'hépatique naît directement de l'aorte (fig. 41), elle se détache toujours d'un point situé un peu à droite de la ligne médiane, au-dessous du tronc corono-splénique, ou à droite de ce tronc. (Voy. artère hépatique, origine.)

Troisième variété : **Tronc corono-hépatique** (fig. 42). — C'est la variété la moins fréquente (1 p. 100). Nous avons déjà montré en nous appuyant sur d'importantes statistiques (voy. p. 110 et 111) que la *splénique* était la *plus constante* des trois branches du tronc cœliaque. D'ailleurs, Haller, malgré sa longue expérience, n'avait jamais vu naître cette artère ailleurs que du tronc cœliaque.

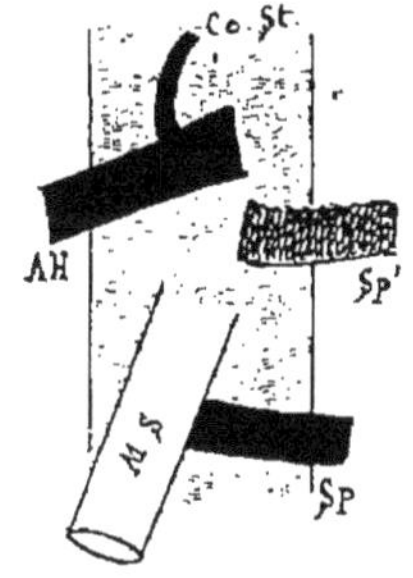


Fréquence . 1 p. 100.

Fig. 42. — *Tronc corono-hépatique.*

La splénique (Sp) naît presque toujours de la mésentérique supérieure (Ms); tout à fait exceptionnellement elle naît (Sp') directement de l'aorte.

Nous ne connaissons que 7 cas publiés sur ce genre d'anomalies : Barkow, 1 cas (obs. 174) ; Cruveilhier, 1 cas (obs. 265); Rauber, 1 cas (obs. 120); B. Tyrie, 1 cas [198]; Rossi et Cova, 2 cas [191[1]]; Descomps, 1 cas [179[ee]].

Dans cette variété, le tronc corono-hépatique possède un calibre nettement inférieur à celui d'un tronc cœliaque complet, l'artère splénique étant la plus puissante des trois unités du tronc cœliaque.

Le tronc corono-hépatique présente le plus souvent cette inclinaison vers la droite que nous avons décrite au tronc cœliaque normal (voy. p. 70, 71). Il nous a même semblé que ce renversement vers la droite atteignait ordinairement son maximum dans ces cas où il existe un tronc corono-hépatique.

L'artère splénique naît presque constamment de la mésentérique supérieure (6 fois sur 7 cas). Dans un seul cas (B. Tyrie), la splénique naissait directement de l'aorte au-dessous du tronc corono-splénique. (Voy. encore : Artère splénique, Origine, Anomalies.)

## § 4. — Absence du tronc cœliaque.

Par absence du tronc cœliaque nous entendons : l'*origine distincte et séparée de chacune des trois branches principales de ce tronc.*

Fréquence : environ 0,8 p. 100 ou 1 p. 130.

Nous n'aurons donc pas en vue dans ce paragraphe l'anomalie dans laquelle le tronc cœliaque manque par suite de l'*absence congénitale* de ses trois branches. Il s'agit là d'une disposition incompatible avec la vie, car elle s'accompagne de l'absence congénitale des viscères auxquels se rendent normalement les branches du tronc cœliaque. L'étude de semblables cas est du ressort de la tératologie. Nous n'en connaissons d'ailleurs qu'un seul exemple rapporté par Calori (obs. 30).

L'origine distincte des trois branches du tronc cœliaque a été vue par plusieurs anatomistes parmi lesquels nous citerons : Quain (obs. 35), Otto (cité par Hildebrandt [100c]), Geoffroy Saint-Hilaire [82a], Tiedemann (obs. 31 et fig. 144), Dubrueil (obs. 32 et fig. 145), Langenbeck [105b], Rossi et Cova (obs. 33 et 34, fig. 146, 147).

Haller paraît bien ne pas avoir connu cette anomalie. Dubrueil la considérait comme très rare [77b], car, d'après cet auteur, il n'en existait que deux cas, un qui lui était personnel et un autre appartenant à Quain. En réalité, l'opinion de Dubrueil est légèrement exagérée puisque l'absence du tronc cœliaque a été vue par pas mal d'anatomistes. Sur un total de 257 sujets (voy. Statistique, p. 63), cette anomalie n'a été constatée que 2 fois, par Rossi et Cova. On la rencontrerait donc avec une fréquence de 0,8 p. 100, c'est-à-dire 1 fois sur 130 sujets pris en série.

Nous ne connaissons que 5 cas publiés avec détail (obs. 31, 32, 33, 34, 35). Le mode d'origine de chaçune des trois branches est assez variable. Le plus souvent les trois branches naissent de l'aorte autour d'une zone très limitée qui correspond à l'insertion ordinaire du tronc cœliaque : en haut et sur la ligne médiane se détache la coronaire, en bas et à droite l'artère hépatique, en bas et à gauche la splénique. (Voyez les figures annexées aux observations.) Toutefois, dans le cas de Dubrueil la disposition était tout à fait anormale, la splénique naissait la première, l'hépatique venait ensuite ; enfin la coronaire se détachait au niveau le plus inférieur. D'autres fois, tandis que la coronaire et la splénique naissent directement et séparément de l'aorte, l'hépatique provient de la mésentérique supérieure (cas de Tiedemann). Dans un cas plus complexe, il existait deux artères hépatiques (cas de Rossi et Cova), une provenant de l'aorte, l'autre de la mésentérique supérieure.

En somme, il n'existe pas un type spécial à ce genre d'anomalie. En envisageant l'artère hépatique en particulier, on pourrait dire : quand les trois branches du tronc cœliaque naissent séparément, l'artère hépatique provient soit de l'aorte, soit de la mésentérique supérieure.

### § 5. — Tronc cœliaque naissant en commun avec l'artère mésentérique supérieure : Tronc cœliaco-mésentérique.

Nous avons déjà longuement insisté sur la proximité d'origine du tronc cœliaque et de la mésentérique supérieure (voy. p. 90). Normalement, en effet, ces deux vaisseaux ne sont séparés, à leur point d'origine aortique, que par un intervalle tout à fait restreint, mesurant 1 à 3 millimètres. A un examen superficiel, les deux gros troncs vasculaires pourraient paraître fusionnés. Ce n'est là qu'une simple apparence qui a été prise à tort pour la réalité par Galien et par tous les anatomistes qui lui ont emprunté sa description sur les branches de l'aorte abdominale (voy. p. 35).

En réalité, il s'agit là d'une anomalie *peu fréquente* (1 1/2 à 2 p. 100), bien qu'elle ait été rencontrée par un assez grand nombre d'auteurs, dont les uns la tiennent pour assez fréquente, les autres, au contraire, pour rarissime.

Vesling [62] nous paraît être le premier anatomiste qui ait cité l'existence de cette anomalie. Cet auteur relate l'avoir rencontrée une seule fois et il fait la remarque que c'est une disposition rare. Morgagni aurait vu également une fois cette anomalie [115] chez une femme, d'après Tiedemann.

Haller a pendant longtemps considéré cette anomalie comme non-existante, « ...malgré l'erreur de beaucoup d'anatomistes qui la décrivaient comme la disposition normale ». Haller est très catégorique sur ce point ; il écrit, en effet, à propos de la mésentérique supérieure : « ...*Unica est perpetuo et diversa a cœliaca...* » [89a]. Toutefois, dans ses derniers ouvrages d'anatomie [90g], cet auteur rapporte qu'en l'année 1751, il a vu naître le tronc cœliaque en commun avec la mésentérique, anomalie tout à fait rare, « *perraro* », écrit-il alors [94].

D'après Tandler [8a], l'existence d'un tronc cœliaco-mésentérique aurait été observée cinq fois par Meckel [190] pour qui cette disposition ne serait donc pas rare. Geoffroy Saint-Hilaire partage cette opinion « ... J'ai trouvé moi-même cette variété que quelques auteurs signalent à tort comme très rare... » [82]. Quain [163] dit avoir vu quelques exemples de cette anomalie. Theile écrit [138d] que la mésentérique supérieure forme *assez souvent* un tronc commun avec le tronc cœliaque. Dubrueil tient cette disposition pour *très rare* [77a] car il rapporte qu'il ne l'a rencontrée qu'une seule fois. Luschka [107i] réédite l'opinion exprimée par Dubrueil. Henle [98l] cite un cas qui appartiendrait à Zagorsky [203]. Dans son bel atlas, Tiedemann figure un cas relatif à ce genre d'anomalie (voy. obs. 36, fig. 148). Barkow, qui a étudié très minutieusement le tronc cœliaque, n'indique qu'une seule fois l'existence d'un tronc cœliaco-mésentérique [204a]. Struthers (obs. 37), Aéby [173], Hyrtl [234] ont chacun pour leur propre compte signalé cette anomalie Tandler a pu en réunir 4 cas inédits ; 3 lui sont personnels (obs. 41, 43, 44 et fig. 151, 153, 154) ; le quatrième lui a été communiqué par Zuckerkandl (obs. 42, fig. 152).

Vincens [236] aurait constaté 4 fois cette anomalie sur un total de 300 troncs cœliaques examinés.

Sur un total de 257 sujets examinés en série (voy. Statistique, p. 63) l'existence d'un tronc cœliaco-mésentérique a été noté 4 fois (2 cas de Rossi et Cova, obs. 39 et 40 et fig. 149, 150 ; 1 cas de Leriche, obs. 38 ; 1 cas personnel, obs. 9, fig. 126).

Nous baserons notre description sur l'analyse de 10 cas publiés avec quelque détail (obs. 36 à 44 et obs. 9).

De ces observations, il résulte tout d'abord que le tronc cœliaco-mésentérique peut se présenter sous différents aspects, suivant que les trois branches essentielles du tronc cœliaque, coronaire stomachique, hépatique, splénique, sont *simples* et naissent toutes trois du tronc cœliaco-mésentérique, ou suivant au contraire qu'une de ces trois branches est *double*. En somme, les anomalies des *branches essentielles* du tronc cœliaque peuvent se rencontrer quel que soit le mode d'origine de ce tronc, qu'il naisse séparément par rapport à la mésentérique supérieure, ou au contraire par un tronc commun avec cette dernière.

Dans la variété *la plus simple*, on voit naître de l'aorte, au point d'origine ordinaire du tronc cœliaque ou de la mésentérique supérieure, un tronc vasculaire de très fort calibre — 10 à 15 millimètres — qui après un court trajet se bifurque en deux grosses branches secondaires dont l'une n'est autre que le tronc cœliaque et la seconde, l'artère mésentérique supérieure. A part leur origine fusionnée, les deux gros vaisseaux ne présentent rien d'anormal dans leur ramification. Le tronc cœliaque donne d'abord la coronaire stomachique, puis il se termine en se bifurquant en hépatique et splénique. Cette disposition existait dans un cas de Rossi et Cova (obs. 40, fig. 150).

Une variété très voisine de la précédente se trouve réalisée lorsque la fusion des deux gros troncs originels est poussée plus loin que dans le cas précédent : on voit alors naître de l'aorte un tronc de fort calibre qui se termine en donnant naissance, au même point, aux branches ordinaires du

(1) En parcourant la très intéressante thèse de Vincens, on trouve neuf observations dans lesquelles il est écrit que le tronc cœliaque naissait de l'aorte « en même temps que la mésentérique supérieure ». M. le docteur Vincens a bien voulu nous envoyer quelques renseignements complémentaires sur cette question. En réalité, dans huit des observations auxquelles nous faisons allusion, il y avait *simple contiguïté* entre l'origine du tronc cœliaque et celle de la mésentérique supérieure. Dans un seul cas il existait une fusion véritable (tronc cœliaco-mésentérique). D'ailleurs M. Vincens nous a écrit qu'il avait vu naître 4 fois le tronc cœliaque et la mésentérique supérieure en commun, sur un total de 300 sujets examinés. Nous remercions M. Vincens de nous avoir très aimablement communiqué ces renseignements complémentaires.

tronc cœliaque et à la mésentérique supérieure. Une semblable disposition doit être possible, bien que nous n'en ayons pas trouvé d'observations. Toutefois, l'un des cas de Rossi et Cova (obs. 39, fig. 149) et le cas figuré par Tiedemann (obs. 36, fig. 148) peuvent rentrer dans cette variété, car la disposition répond dans ses grandes lignes à la description que nous venons de donner. La seule différence, c'est que dans les deux exemples cités, l'artère coronaire stomachique naît la première du tronc cœliaco-mésentérique.

En résumé, voilà deux variétés dans lesquelles le tronc cœliaque est *complet*, c'est-à-dire qu'il fournit ses trois branches essentielles. Si, par contre, le tronc cœliaque fusionné avec la mésentérique supérieure est *incomplet*, c'est-à-dire ne donnant que deux de ses trois branches essentielles, de nouvelles variétés vont se présenter.

C'est ainsi, par exemple, que si la *coronaire stomachique* naît isolément de l'aorte, on verra le tronc cœliaco-mésentérique naître au-dessous de la coronaire et se bifurquer d'abord en tronc cœliaque et mésentérique supérieure. Puis le tronc cœliaque se bifurquera en hépatique et splénique. Cette disposition existait dans notre cas personnel (obs. 9, fig. 126), ainsi que dans celui décrit par Struthers (obs. 37). Un des cas de Tandler (obs. 41, fig. 151) rentre dans cette variété. Un autre cas du même auteur (obs. 43, fig. 153) ne diffère des précédents que par l'origine isolée non pas de l'artère coronaire mais de la splénique.

Enfin si l'une des trois branches essentielles du tronc cœliaque est *double*, et nous savons que ce dédoublement se produit presque exclusivement au niveau de l'artère hépatique (v. p. 107), de nouvelles variétés de tronc cœliaco-mésentérique vont être réalisées. Deux cas de Tandler (obs. 42 et 44, fig. 152, 154) font partie de ce groupe. Dans un cas le tronc cœliaco-mésentérique se divisait d'abord en tronc cœliaque et en mésentérique supérieure. Le tronc cœliaque donnait une artère hépatique (hépatique *gauche*) et l'artère splénique. Quant à la mésentérique supérieure, elle fournissait l'hépatique *droite*. La coronaire naissait isolément de l'aorte, au-dessus du tronc cœliaco-mésentérique. Dans l'autre cas de Tandler, la disposition était presque semblable dans ses grandes lignes.

Nul doute, à notre avis, que l'on puisse observer des dispositions différentes de celles sur lesquelles nous nous sommes basé pour tenter une description d'ensemble. Mais peu importe le détail : *toutes les variétés constatées ou constatables peuvent en dernière analyse se ramener à l'un des quatre types suivants :*

1° Tronc cœliaco-mésentérique avec tronc cœliaque *complet*, c'est-à-dire donnant ses trois branches essentielles ;

2° Tronc cœliaco-mésentérique avec tronc cœliaque *incomplet*, c'est-à-dire ne donnant que deux de ses trois branches essentielles ;

3° Tronc cœliaco-mésentérique avec tronc cœliaque *pseudo-complet*, c'est-à-dire dont une partie plus ou moins importante d'une des trois branches essentielles ne naît pas de lui (c'est, en pratique, toujours l'artère hépatique) ;

4° Tronc cœliaco-mésentérique avec tronc cœliaque en apparence *surcomplet*, c'est-à-dire dont une des trois branches essentielles est double. (C'est en pratique toujours l'artère hépatique.)

Tous ces types ont été décrits à propos du tronc cœliaque possédant son origine *normale*, c'est-à-dire séparée de la mésentérique supérieure.

Nous conclurons donc : *Le tronc cœliaco-mésentérique est susceptible de se présenter sous différents aspects qui sont liés au mode de naissance variable des trois branches essentielles du tronc cœliaque. Ces différents aspects ne diffèrent pas — dans leurs grandes lignes — des dispositions que peut présenter le tronc cœliaque quand il a son origine normale, c'est à-dire non fusionnée avec celle de la mésentérique supérieure.*

Rappelons que l'existence d'un tronc cœliaco-mésentérique, rare chez l'homme, est normale chez certains animaux, tels que la taupe. C'est en étudiant cette anomalie chez la taupe que Tandler est arrivé à en donner une explication embryologique très séduisante (voy. p. 56, 57). D'après Rossi et Cova [192ff], le tronc cœliaque généralement indépendant de la mésentérique supérieure, chez les mammifères, est plus ou moins fusionné avec cette dernière dans certaines espèces : c'est ainsi que chez le hérisson, il existe un tronc commun qui se bifurque en tronc cœliaque et en mésentérique supérieure. Chez le cobaye, la fusion est poussée encore plus loin : il existe un tronc unique qui donne directement naissance à la coronaire stomachique, à la splénique, à l'hépatique, à la mésentérique supérieure.

## § 6. — **Rameaux accessoires et secondaires.**

En plus de ses trois branches essentielles (coronaire stomachique, hépatique, splénique), le tronc cœliaque peut donner naissance à un certain nombre de *rameaux accessoires secondaires*. Nous avons déjà montré que les diaphragmatiques inférieures occupaient une place à part en raison de leur origine cœliaque très fréquente. (Voy. p. 79, 80; voy. également Artères diaphragmatiques.) De même nous avons signalé l'existence possible du dédoublement d'une des trois branches essentielles du tronc cœliaque. (Voy. p. 107, Tronc cœliaque surcomplet.)

Les artères diaphragmatiques inférieures étant mises à part, ainsi que les anomalies du tronc cœliaque portant sur la duplicité des trois branches *essentielles*, nous décrirons rapidement les rameaux secondaires et accessoires qui peuvent naître du tronc cœliaque. Leur nombre est assez grand, comme on peut le constater par la liste suivante : Rameaux pancréatiques, rameau gastrique, rameau capsulaire, rameau gastro-pancréatique, rameau colique, rameau duodénal, rameau rénal, rameau diaphragmatique terminal.

De tous ces rameaux anormaux, il en est deux plus fréquents à eux seuls que tous les autres réunis : le rameau *pancréatique* et le rameau *gastrique*. Du moins c'est la conclusion que nous tirons de nos recherches et de celles de Rossi et Cova. Nous trouvons ainsi que le rameau *pancréatique* existerait dans environ 7 p. 100 des cas; le rameau gastrique se présenterait avec une fréquence égale. Dans 2 ou 3 p. 100 des cas, il existerait un des rameaux signalés plus haut, différents des rameaux pancréatique ou gastrique.

*a*) **Rameau pancréatique** (7 p. 100). — Ce rameau présente souvent un calibre important, parfois légèrement inférieur à celui de la coronaire stomachique. Il naît de la bifurcation du tronc cœliaque, du sommet de l'angle intercepté par la splénique et l'hépatique, de sorte que le tronc cœliaque paraît alors trifurqué, ou même quadrifurqué si la coronaire naît au même point que les autres branches.

Ce rameau se porte en bas, derrière l'isthme du pancréas, et fournit souvent à gauche une petite branche pancréatique transverse. Arrivé à la partie inférieure de l'isthme, le rameau pancréatique va former une *petite arcade antérieure* au-devant de la tête pancréatique, en s'anastomosant par inoculation avec une petite branche venue de la gastro-duodénale ou d'une de ses branches de bifurcation (gastro-épiploïque droite, pancréatico-duodénale inférieure droite).

Nous pensons que ce rameau pancréatique représente une artère pancréatique *à peu près constante*, mais dont l'origine varie légèrement, en ce sens qu'elle se fait toujours au voisinage du tronc cœliaque : soit, le plus souvent, au niveau de l'origine de la splénique (50 p. 100) ou de l'hépatique (25 p. 100) ou bien entre ces deux artères au niveau de l'angle de bifurcation du tronc cœliaque (6 à 7 p. 100), ou enfin au niveau de la mésentérique supérieure (18 à 20 p. 100) tout près de son origine.

Haller connaissait bien cette artère qu'il a été le premier à décrire en détail sous le nom de *pancreatica magna* ou *suprema*. (Voy. plus loin Artère mésentérique supérieure.)

*b*) **Rameau gastrique**. — Le tronc cœliaque donne parfois (env. 7 p. 100) un petit rameau gastrique accessoire se portant à la partie moyenne de la petite courbure stomacale. Il se détache ordinairement de la partie la plus élevée du tronc cœliaque, tout près de son origine. Il s'agit dans ces cas d'un simple petit rameau sans grande importance. Nous montrerons en effet à propos des anomalies de la coronaire stomachique (voy. cette question) qu'il est excessivement *rare* de trouver deux troncs coronaires distincts par suite du dédoublement de cette artère.

*c*) **Rameau gastro-pancréatique.** — Ce rameau a été trouvé 2 fois seulement par Rossi et Cova (sur un total de 102 sujets). De la partie supérieure du tronc cœliaque naissait un rameau qui se portait à gauche et après un certain parcours il se divisait en deux branches dont l'une allait à l'estomac et l'autre au pancréas.

*d*) **Rameau capsulaire.** — Ce rameau semble assez rare. Petsche [48[a]] nous paraît être le premier anatomiste qui l'aît signalé. Dans le cas publié par cet auteur, le tronc cœliaque se divisait en trois branches : artère coronaire stomachique, artère splénique et artère *capsulaire droite*. L'artère hépatique naissait de la mésentérique supérieure. Rossi et Cova ont trouvé 3 fois seulement ce rameau sur un total de 102 sujets examinés. Dans un cas il existait trois rameaux *capsulaires gauches* qui se détachaient de la partie la plus haute du tronc cœliaque, au-dessus de l'origine de la coronaire. Dans deux autres cas, il existait un seul rameau *capsulaire gauche* qui se détachait du tiers moyen du tronc cœliaque, immédiatement au-dessous de l'origine de la coronaire stomachique.

Delamare [178] figure une anomalie provenant d'un nouveau-né, anomalie dans laquelle le tronc cœliaque envoyait une *surrénale moyenne accessoire gauche*.

En somme, ce serait le plus souvent une capsulaire *gauche* qui proviendrait du tronc cœliaque. Étant donné, d'autre part, que l'*origine* des artères capsulaire *supérieures* (capsulo-diaphragmatiques) ou des capsulaires *inférieures* (capsulo-rénales) est assez fixe, tandis que celle des capsulaires *moyennes* est au contraire assez variable, il est probable que le rameau capsulaire né du tronc cœliaque doit le plus souvent correspondre à une artère capsulaire *moyenne*, la gauche de préférence.

Toutefois, il semble exagéré de décrire comme assez fréquente l'origine des artères capsulaires aux dépens du tronc cœliaque, opinion défendue par Haller [89[b]], Sabatier [129[f]] et Bichat [67[b]], entre autres. Dubrueil considère les capsulaires supérieures et inférieures comme très fixes dans leur origine. Au contraire, d'après cet auteur, les *capsulaires moyennes* sont normalement « fournies par l'aorte et rarement par le tronc cœliaque ou les spermatiques » [77[f]].

*e*) **Rameau duodénal.** — Il s'agit là d'un rameau anormal très rare, car il n'a été signalé que par très peu d'anatomistes.

Morgagni aurait vu ce rameau, d'après Rossi et Cova. Lauth [189[d]] a vu le tronc cœliaque se terminer par quatre branches, dont une, anormale, était représentée par une forte artère duodénale. Dubrueil [77[c]] aurait vu également ce rameau. « J'ai constaté une anomalie qui n'avait pas échappé aux laborieuses recherches de Lauth, le père : elle consiste en quatre branches dues à la cœliaque ; la supplémentaire est une artère considérable que je nommerai *duodénale*, et qui existe indépendamment des rameaux duodéno-pancréatiques. »

En somme, les renseignements sont peu précis sur ce rameau anormal. C'est peut-être bien le même rameau que l'on a décrit sous le nom de rameau *pancréatique*, et que nous avons étudié plus haut.

*f)* **Rameau colique.** — L'existence d'une artère colique née du tronc cœliaque constitue une anomalie rarissime. Nous n'en connaissons que deux cas authentiques. L'un appartient à Tiedemann [169e]. Le tronc cœliaque donnait d'abord le tronc des deux artères diaphragmatiques inférieures, puis la coronaire stomachique ; il se terminait par trifurcation : artère hépatique, artère *colique moyenne*, artère splénique.

L'autre cas est figuré dans l'anatomie de Rauber (voy. obs. 120). Le tronc cœliaque se termine par quadrifurcation, en hépatique gauche, splénique et *artère colique moyenne accessoire*. Cette dernière descend derrière le corps pancréatique auquel elle envoie un rameau. Il existait une artère hépatique droite née de la mésentérique supérieure.

*g)* **Rameau diaphragmatique anormal.** — D'après Haller [88b], Hebenstreit aurait vu une fois le tronc cœliaque se terminer par quatre branches, à savoir ses trois branches ordinaires et une quatrième représentant une artère *diaphragmatique*. Il n'existe pas de cas analogue dans la littérature anatomique.

*h)* **Artère bronchique droite accessoire.** — Il en existe un cas unique publié par Calori. Cette branche naissait de la coronaire stomachique. (Voy. Anomalies de l'artère coronaire stomachique : rameaux anormaux très rares.)

*i)* **Rameau rénal.** — D'après Poirier [120e], le tronc cœliaque pourrait donner une rénale accessoire. Ce doit être une anomalie rarissime. Nous n'en n'avons pas retrouvé un seul cas authentique dans la littérature anatomique. D'ailleurs, dans une thèse récente très documentée, Iglésias [235] ne signale pas même l'existence possible de cette anomalie, qu'il s'agisse de reins normaux ou anormaux.

## § 7. — Anastomoses anormales entre le tronc cœliaque et la mésentérique supérieure.

Il existe parfois une forte anastomose *anormale* entre le tronc cœliaque ou l'une de ses trois branches essentielles, et la mésentérique supérieure ou l'une de ses premières grosses branches.

L'aspect sous lequel se présente l'anomalie est assez variable, comme on peut s'en rendre compte à la lecture des observations que nous avons pu rassembler (obs. 45 à 58 et fig. 155, 156, 157, 158, 159, 160 ; obs. 119 ; et cas personnel, obs. 14, fig. 131).

Il n'existe d'ailleurs aucune étude d'ensemble sur cette question, à part les recherches de Tandler sur le développement de l'artère omphalo-mésentérique chez l'homme et chez la taupe [7-8]. Cet auteur a eu le mérite de montrer que l'existence d'une anastomose cœliaco-mésentérique reconnaît parfois pour cause *la persistance d'une phase embryonnaire ordinairement passagère.*

Dans d'autres cas, au contraire, l'anastomose cœliaco-mésentérique nous semble explicable par *la simple exagération d'une disposition normale à l'état adulte.*

Toutes les observations que nous avons rassemblées nous paraissent ressortir à l'une de ces deux causes générales : *persistance d'un état embryonnaire*, ou, au contraire, *exagération d'une disposition normale à l'état adulte.*

I **Anastomose cœliaco-mésentérique par exagération d'une disposition normale à l'état adulte.** — On sait que normalement le tronc cœliaque s'anastomose avec la mésentérique supérieure :

1° — D'une part au moyen des arcades *pancréatico-duodénales postérieures*, supérieure et inférieure (Wiart ; ce sont les deux arcades antérieure et postérieure des classiques. Voy. Arcades pancréatico-duodénales, Artère gastro-duodénale). C'est là une anastomose *constante* (voy. fig. 82);

2° — D'autre part, au moyen d'une petite arcade *pancréatique antérieure*, dont la présence est inconstante. (Voy. Artère gastro-duodénale et fig. 82.)

Normalement peu développées, ces anastomoses peuvent acquérir un volume considérable. Nous avons trouvé plusieurs observations relatives à ce genre d'anomalies.

Dans l'une d'elles (obs. 58, Hecht, fig. 160) le tronc cœliaque était presque entièrement oblitéré, par suite d'un *processus congénital* (!) d'après l'auteur de l'observation. On constate l'énorme développement qu'ont pris les *arcades pancréatico-duodénales*. Thane a publié un cas très intéressant (obs. 57, fig. 159) dans lequel le tronc cœliaque était complètement oblitéré par suite d'un processus inconnu. Ici encore il existait un développement considérable des *arcades pancréatico-duodénales*. Struthers (obs. 48 et 49) a également signalé deux cas dans lesquels les *artères pancréatico-duodénales* droite et gauche communiquaient très largement entre elles. Struthers ne donne aucun renseignement sur l'état du tronc cœliaque.

Voilà donc un premier aspect d'anastomose cœliaco-mésentérique constituée par l'énorme développement des *arcades pancréatico-duodénales postérieures*. L'anastomose se fait par l'intermédiaire du tronc de l'artère hépatique, du tronc de la gastro-duodénale et des arcades pancréatico-duodénales postérieures. Il est logique d'admettre que cette anomalie réalise la disposition qui se produirait *si l'on venait à lier le tronc cœliaque au niveau de son origine aortique*. Au cas où cette ligature serait bien tolérée, la circulation collatérale se rétablirait dans les branches du tronc cœliaque de la même manière qu'elle s'est rétablie dans les cas de Hecht et de Thane. A ce point de vue, ces deux observations sont très intéressantes.

L'anastomose cœliaco-mésentérique est susceptible de présenter un aspect différent. Il existe plusieurs observations dans lesquelles la petite *arcade pancréatique antérieure* a pris un énorme développement. Dans les cas de ce genre, l'artère *gastro-duodénale* semble naître par *deux racines* :

l'une d'elles est représentée par le tronc de la gastro-duodénale tel qu'il naît ordinairement de l'artère hépatique. La seconde racine est représentée par l'arcade pancréatique *antérieure* considérablement développée. Suivant le volume prépondérant de l'une ou de l'autre des deux racines, l'artère gastro-duodénale semble naître principalement : de l'hépatique, ou, au contraire, de la mésentérique supérieure. Si les deux racines sont égales, la gastro-duodénale semblera naître autant de l'hépatique que de la mésentérique. Toutes ces dispositions ont été signalées tour à tour dans les observations que nous avons pu retrouver sur ce genre d'anomalies. (Voy. obs. 45, Haller ; obs. 119, Wiart ; obs. 46, Langenbeck, fig. 155 ; obs. 51, Bonamy-Beau-Broca.)

Toutes ces observations constituent une seconde variété d'aspect des anastomoses cœliaco-mésentériques. L'anastomose se fait entre le tronc cœliaque et la mésentérique par l'intermédiaire du tronc de l'artère hépatique, du tronc de la gastro-duodénale et de l'arcade *pancréatique antérieure*. Quant au mécanisme intime qui préside à la formation de cette anomalie, rien ne permet actuellement de l'expliquer.

II **Anastomose cœliaco-mésentérique par persistance d'une disposition embryonnaire ordinairement transitoire.** — Il existe une classe d'anomalies artérielles constituées par la présence *anormale* d'un *canal anastomotique* jeté entre le tronc cœliaque et la mésentérique supérieure. Ce canal anastomotique ne rappelle aucune des anastomoses normales qui existent entre le tronc cœliaque et la mésentérique supérieure. Jusqu'à ces dernières années on ignorait complètement la valeur de ce genre d'anomalies. Les recherches de Tandler sur le développement de l'artère omphalo-mésentérique permettent actuellement d'expliquer d'une manière très satisfaisante l'existence de ces canaux cœliaco-mésentériques.

On sait que d'après Tandler le tronc cœliaque se développe aux dépens d'une de ces racines primitives de l'artère omphalo-mésentérique. Nous résumerons rapidement le développement ultérieur, l'ayant déjà longuement exposé (voy. p. 50 à p. 58, et fig. 16 à 25).

L'artère omphalo-mésentérique naît primitivement par quatre racines superposées. Après un court trajet ces racines sont réunies les unes aux autres par une anastomose longitudinale antérieure. L'artère omphalo-mésentérique fait suite à la racine située le plus bas (racine inférieure, quatrième racine ou racine caudale de Tandler) (voy. fig. 16, p. 51).

Ce n'est là qu'un état transitoire. De bonne heure, en effet, l'anastomose longitudinale disparaît ainsi que les deux racines moyennes, intermédiaires à la racine inférieure ou caudale et à la racine supérieure ou craniale (ou première racine). (Voy. fig. 16, 17, 18, 19 et 22 A.) Les racines supérieure (ou première racine) et inférieure (ou quatrième racine) persistent seules; la première constitue le tronc cœliaque, la dernière forme la mésentérique supérieure.

*L'Anastomose longitudinale antérieure persiste parfois en totalité.* (fig 22*bis*, p. 58). Il en résulte la présence anormale d'un canal anastomotique jeté entre le tronc cœliaque et le tronc de la mésentérique supérieure. D'après Tandler, le canal anastomotique ainsi formé occupe toujours une situation *rétro-pancréatique*. Tandler n'a jamais constaté personnellement l'existence de cette anomalie. Il se contente de signaler un cas publié par Bühler (voy. obs. 55, Bühler, fig. 158). En faisant quelques recherches bibliographiques nous avons trouvé sept observations dont trois d'entre elles sont tout à fait comparables au cas de Bühler. L'une est très détaillée et appartient à Brunin (obs. 54 et fig. 157), les deux autres sont très brèves (obs. 47, Barclay; obs. 52, Franz). Quatre autres observations nous paraissent concerner la même anomalie. L'une appartient à Fawcett (obs. 63 et fig. 163); une autre est de Lauth (obs. 263); la troisième a été publiée par Jacques (obs. 50, fig. 156). La quatrième appartient à Sousloff (obs. 56). A ces huit observations nous pouvons joindre un cas observé par nous-même (obs. 14 et fig. 131).

Il s'agirait donc d'une disposition moins exceptionnelle que ne le supposent Bühler et Jacques. Il est même probable qu'en la recherchant systématiquement on la signalerait avec une certaine fréquence (2 p. 100 d'après nos chiffres, puisque nous avons trouvé l'anomalie 1 fois sur 50. Mais ce pourcentage peut très bien ne pas être exact; il est nécessaire d'attendre de nouvelles recherches portant sur des sujets étudiés en série).

Dans la plupart des observations (Bühler, Brunin, Franz, Jacques, da Silva Rio Branco), il est bien spécifié que le canal cœliaco-mésentérique occupait une situation *rétro-pancréatique*. Ce serait là pour Tandler un caractère spécifique, à tel point que toute anastomose anormale cœliaco-mésentérique cheminant *au-devant* du pancréas, ne ressortirait pas, à la persistance de l'anastomose longitudinale antérieure. C'est ainsi par exemple, que cet auteur rapporte un cas dans lequel il existait un canal cœliaco-mésentérique *antérieur* à la tête pancréatique (voy. obs. 53). En vertu de cette situation *pré-pancréatique*, Tandler se refuse à voir dans cette anomalie un exemple de la persistance de l'anastomose longitudinale antérieure.

Dans les observations de Lauth et de Barclay la situation de l'anastomose n'est pas spécifiée.

Le canal cœliaco-mésentérique *vrai* serait donc *rétro-pancréatique*, d'après Tandler. C'est un caractère fixe.

Au contraire les deux points de jonction du canal anastomotique sont sujets à quelques variations. Il semble, si la conception de Tandler est exacte, que le canal anastomotique devrait toujours commencer au niveau du tronc cœliaque et finir au niveau du tronc de la mésentérique supérieure. Cette disposition schématique n'a jamais été constatée. D'une façon constante, le canal s'insère au moins par une de ses extrémités (et quelquefois par ses deux extrémités) sur une des grosses branches du tronc cœliaque ou sur une des grosses branches de la mésentérique supérieure. Il s'agirait là d'après Brunin, Bühler et Tandler, d'une insertion secondairement acquise. En effet, on peut admettre, suivant ces auteurs, que primitivement le canal s'insérait directement sur le tronc cœliaque et sur le tronc de la mésentérique supérieure. Au cours du développement les insertions du canal se sont déplacées, en même temps que naissaient les grosses branches de ces deux vaisseaux.

Quelle que soit l'explication de ce phénomène, on constate toujours que les insertions du canal anastomotique se trouvent au *voisinage immédiat* du tronc cœliaque ou du tronc de la mésentérique supérieure.

Dans les observations que nous avons rassemblées voici quels étaient les points d'insertion :

*a*) Tronc cœliaque. — Racine de l'artère du côlon transverse (Bühler; da Silva Rio Branco) ;

*b*) Origine de la coronaire stomachique. — Racine de la première artère colique (Barclay);

*c*) Artère hépatique. — Artère du côlon transverse (Franz) ;

*d*) Artère hépatique propre. — Tronc de la mésentérique supérieure (Brunin; Lauth (?) ;

*e*) Tronc cœliaque. — Artère hépatique née de la mésentérique supérieure (Fawcett) ;

*f*) Dans l'observation de Jacques la disposition était complexe. Il existait un canal anastomotique naissant du tronc de la splénique; le canal se bifurquait ensuite; une de ses branches s'insérait sur la première artère jéjunale; l'autre branche allait s'anastomoser à plein canal avec la colique gauche supérieure. Il existait donc une anastomose entre le tronc cœliaque et les deux artères mésentériques.

Le canal anastomotique fournit parfois des branches *collatérales* destinées au pancréas (Barclay, da Silva Rio Branco, Jacques, Bühler).

## § 8. — Anomalies de calibre du tronc cœliaque.

Les anomalies de calibre du tronc cœliaque sont presque toujours en rapport avec le mode de naissance de ses trois branches essentielles. Nous avons déjà signalé la diminution de calibre qui ne manque jamais quand le tronc cœliaque est dépourvu d'une de ses trois branches (tronc cœliaque incomplet, p. 109) ou bien quand il donne naissance à ses trois branches dont une est incomplète et très réduite (tronc cœliaque pseudo-complet, p. 108). Nous n'insistons pas sur ces faits déjà étudiés ailleurs.

De même nous ne ferons que signaler les variations de calibre en rapport avec la stature des individus, ou bien en rapport avec l'état du système artériel. Sur deux sujets, en effet, nous avons constaté un volume énorme non seulement du tronc cœliaque mais de tout le système artériel. Il s'agissait de sujets âgés et fortement artério-scléreux. Il est possible d'ailleurs que certains processus pathologiques puissent déterminer une dilatation ou au contraire un rétrécissement plus ou moins marqué dans le calibre du tronc cœliaque. C'est là une question de pathologie que nous ne pouvons aborder dans ce travail.

Nous nous bornerons à signaler deux observations (obs. 57, Thane, fig. 159; obs. 58, Hecht, fig. 160), relatives à l'*oblitération complète* ou *incomplète du tronc cœliaque*, peut-être d'origine congénitale, car dans aucune des observations on n'a pu retrouver la trace d'un état pathologique antérieur. Ces deux observations nous ont paru très intéressantes non seulement parce qu'elles constituent des raretés, mais encore et surtout parce qu'elles montrent avec évidence l'*établissement de la circulation collatérale* dans les branches du tronc cœliaque après l'interruption complète ou presque complète du courant sanguin au niveau de ce tronc vasculaire. L'observation de Hecht reproduit d'une manière schématique la disposition des arcades pancréatico-duodénales telles que Wiart les a si parfaitement décrites (voy. Artère gastro-duodénale).

## § 9. — Anomalies de longueur.

Nous avons déjà étudié la longueur du tronc cœliaque (voy. p. 73). Nous considérons comme anomalies les cas dans lesquels le tronc cœliaque mesure moins de 5 millimètres et plus de 40 millimètres, anomalies qui ne présentent aucun intérêt particulier.

## ADDENDUM

### CLASSIFICATION EMBRYOLOGIQUE DES ANOMALIES DU TRONC CŒLIAQUE

Il est à prévoir que si les résultats auxquels est arrivé Tandler sont entièrement confirmés par d'autres anatomistes, il deviendra possible de donner une *classification embryologique* des anomalies du tronc cœliaque. Si l'on admet comme démontrées les conclusions de Tandler, conclusions que nous avons déjà exposées longuement (voy. p. 50 à 59), voici, d'après nous, comment on peut classer les *différentes* dispositions que le tronc cœliaque est susceptible de présenter :

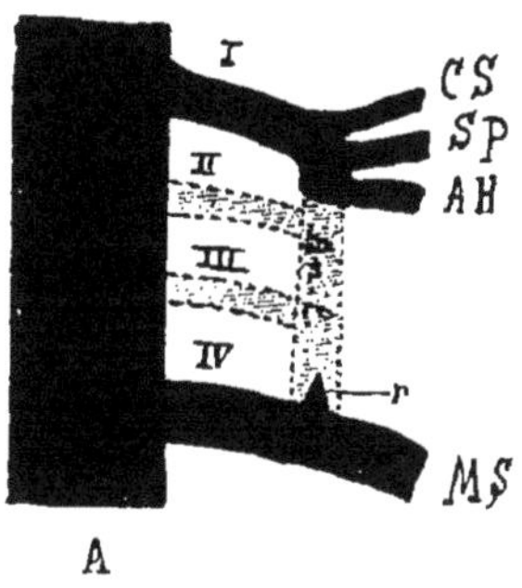


Formation d'un tronc cœliaque *normal*.

(Légende détaillée à la figure 22, p. 57.)

*Disposition normale.* — Quand le développement du tronc cœliaque est parfait, l'*anastomose longitudinale* antérieure de Tandler a complètement disparu ainsi que les 2e et 3e racines primitives de l'art. Omphalo-Mésentérique. Le tronc cœliaque naît alors directement de l'aorte, par une origine nettement *séparée* de celle de la mésentérique supérieure. Il est *complet*, c'est-à-dire qu'il donne naissance à ses trois branches essentielles : la coronaire stomachique, la splénique, l'hépatique. Cette disposition est schématisée sur la figure A.

Ce type *normal* étant admis, on peut ranger en deux grandes classes les anomalies principales du tronc cœliaque.

I **Anomalies explicables par la persistance plus ou moins complète d'une phase embryonnaire primitive.** — Cette première classe comprend *quatre* groupes :

1° *Persistance complète de l'anastomose longitudinale antérieure.* — Le tronc cœliaque ou une de ses branches (artère hépatique en général) est reliée à la mésentérique supérieure (ou à une de ses grosses branches) par un canal anastomotique qui chemine à la face *postérieure* du pancréas (p. 124), disposition schématisée sur la figure B.

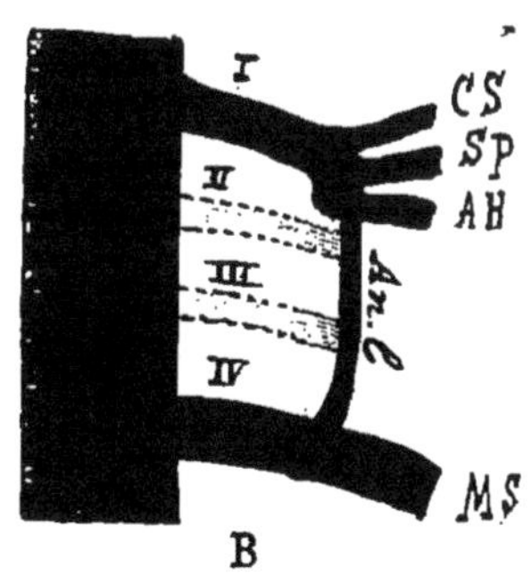


Formation d'un canal cœliaco-mésentérique.

(Légende détaillée à la fig. 22 *bis*, p. 58.)

2° *Persistance complète de l'anastomose longitudinale antérieure*, avec *disparition* de la racine *céphalique* ou supérieure qui persiste d'ordinaire pour donner le tronc cœliaque.

Dans ce cas, l'anastomose longitudinale antérieure *dérive* les trois branches du tronc cœliaque. Ainsi se constitue un tronc commun à la mésentérique supérieure et au tronc cœliaque, ou tronc cœliaco-mésentérique, normal chez la taupe (Tandler) et chez le hérisson (Rossi et Cova).

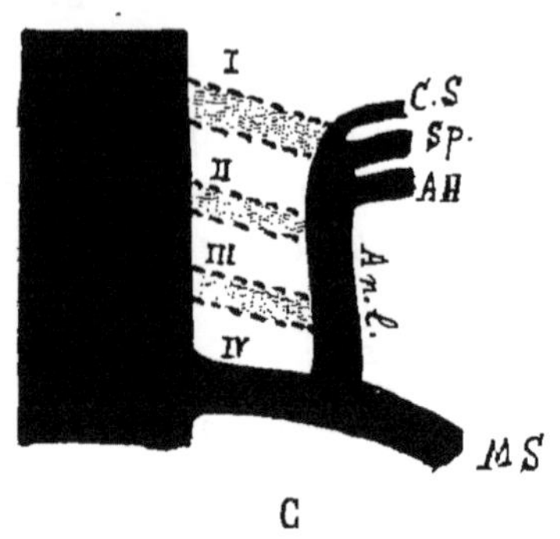


Formation d'un *tronc cœliaco-mésentérique.*

(Même légende que pour la figure 22, p. 57.)

On pourrait expliquer cette anomalie en renversant les termes, pour ainsi dire : disparition de la racine inférieure ou caudale (racine qui donne normalement le tronc de la mésentérique supérieure) et dérivation de la mésentérique supérieure par le tronc cœliaque (dont la racine primitive a persisté) et par l'anastomose longitudinale. Les deux mécanismes sont possibles, ils aboutissent au même résultat (Fig. C.).

3° *Persistance presque complète de l'anastomose longitudinale antérieure,* avec *persistance* de la racine *supérieure.*

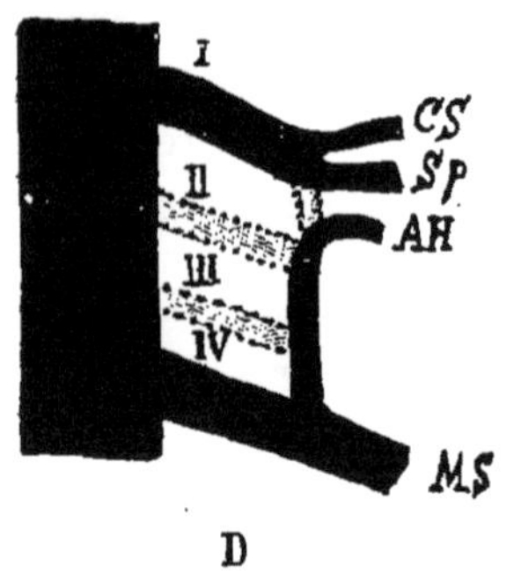


Formation d'un tronc cœliaque *incomplet.*

(Légende détaillée à la figure 23, p. 58.)

Dans ce cas, l'anastomose longitudinale a disparu seulement sur un point limité. Par exemple il y a interruption au niveau du point précis qui correspond *à la naissance* de l'artère *hépatique*. Le segment inférieur de l'anastomose longitudinale persiste et dérive l'artère hépatique en totalité. Le tronc cœliaque est alors *incomplet* ne donnant que deux branches : la coronaire et la splénique ; quant à l'hépatique elle naît, de la mésentérique supérieure et présente un trajet rétro-pancréatique, rétro-portal. (Disposition figurée en D.)

Ou bien l'interruption de l'anastomose longitudinale s'est effectuée juste au niveau du point où naît la *splénique*. Dans ce cas, la coronaire représente à elle seule la racine supérieure qui, lorsque le développement est normal, donne le tronc cœliaque. Au contraire, les deux autres branches, la splénique et l'hépatique, sont dérivées par l'anastomose longitudinale antérieure et le tronc de la mésentérique supérieure. (Disposition E, p. 130.)

Il existe alors un tronc cœliaco-mésentérique *incomplet*, puisqu'une des branches, la coronaire stomachique, naît isolément de l'aorte.

4° *Persistance très minime de l'anastomose longitudinale antérieure* avec *persistance* de la racine *supérieure*.

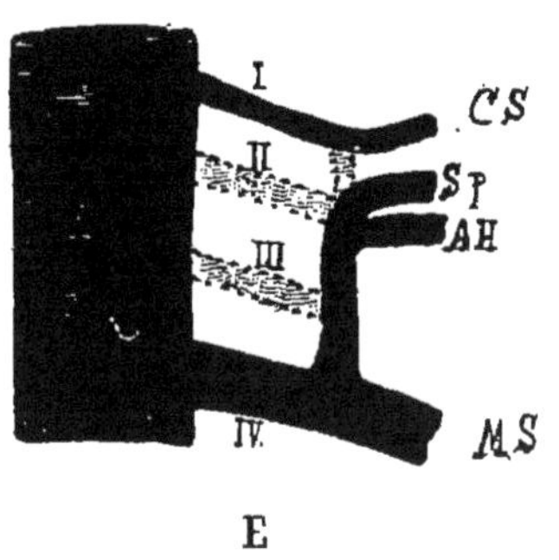


E

Formation d'un tronc cœliaco-mésentérique *incomplet*.

(Légende détaillée à la figure 24. p. 58.)

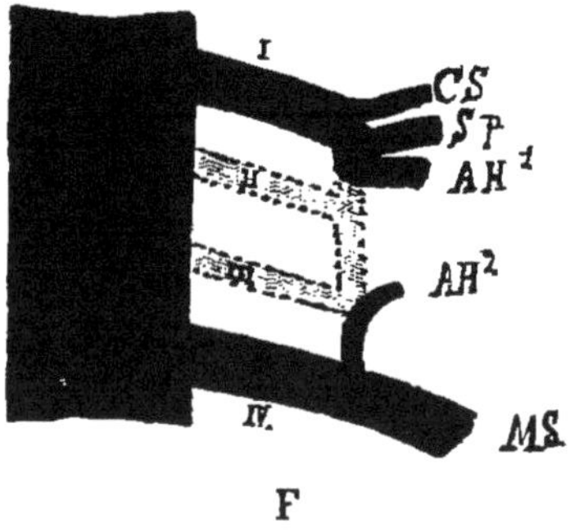


F

Formation d'un tronc cœliaque *pseudo-complet*.

(Légende détaillée à la fig. 25, p. 58.)

Dans ce cas, le développement est presque parfait. L'anastomose longitudinale n'a persisté qu'au niveau de son extrémité inférieure ou mésentérique.

Alors, sans doute à cause de son peu d'importance, l'anastomose n'a dérivé qu'*une partie* d'une des trois branches du tronc cœliaque. Presque toujours c'est alors la branche *droite* de l'artère hépatique qui acquiert ainsi une origine mésentérique. Il existe un tronc cœliaque *pseudo-complet*. (Disposition figurée en F.)

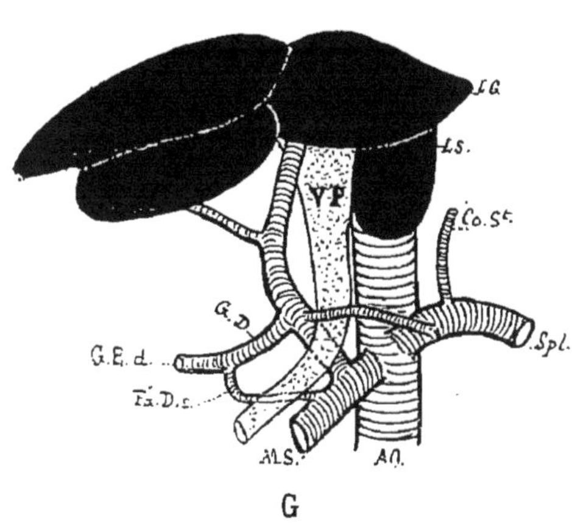


G

Formation d'un tronc cœliaque *presque incomplet*.

(Légende détaillée à l'observation 63, cas de Fawcett.)

D'autres dispositions, comportant d'autres explications, sont possibles. C'est ainsi par exemple que dans le cas rapporté par Fawcett (voy. obs. 63) l'anomalie, assez complexe au premier abord, peut s'expliquer, selon nous, par la *persistance complète* de l'anastomose longitudinale antérieure qui a pris ici un volume prépondérant, mais pas tout à fait suffisant pour dériver *en totalité* l'artère hépatique dont il subsiste un vestige, petite branche naissant du tronc cœliaque. (Disposition G, cas de Fawcett.)

II° — **Anomalies sans lien net avec la disposition embryonnaire primitive.** — On peut faire rentrer dans cette classe :

1° L'*absence du tronc cœliaque*, par origine séparée de chacune des 3 branches ordinaires. On pourrait peut-être admettre alors qu'il s'agit d'une trifurcation prématurée, *ab origine*, de la racine *primitive* du tronc cœliaque ;

2° L'existence d'un tronc cœliaque en apparence *surcomplet*, c'est-à-dire donnant ses 3 branches essentielles dont une est dédoublée (c'est presque toujours l'art. hépatique). On peut admettre qu'il s'agit alors d'une bifurcation prématurée, *ab origine*, d'une des 3 branches ordinaires du tronc cœliaque ;

3° L'existence d'une forte *anastomose* résultant de l'exagération d'une disposition normale chez l'adulte ; par exemple, comme dans le cas de Hecht (obs. 58), où les arcades pancréatico-duodénales avaient acquis un

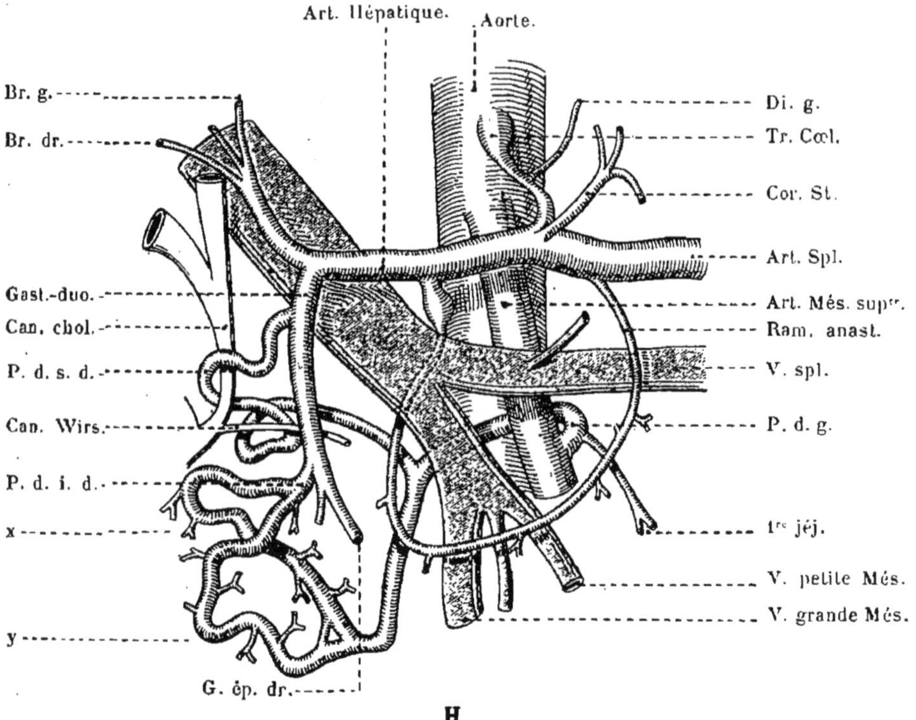


H

Formation d'une anastomose cœliaco-mésentérique par suite de l'hypertrophie des arcades pancréatico-duodénales.

(Légende détaillée à l'observation 58, cas de Hecht.)

énorme développement, constituant de véritables canaux anastomotiques entre l'artère hépatique et la mésentérique supérieure. (Disposition H.)

# CHAPITRE IV

## ARTÈRES DIAPHRAGMATIQUES INFÉRIEURES

Historique. — Les artères diaphragmatiques inférieures sont connues depuis les temps antiques. Galien les a décrites comme les deux premières branches collatérales de l'aorte abdominale [14[a]]. Vésale a ajouté que ces artères se ramifiaient dans le diaphragme et qu'elles envoyaient quelques rameaux au péricarde [60[b]]. Ruysch a signalé l'existence de rameaux fournis à la face convexe du foie par ces artères [258[a]].

Haller a le premier étudié avec détail les artères diaphragmatiques inférieures. La description de cet auteur est la plus complète qui ait jamais été donnée sur cette question [88[b], 89[b]]. Quain [163] et Rossi et Cova [191[q]] ont fourni des statistiques permettant de bien fixer le mode d'origine de ces artères.

Les *rapports* et la *distribution* des artères diaphragmatiques inférieures sont bien connus et décrits dans les ouvrages classiques. Nous bornerons notre étude aux points suivants : — 1° *Origine des artères diaphragmatiques inférieures;* — 2° *Ramification générale;* — 3° *Rameaux hépatiques.*

### § 1. — **Origine.**

L'origine des artères diaphragmatiques a été étudiée d'une façon spéciale par quatre anatomistes : Haller [88[b], 89[b]], Quain [163], Rossi et Cova [191[q]]. Nous baserons donc l'étude de cette question sur l'ensemble des résultats obtenus par les auteurs précédents.

On trouve dans les traités d'anatomie des opinions très différentes sur l'*origine* la plus *fréquente* de ces artères :

1° Pour les uns, les *diaphragmatiques inférieures naîtraient de l'aorte, directement, le plus souvent.* C'est là l'opinion la plus ancienne. Emise pour la première fois par Galien [14[a]], elle a été acceptée par tous les anatomistes de l'*antiquité* et du *moyen âge* et rééditée par Vésale [60[d]] et par la majorité des anatomistes antérieurs à Winslow. C'est encore l'opinion de Mayer et de Boyer, d'après Bourgery [150[b]]; c'est également celle que nous avons trouvé exposée dans les ouvrages de Lieutaud [106], Green [85] et Sappey [130[b]].

2° Pour d'autres anatomistes, les *diaphragmatiques inférieures naîtraient le plus souvent du tronc cœliaque* : C'est l'opinion de Haller, [89[b]], Bichat [67[b]], Meckel [111], Theile [139[a]] ; Bourgery semble accepter la même description [150[b]]. C'est l'opinion que défend Budde dans un travail récent très documenté [212[a]].

3° Pour d'autres enfin les *diaphragmatiques inférieures naissent indifféremment du tronc cœliaque ou de l'aorte avec une fréquence égale* : Walther [199[a]], Murray [116[a]], Sabatier [129[a]], Luschka [107[c]], Lauth [187[a]], Dubrueil [77[c]].

4° Certains anatomistes qui ont étudié de près cette question émettent l'opinion que *chacune* des deux diaphragmatiques inférieures présente *une origine propre variable* et que ce qui s'applique à l'une n'est pas nécessairement vrai pour l'autre. Ainsi, d'après Winslow [141[a]] et Haller [89[b]], la diaphragmatique *droite* naît plus souvent du tronc cœliaque, la diaphragmatique *gauche* naît plus souvent de l'aorte. Pierre Descomps [179] aurait également vu le tronc cœliaque donner plus souvent naissance à la diaphragmatique droite (26 p. 100) qu'à la diaphragmatique gauche (16 p. 100).

En réunissant les statistiques de Haller (21 cas), de Quain (36 cas), et de Rossi et Cova (88 cas), voici les résultats que l'on constate :

I. – **Nombre des artères diaphragmatiques inférieures.** — Il existait *deux artères diaphragmatiques inférieures*, une pour le *côté droit*, l'autre pour le *côté gauche* : 142 fois sur 145 cas examinés.

Dans 3 cas seulement, il existait plus de deux artères diaphragmatiques : dans 1 cas il y en avait trois (Rossi et Cova), et dans 2 autres cas il y en avait quatre (1 cas de Haller, 1 cas de Rossi et Cova).

II. — **Origine des deux artères diaphragmatiques inférieures.** — Les deux artères diaphragmatiques peuvent provenir de la *même* source (94 fois sur 145 cas), ou de deux sources *différentes* (48 fois sur 145 cas).

1° *Les deux diaphragmatiques proviennent de la même source* (**65 p. 100**).

a) Du *tronc cœliaque* : 38 fois (soit **32 p. 100**) ; les deux artères naissent séparément (26 fois) ou par un petit tronc commun (21 fois).

b) De *l'aorte* : 42 fois (soit : **29 p. 100**), par un petit tronc commun (29 fois) ou par deux origines distinctes (13 fois).

c) De *la coronaire stomachique* : 5 fois (soit environ **3 p. 100**), toujours par deux troncs distincts.

d) *De l'artère rénale* : 1 fois (Quain) par deux troncs distincts.

2° *Chacune des deux diaphragmatiques possède une origine de source différente* (**33 p. 100**).

| | | | |
|---|---|---|---|
| *a*) | L'une naît de l'aorte, l'autre du tronc cœliaque : 29 fois, soit **20 p. 100.** | | |
| *b*) | — | — — de la coronaire stomachique. . . . . | 6 fois |
| *c*) | — | du tronc cœliaque, l'autre de la coronaire stomachique . | 3 — |
| *d*) | — | de l'aorte, l'autre de l'artère rénale. . . . . . . . . . | 3 — |
| *e*) | — | du tronc cœliaque, l'autre de l'artère hépatique . . . . | 2 — |
| *f*) | — | — — — — rénale . . . . . | 2 — |
| *g*) | — | de la coronaire stomachique, l'autre de l'artère rénale . | 2 — |
| *h*) | — | du tronc cœliaque, l'autre de la mésentérique supérieure. | 1 — |

1° D'après les statistiques réunies de Haller, Quain, et Rossi et Cova, on doit conclure que dans les *deux tiers des cas* (**65 p. 100**), les deux artères diaphragmatiques inférieures proviennent *de la même source*, un peu moins, souvent de l'aorte (29 p. 100) que du tronc cœliaque (32 p. 100). Rarement les deux diaphragmatiques naissent toutes deux de la coronaire stomachique (3 à 4 p. 100).

Quand les deux diaphragmatiques naissent du tronc cœliaque, l'origine se fait un peu plus souvent par deux troncs séparés que par un petit tronc commun : c'est le contraire qu'on observe quand les deux diaphragmatiques naissent de l'aorte ;

2° Dans le *tiers des cas* (33 p. 100), les deux diaphragmatiques naissent *de source différente* : le plus souvent (20 p. 100) l'une provient du tronc cœliaque, l'autre de l'aorte. Plus rarement une des deux diaphragmatiques naît du tronc cœliaque ou de l'aorte, tandis que la seconde provient d'une artère du voisinage (art. coronaire stom, art. rénale, art. hépatique, artère mésentérique supérieure).

On peut, d'autre part, envisager la question à un autre point de vue, en recherchant quelle est pour *chacune* des deux diaphragmatiques, la *droite* et la *gauche*, son origine la plus fréquente.

Parmi les trois statistiques déjà résumées plus haut, seules celles de Haller et de Rossi et Cova permettent de trancher cette question. Elles comportent l'examen de 109 sujets :

I. La *diaphragmatique droite* provenait : *a*) de l'aorte, 52 fois ; *b*) du tronc cœliaque, 43 fois ; *c*) de la rénale droite, 6 fois ; *d*) de la coronaire stomachique, 5 fois ; *e*) de l'hépatique, 1 fois.

II. La *diaphragmatique gauche* provenait : *a*) 57 fois du tronc cœliaque ; *b*) 38 fois de l'aorte ; *c*) 11 fois de la coronaire stomachique ; *d*) 1 fois de la rénale gauche.

Noter que dans deux cas distraits de cette énumération, il y avait trois ou quatre artères diaphragmatiques (Voy. Anomalies).

D'après les statistiques de Haller et Rossi et Cova, la diaphragmatique *droite* naît donc un peu plus souvent de l'aorte (48 p. 100) que du tronc cœliaque (39 1/2 p. 100), contrairement à l'opinion de Winslow. Au contraire, la diaphragmatique *gauche* provient un peu plus souvent du tronc cœliaque (52 p. 100) que de l'aorte (35 p. 100) ; il n'est pas rare qu'elle naisse de la coronaire stomachique (10 p. 100).

On trouvera, dans le travail si détaillé et si précis de Rossi et Cova, l'étude approfondie de presque toutes les combinaisons que peuvent réaliser les diaphragmatiques quant à leur mode d'origine. Nous nous contenterons d'indiquer les principales remarques faites par les deux auteurs italiens :

1° Lorsque les diaphragmatiques inférieures naissent par un tronc *commun*, ce tronc mesure de 1 millimètre à 15 millimètres. Une seule fois il a atteint 5 centimètres ;

2° Quand ce tronc *commun* naît de l'*aorte*, le point précis de l'origine se fait le plus souvent sur la ligne *médiane*, à 4 ou 5 millimètres au-dessus du tronc cœliaque. Plus rarement le tronc diaphragmatique naît à gauche ou au-dessous du tronc cœliaque;

3° Quand les deux diaphragmatiques naissent *séparément* de l'*aorte*, c'est le plus souvent un peu *au-dessus* du tronc cœliaque ; plus rarement c'est au même niveau (l'une à droite, l'autre à gauche) ou au-dessous ;

4° Quand les diaphragmatiques naissent en commun ou séparément *du tronc cœliaque*, c'est toujours de son *tiers supérieur*, avant l'émission de la coronaire stomachique.

Les résultats de Rossi et Cova ne sont pas d'accord avec l'opinion des anatomistes, qui font naître la diaphragmatique droite beaucoup plus *bas* que la gauche (Bourgery et Poirier). Tout au plus peut-on dire, en se basant sur les travaux des deux auteurs italiens, que dans les cas d'origine de sources différentes, il est peut-être un peu plus fréquent de voir naître la diaphragmatique *droite* un peu plus *haut* que la *gauche*. En réalité, il ne semble pas y avoir de règle bien fixe à cet égard.

**Anomalies d'origine.** — Les deux artères diaphragmatiques présentent de nombreuses variations d'origine. Rossi et Cova ne décrivent pas moins d'une dizaine de variétés ; elles ne résument d'ailleurs pas toutes les combinaisons possibles, comme le prouvent les exemples suivants :

Barkow [145a] représente un cas dans lequel les deux diaphragmatiques naissaient de l'artère *rénale gauche* par un tronc commun.

Heyfelder et Naugrars, cités par Calori [191p] ont vu deux fois la diaphragmatique droite naître d'une *bronchique* anormale qui provenait de l'aorte abdominale.

Winslow admet que la première artère *lombaire* peut donner naissance à la diaphragmatique *droite*. Cette opinion est acceptée par Lieutaud [106], par Cruveilhier [73a], par Dubrueil [77g] et par d'autres encore.

Haller, qui n'a jamais rencontré cette anomalie, la considère comme possible. Nous ferons seulement remarquer que ce doit être une disposition *rarissime*, car elle n'a pas été rencontrée une seule fois sur la totalité des sujets examinés en série par Quain, par Haller et par Rossi et Cova.

Quain a vu la diaphragmatique *gauche* naître de la face *postérieure* de l'aorte [163]. Green signale deux cas qui lui paraissent être très rares : il a vu le tronc commun aux deux diaphragmatiques naître de l'aorte *au-dessus* du diaphragme, descendre à travers l'orifice diaphragmatique, puis se bifurquer en diaphragmatique droite et gauche [85]. Dans un autre cas, la diaphragmatique *gauche* naissait du tronc cœliaque, tandis que la diaphragmatique *droite* se détachait de l'aorte *au-dessous* de la mésentérique supérieure.

**Augmentation du nombre des artères diaphragmatiques.** — Nous avons vu que sur 145 sujets, il n'existait que 3 cas dans lesquels on trouva plus de 2 artères diaphragmatiques. C'est donc une anomalie *rare* (environ 2 p. 100).

Les dispositions constatées sont *variables*. Les observations suivantes le démontreront.

1° *Il existe trois artères diaphragmatiques inférieures.* — Dans le cas de Rossi et Cova, on notait deux diaphragmatiques *gauches* nées l'une de l'aorte, l'autre du tronc cœliaque; la diaphragmatique *droite* naissait de la rénale droite.

Dans un cas de Lauth [187[a]], la diaphragmatique *gauche* naissait du tronc cœliaque; il y avait deux artères diaphragmatiques droites qui naissaient l'une de la mésentérique supérieure, l'autre de la rénale.

Dans un cas figuré par Quain [164[e]], les deux diaphragmatiques, la droite et la gauche, naissaient du tronc cœliaque par un tronc commun. Il existait une seconde diaphragmatique droite née de la branche gauche de l'artère hépatique. (Voy. obs. 60 et fig. 162.)

Haller signale trois cas différents constatés par lui : une fois deux diaphragmatiques naissaient du tronc cœliaque, la troisième de la coronaire; une autre fois, deux diaphragmatiques provenaient de l'aorte, la troisième de la coronaire [88[h]]; dans le troisième cas, deux diaphragmatiques venaient du tronc cœliaque, la troisième de l'aorte [89[b]].

Green [85] a vu naître par un tronc commun deux artères diaphragmatiques de la rénale; la troisième, qui était une diaphragmatique gauche supplémentaire, provenait de l'aorte.

Nul doute que l'on puisse trouver d'autres variétés différentes des précédentes.

Walther aurait vu, au dire de Haller, deux diaphragmatiques provenir de l'aorte; une troisième naissait de la *terminaison* du tronc cœliaque. L'existence d'une diaphragmatique émise au niveau de la terminaison du tronc cœliaque nous semble constituer une anomalie rarissime. (Voy. p. 122.)

2° *Il existe quatre artères diaphragmatiques.* — Ici encore il n'y a aucune règle fixe. Dans le cas de Rossi et Cova, il existait deux diaphragmatiques, l'une droite et l'autre gauche nées, par un tronc commun, du tronc cœliaque; d'autre part, il existait également deux diaphragmatiques, l'une droite et l'autre gauche, nées, par un tronc commun, de la mésentérique supérieure.

Dans le cas de Haller, il y avait deux diaphragmatiques nées du tronc cœliaque et deux autres nées de l'aorte.

**Diminution de nombre des artères diaphragmatiques inférieures.** — Dans certains cas exceptionnels, il n'existerait qu'*une seule* artère diaphragmatique inférieure.

Nous en connaissons deux observations. L'une d'elles appartient à Lauth [187[a]], l'artère unique était volumineuse. Le second cas a été publié par Dubrueil [77[h]]. « Sur un enfant mâle, né à terme et mort aussitôt, le diaphragme manquait d'une manière presque complète, car je n'ai pu distinguer que des vestiges du pilier droit et *une très petite artère diaphragmatique* fournie par l'aorte et se terminant dans le pilier rudimentaire; il n'existait aucune trace des diaphragmatiques *supérieures.* »

## § 2. — Mode de ramescence des artères diaphragmatiques inférieures.

Le mode de ramescence des artères diaphragmatiques inférieures n'est pas décrit d'une façon uniforme par les auteurs classiques. Les divergences d'opinion tiennent à ce que les uns considèrent comme *terminales* certaines branches que d'autres auteurs relèguent au rang de simples *collatérales* ou *vice versa*.

En réalité, la ramescence des diaphragmatiques est assez *fixe*, si l'on fait abstraction toutefois des petits rameaux collatéraux secondaires. Nous allons rapidement esquisser l'*architecture générale* du système des deux

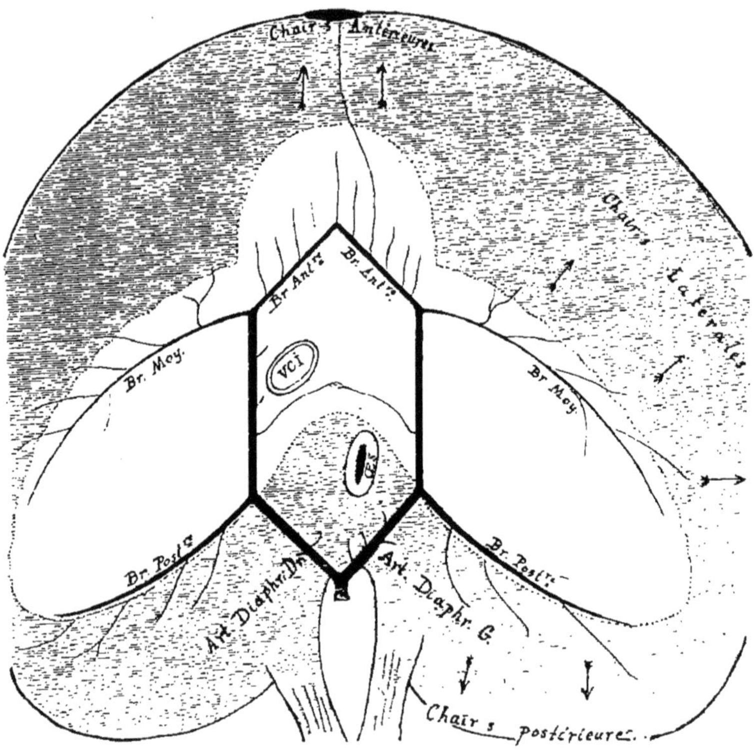


FIG. 43. — Schéma destiné à mettre en évidence l'*architecture générale du système artériel diaphragmatique inférieur*. Constitution de l'*hexagone artériel de la voûte du diaphragme* (Centre phrénique). (Pour la légende, voir le texte.)

artères diaphragmatiques inférieures, d'après les sujets que nous avons examinés. On verra que notre description permet de concilier les diverses opinions émises sur cette question.

Dès leur origine, les diaphragmatiques inférieures divergent à angle plus ou moins aigu et se portent en *haut*, en *dehors* et en *avant*, au-devant du *pilier* diaphragmatique qui correspond à leur côté (fig. 43).

Elles atteignent alors le *centre phrénique*, au niveau de l'union de la foliole *moyenne* avec les folioles *latérales*. En ce point, chacun des artères émet une forte branche qui se porte en *dehors* et en *bas*, et longe le bord *inférieur* de la foliole latérale du côté correspondant. Cette première grosse collatérale est destinée à l'irrigation des chairs musculaires *diaphragmatiques postérieures* (portions vertébrale et lombaire du diaphragme). Nous appellerons cette branche : BRANCHE COLLATÉRALE POSTÉRIEURE (fig. 43, Br. Post.). On lui a donné différents noms : Haller la décrit sous le nom de rameau droit, pour la diaphragmatique droite, et de rameau gauche pour la diaphragmatique gauche. On l'a aussi appelée branche de bifurcation externe, branche postérieure, etc. Après l'émission de cette forte collatérale *postérieure* ou postéro-externe, les diaphragmatiques continuent leur trajet d'arrière en avant, au niveau de l'union de la foliole moyenne avec les folioles latérales du centre phrénique. Après avoir dépassé le niveau de l'orifice quadrilatère de la veine cave inférieure, chacune des diaphragmatiques se bifurque en deux branches *terminales* : l'une de ces branches se porte en *dehors* et légèrement en *bas*, longeant le bord supérieur de la foliole latérale. Cette branche est destinée aux chairs *diaphragmatiques latérales*. On peut l'appeler BRANCHE TERMINALE MOYENNE OU LATÉRALE (fig. 43, Br. moy.). Haller a bien individualisé cette branche ; Bourgery la décrit également à part, sous le nom de branche médiane [150[b]].

La seconde branche de bifurcation des diaphragmatiques se porte en *dedans* et légèrement en avant. Elle va s'unir avec celle du côté opposé ; il en résulte la formation d'une importante arcade jetée *au-devant* de l'orifice *quadrilatère* de la veine cave inférieure. Cette branche a été bien individualisée par Haller. On peut l'appeler BRANCHE TERMINALE ANTÉRIEURE (fig. 43, Br. ant.), car elle est destinée à l'irrigation des chairs *diaphragmatiques antérieures*.

Si maintenant on jette un coup d'œil d'ensemble sur le système des deux diaphragmatiques, on constate que ces deux artères figurent une sorte d'*hexagone artériel de la voûte du diaphragme*. Cet hexagone circonscrit les deux orifices *œsophagien* et *quadrilatère*. L'angle *postérieur* et *médian* de l'hexagone est formé par la réunion, à leur origine, des deux artères diaphragmatiques. L'angle *antérieur* et *médian* résulte de l'union des deux branches *terminales antérieures*.

Des deux *angles postéro-latéraux* de l'hexagone se détachent les branches *collatérales postérieures*. Des deux angles *antéro-latéraux* se détachent les branches *terminales moyennes* ou latérales.

L'angle *postérieur* varie suivant que les deux diaphragmatiques naissent par un tronc *commun* ou, au contraire, par une origine *séparée*. Dans le premier cas, l'angle postérieur est nettement formé ; l'hexagone est parfait. Dans le second cas, au contraire, l'angle postérieur a son sommet tronqué et constitué par l'aorte ou le tronc cœliaque, suivant le mode d'origine des deux diaphragmatiques inférieures.

Nous allons maintenant résumer en un tableau les *branches collatérales secondaires* émises par les diaphragmatiques inférieures. On constatera que la ramification est semblable pour chacune des diaphragmatiques, dans ses grandes lignes. Nous indiquerons par des italiques les rameaux particuliers à chacune des artères, rameaux non homologues. Ce tableau est construit surtout d'après le texte de Haller, qui a le mieux étudié cette question [88[b], 89[b]].

| NIVEAU D'ORIGINE des branches collatérales secondaires. | DIAPHRAGMATIQUE DROITE | DIAPHRAGMATIQUE GAUCHE |
|---|---|---|
| PREMIER SEGMENT DU TRONC *des artères diaphragmatiques, c'est-à-dire de l'origine des diaphragmatiques inférieures au point où naît la collatérale postérieure.* (Voy. fig. 43.) | 1° Rameau au pilier droit ;<br>2° Capsulaire supérieure droite, avec :<br>3° « petites hépatiques » de Haller (face postérieure droite du foie et lobe de Spiegel). | 1° Rameau au pilier gauche ;<br>2° Capsulaire supérieure gauche ;<br>3° Rameau hépatique (destiné à V. cave inférieure et conduit veineux) ;<br>4° *Rameau œsophagien* (satellite de celui que fournit la coronaire stomachique). |
| DEUXIÈME SEGMENT DU TRONC *des art. diaphragmatiques, c'est-à-dire compris entre l'émission de la collatérale postérieure et l'émission de la branche terminale moyenne ou latérale.* | 1° *Rameau aux voies biliaires* et au pancréas (Haller) ;<br>2° Rameau anastomotique pré-œsophagien ;<br>3° *Rameau hépatique* (face postéro-droite du foie, Haller) ;<br>4° *Rameau phrénico-péricardique* (remonte avec nerf phrénique droit, Haller) ;<br>5° Rameaux au centre tendineux. | 1° Rameau anastomotique pré-œsophagien ;<br>2° Rameaux au centre tendineux. |
| BRANCHE COLLATÉRALE POSTÉRIEURE. | 1° Rameaux aux chairs diaphragmatiques postérieures droites ;<br>2° Rameau hépatique (ligament coronaire droit, Haller) ;<br>3° Rameaux au centre tendineux. | 1° Rameaux aux chairs diaphragmatiques postérieures gauches ;<br>2° Rameau hépato-splénique ; a) ligament coronaire gauche ; b) (*rate*) (Haller) ;<br>3° Rameaux au centre tendineux. |
| BRANCHE TERMINALE MOYENNE OU LATÉRALE. | 1° Rameaux aux chairs diaphragmatiques latérales droites ;<br>2° Rameaux au centre tendineux. | 1° Rameaux aux chairs diaphragmatiques latérales gauches ;<br>2° Rameaux au centre tendineux. |
| BRANCHE TERMINALE ANTÉRIEURE. | 1° Rameaux aux chairs diaphragmatiques antérieures droites ;<br>2° Rameaux au centre tendineux. | 1° Rameaux aux chairs diaphragmatiques antérieures gauches ;<br>2° *Rameau hépatique du ligament suspenseur* (Haller) ;<br>3° Rameaux au centre tendineux. |

## § 3. — Rameaux hépatiques des artères diaphragmatiques inférieures.

Les rameaux hépatiques des artères diaphragmatiques inférieures nous paraissent avoir été signalés pour la première fois par Fréd. Ruysch [258a]. Il s'agit d'ailleurs d'une simple mention. Ruysch écrit qu'il a constaté l'existence de rameaux provenant des diaphragmatiques inférieures et allant à la partie convexe du foie; quelques-uns d'entre eux cheminent dans le ligament suspenseur. Il faut arriver à Haller pour trouver une description complète de ces rameaux hépatiques. Après Haller, ces rameaux ont été signalés par la majorité des anatomistes, mais d'une manière très brève et sans précision. N'ayant pas fait de recherches personnelles sur l'anatomie de ces rameaux hépatiques — d'ailleurs presque toujours insignifiants et sans importance pratique — nous nous bornerons à donner l'opinion de Haller sur cette question en nous appuyant sur les deux descriptions les plus détaillées qui se trouvent dans les œuvres de cet auteur [89b et 93q].

1° — **Rameaux diaphragmatico-hépatiques normaux.** — « ... Le commerce des diaphragmatiques inférieures avec le foie, est *multiple*... » écrit Haller. Chacune des deux artères diaphragmatiques envoie en effet plusieurs rameaux hépatiques.

1. La diaphragmatique droite envoie trois ou quatre rameaux nés en des points différents de son trajet :

*a*) *Le premier* groupe de rameaux hépatiques naît avec la *capsulaire supérieure droite*, par conséquent tout près de l'origine du tronc de la diaphragmatique droite. Ce sont plusieurs petits rameaux, « petites hépatiques » de Haller qui, plus ou moins « mêlés aux rameaux capsulaires », vont par le sillon de la veine cave inférieure « au lobe de Spiegel et à la partie droite de la face postérieure du foie... ».

*b*) Le *second rameau hépatique* de la diaphragmatique *droite* naît du segment de cette artère compris entre l'émission de la collatérale *postérieure* et de la branche *terminale moyenne*. (Ce segment qui, pour nous, constitue la continuation du tronc de l'artère diaphragmatique (fig. 43) est souvent désigné sous les noms de branche gauche ou de branche interne.) Ce deuxième rameau hépatique naît tout près de l'*orifice* diaphragmatique de la veine cave inférieure, à droite de cet orifice. Il se porte également à la face postérieure du foie. Il s'anastomose avec les rameaux de l'artère hépatique au niveau du canal veineux.

*c*) Le *troisième rameau hépatique* naît de la branche diaphragmatique collatérale postérieure (branche souvent appelée branche droite ou externe). Il se porte à la face postérieure du foie par l'intermédiaire du ligament *coronaire droit*.

*d*) Haller ajoute qu'il a encore vu la diaphragmatique *droite* fournir de petits rameaux allant aux *voies biliaires* et au pancréas.

2. LA DIAPHRAGMATIQUE GAUCHE envoie également trois groupes de rameaux hépatiques.

*a*) Le *premier* groupe de rameaux naît du *tronc* de la diaphragmatique *gauche*, tout près de son origine. Il s'en va à la face gauche de la veine cave inférieure et au conduit veineux.

*b*) Le *deuxième* rameau naît du segment de la diaphragmatique gauche compris entre l'émission de la collatérale postérieure et celle de la branche terminale moyenne (segment souvent appelé branche droite ou interne). Il s'agit d'un petit tronc qui se bifurque en deux rameaux secondaires dont l'un est destiné à la rate, tandis que l'autre va au lobe *gauche* du foie par l'intermédiaire du ligament *coronaire gauche*, et, par quelques rameaux, il pénètre dans le sillon du *conduit veineux*, et s'anastomose alors avec les rameaux de l'artère hépatique.

*c*) Le *troisième groupe* de rameaux hépatiques naît de la *terminaison* de la diaphragmatique gauche. Il se porte dans le ligament *suspenseur* du foie, y cheminant d'avant en arrière et s'anastomose avec les mammaires internes et les épigastriques.

Telle est la description des rameaux hépatiques fournis par les artères diaphragmatiques inférieures, telle que nous l'avons comprise en nous reportant aux divers chapitres dans lesquels Haller traite cette question.

On voit en résumé que les artères diaphragmatiques inférieures envoient *trois* sortes de rameaux *hépatiques* :

1) Les uns abordent la face postérieure du foie par l'intermédiaire du *ligament coronaire* (draphragmatique droite, pour la partie droite, diaphragmatique gauche, pour la partie gauche).
2) D'autres abordent le foie par le *ligament suspenseur* (diaphragmatique gauche).
3) D'autres enfin abordent le foie par le *petit épiploon* (diaphragmatique droite) ; ils sont surtout destinés aux voies biliaires.

2° — **Rameaux diaphragmatico-hépatiques anormaux.** — Normalement, les rameaux hépatiques fournis par les artères diaphragmatiques consistent en *simples ramuscules* sans grande importance. A titre d'*anomalie*, ces rameaux peuvent-ils participer d'une manière importante à l'irrigation hépatique ? Nous croyons que cette éventualité est possible, mais *tout à fait rarissime* et par suite absolument négligeable *en pratique*. Telle n'est pas l'opinion de Budde [212]. D'après cet auteur, il ne serait pas rare de voir la diaphragmatique inférieure droite envoyer au foie un important rameau qui remplacerait en partie la branche terminale *gauche* de l'artère hépatique. Budde n'indique d'ailleurs aucun chiffre précis. Il se contente de figurer et de décrire trois cas dans lesquels cette disposition existait (deux de ces cas ont été rapportés et figurés dans nos observations 243 et 260, voyez les figures 182 et 185). A part Budde, *aucun* anatomiste n'a signalé la présence anormale d'un *important* rameau diaphragmatique remplaçant en partie la branche *gauche* de l'artère hépatique. Malgré toutes les recherches que nous avons faites dans la littérature anatomique, il ne nous a été possible de retrouver qu'un seul exemple du rameau anormal décrit par Budde (voy. notes ci-dessous, Vincens). Aussi bien sommes-nous obligé de conclure à la *rareté extrême* de cette anomalie et à son importance bien négligeable en pratique. Nous reviendrons d'ailleurs sur cette question à propos des anomalies de l'artère hépatique (voy. Anomalies de cette artère).

Contentons-nous pour le moment de faire observer que dans les cas où la branche *gauche* de l'artère hépatique est suppléée par une branche *accessoire*, cette dernière provient à peu près constamment de l'artère *coronaire stomachique*. (Voy. IIe partie, Rameau hépatique de la coronaire, et V[e] partie, Anomalies de l'artère hépatique.) C'est là une conclusion à laquelle sont arrivés tous les auteurs qui ont étudié avec quelque soin les anomalies de l'artère hépatique.

Dans une thèse récente [266], Vincens semble admettre l'existence possible d'une hépatique *accessoire* venant de la diaphragmatique inférieure. Toutefois sur 50 cas rassemblés par cet auteur, il en est un seul dans lequel on a constaté la présence d'un *petit* rameau hépatique fourni par la diaphragmatique gauche [266[c]].

## DEUXIÈME PARTIE

---

# L'ARTÈRE CORONAIRE STOMACHIQUE

# DEUXIÈME PARTIE

# L'ARTÈRE CORONAIRE STOMACHIQUE

---

Nous donnerons d'abord un court aperçu *historique* sur la coronaire stomachique. Nous passerons ensuite à la DESCRIPTION GÉNÉRALE de cette artère. Nous terminerons par l'étude des ANOMALIES, en insistant tout spécialement sur celles qui intéressent l'*irrigation hépatique*.

## HISTORIQUE

La première description de la coronaire stomachique se trouve exposée dans le grand ouvrage de Vésale sur l'Anatomie du corps humain [60[d]]. Cette description a longtemps été classique; on la retrouve dans tous les traités d'anatomie du seizième et du dix-septième siècles. Elle n'a été définitivement abandonnée qu'avec l'apparition des ouvrages de Lieutaud, Winslow et Haller.

D'après Vésale, la coronaire stomachique naît du tronc de l'artère splénique. (Voy. la planche de Vésale que nous avons reproduite p. 37, fig. 9.) Elle fournit d'abord deux rameaux à la face postérieure de l'estomac, au milieu de sa partie moyenne (*y*, fig. 9) ; puis, se portant en haut, elle entoure l'orifice supérieur de l'estomac à la manière d'une couronne (*z*, fig. 9). Chemin faisant, l'artère envoie des rameaux à l'estomac; l'un d'eux se porte le long de la petite courbure (*a*, fig. 9) ; il va jusqu'au pylore, et dans son trajet il fournit des rameaux aux deux faces de l'estomac.

Comme on peut le constater en examinant la planche de Vésale, cet anatomiste a donné trop d'importance à la branche cardio-œsophagienne et pas assez à la portion de la coronaire qui descend le long de la petite courbure de l'estomac. De plus, Vésale a commis une petite erreur en faisant naître la coronaire du tronc de la splénique. Ces reproches sont en partie applicables aux planches d'Eustache, bien que ces dernières soient infiniment plus exactes que celles de Vésale. (Voy. fig. 10 et 11, p. 38 et 39.)

Les anatomistes du seizième et du dix-septième siècles reproduisirent la description de Vésale sans la modifier et en se contentant de baptiser l'artère de différents noms : coronaria stomachica (Sylvius), gastrica major (Bauhin), gastrica superior (Walther), coronaria superior (Cowper), etc.

Winslow corrigea le premier l'erreur de Vésale en montrant que « la stomachique coronaire » naît normalement du tronc cœliaque [141c, 141m]. Winslow décrit les rameaux cardiaques et l'anastomose de la coronaire avec la pylorique. Mais, d'après cet auteur, la coronaire va *se terminer dans le lobe gauche du foie*. Si l'on s'en tient aux descriptions classiques *actuelles* sur la coronaire, une semblable opinion pourrait paraître étrange, surtout de la part d'un anatomiste aussi consommé que le fut Winslow. Nous montrerons cependant que *très souvent* la coronaire contribue *largement* à l'irrigation *hépatique*. Winslow a donc commis une petite erreur en donnant une trop grande importance à la participation que peut prendre la coronaire dans l'irrigation hépatique. Par contre, les ouvrages d'anatomie actuellement en usage ne donnent *pas assez* d'importance à la branche hépatique de la coronaire, comme nous le verrons en étudiant cette artère. (Voy. Anomalies de la coronaire stomachique.)

Lieutaud décrit « la stomachique » de la même manière que Winslow [106]. Lieutaud ajoute que le terme de *coronaire* ne convient réellement qu'à sa première *branche* destinée au cardia et à l'œsophage, par suite des courbures qu'elle forme autour de cet orifice.

Il faut arriver à la publication des ouvrages de Haller pour trouver une étude tout à fait complète sur la coronaire (coronaria superior, Haller) et sur ses branches. Nous montrerons que les descriptions de Haller coïncident de *très près* avec celles des deux meilleurs travaux sur cette question ; l'un, paru en 1904, est de Rossi et Cova [191, 192], l'autre a été publié en 1906 par Leriche et Villemin [188]. C'est en vain que l'on chercherait des renseignements précis ou détaillés sur l'anatomie de la coronaire stomachique dans les ouvrages classiques postérieurs à ceux de Haller.

A part les travaux de Rossi et Cova et de Leriche et Villemin, on doit citer la monographie récente de P. Descomps [179] et la thèse de Vincens [266], cette dernière concernant particulièrement la branche hépatique anormale de la coronaire stomachique.

---

# CHAPITRE PREMIER

## DESCRIPTION GÉNÉRALE DE L'ARTÈRE CORONAIRE STOMACHIQUE

---

### § 1. — **Origine.**

La coronaire stomachique naît le plus souvent du tronc cœliaque (**92** à **93** p. **100**). Assez rarement elle naît directement de l'aorte (**6** p. **100**). Exceptionnellement (1. p. 100) elle provient d'un tronc commun à la mésentérique supérieure et au tronc cœliaque (*tronc cœliaco-mésentérique*, voy. p. 64 et p. 116).

1° Quand la coronaire stomachique naît du TRONC CŒLIAQUE c'est :

A. Comme *collatérale* (59 p. 100). (Voy. p. 76.)

B. Comme *terminale* :

- *a*) Avec l'*hépatique* et la *splénique* (28 p. 100). (Voy. p. 76.)
- *b*) Avec la *splénique* (4 p. 100), l'hépatique naissant de la mésentérique supérieure, ou directement de l'aorte (tronc corono-splénique, voy. p. 112, 113, et fig. 40, 41).
- *c*) Avec l'*hépatique* (1 p. 100) la splénique naissant de la mésentérique supérieure. (Voy. Tronc corono-hépatique, p. 114 et fig. 42.)

2° Quand la coronaire naît DIRECTEMENT DE L'AORTE (6 p. 100), il existe un tronc cœliaque incomplet (tronc hépato-splénique, 5 p. 100. voy. p. 111 et fig. 39) ou bien les trois branches du tronc cœliaque naissent isolément (1 p. 100, voy. Absence du tronc cœliaque, p. 114 et fig. 144 à 147).

3° Quand la coronaire naît d'un TRONC CŒLIACO-MÉSENTÉRIQUE (1 p. 100), c'est ordinairement comme collatérale (voy. p. 117) émise avant l'envoi de l'hépatique et de la splénique (fig. 148 à 154).

Enfin il faut ajouter que *quel que soit son mode d'origine* la coronaire stomachique donne parfois naissance (10 à 12 p. 100) à une ou aux deux artères *diaphragmatiques inférieures*, ou à une forte branche *hépatique gauche accessoire* (15 p. 100). Dans tous ces cas le volume de la coronaire est sensiblement augmenté ; on pourrait dire alors que la coronaire naît par un tronc commun soit avec les diaphragmatiques, soit avec une hépatique accessoire gauche. (Voy. Anomalies de la coronaire stomachique.)

Le point précis au niveau duquel naît la coronaire par rapport au tronc cœliaque a donné lieu à différentes opinions que nous avons déjà longuement discutées (voy. p. 77).

Actuellement encore dans les traités d'anatomie, les auteurs ne sont pas d'accord. Pour les uns, la coronaire naît au même niveau que l'hépatique et que la splénique; pour les autres, la coronaire naît *le plus souvent* avant l'émission de l'hépatique et de la splénique. C'est cette dernière opinion qui nous semble seule admissible si l'on se base sur des chiffres précis.

C'est d'ailleurs celle qu'ont défendue Winslow et Haller (voy. p. 77). Elle a été adoptée par plusieurs anatomistes et, entre autres, par Theile [139a], Heitzmann [96], Wiart [201f], Rossi et Cova [191h], Pierre Descomps [179].

Le pourcentage que nous venons d'indiquer est basé sur un total de 257 sujets examinés en série par Leriche et Villemin, Rossi et Cova, Descomps, et par nous-même. Nous avons déjà indiqué le détail de ces statistiques à propos de la terminaison du tronc cœliaque (voy. p. 79) et des anomalies de ce tronc. (Voy. Tronc cœliaque incomplet, tronc cœliaque absent, tronc cœliaco-mésentérique.)

*Cherchant à résumer le mode d'origine de la coronaire suivant les divers aspects du tronc cœliaque, on pourrait ainsi exposer cette question :*

1° Quand le tronc cœliaque est *complet* (87 p. 100), la coronaire naît deux fois sur trois à la manière d'une simple *collatérale*, et une fois sur trois à la manière d'une branche *terminale* :

2° Quand le tronc cœliaque est *incomplet* (10 1/2 à 11 p. 100), la coronaire provient soit de ce tronc, à la manière d'une *terminale*, soit directement de l'*aorte*, ces deux dispositions étant de fréquence égale ;

3° Quand le tronc cœliaque *naît en commun avec la mésentérique supérieure* (1 1/2 à 2 p. 100), la coronaire provient ordinairement du tronc commun, à la façon d'une *collatérale*; plus rarement la coronaire émanerait directement de l'*aorte*;

4° Quand le tronc cœliaque est *absent* (0,8 p. 100), par suite de l'origine séparée de ses trois branches, la coronaire émane directement de l'*aorte*.

De toutes façons, il n'est pas possible de donner une formule aussi simple que celle qui se trouve dans la plupart des descriptions classiques, à moins d'altérer les faits.

## § 2. — Direction et longueur.

Née de la face supérieure du tronc cœliaque, au niveau de son tiers *moyen* le plus souvent, la coronaire stomachique se porte d'abord *en haut* et plus ou moins obliquement *à gauche*, appliquée sur la paroi abdominale postérieure. C'est le PREMIER SEGMENT qui mérite les épithètes de : segment *ascendant*, — *juxta-pariétal* — ou *fixe*. L'obliquité vers la gauche est ordinairement légère. Il est rare qu'elle soit très prononcée, le premier segment prenant alors une direction presque transversale. Ces variations sont en rapport avec le déjettement plus ou moins marqué de l'origine de la coronaire à droite de la ligne médiane, suivant que le tronc cœliaque est lui-même plus ou moins incliné vers la droite. Le premier segment de la coronaire ne manque que très rarement (10 p. 100).

Après avoir cheminé appliqué sur la paroi abdominale postérieure, le tronc coronaire se porte au bord droit de l'estomac en décrivant une *courbe* ou crosse à convexité supérieure. Cette crosse est incluse dans un repli péritonéal mobile : la faux de la coronaire. Il s'ensuit que la crosse de la coronaire jouit de la même mobilité que celle de sa faux. Ainsi se trouve constitué le SECOND SEGMENT de la coronaire, on pourrait l'appeler : segment *arqué ou crosse*, — segment *intra-ligamentaire* — *segment mobile*. Ce segment ne manque jamais (en pratique).

Le tronc coronaire atteint alors la petite courbure de l'estomac et s'y termine le plus souvent en donnant *deux branches gastriques descendantes*, l'une *antérieure*, l'autre *postérieure*.

Dans un certain nombre de cas (34 p. 100), le tronc coronaire ayant pris contact avec la petite courbure, présente un court trajet *para-gastrique* descendant, puis il se divise en ses deux branches gastriques terminales. Quand cette disposition existe le tronc coronaire possède en plus des deux segments principaux décrits plus haut, un TROISIÈME SEGMENT logé entre les feuillets du petit épiploon, *segment intra-épiploïque* ou para-gastrique ou descendant. On voit que ce segment n'existe que dans le tiers des cas.

Le tronc coronaire *mesure* en moyenne 3 à 7 centimètres, à savoir : 2 à 4 centimètres pour le *premier segment*, et 1 à 3 centimètres pour le *second segment*.

Ces variations de longueur tiennent surtout au mode d'origine de la coronaire sur le tronc cœliaque. Quand la coronaire naît de la *terminaison* du tronc cœliaque elle possède sa longueur maximum. Par contre la longueur minimum correspond aux cas dans lesquels la coronaire naît à la façon d'une *collatérale* plus ou moins près de l'*origine* du tronc cœliaque.

La majorité des auteurs classiques n'admettent pas l'existence de *deux* segments distincts compris entre l'origine de la coronaire et le point au niveau duquel l'artère atteint l'estomac.

Haller écrit que la coronaire stomachique se porte à gauche et en avant pour atteindre l'estomac [93[b]]; Boyer [68[b]] et Bonamy [149[b]] donnent la même description.

Pour J. Cruveilhier [73[c]], Bourgery [151[e]] et Testut [135[e]], la coronaire se porte en haut et à gauche avant d'atteindre l'estomac; pour Sappey [130[d]], c'est en haut et en avant; pour Cloquet, c'est en haut, en avant et à gauche [71[b]]. Monguidi [113[b]] est d'avis que la coronaire décrit une courbe à concavité régulière regardant en bas et à gauche. Pour Jonnesco, la coronaire se porte, presque aussitôt après son origine, en avant et à gauche, comprise dans la faux péritonéale de la coronaire [185[b]].

Poirier semble admettre l'existence de deux segments sans toutefois le spécifier : « ... légèrement ascendante d'abord (la coronaire), elle se porte à gauche et en avant... » [120[b]]. Luschka avait émis une opinion identique [107[d]].

Rossi et Cova écrivent que la coronaire se dirige d'abord en haut, puis à gauche, puis en bas, formant une petite courbe ouverte en bas et à droite [191[s]]; il en résulte une sorte de spirale dont la terminaison occupe une situation plus ventrale que l'origine.

Pour Leriche et Villemin, la coronaire suit d'abord un trajet ascendant oblique gauche et décrit une crosse pour aller aborder la petite courbure [188[a]].

Tous les auteurs que nous venons de citer sont excessivement brefs sur le trajet et la direction du tronc coronaire. Cette question n'a d'ailleurs été étudiée avec précision que par Fredet et Pierre Descomps. Notre description diffère assez sensiblement de celle que donne Pierre Descomps ; elle est au contraire entièrement d'accord avec les faits exposés par Fredet dans son incomparable travail sur le péritoine [291[b]].

Pierre Descomps [179[e]] décrit au tronc de la coronaire stomachique deux segments : le premier segment, *pariétal postérieur*, est presque verticalement ascendant, légèrement oblique à gauche et en avant. Il soulève le pli falciforme pancréatico-gastrique. Ce segment se continue et s'unit au suivant par la crosse à concavité inférieure postérieure et gauche qui conduit le vaisseau dans l'épaisseur du petit épiploon .. Le deuxième segment *intra-épiploïque*, descendant, suit le contour de la courbure gastrique et très rapidement, après quelques sinuosités de faible amplitude, donne les branches que nous allons décrire... Ce deuxième segment est habituellement très court et ne dépasse pas quelques millimètres... » Ailleurs [179[f]], Descomps admet que dans la moitié des cas environ (48 p. 100), la coronaire stomachique présente un segment descendant long de 10 à 20 millimètres, parfois de 30 à 40 millimètres, qui longe la petite courbure avant de se diviser en branches terminales.

Nous pensons avec Haller, Leriche et Villemin, Rossi et Cova, que le tronc de la coronaire se termine presque toujours par *bifurcation en abordant la petite courbure de l'estomac.* Il n'y a donc lieu de décrire un segment intra-épiploïque qu'à titre de disposition *plus souvent absente* (66 p. 100) que présente (34 p. 100). D'autre part, Pierre Descomps ne nous paraît pas donner assez d'importance à la crosse de la coronaire, véritable segment chirurgical de cette artère.

Fredet décrit et figure très nettement les deux segments principaux du tronc coronaire, l'un *juxta-pariétal* obliquement ascendant à gauche ; l'autre correspondant à l'*arc* de la coronaire, s'étendant de la paroi abdominale postérieure au bord droit du cardia. Fredet explique d'ailleurs le mécanisme suivant lequel le premier segment *se fixe* à la paroi abdominale, tandis que le second segment reste inclus dans la faux péritonéale de la coronaire.

D'ailleurs, sur les bonnes planches, on retrouve très nettement figurés le trajet et la direction vrais de la coronaire. (Voy. les figures de Fredet ; les planches 22 *bis*, 48 et 49 du tome V de l'Atlas de Bourgery ; la figure 68 du *Traité d'anatomie topographique* de Testut et Jacob, tome II ; celles de l'Atlas de His et Spalteholz, figures 464, 465, etc.)

Pour apercevoir le segment *fixe* de la coronaire, il ne faut pas disséquer l'artère de trop près, en la dégageant de toutes ses connexions avec la paroi abdominale postérieure. Sinon on libère et on mobilise ce qui était primitivement adhérent et fixe ; la distinction des deux segments disparaît. C'est sans doute sur des artères ainsi disséquées avec trop de zèle que la plupart des anatomistes ont méconnu l'existence du segment fixe, juxta-pariétal de la coronaire stomachique, segment qui fait rarement défaut (10 p. 100).

## § 3. — Calibre.

Le calibre de la coronaire stomachique est assez *variable*. D'après nos mensurations ce calibre oscille ordinairement autour de 2 à 3 millimètres. Luschka et Rossi et Cova donnent un chiffre voisin : 3 millimètres ; Pierre Descomps : 2 à 4 millimètres. Krause [*in* Rauber, 125[f]] indique un chiffre (4 mm. 5) qui nous paraît être manifestement au-dessus de la moyenne.

Dans la majorité des cas, la coronaire stomachique est de beaucoup la plus *faible* des trois branches du tronc cœliaque, comme l'ont noté la plupart des anatomistes. C'est évidemment par suite d'une erreur typographique que Bichat a écrit le contraire [67[b]].

Dans un petit nombre de cas la coronaire fournit une ou les deux artères diaphragmatiques (**10 à 12 p. 100**) ; beaucoup plus fréquemment (**15 p. 100**) elle donne une forte branche *hépatique gauche accessoire*. Le calibre de la coronaire peut alors devenir très important, atteignant 4 à 5 millimètres. L'augmentation de calibre atteint son maximum quand il existe une forte hépatique gauche accessoire. La coronaire peut alors être d'un volume *égal* à celui de l'artère hépatique, fait signalé par de nombreux anatomistes, à commencer par A.-F. Walther en 1729. (Voy. plus loin : Anomalies de la coronaire stomachique : Rameaux hépatiques.)

## § 4. — Ramescence générale.

Au point de vue de sa ramification *générale*, l'artère coronaire stomachique se présente, *en pratique*, sous *deux* aspects principaux nettement distincts :

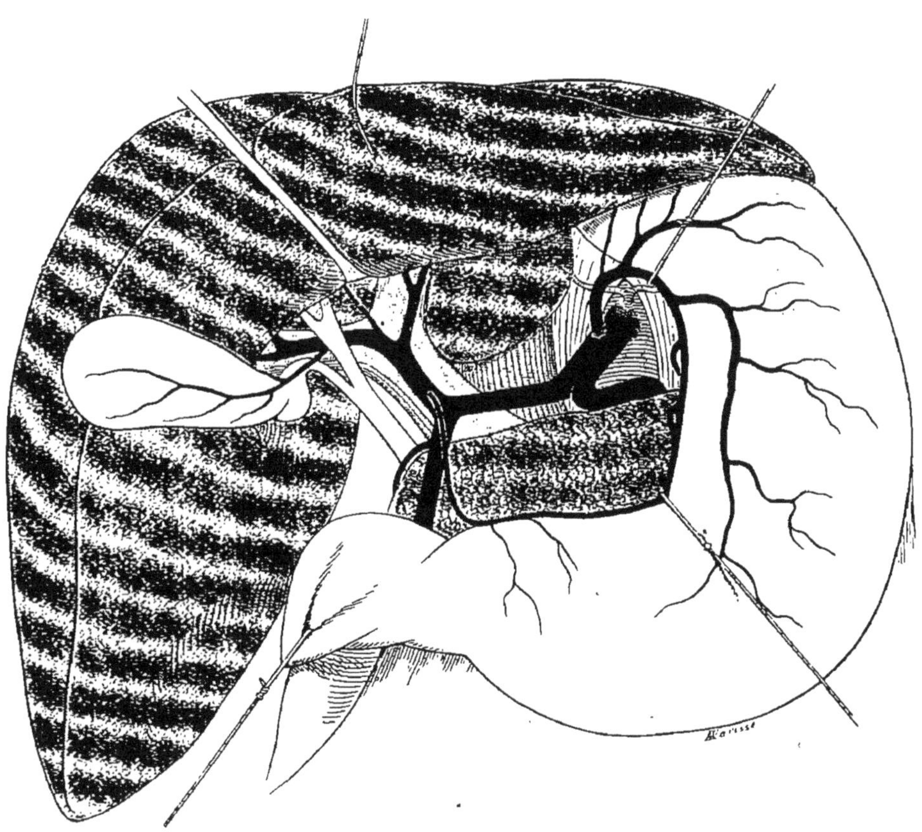

Fig. 44. — *L'artère coronaire stomachique, dans sa disposition ordinaire, normale ou classique*. La coronaire est alors une artère essentiellement *gastrique*. Cette ramescence uniquement gastrique existe un peu plus de *huit fois sur dix* (85 p. 100). Le type de ramescence représenté sur cette figure se rencontre dans les *deux tiers des cas* (**64 p. 100**).

1° Le plus souvent (**85 p. 100**) la coronaire est *normale* en ce sens qu'elle est essentiellement destinée à l'*estomac*. (Fig. 44 et 44 *bis*, voyez également les figures annexées à nos observations personnelles, Obs. 1 à 21.)

2° Avec une assez grande fréquence (**15 p. 100**) la coronaire participe d'une façon très importante à l'irrigation *hépatique*. Dans ces cas, l'artère *appartient autant au foie qu'à l'estomac* suivant l'expression de Boyer; elle constitue alors une véritable artère *gastro-hépatique gauche*. (Fig. 45 et 45 *bis* ; voy. également les figures des observations 22 à 29 et 161 à 243.) Sans doute il s'agit là d'une *anomalie* ; mais en raison de sa fréquence et de son *importance chirurgicale* nous la décrirons rapidement à côté de la disposition normale.

Le mode de ramification doit être étudié dans chacune de ces deux dispositions.

I. **Artère coronaire stomachique normale, classique.** — Le tronc de la coronaire stomachique donne *trois branches essentielles* et quelques *rameaux secondaires*.

1° Branches essentielles. — La *première* de ces branches est destinée à la face *antérieure* de l'estomac dont elle irrigue le tiers supérieur (œsophage abdominal, cardia, grosse tubérosité). On peut l'appeler *branche œsophago-cardio-tubérositaire antérieure* (fig. 44 *bis*). C'est une branche gastrique *ascendante*.

La *seconde* et la *troisième* branches essentielles sont destinées au corps de l'estomac dont l'une irrigue la face *antérieure* : *branche gastrique antérieure*, tandis que l'autre se répand sur la *face postérieure, branche gastrique postérieure*. Ce sont deux branches gastriques *descendantes*.

Avec Haller, Jonnesco et Poirier, Leriche et Villemin, Rossi et Cova, Descomps, nous admettons que dans la *majorité* des cas le tronc de la coronaire fournit tout d'abord au *sommet* de sa courbe la branche que nous appelons : branche *œsophago-cardio-tubérositaire antérieure*. Cette branche émise à titre de *collatérale*, le tronc coronaire va se *terminer*, en abordant la petite courbure de l'estomac, par bifurcation en *deux* branches *gastriques descendantes* : l'une *antérieure*, l'autre *postérieure*.

D'après nos constatations personnelles ce mode de ramescence se rencontre dans *les deux tiers* des cas (**64 p. 100**). C'est donc le type *normal*; c'est lui que nous avons schématisé sur les figures 44 et 44 *bis*.

Dans le cinquième des cas (21 p. 100), la coronaire stomachique, tout en restant une artère exclusivement *gastrique*, présente un mode de ramescence légèrement différent du type normal que nous venons de décrire. Il s'agit alors de variations secondaires pouvant porter sur l'origine d'une des 3 branches essentielles. Contentons-nous pour le moment de signaler l'existence possible de ces variétés *secondaires*, qui d'ailleurs ne comportent aucun intérêt particulier. Nous les décrirons à propos des *anomalies* de la coronaire stomachique (voy. cette partie).

2° Rameaux secondaires. — D'une façon à peu près constante, la coro-

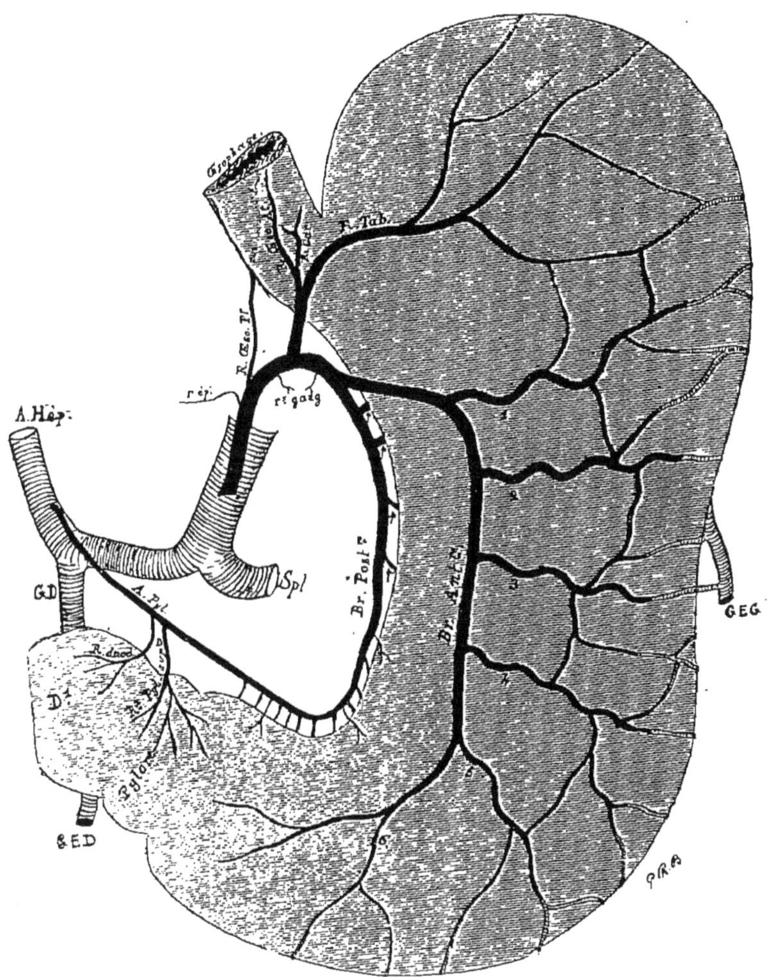


Fig. 44 *bis*. (Demi-schématique). — *Les branches de la coronaire stomachique* (disposition normale).

1° Branches collatérales : rameau épiploïque, r. épi. ; — rameaux ganglionnaires, rx gang. ; — ram. œsophagien *postérieur*, R. Œso. Pr ; — branche œsophago-cardio-tubérositaire antérieure avec ses trois rameaux, r. œsophagien *antérieur*, R. Œso Ar ; rameau *cardiaque*, R. car. ; ram. *tubérositaire antérieur*, R. Tub.

2° Branches terminales : *antérieure*, Br. Antre, avec ses rameaux gastriques antérieurs, 1, 2, 3, 4, 5, 6 ; — et *postérieure*, Br. Postre, avec ses rameaux gastriques postérieurs p. p. p. p. ; cette branche s'anastomose avec la pylorique (A. Pyl.).

GED, GEG, gastro-épiploïques droite et gauche.

*Remarques* : L'estomac a été insufflé, ce qui lui donne un volume supérieur à celui qu'il a à l'état de vacuité, sur le vivant. Sur cet estomac *insufflé* la branche gastrique descendante *antérieure* (Br. Antre) est située en pleine face antérieure du corps de l'estomac, assez distante de la petite courbure. Sur l'estomac vide, *non insufflé*, la branche gastrique descendante antérieure se rapproche un peu plus de la petite courbure.

naire stomachique fournit un certain nombre de *petits rameaux collaté-*

*raux secondaires.* L'un d'eux est destiné à la face postérieure de l'œsophage : *rameau œsophagien postérieur* de Haller. Il provient toujours du tronc coronaire avant l'émission de la branche œsophago-cardio-tubérositaire antérieure.

Les autres rameaux secondaires sont destinés les uns aux ganglions lymphatiques satellites de l'artère coronaire, *ramuscules ganglionnaires*, les autres aux feuillets du petit épiploon, *ramuscules épiploïques.* Ces deux groupes de rameaux secondaires naissent tout le long du trajet de la coronaire, soit du tronc même, soit des branches essentielles de ce tronc.

II. **Il existe une artère gastro-hépatique gauche.**— A la suite de Walther

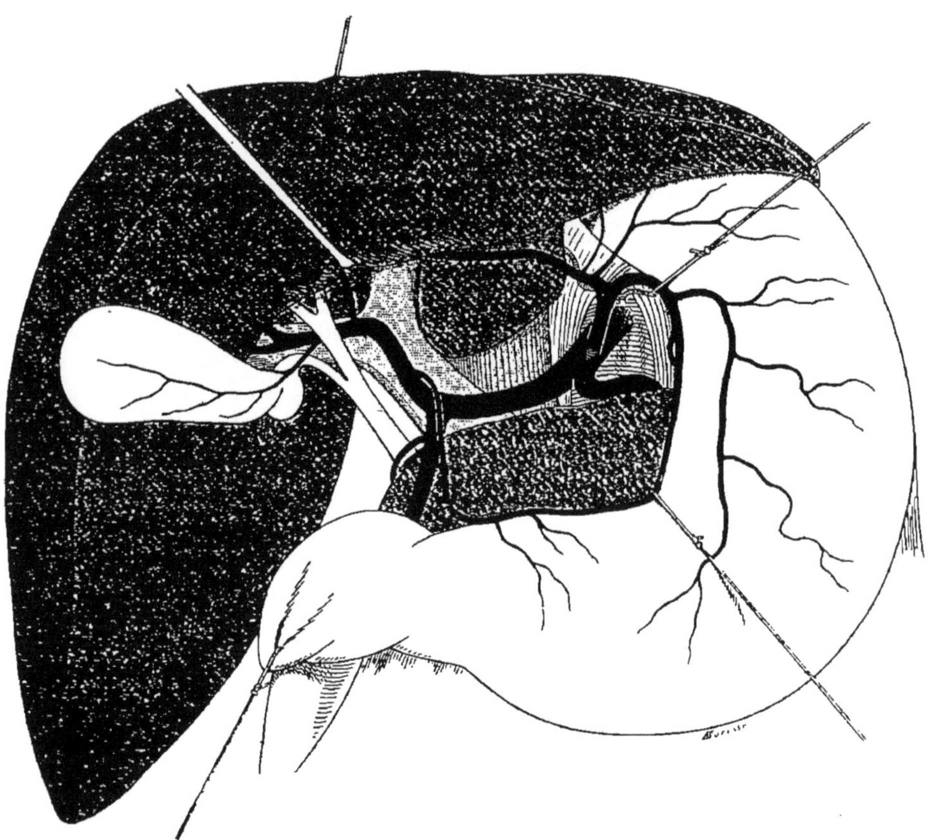

Fig. 45. — *La coronaire stomachique sous son aspect anormal, mais fréquent, d'*ARTÈRE GASTRO-HÉPATIQUE GAUCHE, par suite de son importante participation à l'irrigation du lobe *gauche* du foie.

*Fréquence :* environ *une fois sur sept sujets* pris en série (**15 p. 100**).

et de Haller nous donnons le nom d'artère *gastro-hépatique gauche* à la coronaire stomachique *toutes les fois que cette artère est anormalement augmentée de volume par suite de sa participation anormale à l'irrigation du foie par l'intermédiaire d'une forte branche hépatique*, disposition *fréquente* qu'on rencontre dans **15 p. 100** des cas.

L'architecture générale de cette disposition est très simple. Reprenons le type de ramescence *normale* du tronc coronaire à savoir une branche *collatérale ascendante*, branche œsophago-cardio-tubérositaire antérieure

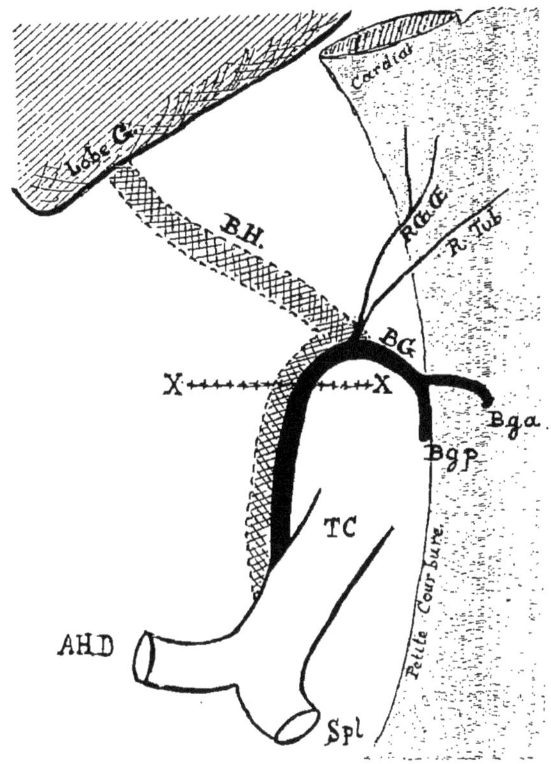


FIG. 45 *bis*. (Demi-schématique.) — *Figure destinée à montrer le mode de constitution d'une artère gastro-hépatique gauche*. Ce qui équivaut à une *coronaire ordinaire* est représenté en noir plein. Ce qui représente *l'élément hépatique* anormal, surajouté, est hachuré en quadrillé.

et deux branches *terminales* gastriques descendantes. Supposons que la branche œsophago-cardio-tubérositaire antérieure acquière un très fort volume et qu'elle se porte au hile du foie : ainsi sera réalisée une artère gastro-hépatique gauche (fig. 45 *bis*). Et en effet, quand cette disposition existe, on voit le tronc de la coronaire, devenu tronc gastro-hépatique, se diviser au voisinage de la petite courbure de l'estomac en deux troncs secondaires : l'un d'eux, *tronc hépatique*, se rend au hile du foie après avoir fourni, chemin faisant, des rameaux œsophago-cardio-tubérositaires antérieurs.

Le second, *tronc gastrique*, représente la terminaison du tronc d'une coronaire normale et comme tel il va se diviser, en abordant la petite courbure, en donnant deux branches gastriques descendantes, l'une *antérieure*, l'autre *postérieure* (13 p.100).

Dans un petit nombre de cas (2 p. 100), l'artère gastro-hépatique présente un mode de ramescence légèrement différent de celui que nous venons de décrire. Il s'agit de variations *secondaires* qui peuvent porter sur le point d'émergence d'une des deux branches gastriques descendantes. Contentons-nous de signaler l'existence possible de ces variétés secondaires, sans grande importance. Elles seront décrites à propos des anomalies de la coronaire stomachique (voy. cette partie).

Le calibre du tronc hépatique est presque toujours supérieur ou tout au moins égal à celui du tronc gastrique (14 p. 100). Exceptionnellement, ce tronc hépatique passe au second plan (1 p. 100) apparaissant alors comme une collatérale.

Quant aux *rameaux secondaires* : rameau œsophagien postérieur, ramuscules ganglionnaires ou épiploïques, ils ne diffèrent pas, que la coronaire reste classique, uniquement gastrique, ou au contraire qu'elle soit devenue une artère gastro-hépatique.

**En résumé** la *terminaison* de la coronaire stomachique se fait suivant *deux types* principaux :

Le plus souvent — type classique — le tronc coronaire se termine en abordant la petite courbure, *par bifurcation* en deux branches gastriques descendantes (64 p. 100). Parfois la coronaire participe d'une manière importante à l'irrigation du foie (15 p. 100). Elle se *divise* alors, au voisinage de la petite courbure, en deux troncs secondaires, tronc *hépatique* et tronc *gastrique*.

La coronaire stomachique, participant ou non à l'irrigation du foie s'*anastomose presque toujours avec l'artère pylorique* (90 p. 100), le long de la petite courbure de l'estomac (fig. 46).

L'anastomose est ordinairement *simple* (60 p. 100) ; elle s'établit alors entre le tronc de la pylorique et la *branche gastrique postérieure* descendante de la coronaire.

Plus rarement (30 p. 100), l'anastomose est *double*, les deux branches gastriques descendantes de la coronaire s'anastomosent chacune avec une des branches de bifurcation de la pylorique.

Rarement il n'existe pas d'anastomose entre les branches gastriques de la coronaire et la pylorique (**10 p. 100**).

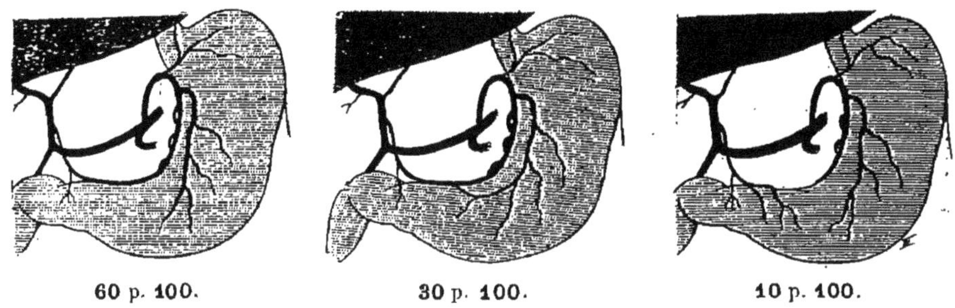

**60 p. 100.** **30 p. 100.** **10 p. 100.**

FIG. 46. — Anastomose de la coronaire stomachique avec la pylorique.

**1° Terminaison de la coronaire stomachique.** — Haller a le premier montré que *normalement* le tronc coronaire se terminait, au moment où il aborde l'estomac, par *bifurcation en deux branches gastriques* descendantes, l'une *antérieure*, l'autre *postérieure* [88[d], 90[a], 93[c]]. Haller a également montré que ces deux branches gastriques s'anastomosaient avec la pylorique suivant *deux* types : tantôt l'anastomose est *double*, les deux branches gastriques s'anastomosant avec deux rameaux homologues de la pylorique; tantôt au contraire l'anastomose est simple, s'établissant entre la branche gastrique postérieure et la pylorique. Enfin Haller connaissait parfaitement l'artère gastro-hépatique gauche (voy. plus loin Anomalies de la coronaire stomachique).

Malgré sa grande précision, cette description n'a pas été adoptée comme elle le méritait. La majorité des auteurs classiques admettent en effet que le tronc coronaire se continue *tout le long* de la petite courbure de l'estomac pour aller se terminer en s'anastomosant par inosculation avec la pylorique.

Toutefois, Jonnesco [185[b]] et Poirier [120] ont repris, en partie, l'opinion de Haller ; d'après eux, la coronaire se divise en *deux* branches gastriques descendantes, parallèles, qui se terminent en s'anastomosant *toutes deux* avec les deux branches de bifurcation de la pylorique.

Il faut arriver à ces dernières années pour trouver des renseignements précis sur cette question. Leriche et Villemin, Rossi et Cova, Descomps ont publié d'importants mémoires dans lesquels le mode de terminaison du tronc coronaire est étudié avec détail. Il est intéressant de constater que, d'une manière *générale*, les résultats obtenus par ces cinq auteurs viennent confirmer et consacrer l'exactitude de la description donnée autrefois par Haller.

D'après Leriche et Villemin [188[b]], le tronc de la coronaire stomachique, arrivé à peu de distance de la petite courbure, se divise d'une *manière absolument constante* en deux branches terminales de calibre égal. Elles descendent parallèlement le long de la petite courbure, l'une sur le versant antérieur, l'autre sur le versant postérieur. Arrivées à la hauteur du vestibule pylorique, ces deux branches peuvent se terminer suivant trois modalités différentes : le plus souvent (26 fois sur 55 cas), *une seule* des deux branches (la branche *postérieure*, 21 fois ; la branche *antérieure*, 5 fois), s'anastomose avec la pylorique. Assez souvent (19 fois sur 55 cas), les *deux* branches s'anastomosent toutes deux par inosculation avec les deux branches de bifurcation de la pylorique.

Plus rarement (8 fois sur 55 cas), il n'existe pas d'anastomose ou bien l'anastomose est insignifiante.

En résumé pour Leriche et Villemin, la coronaire stomachique bifurquée constamment s'anastomose *le plus souvent* avec la pylorique par une seule branche, la branche *postérieure*; un peu moins souvent l'anastomose est double; exceptionnellement elle manque.

Rossi et Cova ont étudié avec une grande minutie de détails la terminaison du tronc coronaire [191[u]]. D'après ces auteurs, le tronc de la coronaire se termine, dans *la grande majorité des cas*, *par bifurcation*, tout au moins d'une manière apparente : une des deux branches de bifurcation, la *branche postérieure*, va ordinairement s'anastomoser par inosculation avec la pylorique. L'autre branche, *branche antérieure*, se termine d'ordinaire librement sans s'anastomoser avec la pylorique. Un peu moins souvent, les deux branches s'anastomosent avec la pylorique. En résumant les chiffres donnés par ces deux auteurs, on obtient les résultats suivants basés sur l'examen de 90 sujets : 1° dans les *deux tiers* des cas, la coronaire s'anastomosait uniquement par sa branche *postérieure* de bifurcation avec la pylorique; 2° dans une vingtaine de cas, les deux branches de la coronaire s'anastomosaient avec la pylorique; 3° rarement l'anastomose était absente (5 fois).

D'après Pierre Descomps [179[r]], à part les cas dans lesquels il existe une artère gastro-hépatique (14 p. 100), le tronc de la coronaire stomachique se termine le plus souvent par *bifurcation* en deux branches gastriques descendantes (42 p. 100). Assez souvent il y a trois branches, dont les deux rameaux gastriques précédents et, en plus, un rameau cardio-œsophagien, ordinairement collatéral et devenu ici terminal (26 p. 100). Assez rarement... « la coronaire présentant un long trajet sur la petite courbure, assez difficile du reste à apprécier, se continue en s'anastomosant largement avec la pylorique. On voit alors en totalité les branches naître de cette sorte d'arcade à la manière de collatérales (10 p. 100)... Plus rarement encore, la coronaire se termine par trois branches : deux branches gastriques descendantes antérieures et une postérieure, le tronc antérieur est alors dédoublé (6 p. 100), ou bien il y a un nombre élevé de branches terminales, jusqu'à six, dont deux gastriques et deux cardio-œsophagiennes (2 p. 100). Quel que soit le mode de terminaison, il s'établit une anastomose entre la pylorique et le tronc coronaire ou bien sa branche postérieure. L'anastomose existe (60 p. 100). Elle n'existe pas ou bien elle est insignifiante (40 p. 100). »

Nous pensons avec Haller, Leriche et Villemin, Rossi et Cova, que *la terminaison du tronc coronaire en deux branches gastriques descendantes constitue la règle.* A ce point de vue, les chiffres donnés par Descomps à propos de cette disposition (48 p. 100) nous semblent nettement au-dessous de la réalité. Sans doute la terminaison peut se faire d'une autre façon, mais il s'agit à notre avis de *variétés secondaires* qui ne présentent qu'un intérêt également secondaire.

Leriche et Villemin, Rossi et Cova et Descomps ont également étudié le mode de ramification de l'artère gastro-hépatique. Nous rapporterons plus loin leur opinion sur cette question (voy. Anomalies de l'artère coronaire stomachique).

2° **Branches collatérales de la coronaire stomachique.** — La majorité des auteurs classiques ne décrivent qu'une seule collatérale au tronc coronaire : la branche cardio-œsophagienne.

Haller [88d, 90a, 93c] décrit comme collatérales : 1° un petit rameau œsophagien ascendant; 2° une forte branche coronaire destinée en majeure partie à la grosse tubérosité, et envoyant quelques rameaux ascendants à l'œsophage. C'est la branche cardio-œsophagienne des classiques.

Leriche et Villemin et Descomps n'admettent comme branche collatérale normale que la branche cardio-œsophagienne. Rossi et Cova ont seuls bien signalé, après Haller, que le *tronc* coronaire fournissait tout d'abord et d'une façon à peu près constante un petit rameau *œsophagien* ascendant naissant avant l'émission de la branche cardio-œsophagienne. D'ailleurs, comme nous l'avons déjà indiqué, les deux auteurs italiens ont donné la description de beaucoup la plus complète sur la ramification de la coronaire stomachique (voy. plus loin : Branches de la coronaire stomachique).

Nous décrirons les rapports du *tronc* coronaire au niveau de ses deux principaux segments :

1° *Premier segment, segment ascendant, fixe* (v. p. 149).

2° *Second segment, segment arqué, mobile.*

Nous signalerons l'existence possible d'un *troisième segment,* segment *ascendant para-gastrique.*

## § 5. — **Rapports.**

**1° Segment ascendant, juxta-pariétal, ou segment fixe. Premier segment.** — La coronaire monte d'abord au-devant du tronc cœliaque sur la face antérieure duquel elle est intimement appliquée. Les rapports entre les deux vaisseaux varient suivant la situation du point d'origine de la coronaire. Nous avons vu que le plus souvent (voy. p. 79) la coronaire naît comme *collatérale* de la partie *moyenne* du tronc cœliaque ; elle entre alors en rapport avec la moitié supérieure du tronc cœliaque, sur une étendue d'un centimètre environ, la longueur moyenne de ce tronc étant de 20 millimètres (voy. p. 73). Suivant que la coronaire naît de la terminaison du tronc cœliaque ou au contraire du tiers supérieur de ce tronc, elle se mettra en rapport avec toute l'étendue du tronc cœliaque ou au contraire avec sa racine seulement.

Accolée sur une étendue plus ou moins grande au tronc cœliaque, le segment ascendant de la coronaire en partage les rapports. Elle est comprise dans la cloison intermédiaire aux deux poches sous-hépatique et rétro-stomacale de l'arrière-cavité des épiploons (voy. p. 83, et fig. 29).

Continuant son trajet ascendant, la coronaire dépasse bientôt le tronc cœliaque et monte au-devant de la face antérieure de l'aorte abdominale dont elle est séparée par le pilier gauche du diaphragme. La coronaire se trouve enfouie au milieu d'un tissu fibro-nerveux très dense constitué par les filets du plexus coronaire stomachique et par les filets du pneumogastrique droit qui descendent le long de l'artère soit à sa droite, soit au-devant et de chaque côté d'elle. (Voy. Rapports du tronc cœliaque avec le plexus solaire, p. 97 et fig. 31.) On rencontre assez souvent un ou deux gros ganglions lymphatiques accolés à la portion initiale de la coronaire stomachique. Ils font partie du groupe *supérieur* ou cœliaque des ganglions *pré-aortiques*, de Poirier et Cunéo (voy. p. 98). De chaque côté de la coronaire ascendante, se trouvent les artères diaphragmatiques inférieures, divergentes.

Le segment ascendant de la coronaire est encore en rapport avec la grosse veine homonyme d'un volume souvent double de celui de l'artère. La veine est d'ordinaire plus superficielle que l'artère et se place devant elle (voy. p. 93).

Le péritoine de l'arrière-cavité des épiploons recouvre et masque la coronaire, formant en ce point la cloison médiane de l'arrière-cavité des épiploons; d'une façon plus précise, on peut dire que ce segment ascendant de la coronaire répond à l'insertion pariétale — ou bord droit — de la faux de la coronaire.

Solidement maintenue appliquée contre la paroi abdominale postérieure par le péritoine et par le tissu fibro-nerveux environnant, le premier segment de la coronaire est profondément enfoui, absolument fixe, presque impossible à découvrir et à lier sans danger pour le tronc cœliaque ou même pour la face antérieure de l'aorte.

2° **Segment arqué ou intra-ligamentaire, crosse de la coronaire, segment mobile.** — Ce segment a été le seul décrit par la majorité des auteurs. Cheminant entre les deux feuillets de la faux de la coronaire, il est mobile comme la faux péritonéale qui le contient et sa direction obéit aux variations de position de la petite courbure de l'estomac.

Quand l'estomac est vide, à l'état de repos, ou bien quand l'estomac est en état de distension légère, la crosse de la coronaire se dirige dans un plan oblique d'arrière en avant et de droite à gauche.

Lorsque l'estomac est fortement distendu, la petite courbure est repoussée en avant et vers la ligne médiane. La crosse de la coronaire tend alors à se placer dans un plan antéro-postérieur, sagittal.

Si, au contraire, l'estomac est vide et rétracté (disposition cadavérique ordinaire), la petite courbure est au contact de la paroi abdominale postérieure, et à une certaine distance de la ligne médiane; dans ces conditions, la crosse de la coronaire se dispose dans un plan transversal.

Bien entendu, ces différentes dispositions concernent la crosse de la coronaire et la faux péritonéale qui la contient.

Le segment arqué de la coronaire mesure de 1 à 3 centimètres. Il se termine au niveau du point où il aborde l'estomac, c'est-à-dire à l'union du tiers *supérieur* avec les deux tiers *inférieurs* de la petite courbure.

Le point précis au niveau duquel l'artère coronaire aborde l'estomac n'est pas décrit de la même façon par tous les auteurs. Haller [88[c]] écrit que la coronaire atteint l'estomac « ...au niveau du point le plus élevé de la petite courbure... », c'est-à-dire au niveau du cardia ou de l'extrémité inférieure de l'œsophage. C'est également l'opinion de Cloquet [71[b]], de Boyer [68[b]], de Cruveilhier [73[c]], de Bourgery [151[e]], de Sappey [130[d]], de Testut et de Poirier. C'est, en somme, l'opinion généralement admise depuis Haller. Cependant, pour Jonnesco [185[b]], la coronaire atteint la petite courbure de l'estomac «... vers son milieu...» Descomps [179[g]] semble admettre que le plus souvent la coronaire stomachique aborde l'estomac au voisinage du cardia (52 p. 100); assez souvent, ce poin serait situé à peu près à l'union du tiers supérieur avec les deux tiers inférieurs de la petite courbure (30 p. 100); plus rarement ce point répondrait à peu près à la moitié de la petite courbure (18 p. 100).

De la même façon que Rossi et Cova [191[s]], nous avons presque toujours vu le tronc coronaire atteindre la petite courbure de l'estomac au voisinage d'un point situé à *l'union de son tiers supérieurs avec ses deux tiers inférieurs.* Sur tous nos sujets, l'estomac avait été légèrement insufflé, manœuvre qui a pour effet de donner à ce viscère ordinairement très rétracté sur le cadavre, le volume et l'aspect qu'il présente sur le vivant.

Sans doute, le tronc coronaire n'aborde pas la petite courbure en un point rigoureusement mathématique. Nous pensons néanmoins que notre façon d'envisager cette question répond à la formule pratique. (Voyez les atlas de Bonamy [149[b]], His et Spalteholz [159[f]], Zuckerkandl [172[d]], etc.

La coronaire stomachique accompagnée de sa grosse veine homonyme, décrit donc un arc inclus dans le bord libre de la faux de la coronaire. Les deux vaisseaux n'occupent pas exactement, chez l'adulte, le bord libre de la faux péritonéale; mais au contraire, ils restent à une distance plus ou moins grande de ce bord libre, comme l'a d'ailleurs fait remarquer Durand [289]. Fredet partage la même opinion [291[a]] et ajoute que la distance entre la coronaire stomachique et le bord libre du méso-péritonéal est au maximum « ... quand la faux de la coronaire s'accroît au point d'obturer presque entièrement l'orifice de la bourse méso-gastrique... », développement extrême que subit parfois la faux de la coronaire.

Les vaisseaux coronaires stomachiques sont accompagnés dans leur segment arqué, intra-ligamentaire, de quelques ganglions lymphatiques constants dont le nombre varie de deux à six et qui constituent le groupe de la faux de la coronaire de Cunéo [120[h] et 287].

L'artère et la veine coronaires stomachiques sont intimement accolées dans leur trajet intra-ligamentaire et cet accolement est assuré surtout par les multiples et résistantes mailles du plexus nerveux coronaire stomachique. Il résulte de ce fait que la ligature *isolée* de l'artère coronaire n'est pas pratiquement possible au niveau de la faux de la coronaire : au cours des gastrectomies on liera donc toujours, en pratique, les deux vaisseaux accolés, ce qui d'ailleurs ne présente que des avantages.

3° **Troisième segment.** — D'ordinaire, nous l'avons vu, le tronc coronaire se divise en ses *deux* branches *gastriques descendantes* terminales, au niveau du point où il aborde la petite courbure. Ce n'est que dans le *tiers* des cas environ (34 p. 100) que le tronc coronaire présente un *troisième segment paragastrique* ou descendant logé dans l'épaisseur du petit épiploon.

## § 6. — Branches collatérales.

Le tronc de la coronaire stomachique (voy. fig. 44 *bis*) donne naissance à quatre groupes de branches à peu près constantes :

1° Rameau œsophagien postérieur;

2° Branche œsophago-cardio-tubérositaire antérieure;

3° Ramuscules ganglionnaires;

4° Ramuscules épiploïques.

Dans un petit nombre de cas, la coronaire stomachique donne naissance à des rameaux *accessoires anormaux*. Nous les décrirons avec les *anomalies* de cette artère. (Voy. Anomalies de la coronaire stomachique.)

1° **Rameau œsophagien postérieur.** — Ce petit rameau a été bien vu et décrit par Haller et par Rossi et Cova. Il se détache ordinairement au niveau de l'union des deux segments du tronc coronaire, segment ascendant ou fixe et segment arqué ou mobile. Il monte verticalement au-devant du pilier diaphragmatique gauche, longe le bord droit de l'œsophage abdominal, puis s'épanouit sur la face postérieure de ce conduit, en pénétrant dans le thorax, et en s'anastomosant avec les œsophagiennes thoraciques (Haller). (Voy. fig. 44 *bis*, Ram. Œso. Post.)

Ce petit rameau a donc une distribution surtout œsophagienne *postérieure*. A ce propos, Rossi et Cova donnent une explication très séduisante... « On sait que, primitivement, avant la rotation de l'estomac, la coronaire stomachique croise la face droite de ce viscère. L'œsophage est alors situé, lui aussi, dans un plan sagittal et il présente une face droite et une face gauche. La coronaire stomachique, en croisant la face droite de l'estomac, envoie un petit rameau ascendant qui se porte sur la face primitivement droite de l'œsophage. Plus tard, quand l'estomac et l'œsophage ont accompli leur rotation, la face primitivement *droite* de l'œsophage devient *postérieure*. Ainsi s'explique la situation postérieure du rameau œsophagien; elle est un témoin du stade embryonnaire dans lequel la coronaire croise la face droite de l'estomac. La situation postérieure du rameau œsophagien est absolument analogue à la situation postérieure du nerf pneumo-gastrique droit qui, primitivement, cheminait le long de la face droite de l'œsophage.

2° **Branche œsophage-cardio-tubérositaire antérieure.**

L'existence de cette branche est connue depuis très longtemps puisqu'on la trouve déjà figurée sur les planches de Vésale (voy. p. 37, fig. 9), ainsi que sur celle d'Eustache (voy. p. 38 et 39, fig. 10 et 11). Toutefois Vésale et la plupart des anatomistes antérieurs à Winslow et à Haller considéraient cette branche comme entourant « à la manière d'une couronne » l'orifice cardiaque de l'estomac. C'est là une petite erreur que Lieutaud a, le premier, combattue en montrant que cettte branche ne revêtait nullement la disposition d'une couronne péri-cardiaque [106]. Haller [93[b]] et plus récemment Leriche et Villemin ont insisté sur la non-existence d'un cercle péri-cardiaque. Malgré l'autorité de Haller, la petite erreur de Vésale a été rééditée par plusieurs auteurs classiques, entre autres Sabatier [129[b]], Paulet [119], Cruveilhier [73[c]], Bourgery [151[b]].

La branche œsophago-cardio-tubérositaire a été bien décrite pour la première fois par Haller, sous le nom de *ramus coronarius*; c'est le *ramus transversus* de Murray, l'*arteria cardiaca* de Mayer, le rameau cardio-œsophagien de la plupart des anatomistes, la branche ascendante cardio-œsophagienne et gastrique supérieure de Descomps. Rossi et Cova ont donné sur cette branche la description la plus complète et la plus précise, à notre avis. Aussi bien, avons-nous adopté en grande partie les conclusions de ces deux auteurs, tout en y apportant nos remarques personnelles.

La branche *œsophago-cardio-tubérositaire antérieure* (nous la désignerons désormais par ses initiales Œ. C. T.) présente toujours un calibre important, égal ou à peine inférieur à celui des branches de bifurcation du tronc coronaire (voy. fig. 44 *bis*, p. 154). C'est donc toujours une forte branche. Rossi et Cova font remarquer que chez les mammifères dont la grosse tubérosité est très développée, on voit la branche Œ. C. T. acquérir un volume prépondérant par rapport aux branches terminales ordinaires du tronc coronaire [192[cc]], disposition qui pourrait parfois exister chez l'homme.

Le plus habituellement cette branche naît à la façon d'une *collatérale* au niveau du sommet de la crosse que forme le tronc coronaire (segment arqué) comme l'ont noté Leriche et Villemin, Rossi et Cova, Pierre Descomps. Elle se porte en haut et un peu à gauche vers la région cardiaque, dans l'épaisseur de l'insertion gastrique de la faux de la coronaire, aborde la face antérieure de la région cardiaque et se divise presque aussitôt en trois rameaux secondaires : rameau *cardiaque*, rameau *œsophagien antérieur*, rameau *tubérositaire antérieur*. Dans la majorité des cas, ainsi que l'ont signalé Rossi et Cova, le rameau tubérositaire est beaucoup plus important que les deux autres, comme volume et comme étendue.

La branche Œ. C. T. est accompagnée d'une veine strictement satellite, allant se jeter dans le tronc de la grosse veine coronaire stomachique. Le long de leur trajet, l'artère et la veine Œ. C. T. sont flanquées de quelques petits ganglions lymphatiques « ... répondant à la partie verticale de la petite courbure et à l'insertion stomacale (œsophago-cardiaque) de la pars condensa du petit épiploon; ... à ces ganglions, on peut rattacher deux amas plus petits, placés l'un sur la face antérieure, l'autre sur la face postérieure du cardia... » (Poirier et Cunéo.) Tous ces ganglions satellites de la branche Œ. C. T. constituent l'amas *supérieur* du groupe ganglionnaire de la *petite courbure*, de Poirier et de Cunéo [120h]. Enfin, il faut ajouter que la branche Œ. C. T. s'insinue à travers les filets terminaux des pneumogastriques gauche et droit (fig. 31 et fig. p. 166).

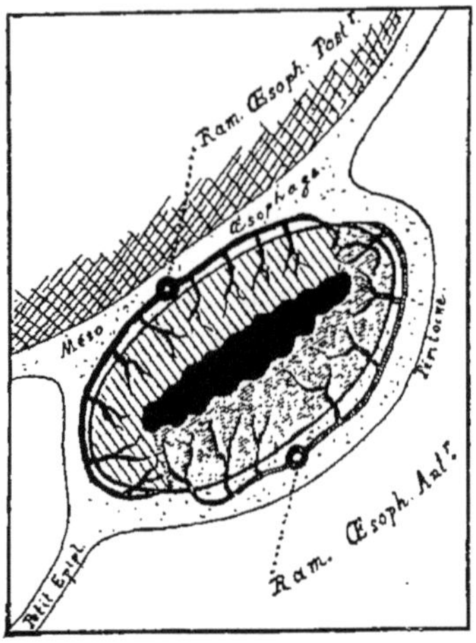

FIG. 47. (Demi-schématique.) — *Irrigation de l'œsophage abdominal.* L'œsophage abdominal est sectionné transversalement. Le rameau œsophagien *postérieur* irrigue la face postérieure et le bord droit de l'œsophage. Le rameau œsophagien antérieur irrigue la face antérieure et le bord gauche. (En réalité, ces deux rameaux ont un calibre beaucoup plus faible que celui qu'on leur a figuré.)

Le *rameau œsophagien antérieur* (R. Œso. Ant. fig. 44 *bis*, p. 154) est ascendant, se portant sur la face antérieure de l'œsophage abdominal en s'y ramifiant. Son calibre est très faible.

L'irrigation de l'*œsophage abdominal* est donc sous la dépendance de deux rameaux œsophagiens, l'un (rameau œsophagien *antérieur*) naît de la branche Œ. C. T., l'autre (rameau œsophagien *postérieur*) naît directement du tronc coronaire (voy. fig. 47).

Le *rameau cardiaque* (R. Car. fig. 44 *bis*) est également de faible calibre. Il se porte obliquement en haut et à gauche et se perd dans la paroi antérieure du cardia, en s'y ramifiant, sans toutefois former le cercle péricardiaque décrit par Vésale et quelques auteurs modernes.

Le *rameau tubérositaire* (fig. 44 *bis*, R. Tub.) est beaucoup plus volumineux que les deux précédents, à tel point qu'il paraît être la véritable continuation de la branche Œ. C. T. Ce rameau se dirige à peu près transversalement, sur la face antérieure de la grosse tubérosité pour aller se terminer en s'anastomosant avec les vaisseaux courts supérieurs. Il irrigue la face antérieure de la grosse tubérosité.

On voit que la branche OE. C. T. irrigue la face *antérieure* de l'*œsophage* abdominal, du *cardia* et de la grosse *tubérosité*. D'après Leriche et Villemin [189], «... dans la résection du *cardia*, la ligature préventive de cette branche assurera de façon parfaite l'hémostase de la future bouche œsophagienne ; elle doit donc être systématiquement pratiquée.... » Nous rappelons que l'œsophage reçoit à sa face *postérieure* le petit rameau œsophagien de Haller. D'autre part, nous montrerons que l'artère *splénique* envoie à la face *postérieure* de la grosse *tubérosité* et du *cardia* quelques rameaux spéciaux homologues de ceux qui sont fournis par la branche OE. C. T. (Voy. Artère splénique, et fig. 49.) Il en résulte que dans la résection du cardia ou de l'œsophage abdominal, il sera nécessaire, pour obtenir une hémostase *parfaite* des tranches de section, de lier, en plus de la branche OE. C. T. un certain nombre de rameaux postérieurs. (Voy. Ligature de la Coronaire Stomachique.)

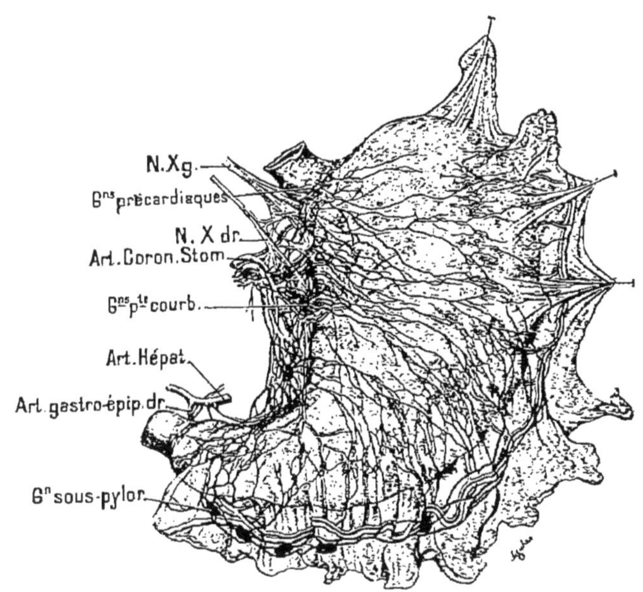


Les ganglions lymphatiques de l'estomac, d'après une préparation et une figure de Cunéo [287].

3° **Ramuscules ganglionnaires.** — Ce sont de petits rameaux variables en nombre, mais toujours bien visibles sur les pièces injectées finement. Ils se rendent aux ganglions lymphatiques échelonnés le long de la coronaire stomachique :

Ces ganglions sont disposés en trois groupes comme l'a montré Cunéo dans sa thèse [287] :

1° Groupe de la *faux de la coronaire*, satellite de la coronaire dans son trajet *arqué*, intraligamentaire ;

2° Groupe *cardiaque*, satellite de la branche Œ. C. T.

3° Groupe de la *petite courbure*, satellite des deux branches de bifurcation de la coronaire.

Insignifiants en temps normal, ces rameaux peuvent acquérir un calibre notable quand les ganglions sont hypertrophiés (tuberculose, ulcère ou cancer de l'estomac).

4° **Ramuscules épiploïques.** — Ce sont des rameaux constants mais très grêles, variables en nombre et comme origine. Ils naissent en effet du tronc même de la coronaire ou bien de ses branches collatérales ou terminales. Ils se perdent assez rapidement dans le petit épiploon. D'ordinaire, sur les pièces injectées finement on trouve deux ou trois de ces petits rameaux épiploïques qui présentent un trajet assez *long* et se portent transversalement de gauche à droite dans l'épaisseur du petit épiploon, en particulier au niveau de la pars condensa.

Tantôt ces rameaux épiploïques *longs* se perdent dans le petit épiploon sans s'anastomoser. Tantôt, au contraire, ils vont s'anastomoser avec de petits rameaux analogues provenant de la diaphragmatique inférieure droite, ou de la pylorique. D'une façon presque constante, un de ces petits rameaux épiploïques *longs* naît de la crosse de la coronaire ou, plus souvent, de la branche œsophago-cardio-tubérositaire; il se porte vers l'extrémité gauche du hile du foie et se termine alors : *a*) soit en s'anastomosant avec la branche *gauche* de l'artère *hépatique* comme l'a décrit Hyrtl [234[d]]; *b*) soit en pénétrant directement dans le parenchyme hépatique du lobe *gauche*. Contentons-nous pour le moment de signaler l'existence de ce *ramuscule hépatique accessoire* sur lequel nous reviendrons à propos de la description du rameau hépatique de la coronaire stomachique (p. 183).

## § 7. — **Branches terminales.**

Le tronc de la coronaire stomachique se termine normalement en donnant deux *branches gastriques descendantes*, l'une *antérieure*, l'autre *postérieure*. Ces deux branches sont nettement différentes au point de vue de leur *trajet*, de leur *territoire* et de leur *terminaison*. Aussi bien les décrirons-nous séparément.

1° **Branche gastrique descendante antérieure** ou branche descendante *prégastrique*, *extra-épiploïque* (Br. Ant. fig. 44 *bis*, p. 154).

Sitôt née du tronc coronaire, cette branche se porte tout d'abord *obliquement* en bas et à gauche sur la face *antérieure* de l'estomac. Elle forme, avec la branche gastrique postérieure, à peu près verticale, un angle aigu à sommet supérieur. Après s'être ainsi éloignée de la petite courbure par un trajet oblique de 1 à 3 centimètres, la branche gastrique antérieure devient *verticalement descendante*, appliquée sous le péritoine viscéral de la *face antérieure* de l'estomac. Elle chemine donc *à distance* de l'insertion gastrique du petit épiploon et, après un trajet variable de 2 à 12 centimètres, se termine au niveau du vestibule pylorique, *sans s'anastomoser*, le plus souvent, avec l'artère pylorique. Dans tout son trajet, elle est accompagnée par une veine satellite, constituant une des branches d'origine de la veine coronaire stomachique (v. p. 93).

Chemin faisant, la branche gastrique *antérieure* émet par son flanc gauche trois à six rameaux secondaires qui se détachent à intervalles à peu près égaux et se portent à peu près transversalement vers la gauche, ou inclinés légèrement en bas et à gauche. Ces rameaux sont d'un calibre qui va en décroissant à mesure qu'ils naissent plus bas. Leur trajet est assez régulièrement ondulé. Chacun d'eux chemine un certain temps sous la séreuse viscérale avant de s'enfoncer dans les parois stomacales. Ils se divisent et se subdivisent plusieurs fois, s'anastomosant les uns avec les autres, d'où résulte la formation de larges mailles polygonales. Un peut avant d'arriver au niveau de la grande courbure, ces rameaux s'anastomosent à plein canal avec les branches gastriques de la gastro-épiploïque *gauche*, si bien que la séparation entre ces deux ordres de vaisseaux est plus théorique que réelle.

Telle est la disposition *ordinaire* de la branche gastrique *antérieure*. Rappelons que dans le tiers des cas environ (voy. p. 157), cette branche s'anastomose avec la pylorique, tantôt par l'intermédiaire de rameaux secondaires plus ou moins grêles, tantôt par une anastomose importante à plein canal. Il en résulte alors la formation d'une arcade anastomotique appliquée sur la paroi stomacale *antérieure*.

La branche gastrique *antérieure* n'est donc pas comprise dans l'*épaisseur* du petit épiploon comme le décrivent de nombreux anatomistes. Par sa situation, cette branche mériterait l'épithète de branche *prégastrique*. Cette situation est toujours facile à constater lorsqu'on a soin, après injection des artères de l'estomac, d'*insuffler* légèrement ce viscère. Si l'on ne prend pas cette précaution, l'estomac étant plus ou moins rétracté sur le cadavre, la branche prégastrique semble descendre le long et au ras de la petite courbure. Toutefois, en y regardant de près, on remarque que l'artère n'est pas incluse dans la racine du petit épiploon.

Rossi et Cova ont seuls bien insisté sur le trajet *prégastrique* de cette branche. D'ailleurs, sur les bonnes planches des artères gastriques, c'est presque toujours ce trajet qui est représenté. (Voy. la planche de Haller que nous avons reproduite p. 42, fig. 14; voy. également : Barkow [145[k]], Swan [168], Quain [164[d]], B.-J. Béraud [147[a]], Tiedemann [169[b]], Langenbeck [160[f]],

Tuffier [264], etc. Voy. encore le récent mémoire de P. Descomps ; on peut constater que sur la grande majorité des figures, la branche *antérieure* chemine nettement appliquée sur la face *antérieure* de l'estomac, à distance de la petite courbure.)

2° **Branche gastrique descendante postérieure,** ou branche descendante *latéro-gastrique, intra-épiploïque.*

Cette branche descend immédiatement le long de la petite courbure de l'estomac et après un trajet variable de 8 à 10 centimètres elle se termine *en s'anastomosant* à plein canal avec l'artère pylorique, sans qu'il soit possible de préciser où commence l'une et où finit l'autre (Br. Post. fig. 44 *bis*).

Par opposition à la branche gastrique *antérieure* qui occupe une situation *pré-gastrique* et *extra-épiploïque*, la branche gastrique *postérieure* mérite le nom de branche *latéro-gastrique* et *intra-épiploïque* ; elle seule chemine sur le bord *droit* de l'estomac, incluse entre les deux feuillets du petit épiploon. Elle y est accompagnée par une branche veineuse satellite et par quelques ganglions lymphatiques appartenant à l'amas *inférieur* des ganglions de la petite courbure, décrit par Poirier et Cunéo [120¹].

La branche gastrique postérieure est uniquement destinée à la face *postérieure* de l'estomac. Elle émet d'abord pour cette face trois à six rameaux assez importants qui, comme leurs homologues de la face antérieure, se portent transversalement vers la grande courbure de l'estomac, en présentant un trajet sinueux. Mais ces rameaux sont de calibre très variable et ne naissent pas avec la même régularité que ceux de la branche antérieure, comme l'ont bien noté Rossi et Cova.

Tous ces rameaux gastriques postérieurs s'anastomosent en formant un élégant réseau à larges mailles, comme au niveau de la face antérieure de l'estomac, et finalement ils vont s'anastomoser par inosculation avec les branches des artères gastro-épiploïques.

Après avoir émis ces gros rameaux, destinés au *corps* de l'estomac (face postérieure) la branche gastrique postérieure, ou plutôt l'arcade corono-pylorique, émet un grand nombre de petits rameaux qui descendent sur la face *postérieure* du *vestibule pylorique* (fig. 44 *bis*).

Telle est la disposition ordinaire de la branche gastrique *postérieure.* Il est exceptionnel que cette branche ne s'anastomose pas avec la pylorique (environ 10 p. 100, voy. p. 157).

Rossi et Cova ont analysé très minutieusement les deux branches de bifurcation du tronc coronaire. D'après ces auteurs, il ne s'agit pas d'une bifurcation *vraie*; sans doute la coronaire «... semble se diviser en deux branches terminales; mais ce n'est là qu'une *apparence*. Et en effet, ajoutent ces auteurs, la branche que nous avons appelée *postérieure* serait constante chez l'homme et chez tous les mammifères ; d'une façon constante, elle chemine *dans* l'épaisseur de l'insertion gastrique du mésentère ventral et s'anastomose avec la pylorique. Cette branche représente seule la *continuation* du tronc coronaire. La branche *antérieure* est au contraire moins constante que la précédente chez l'homme et chez les mammifères. Son anastomose avec la pylorique manque le plus souvent. Cette branche doit être considérée comme une simple branche *collatérale* antérieure de la coronaire. Elle chemine sur la face *antérieure* de l'estomac au même titre que les rameaux gastriques antérieurs... En conséquence, quand il existe *deux arcades anastomotiques* entre la coronaire et la pylorique, seule l'arcade *postérieure* est située entre les deux feuillets du petit épiploon. Quant à l'arcade *antérieure*, elle repose sur la face *antérieure* de l'estomac. Cependant, dans quelques cas assez rares, la branche *postérieure* est dédoublée. La coronaire semble alors se terminer en se trifurquant en deux branches postérieures et une branche antérieure. Dans de semblables cas, il peut exister *trois* arcades anastomotiques descendantes et parallèles, entre la coronaire et la pylorique. Si alors on examine bien les faits, on remarque que *deux* de ces arcades sont *postérieures*, cheminant entre les deux feuillets du petit épiploon, tandis que l'arcade *antérieure* est appliquée sur la face antérieure de l'estomac. C'est à cette disposition assez rare (11 fois sur 90, Rossi et Cova) qu'il faudrait réserver le nom de bifurcation *vraie* de la coronaire. Pour toutes ces raisons..., il semble opportun de ne donner la valeur de branche *terminale* de la coronaire qu'à celle des deux branches qui chemine dans l'épaisseur du petit épiploon et qui s'anastomose régulièrement avec la pylorique. Par contre, la branche qui chemine sur la face *antérieure* de l'estomac doit être considérée comme *simple collatérale* de la coronaire, même quand elle s'anastomose avec la pylorique... »

La grande compétence de Rossi et Cova sur cette question donne une réelle valeur aux arguments personnels qu'ils apportent.

Si dans notre description des branches *terminales* de la coronaire nous n'avons pas adopté la manière de voir de Rossi et Cova et la terminologie qu'ils emploient, c'était en vue de *simplifier* notre description. C'était aussi parce que nous ne pouvions apporter d'argument personnel sur la valeur de l'interprétation donnée par Rossi et Cova. Enfin, c'était plus particulièrement parce que, chez l'*adulte, le tronc coronaire semble se bifurquer nettement en deux branches à peu près égales*. C'est d'ailleurs ce que Haller avait déjà vu et décrit. Leriche et Villemin tiennent cette bifurcation pour *absolument* constante; Pierre Descomps la considère comme réalisant le mode de terminaison *le plus fréquent*. (Rossi et Cova admettent d'ailleurs que le plus souvent la branche qui pour eux constitue la véritable terminaison du tronc coronaire, c'est-à-dire la branche gastrique descendante *postérieure*, possède un calibre plus faible que celui de la branche gastrique antérieure). Dès lors, si l'on s'en tient strictement aux constatations anatomiques — *chez l'homme* — il est bien légitime d'admettre que les deux branches gastriques antérieure et postérieure résultent de la bifurcation du tronc coronaire. Telle est du moins la disposition *apparente*. Quant à la *valeur morphologique*, propre à chacune de ces branches, nous sommes disposé à accepter entièrement l'interprétation qu'en ont donnée Rossi et Cova, d'autant plus que ces deux auteurs ont étudié avec une grande minutie les branches de la coronaire non seulement chez l'homme mais encore chez un grand nombre de mammifères.

# CHAPITRE II

## ANOMALIES DE LA CORONAIRE STOMACHIQUE

Les anomalies de la coronaire stomachique n'ont donné lieu à aucun travail d'ensemble. Nous allons donc tenter d'en faire la description en insistant d'une manière spéciale sur l'anomalie la plus fréquente et la plus intéressante, à savoir l'existence d'un *rameau important allant contribuer à l'irrigation du foie*.

La coronaire stomachique peut présenter des anomalies :

I. *Anomalies de nombre* ;

*a*) Duplicité de la coronaire stomachique ;

*b*) Absence de la coronaire stomachique.

II. *Anomalies de calibre* ;

III. *Anomalies d'origine* ;

IV. *Anomalies de ramification*.

*a*) Variations dans la disposition des branches *ordinaires* ;

*b*) Présence de branches accessoires *anormales*, et, en particulier, d'une branche *hépatique*.

### § 1. — Anomalies de nombre.

Ce premier groupe d'anomalies comporte l'étude : 1° — de la duplicité ou dédoublement de la coronaire stomachique ; et 2° — de l'absence complète de la coronaire stomachique.

1° **Duplicité ou dédoublement**. — L'existence d'une coronaire stomachique double, ou mieux dédoublée, nous paraît constituer une anomalie *très rare,* si toutefois on ne tient pas compte du *simple ramuscule* gastrique accessoire que fournit le tronc cœliaque, dans environ 7 p. 100 des cas (voy. p. 120). Nous n'avons pu retrouver dans la littérature anatomique que *cinq cas* relatifs à la duplicité de la coronaire stomachique (Gunz ; Quain, Giacomini, Leriche et Villemin, Pierre Descomps).

Voici le résumé de ces cas :

Gunz [230[b]] décrit parmi ses préparations anatomiques, une pièce d'estomac insufflé et injecté provenant d'un jeune enfant. Il existait deux artères coronaires nées séparément de l'aorte. La plus forte envoyait deux rameaux au foie. Thilus, élève de Gunz, a décrit à nouveau le cas de son maître [263[b]].

Quain [163] écrit simplement qu'il a vu naître la coronaire par deux troncs séparés.

Giacomini [182] aurait rencontré cette anomalie, d'après Rossi et Cova, sur le cadavre d'un nègre. Le tronc cœliaque donnait naissance à deux artères coronaires stomachiques qui cheminaient parallèlement et superposées l'une à l'autre, vers le côté droit du cardia. L'artère *supérieure* était de calibre plus fort et se comportait comme une coronaire ordinaire. L'artère *inférieure* se distribuait à la paroi antérieure de l'estomac, au niveau de sa partie moyenne.

Leriche et Villemin [188[k]] ont publié et figuré un cas de duplicité de la coronaire. «... La coronaire *supérieure* naissait nettement séparée des autres artères sur le tronc cœliaque, suivait un trajet verticalement ascendant, donnait, avant de se recourber vers la petite courbure, un gros rameau hépatique pour le lobe gauche du foie, rameau qui jetait une branche sur le cardia et une sur la grosse tubérosité. Elle descendait ensuite sur la face antérieure de la petite courbure et s'y divisait en deux branches dont la postérieure s'anastomosait avec la pylorique. La coronaire *inférieure*, moins volumineuse, naissait, un peu au-dessous de la précédente, suivait un trajet postérieur, mais parallèle, et redescendait sur la petite courbure après s'être réfléchie au même niveau ; elle s'y divisait en deux branches se perdant sur la face postérieure. »

Pierre Descomps [179[h]] figure sur une de ses pièces un cas de dédoublement de la coronaire. On voit le tronc cœliaque se terminer par quatre branches : deux artères coronaires, une hépatique, une splénique, ces deux dernières semblant normales. L'*une* des deux coronaires est ascendante, elle gagne la région cardiaque de l'estomac (face antérieure) et semble représenter la branche œsophago-cardio-tubérositaire. La *seconde* coronaire, un peu plus volumineuse, se porte presque transversalement vers la partie moyenne de la petite courbure, puis elle descend le long de cette courbure pour aller s'anastomoser à plein canal avec la pylorique. Cette seconde coronaire semble bien représenter une coronaire *ordinaire*, moins toutefois sa branche œsophago-cardio-tubérositaire. En résumé, il s'agit là d'un cas très net de *dédoublement* de la coronaire ; il y a duplicité par suite du *fractionnement* de la coronaire en deux troncs séparés ; il y a dédoublement d'une artère normalement indivise.

Il faudrait peut-être joindre à ces cinq cas une observation récente de Vincens [266[e]] intitulée « deux artères coronaires stomachiques ».

2° **Absence complète de la coronaire stomachique.** — Anomalie tout à fait rarissime. Nous n'en connaissons qu'un seul, cas publié par Calori (voy. observ. 177 *bis*). Il y avait absence congénitale complète des trois branches du tronc cœliaque.

## § 2. — Anomalies de calibre.

Nous avons déjà signalé les variations possibles dans le calibre de la coronaire stomachique (voy. p. 151).

Rappelons que normalement le calibre de la coronaire stomachique est nettement inférieur à celui de l'hépatique ou de la splénique. A titre anormal, mais assez fréquent, la coronaire stomachique fournit une ou les deux artères *diaphragmatiques inférieures* (10 à 12 p. 100) ou bien une forte branche *hépatique accessoire gauche* (15 p. 100). Dans tous ces cas et surtout dans le dernier, le calibre de la coronaire augmente ; il peut alors égaler celui de l'hépatique ou même le surpasser. (Voy. plus loin : Branche hépatique de la coronaire stomachique, et Anomalies de l'artère hépatique.) *En pratique*, on peut admettre que toutes les fois que le tronc coronaire est sensiblement augmenté de volume, c'est que l'artère participe à l'irrigation du foie.

## § 3. — Anomalies d'origine.

Nous avons déjà décrit les divers modes d'origine de la coronaire stomachique (voy. p. 147). Nous rappellerons que *normalement* cette artère provient du tronc cœliaque (92 à 93 p. 100) soit à la façon d'une branche terminale, soit à la façon d'une simple collatérale.

A titre d'*anomalies d'origine*, la coronaire peut naître soit directement de l'*aorte* (6 p. 100), soit d'un tronc commun à la mésentérique supérieure et au tronc cœliaque (1 p. 100), ou tronc *cœliaco-mésentérique* (voy. p. 116).

Parmi les sujets étudiés par Leriche et Villemin (56 sujets), Rossi et Cova (102 sujets), Pierre Descomps (50 sujets), da Silva Rio Branco (50 sujets), il n'a pas été signalé d'autres anomalies d'origine que celles que nous venons de résumer.

On pourrait encore considérer comme anomalie d'origine de la coronaire :

1° Les cas assez nombreux (15 p. 100) dans lesquels cette artère, très augmentée de volume, participe à l'irrigation du foie. La coronaire naît alors par un tronc commun avec l'hépatique accessoire gauche. Cette disposition sera étudiée en détail plus loin.

2° Les cas dans lesquels la coronaire fournit une ou les deux artères diaphragmatiques inférieures (10 à 12 p. 100). Mais alors il semble plus logique de considérer ces dernières comme branches collatérales anormales du tronc coronaire (voy. plus loin).

Haller aurait vu le tronc cœliaque bifurqué en hépatique et splénique, la coronaire stomachique naissant dans un cas de l'hépatique, dans un autre cas de la splénique [93b]. Sœmmering [133a], Luschka [107d], Hyrtl [101] auraient constaté des cas analogues. On sait d'autre part (voy. p. 36 et 145), que pour Vésale et les nombreux anatomistes de son École, la coronaire stomachique était considérée comme naissant normalement du tronc de la splénique.

Il est indiscutable que la conception vésalienne est erronée. A.-F. Walther [199a, 200a] s'est d'ailleurs élevé le premier, vers l'an 1730, contre cette petite erreur, qui n'a été définitivement abandonnée qu'après l'apparition des ouvrages de J.-B. Winslow et de A. Haller.

Malgré la grande autorité de Haller, nous sommes porté à penser qu'il s'agit là d'une anomalie sans doute *possible*, mais dont l'existence doit être bien *exceptionnelle*, puisque sur un total de 257 sujets examinés en série, ce mode d'origine n'a jamais été signalé. Les mêmes considérations sont applicables à deux autres variétés d'origine de la coronaire stomachique signalées par Meckel et par Struthers. D'après Theile [139c], Meckel aurait vu naître la coronaire stomachique au niveau de la branche *terminale gauche* de l'artère hépatique. Struthers a publié une observation (voy. obs. 116) dans laquelle la coronaire stomachique naissait d'une artère hépatique. Le manque de détails ne permet pas d'être bien fixé sur ces deux cas.

Sans nier l'existence possible de l'anomalie admise par Haller, nous pensons toutefois qu'il s'agit là de cas rarissimes, à moins que l'on ne considère la coronaire stomachique comme naissant de l'hépatique ou de la splénique lorsque le tronc cœliaque est *incomplet* (tronc corono-hépatique, p. 114 et fig. 42, tronc corono-splénique, p. 113 et fig. 40). Mais dans les cas de ce genre, il est tout aussi légitime de considérer la coronaire comme provenant d'un tronc cœliaque incomplet et bifurqué. D'ailleurs, ce n'est pas aux cas de ce genre que Haller fait allusion.

## § 4. — **Anomalies de ramification.**

Nous diviserons ces anomalies en *deux* groupes suivant que le territoire *terminal* de la coronaire est *normal*, ou suivant au contraire que ce territoire terminal est *anormal*.

Dans la PREMIÈRE CATÉGORIE, il y a anomalie dans l'ordonnance des *branches ordinaires* de la coronaire.

Dans la SECONDE CATÉGORIE il existe un ou plusieurs *rameaux accessoires anormaux* qui se rendent à un viscère autre que l'estomac, par exemple au foie, au diaphragme, ou à la rate, etc.

**I. Variations dans l'ordonnance des branches ordinaires.** — Nous n'insisterons pas longuement sur ce genre d'anomalies qui ne présente aucun intérêt spécial. Il s'agit en réalité de variétés *secondaires* dont on pourrait décrire pas mal de types Rossi et Cova ont signalé dans leur mémoire la plupart des dispositions qu'on peut rencontrer. Nous nous bornerons à mentionner les principales.

1° *Branche œsophago-cardio-tubérositaire antérieure.* — Normalement, nous le rappelons, cette branche est *unique* et naît du sommet de la crosse coronaire à la façon d'une *collatérale* (voy. p. 153).

*a)* Dans un petit nombre de cas (10 p. 100), la branche Œ. C. T. naît *précocement*, plus ou moins rapprochée de l'origine du tronc coronaire, un peu avant son niveau d'émergence ordinaire, disposition figurée par Descomps [179[q]]. Cette variété conduit à l'anomalie très rare dans laquelle la branche Œ. C. T. naît *isolément* du tronc cœliaque. Le territoire gastrique ordinaire de la coronaire stomachique est alors sous la dépendance de deux artères distinctes : l'une représentée par cette branche Œ. C. T. devenue aberrante; la seconde constituée par la coronaire dépourvue de sa branche Œ. C. T. En d'autres termes, il y a *dédoublement* de la coronaire stomachique. Descomps en a figuré un cas typique (voy. ci-avant, p. 172). Nous le répétons, il s'agit là d'une anomalie *exceptionnellement rare.*

*b)* Dans un petit nombre de cas (7 p. 100, Rossi et Cova), cette branche naît par un tronc commun avec la branche gastrique descendante *antérieure*. Cette variété est nettement représentée sur trois des pièces de Pierre Descomps [179[i]]. Parfois le tronc commun aux deux branches est si réduit que le tronc coronaire semble se terminer par trifurcation en branche Œ. C. T., branche gastrique descendante antérieure, branche gastrique descendante postérieure. Rossi et Cova ne signalent pas cette variété. Par contre, elle serait très fréquente pour Pierre Descomps (26 p. 100), [179[j]]. Ce pourcentage nous paraît trop élevé. D'ailleurs, sur les 50 sujets représentés dans le travail de Descomps, il n'en est que trois sur lesquels cette trifurcation soit manifestement représentée [179[k]]. Comme nous l'avons décrit, la branche Œ. C. T. naît, dans *la plupart des cas*, très nettement comme *collatérale* du *tronc coronaire*. C'est d'ailleurs cette disposition qui est figurée sur les deux tiers des planches publiées par Descomps, ce qui correspond bien à la fréquence moyenne de cette disposition.

*c)* Au lieu d'être représentée par un tronc unique, la branche Œ. C. A. est parfois *dédoublée* (11 p. 100, Rossi et Cova). Le plus souvent alors ce sont les rameaux *cardiaque* et *œsophagien* qui naissent ensemble, tandis que le rameau tubérositaire naît isolément. Descomps a figuré cette disposition sur deux de ses planches [179[l]]. Exceptionnellement, les trois rameaux de la branche Œ. C. T. naissent isolément (1 fois sur 90, Rossi et Cova).

*d)* L'*absence complète* de la branche Œ. C. T. est *exceptionnelle* (1 fois sur 90, Rossi et Cova). Par contre, on constate parfois l'absence d'un ou de deux rameaux (20 p. 100, Rossi et Cova). Les rameaux cardiaque ou tubérositaire manquent rarement (8 p. 100). Le rameau œsophagien manquerait un peu plus souvent (12 p. 100).

2° *Branches gastriques descendantes antérieure et postérieure* :

*a*) L'une de ces deux branches peut être *dédoublée*, fait déjà décrit autrefois par Haller [88[d]] (voy. également fig. 14, p. 42). Pour Descomps, ce dédoublement porterait ordinairement sur la branche *antérieure* (6 p. 100). Pour Rossi et Cova, le dédoublement se rencontrerait plus souvent au niveau de la branche *postérieure* (12 p. 100), exceptionnellement sur la branche antérieure (1 p. 100).

*b*) Le tronc coronaire peut se terminer par une branche gastrique descendante *unique*, par suite du *fusionnement* des deux branches ordinaires. Cette disposition existerait dans 10 p. 100 des cas, d'après Descomps. Elle est nettement représentée sur trois des planches annexées au travail de cet auteur [179[m]].

*c*) Rappelons que la branche gastrique antérieure peut naître par un tronc commun avec la branche Œ. C. T.

Telles sont les principales variétés que peut présenter la coronaire stomachique dans sa ramescence. En somme ces variétés sont assez *nombreuses*. Mais elles n'infirment en rien la description générale que nous avons donnée sur la ramescence *normale* de cette artère.

Nous pensons d'ailleurs que toutes ces *petites* variétés peuvent se combiner de façons très diverses et que leur fréquence respective n'est nullement réductible à quelques formules mathématiques. Nous donnerons comme preuve de cette opinion la différence sensible dans les chiffres publiés par Pierre Descomps et par Rossi et Cova.

II. **Branches accessoires de la coronaire stomachique.** — La coronaire stomachique peut fournir un certain nombre de rameaux accessoires que nous diviserons en trois groupes d'après leur ordre de *fréquence*, et, par suite, leur importance respective :

1° Rameaux accessoires très fréquents : *rameaux hépatiques*;

2° Rameaux accessoires de fréquence moyenne : *rameaux diaphragmatiques*.

3° Rameaux accessoires très rares : *rameaux spléniques*, *pancréatiques coliques*, etc.

Nous mentionnerons tout d'abord rapidement les rameaux des deux *derniers* groupes, pour passer à l'étude détaillée des rameaux *hépatiques* les plus importants en même temps que les plus fréquents.

1° Rameaux diaphragmatiques. — L'artère coronaire stomachique donne à peu près constamment de fins rameaux diaphragmatiques innominés, sans importance.

Dans quelques cas la coronaire donne directement origine aux deux artères diaphragmatiques inférieures ou à une seule de ces deux artères.

Nous avons étudié ailleurs l'origine des artères diaphragmatiques inférieures (voy. p. 132). Nous allons résumer ce qui concerne l'origine *coronaire* de ces deux artères.

Dans 10 à 12 p. 100 des cas, la coronaire stomachique donne naissance aux deux artères diaphragmatiques inférieures (3 à 4 p. 100) ou à une seule de ces deux artères (7 à 8 p. 100) ; c'est alors deux fois plus souvent la diaphragmatique inférieure *gauche* que la diaphragmatique droite. Très exceptionnellement la coronaire stomachique fournit une diaphragmatique *accessoire* de calibre important.

Il est évident que dans les cas où les diaphragmatiques naissent de la coronaire, le territoire et le volume de cette dernière sont augmentés manifestement, fait sur lequel a insisté Hyrtl dans deux observations détaillées [101 *bis*].

2° Rameaux anormaux très rares. — C'est à titre d'anomalie *rare* que la coronaire stomachique peut fournir des rameaux accessoires pour la rate, le pancréas, le côlon.

a) *Rameau splénique.* — L'existence d'une splénique accessoire née de la coronaire stomachique a été très rarement signalée. Rossi et Cova n'en ont pas trouvé d'exemple dans la littérature anatomique. Ils en donnent une observation [192[b]] qui serait donc unique. Personnellement, nous ne connaissons pas d'autre exemple de cette anomalie.

Dans le cas de Rossi et Cova, la splénique accessoire, de calibre « discret », naissait de la portion initiale de la coronaire, avant l'émission du rameau cardio-œsophagien. Elle cheminait sous le revêtement péritonéal de la face postérieure de l'estomac, donnait quelques rameaux à la partie postérieure et supérieure de la grosse tubérosité, passait par le ligament gastro-splénique et s'épuisait dans la partie la plus élevée de la rate.

b) *Rameau pancréatique.* — Ce rameau semble avoir été vu quelquefois par Haller [88[c]]. A part Haller, Theile est le seul anatomiste qui ait mentionné l'existence « de petits rameaux pancréatiques inconstants » provenant de la coronaire stomachique [139[b]].

Haller a décrit ce rameau pancréatico-coronaire à plusieurs reprises. Il naîtrait de la coronaire tout près de son origine, descendrait avec la veine porte derrière le pancréas et se terminerait en s'anastomosant soit avec la pancréatique transverse, soit avec la pancréatico-duodénale gauche [88[e]]. Ailleurs, Haller écrit que ce rameau pancréatique s'anastomose avec la pancréatico-duodénale née de la mésentérique supérieure [93[b]]. Ce petit rameau pancréatique représente sans doute la petite artère que nous avons décrite sous le nom de pancréatique *moyenne* (voy. p. 120 et Art. mésentérique supérieure).

c) *Canal anastomotique entre la coronaire et l'artère colique supérieure.* — Dans une observation unique due à Barclay [64[b]], il existait « ... une branche du volume d'une plume d'oie qui naissait de la racine de la coronaire stomachique et après avoir donné deux ou trois rameaux au pancréas, elle s'unissait à la racine de la première artère colique ». En somme, il s'agit là d'une forte anastomose corono-mésentérique. C'est un exemple de ces *canaux anastomotiques cœliaco-mésentériques* étudiés déjà antérieurement (voy. p. 124).

d) *Artère bronchique droite accessoire.* — C'est une anomalie dont nous n'avons trouvé qu'un seul exemple observé par Calori [177], d'après Rossi et Cova.

Il existait une inversion splanchnique générale (chez un homme). Le tronc cœliaque très volumineux se divisait en trois rameaux : artère hépatique artère splénique, et une grosse artère d'un diamètre de 7 millimètres qui, après un trajet de 20 millimètres, se divisait en coronaire stomachique et *bronchique droite accessoire.* La coronaire présentait un trajet inverse de celui qu'elle a normalement. Quant à la bronchique droite elle s'engageait dans la cavité thoracique en passant par l'orifice œsophagien.

3° Les rameaux hépatiques sont les plus importants et les plus fréquents. Nous en ferons une étude détaillée.

## Rameaux hépatiques de la coronaire stomachique.

### 1. — Historique.

L'existence d'un rameau hépatique plus ou moins important fourni par la coronaire stomachique est une connaissance de date assez ancienne.

La première observation relative à ce rameau nous semble attribuable à J. Rhodius, anatomiste du dix-septième siècle (voy. obs. 161). La seconde observation appartient sans doute à Petsche (année 1737) (voy. obs. 162). Ces deux observations sont toutefois très brèves ; il y est simplement écrit que la cœliaque envoyait au foie, en plus de l'artère hépatique *ordinaire*, une *seconde* artère née de la coronaire stomachique.

On peut dire qu'à partir de cette époque, — première moitié du dix-huitième siècle, — les anatomistes ont commencé à étudier avec précision le rameau hépatique de la coronaire. Le mérite revient à A.-F. Walther d'en avoir donné, le premier, une excellente description [199[b]], en même temps qu'il représentait très nettement cette anomalie sur une planche dont nous avons déjà signalé la valeur historique à propos du tronc cœliaque (voy. p. 40 et fig. 12 ; voy. également l'observation 163).

A l'occasion du cas qu'il décrit, Walther fait remarquer *qu'il n'est pas rare* de voir la coronaire fournir au foie une *seconde* artère hépatique. La coronaire mérite alors le nom d'artère « hépatico-gastrique supérieure ou gauche »; son volume est tantôt supérieur, tantôt inférieur à celui de la gastro-duodénale. Walther ajoute, très judicieusement, que le rameau hépatique de la coronaire se trouve «... caché dans une épaisse couverture membraneuse — (lisez : pars condensa du petit épiploon) — et que, par suite, il échappe facilement à la vue de l'observateur non prévenu.

C'est en raison de cette « situation cachée », ajoute Walther, que ce rameau important est resté jusqu'alors méconnu des anatomistes. D'ailleurs, il est plus souvent absent que présent, car normalement la coronaire stomachique est uniquement destinée à l'estomac [200[a]].

Winslow est moins explicite que Walther; de plus, il considère le rameau hépatico-coronaire comme existant dans la disposition *normale*. En effet, d'après Winslow, le tronc de la coronaire va normalement se terminer dans le *lobe gauche* du foie [141[c]], les rameaux cardio-œsophagiens et les branches gastriques de bifurcation, antérieure et postérieure, étant considérées comme branches collatérales. Nous verrons que cette description a été reprise plus tard par quelques auteurs.

Deux anatomistes contemporains de Winslow, Gunz et Heuermann, consacrent quelques lignes à la description du rameau hépatico-coronaire. Gunz, dans une thèse inspirée à un de ses élèves, Thilus [263[a]], tient pour assez *fréquente*, la présence de ce rameau qui « chemine entre les deux lames du petit épiploon et qui va se terminer, au niveau du sillon transverse, dans le lobe *gauche* du foie. Heuermann, à l'exemple de Winslow, considère l'existence du rameau hépatico-coronaire comme *normale*. C'est, écrit-il, un *fort* rameau allant au hile du foie et se comportant comme une *seconde* artère hépatique [99[c]].

On trouve dans les ouvrages de Haller deux descriptions légèrement différentes l'une de l'autre. Dans son premier grand ouvrage d'angéiologie [88[e]], Haller écrit que le rameau hépatique de la coronaire est plus souvent *absent* que présent. Le volume de ce rameau est *variable* : tantôt c'est un *fort* vaisseau qui représente alors la véritable continuation du tronc de la coronaire. Tantôt, au contraire, il y a un ou plusieurs *petits* rameaux allant au foie. Lorsqu'il existe un rameau de fort calibre, il contourne le lobe de Spiegel, cheminant dans le sillon du canal veineux et se termine au niveau du hile du foie. Telle est la description que donne Haller dans son ouvrage le plus ancien. Ajoutons que cette anomalie est représentée avec un art incomparable sur une des planches de Haller dont nous avons déjà signalé la réelle valeur (voy. p. 42, fig. 14; voyez également l'explication de cette planche : observation 164).

Plus tard, dans ses *Éléments de Physiologie* [93[k]], Haller a quelque peu modifié son opinion première. Il semble considérer le rameau hépatique comme *constant*; mais ajoute-t-il, *... ce rameau est la plupart du temps très exigu..., c'est seulement dans quelques cas qu'il atteint un fort volume et qu'il mérite alors le nom d'artère hépatique gauche ;... dans ce dernier cas, en effet, le rameau hépatique pourvoit à l'irrigation de tout le lobe gauche et du lobe de Spiegel ;... on constate alors que la branche terminale gauche de l'artère hépatique est de volume très faible ou même tout à fait exigu...*

Hensing semble bien admettre comme normale la participation de la coronaire à l'irrigation du foie [233[a]].

Portal, annotant l'ouvrage de Lieutaud, fait remarquer, dans une de ses notes, que la coronaire «... fournit, chez *quelques* sujets, des rameaux qui parviennent au lobe *gauche* du foie [122] ».

Rudolph publie en 1781 une observation dans laquelle la coronaire née directement de l'*aorte* envoyait au foie une hépatique accessoire (voy. obs. 165).

Mayer, dans ses deux excellents ouvrages sur les vaisseaux du corps humain, décrit et figure avec précision le rameau hépatique de la coronaire [110c, 162a]. (voy. également obs. 59 et fig. 161 ; obs. 166). Mayer ne considère pas ce rameau comme constant. Quand il existe on peut l'appeler : *arteria hepatica minor*. La branche terminale *gauche* de l'artère hépatique fait alors *parfois complètement défaut*.

Vaughan semble considérer comme normale l'existence du rameau hépatique de la coronaire [140a].

Pour Sabatier [129b], la coronaire «... envoie *d'ordinaire* un rameau *fort considérable* au foie, et mérite le nom de gastro-hépatique... ».

Boyer écrit que «... dans *beaucoup* de sujets, l'artère coronaire stomachique *appartient autant au foie qu'à l'estomac*; alors elle ne le cède presque *en rien* pour la grosseur à l'artère hépatique; et lorsqu'elle a parcouru un certain espace, elle se divise en deux branches dont *l'une* se porte en arrière et s'enfonce dans l'extrémité *gauche* du sillon transversal du foie et *l'autre* va à l'estomac..... » Boyer ajoute que cette dernière branche de division se distribue alors à l'estomac comme la coronaire ordinaire [68c].

Bichat reproduit la description de Boyer [67d].

D'après Murray «... des trois branches de la cœliaque, la coronaire stomachique est la *plus petite*, quand elle ne fournit de branches qu'à l'estomac. Au contraire, le volume de la coronaire est presque *égal* à celui de la splénique, quand elle envoie un rameau au foie, ce qui arrive *souvent*;... quand ce rameau hépatique existe, la branche terminale *gauche* de l'artère hépatique *manque souvent en totalité* [116c]. »

Chaussier, dans ses tableaux synoptiques sur les artères [70], indique que la coronaire « ...produit *souvent* la *lobaire gauche* du foie... ».

Caldanio représente, dans son important atlas, un cas de Santorini dans lequel la coronaire envoyait une *volumineuse* branche hépatique remplaçant *complètement* la branche *gauche* terminale de l'artère hépatique (voy. obs. 167 et fig. 175). Pour Cloquet, « ... chez *beaucoup* de sujets, la coronaire envoie au foie une branche très *considérable* » [71c].

Pour Green, « ... très fréquemment la coronaire est de *fort* calibre et donne naissance à la branche hépatique *gauche...* » [85].

D'après Hildebrandt, « ... la coronaire envoie au lobe de Spiegel un petit rameau. Dans *quelques* cas, ce rameau est *remarquable*. On constate alors que la branche *gauche* de l'artère hépatique *est d'un volume d'autant plus faible que le rameau hépatico-coronaire est plus développé* ... » [100b].

Pour Marjolin [109], « ... la coronaire stomachique fournit *assez souvent* une artère au foie ». Elle mérite alors le nom de gastro-hepatica sinistra que lui donna Walther.

D'après Meckel [111], il n'est *pas rare* que la branche *gauche* de l'artère hépatique naisse du tronc cœliaque par un tronc commun avec la coronaire stomachique. Ailleurs Meckel écrit que, *très souvent*, presque toujours même, la coronaire stomachique fournit une hépatique *gauche*.

Geoffroy Saint-Hilaire fait remarquer, à propos des anomalies artérielles « ... qu'il n'est *pas très rare* que l'artère hépatique soit partagée en *deux* troncs s'insérant l'un sur la cœliaque, l'autre sur l'aorte ou la coronaire stomachique... » [82[b]].

Pour Bourgery, « ... la coronaire fournit quelquefois une *deuxième* artère hépatique... qui pénètre d'arrière en avant dans le sillon longitudinal gauche, de manière à suivre le trajet des veines ombilicales » [151[c]].

Rosenmüller écrit que « ... la coronaire envoie parfois un rameau au lobe *gauche* du foie... et que souvent ce rameau représente la branche *gauche* de l'artère hépatique » [126].

L'opinion de Theile est bien connue, puisque c'est d'ordinaire la seule que l'on cite dans les traités actuels d'anatomie, malgré que cette opinion ait été exprimée bien avant lui. D'après cet auteur « ... *très souvent*, peut-être même est-ce la règle, il existe un rameau *hépatique* fourni par la coronaire. Ce rameau va au lobe *gauche* du foie... » [139[c]]. Et ailleurs : « ...la branche de la coronaire qui va au lobe *gauche* du foie est *souvent* si *volumineuse* qu'elle remplace *totalement* la branche *gauche* de l'artère hépatique. On conçoit alors que la coronaire soit de calibre plus fort... » [138[b]].

Quain est d'avis que la coronaire fournit souvent au lobe *gauche* du foie une hépatique additionnelle qui peut remplacer la branche *gauche* de l'artère hépatique [124, 163].

D'après J. Cruveilhier, « ... *souvent* la coronaire fournit une artère hépatique... On conçoit que dans ces cas, la coronaire est très *considérable....* » [73[c]].

Luschka est d'avis que « ... dans *beaucoup* de cas, la coronaire envoie une *seconde* artère hépatique, qui peut remplacer *complètement* la branche *gauche* de l'artère hépatique » [107[d]].

Barkow publie en 1868 le cinquième et le sixième volumes de son remarquable ouvrage d'anatomie comparée [145, 146]. Les planches, grandeur nature, sont de toute beauté. Sur plusieurs d'entre elles se trouve représentée avec minutie la *terminaison intra-hépatique* du rameau hépatico-coronaire. Le travail de Barkow constitue le seul document qui existe sur la *terminaison* de ce rameau. A ce point de vue nous ne connaissons aucune publication, même parmi les plus récentes, qui soit comparable à l'ouvrage de Barkow. Outre cet atlas, Barkow a composé un catalogue détaillé des pièces anatomiques de sa collection [204]. On y trouvera la description de plusieurs cas concernant l'anomalie en question. Nous avons rapporté la plupart de ces cas ainsi que ceux contenus dans le grand Atlas d'anatomie comparée (voy. obs. 171 à 183, et obs. 249 et 250).

Barkow, dont la compétence en angéiologie est si grande, admettait que la branche hépatique de la coronaire remplace *en partie* ou, *plus souvent*, *en totalité*, *la branche terminale gauche de l'artère hépatique.* C'est un point sur lequel nous aurons l'occasion de revenir, car il ne semble pas admis par tous les auteurs qui ont récemment étudié cette question.

Hyrtl a étudié d'une façon particulière les artères hépatiques *accessoires.* D'après cet auteur, la coronaire fournit une branche qui chemine dans le petit épiploon et se porte vers la partie gauche du hile du foie, pour aller *s'anastomoser* avec un rameau superficiel de la branche *gauche* de l'artère hépatique. Cette anastomose ne manque jamais ; en elle est préformée une anomalie *très fré-*

*quente* de la branche *gauche* de l'artère hépatique. En effet, cette anastomose est fréquemment *si développée* qu'elle remplace un rameau de la branche gauche de l'artère hépatique, destiné à la fosse du conduit veineux ou bien, dans des cas beaucoup plus rares, cette anastomose remplace *en totalité* la branche *gauche* de l'artère hépatique. Hyrtl ajoute que déjà autrefois Winslow a appelé l'attention sur la constance de la participation de la coronaire stomachique à l'alimentation sanguine du foie [234[d]].

Henle adopte, en la citant, l'opinion de Hyrtl [98[b]] et Krause [*in* Henle 98[b]] tient pour *fréquent* le rameau hépatique de la coronaire.

Paulet [119], Sappey [130[c]] admettent que la coronaire fournit *quelquefois* une artère qui se rend au lobe *gauche* du foie; la coronaire est alors plus *volumineuse* que d'habitude et mérite le nom de gastro-hépatique (Sappey).

Tels sont les principaux renseignements qu'on trouve dans la littérature anatomique pendant la période comprise entre le commencement du *dix-huitième siècle* et la fin du *dix-neuvième*, de A.-F. Walther jusqu'à Sappey.

Dans ces *dernières années*, il a paru un certain nombre de travaux importants sur le tronc cœliaque ou sur ses branches. Ils renferment quelques renseignements précis et détaillés sur le rameau *hépatique* de la coronaire. On doit citer particulièrement les publications de Rossi et Cova [191, 192], de Sousloff [262], de Leriche et Villemin [188, 243], de Gentes et Philipp [224], de Vincens [266], de P. Descomps [179, 220].

D'autre part, depuis une trentaine d'années, il a été publié un certain nombre d'observations isolées relatives à l'existence de la branche hépatique de la coronaire : Dupuis et Barnay (obs. 184), Walsham (obs. 185), Rolleston (obs. 251), Monguidi (obs. 252), Jacquemet (obs. 186), Guibé (obs. 187), Gentes et Philipp (obs. 188), Budde (obs. 231, 232), Piquand (obs. 242).

Contentons-nous, pour le moment, de signaler ces documents récents. Nous aurons l'occasion de les analyser en détail au cours de notre description sur le rameau hépatique de la coronaire.

Avant d'aborder cette étude et en manière de *conclusion* à l'historique que nous venons d'exposer, il nous a semblé intéressant et utile de résumer l'état de la question *avant l'apparition des travaux récents*. On verra, par la suite, que sur bien des points ces travaux récents n'ont fait que confirmer *la plupart* des notions acquises par les anciens anatomistes, à savoir :

1° Que la coronaire stomachique fournit d'une *façon normale* un rameau hépatique (Winslow, Heuermann, Haller, Hensing, Vaughan, Sabatier, Hildebrandt, Meckel, Theile, Hyrtl) ;

2° Que ce rameau est *le plus souvent exigu* (Haller) ou petit (Hildebrandt, Theile, Hyrtl, etc.);

3° Qu'avec une *fréquence* variable, mais *assez grande* pour la plupart des auteurs, ce rameau acquiert une grande importance et que, dès lors, la coronaire stomachique très *augmentée de volume* (Bichat, Boyer, Murray, Green, Theile, Cruveilhier, Sappey, etc.), mérite le nom d'artère hépatico-gastrique (Walther, Haller, etc.) ou celui de gastro-hépatique (Sabatier, Sappey, etc.);

4° Que lorsqu'il existe une semblable artère gastro-hépatique, son rameau *hépatique* se rend au *lobe gauche* du foie (Winslow, Gunz, Thilus, Haller, Mayer, Portal, Chaussier, Meckel, Green, Theile, Barkow, etc.); et que *ce rameau représente ou remplace en partie ou en totalité la branche terminale gauche de l'artère hépatique* (Haller, Mayer, Murray, Green, Hildebrandt, Meckel, Theile, Quain, Rosenmüller, Hyrtl, etc.).

## 2. — Aspect général du rameau hépatique de la coronaire stomachique.

La coronaire stomachique émet *constamment* (voy. p. 166) deux ou trois *ramuscules épiploïques longs* qui se portent transversalement de gauche à droite vers la région du hile hépatique. Sur les sujets injectés finement il est à peu près constant (**85 p. 100**) de trouver un de ces ramuscules qui va s'anastomoser avec la branche *gauche* de l'artère hépatique ou même qui pénètre *directement* dans la partie *gauche* du hile du foie.

D'autre part la coronaire émet d'une façon *inconstante* (**15** p. **100**) un *fort rameau* qui, comme nous le verrons, irrigue la *totalité* ou, tout au moins, une *importante* portion, du lobe *gauche* du foie. (Voy. fig. 45 et 45 *bis*.)

Dans le *premier cas*, il s'agit d'un *simple ramuscule* sans doute à peu près *constant*, mais *pratiquement* tout à fait *négligeable*, car son calibre est filiforme et si réduit que seules les injections très pénétrantes et poussées sur des sujets en très bon état de conservation, auront quelque chance de le faire apparaître à la suite d'une dissection attentive et délicate.

Dans le *second cas*, au contraire, il s'agit d'une *forte branche* sans doute *inconstante*, mais dont le calibre varie entre celui de la pylorique et celui de la gastro-duodénale, et dont *la présence s'impose toujours* même à la suite d'injections grossières, toutes les fois que cette branche existe. D'ailleurs, la *forte branche* hépatico-coronaire remplace *toujours plus ou moins complètement la branche terminale gauche de l'artère hépatique*, fait signalé par de nombreux anatomistes (Haller, Mayer, Meckel, Theile, Quain, Hyrtl, etc. Voy. Historique).

Le rameau hépatique de la coronaire se présente donc *en pratique sous deux aspects nettement distincts*.

Nous avons déjà décrit ailleurs le *petit ramuscule hépatique* fourni à peu près constamment par la coronaire stomachique. Nous ne reviendrons pas sur cette question qui n'offre aucun intérêt pratique. Par contre nous allons décrire en détail la *forte branche hépatique* que fournit la coronaire dans **15** p. **100** des cas. Lorsque cette branche existe, la coronaire très augmentée de volume, *appartient autant au foie qu'à l'estomac*... suivant l'expression de Boyer; elle constitue alors une véritable artère *gastro-hépatique gauche*. L'étude de la branche hépatique comporte nécessairement celle de l'artère gastro-hépatique gauche, dans son ensemble.

Il est vraisemblable que la *forte branche* hépatico-coronaire *inconstante* dérive du *ramuscule* hépatico-coronaire constant, anormalement augmenté de volume. C'est une opinion défendue par Theile, Hyrtl, Budde, Vincens; d'autre part Haller, Leriche et Villemin, Descomps semblent bien se ranger à cette opinion.

Toutefois sur les sujets que nous avons étudiés, on ne rencontrait pas « ... toute la série de gradations intermédiaires » qui, d'après Rossi et Cova, existerait entre les deux formes extrêmes du rameau hépatico-coronaire : simple ramuscule filiforme et forte branche égalant ou surpassant en volume le tronc coronaire après qu'il a émis cette branche.

*En pratique* on doit admettre, selon nous, que le rameau hépatique de la coronaire se présente toujours sous l'un des deux aspects nettement distincts que nous lui avons décrits :

1° *Ramuscule constant — mais insignifiant.*

2° *Forte branche inconstante — mais dont la présence s'impose toujours.*

Cette conception pourrait paraître quelque peu schématique. Elle repose cependant sur des faits anatomiques précis. D'ailleurs, elle se trouve coïncider avec la description de Haller [93k], ce qui, à notre humble avis, suffirait à lui donner largement droit de cité. Enfin seule cette conception permet d'expliquer *en les conciliant* les opinions souvent très différentes les unes des autres qui ont été tour à tour émises sur la *fréquence* de la participation de la coronaire à l'irrigation hépatique.

Pour les uns, en effet, cette participation serait *constante* : Winslow-Heuermann, Hensing, Sabatier, Hyrtl, Theile, etc. Pour d'autres, au contraire, elle serait de *grande fréquence* : Walther, Bichat, Cloquet, Green, Meckel, Quain, etc. Pour d'autres encore il s'agirait d'une fréquence *moyenne* : Mayer, Geoffroy Saint-Hilaire, Portal, Sappey, Bourgery, etc.

Si l'on envisage *dans son ensemble* l'existence d'un rameau fourni au foie par la coronaire, que ce rameau soit *filiforme* ou au contraire *très développé*, il est exact de le considérer comme *constant* ou tout au moins comme très fréquent. Si au contraire on néglige l'aspect *ramuscule* pour ne tenir compte que de l'aspect *forte branche*, il est légitime d'admettre que la coronaire ne participe à l'irrigation hépatique que d'une façon *inconstante*, et avec une fréquence *moyenne* (15 p. 100).

L'étude qui va suivre est consacrée *exclusivement* à l'existence d'une *forte branche* hépatico-coronaire. Quand cette branche existe, la coronaire devient une véritable *artère gastro-hépatique gauche.*

### 3. — De l'artère gastro-hépatique gauche.

A la suite de Walther et de Haller nous donnons le nom *d'artère gastro-hépatique gauche* à la coronaire stomachique toutes les fois que cette artère est anormalement augmentée de volume par suite de sa participation — anormale — à l'irrigation du lobe gauche du foie, par l'intermédiaire d'une *forte branche hépatique*.

L'architecture générale de cette anomalie est très simple. Reprenons le type de ramescence normale (voy. fig. 44 et 44 *bis*) de la coronaire stomachique, à savoir :

1° Une forte *collatérale ascendante*, branche *œsophago-cardio-tubérositaire antérieure*, émise au niveau du *sommet* de la crosse coronaire.

2° Deux branches *gastriques descendantes*, l'une antérieure l'autre postérieure, émises au niveau de la *terminaison* du tronc coronaire.

Supposons que la branche *œsophago-cardio-tubérositaire antérieure* acquière un très fort volume et qu'elle se porte au hile du foie : ainsi sera réalisée une artère gastro-hépatique gauche, telle que nous l'avons schématisée sur les figures 45 et 45 *bis*. Et en effet, quand cette anomalie existe on voit le tronc de la coronaire — augmenté de volume et devenu tronc gastro-hépatique — se diviser au voisinage de la petite courbure de l'estomac en *deux* troncs secondaires : l'un d'eux, tronc *hépatique* (B. H., fig. 45 *bis*) se rend au *foie* après avoir fourni, chemin faisant, les rameaux œsophago-cardio-tubérositaires antérieurs. L'autre, *tronc gastrique* (B. G., fig. 45 *bis*) représente la *terminaison* du tronc d'une coronaire *normale* et comme tel il va se diviser en abordant la petite courbure, par bifurcation en deux branches gastriques descendantes, l'une *antérieure*, l'autre *postérieure*.

Telle est l'architecture générale de la gastro-hépatique gauche. Cette artère présente donc à étudier :

1° Un *tronc primitif* gastro-hépatique, résultant de la fusion des deux éléments hépatique et gastrique ;

2° Deux *troncs secondaires* résultant de la division du tronc primitif en ses deux éléments : *branche hépatique* et *branche gastrique*.

Quand il existe une artère gastro-hépatique gauche, la circulation du foie est, pour le moins, sous la dépendance de *deux* artères distinctes : l'une est représentée par l'hépatique *ordinaire* née du tronc cœliaque, l'autre par la *gastro-hépatique gauche*. Il y a, suivant l'expression courante, duplicité, ou mieux, *dédoublement* de l'artère hépatique. (Voy. fig. 45 ; voy. également les figures annexées à nos observations, obs. 22 à 28.)

A titre tout à fait *exceptionnel*, il peut exister une *troisième* hépatique,

hépatique accessoire *droite* provenant de la mésentérique supérieure. Il y a alors *triplicité* ou, mieux, fractionnement de l'artère hépatique en trois artères distinctes (obs. 29 et fig. 143).

En joignant nos résultats personnels à ceux qui ont été publiés par Descomps, nous constatons que sur 100 sujets examinés en série, il existait 15 fois une artère gastro hépatique gauche (soit **15 p. 100**). Or, sur ces 15 cas :

1) 13 fois il y avait *duplicité* (**13 p. 100**).

2) 2 fois il y avait *triplicité* (**2 p. 100**).

Contentons-nous de signaler ces faits sur lesquels nous aurons à revenir à propos de l'étude des hépatiques accessoires. (Voy. Anomalies de l'artère hépatique.)

Nous avons pu rassembler 123 cas concernant l'existence d'une gastro-hépatique gauche : 104 cas se rapportent à la *duplicité* et 19 seulement à la *triplicité*. La proportion entre ces deux dispositions est d'accord avec le pourcentage que nous avons indiqué. De même Vincens [266] a pu réunir 24 observations personnelles concernant l'existence d'une gastro-hépatique gauche : 22 fois il y avait *duplicité*, 2 fois *triplicité*.

1° **Fréquence.** — L'artère gastro-hépatique gauche se rencontre avec une fréquence moyenne de **15 p. 100** chez l'adulte.

Nous avons obtenu ce pourcentage en joignant nos chiffres à ceux publiés par Descomps [179]. Sur un total de 50 sujets adultes, Descomps a noté *sept fois* l'existence d'une artère gastro-hépatique gauche (soit 14 p. 100). Sur 50 sujets adultes (25 hommes, 25 femmes), nous avons rencontré *huit fois* la gastro-hépatique gauche (soit 16 p. 100). Joignant nos chiffres à ceux de Pierre Descomps, nous obtenons comme fréquence moyenne : **15 p. 100** chez l'adulte.

D'après les recherches de Toldt [9], Leriche et Villemin [188, 243], Vincens [266], la gastro-hépatique gauche serait plus fréquente chez le *fœtus* que chez l'adulte. Rossi et Cova sont au contraire d'avis que la fréquence est *égale* dans les deux cas [192]. La question n'est donc pas tranchée.

I. Fréquence chez l'adulte. — Sousloff a étudié les vaisseaux de la région hépatique sur 131 sujets [262r]. Voici les résultats constatés par cet auteur:

Neuf fois la coronaire donnait naissance à une branche hépatique *accessoire gauche* (donc 7 p. 100).

Huit fois la coronaire envoyait une importante *anastomose* à la branche *gauche* de l'artère hépatique (donc 6 p. 100).

Au total, dans **13 p. 100** des cas, Sousloff a vu la coronaire fournir une branche anormale qui se rendait au lobe gauche du foie, soit directement (7 p. 100), soit indirectement par suite d'une anastomose avec la branche gauche de l'artère hépatique. Ce pourcentage est légèrement inférieur à celui que nous avons indiqué.

Gentes et Philipp ont étudié avec quelque détail [224] la branche hépatique de la coronaire, Elle existait *deux* fois sur *dix* cadavres « ... pris au hasard » Ces auteurs concluent à la grande fréquence de cette branche. D'après leurs résultats, on la rencontrerait dans **20 p. 100** des cas. Ce pourcentage nous semble un peu trop élevé. Mais la statistique de ces auteurs repose sur un nombre trop restreint pour qu'on soit en droit d'en tirer des conclusions générales.

Jacquemet examinant la disposition des voies biliaires sur 55 sujets [236] ne signale qu'un seul cas dans lequel il existait une seconde artère hépatique née de la coronaire stomachique. De même G.-E. Brewer [210] examine une cinquantaine de sujets au point de vue de la disposition des artères du foie ; une seule fois cet auteur note la présence d'une seconde hépatique provenant de la coronaire. Le pourcentage de 2 p. 100 obtenu par ces auteurs est manifestement inférieur à la fréquence moyenne. Rappelons que A.-F. Walther, qui a le premier décrit l'artère « hépatico-gastrique », insistait bien sur ce fait qu'elle passe facilement inaperçue (p. 178).

Leriche et Villemin ont consacré deux articles bien documentés sur le rameau hépatico-coronaire [188 ; 243]. Ce rameau existait sept fois sur un total de 34 sujets adultes examinés, soit dans **20 p. 100** des cas.

Rossi et Cova obtiennent un pourcentage encore plus élevé. D'après ces auteurs [191, 192], le rameau hépatico-coronaire existerait dans le quart des cas (**25 p. 100**) chez l'adulte. (Statistique portant sur 102 sujets adultes examinés.)

Vincens a rencontré le rameau hépatique chez l'adulte environ 20 fois sur une cinquantaine de dissections, soit **40 p. 100** [266f].

En ne tenant compte que de ces trois dernières statistiques (Leriche et Villemin, Rossi et Cova, Vincens), il semblerait que la fréquence du rameau hépatico-coronaire soit chez l'adulte assez variable et nettement supérieure à celle indiquée par Descomps et par nous-même.

Mais Rossi et Cova et Vincens ont fait entrer en ligne de compte, dans leur pourcentage, un certain nombre de cas dans lesquels il s'agissait d'un *simple ramuscule hépatique* sans grande importance. Rossi et Cova écrivent, en effet, que parmi les 25 cas constatés par eux, le calibre du rameau hépatico-coronaire était parfois *filiforme*. D'autre part, Vincens fait remarquer que les rameaux hépatiques de la coronaire sont souvent *très fins* et que « ...si on ne note pas plus souvent leur présence, la faute en est à un coup de sonde malheureux qui les a détruits dans la recherche des rameaux de la coronaire stomachique ». Nul doute, à notre avis, que Leriche et Villemin aient également englobé dans leur statistique certains cas de *simple ramuscule* hépatico-coronaire. Ainsi s'explique la divergence des résultats obtenus par ces quatre auteurs.

D'ailleurs, parmi toutes les statistiques que nous avons indiquées, seules celle de Descomps et la nôtre concordent à peu près parfaitement. Comme nous, Descomps a rencontré le rameau hépatico-coronaire sous deux aspects distincts : ou bien comme *forte branche* inconstante (14 p. 100), ou bien comme *ramuscule grêle* existant « assez souvent ». Cette distinction repose sur des faits anatomiques incontestables ; elle mérite d'être adoptée entièrement, surtout si l'on vise le côté chirurgical, pratique, de la question.

II. FRÉQUENCE CHEZ LE FOETUS OU LE JEUNE ENFANT. — La fréquence de la gastro-hépatique gauche est-elle plus grande chez le fœtus ou le nouveau-né que chez l'adulte? Nous ne pouvons apporter d'arguments personnels sur ce sujet, nos recherches n'ayant été faites que sur des individus adultes. D'ailleurs, la question ne semble pas entièrement tranchée. D'après Toldt [9], la coronaire fournirait chez l'embryon et le jeune enfant un rameau hépatique absolument constant. Les recherches de Leriche et Villemin [188, 243] et celles de Vincens [266] militent en faveur de l'opinion de Toldt : Leriche et Villemin ont noté 15 fois sur 21 fœtus proches du terme la présence du rameau hépatique de la coronaire (soit 71 p. 100). Comme, d'autre part, ce rameau n'existe pour ces deux auteurs que dans 20 p. 100 des cas chez l'adulte, il résulte «... que la disposition embryonnaire tend à disparaître au cours du développement... ». Vincens a examiné 9 fœtus assez éloignés du terme ou proches du terme : 8 fois sur 9, il existait « une volumineuse artère hépatique gauche venue de la coronaire stomachique ». Vincens est d'avis qu'en s'adressant à de jeunes fœtus on noterait l'existence de cette hépatique 100 fois sur 100. Cette disposition fœtale tend donc à disparaître au cours du développement, puisque chez l'adulte, Vincens ne l'a notée que dans 40 p. 100 des cas.

Contraitement à Toldt, à Leriche et Villemin et à Vincens, Rossi et Cova prétendent ne pas avoir rencontré le rameau hépatique chez le fœtus ou le jeune enfant avec une plus grande fréquence que chez l'adulte [192b].

2° **Origine.** — La gastro-hépatique gauche naît presque toujours du *tronc cœliaque* (**14 p. 100**), soit comme collatérale de ce tronc, soit, un peu moins souvent, comme terminale. Beaucoup plus rarement elle naît directement de l'*aorte* (**1. p. 100**). Il n'y a pas lieu d'insister longuement sur le mode d'origine de la gastro-hépatique gauche. L'examen d'une centaine d'observations nous a montré que cette origine était identique à celle de la coronaire stomachique, telle que nous l'avons décrite antérieurement (voy. p. 147). *En d'autres termes, que la coronaire stomachique participe à l'irrigation hépatique* (devenant ainsi une gastro-hépatique gauche) *ou bien qu'elle reste une artère uniquement gastrique, son mode d'origine est identique.*

Nous rappelons que la coronaire stomachique naît presque toujours du tronc cœliaque (92 à 93 p. 100); très rarement (6 p. 100), elle provient directement de l'aorte. Il en est de même quand la coronaire stomachique est devenue une artère gastro-hépatique gauche. Sur les 15 cas constatés par Descomps et par nous-même (examen de 100 sujets), la gastro-hépatique gauche naissait 14 fois du tronc cœliaque; une seule fois (Descomps), elle provenait directement de l'aorte.

D'autre part, la coronaire stomachique naît ordinairement comme *collatérale* d'un tronc cœliaque bifurqué en hépatique et en splénique. Plus rarement elle naît de la *terminaison* du tronc cœliaque trifurqué. Il en est de même pour la gastro-hépatique gauche. Sur 8 cas personnels, cette artère était une collatérale du tronc cœliaque, 5 fois. Elle était terminale, 3 fois.

Descomps semble bien admettre également que la coronaire fournissant une hépatique supérieure gauche naît ordinairement comme *collatérale* du tronc cœliaque [179n].

Parmi les observations que nous avons pu rassembler (123 cas), il y en a 50 dans lesquelles le mode d'origine de la gastro-hépatique gauche est bien spécifié. En ajoutant à cette liste 7 cas figurés par Descomps [179o, 179p], nous arrivons à un total de 57 cas dans lesquels la gastro-hépatique gauche naissait :

1. — Le plus souvent du tronc cœliaque (54 fois sur 57); rarement de l'aorte, directement au-dessus du tronc cœliaque (3 fois sur 57 cas, obs. 209, Leriche; obs. 165, Rudolph; un cas de Pierre Descomps [179t]).

2. — Le plus souvent (51 fois), le tronc cœliaque est *complet*, c'est-à-dire qu'en plus de la gastro-hépatique gauche, il fournit la splénique et l'hépatique ordinaire. La gastro-hépatique gauche naît alors soit comme collatérale, soit comme terminale.

3. — Beaucoup plus rarement (3 fois), la gastro-hépatique gauche provient d'un tronc cœliaque *incomplet*, soit que l'*hépatique* ordinaire naisse isolément de la mésentérique supérieure (obs. 59, Mayer, et fig. 161; obs. 80 et fig. 165, Piquand), soit que la *splénique* naisse isolément de la mésentérique supérieure (obs 174, Barkow).

4. — Quand la gastro-hépatique gauche naît directement de l'aorte au-dessus du tronc cœliaque, celui-ci se bifurque en hépatique et en splénique.

Vincens [266] a vu naître la gastro-hépatique gauche d'un tronc cœliaco-mésentérique.

Enfin nous rappelons (voy. p. 148) que dans 10 à 12 p. 100 des cas, la coronaire stomachique — quelle que soit son origine — donne naissance à une des deux artères diaphragmatiques inférieures (7 à 8 p. 100) (la gauche le plus souvent), ou aux deux diaphragmatiques inférieures (3 à 4 p. 100). Ce pourcentage s'applique à la coronaire stomachique, *en général*, que cette artère participe ou non à l'irrigation du foie. Par suite, quand il existe une gastro-hépatique gauche on la verra parfois (1 ou 2 p. 100) fournir une artère diaphragmatique inférieure, la gauche le plus souvent.

On voit, *en résumé*, que l'origine de la gastro-hépatique gauche présente des modalités semblables à celles de la coronaire stomachique. (Voy. Coronaire stomachique.) *En d'autres termes, la participation importante de la coronaire à l'irrigation du foie n'influe en rien sur son origine.*

3° **Trajet. Direction. Longueur.** — Née de la face supérieure du tronc cœliaque — comme une coronaire ordinaire — l'artère gastro-hépatique gauche se porte, par un trajet rectiligne, en haut et un peu à gauche sur une étendue de 3 à 5 centimètres. Arrivée au voisinage de la petite courbure, en un point correspondant à l'union du tiers supérieur avec les deux tiers inférieurs de cette petite courbure, le tronc gastro-hépatique gauche se divise en ses deux éléments constitutifs jusqu'alors fusionnés : élément ou *branche gastrique* et élément ou *branche hépatique*. La première de ces branches se porte transversalement à gauche sur la petite courbure de l'estomac. La seconde monte inclinée à droite vers l'extrémité gauche du hile hépatique. (Fig. 45 et 45 *bis*.)

Dans son trajet ascendant le tronc gastro-hépatique présente des *rapports* identiques à ceux que nous avons assignés au segment *ascendant*, ou *juxta-pariétal* ou *fixe*, d'une artère coronaire stomachique *normale*. (Voy. p. 160). Aussi bien n'insisterons-nous pas sur ce point.

Dans un seul cas dont nous n'avons pas trouvé d'autre exemple, ni même de mention, le tronc gastro-hépatique gauche présentait un trajet sinueux, en S couché : ∽ (obs. 26, fig. 140).

Il nous a semblé que la *longueur* du tronc gastro-hépatique gauche était légèrement mais toujours supérieure à celle du segment ascendant de la coronaire stomachique normale. Ce fait est facile à comprendre à l'aide du schéma suivant qui reproduit d'ailleurs le cas relaté dans une de nos observations personnelles (voy. obs. 28).

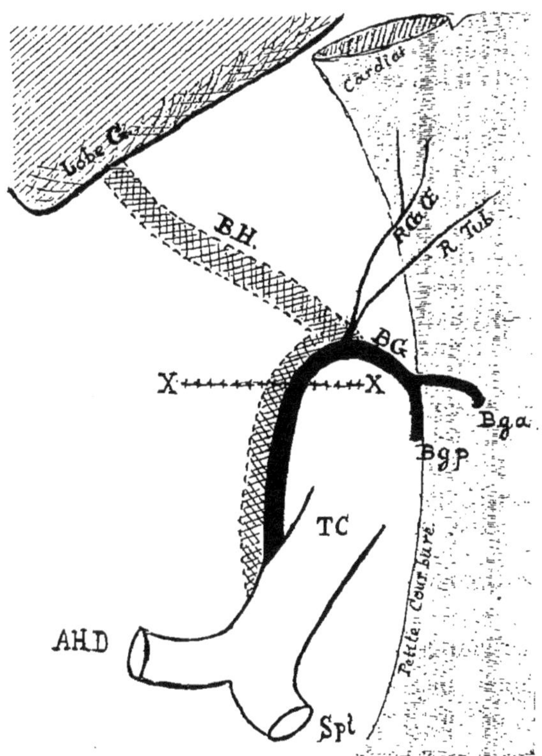


Sur ce schéma nous avons cherché à mettre en évidence le mode de constitution de la l'artère *gastro-hépatique gauche*, par rapport à une coronaire stomachique *normale*.

On peut dire que la gastro-hépatique gauche est formée par la fusion d'une coronaire ordinaire (en noir plein) et d'un important élément hépatique (en gris hachuré). Le tronc gastro-hépatique commun se divise en ses deux parties constitutives : gastrique (B. G.) et hépatique (B. H.). Cette division s'effectue au niveau du point précis qui, sur une coronaire *normale*, correspondrait au sommet de son segment arqué, ou, ce qui revient à peu près au même, au niveau du point situé immédiatement après l'*émergence ordinaire* de la branche œso-phago-cardio-tubérositaire antérieure (R. Ca Œ; R. Tub.). Il en résulte que la *branche gastrique* (B. G.) de la gastro-hépatique gauche équivaut seulement à une *demi-crosse* de coronaire *normale*, à la moitié gauche ou terminale de cette crosse. Quant à la moitié *droite* de la crosse coronaire, elle est pour ainsi dire absorbée par le tronc gastro-hépatique gauche et par l'origine de sa branche hépatique. Sur notre schéma la demi-crosse coronaire *droite* est facile à reconnaître : elle est comprise entre la ligne XX et le point où se détache la branche gastrique (B. G.).

Le *tronc* de l'artère gastro-hépatique gauche correspond donc au segment *ascendant* d'une coronaire *normale* (portion comprise au-dessous de la ligne XX) et au demi-arc *droit* du segment arqué de la même coronaire normale. Ainsi s'explique aisément que la longueur du tronc gastro-hépatique gauche (3 à 5 cent.) surpasse celle du segment ascendant d'une coronaire normale (2 à 4 cent). Ainsi s'explique également que la longueur de la branche gastrique (B. G.) soit inférieure à celle du segment arqué d'une coronaire normale.

4° **Calibre.** — La gastro-hépatique gauche possède toujours un calibre important, *supérieur* à celui d'une coronaire stomachique *normale*. C'est là un fait de constatation banale signalé par la plupart des anatomistes qui ont écrit sur cette question (Boyer, Bichat, Murray, Theile, Green, Cruveilhier, Sappey, Rossi et Cova, Vincens, Descomps, etc.). La gastro-hépatique gauche « ... ne le cède presque en rien pour la grosseur à l'artère hépatique... » (Boyer [68c]). D'après Murray, le volume de la gastro-hépatique gauche « .... est presque égal à celui de la splénique... » [116c]. P. Descomps fait également la remarque que la coronaire peut soutenir la comparaison avec l'hépatique et la splénique, quand elle fournit une branche hépatique supérieure gauche accessoire.

Retenons donc pour le moment l'augmentation de calibre *très sensible* de la coronaire quand elle participe à l'irrigation hépatique. Ce fait se trouvera tout naturellement expliqué quand nous montrerons que l'élément hépatique surajouté assume en général à lui seul *l'irrigation de tout le lobe gauche du foie*. (Voy. plus loin.)

Rappelons que normalement la coronaire présente un calibre d'environ 2 à 3 millimètres (p. 151). Or, dans le cas de Walther (obs. 163, fig. 173), la gastro-hépatique gauche présentait un calibre de deux lignes et demie (environ 5 millimètres) ; dans le cas de Guibé (obs. 187), le calibre atteignait 6 millimètres et demi. Sur les sujets examinés par nous, le calibre était de 3 mm. 5 (deux fois) ; 4 millimètres (trois fois) ; 5 millimètres (deux fois) ; 6 millimètres (une fois).

D'ailleurs sur toutes les bonnes planches représentant l'artère gastro-hépatique gauche, il est facile de constater — par comparaison avec les autres branches du tronc cœliaque — que le calibre de l'artère est supérieur à celui d'une coronaire normale. Aussi bien ne saurions-nous expliquer comment G. de Lalaubie dans un travail récent, très documenté [241a], écrit que la branche hépatico-coronaire est « ... généralement assez grêle... ».

5° **Mode de division (Branches terminales).** — Le tronc gastro-hépatique gauche se divise après un trajet de 3 à 5 centimètres en ses deux éléments constitutifs : élément ou *branche hépatique*, élément ou *branche gastrique*.

Si ces deux branches étaient toujours *égales* entre elles au point de vue de leur calibre, le mode de division serait fixe : tronc gastro-hépatique gauche se terminant par bifurcation en deux branches *égales*. En réalité, les choses ne se passent pas aussi simplement.

L'examen d'un certain nombre d'artères gastro-hépatiques gauches permet en effet de constater que le calibre de la branche hépatique est *variable* tandis que celui de la branche gastrique est *fixe*. C'est ce que nous avons essayé de mettre en évidence sur les trois schémas suivants.

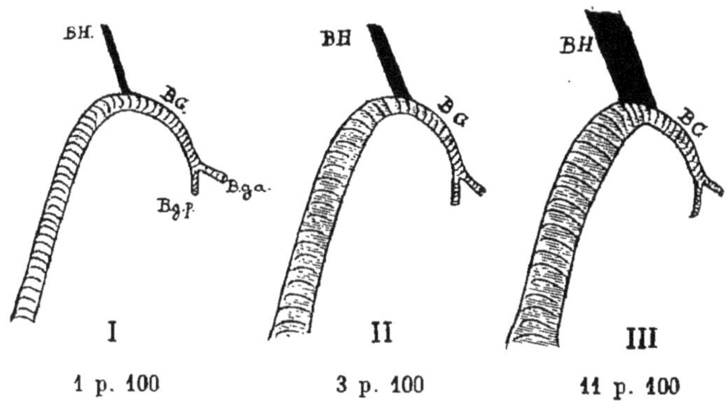


FIG. 47 *bis*. — *Aspect variable de la division du tronc gastro-hépatique gauche, suivant le calibre plus ou moins important de la branche hépatique* (B. H.) *par rapport à la branche gastrique* (B. G.). *Cette dernière possède un calibre fixe.*

La *branche gastrique* (B. G.) ne varie pas de calibre, ce qui est naturel, puisque cette branche représente la portion de l'arc coronaire qui normalement se porte à l'estomac pour s'y diviser en deux branches gastriques terminales, l'une antérieure (Bga), l'autre postérieure (Bgp), (Voy. également le schéma de la p. 190.)

Par contre, la branche *hépatique* présente des variations de calibre directement liés à la part *variable* qu'elle prend dans l'irrigation du foie.

Sur le schéma I, la branche hépatique est d'un calibre nettement *inférieur* à celui de la branche gastrique. Sur le schéma II les deux branches sont *égales*. Sur le schéma III la branche hépatique est nettement *supérieure* à la branche gastrique.

Ces trois aspects différents ont été rencontrés et décrits par les auteurs dans les différentes observations que nous avons rassemblées. Suivant les cas, la branche hépatique a été considérée, soit comme branche *collatérale* (schéma I), soit comme branche *terminale* au même titre que la branche gastrique (schéma II), soit enfin comme *véritable continuation* du tronc gastro-hépatique gauche, la branche gastrique devenant une simple collatérale (schéma III). Ces trois dispositions ne se présentent pas avec la même fréquence. Le plus souvent, la branche hépatique est *prédominante* (11 p. 100), la branche gastrique passe alors au second plan.

Parfois, les deux branches sont *égales* (3 p. 100). Rarement la branche hépatique est d'un calibre *inferieur* à celui de la branche gastrique (1 p. 100).

*En résumé, on peut dire que dans la plupart des cas la gastro-hépatique gauche apparaît comme principalement destinée au foie, et secondairement à l'estomac.* Il en résulte que dans un grand nombre d'observations la gastro-hépatique gauche est considérée comme une coronaire anormalement augmentée de volume et se rendant au foie après avoir émis à titre de *simples collatérales* les branches gastriques. Étant donné le mode de constitution de la gastro-hépatique gauche, il nous a semblé plus précis et plus pratique d'adopter dans l'exposé de cette question, la conception d'un *tronc commun gastro-hépatique divisé* en branche *hépatique* et branche *gastrique*.

Il est à prévoir que la branche hépatique doit prendre une part *très importante* dans l'alimentation sanguine du foie. Nous montrerons en effet à propos de la terminaison de cette branche que *dans la plupart des cas elle assure à elle seule l'irrigation totale du lobe gauche du foie, remplaçant complètement la branche terminale gauche de l'artère hépatique ordinaire.* (Voy. plus loin Terminaison, p. 201.)

Les chiffres que nous venons de donner sont tirés des résultats obtenus par Pierre Descomps et par nous-même.

Sur ses 7 cas personnels, Descomps a trouvé que six fois la branche hépatique était d'un calibre *supérieur* à celui de la branche gastrique. Une seule fois la branche gastrique était prépondérante.

Sur nos 8 cas personnels : 5 fois la branche *hépatique* était *prépondérante* (obs. 25, fig. 139; obs. 26, fig. 140; obs. 27, fig. 141; obs. 28, fig. 142; obs. 29, fig. 143); 3 fois le calibre des deux branches était *égal* (obs. 22, fig. 137; obs. 25, fig. 138; obs. 24).

En totalisant tous ces chiffres, on obtient le pourcentage que nous avons indiqué.

Nous ne pouvons donc pas admettre les conclusions de Leriche et Villemin.

D'après ces deux auteurs le volume de la branche hépatique est ordinairement moindre que celui de la branche gastrique, « ... toujours c'est le rameau hépatique qui paraît être la collatérale » [243]. Ces conclusions sont en désaccord avec les résultats obtenus par Descomps et par nous-même.

Vincens [266] semble bien également admettre que dans la majorité des cas la branche hépatique est prépondérante ou tout au moins égale à la branche gastrique.

D'ailleurs sur la plupart des planches que nous avons pu examiner la branche hépatique était représentée avec un diamètre supérieur ou tout au moins égal à celui de la branche gastrique. (Voy. les excellentes figures du mémoire de Descomps; voy. également les observations suivantes avec les figures que nous y avons jointes : obs. 163, Walther; obs. 164, Haller; obs. 167, Santorini; obs. 171, 172, 173, Barkow; obs. 242; Piquand; obs. 244, Tiedemann; obs. 250, Barkow, etc.)

Enfin nous ajouterons que dans la plupart des observations il est noté que la branche hépatique irriguait à elle seule le lobe gauche du foie *en totalité*. (Voy. p. 201 : Terminaison de la branche hépatique.) D'autre part cette branche hépatique fournit *toujours*, comme nous le montrerons, les rameaux œsophago-cardio-tubérositaires antérieurs. Tous ces faits suffisent à faire prévoir que le *calibre* de la branche hépatique doit être le plus souvent *très important*, supérieur ou tout au moins égal à la branche gastrique, cette dernière étant simplement destinée à irriguer en partie les deux faces du corps de l'estomac.

On doit donc admettre en pratique que le tronc gastro-hépatique gauche se termine par *bifurcation* en deux troncs secondaires. L'un d'eux est destiné au foie; il fournit également les rameaux œsophago-cardio-tubérositaires antérieurs; son calibre est presque toujours prépondérant.

Le second est destiné au corps de l'estomac auquel il envoie les deux branches gastriques descendantes ordinaires, l'une antérieure, l'autre postérieure. Telle est la disposition *ordinaire* de la division du tronc gastro-hépatique gauche.

*Variétés secondaires au point de vue du mode de division.* — La disposition que nous venons de décrire correspond à la grande majorité des cas. Sur nos 8 cas personnels (voy. obs. 22 à 29) et sur 5 cas de Descomps [179°], la gastro-hépatique gauche se divisait suivant le type normal décrit plus haut (soit **13 p. 100**). Dans deux cas de Descomps [179p], il existait une légère modification à ce type normal (soit **2 p. 100**). Une fois la branche gastrique, au lieu de se diviser nettement en deux branches gastriques descendantes, ne donnait qu'une branche unique, par suite de la fusion en un seul tronc des deux branches gastriques descendantes ordinaires. Une autre fois la branche gastrique descendante antérieure naissait par un tronc commun avec la branche hépatique. La gastro-hépatique gauche se terminait alors par bifurcation en : *a*) le tronc commun que nous venons de décrire ; et *b*) la branche gastrique descendante postérieure.

D'autres variétés sont possibles. C'est ainsi que dans le cas de Santorini (obs. 167 fig. 175), la branche gastrique de la gastro-hépatique gauche était représentée par un tronc excessivement court qui se divisait presque aussitôt né en donnant les deux branches gastriques descendantes antérieure et postérieure, si bien que la gastro-hépatique gauche semblait se terminer par trifurcation en branche hépatique, branche gastrique descendante antérieure, branche gastrique descendante postérieure. Barkow figure un cas dans lequel cette terminaison par trifurcation était typique (obs. 173, fig. 178).

Il n'y a pas lieu d'insister longuement sur ces variétés *secondaires*. Nous avons déjà noté à propos de la ramescence de la coronaire (p. 153) que dans la grande majorité des cas la branche œsophago-cardio-tubérositaire antérieure naissait à titre de *collatérale*, tandis que le tronc coronaire allait se terminer en donnant les deux branches gastriques descendantes antérieure et postérieure. Dans un petit nombre de cas nous avons signalé que la branche œsophago-cardio-tubérositaire antérieure naissait par un tronc commun avec la branche gastrique descendante antérieure (p. 175) ; ou bien les trois branches essentielles de la coronaire, branche œsophago-cardio-tubérositaire, branches gastriques descendantes antérieure et postérieure, naissent au même point (p. 176). D'autre part, la branche hépatique de la gastro-hépatique gauche se développe aux dépens de la branche œsophago-cardio-tubérositaire-antérieure (p. 185).

Par suite, la gastro-hépatique gauche pourra se présenter sous divers aspects au point de vue de son mode de division.

Dans la majorité des cas la division répondra au type ordinaire que nous avons décrit plus haut. Si par contre la branche hépatique se développe aux dépens d'une branche œsophago-cardio-tubérositaire naissant soit au même niveau que les deux branches gastriques descendantes, soit par un tronc commun avec la branche gastrique descendante antérieure, il en résultera certaines variétés secondaires telles que celles qu'ont rencontrées Santorini, Barkow, Descomps, etc.

En tenant compte de toutes ces remarques, on doit admettre selon nous que la gastro-hépatique gauche présente le *plus souvent* (**13 p. 100**) le mode de division *ordinaire* que nous lui avons décrite. Dans un nombre de cas assez restreints (2 p. 100), il existe une variété *secondaire*.

Parmi les observations que nous avons rassemblées il n'y en a qu'un petit nombre dans lesquelles le mode de division de la gastro-hépatique a été bien spécifiée : *a*) *sept* de ces observations répondent à la division *ordinaire* que nous avons décrite (obs. 163, fig. 173 ; obs. 164 ; obs. 167 ; obs. 168 ; obs. 188; obs. 209 ; obs. 250). D'autre part Rossi et Cova représentent 3 cas [191^9] de gastro-hépatique gauche répondant également au mode de division que nous considérons comme ordinaire.

*b*) Dans *deux cas* de Barkow (obs. 172 et 173), dans un cas de Leriche (obs. 209) et probablement dans un cas de Gentes et Philip (obs. 188), il existait une des dispositions *secondaires* que nous avons signalées. En joignant ces cas à ceux qui ont été observés par Descomps et par nous-même, nous obtenons les chiffres suivants :

Artère gastro-hépatique présentant le mode de division *ordinaire* : 23 fois sur 30 cas ; existence d'une variété *secondaire* : 7 fois sur 30. Ce pourcentage est d'accord avec celui que nous avons indiqué en nous basant simplement sur nos recherches et sur celles de Pierre Descomps.

La description du *tronc* de l'artère gastro-hépatique gauche étant terminée nous allons aborder l'étude séparée de chacune de ses *branches de division* en insistant particulièrement sur la branche *hépatique*.

7° **Branche gastrique.** — La branche gastrique de la gastro-hépatique gauche se porte transversalement à gauche et en avant à la rencontre de la petite courbure de l'estomac qu'elle atteint rapidement après avoir formé une crosse très courte, mesurant en moyenne un demi à un centimètre et demi. Il y a donc là une différence sensible avec la longueur du segment arqué de la coronaire normale, longueur qui, nous l'avons vu, varie de 1 à 3 centimètres (voy. p. 149).

Ce fait est facile à comprendre si l'on se reporte au schéma que nous avons donné plus haut (voy. p. 156) sur le mode de constitution de l'artère gastro-hépatique gauche. La branche gastrique équivaut non pas à la totalité de la crosse d'une coronaire *normale*, mais seulement à la *moitié gauche* de cette crosse. A part cette différence, la branche gastrique présente les rapports que nous avons décrits au *segment arqué* de la coronaire normale (voy. p. 161). De même la branche gastrique va se terminer comme une coronaire *normale* en donnant deux branches gastriques descendantes, l'une *antérieure* cheminant sur la face *antérieure* du corps de l'estomac (p. 167), l'autre *postérieure* cheminant le long de la petite courbure, entre les feuillets du petit épiploon (voy. p. 168) pour aller s'anastomoser avec la pylorique (voy. p. 158).

La branche gastrique de la gastro-hépatique gauche représente donc une crosse coronaire très réduite. Ce fait a été signalé dans toutes nos observations (obs. 22, 23, 24, 25 et fig. 139; obs. 26 et fig. 140; obs. 27, fig. 141; obs. 28, fig. 142; obs. 29, fig. 143). Il peut même arriver que cette branche soit réduite à un tronc excessivement court se divisant presque aussitôt né en ses deux branches gastriques descendantes antérieure et postérieure (voy. obs. 164, fig. 174; obs. 171, fig. 176; obs. 188). Parfois même les deux branches gastriques descendantes naissent isolément, soit au même point que la branche hépatique, soit l'une de la branche hépatique, l'autre du tronc gastro-hépatique. Toutes ces variétés sont *rares* et d'une importance secondaire. Nous les avons déjà signalées à propos de la terminaison du tronc gastro-hépatique gauche (voy. p. 195).

8° **Branche hépatique.** — Cette branche constitue l'*hepatica prima* de Walther, l'*hepatica minor* de Mayer, l'*arteria hepatico-coronaria* de Barkow, l'*hépatique supérieure gauche accessoire* de Pierre Descomps.

*Origine.* — Elle naît du tronc gastro-hépatique gauche à une faible distance de la petite courbure de l'estomac, au niveau du point qui, sur une coronaire *normale*, correspondrait à l'émergence de la branche œsophago-cardio-tubérositaire antérieure. Nous admettons en effet avec Rossi et Cova [191[x], 192[a]] que la branche hépatique de la gastro-hépatique gauche semble nettement dériver de la branche œsophago-cardio tubérositaire antérieure *anormalement développée et hypertrophiée*. (Voy. plus loin : Développement de la branche hépatico-coronaire.)

Sousloff admet également que la branche hépatique, qu'il appelle hépatique gauche accessoire « ... naît de la coronaire stomachique, près du cardia, presque au niveau où la coronaire passe sur la petite courbure... » [262[f]]. Descomps décrit de même « la branche hépatique supérieure gauche » comme naissant « au point culminant de la crosse de la coronaire » [179[r]].

Il peut toutefois exister une disposition un peu spéciale. C'est ainsi que dans un cas figuré par Descomps [179[s]], le tronc commun gastro-hépatique gauche était très court, se bifurquant presque aussitôt né, en branche hépatique et branche gastrique. Ce n'est là sans doute qu'une simple variété, mais si nous l'avons signalée, c'est qu'elle nous semble bien constituer un trait de passage entre la disposition normale — branche hépatique naissant du sommet de la crosse coronaire — et une anomalie dans laquelle on verrait cette branche hépatique naître *directement* du tronc cœliaque par une origine distincte. Il y aurait alors une sorte de *dédoublement* de la gastro-hépatique gauche ordinaire. Personnellement, nous tenons une semblable anomalie pour tout à fait *rarissime*, par suite absolument négligeable en pratique. Contentons-nous de signaler ce fait sur lequel nous reviendrons à propos des hépatiques accessoires. (Voy. Art. hépatique: Anomalies.)

*Calibre*. — La branche hépatique de la coronaire présente ordinairement un volume *important*. Le calibre est en moyenne de 3 millimètres ; assez souvent ce calibre atteint 4 millimètres ; très rarement il descend au-dessous de 2 millimètres.

Si l'on admet avec Krause que la gastro-duodénale mesure en moyenne 3 millimètres et demi de diamètre, on peut en déduire par comparaison que la branche hépatique constitue un important vaisseau. C'est d'ailleurs la conclusion qui se dégage de la lecture des observations publiées sur l'existence de la branche hépatico-coronaire.

Dans quelques-unes seulement de ces observations, il est donné des chiffres précis sur le calibre de la branche hépatique. Ce calibre était de : *a*) 4 millimètres dans le cas de Walther (obs. 163), et dans un de nos cas (obs. 26) ; *b*) 3 millimètres et demi, dans deux de nos cas (obs. 28 et 29; *c*) 3 millimètres, dans un cas de Rossi et Cova (obs. 255.), un cas de Piquand (obs. 242.), et deux cas personnels (obs. 23 et 25); *d*) 2 millimètres et demi, dans le cas de Guibé (obs. 187.) et dans deux cas personnels (obs. 24 et 27.); *e*) 2 millimètres, dans un cas personnel (obs. 22).

Nous avons déjà insisté sur la *prépondérance ordinaire* du calibre de la branche *hépatique* par rapport à la branche *gastrique* (voy. p. 193). Rappelons qu'en nous basant sur un important faisceau de faits précis, nous sommes arrivé à conclure que dans la plupart des cas (**11 p. 100**) le calibre de la branche hépatique était nettement supérieur à celui de la branche gastrique (III, fig. 47); assez rarement (3 p. 100) le calibre des deux branches était égal (II, fig. 47). Exceptionnellement (1 p. 100), la branche gastrique était prépondérante (I, fig. 47).

*Longueur.* — Elle varie de 4 centimètres et demi à 6 centimètres et demi, d'après les mensurations pratiquées sur nos 8 cas personnels. Ces variations de longueur sont en partie explicables par le trajet variable de l'artère : trajet *rectiligne*, ou, au contraire trajet *angulaire*. C'est dans ce dernier cas que la longueur atteint son maximum (voy. les figures annexées à nos observations).

*Trajet. Direction.* — Née du tronc gastro-hépatique gauche au voisinage de la région cardiaque, la branche hépatique ne tarde pas à s'engager dans le profond sillon qui sépare le lobe de Spiegel du lobe gauche (sillon longitudinal postérieur gauche, ou sillon du canal veineux d'Aranzi) pour gagner l'extrémité *gauche* du hile du foie, au niveau de laquelle la branche hépatique se termine en pénétrant dans le parenchyme hépatique du lobe *gauche*.

Dans les conditions ordinaires de bonne exposition de la région sous-hépatique (sujet placé en lordose opératoire, bord antérieur du foie relevé) la branche hépatique se dirige obliquement de *gauche* à *droite*, de *bas* en *haut* et légèrement d'*arrière* en *avant*.

Tantôt la branche hépatique présente de son origine à sa terminaison un trajet *rectiligne* (voy. les fig. annexées aux observations : 23, 24, 27, 28, 29 ; voy. également obs. 164 et fig. 174 ; obs. 167 et fig. 175). Dans ce cas, l'obliquité de la branche hépatique est généralement prononcée. En prenant comme repère le bord *droit* du segment cardio-œsophagien, à peu près vertical, on constate que la branche hépatique monte en s'écartant progressivement de ce bord droit, interceptant avec ce dernier un angle aigu à sommet supérieur qui mesure environ 45°.

Tantôt, au contraire, le trajet est *arciforme* ou *angulaire*, la branche hépatique se portant d'abord en haut et légèrement à droite, par suite presque verticale, puis légèrement en haut et fortement à droite, par suite presque transversale. (Voy. les fig. des observations 22 et 26.)

D'après nos recherches personnelles la première disposition, type *rectiligne* serait sensiblement *plus fréquente* que la seconde, à type arciforme ou angulaire. Toutefois en tenant compte des cas figurés par Pierre Descomps, nous sommes porté à conclure que les deux dispositions sont aussi fréquentes l'une que l'autre.

Sur les sujets examinés par nous (8 cas de gastro-hépatique gauche) le type rectiligne existait 5 fois; le type angulaire 3 fois. Sur les sujets figurés par Pierre Descomps (7 cas) nous notons une fois le type rectiligne [179[l]] et six fois le type angulaire ou arciforme [179[u]].

On trouve peu de renseignements précis sur la *direction* de la branche *hépatique*, dans la littérature anatomique. Pour Rossi et Cova (obs. 189), et Leriche et Villemin (obs. 209.), la branche hépatique se dirige obliquement en *haut et à droite*. C'est d'ailleurs cette direction qui est représentée sur la plupart des figures. Pour Sousloff [262[r]], la branche hépatique « se dirige à droite ». Elle est « oblique en haut et à droite, presque horizontale... », d'après Pierre Descomps [179[r]]. De fait, il en est ainsi sur quelques figures. En réalité, chacune de ces opinions contient une part de vérité : tantôt l'artère, *rectiligne*, est ascendante, moyennement inclinée vers la droite, tantôt au contraire l'artère est *angulaire* ou *arciforme*; elle s'incline alors fortement vers la droite, se rapprochant de l'horizontale.

D'ailleurs, la *direction propre* de la branche hépatique est susceptible de varier sensiblement *suivant la position donnée au sujet et au foie*. Sur le sujet en simple décubitus *dorsal* et dont le bord antérieur du foie reste strictement dans la situation qu'il occupe normalement, la branche hépatique est très fortement inclinée vers la droite, à peu près *horizontale*. Si au contraire on relève fortement le bord antérieur du foie ou, ce qui revient au même, si on place le sujet en *lordose* opératoire, il en résulte que le hile du foie est attiré en haut entraînant avec lui l'attache hilaire de la branche hépatique. Dès lors, cette branche tend à prendre la direction rectiligne *ascendante*, qui, d'après Rossi et Cova, Leriche et Villemin, est la disposition de règle et qui, d'après nous, serait sans doute simplement la disposition la plus fréquente. Si sur la plupart des figures la branche hépatique est représentée avec une direction nettement ascendante, c'est précisément parce que, pour bien mettre en évidence cette branche, il est indispensable d'écarter fortement *en haut* le bord antérieur du foie.

*Obliquité de la branche hépatique dans le sens antéro-postérieur.* — Aucun anatomiste n'a signalé la légère obliquité dans le sens antéro-postérieur que nous décrivons à la branche hépatique : de son origine à sa terminaison, cette branche chemine de gauche à droite et d'*arrière* en *avant*. Il est facile d'expliquer ce dernier fait. La branche hépatique chemine dans le profond sillon longitudinal gauche postérieur (sillon du canal veineux d'Aranzi). C'est là un rapport constant, bien qu'il n'ait été signalé que par un petit nombre d'anatomistes, après Haller (Haller, v. p. 179 ; Bourgery, v. p. 181 ; Guibé, obs. 187; Leriche, obs. 209). Incluse dans le sillon du canal veineux, la branche hépatique en épouse nécessairement la direction. Or, si l'on examine l'orientation de ce sillon soit sur des coupes transversales de sujets congelés passant par le foie (voy. la belle planche de Braune [152] reproduite dans l'*Anatomie* de Poirier [121[d]]), soit simplement sur le foie fixé et examiné *in situ* (voy. la belle planche de Bourgery [151[a]]), on constate, comme l'a d'ailleurs fait remarquer Raynal il y a une quinzaine d'années [297[a]], que le sillon *longitudinal gauche* est nettement orienté d'*arrière* en *avant* et de *gauche* à *droite*, plus rapproché de la direction *transversale* que de la classique direction antéro-postérieure qu'on lui décrit encore le plus souvent.

La position du sujet en lordose ou bien l'écartement du foie en haut, ont pour résultat d'exagérer l'obliquité du sillon longitudinal gauche dans le sens transversal. Dans ces conditions, en effet, l'orientation est très rapprochée du plan transversal. Toutefois, le sillon et la branche hépatique qui y est incluse présentent encore une direction légèrement oblique de gauche à droite et *d'arrière en avant.*

*Rapports.* — Née au voisinage de la petite courbure de l'estomac, la branche hépatique va se terminer dans le parenchyme hépatique au niveau de l'extrémité *gauche* du hile du foie, dont elle représente toujours *le dernier organe vers la gauche*, comme le fait remarquer P. Descomps. Elle chemine d'abord au-devant du *pilier diaphragmatique droit*, à droite de la région cardiaque de l'estomac, à gauche et au-dessous du lobe de Spiegel, avec lequel elle n'a pas encore pris contact. La branche hépatique se met alors en rapport avec les vaisseaux diaphragmatiques inférieurs droits et les nerfs qui concourent à la formation du plexus solaire. (Voy. fig. 31, p. 97.)

La branche hépatique s'engage ensuite dans le profond *sillon du canal veineux*, sillon qui sépare le lobe de Spiegel de la portion rétro-hilaire du lobe gauche. La branche hépatique aborde le sillon du canal veineux par sa partie *inférieure* ou périphérique ; puis elle s'engage de plus en plus dans le sillon de manière à aboutir à la partie *supérieure* ou profonde de ce sillon.

C'est là, nous l'avons déjà fait remarquer (voy. le paragraphe précédent), un rapport *constant*, bien qu'il n'ait été signalé que par Haller, Bourgery, Guibé, Leriche et Villemin.

La majorité des auteurs se contentent d'écrire que l'artère croise en avant le lobe de Spiegel. En réalité, elle s'insinue entre le lobe de Spiegel et le lobe gauche — du moins lorsque le foie est strictement en place. Il en résulte que pour apercevoir l'artère dans toute son étendue, il est *indispensable* de relever fortement le bord antérieur du lobe gauche du foie. Grâce à cette manœuvre, la paroi antéro-gauche du sillon du canal veineux — paroi formée par le lobe gauche — se relève également et s'écarte de la paroi postéro-droite formée par le lobe de Spiegel. Naguère réduit à une fente étroite et profonde, le sillon du canal veineux s'entr'ouvre dès lors largement, transformé en un angle dièdre ouvert en avant et un peu à gauche. Dans ces conditions la branche hépatique apparaît croisant en écharpe la face gauche (ou mieux antéro-gauche) du lobe de Spiegel, sur laquelle l'artère reste étroitement appliquée, incluse dans la portion sagittale du petit épiploon. (Voy. nos planches.)

*En résumé*, lorsque le foie est *en place*, la branche hépatique entre en rapport avec les *deux* parois du canal veineux. Au contraire, sur le sujet dont on *relève* fortement le bord *antérieur* du foie, l'artère reste en rapport intime avec le lobe de Spiegel, tandis qu'elle perd le contact du lobe gauche. C'est cette dernière disposition qui mérite seule d'être retenue *en pratique*, puisque c'est elle que l'on devra réaliser pour apercevoir convenablement l'artère.

La branche hépatique possède donc *deux* segments distincts : 1° un segment *initial* qu'on pourrait encore appeler latéro-cardiaque, ou cœliaque ou prédiaphragmatique, ou sous-spiegélien ; et 2° un segment *terminal* segment interlobaire, ou aranzien, ou juxta-spiegélien.

Dans toute l'étendue de son trajet la branche hépatique est comprise entre les deux lames du *petit épiploon*, comme l'a signalé Gunz autrefois (voy. p. 179). La branche artérielle chemine dans la portion *postérieure* du petit épiploon, portion « ... presque sagittale qui s'attache au foie, dans le sillon longitudinal supérieur gauche, contient le canal veineux d'Aranzi et sépare le lobe de Spiegel du lobe gauche » (Fredet). La branche hépatique occupe « ... la partie *supérieure* du petit épiploon » (Leriche et Villemin) ; d'une façon plus précise, « ... elle traverse obliquement la partie *supérieure* du petit épiploon, généralement un peu *au-dessus* de la limite comprise entre la pars *condensa* et la pars *flaccida...* » (Rossi et Cova). Dans tout son trajet épiploïque, la branche hépatique est accompagnée d'un riche plexus nerveux sympathique émanant du plexus coronaire stomachique (voy. les deux belles planches de Hirschfeld [158[a]] et de Bourgery [151[1]]).

La branche hépatique est donc englobée dans la pars condensa du petit épiploon, portion épaisse et d'aspect aponévrotique. Walther avait déjà vu et signalé ce fait quand il écrivait en 1730 à propos de cette artère « ... qu'elle se trouve cachée par une couverture propre, épaisse et membraneuse, dirigée transversalement... ». Walther ajoutait d'ailleurs très judicieusement que cette « épaisse couverture » masque facilement l'artère à la vue de l'observateur non prévenu (voy. p. 179).

*Terminaison*. — La branche hépatico-coronaire est toujours destinée au *lobe gauche* du foie.

1° Presque toujours (13 fois sur 15, soit 13 p. 100), cette branche anormale va se *terminer isolément*, c'est-à-dire sans présenter la moindre anastomose extra-hépatique avec le tronc ou avec une des branches terminales de l'artère hépatique *ordinaire*.

On voit alors l'artère anormale s'enfoncer dans le lobe *gauche* du foie, au niveau de l'extrémité gauche du hile, d'ordinaire par un tronc *unique* dont la division en rameaux terminaux ne s'effectue qu'après sa pénétration dans le parenchyme hépatique.

2° Dans un très petit nombre de cas (2 fois sur 15, soit 2 p. 100), la branche hépatico-coronaire va se terminer dans le lobe *gauche* du foie après avoir envoyé une *anastomose* au tronc ou à une des branches terminales de l'artère hépatique *ordinaire*. Cette anastomose est presque toujours représentée par un *petit* rameau collatéral de faible calibre et par suite sans grande importance pratique. A titre d'*anomalie rarissime*, cette anastomose pourrait acquérir un très fort calibre, la branche hépatico-coronaire se terminant alors « ... par une anse anastomotique avec l'hépatique propre, dessinant ainsi une sorte de crosse à la face inférieure du foie, d'où naissent les artères qui vont pénétrer dans le parenchyme hépatique... » (Descomps) [179e].

*En résumé*, la branche hépatico-coronaire ne présente presque jamais d'anastomose extra-hépatique avec l'artère hépatique *ordinaire*. Si donc on voulait effectuer la ligature de la branche hépatico-coronaire, il serait bien imprudent de compter sur l'existence de cette anastomose, en vue de l'établissement d'une circulation collatérale. En pratique, il faut retenir que cette anastomose est beaucoup plus souvent *absente* que présente et presque toujours insignifiante.

La branche hépatico-coronaire irrigue *le plus souvent à elle seule* le *lobe gauche du foie en totalité* ; on doit alors admettre, en pratique, qu'elle remplace *en totalité* la branche terminale *gauche* de l'artère hépatique ordinaire. *Plus rarement*, selon nous, la branche hépatico-coronaire n'irrigue que *partiellement* le lobe gauche du foie. La vascularisation de ce lobe est alors sous la dépendance de deux branches distinctes qui se complètent l'une l'autre : branche hépatico-coronaire, branche terminale gauche de l'artère hépatique. Ces conclusions sont d'accord avec l'opinion de nombreux anatomistes et, entre autres avec celle de Mayer, Murray, Rosenmüller, Theile, Hyrtl, Quain, Barkow, Luschka, etc. (voy. ci-dessous les annotations).

Le mode de *terminaison* de la branche hépatico-coronaire a donné lieu à des opinions assez variables. Les unes nous semblent bien venir à l'appui de notre description, d'autres en diffèrent très sensiblement ; aucune d'elles ne concorde entièrement avec les conclusions auxquelles nous sommes arrivé. Nous allons donc résumer les principales opinions émises sur cette question tout en exposant les faits et les arguments anatomiques sur lesquels sont basées nos conclusions.

1° LA BRANCHE HÉPATICO-CORONAIRE EST TOUJOURS SPÉCIALEMENT DESTINÉE A L'IRRIGATION DU LOBE GAUCHE DU FOIE. — C'est là une règle qui ne comporte pas la *moindre exception*. D'ailleurs ce fait déjà bien connu des anciens anatomistes (Winslow, Gunz, Thilus, Haller, Mayer, Portal, Chaussier, Meckel, Green, Rosenmüller, Theile, Quain, Barkow, Paulet, Sappey, etc. Voy. Historique, p. 178 et suivantes), a été entièrement confirmé par les auteurs qui, dans ces dernières années se sont occupés de la branche hépatico-coronaire : Sousloff, Leriche et Villemin, et, plus particulièrement, Rossi et Cova, Gentes et Philipp, Vincens, Descomps, G. de Lalaubie. Enfin ce fait est spécifié dans toutes les observations détaillées, ou figuré sur toutes les bonnes planches. (Voy. nos observations personnelles, obs. 22 à 29 : voy. également obs. 59 ; obs. 76 ; obs. 80 ; obs. 163 ; obs. 164 ; obs. 166 ; obs. 167 ; obs. 168 ; obs. 169 ; obs. 170 ; obs. 171 à 183 ; obs. 184 ; obs. 185 ; obs. 186 ; obs. 187 ; obs. 188, 188 *bis* ; obs. 189 à 208 ; obs. 209 ; obs. 231, 232 ; obs. 233 à 241 ; obs. 242 ; obs. 248 ; obs. 249 et 250 ; obs. 251 ; obs. 255 à 259 ; obs. 260, 261, 262.)

La branche hépatico-coronaire mérite donc bien le nom de *lobaire gauche du foie* que lui donnait très justement Chaussier (voy. p. 180).

2° Terminaison par un tronc unique. — La branche hépatique se termine d'ordinaire par un tronc *unique* dont la division ne s'effectue qu'après sa pénétration dans le parenchyme hépatique. Nous avons noté cette disposition 7 fois sur 8 (voy. obs. 22 à 28 et fig. annexées à ces observ.). Dans le 8e cas (obs. 29 et fig. 143) la branche hépatique se divisait en trois branches terminales presque au ras de la substance hépatique, à peu près comme dans le cas figuré par Walther (obs. 163). La terminaison par un tronc indivis est représenté sur la plupart des planches (voy. obs. 59, 164, 167 ; 169 ; 170 ; 174 ; 250 ; 261). De même sur une dizaine de cas figurés par Vincens [266h], on voit la branche hépatique de la coronaire pénétrer dans le foie presque toujours par un tronc unique. C'est encore cette disposition qui est représentée sur six des sept planches publiées par Descomps sur cette anomalie [179vv].

La division de la branche hépatique en rameaux terminaux s'effectuant *avant* que l'artère ait pénétré dans le foie, n'a été signalée que dans un petit nombre d'observations (obs. 171, 172, 188, 231, 242). Il existe alors deux à trois rameaux terminaux.

En tenant compte de tous ces documents nous sommes porté à conclure : *la branche hépatique ne se divise ordinairement en rameaux terminaux qu'après avoir pénétré dans le lobe gauche du foie*. Parfois cependant elle se divise en deux ou trois rameaux terminaux, juste *avant* de disparaître dans le parenchyme hépatique. Nous pensons que, dans ces cas, la division se fait d'ordinaire en un point *très rapproché* de la surface du foie.

3° Terminaison isolée ou indépendante. Rareté d'une anastomose avec l'hépatique ordinaire. — La branche hépatico-coronaire se termine presque toujours *isolément* dans le foie, sans présenter *d'anastomose extra-hépatique* avec l'artère hépatique *ordinaire*. Ainsi énoncée, cette conclusion n'est pas d'accord avec les recherches de Hyrtl, Sousloff, Leriche et Villemin. Nous allons montrer qu'elle nous semble cependant reposer sur des faits précis et incontestables.

D'après Hyrtl [234d], le petit rameau hépatique fourni constamment au foie par la coronaire stomachique, va se terminer en s'anastomosant avec un rameau superficiel de la branche *gauche* de l'artère hépatique *ordinaire*. Cette anastomose ne manque jamais. En elle est préformée l'anomalie fréquente dans laquelle la coronaire donne une forte branche remplaçant en partie ou en totalité la branche gauche de l'artère hépatique : l'anastomose est alors très développée. Henle, adopte, en la citant, l'opinion de Hyrtl [98b].

Sur un total de 131 sujets examinés, Sousloff a noté 9 fois l'existence d'une hépatique accessoire gauche née de la coronaire [262f]; elle envoyait « ... quelquefois une anastomose à l'hépatique commune.» Ailleurs, Sousloff écrit que sur 8 sujets la coronaire stomachique envoyait une anastomose importante à la branche gauche de l'artère hépatique. Il s'agit sans doute dans ces derniers cas d'une disposition semblable à celle qui a été figurée par Budde (voy. obs. 232, fig. 180), la branche hépatico-coronaire est alors représentée par une anastomose jetée entre la coronaire et la branche terminale *gauche* de l'hépatique ordinaire.

D'après Leriche et Villemin, le rameau hépatique fourni par la coronaire (20 p. 100 chez l'adulte) va se terminer dans le foie soit *isolément*, soit, *plus souvent*, en s'anastomosant avec la branche *gauche* de l'artère hépatique [243].

Ainsi d'après Hyrtl, Henle, Sousloff, Leriche et Villemin, la branche hépatico-coronaire s'anastomoserait souvent (Sousloff) ou presque toujours (Hyrtl, Leriche et Villemin) avec la branche *gauche* de l'artère hépatique *ordinaire*. Trois dispositions seraient alors théoriquement possibles relativement au mode de terminaison de la branche hépatico-coronaire :

1° Branche hépatico-coronaire se terminant *isolément* dans le foie sans présenter d'anastomose extra-hépatique ;

2° Branche hépatico-coronaire se terminant dans le foie après avoir envoyé une *anastomose* à la branche *gauche* de l'artère hépatique ou à l'hépatique commune ;

3° Branche hépatico-coronaire se terminant *uniquement* en *allant s'anastomoser* avec la branche *gauche* de l'artère hépatique ordinaire.

Ces trois dispositions existent sans aucun conteste ; mais nous pensons que seulement la *première* d'entre elles doit être considérée comme *disposition de règle*, les deux autres constituant des dispositions peu fréquentes et négligeables *en pratique*.

Cette opinion repose sur les faits suivants :

1° Sur un total de 100 sujets examinés en série par Pierre Descomps (50 sujets) et par nous-même (50 sujets), la branche hépatico-coronaire existait 15 fois (15 p. 100) :

*a*) Elle se terminait *isolément* dans le foie sans présenter la moindre anastomose extra-hépatique avec l'artère hépatique ordinaire, *13 fois* (soit **13 p. 100**), à savoir : 6 cas de Descomps [179v] et 7 cas personnels (observ. 22. 23, 24, 25, 26, 27, 29) ;

*b*) Deux fois seulement existait l'anastomose extra-hépatique (soit **2 p. 100**, 1 cas de Descomps [179e], et 1 cas personnel, obs. 28).

2° Haller a étudié avec une grande minutie de détails la branche gauche de l'artère hépatique et la branche hépatico-coronaire. Nous n'avons pas trouvé la mention la plus courte sur l'existence d'une *anastomose* entre ces deux branches, bien que nous ayons attentivement lu tous les ouvrages d'anatomie de Haller. Personnellement nous attribuons une valeur incomparable à tout ce que Haller a écrit sur le tronc cœliaque et sur ses branches.

3° Barkow a publié sur la *terminaison* des branches de l'artère hépatique une série de planches tout à fait remarquables qui, à notre avis, constituent les documents les plus précis et les plus importants sur cette question. Cinq de ces planches concernent l'existence d'une hépatico-coronaire [145l]. D'autre part, dans le catalogue de la collection angéiologique du musée de Breslau, Barkow décrit la terminaison de la branche hépatico-coronaire, dans 10 cas différents [204[1]].

Au total, Barkow a décrit ou figuré 15 cas concernant cette anomalie. Le plus souvent (10 fois) il n'est pas signalé d'anastomose extra-hépatique (voy. obs. 172, 173, 174, 175, 180 à 183, 219, 250). Dans 5 cas l'anastomose existait (obs. 171, 176, 177, 178, 179).

4° Rossi et Cova ont rencontré 25 cas dans lesquels la coronaire fournissait une branche au foie (obs. 189 à 208 et 255 à 259). Ces auteurs écrivent que cette branche se portait constamment dans le lobe gauche du foie. Il n'est pas signalé un seul cas d'anastomose extra-hépatique plus ou moins importante, bien que ces auteurs aient poussé très loin l'analyse des faits.

5° Vincens a étudié avec détail dans une thèse récente la branche hépatique de la coronaire. Cet auteur rapporte 20 observations personnelles concernant l'existence d'une forte branche hépatique née de la coronaire [266[g]]. Dans toutes ces observations il est nettement indiqué que cette branche allait se terminer dans le foie. Dans aucun cas il n'est signalé la présence d'une anastomose extra-hépatique. D'ailleurs sur toutes les figures annexées aux observations de Vincens, on voit la branche hépatico-coronaire pénétrer dans le foie sans envoyer la moindre anastomose à l'hépatique ordinaire.

6° Sur un total de 31 cas de branche hépatico-coronaire, attribuables à des anatomistes autres que ceux dont nous venons de publier les résultats, l'existence de l'anastomose extra-hépatique n'est signalée que *2 fois* (obs. 164, Haller ; obs. 232, Budde). Dans tous les autres cas, aucun auteur ne décrit cette anastomose (obs. 59 et 80 ; obs. 161 à 163 ; obs. 165 à 170 ; obs 179 ; obs. 184 à 188 *bis* ; obs. 242 ; obs. 245 à 248 ; obs. 251 à 254; obs. 261 ; obs. 266).

De tous ces faits se dégage donc la conclusion très nette énoncée plus haut: *l'existence d'une anastomose extra-hépatique entre la branche hépatico-coronaire et l'artère hépatique ordinaire est beaucoup plus souvent absente que présente.*

Dès lors comment expliquer la divergence d'opinion qui existe sur ce point? Serait-ce que tous les auteurs dont les résultats concordent avec les nôtres n'auraient pas su mettre en évidence une anastomose cependant constante (Hyrtl) ou, en tout cas, plus souvent présente qu'absente ? (Leriche et Villemin.)

A une critique aussi sévère nous pourrions répondre que nos conclusions personnelles sont celles de la grande majorité des anatomistes avec Haller, en tête. Mais nous préférons adopter une solution qui tranche le litige — plus apparent que réel — en conciliant parfaitement les deux opinions actuellement en cours, celle de la majorité et celle de la minorité des anatomistes. Il est possible et très probable qu'en injectant *très finement* la branche hépatico-coronaire on mette *constamment* en évidence un ou même plusieurs ramuscules capillaires ou filiformes anastomosant cette artère avec une des branches terminales de l'artère hépatique ordinaire. Rappelons qu'il est à peu près constant de voir un des petits rameaux *épiploïques longs* de la coronaire aller s'anastomoser avec une des branches terminales de l'artère hépatique ordinaire (voy. p. 166). Dès lors si l'on tient compte de ces anastomoses, il semble bien qu'on soit en droit d'admettre que la branche hépatico-coronaire est anastomosée fréquemment, sinon le plus souvent, avec l'hépatique ordinaire. Mais il faut dans ce cas bien spécifier qu'il s'agit de ramuscules anastomotiques tout à fait *insignifiants au point de vue pratique.* Par contre, si l'on se place précisément au point de vue *pratique*, on doit reconnaître que l'existence d'une anastomose autre que capillaire, constitue *la grande exception.*

En joignant nos résultats à ceux de Descomps, nous trouvons que l'anastomose extra-hépatique existe 2 fois sur 15 cas de branche hépatico-coronaire (soit 2 p. 100). Dans le restant des cas 13 fois sur 15 (soit 13 p. 100) l'anastomose fait défaut. Barkow signale l'anastomose 5 fois sur 15 cas (soit 5 p. 100). Mais il ne s'agit peut-être pas de sujets examinés en série, ou bien alors Barkow est tombé sur une série exceptionnelle.

En réunissant les statistiques de Barkow (15 cas), de Rossi et Cova (25 cas), de Vincens (20 cas), de Descomps (7 cas) à notre statistique (8 cas) et en ajoutant 31 cas isolés observés par d'autres auteurs (voy. 205), nous arrivons à un total de 106 cas de branche hépatico-coronaire dans lesquels l'existence de l'anastomose extra-hépatique n'a été signalée *que 9 fois* (5 fois Barkow, 1 fois Haller, 1 fois Budde, 1 fois Pierre Descomps, 1 fois dans un cas personnel).

L'anastomose existerait donc *dans le douzième des cas* concernant la présence d'une branche hépatico-coronaire. La fréquence moyenne de cette branche anormale étant de 15 p. 100, on voit que le douzième de 15 est de 1,2. On peut objecter que plusieurs observations isolées sont très brèves et par suite peut-être incomplètes. Aussi bien, en tenant compte de cette objection pensons-nous que le pourcentage obtenu par Descomps et par nous-même (*2 p. 100*) repose sur des faits assez précis et assez nombreux, pour qu'on l'adopte en pratique.

4° ASPECT DE L'ANASTOMOSE.— L'anastomose extra-hépatique peut se présenter sous *deux aspects* principaux :

A. — Ou bien la branche hépatico-coronaire va se terminer directement dans le lobe gauche du foie après avoir émis à titre de *petite collatérale* l'anastomose extra-hépatique. Cette anastomose siège au voisinage du hile, elle s'établit entre la branche hépatico-coronaire et une des branches terminales de l'hépatique ordinaire. Son calibre est ordinairement très faible (obs. 28, fig. 142; obs. 164, fig. 174; obs. 171, fig. 176; obs. 176; obs. 177). Dans un cas il s'agissait d'un assez fort rameau (obs. 178). Dans un autre cas observé par Pierre Descomps [179e], l'anastomose était énorme, la branche hépatico-coronaire se terminait «... par une anse anastomotique avec l'hépatique propre, dessinant ainsi une sorte de crosse à la face inférieure du foie, d'où naissent les artères qui vont pénétrer dans le parenchyme hépatique... » D'après Descomps la fréquence de cette disposition décrite et représentée par lui [179e] serait de *2 p. 100.* Nous tenons ce chiffre pour beaucoup trop fort. Malgré toutes nos recherches dans la littérature anatomique, nous n'avons pas trouvé un seul autre exemple de cette anomalie; nous la tenons pour *rarissime.* En pratique, nous le rappelons, il faut considérer l'anastomose extra-hépatique comme étant représentée par un rameau de faible calibre *sans grande importance pratique.*

B.—Ou bien la branche hépatico-coronaire est représentée *uniquement* par une *anastomose extra-hépatique* jetée entre la crosse de la coronaire et la branche terminale gauche de l'artère hépatique. Nous ne connaissons qu'un seul cas nettement attribuable à cette disposition; il a été décrit et figuré par Budde (obs. 232 et fig. 180). Toutefois, c'est peut-être bien à cette disposition qu'il faudrait rattacher 8 cas de Sousloff, dans lesquels « il existait une importante anastomose entre la coronaire et la branche gauche de l'artère hépatique ordinaire... » (obs. 233). Nous sommes porté à croire qu'il s'agit là encore d'une anomalie *peu fréquente*, malgré l'opinion de Hyrtl et de Leriche et Villemin (voy. p. 204).

5° La branche hépatico-coronaire irrigue le plus souvent a elle seule le lobe gauche du foie en totalité. — On peut alors admettre, en pratique, qu'elle *remplace en totalité* la branche *terminale gauche de l'artère hépatique ordinaire*. *Plus rarement*, à notre avis, la branche hépatico-coronaire n'irrigue que *partiellement* le *lobe gauche du foie*. La vascularisation de ce lobe est alors sous la dépendance de *deux branches* qui *se complètent l'une l'autre* : branche hépatico-coronaire, branche terminale gauche de l'artère hépatique.

Cette proposition qui correspond pour nous à une conviction très ferme reposant sur des faits très précis, nécessite quelque développement. Car, bien qu'elle reflète entièrement la pensée de la plupart des anatomistes, certains travaux récents très documentés et entre autres ceux de Descomps [179] et de G. de Lalaubie [241] tendraient à faire admettre que la branche hépatico-coronaire « ... n'est qu'une artère supplémentaire, car *toujours*, dans ces cas, l'hépatique propre donne *ses deux artères terminales normales...* » (Descomps). Sans doute la branche hépatico-coronaire peut coexister avec une artère hépatique ordinaire donnant ses deux branches terminales, l'une destinée au lobe droit, l'autre destinée au lobe gauche, disposition constante pour Descomps, très inconstante au contraire pour nous. Mais même lorsque cette disposition existe, on *doit toujours considérer la branche terminale gauche de l'artère hépatique ordinaire comme n'étant pas normale*. Toujours, en effet, cette branche gauche terminale est diminuée de calibre, cette diminution étant inversement proportionnelle au calibre que possède la branche hépatico-coronaire (voy. fig. 36 et 38). C'est là d'ailleurs une *loi* applicable à toutes les *anomalies numériques* des artères, comme l'ont signalé Geoffroy Saint-Hilaire, Dubrueil, Sappey, etc. (Voy. Artère hépatique, anomalies.) Cette restriction étant apportée à la formule donnée par Descomps, nous allons montrer qu'en réalité la branche hépatico-coronaire se présente sous l'un des deux aspects que nous lui décrivons.

Parmi les observations que nous avons rassemblées, il y en a 38 qui sont suffisamment détaillées pour permettre de résoudre la question.

D'une façon générale tous les cas constatés par les différents auteurs peuvent se ramener à *deux dispositions principales* :

A. — *La branche hépatico-coronaire est l'unique artère que reçoive le lobe gauche du foie.* — Cette disposition a été constatée nettement dans 22 cas, à savoir : les observations de Barkow, obs. 171, fig. 176; obs. 176 à 183; obs. 249 et 250, fig. 184; — de Dupuis et Barnay, obs. 184; — de Guibé, obs. 187; — de Gentes et Philip, obs. 188, 188 *bis*; — toutes nos observations personnelles, obs. 22 à 29. Trois autres cas se rapportaient certainement à cette disposition, à notre avis, obs. 164, fig. 174, Haller: — obs. 167, fig. 175, Santorini; — obs. 168, Walther.

*Au total*, 23 fois sur 38, l'irrigation du lobe gauche semblait bien être sous la dépendance d'*une artère unique*, la branche hépatico-coronaire.

A la lecture de ces observations il nous semble bien qu'on soit en droit d'admettre que très fréquemment, sinon le plus souvent, la branche hépatico-coronaire participait également à l'irrigation tout au moins partielle du lobe carré ou du lobe de Spiegel.

Quant à l'artère hépatique *ordinaire*, elle n'envoyait *nécessairement* aucune branche au *lobe gauche*. Elle va se terminer par un *tronc unique* qui aboutit au *lobe droit* du foie, en donnant les rameaux ordinaires (collatéraux et terminaux) de la *branche droite* d'une artère hépatique ordinaire (obs. 167, fig. 175; obs. 184; obs. personnelles 24, 27, 28). Très souvent, toutefois, elle fournit à titre de *petite collatérale* un rameau qui se porte à gauche et en haut, pour aller se terminer dans le *lobe carré* ou dans le *lobe de Spiegel*, ou dans tous les deux (obs. 164, fig. 174; obs. 171, fig. 176; obs. 187, 188 et 188 *bis;* obs. personnelles 22, 23). Cette petite collatérale naît de l'hépatique ordinaire au niveau du point où cette dernière se bifurque en deux branches terminales, quand elle est normale. Si bien qu'on pourrait peut-être considérer cette petite collatérale comme la représentante de la branche de bifurcation *gauche* de l'artère hépatique. Mais alors il importerait de bien spécifier qu'il s'agit d'une branche de bifurcation gauche de volume *très faible* et dont la terminaison se fait *uniquement* dans les lobes carrés ou de Spiegel. En *pratique* et pour éviter toute confusion, il est préférable d'admettre avec de nombreux anatomistes que dans les cas de ce genre l'artère hépatique *ordinaire* est essentiellement destinée au lobe *droit* et que sa branche terminale *gauche* ordinaire, devenue aberrante, est représentée par la branche *hépatico-coronaire*.

B. — La branche hépatico-coronaire irrigue le lobe gauche du foie, *en concomitance* avec la *branche terminale gauche* de l'*hépatique ordinaire*.

Cette disposition a été constatée 9 fois : obs. 59 et 80, fig. 161 et fig. 165; obs. 166; obs. 170; obs. 172, fig. 177; obs. 175; obs. 185; obs. 251; — obs. personnelle 26, fig. 140. Quatre autres cas nous paraissent se rapporter nettement à cette disposition : obs. 163, fig. 173; obs. 169; obs. 231, 232 et fig. 179 et 180.

*Au total*, 13 fois sur 38, *deux artères distinctes* concouraient à l'irrigation du lobe *gauche* du foie : l'une était représentée par la branche *hépatico-coronaire*, l'autre par la branche terminale *gauche* de l'hépatique *ordinaire*. C'est dans ces cas seulement qu'on est en droit d'admettre que la branche hépatico-coronaire constitue une artère *accessoire* qui *complète* simplement la branche terminale *gauche* de l'artère hépatique.

Dans un cas unique appartenant à Barkow (obs. 172, fig. 177), la branche hépatique accessoire, tout en étant spécialement destinée au lobe *gauche*, envoyait un petit rameau au lobe *droit*.

Presque toujours (12 fois sur 13) les deux branches destinées au lobe gauche restent distinctes et séparées de leur origine à leur terminaison, c'est-à-dire que chacune d'elles aborde *isolément* le lobe gauche. A titre exceptionnel (1 fois sur 13; obs. 232, fig. 180), les deux branches vont, après un certain trajet, se fusionner en un tronc unique d'où naissent les rameaux terminaux pour le lobe gauche.

Presque toujours, nous le répétons, les deux branches restent *distinctes*. Trois dispositions sont alors possibles : *a*) ou bien le volume de la branche hépatico-coronaire et, par suite, son territoire, sont nettement *prépondérants* (obs. 163, 251, obs. personnelle 26 et sans doute obs. 185); — *b*) ou bien le volume (et par suite le territoire) de la branche hépatico-coronaire est sensiblement *égal* à celui de la branche gauche de l'hépatique ordinaire (obs. 166, fig. 175 et sans doute obs. 170 et 231, fig. 179); — *c*) ou bien enfin c'est la branche *gauche* de l'hépatique ordinaire qui a un volume et un territoire nettement *prépondérants* (obs. 59, fig. 161; obs. 172, fig. 177; obs. 169; obs. 80, fig. 165).

De l'analyse de ces 38 observations il résulterait que dans les *deux tiers* des cas (25 fois sur 38) la branche hépatico-coronaire assure l'irrigation *totale* du lobe *gauche*; l'artère hépatique ordinaire est alors totalement dépourvue de branches terminales pour le lobe gauche.

Dans le *tiers* des cas environ (13 fois sur 38), la branche hépatico-coronaire irrigue *partiellement* le lobe *gauche*; l'artère hépatique ordinaire envoie alors au lobe gauche une branche terminale. Le plus souvent alors la branche hépatico-coronaire est soit *prépondérante*, soit tout au moins *égale* à la branche gauche de l'hépatique ordinaire. Plus rarement cette dernière est prépondérante. Dans tous les cas le volume des deux branches destinées au lobe gauche est *inversement proportionnel*, comme l'a décrit il y a longtemps Hildebrandt (voy. p. 180).

En résumé la branche hépatico-coronaire remplacerait le plus souvent complètement la branche terminale *gauche* de l'artère hépatique; plus rarement elle *compléterait* simplement cette dernière.

Ces deux dispositions sont bien différentes : dans un cas il y a origine aberrante *totale* de la branche gauche de l'artère hépatique, dans l'autre cas, il y a simplement origine aberrante *partielle*.

Telles sont les conclusions qui se dégagent de l'étude de 38 observations précises. Nous allons essayer de montrer qu'elles sont conciliables avec les trois principales opinions émises sur cette question.

1° Certains anatomistes paraissent nettement admettre que la branche hépatico-coronaire peut se présenter sous les deux aspects que nous lui décrivons : Mayer, Murray, Rosenmüller, Theile, Hyrtl, Quain, Barkow, Luschka (voy. p. 180 et 181). Ces auteurs n'indiquent pas la fréquence précise de chacun des deux aspects. Mais ils spécifient nettement que la branche hépatico-coronaire peut remplacer *en totalité* la branche terminale *gauche* de l'artère hépatique, disposition qui se rencontrerait « *parfois* » (Mayer) ; « *souvent* » (Murray, Rosenmüller, Theile) ; ou « *rarement* » (Hyrtl).

2° D'autres anatomistes admettent que la branche hépatico-coronaire se présente uniquement sous l'aspect d'une importante artère anormale remplaçant *complètement* la branche *gauche* de l'artère hépatique. C'est l'opinion de Gentes et Philip [224]; il semble bien que ce soit également celle de Chaussier (p. 180), Green (p. 180), Meckel (p. 180).

Sans doute cette disposition existe, puisque d'après nous ce serait la plus fréquente. Mais on ne doit pas la considérer comme constante. D'ailleurs, il faut remarquer que Gentes et Philip, en particulier, ont déduit leurs conclusions de l'étude de deux cas seulement (p. 187).

3° Enfin quelques auteurs paraissent admettre que la branche hépatico-coronaire se présente toujours sous l'aspect d'une artère accessoire qui complète *mais ne remplace jamais en totalité* la branche terminale *gauche* de l'artère hépatique. C'est l'opinion de Descomps [179[x]] acceptée par G. de Laubie [241[b]]. Ce serait peut-être également l'opinion de Rossi et Cova [192[n]] et de Sousloff [262[r]]. D'après Descomps, la branche hépatico-coronaire « ... n'est qu'une artère supplémentaire, car toujours, dans ces cas, l'hépatique propre donne ses deux artères terminales *normales*... ». Nous avons déjà fait remarquer (voy. p. 207) que l'existence de l'hépatico-coronaire impliquait nécessairement une anomalie de la branche terminale gauche de l'hépatique ordinaire : cette branche terminale *gauche* est en effet, *toujours plus ou moins* *réduite*. La question se résume donc à savoir si cette réduction peut aller jusqu'à l'*absence complète* de la branche terminale gauche de l'hépatique ordinaire. Or, 25 fois sur 38 observations, cette dernière disposition était réalisée. L'artère hépatique *ordinaire* allait se terminer soit sans envoyer vers la partie gauche du hile le moindre rameau, soit, *plus souvent*, après avoir fourni une *petite collatérale* s'épuisant rapidement dans le lobe *carré* ou dans le lobe de *Spiegel*. Faut-il voir dans cette petite collatérale une branche terminale gauche très réduite ? Si l'on répond par l'affirmative, il semble bien qu'on doit admettre que, sinon toujours, du moins dans la plupart des cas, la branche hépatico-coronaire ne fait que *compléter* la branche terminale *gauche* de l'hépatique ordinaire. En théorie, cette conception est défendable. C'est ainsi par exemple que Haller était d'avis que dans quelques cas le rameau hépatique de la coronaire atteint un fort volume et qu'il pourvoit alors à l'irrigation de tout le lobe gauche et du lobe de Spiegel : la branche terminale gauche de l'artère hépatique est, dans ces cas, de volume faible ou même tout à fait exigu [93[k]]. De même Rossi et Cova (obs. 189) semblent bien admettre que l'hépatico-coronaire coexiste toujours avec une hépatique ordinaire, dont la branche terminale gauche est présente, mais toujours plus ou moins réduite de volume. De même, enfin, d'après Descomps, dans 9 cas observés par Sousloff la branche hépatico-coronaire constituait toujours une hépatique gauche *accessoire supplémentaire*. (Voy. la note (*) au bas de cette page.)

Mais si l'on se place au *point de vue pratique*, il nous semble bien préférable d'admettre que la branche hépatico-coronaire remplace *complètement* la branche terminale *gauche* de l'artère hépatique, toutes les fois que l'artère *accessoire* (!) irrigue à elle *seule* le *lobe gauche* en *totalité*.

En examinant les figures de la monographie de Descomps, il semble bien que dans tous les cas observés par cet auteur (7 cas), la branche hépatico-coronaire irriguait le lobe gauche du foie en concomitance de la branche terminale gauche de l'artère hépatique [179[t], 179[u]]. Il s'agit sans doute d'une série *exceptionnelle*, car, nous l'avons vu, sur 38 observations détaillées cette disposition n'existait que 13 fois. Si nous joignons les 7 cas de Descomps aux 38 cas étudiés plus haut, nous arrivons aux résultats suivants :

*a*) Branche hépatico-coronaire irriguant le lobe gauche en totalité : *25 fois*;

*b*) Branche hépatico-coronaire irriguant le lobe gauche avec la branche gauche de l'hépatique ordinaire : *20 fois*.

Ainsi même en tenant compte de la série de Descomps, on doit conclure à la plus grande fréquence de la *première* disposition.

Ce qu'il importe de retenir de cette discussion, c'est que la branche hépatico-coronaire régit le plus souvent à *elle seule* (ou tout au moins dans une bonne moitié des cas) la circulation totale du lobe *gauche* du foie : elle mérite bien alors le nom de « lobaire gauche du foie » que lui donnait Chaussier.

(*) Voici d'après la traduction que nous avons obtenue du texte russe de Sousloff, la phrase à laquelle Descomps fait allusion : « Dans 9 cas où l'artère hépatique est *normale*, l'artère hépatique gauche naît de la coronaire stomachique constituant alors une artère hépatique gauche *accessoire*... » [Sousloff 262[f]]. L'auteur russe ne spécifie nullement que l'hépatique ordinaire envoyait également une branche terminale gauche. L'adjectif « *normal* » s'applique peut-être à l'origine de l'artère hépatique.

Ce rôle important laisse à prévoir que la *ligature* de cette artère serait ordinairement dangereuse pour le lobe gauche du foie. (Voy. sur cette question : Anomalies de l'artère hépatique, hépatiques accessoires ; voy. également ligature de la coronaire stomachique.)

*Ramification collatérale.* — La branche hépatico-coronaire fournit presque toujours un à trois rameaux collatéraux destinés à la *région œsophago-cardio-tubérositaire antérieure* de l'estomac.

Avec une fréquence variable suivant les auteurs — *très faible* pour nous — la branche hépatico-coronaire donne à titre de collatérale un *rameau anastomotique* allant se jeter sur un des rameaux terminaux de l'hépatique ordinaire.

A titre d'*anomalies peu fréquentes* il peut exister d'autres collatérales, telle que l'artère diaphragmatique inférieure, une anastomose avec cette artère, etc.

1° *Rameaux œsophago-cardio-tubérositaires antérieurs.* — Ce sont les représentants des rameaux que fournit normalement la coronaire stomachique par l'intermédiaire de sa branche œsophago-cardio-tubérositaire antérieure, telle que nous l'avons décrite et figurée en étudiant la ramification normale de la coronaire stomachique (voy. p. 164 et fig. 44 *bis*).

Comme nous, Descomps admet que « ... les rameaux cardio-œsophagiens collatéraux normaux de la coronaire stomachique naissent à la manière de collatérales » de la branche hépatique accessoire gauche fournie par la coronaire [179v].

Sur les cas examinés par nous, ces rameaux existaient 7 fois sur 8 (obs. 22, 23, 25, 26, 27, 28, 29 ; voy. les figures).

Sur toutes les planches représentant les cas observés par Descomps (7 cas), les rameaux cardio-œsophagiens sont figurés très nettement. (Voy. également les planches de Walther, fig. 173 ; Haller, fig. 174 ; Santorini, fig. 175 ; Barkow, fig. 184, etc.)

Ces rameaux naissent au niveau du *premier* segment de la branche hépatico-coronaire (segment latéro-cardiaque). L'un d'eux se porte sur la face antérieure de l'*œsophage* abdominal ; un autre va au *cardia* (face antérieure). Le troisième, plus important, se porte transversalement sur la face antérieure de la *grosse tubérosité*.

Le plus souvent ils naissent de la branche hépatico-coronaire par deux petits troncs distincts, superposés (8 fois sur 15 cas). Le rameau tubérositaire naît le premier ; au-dessus de lui se détache un petit tronc commun cardio-œsophagien antérieur. Assez souvent (5 fois sur 15) les trois rameaux naissent par un tronc unique. Plus rarement les trois rameaux naissent chacun isolément, échelonnés le long du segment initial de la branche hépatico-coronaire (1 fois sur 15). Dans un cas les trois rameaux n'étaient pas reconnaissables.

Nous avons déjà admis en principe que la branche hépatico-coronaire semblait bien se développer aux dépens de la branche œsophago-cardio-tubérositaire antérieure de la coronaire stomachique normale. (Voy. p. 156 et fig. 45 *bis.*) Il est donc naturel que la branche hépatico-coronaire fournisse presque toujours les trois rameaux œsophagien antérieur, cardiaque et tubérositaire antérieurs. (Voy. p. 212 : Développement de la branche hépatico-coronaire.)

On voit *en résumé*, que la branche hépatico-coronaire possède un double territoire : *hépatique lobaire gauche*, par ses rameaux terminaux, et *œsophago-cardio-tubérositaire antérieur* par ses rameaux collatéraux.

2° *Rameau anastomotique avec l'hépatique ordinaire* :

Nous avons déjà longuement discuté sur l'existence de ce rameau anastomotique (voy. p. 203-206). Rappelons seulement que d'après nos recherches et celles de Descomps cette anastomose extra-hépatique est rare ; on la rencontre 2 fois sur 15 cas de branche hépatico-coronaire (soit 2 p. 100 des sujets).

3° *Rameaux collatéraux exceptionnels* :

*a*) Artère diaphragmatique *inférieure*. Elle serait assez rarement fournie par la branche hépatico-coronaire. Sousloff l'a notée 1 fois sur 9 cas. Rossi et Cova l'ont rencontrée 3 fois sur un total de 25 cas; il s'agissait de la diaphragmatique inférieure *gauche*. Descomps ne la signale dans aucun de ses cas. Elle existait 2 fois sur 8, sur les sujets examinés par nous (obs. 26, 27 et fig. 140, 141). Ici encore il s'agissait de la diaphragmatique inférieure *gauche*. Au total, sur 49 cas de branche hépatico-coronaire, 6 fois la diaphragmatique inférieure *gauche* naissait de cette branche hépatique (soit environ 2 fois sur 16 cas de branche hépatico-coronaire, soit environ 2 p. 100) ;

*b*) Rameau *anastomotique* avec la diaphragmatique droite.

Nous ne connaissons qu'un seul cas figuré et décrit par Budde (obs. 232 et fig. 180).

*c*) Enfin dans quelques cas la branche hépatico-coronaire donnerait naissance à une collatérale représentant la branche gastrique descendante *antérieure* (un cas de Descomps semble se rapporter à cette disposition [179[a]]), ou la branche gastrique descendante *postérieure* (1 cas de Barkow, obs. 172 et fig. 177). Il s'agit là de variétés *secondaires* et exceptionnelles.

## 4. — Développement de la branche hépatico-coronaire.

D'après l'étude que nous venons de faire, il semble bien qu'on est en droit d'admettre que la branche hépatico-coronaire dérive de la branche *œsophago-cardio-tubérositaire antérieure* et du petit ramuscule hépatique accessoire que cette branche fournit à peu près constamment au lobe gauche du foie (p. 166 et p. 183). Telle est la conclusion qui résulte des constatations anatomiques faites sur l'adulte. Le principal argument qu'on peut invoquer en faveur de cette conception, c'est l'existence à peu près constante de rameaux cardio-œsophago-tubérositaires antérieurs fournis par la branche hépatico-coronaire. Ces rameaux sont absolument identiques à ceux que donne la branche œsophago-cardio-tubérositaire antérieure quand la branche hépatico-coronaire n'existe pas, ou plutôt quand cette dernière est restée à l'état de ramuscule hépatique insignifiant comme calibre (p. 183).

Rossi et Cova sont les seuls anatomistes qui aient cherché à élucider cette question. D'après ces auteurs [192b], sur un total de 25 cas étudiés par eux, la branche hépatique provenait :

— de la branche œsophago-cardio-tubérositaire, 17 fois ;
— directement du tronc de la coronaire, 6 fois ;
— d'une diaphragmatique inférieure gauche née de la coronaire, 1 fois ;
— du rameau œsophagien postérieur, 1 fois.

Nous ne suivrons pas ces auteurs dans l'étude de ce petit point d'anatomie qu'ils ont envisagé dans ses moindres détails. Nous tenons seulement à faire remarquer que pour Rossi et Cova la branche hépatico-coronaire dérive nettement de la branche œsophago-cardio-tubérositaire antérieure dans *les trois quarts des cas*, à peu près (17 fois sur 25). Dans le quart des cas environ, la branche hépatico-coronaire dériverait d'un petit ramuscule hépatique accessoire né directement du tronc coronaire. Ces derniers cas correspondraient sans doute à la disposition dans laquelle la branche hépatico-coronaire ne fournit pas, chez l'adulte, les rameaux œsophago-cardio-tubérositaires antérieurs. Rappelons que sur 15 cas observés par Descomps et par nous-même, une seule fois cette dernière disposition était réalisée, tandis que 14 fois la branche hépatico-coronaire fournissait les rameaux cardio-œsophagiens-tubérositaires antérieurs (p. 211).

Une seconde question d'un tout autre ordre se pose : quelle est la signification de cette branche hépatico-coronaire ? Cette branche est-elle plus fréquente chez le fœtus que chez l'adulte ? — Nous ne pouvons apporter d'arguments personnels pour répondre à cette question, nos recherches n'ayant été faites que sur des sujets adultes. D'ailleurs, actuellement le problème ne nous paraît pas définitivement résolu. Rappelons que d'après Toldt, Leriche et Villemin et Vincens, il semble que la branche hépatico-coronaire soit beaucoup plus fréquente chez le fœtus que chez l'adulte. (Voy. p. 186, les opinions de ces auteurs.) Il en résulte que chez l'adulte cette anomalie s'expliquerait simplement par la *persistance d'une disposition embryonnaire qui, normalement, tend à disparaître.*

Mais, contrairement aux auteurs précédents, Rossi et Cova prétendent ne pas avoir rencontré le rameau hépatique chez le fœtus ou le jeune enfant avec une plus grande fréquence que chez l'adulte (voy. p. 187). La question reste donc en suspens. (Voy. encore *Anomalies de l'art. hépatique*, hépatiques accessoires ; hypothèse de Vincens sur le développement des hépatiques accessoires.)

---

## Découverte et ligature de la coronaire stomachique.

***Indications.*** — Gastrectomie partielle ou « *cylindrique* » (Hartmann), gastrectomie totale. — Blessures de la coronaire stomachique accidentelles ou opératoires. — Résection cardio-œsophagienne.

***Position du sujet.*** — Le sujet sera placé dans la position opératoire de *l'ordose dorso-lombaire*, position de choix pour l'examen de la région cœliaque. (Voy. notre *Introduction*.)

***Position de l'opérateur.*** — L'opérateur doit se placer *à droite* du sujet, de façon à ne pas être gêné par l'estomac, qui sera écarté vers la gauche.

***Incision.*** — On peut faire soit la laparotomie médiane sus-ombilicale, soit une incision ondulée ayant la même forme que celle de Kehr, mais orientée de telle sorte que ses deux extrémités soient sur la ligne médiane xypho-ombilicale. (Voy. le tracé de cette incision et la technique de son exécution au chapitre consacré à la découverte de l'artère splénique dans la région cœliaque.) D'une façon générale, sur les sujets placés en hyperextension du tronc, les incisions purement verticales ne sont pas les meilleures. L'hyperextension du tronc détermine *une forte tension* de la paroi abdominale antérieure; dans ces conditions, les deux lèvres d'une incision verticale tendent à s'accoler et résistent à leur écartement. Par sa portion oblique, presque transversale, l'incision de Kehr permet d'écarter facilement les lèvres de la plaie. Avec cette incision, et en réalisant correctement la lordose dorso-lombaire, d'autre part, en faisant écarter en haut, à l'aide d'une forte valve, le rebord costal gauche, on exposera parfaitement la coronaire stomachique et ses branches sans qu'il soit nécessaire de pratiquer la résection du rebord costal.

## Ligature de la coronaire stomachique.

La coronaire stomachique peut être liée soit au niveau de son *tronc*, soit au niveau de ses trois *branches* principales (branche œsophago-cardio-tubérositaire antérieure ; branches gastriques descendantes *antérieure et postérieure.*

**I. Ligature du tronc de la coronaire.** — Le tronc de la coronaire présente un premier segment ascendant, *fixe*, intimement accolé à la paroi abdomi-

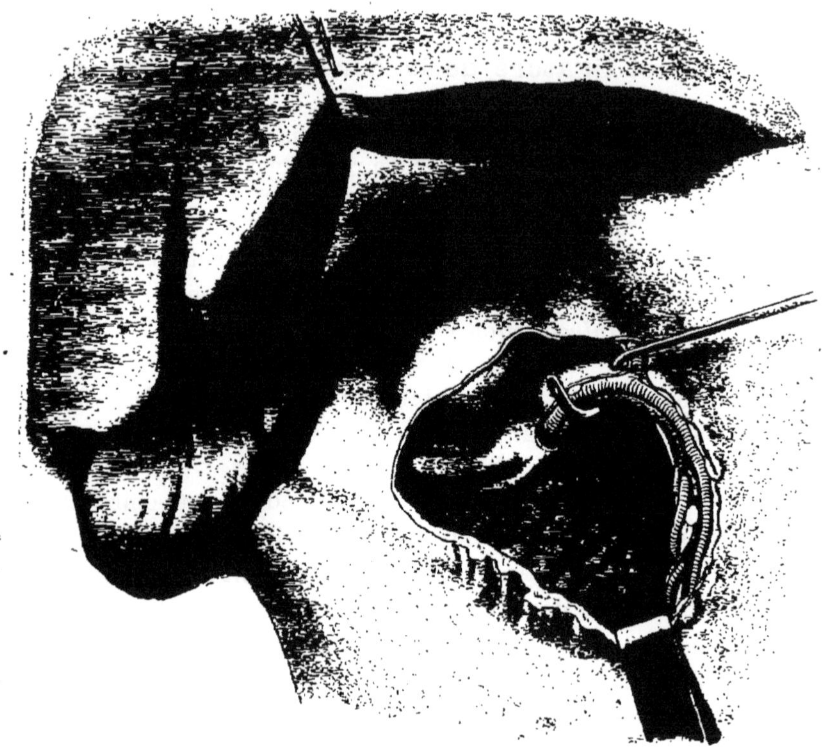

Fig. 48. — *Ligature du tronc de la coronaire stomachique au cours de la pylorectomie pour cancer.* (Hartmann, *Chirurgie gastro-intestinale*, 1901.)

Le petit épiploon a été effondré au niveau de sa partie moyenne avasculaire. La faux de la coronaire a été bien exposée et tendue grâce à la traction exercée en bas sur la petite courbure. Une aiguille de Deschamps a chargé le tronc de la coronaire ainsi que la grosse veine satellite, au niveau de l'origine du segment mobile ou arciforme de cette artère. On a ainsi pratiqué une ligature *haute* du tronc coronaire, ligature portant en *amont* des grosses branches de ce tronc y compris la branche œsophago-cardio-tubérositaire antérieure, nettement visible sur cette planche.

(Rapprocher de cette planche celle de L. Sencert [315b], celle de Guibé (228a) et celle que Cunéo a publiée récemment dans le *Journal de chirurgie* [287 *bis*]).

nale postérieure et un second segment *mobile* compris, dans l'épaisseur de la faux de la coronaire (voy. p. 149). La ligature au niveau du *premier* segment doit être rejetée ; elle n'offre aucun avantage et elle présente des dangers (voy. p. 161) en vertu des rapports de contiguïté avec le tronc cœliaque, l'aorte, le plexus cœliaque.

La ligature de la coronaire devra se faire au niveau du *segment mobile* compris dans la faux de la coronaire. Ce segment est d'un accès très aisé. Après effondrement du petit épiploon dans sa partie moyenne flaccide, il est toujours très simple d'aller accrocher du doigt la faux de la coronaire. Par ses pulsations, le tronc de l'artère serait facile à sentir ; d'ailleurs on aperçoit presque toujours sous l'aspect d'un cordon bleuâtre la grosse *veine* coronaire satellite de l'artère et accolée à elle.

Les deux vaisseaux seront compris dans la même ligature, sans qu'il soit indispensable de les dénuder.

Toutefois comme le conseille Sencert [315e], il serait « ... plus précis d'isoler d'abord l'artère dans son ligament en la mettant à nu par quelques coups de sonde cannelée, au besoin par une petite incision sur le feuillet péritonéal qui la recouvre... ».

*On devra toujours s'assurer avant de lier le tronc coronaire que ce tronc n'envoie pas au foie une forte branche hépatique,* en se rappelant que cette branche se rencontre environ 1 fois sur 7 (15 p. 100) :

1° Quand la branche hépatique est absente, ce qui correspond à la disposition la plus fréquente (85 p. 100), il y a intérêt à faire porter la ligature du tronc coronaire au niveau de l'*origine* du segment *mobile* de cette artère, c'est-à-dire à environ 2 centimètres du point où elle aborde la petite courbure de l'estomac. Cette ligature *haute* de la coronaire est la meilleure, car elle porte en amont du point d'émergence des branches gastriques de l'artère : branche œsophago-cardio-tubérositaire antérieure, branches de bifurcation antérieure et postérieure (voy. fig. 44 *bis*).

2° Quand la branche hépatique existe, elle est toujours facile à voir ou tout au moins à sentir par le pincement du petit épiploon entre deux doigts, *au-dessus et à droite de la crosse de la coronaire*, après avoir relevé le couvercle hépatique formé par le bord antérieur du lobe gauche du foie. Il suffit de connaître l'existence possible de cette importante branche et *d'y penser* pour ne pas la laisser passer inaperçue. Étant donné qu'elle irrigue *en totalité*, le plus souvent, le *lobe gauche du foie* (voy. p. 202), étant donné également qu'elle ne semble pas s'anastomoser d'une façon *importante* avec l'artère hépatique ordinaire (voy. p. 202), il sera toujours prudent de ne jamais lier le tronc coronaire en un point situé *en amont* de l'émergence de cette forte branche hépatique. Guibé a le premier donné ce conseil [227] qui nous paraît tout à fait légitime.

Nous montrerons en effet qu'il semble bien démontré actuellement que la ligature de l'*hépatique propre* ou d'*une* des deux branches hépatiques *terminales* n'est pas permise. (Voy. Ligature de l'artère hépatique.) C'est là une notion qui repose sur l'anatomie, la physiologie, l'expérimentation, ainsi que sur certains faits cliniques. Sans doute il existe entre les deux branches hépatiques terminales, des voies anastomotiques *capillaires* situées au sein du parenchyme du foie. Mais d'une part ces anastomoses sont bien faibles. G. de Lalaubie a montré récemment que chez l'homme, surtout au point de vue expérimental (injections liquides, injections solidifiables, radiographies de foies injectés, etc.) chacune des deux branches droite et gauche de l'artère hépatique possédait un territoire propre, indépendant [241]. D'autre part, même en admettant la possibilité de l'établissement d'une circulation collatérale, au cas où on lierait une des deux branches terminales, il serait bien dangereux de compter sur cette circulation collatérale lorsque le foie n'est pas absolument sain. C'est un point sur lequel a insisté très sagement Guibé à propos de la ligature de la coronaire stomachique, dans les cas où il existe une importante branche hépatico-coronaire : « ... Chez un cancéreux déjà affaibli et souffrant, après une opération importante et grave comme une gastrectomie, la suppression brusque de l'apport du sang artériel dans une partie volumineuse — *un lobe du foie* — serait-elle sans causer des troubles graves : il est permis de craindre le contraire. Aussi nous pensons qu'il ne serait peut-être pas inutile d'éviter un pareil inconvénient, non pas que nous prétendions qu'il y a lieu de rejeter la ligature de l'artère coronaire stomachique telle que l'ont proposée MM. Cunéo et Hartmann ; mais elle devra subir une petite modification sans importance.

« L'artère étant chargée sur le porte-fil, il serait peut-être bon de la dénuder sur une étendue suffisante vers l'estomac pour rechercher si elle ne donne pas de collatérale importante ou de s'assurer du même fait par la palpation. Rencontre-t-on ainsi un tronc volumineux ; il y aurait alors intérêt à dénuder l'artère et à ne faire porter la ligature qu'après la naissance de ce tronc, *à condition bien entendu que le tout ne soit pas englobé dans du tissu néoplasique...* »

Rappelons que lorsque cette branche hépatique existe, c'est elle qui fournit les rameaux cardio-œsophago-tubérositaires antérieurs (voy. p. 211). Par suite, si la ligature du tronc coronaire porte *en aval* de l'émission de cette branche hépatique, il pourra être nécessaire de jeter une ou deux ligatures spéciales sur les rameaux ascendants cardiaque, œsophagien et tubérositaire antérieurs, pour peu que la résection gastrique remonte assez haut.

II. **Ligature des branches de la coronaire.** — 1° Dans certains cas particuliers, comme le fait remarquer Leriche « ... quand l'épaisseur d'un petit épiploon gras, ou le peu de mobilité de l'estomac auront empêché la ligature *haute* de la coronaire *avant* la bifurcation, il faudra s'attendre à trouver une seconde artère dans le feuillet *postérieur* de l'épiploon gastro-hépatique, la chercher et la lier préalablement, comme il aura été fait de la branche *antérieure* » [189].

De même, au cas où il existerait une forte branche hépatico-coronaire, la ligature de la coronaire porterait au voisinage de sa bifurcation terminale et il pourrait y avoir à lier séparément chacune des deux branches gastriques descendantes : branche antérieure et branche postérieure.

2° Dans la *résection du cardia* la ligature de la branche œsophago-cardio-tubérositaire antérieure doit être systématiquement pratiquée, comme l'a conseillée Leriche [189]. D'après cet auteur, « .... la ligature préventive de cette branche assurera de façon parfaite l'hémostase de la future bouche œsophagienne... » En réalité, comme nous l'avons déjà indiqué (p. 166) la branche œsophago-cardio-tubérositaire antérieure constitue *simplement* le pédicule le plus important de la région cardio-œsophagienne de l'estomac. En effet, par sa face *postérieure*, cette région reçoit quelques rameaux — vaisseaux courts supérieurs — provenant du tronc de la splénique, rameaux qu'il faudra lier pour obtenir une hémostase parfaite (fig. 49).

Si la résection cardio-œsophagienne devait descendre assez bas sur l'estomac, il serait utile de lier non pas simplement la branche œsophago-cardio-tubérositaire antérieure, mais bien le *tronc* de la coronaire, comme le conseille Sencert [315e].

III. **Valeur et résultat de la ligature de la coronaire stomachique.** — Si la coronaire stomachique était une artère à type *terminal*, au sens de Conheim (telles les artères du cerveau et de la moelle — Kadyi, Charpy — ; ou bien les artères du rein — Iglésias —), la ligature *haute* du tronc coronaire, c'est-à-dire *en amont* de l'émission de ses grosses branches, déterminerait une *ischémie complète* dans toute l'étendue de son territoire *gastrique*: a) — région œsophago-cardio-tubérositaire antérieure (branche œsophago-cardio-tubérositaire antérieure), et : b) — région *antérieure* et *postérieure* du *corps* de l'estomac (branches gastriques descendantes antérieure et postérieure).

Mais — c'est une notion banale — la coronaire stomachique s'anastomose très amplement :

1° — d'une part, avec l'artère *pylorique*, le long de la petite courbure (90 p. 100, voy. p. 157);

2° — d'autre part avec les rameaux gastriques de l'*artère splénique*, le long de la grande courbure (vaisseaux *courts*, rameaux gastriques des artères gastro-épiploïques *gauche et droite*).

Il en résulte que la ligature *isolée* du tronc coronaire est incapable de réaliser l'hémostase *parfaite* dans le territoire *gastrique* qu'elle dessert. L'anatomie enseigne qu'il sera toujours nécessaire d'associer à la ligature du tronc coronaire, tout au moins celles du tronc *pylorique*, de la gastro-épiploïque *droite* et de la gastro-épiploïque *gauche*. En *pratique*, il est vrai, dans toute gastrectomie partielle typique — gastrectomie partielle *cylindrique* de Hartmann — le chirurgien se contente de lier ces *quatre* pédicules vasculaires : tronc coronaire, tronc pylorique, gastro-épiploïques droite et gauche. Est-ce à dire que la ligature de ces quatre pédicules amènera une hémostase *absolument parfaite* de tout le segment gastrique sur lequel on opère? En aucune façon; et le fait est *heureux*. Après avoir supprimé ces quatre voies d'apport sanguin de l'estomac, ce viscère reçoit encore du sang artériel :

1° — d'une part, des *vaisseaux courts* nés au niveau de la bifurcation terminale du tronc *splénique* (fig. 49);

2° — d'autre part, d'une importante branche *gastrique postérieure ascendante*, qu'on rencontre une fois sur deux (voy. Artère splénique, ramification) et qui naît du *tronc* de la splénique, à peu de distance de son origine cœliaque (fig. 49);

3° — de petits rameaux *duodéno-pyloriques*, nés soit du tronc de l'artère *hépatique*, soit d'une de ses branches collatérales ou terminales (voy. Ramification de l'artère hépatique);

4° — pour être complet, il faut ajouter que l'œsophage abdominal et le cardia seraient encore susceptibles de recevoir du sang artériel des artères *œsophagiennes thoraciques* et des *diaphragmatiques inférieures*.

Tous ces vaisseaux constituent les sources de l'apport sanguin qui subsistera *après la ligature des quatre principaux pédicules gastriques*, et qui assurera la bonne irrigation des tranches de section gastriques, après la suture. Ceci explique que la ligature du tronc de la coronaire associée à la ligature des trois autres pédicules gastriques principaux (pylorique, gastro-épiploïques droite et gauche) réalise une hémostase opératoire pratiquement *suffisante*, mais *incomplète* au point de vue anatomique strict. Ceci fait, également prévoir qu'il sera toujours nécessaire de placer un certain nombre de petites ligatures isolées sur la surface des tranches de sections gastriques.

Pour plus de sûreté, et pour assurer l'hémostase parfaite de la suture, il sera toujours recommandé de faire cette suture par un *surjet à points passés ou renforcés*, c'est-à-dire arrêtés tous les quatre ou cinq points, *surjet comprenant toutes les tuniques de l'estomac* (Hartmann) et réalisant ainsi une suture *occlusive* et *hémostatique*. Ce mode de suture employé systématiquement dès l'année 1892 par M. le professeur Hartmann, tend d'ailleurs à être universellement adopté. Il est en effet hors de conteste que par la *rapidité de son exécution* et par la *sécurité* qu'il donne au point de vue *occlusif* et *hémostatique*, ce mode de suture est nettement supérieur à la suture *totale*, mais *à points séparés*, que préconisait Albert, dès l'année 1881.

Dans sa thèse sur la cure chirurgicale du cancer de l'estomac, Guinard relate une observation de von Eiselsberg dans laquelle, à la suite d'une pylorectomie pour cancer, le malade mourut, le lendemain de l'opération, du fait d'une *nécrose de l'antre pylorique*. Von Eiselsberg semble attribuer cet accident à la ligature de la gastro-duodénale et à la résection de la pylorique et de la coronaire stomachique pendant l'opération [317 bis]. Guinard cite encore un cas (Krönlein) de pylorectomie terminée deux jours après par la mort. Au-devant de la suture gastro-duodénale, il existait une cavité du volume d'un œuf de poule limitée par l'épiploon et le foie et renfermant des matières stomacales... les lèvres de la suture gastro-duodénale étaient en partie nécrosées...

A propos de ces deux observations, Guinard conseille «... d'être sobre dans le sacrifice des vaisseaux et de ne les lier qu'en cas de nécessité; si des ligatures trop étendues inspiraient quelque crainte au sujet de la vitalité des parois saines laissées en place, il y aurait encore un moyen simple d'éviter ce danger et qui consisterait à réséquer largement les portions dont on craint la nécrose... ».

Ces craintes étaient peut-être légitimes à l'époque où Guinard écrivait ces lignes (1898). Aujourd'hui, la question est tranchée. La nécrose de l'estomac n'est pas une complication à envisager dans la gastrectomie pratiquée après la ligature préalable des principaux pédicules gastriques. Nous avons montré quelles étaient les sources de l'apport sanguin après la ligature des *quatre* principaux pédicules. D'ailleurs, malgré cette hémostase préalable, la section de l'estomac ou du duodénum s'accompagne *toujours* d'un écoulement de sang *notable*, et souvent gênant. Au surplus, les excellents résultats obtenus actuellement dans les gastrectomies faites après ligature systématique des quatre principaux pédicules gastriques suffisent à dissiper toute crainte de nécrose consécutive.

---

# TROISIÈME PARTIE

---

# L'ARTÈRE SPLÉNIQUE

# TROISIÈME PARTIE

# L'ARTÈRE SPLÉNIQUE

Nous donnerons d'abord un court aperçu *historique* sur l'artère splénique.

Nous passerons ensuite à la *description générale* de cette artère. Nous terminerons par l'étude de ses *anomalies*.

## HISTORIQUE

Simplement mentionnée par Galien et par les anatomistes de l'antiquité et du moyen âge, l'artère splénique a été décrite pour la première fois avec quelque détail par Vésale. Il s'agit là, toutefois, d'une description encore assez rudimentaire et erronée sur plusieurs points (voy. fig. 9, p. 37).

Vésale a bien vu que la splénique se divisait au niveau de la rate en deux branches terminales desquelles se détachent les vaisseaux courts et l'artère gastro-épiploïque droite Ces branches sont assez bien figurées sur les planches de Vésale. Par contre on relève plusieurs erreurs tant dans le texte que sur les planches de cet anatomiste. Ainsi, par exemple, l'artère coronaire stomachique serait une branche collatérale de la splénique; d'autre part le tronc de la splénique fournirait normalement une des artères coliques, et un rameau épiploïque important.

Ces erreurs ont été acceptées et rééditées par presque tous les anatomistes du seizième et du dix-septième siècles. Quelques-uns modifièrent même le texte de Vésale, mais en apportant de nouvelles erreurs. C'est ainsi que pour Riolan, la cœliaque se divise en deux troncs secondaires : tronc splénique, tronc mésentérique [52]. Drelincourt était d'avis que la splénique naît soit du tronc cœliaque, soit directement de l'aorte [39].

Winslow a eu le mérite de donner la première description exempte de toutes ces erreurs [141]. Cet auteur montra en effet que normalement la coronaire stomachique naît du tronc cœliaque et non pas de la splénique; de plus, Winslow décrivit nettement les artères coliques comme branches de la mésentérique supérieure et non de la splénique.

Il faut toutefois arriver à Haller pour trouver une étude complète sur l'artère splénique, et sur ses branches normales ou anormales.

Les classiques modernes n'ont rien ajouté au texte de Haller. A part les planches de Barkow sur les artères du grand épiploon [145h.], ce n'est que dans ces dernières années qu'il a été publié quelques travaux basés sur des recherches personnelles; ils appartiennent à Rossi et Cova, Leriche et Villemin, Pigache et Worms. Nous y reviendrons au cours des chapitres suivants.

# CHAPITRE PREMIER

## DESCRIPTION GÉNÉRALE DE L'ARTÈRE SPLÉNIQUE

---

### § 1. — **Origine.**

L'artère splénique naît presque toujours du tronc cœliaque (**96** p. **100**). C'est en effet *la plus constante* des trois branches essentielles du tronc cœliaque (voy. p. 64 et p. 110).

Très rarement, la splénique naît d'un tronc commun à la mésentérique supérieure et au tronc cœliaque (**2** p. **100**).

Exceptionnellement la splénique naît directement et isolément de l'aorte 1 p. 100) ou de la mésentérique supérieure (**1** p. **100**).

Le pourcentage que nous donnons est basé sur une statistique de 257 sujets examinés en série (statistiques réunies de Leriche et Villemin, Rossi et Cova, Pierre Descomps et statistique personnelle, voy. p. 63).

I° — *Quand la splénique naît du tronc cœliaque*, c'est :

1) Comme terminale avec l'hépatique(59 p. 100), la coronaire stomachique n'étant qu'une collatérale (voy. p. 76) ;
2) Comme terminale avec l'hépatique et la coronaire stomachique (29 p. 100), le tronc cœliaque étant bifurqué (voy. p. 76) ;
3) Comme terminale avec l'hépatique (5 p. 100), la coronaire stomachique naissant isolément de l'aorte (voy. p. 111, Tronc hépato-splénique) ;
4) Comme terminale avec la coronaire stomachique (4 p. 100), l'hépatique naissant isolément de la mésentérique supérieure ou plus rarement de l'aorte (voy. p. 112, 113, et fig. 40, 41, Tronc corono-splénique).

II° — *Quand la splénique naît d'un tronc cœliaco-mésentérique* (2 p. 100), c'est ordinairement comme terminale d'un tronc secondaire qui se bifurque en hépatique et splénique (voy. obs. 9, fig. 126; — fig. 148, 150).

III° — *Quand la splénique naît directement et isolément de l'aorte* (1 p. 100), les deux autres branches du tronc cœliaque, artère hépatique, artère coronaire stomachique, naissent d'ordinaire également de l'aorte, chacune par une origine isolée : il y a *absence du tronc cœliaque*, ou, plus exactement, division du tronc cœliaque en ses trois unités constituantes (voy. p. 114; voy. également fig. 144, 145, 146).

IV° — *Quand la splénique provient de la mésentérique supérieure*, le tronc cœliaque est réduit à deux branches, artère hépatique, artère coronaire stomachique. (Voy. Tronc cœliaque incomplet, Tronc corono-hépatique, p. 114 et fig. 42.)

Par rapport *à la face antérieure de l'aorte*, l'*origine* de la splénique répond le plus souvent (dans les *deux tiers* des cas) au versant *droit* de la face antérieure de l'aorte. Le premier segment de la splénique devra donc *surcroiser* l'aorte, en se portant vers la gauche. Plus rarement (dans le *tiers* des cas) l'origine de la splénique répond au versant *gauche* de la face antérieure de l'aorte qu'elle n'a pas par conséquent à surcroiser.

D'après Pierre Descomps la splénique surcroiserait l'aorte dans 24 p. 100 des cas; elle n'aurait pas à la surcroiser dans 76 p. 100 des cas. Les chiffres donnés par Descomps sont donc très différents des nôtres. Ce fait tient peut-être à ce qu'il existe d'assez grandes variations à ce point de vue. Toutefois nous avons déjà fait remarquer que le tronc cœliaque s'inclinait le plus souvent à droite de la ligne médiane (voy. p. 70), comme l'ont montré Haller, Wiart, Rossi et Cova, etc. Il est donc logique d'admettre que le plus souvent l'origine de la splénique devra être reportée à droite de la ligne médiane. C'est d'ailleurs ce que nous avons constaté dans les deux tiers des cas. Au contraire, lorsque l'inclinaison du tronc cœliaque vers la droite fait défaut, l'origine de la splénique se trouve répondre au flanc gauche de l'aorte.

## § 2. — **Calibre.**

Le calibre de la splénique est toujours très important. Il nous a paru assez fixe, variant de 6 à 7 millimètres. A ce point de vue, il existe une différence sensible entre cette artère et les deux autres branches du tronc cœliaque, l'hépatique et la coronaire stomachique. Ce fait tient à ce que la splénique est sujette à des anomalies peu fréquentes et peu importantes, ce qui est précisément le contraire pour l'hépatique et pour la coronaire. (Voy. les chapitres concernant chacune de ces artères.)

La splénique nous a presque toujours semblé avoir un calibre supérieur ou tout au moins égal à celui de l'artère hépatique. C'est d'ailleurs l'opinion généralement adoptée.

D'après Krause le calibre de la splénique varie, chez l'adulte, entre 0 m. 0062 et 0 m. 0067. Le calibre moyen serait de 7 millimètres pour Luschka. Descomps indique des chiffres (3 à 5 millimètres) qui nous paraissent inférieurs à la normale.

Haller a le premier montré par des mensurations minutieuses que chez le fœtus et le nouveau-né la splénique présentait un calibre inférieur à celui de l'artère hépatique, tandis que chez l'adulte c'est la disposition inverse que l'on rencontrait [87[d], 93[c]].

## § 3. — Longueur.

Étant donné son trajet si souvent sinueux, la *longueur* de la splénique est assez variable. On peut accepter comme assez approximatifs les chiffres donnés par Sappey. Mesurée sur un adulte, la splénique avait une longueur de 12 centimètres, sans tenir compte des courbures. Ce serait donc à peu près la longueur du corps pancréatique. Si au contraire on tient compte des courbures, la longueur de la splénique est bien supérieure. Dans le cas de Sappey, en suivant les flexuosités de l'artère, la longueur était de 21 centimètres.

## § 4. — Direction et trajet.

La splénique se porte de droite à gauche, de son origine cœliaque à sa terminaison splénique, par un trajet *arciforme* à *concavité antérieure*. De plus, sur tout son parcours l'artère présente des *courbures secondaires variables* en nombre et comme aspect.

1° Courbure générale. — Appliquée à la face postérieure du corps pancréatique, la splénique en épouse la direction. Examiné en place ou sur des coupes de sujets congelés, le *corps* du pancréas présente toujours une courbure manifeste à concavité regardant en avant et à gauche. Wiart a bien insisté sur ce point [201[h]] en montrant que le corps pancréatique s'applique d'abord sur le flanc *gauche* de la colonne vertébrale, puis sur la face *antérieure* du rein gauche. « ... Comme ces deux surfaces sont inclinées l'une sur l'autre en formant un angle obtus, le corps de la glande qui se moule sur cet angle présentera une courbure manifeste à concavité antérieure... » (Wiart.) Par suite, la splénique décrit une grande courbure générale moulée sur celle du corps pancréatique. Cette courbure est fixe et ne manque jamais.

2° COURBURES SECONDAIRES. — On sait que le plus souvent, chez l'adulte, la splénique présente un trajet flexueux... *anguis in modum*..., suivant l'expression d'Arantius [21], qui a le premier insisté sur ce point.

On sait également que ces flexuosités augmentent avec l'âge (Sappey, Hyrtl, etc.) « ... à l'égal de celles de la temporale superficielle, bien qu'elles paraissent se développer plus rapidement... » (Wiart). Toutefois, il est assez fréquent de les voir manquer chez l'*adulte*, comme nous l'avons constaté parfois, après Cruveilhier et Wiart. Le trajet devient alors *rectiligne*, disposition normale chez le *fœtus* et le *nouveau-né* ou l'enfant (Hyrtl, Sappey, Rossi et Cova, etc.).

Le nombre et l'aspect de ces sinuosités sont trop variables pour qu'on puisse, à notre avis, décrire un type normal.

Ordinairement la splénique possède *un premier segment sus-pancréatique* (trois quarts des cas) dont la longueur varie de un demi à 3 centimètres. Plus rarement l'artère est recouverte dès son origine par le pancréas (quart des cas). Cette dernière disposition se rencontre surtout lorsque le tronc cœliaque a une origine *rétro-pancréatique* ou para-pancréatique. (Voy. Origine du tronc cœliaque, p. 87.)

Le segment sus-pancréatique de la splénique se dirige ordinairement en bas et à gauche, en déterminant juste à son origine une petite courbure à concavité *supérieure*. Cette petite courbure d'origine a été déjà décrite par Haller, Boyer, Rossi et Cova. Monguidi la considère comme constante [113c]. Elle est nettement figurée sur la plupart des planches. Suivant que le tronc cœliaque naît plus ou moins *haut*, l'obliquité du segment sus-pancréatique est plus ou moins prononcée; on trouve tous les intermédiaires entre la direction verticale et la direction horizontale de ce premier segment de la splénique.

Qu'il existe ou non un segment sus-pancréatique, la splénique chemine dans la plus grande partie de son trajet derrière le corps pancréatique. Presque toujours, dans les 2 ou 3 derniers centimètres de son parcours, l'artère passe sur la face antérieure de la queue du pancréas après avoir échancré, en le chevauchant, le bord supérieur de la glande, fait sur lequel a insisté Wiart. L'artère splénique est donc le plus souvent *sus-pancréatique* à son *origine*, *pré-pancréatique* à sa *terminaison*, *rétro-pancréatique* dans *la plus grande partie de son trajet*.

Les sinuosités de l'artère splénique sont très variables. D'après Haller, la disposition ordinaire serait la suivante. La splénique descend d'abord à gauche et en arrière déterminant une courbure prononcée; puis elle présente un trajet transversal tourmenté par de nombreuses sinuosités. Enfin elle se termine par un trajet ascendant. Dans son ensemble le trajet de la splénique formerait donc un demi-cercle [87b, 88a, 93b].

Nous avons retrouvé quelquefois cette disposition, sans cependant qu'elle nous ait parue spécialement fréquente. Nous ferons la même remarque pour le type considéré comme assez fréquent par Rossi et Cova : splénique à 3 ou 4 courbures principales, la première à concavité supérieure, les autres à concavités successivement inverses [192d].

Pierre Descomps a étudié avec détail le trajet initial de la splénique [179y]. D'après cet auteur, le segment sus-pancréatique existerait dans 86 p. 100 des cas; par contre, l'artère serait d'emblée rétro-pancréatique dans 14 p. 100 des cas.

## § 5. — Rapports.

Dans son *premier segment* la splénique partage les rapports du tronc cœliaque avec le pancréas. (Voy. Tronc cœliaque, Rapports.)

La splénique présente ensuite un long *segment rétro-pancréatique;* l'artère se creuse une gouttière parallèle et sus-jacente à celle de la veine splénique, «... gouttière oblique de bas en haut et de dedans en dehors et qui se termine à gauche, non pas à l'extrémité de la glande, mais bien sur le bord supérieur, assez près de son extrémité externe » (Wiart [201l]). « ...Jamais, ou à peu près jamais, on ne trouve l'artère sinueuse longeant le bord supérieur du corps du pancréas dans toute son étendue... » (Pierre Descomps [179z].) Toutefois, comme le fait remarquer Wiart, lorsque la splénique présente des flexuosités, celles-ci « ... dépassent par leur convexité supérieure le bord supérieur mince et tranchant de la glande, et c'est cette apparence qui a fait dire que l'artère suivait le bord supérieur de la glande. Rossi et Cova expriment une opinion semblable [192b].

Nous n'insisterons pas sur les rapports de la splénique avec les organes pariétaux postérieurs de la cavité abdominale. Ces rapports se confondent avec ceux qu'affecte la face postérieure du corps pancréatique. Ils ont été minutieusement décrits par Wiart [201; 202].

Dans son dernier segment, la splénique devient *pré-pancréatique;* elle se divise alors en ses branches *terminales* destinées à la rate.

## § 6. — Ramification de l'artère splénique.

Il suffit d'examiner attentivement un petit nombre de sujets pour constater que *très souvent* le mode de ramification de la splénique diffère très

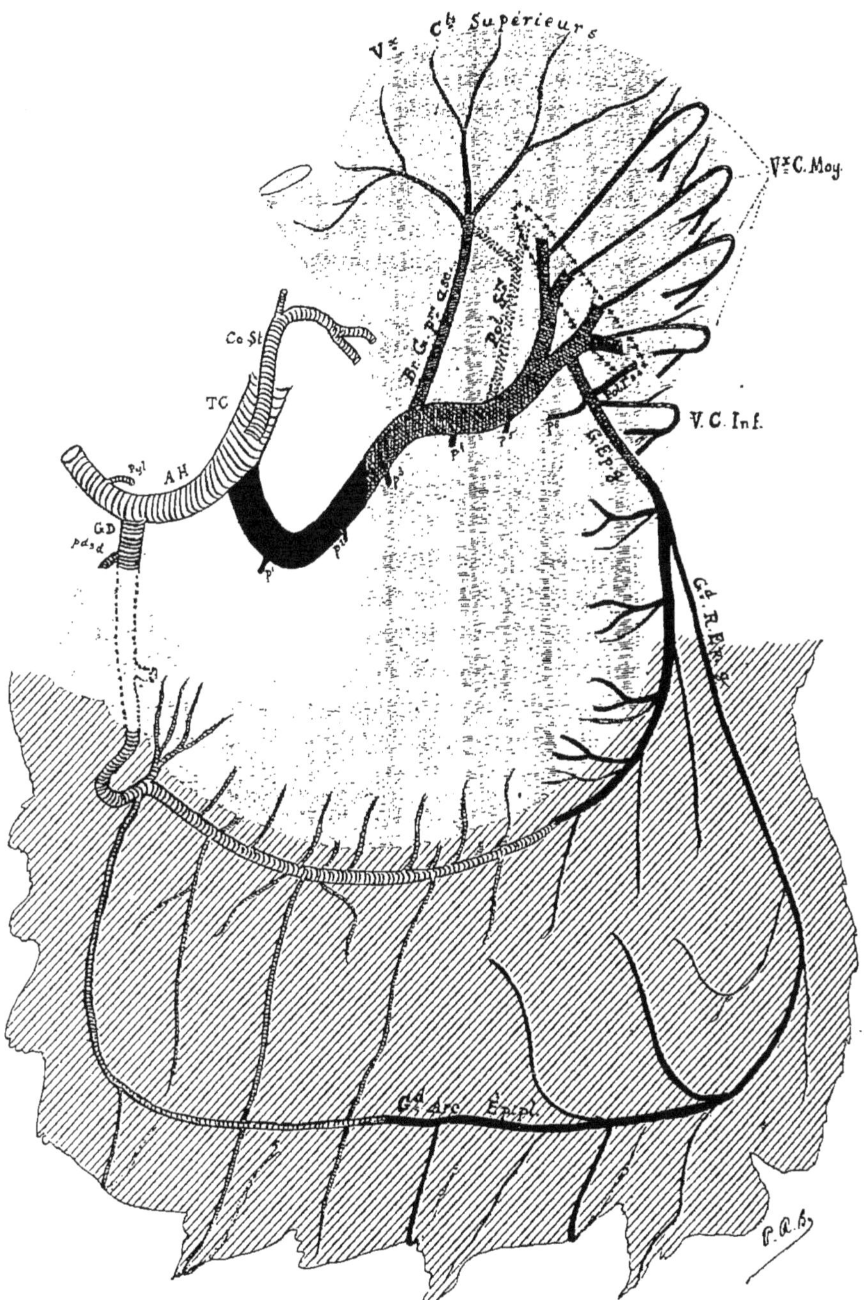


Fig. 49 (Demi-schématique). — *Mode de ramification de l'artère splénique.*

L'artère splénique est supposée vue en place, par transparence à travers l'estomac. On a également figuré le grand épiploon et son système artériel.

1° — Le *tronc* de la splénique fournit comme COLLATÉRALES directes :

1° Quelques petites branches *pancréatiques descendantes*, $p^1$, $p^2$, $p^3$, $p^4$, $p^5$.

(*Suite de la légende au bas de la page suivante.*)

sensiblement de celui qu'on a coutume de lui décrire. D'ailleurs, la plupart des auteurs classiques sont très brefs sur cette question.

En nous appuyant d'une part sur le texte de Haller, d'autre part sur les recherches récentes de Rossi et Cova et de Pigache et Worms, enfin en tenant compte de nos résultats personnels, nous sommes amené à résumer de la façon suivante *le mode de ramification* de l'artère splénique.

I. — Le TRONC de l'artère splénique donne DEUX SORTES DE COLLATÉRALES, l'une est *ascendante*, les autres sont *descendantes*.

1° *Collatérale ascendante*. — D'une manière absolument constante, la splénique fournit par sa face supérieure une importante branche collatérale.

*Dans la moitié des cas* il s'agit d'une branche qui naît près de l'*origine* de la splénique et qui est essentiellement destinée à la face *postérieure* de la grosse tubérosité; on peut l'appeler branche *gastrique postérieure ascendante* (Br. G. p^re asc., fig. 49). *Dans l'autre moitié des cas* il s'agit d'une branche qui naît près de la *terminaison* de la splénique; elle est essentiellement destinée *au pôle supérieur de la rate*; avec Pigache et Worms on peut l'appeler l'*artère polaire supérieure de la rate* (Pol. S^re, fig. 49).

Ces deux collatérales *ne coexistent jamais sur le même sujet*; quand l'une est présente, l'autre est absente et vice versa; mais toujours l'une des deux existe

2° *Collatérales descendantes*. — Le tronc de la splénique fournit tout le long de son trajet quatre à huit petites branches descendantes, destinées au corps pancréatique ($p^1$, $p^2$, $p^3$, $p^4$, $p^5$, fig. 49).

II. — Ces deux groupes de collatérales émises, le TRONC SPLÉNIQUE SE TERMINE en se bifurquant *en deux branches égales*, l'une *supérieure*, l'autre *inférieure*, qui se rendent à la rate. De *ces deux branches terminales* naissent comme collatérales :

---

SUITE DE LA LÉGENDE FIG. 49.

2° Une branche *gastrique postérieure ascendante* (Br. G. p^re asc.). Lorsque cette branche manque, elle est remplacée par l'artère *polaire supérieure de la rate* (Pol. Sup^re et vice-versa).

II° — Le tronc de la splénique se termine en donnant deux BRANCHES TERMINALES destinées à la *rate*. Des subdivisions de ces deux branches terminales naissent les *vaisseaux courts hilaires*, constituant le groupe *moyen* des vaisseaux courts (V^x C. Moy.). Il existe d'autres vaisseaux courts, dont les uns naissent de la branche gastrique postérieure ascendante ou bien de la polaire supérieure de la rate; ce sont les vaisseaux courts *supérieurs* (V^x C^ts supérieurs). Enfin il existe un vaisseau court *inférieur* né du tronc de la gastro-épiploïque *gauche* (V. C. Inf.).

De la branche terminale *inférieure* du tronc splénique naît la *gastro-épiploïque gauche*. Elle donne d'abord une petite branche *pancréatique* ($p^6$) et une petite *polaire inférieure de la rate* (Pol. I). Puis elle gagne la grande courbure stomacale, donnant par sa *concavité* des rameaux *gastriques*, et par sa *convexité*, des rameaux *épiploïques* dont le premier émis constitue le *grand rameau épiploïque gauche* (G^d R. Ep. g.); plus fort et plus long que les autres rameaux épiploïques, il va s'anastomoser avec un rameau homologue, né de la gastro-épiploïque *droite*, pour former le *grand arc épiploïque* de Haller et Barkow (G^d Arc Epipl.).

1° *Les vaisseaux courts hilaires*, qui proviennent des deux branches terminales (V. C. moy., fig. 49).

2° *L'artère gastro-épiploïque gauche*, qui naît presque toujours de la branche de bifurcation *inférieure* du tronc splénique (G. Ep. G., fig. 49).

Tel est le mode de ramification *normale* de l'artère splénique. Nous étudierons d'abord les *collatérales du tronc* de l'artère splénique : 1° petites branches pancréatiques descendantes; 2° branche gastrique postérieure ascendante; 3° branche polaire supérieure de la rate.

Nous décrirons ensuite : 4° les *branches terminales* de la splénique avec leurs *collatérales*: 5° les vaisseaux courts hilaires; 6° la gastro-épiploïque gauche.

**1° Petites branches pancréatiques descendantes.**

Les artères pancréatiques sont en nombre variable (4 à 8), se détachant du tronc splénique à intervalles irréguliers. Presque aussitôt nées, elles pénètrent dans le *corps* de la glande et s'y distribuent après s'être anastomosées avec les autres artères pancréatiques. Très souvent (50 p. 100) la *première* de ces artères est plus volumineuse que celles qui lui succèdent, constituant la *pancreatica magna* de Haller et présentant une distribution très spéciale. Nous avons déjà décrit ailleurs cette branche sous le nom de *pancréatique moyenne* (voy. Rameau pancréatique, p. 120 ; voy. également branches de la mésentérique sup[re], et fig. 82). En plus de ces pancréatiques nées directement du tronc de la splénique, signalons l'existence d'une pancréatique ($p^6$, fig. 49) destinée à la queue de la glande et née de la gastro-épiploïque gauche (voy. cette artère).

D'après Rossi et Cova [192e], les artères pancréatiques fournies par le tronc splénique sont de calibre inégal « ... une ou deux de ces artères pouvant être plus volumineuses que les autres. Toutefois les artères pancréatiques de calibre supérieur n'ont pas de point d'origine ni de terminaison absolument constants. Il semble donc inutile de distinguer à l'exemple de Haller une *pancreatica magna...* » Nous admettons, contrairement à Rossi et Cova, que *très souvent* la *première* artère pancréatique qui se détache de la splénique est *nettement plus volumineuse* que celles qui lui font suite et qu'elle a un mode de distribution très spécial.

Aussi bien pensons-nous qu'il est légitime de conserver le nom de *pancreatica magna* de Haller, à une artère qui est très fréquemment fournie par la splénique. Sabatier, Murray, Quain ont d'ailleurs adopté l'opinion de Haller sur ce point (voy. Art. Mésent. Sup[re]).

**2° Branche gastrique postérieure ascendante.**

Il s'agit là d'une importante collatérale du tronc splénique, bien connue des anciens anatomistes. C'est la *gastrica sinistra* de Walther, la *gastrica posterior*, de Haller. (Voy. l'historique résumé, p. 235.) Nous proposons de l'appeler : *branche gastrique postérieure ascendante.* Elle existe dans *la moitié* des cas.

Quand elle manque le tronc de la splénique donne naissance à une collatérale destinée principalement à la rate, *la polaire supérieure* de Pigache et Worms.

Nous montrerons plus loin qu'il existe toute une série de types intermédiaires entre la branche gastrique postérieure ascendante et la polaire supérieure de la rate. Aussi bien semble-t-il très probable que ces deux branches collatérales constituent simplement *deux aspects différents d'une branche morphologiquement et embryologiquement unique.* (Voy. p. 239, l'hypothèse de Rossi et Cova.)

La branche gastrique postérieure ascendante naît le plus souvent au niveau de la première moitié du tronc de la splénique, *près de l'origine* de cette artère, à une distance de cette origine variant de 2 à 5 centimètres, comme l'ont noté Rossi et Cova.

Cette branche collatérale présente un calibre assez important (2 à 3 millimètres) toujours supérieur à celui des vaisseaux courts hilaires, légèrement inférieur et parfois égal à celui de la coronaire stomachique. Elle se porte *en haut* et un peu *à gauche* vers la face postérieure de la *grosse tubérosité* de l'estomac qu'elle atteint à peu près au niveau d'une ligne horizontale passant à quelques centimètres au-dessous du cardia. Arrivée au niveau de cette ligne la branche gastrique postérieure ascendante se termine par trois ou quatre rameaux qui se répandent sur la *face postérieure* et *supérieure* de la *grosse tubérosité* de l'estomac, s'étendant à droite jusqu'au cardia.

Elle présente des *rapports* à peu près fixes. On la voit tout d'abord cheminer sous le feuillet péritonéal qui tapisse la paroi *postérieure* de l'arrière cavité des épiploons. Puis elle s'engage, toujours ascendante, dans la *zone d'adhérence* comprise entre la face postérieure de la grosse tubérosité et la paroi abdominale postérieure. C'est au niveau de cette zone d'adhérence que la branche gastrique postérieure ascendante *s'accole* à la grosse tubérosité et se termine en donnant trois ou quatre rameaux gastriques.

Presque toujours la branche gastrique postérieure ascendante soulève le péritoine pariétal postérieur de l'arrière-cavité des épiploons en déterminant la formation d'un petit *pli séreux*, concave et saillant en avant, dont la présence a d'ailleurs été signalée par Jonnesco [185[a]]. Cette petite faux de la branche gastrique est bien visible lorsque le ligament gastro-colique ayant été incisé dans toute son étendue, on renverse l'estomac en haut. Souvent ce n'est qu'un pli, parfois c'est une petite faux nettement marquée.

Dans tout son trajet la branche gastrique postérieure ascendante est ordinairement accompagnée d'une veine satellite qui se jette dans le tronc de la splénique, veine qui a été vue et signalée autrefois par Walther et, plus récemment, par Mariau [282].

On sait qu'une grande partie de la grosse tubérosité de l'estomac n'a pas « ... de couverture péritonéale sur sa face *postérieure* et qu'elle repose ainsi directement sur la portion lombaire du diaphragme et le tissu cellulo-graisseux (Jonnesco [185[a]]). Fredet a excellemment démontré et représenté la genèse de cet accolement secondaire ou acquis, entre l'estomac et la paroi abdominale postérieure [291[c]]. Cette zone d'adhérence constitue « un méso bas à très large racine... » (Fredet) qui divise la face *postérieure* de la grosse tubérosité en *trois* étages superposés : *a*) étage *supérieur*, ou sus-jacent à la zone d'adhérence, région culminante de la grosse tubérosité ; *b*) étage *moyen*, constitué par la zone d'adhérence à la paroi lombaire ; *c*) étage *inférieur*, ou sous-jacent à la zone d'adhérence, et qui répond à l'arrière-cavité des épiploons — ou en termes plus précis, — à la poche *rétro-stomacale* c'est-à-dire à ce compartiment de la poche mésogastrique : « développé au-dessus de l'artère splénique » (Fredet).

La branche gastrique traverse, dans son trajet ascendant, les trois étages que nous venons de décrire. Elle chemine donc : *a*) d'abord sous le péritoine pariétal postérieur de la poche rétro-stomacale ; *b*) puis elle s'engage au niveau même de la zone d'adhérence entre la paroi lombaire et la grosse tubérosité, et enfin *c*) elle finit son trajet accolée au dôme tubérositaire, sous son feuillet péritonéal viscéral.

Fredet a constaté au niveau de la poche rétro-stomacale une disposition qu'il tend à considérer comme assez commune « ... Il n'est pas rare — écrit cet auteur — de constater la subdivision du cul-de-sac rétro-stomacal en deux culs-de-sac séparés par une sorte de faux dont le bord tranchant regarde en bas... » [291[d]]. Cette sorte de faux ne correspondrait-elle pas le plus souvent à celle que nous avons attribué à l'existence de la branche gastrique postérieure ascendante ? Ne serait-ce pas cette branche accompagnée d'une grosse veine qui à elles deux détermineraient la formation de la faux péritonéale rétro-stomacale de Fredet ? Ne serait-ce pas là un nouvel exemple « de cette harmonie qui existe entre les formations péritonéales et la situation des vaisseaux de l'intestin... ? » (Fredet).

Leriche et Villemin ont rencontré dans 7 cas l'existence de branches gastriques nées du tronc de la splénique. « ... En pareil cas, toute ou une partie de la grosse tubérosité est accolée à la paroi postérieure ; bref, est extra-péritonéale » [188[h]]. Ainsi ces deux auteurs semblent également établir un lien entre l'existence de ces vaisseaux et la formation péritonéale avec laquelle ils coïncident.

Récemment Garnier et Villemin ont étudié la topographie de l'arrière-cavité des épiploons chez le fœtus et chez l'adulte [293, 293 *bis*]. Sur une des figures données par ces auteurs on voit nettement représenté « un petit éperon en avant de l'artère splénique... » petit éperon qui répond à celui que nous avons assigné à la branche gastrique postérieure ascendante et à sa veine satellite. D'après Garnier et Villemin, l'artère splénique montrerait des formations analogues au niveau de ses sinuosités, là où elles débordent, en haut, la face antérieure de la glande pancréatique... « Les éperons qui résultent de ces pointements du péritoine pariétal reconnaissent peut-être pour cause le processus *irritatif chronique* qui résulte du redressement rythmique vers l'intérieur de l'arrière-cavité, de la courbure de ces vaisseaux artériels, à chacune de leurs pulsations (Charles Garnier)... » Cette hypothèse qui se base sur la *pathologie* pour expliquer une disposition anatomique *normale* nous paraît bien invraisemblable.

La branche gastrique postérieure ascendante *se termine* en donnant quatre à six rameaux qui s'épanouissent sur la face *postérieure* et sur le *sommet* de la grosse tubérosité. A droite, le dernier rameau atteint la face postérieure du cardia et de l'œsophage abdominal. Tous ces rameaux s'anastomosent largement avec les rameaux terminaux de la coronaire stomachique et avec les vaisseaux courts hilaires.

Ainsi, par son *territoire œsophago-cardio-tubérositaire postérieur*, la branche gastrique postérieure ascendante est l'homologue de la branche œsophago-cardio-tubérositaire *antérieure* fournie par le tronc de la coronaire stomachique (voy. p. 164 et fig. 44 *bis*).

Assez souvent (10 à 15 p. 100) la branche gastrique postérieure ascendante envoie quelques rameaux au *pôle supérieur de la rate*. Ordinairement faibles, ces rameaux spléniques peuvent atteindre un calibre aussi important que l'ensemble des rameaux gastriques. Dans ces derniers cas la disposition réalise un véritable trait de passage entre la branche gastrique postérieure ascendante et l'artère polaire supérieure de la rate. C'est là un point sur lequel ont insisté Rossi et Cova; nous y reviendrons plus loin en développant l'ingénieuse hypothèse émise par ces deux auteurs.

L'existence de la branche gastrique postérieure ascendante, accompagnée d'une veine satellite, présente un certain intérêt chirurgical dans les *gastrectomies partielles* typiques (gastrectomies *cylindriques* de Hartmann), au cas où la résection du cylindre gastrique remontera assez haut, c'est-à-dire au voisinage de la surface d'adhérence postérieure de la grosse tubérosité.

Dans les cas de ce genre, on pourra avoir à lier sur la tranche *postérieure* de section gastrique, un important vaisseau — branche gastrique postérieure ascendante, avec sa veine satellite — continuant à saigner, malgré l'hémostase obtenue par la ligature préalable des *quatre* principaux pédicules de l'estomac : tronc coronaire stomachique, tronc pylorique, gastro-épiploïque droite, gastro-épiploïque gauche. Nous avons déjà signalé ce fait à propos de la ligature de la coronaire stomachique (Voy. p. 214).

La branche gastrique postérieure ascendante a été vue ou décrite par plusieurs anatomistes : Walther, Haller, Theile, etc. Mais c'est à Rossi et Cova qu'on doit la seule étude très détaillée sur cette importante collatérale. D'une façon générale nos recherches nous ont permis de confirmer les idées de ces deux auteurs. Aussi bien avons-nous fait une large part à leur opinion.

Walther nous paraît être le premier anatomiste qui ait décrit cette branche : « ... la splénique envoie, au niveau du tiers de son parcours, une *gastrica sinistra*. Cette gastrique, ajoute Walther, née en une région qui se dérobe aux yeux (*abscondito loco*) envoie trois rameaux ou même davantage, à la face *postérieure* de la portion la plus ample (lisez grosse tubérosité) de l'estomac...; l'artère est accompagnée d'une veine satellite » [200[c]]. Ailleurs, Walther écrit que la splénique envoie, de son tronc, une artère fournissant deux ou trois gastriques à la partie supérieure et gauche de l'estomac [199[c]], en même temps qu'elle se porte à la partie supérieure de la rate.

Haller représente sur une de ses planches (voy. p. 41, fig. 13) deux rameaux gastriques postérieurs qu'il décrit de la manière suivante : « Ces rameaux sont excessivement *fréquents*; nés de la partie *moyenne* du [tronc splénique, ils se rendent à la partie gauche de la *grosse tubérosité* de l'estomac, au-dessous de l'œsophage... » [88[o]]. Ailleurs, Haller écrit que la *gastrica posterior* est simple ou double et qu'elle atteint la face postérieure de l'estomac au voisinage de la petite courbure. Parfois cette artère envoie à la rate un important rameau qui représente alors le tronc, tandis que de ce dernier naissent les rameaux gastriques[90[d], 93[e]].

Sabatier [129[d]] et Murray [116[g]] adoptent en la résumant l'opinion de Haller sur la gastrique postérieure, branche collatérale du tronc splénique. Theile admet que la splénique... « envoie près de son origine une forte branche qui fournit une paire de forts rameaux à la grosse tubérosité de l'estomac [139[e]].

Mariau écrit à propos des vaisseaux courts : « ... J'ai vu *souvent* une ou deux veines gastriques naître isolément de la face postérieure de l'estomac, très loin du hile de la rate où se rassemblent en faisceau les veines courtes, et se jeter dans le tronc de la splénique plus près de sa *terminaison* que de son origine. Ces veines accompagnaient *toujours des artères semblablement disposées...* » [282.]

La branche gastrique postérieure ascendante a été englobée dans la description des *vaisseaux courts* par plusieurs anatomistes : Bourgery, Jonnesco Leriche et Villemin, etc. Cette manière d'envisager la question est très défendable, mais à condition de bien spécifier qu'il s'agit d'un vaisseau court *tout à fait particulier au point de vue de son origine, de son calibre et de son trajet* (Voy. plus loin : Vaisseaux courts.)

Cette branche se trouve figurée sur de nombreuses planches parmi lesquelles nous citerons celles de Casserius [36[a]], Bidloo [33], Ruysch [258[b]], Stukeley [134[b]], Haller [voy. fig. 13, p. 41], Cloquet [155[a]], Quain [164], Bourgery [151[b]]. On la reconnaît bien sur une figure représentant une préparation de Jonnesco [185[a]].

### 3° Polaire supérieure de la rate.

Pigache et Worms ont récemment insisté sur cette branche collatérale de la splénique [272] déjà décrite autrefois par Haller sous le nom de *lienalis suprema*.

La polaire supérieure de la rate constitue bien « la plus élevée des liénales » (Haller); c'est en effet « la première branche que l'on rencontre sur le trajet intra-pédiculaire du tronc splénique » (Pigache et Worms). Elle existe avec une fréquence égale à celle de la branche gastrique postérieure ascendante, d'après nos recherches personnelles; on la rencontre donc dans la moitié des cas. Comme nous l'avons déjà indiqué, la présence de la polaire supérieure est liée à l'absence de la branche gastrique postérieure ascendante, et vice versa. (Voy. p. 239 l'opinion de Rossi et Cova sur l'origine embryologique commune de ces deux branches.)

La polaire supérieure naît du tronc splénique tout près de sa *division* en *branches terminales* (fig. 50). Elle se porte très obliquement en haut et à gauche vers le pôle supérieur de la rate. Son calibre nous a semblé être légèrement inférieur à celui de la branche gastrique postérieure ascendante. En tout cas, comme l'ont noté Pigache et Worms, son volume est « toujours inférieur à celui d'une des branches de bifurcation terminale » du tronc splénique.

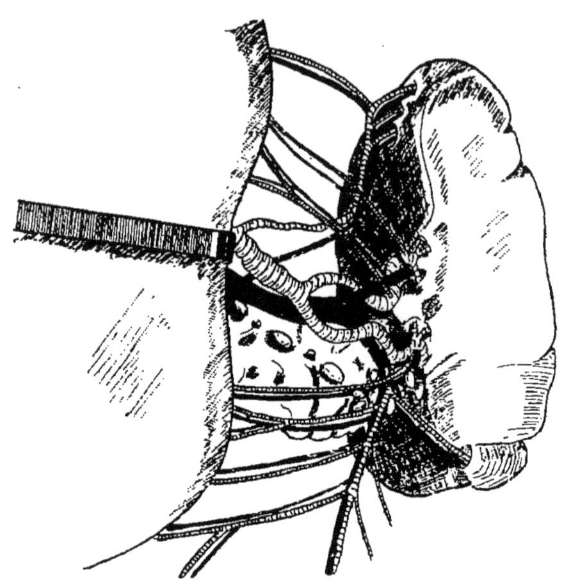

FIG. 50 (PIGACHE et WORMS). — *Rate, queue du pancréas, et grande courbure de l'estomac, vue antérieure.*

La grande courbure est réclinée en dedans par un écarteur de Farabeuf pour laisser voir l'origine de *la polaire supérieure de la rate.* Noter les nombreux ganglions lymphatiques du pédicule.

Née ordinairement à peu de distance du hile de la rate (5 à 6 centimètres, Pigache et Worms), la polaire supérieure chemine dans l'épaisseur du ligament pancréatico-splénique. Beaucoup plus rarement la polaire supérieure naît du milieu du tronc splénique (fig. 51) ; elle présente alors une direction presque horizontale et rampe pendant quelques centimètres sous le péritoine pariétal postérieur de la poche rétro-stomacale, avant de s'engager dans le ligament pancréatico splénique. Arrivée au niveau du pôle supérieur de la rate elle se termine en donnant deux ou trois rameaux *spléniques.*

Chemin faisant, la polaire supérieure émet deux ou trois rameaux *gastriques* collatéraux, destinés à la face postérieure et au dôme de la *grosse tubérosité;* ils sont les équivalents des rameaux gastriques que nous avons décrits comme rameaux terminaux de la branche gastrique postérieure ascendante. En d'autres termes, la *face postérieure* et le *dôme de la grosse tubérosité* sont irrigués par des rameaux gastriques qui proviennent soit de la *branche gastrique postérieure ascendante*, soit de *la polaire supérieure*.

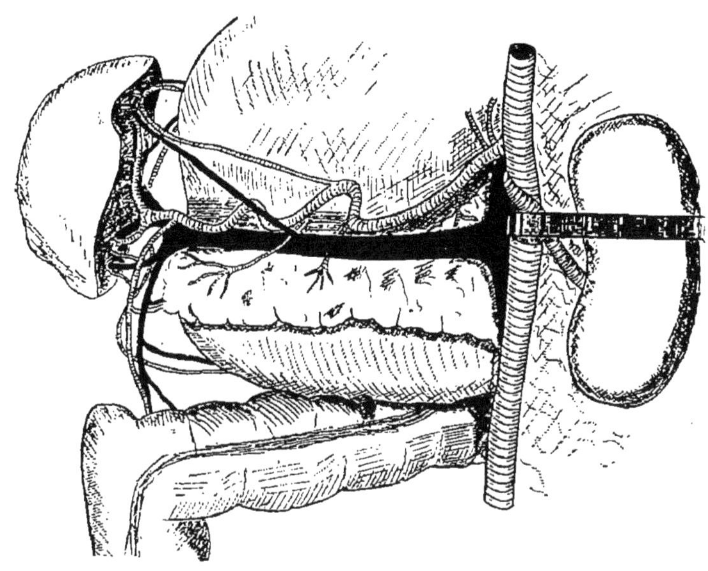

FIG. 51 (PIGACHE et WORMS). — *Vue postérieure de la rate, de l'estomac, du corps pancréatique et du côlon transverse (angle splénique).*

Le rein gauche a été récliné en dedans pour découvrir la région de la face postérieure de l'estomac. De la partie moyenne du tronc splénique on voit naître *la polaire supérieure de la rate.*

Nous montrerons plus loin que ces rameaux gastriques constituent le groupe des vaisseaux courts *supérieurs*, c'est-à-dire le plus élevé. (Voy. Vaisseaux courts, p. 251.)

La polaire supérieure de la rate nous semble avoir été décrite autrefois par Haller. D'après cet auteur le tronc de la splénique donne quelquefois au milieu de son trajet une branche destinée à la rate et constituant « la plus élevée des liénales Cette liénale supérieure fournit deux vaisseaux courts » [90d, 93d].

La polaire supérieure est nettement représentée sur quelques bonnes planches par Ruysch [238b], Mayer [162b], Barkow [146b], Testut [136c], etc.

Theile a signalé l'existence possible d'un rameau remarquable, né du tronc splénique avant sa division, rameau qui se porte à la rate en s'anastomosant avec une des branches principales de la splénique [139e]. Rossi et Cova ont décrit cette branche sans toutefois lui donner de qualificatif spécial [192f]. D'après les deux auteurs italiens cette branche existerait dans *un peu moins* de la moitié des cas. D'après Pigache et Worms elle existerait dans *un peu plus* de la moitié des cas. Nous pensons que la légère différence dans les résultats constatés par ces quatre auteurs, tient sans doute à la présence anormale et d'ailleurs peu fréquente de quelques variétés *intermédiaires* pouvant être rattachés indifféremment à la polaire supérieure ou à la gastrique postérieure ascendante. On rencontre parfois, en effet, une branche qui tient pour ainsi dire le milieu entre les deux branches précédentes en ce sens qu'elle est destinée tout autant à la rate qu'à l'estomac; d'autres fois les deux branches sont présentes, l'une bien développée, l'autre rudimentaire.

***Hypothèse de Rossi et Cova sur l'origine commune de la branche gastrique postérieure ascendante et de la branche polaire supérieure de la rate.*** — D'après Rossi et Cova, il existe une étroite parenté entre la branche gastrique postérieure ascendante et la polaire supérieure. Toutes deux semblent bien

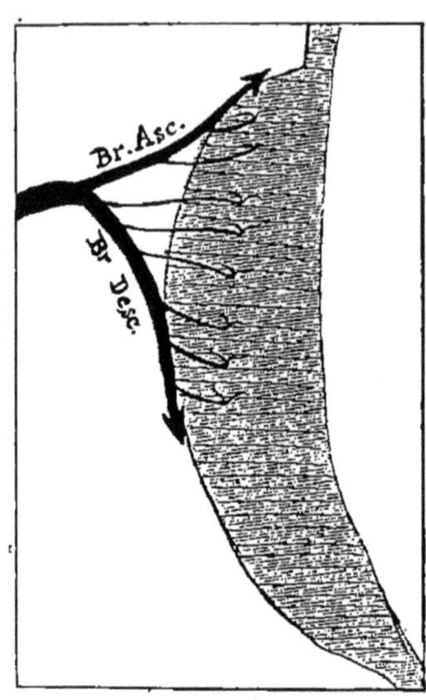


Fig. 52 (Schéma, d'après les données de Rossi et Cova). — *Ramification de la splénique avant l'apparition de la rate.* (L'estomac est représenté avec son orientation primitive sagittale.) A cette phase embryonnaire primitive, la splénique est une artère *uniquement gastrique.*

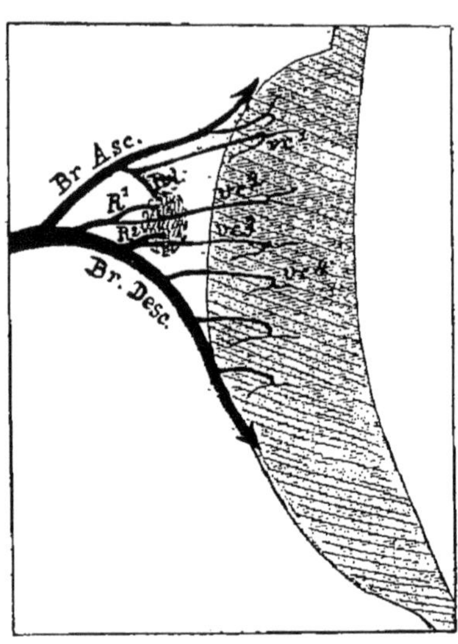


Fig. 53 (Schéma, d'après les données de Rossi et Cova). — *Ramification de la splénique au moment où apparaît la rate.* Prédominance des branches gastriques ; ébauche de la vascularisation de la rate aux dépens des vaisseaux courts primitifs ($vc^1$, $vc^2$, $vc^3$).

dériver d'une branche primitivement unique. Suivons ces deux auteurs dans leur ingénieuse hypothèse embryologique.

1° On sait qu'à l'origine, *avant l'apparition de la rate*, la splénique est une artère *exclusivement gastrique*. Ce n'est que *secondairement* que la splénique vascularise la rate, devenant ainsi une artère *gastro-splénique*, c'est l'état *adulte*.

D'après Rossi et Cova voici la disposition que présente la splénique avant l'apparition de la rate (fig. 52). L'artère se porte vers le bord postérieur de l'estomac (futur grande courbure) au niveau duquel elle se divise en *deux* branches divergentes, l'une *ascendante* (Br. Asc., fig. 52), l'autre *descendante* (Br. Desc., fig. 52). La première remonte vers la grosse tubérosité et vers le cardia. La seconde, plus importante, descend le long de la grande courbure. Rossi et Cova appellent ces branches : l'une, *supérieure* ou *céphalique*, l'autre *inférieure* ou *caudale*. De chacune de ces deux branches naissent une série de rameaux gastriques superposés (*vaisseaux courts*).

2° *Lorsque la rate apparaît* dans le mésogastre postérieur, sa vascularisation se fait aux dépens de ceux des rameaux gastriques ou vaisseaux courts *qui sont situés à son voisinage* (vc[1], vc[2], vc[3], fig. 53). La branche *inférieure* ou caudale participe d'une façon *constante* à l'irrigation splénique (R[1], R[2]). Au contraire la branche *supérieure* ou céphalique ne participe que d'une façon variable et *inconstante* à cette vascularisation (Pol. fig 53).

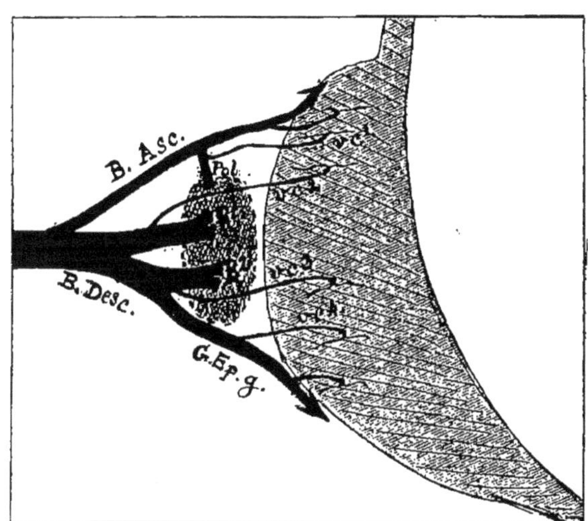


Fig. 54 (Demi-schématique). — *Ramification définitive de la splénique*, état adulte.

Prédominance des branches *spléniques* (R[1], R[2],) qui se développent aux dépens de la branche *descendante* (B. Desc.). La branche ascendante de la splénique (B. Asc.) donne la branche gastrique postérieure ascendante et la polaire supérieure de la rate. Suivant les cas, il y aura prédominance du territoire gastrique sur le territoire splénique, ou vice versa, c'est-à-dire que suivant les cas la branche ascendante sera représentée à l'état adulte, par une branche plutôt destinée à l'estomac qu'à la rate, ou vice versa.

3° Arrivons enfin au stade où la rate a achevé son développement (fig. 54), disposition qu'on constate chez l'*adulte*.

La branche caudale (B. Des.) *va former la véritable terminaison du tronc splénique*, avec ses deux branches terminales (R[1], R[2]), d'où naissent comme collatérales, la gastro-épiploïque gauche (G. Ep. g.) et des vaisseaux courts (vc[2], vc[3], vc[4]).

La branche céphalique (B. Asc.) *aura une destinée variable suivant la part qu'elle prendra dans l'irrigation splénique*. Tantôt cette branche n'entrera pour rien dans cette irrigation. Elle restera alors une artère *uniquement gastrique*. Tantôt au contraire, la branche céphalique participera d'une façon importante à l'irrigation splénique; elle deviendra alors une artère à peu près *exclusivement splénique*. Bien entendu entre ces deux types extrêmes, il y a place pour une série de degrés *intermédiaires*.

La branche céphalique pourra donc donner chez l'adulte soit une forte collatérale destinée *surtout à l'estomac* et n'envoyant qu'*accessoirement* des rameaux à la rate; soit une forte collatérale *destinée à la rate* et n'envoyant que de faibles rameaux à l'estomac.

Dans le premier cas la branche céphalique-gastrique naît du tronc de la splénique, près de son *origine* ; dans le second cas, la branche céphalique-splénique naît près de la *terminaison* du tronc splénique.

Ainsi, d'après Rossi et Cova *on doit considérer comme constante chez l'adulte la présence d'une forte collatérale du tronc splénique, représentant la branche céphalique primitive.* Cette collatérale se présente soit sous l'aspect d'une branche à peu près *essentiellement gastrique*, soit sous celui d'une branche à peu près *essentiellement splénique*.

L'hypothèse de Rossi et Cova nous semble entièrement d'accord avec l'examen attentif des faits *chez l'adulte*. On pourrait résumer leur explication par les propositions suivantes :

Le tronc de l'artère splénique émet d'une façon constante une importante collatérale susceptible de se présenter sous trois aspects principaux :

1° *Dans la moitié des cas* cette collatérale naît près de l'*origine* de la splénique; elle a un territoire à peu près *exclusivement gastrique* (branche céphalique-gastrique, branche gastrique postérieure ascendante);

2° *Dans l'autre moitié des cas* cette collatérale naît près de la *terminaison* du tronc splénique; son territoire est alors à peu près *exclusivement splénique* (branche céphalique-splénique, branche polaire supérieure).

*Dans un petit nombre de cas* cette collatérale naît à *mi-distance* entre l'*origine* et la *terminaison* de la splénique; son territoire est alors *autant gastrique que splénique*. Il s'agit là d'un type *intermédiaire*, véritable trait de passage entre les deux aspects précédents.

On pourrait nous reprocher d'avoir quelque peu schématisé cette question dans la description de l'adulte telle que nous l'avons exposée. Nous répondrons que cette schématisation était nécessaire, à notre avis, pour bien faire saisir les grandes lignes de la question.

### 4° Branches terminales ou spléniques.

Le mode de terminaison du tronc splénique est assez variable comme l'a fait remarquer en premier Haller et comme en témoignent les différentes descriptions qu'on en a données. Nous ne les exposerons pas ici ; elles sont bien connues. Nous nous contenterons de signaler la description toute récente de Pigache et Worms [272] basée sur l'étude de 32 sujets. D'une façon générale, les conclusions de ces deux auteurs nous ont bien paru s'appliquer à la majorité des faits. Voici, résumée, cette description :

Le tronc splénique se termine *en se bifurquant*. « La division s'effectue le plus souvent, non pas au milieu même du grand axe de la rate, mais *à l'union de son tiers inférieur avec son tiers moyen*, suivant *deux* modalités; ou bien à quelques centimètres du viscère, ou bien à son contact même.

*Dans le premier cas*, les deux branches terminales, relativement longues, forment un *angle obtus*, avec la direction du tronc splénique (13 fois sur 32) et chacune d'elles se subdivise en trois ou quatre rameaux secondaires dont chacun donne naissance à quelques ramuscules pénétrant alors dans le parenchyme. Toutes ces branches peuvent finalement se grouper en deux faisceaux, l'un supérieur, l'autre inférieur.

*Dans le deuxième cas* (19 fois sur 32), la bifurcation se fait à *angle droit*, au contact même de la rate, et chacune des deux branches en se portant vers l'un des pôles, dessine une arcade qui chemine parallèlement au hile et lui fournit par voie monopodique, ses collatérales... »

Ajoutons que la bifurcation du tronc splénique en deux branches *supérieure* et *inférieure* est admise par la majorité des auteurs et représentée sur la majorité des planches. On la voit déjà très nettement figurée, sur une petite planche de Vésale (voy. fig. 9, p. 37), ainsi que sur une belle gravure de Casserius [36[b]]. Rossi et Cova admettent également cette bifurcation terminale. Elle nous a paru à peu près constante.

Des deux branches *terminales* de la splénique se détachent deux ordres de COLLATÉRALES :

*La gastro-épiploïque gauche ;*

*Les vaisseaux courts moyens et inférieurs.*

### 5° Artère gastro-épiploïque gauche.

*Historique.* — Si l'on jette un regard d'ensemble sur l'histoire de cette artère on constate qu'elle a été décrite de *deux* manières différentes :

1° Pour les uns il existerait deux artères distinctes nées de la splénique ; l'une se rendant principalement à l'*estomac* dont elle suit la grande courbure de gauche à droite, tandis que l'autre est destinée au *grand épiploon* dont elle suit le bord gauche.

Telle est la CONCEPTION DE VÉSALE ; on la retrouve dans tous les traités d'anatomie du *seizième et* du *dix-septième siècles* : Spiegel, Bartholin, Bauhin, Verheyen, Van der Linden, Duverney, etc. L'artère *gastrique* est ordinairement appelée gastro-épiploïca sinistra ; l'artère *épiploïque* : épiploïca sinistra.

2° Pour d'autres anatomistes, les deux branches précédentes, artère gastrique, artère épiploïque, appartiennent à une artère *unique : la gastro-épiploïque gauche.* C'est la CONCEPTION MODERNE qui a prévalu à la conception ancienne. Winslow et Lieutaud, nous paraissent être les premiers anatomistes qui aient ainsi corrigé la petite erreur de Vésale et de ses imitateurs. D'après Winslow la splénique donne, vers le milieu de son trajet, *la gastrique gauche* ou petite gastrique, qui suit de gauche à droite la grande courbure de l'estomac en lui envoyant des rameaux. De cette gastrique gauche naissent des rameaux pour le grand épiploon, ce sont « les artères gastro-épiploïques gauches » [141[1]]. Lieutaud décrit également une *gastrique gauche* envoyant des rameaux à l'estomac et à l'épiploon ; de plus, il existe une *épiploïque gauche* qui naît tantôt directement du tronc splénique, tantôt de la gastrique gauche [106].

De cet exposé rapide se dégage un fait, à savoir que la gastro-épiploïque gauche donne naissance à un *important rameau épiploïque gauche.* Les anatomistes anciens ont sans doute commis une petite erreur en donnant à ce rameau une importance et une autonomie qu'il n'a pas en réalité. Mais cette petite erreur nous semble plus excusable que celle qui consiste à ne pas même signaler l'existence de ce rameau — omission que l'on peut constater dans la plupart des traités d'anatomie actuellement en cours.

Les documents originaux détaillés et précis relatifs à la gastro-épiploïque gauche sont en très petit nombre. Ce sont tout d'abord les minutieuses annotations de Haller qui ont été adoptées et résumées, parfois bien imparfaitement, par tous les anatomistes qui lui ont succédé jusqu'à nos jours.

Barkow a donné plusieurs planches d'une grande valeur anatomique sur les artères du grand épiploon [145[h]]. Ce sont les seules figures *précises* que nous connaissions sur ces artères.

Dans ces dernières années ont paru trois mémoires dans lesquels on trouve quelques renseignements originaux sur l'artère gastro-épiploïque gauche. L'un de ces mémoires, de beaucoup le plus important, est de Rossi et Cova [192]. Le second appartient à Leriche et Villemin [188] ; il est assez bref sur la gastro-épiploïque gauche. Le troisième mémoire, le plus récent, vient d'être publié par Pigache et Worms ; il contient quelques données très précises [272].

En possession de tous ces documents, il devient possible de décrire la gastro-épiploïque gauche d'une manière très précise et très complète.

**Origine.** — *La gastro-épiploïque gauche naît le plus souvent à la façon d'une branche collatérale soit de la branche de bifurcation inférieure de la splénique* (fig. 49 et 50), *soit, un peu plus rarement, du tronc de la splénique avant sa bifurcation terminale* (fig. 51).

Dans quelques cas *beaucoup moins fréquents* que les deux types précédents, la gastro-épiploïque gauche naît à la façon d'une branche de *division terminale* du *tronc splénique.*

Cette description basée sur nos recherches personnelles, se trouve être d'accord, d'une façon générale, avec les résultats obtenus par Haller et par Rossi et Cova.

L'origine de la gastro-épiploïque gauche n'est pas uniforme ; Haller a en effet montré le premier que cette artère pouvait naître soit du *tronc* de la splénique avant sa bifurcation, soit de la branche de bifurcation terminale *inférieure* de la splénique — ce dernier mode d'origine étant *le plus fréquent* [87[b], 88[p], 93[d]]. On sait que le texte de Haller constitue la source commune à laquelle ont été puisées la plupart des descriptions angéiologiques ultérieures. Cependant, peu d'auteurs ont reproduit d'une façon exacte la pensée de Haller sur le mode d'origine de la gastro-épiploïque gauche. Ceci explique que l'on trouve dans la littérature anatomique des descriptions assez variables sur cette question. C'est ainsi que cette artère a été considérée tantôt comme une branche *collatérale*, tantôt comme une branche *de division du tronc splénique*, tantôt enfin comme la véritable *continuation du tronc splénique.*

Suivant chacune de ces manières de voir, l'origine de la gastro-épiploïque gauche a été décrite différemment :

I. — La gastro-épiploïque gauche constitue une BRANCHE COLLATÉRALE de la splénique. Elle naît alors :

a) *Du tronc de la splénique* : c'est l'opinion de Sabatier [129[e]], Luschka [107[f]], Sappey [130[b]], Poirier [120[d]];

b) De la *branche de bifurcation inférieure* de la splénique. Cette opinion qui était celle de Vésale, n'a pas trouvé beaucoup d'adeptes : Bonamy, Beau, Broca sont seuls à la défendre, considérant cette origine comme constante [149[d]];

c) Soit du *tronc* splénique avant sa division, soit d'une de ses branches *terminales* : Bichat [67[g]], Cloquet [71[d]], Cruveilhier [73[g]], Bourgery [151[b]].

II. — La gastro-épiploïque gauche constitue une des deux BRANCHES TERMINALES de la splénique.

La splénique se diviserait alors en deux branches égales : l'une *supérieure* qui va à la *rate*, et l'autre *inférieure* qui constitue la *gastro-épiploïque gauche*. Cette opinion n'est défendue que par Picou [271]. Jonnesco émet une opinion voisine mais beaucoup moins étroite : la gastro-épiploïque gauche naît tantôt comme branche de bifurcation terminale du tronc splénique, tantôt comme branche collatérale du tronc avant sa division terminale [185[d]].

III. — La gastro-épiploïque gauche constitue la VÉRITABLE CONTINUATION du tronc splénique.

Dans cette manière de voir, le tronc splénique arrivé au niveau de la rate, lui envoie quelques branches *collatérales*, puis il se continue en formant la gastro-épiploïque gauche. Cette disposition est admise comme *quelquefois* possible par Bichat, Cloquet, Boyer [68[e]].

Telles sont les diverses opinions émises sur l'origine de la gastro-épiploïque gauche, exception faite pour les recherches récentes de Rossi et Cova et de Pigache et Worms. Ces quatre auteurs sont les seuls qui aient donné des chiffres permettant de tirer des conclusions précises.

1° D'après Rossi et Cova [192[g]] la gastro-épiploïque gauche naît, *dans la grande majorité des cas, comme collatérale de la branche de division la plus inférieure* (destinée à la rate) de l'artère splénique. Sur 79 sujets examinés, il y en avait 68 répondant à ce mode d'origine. Toutefois, parmi ces 68 cas, on en compte *six* dans lesquels la branche de bifurcation inférieure du tronc splénique se subdivisait en trois ou quatre rameaux spléniques secondaires ; la gastro-épiploïque naissant du *rameau* de *subdivision* le *plus inférieur*. Dans les cas de ce genre les rameaux spléniques passaient au second plan et semblaient être fournis par la gastro-épiploïque gauche. La disposition réalisée devait alors correspondre, sans doute, à celle que Picou admet comme normale : gastro-épiploïque gauche constituant la branche de bifurcation inférieure du tronc splénique.

Dans un petit nombre de cas (11 sur 79) la gastro-épiploïque gauche naissait comme *collatérale* du *tronc* splénique avant sa bifurcation terminale.

2° Pigache et Worms [272] arrivent à des conclusions sensiblement différentes. D'après ces auteurs la gastro-épiploïque gauche *naîtrait le plus souvent* du *tronc splénique, comme collatérale*. Dans le *tiers* des cas seulement (11 fois sur 32) elle se détacherait de la branche *inférieure* de division terminale (destinée à la rate).

3° Nous avons nous-même recherché sur 16 sujets le mode de naissance de la gastro-épiploïque gauche.

Cette question n'est pas toujours facile à trancher. Parfois la gastro-épiploïque gauche naît du *tronc* splénique *nettement avant la bifurcation termi-*

*nale* (fig. 54), la classification de ces cas est simple. Mais *souvent* la gastro-épiploïque gauche peut *être indifféremment* considérée soit comme *branche de bifurcation inférieure* de la splénique, soit comme branche *collatérale* de cette branche de bifurcation *inférieure* (fig. 55).

Cette impossibilité dans laquelle on se trouve souvent pour trancher la question, explique sans doute la variabilité des descriptions et des statistiques. Pour notre part, voici les résultats obtenus sur nos 16 sujets :

9 fois la gastro-épiploïque gauche naissait de la branche de bifurcation *inférieure* de la splénique ;

7 fois la gastro-épiploïque gauche naissait du *tronc* splénique avant sa bifurcation terminale.

La gastro-épiploïque gauche semblait presque toujours être une *collatérale* de la splénique (2 fois elle aurait pu être décrite comme *branche de division* terminale).

Les résultats que nous avons constatés sont donc d'accord, dans leur ensemble, avec les descriptions de Haller et de Rossi et Cova. Il est probable que Pigache et Worms sont tombés sur une série exceptionnelle. Mais, nous le répétons, il est loin d'être toujours facile ou possible de classer nettement la disposition constatée.

*Volume.* — La gastro-épiploïque gauche constitue la collatérale *la plus importante* de la splénique. Néanmoins, son volume nous a paru presque toujours inférieur à celui de la gastro-épiploïque *droite*. C'est également l'opinion de Sappey et de Rossi et Cova. D'autre part le volume de la gastro-épiploïque gauche est en raison inverse de celui de la gastro-épiploïque droite (Cruveilhier, Sappey, Bourgery, etc.).

*Trajet.* — La gastro-épiploïque gauche se dirige d'abord *à gauche*, en *avant* et *en bas*, vers le pôle inférieur de la rate auquel elle envoie constamment un ou deux rameaux spéciaux (voy. fig. 49). Elle se recourbe ensuite légèrement pour se porter obliquement *en bas* et *un peu à droite*, sous-jacente au bord droit du *corps* de l'estomac. Après un *court* trajet elle se termine en s'anastomosant *d'une façon variable* avec la gastro-épiploïque *droite*, en un point qui correspond à peu près à l'union du *corps* de l'estomac avec le *vestibule pylorique*. La longueur totale de l'artère varie en moyenne de 8 à 10 centimètres.

*Rapports.* — La gastro-épiploïque gauche présente *deux* segments distincts, de longueur à peu près égale.

1° Dans la première moitié de son trajet, elle chemine obliquement en dehors (ou à gauche) en avant et en bas, contenue dans la partie inférieure du *ligament gastro-splénique*. Elle n'est pas encore parallèle à la grande courbure, mais s'en rapproche de plus en plus.

Dans cette première partie de son trajet la gastro-épiploïque gauche répond *en arrière* et *à gauche* au versant pré-hilaire de la face *gastrique* de la rate ; *en avant et à droite* la gastro-épiploïque gauche répond à la berge postérieure de la grande courbure. En somme, la direction et les rapports de ce premier segment *postérieur* ou *rétro-gastrique*, ou inter-spléno-gastrique, se comprennent aisément si l'on a bien en vue l'*orientation* du ligament gastro-splénique telle que l'a si bien figurée Fredet (voy. les belles figures annexées à la description du péritoine splénique dans l'anatomie de Poirier, t. IV, Péritoine).

La gastro-épiploïque gauche occupe la partie *inférieure* du ligament gastro-splénique, appliquée contre la lame *interne* de ce ligament, d'après Jonnesco. Lorsque cette artère naît du *tronc* splénique *avant* sa division, — donc assez distante du hile de la rate, — elle présente un court segment *initial* qui, comme le tronc de la splénique, chemine dans le *ligament pancréatico-splénique*. Dans ces cas, suivant que le pancréas est à queue *courte* ou à queue *longue*, la gastro-épiploïque gauche contourne l'extrémité du pancréas, ou bien passe au-devant de cette extrémité en la croisant.

2° Dans la seconde moitié de son trajet, la gastro-épiploïque gauche s'*accole à la grande courbure* (au niveau du *corps* de l'estomac) après avoir changé de direction, c'est-à-dire en se recourbant légèrement en bas et à droite. C'est son dernier segment ou segment *antérieur* ou *latéro-gastrique*. L'artère s'engage alors dans l'épaisseur du *ligament gastro-colique*. Elle aborde la grande courbure de l'estomac non pas franchement et immédiatement (comme le fait la gastro-épiploïque *droite*) mais, au contraire, d'*une manière progressive*. Comme l'a bien remarqué Jonnesco [185[d]], dans son trajet gastrique la gastro-épiploïque gauche est d'abord cachée derrière la berge postérieure de la grande courbure ; puis elle se rapproche de la grande courbure, s'y accole et se termine alors presque aussitôt.

D'après Leriche et Villemin l'artère est au contact de la lame péritonéale *postérieure* du *ligament gastro-colique*... « Cette disposition est si nette qu'en disséquant soigneusement, on arrive toujours à séparer les deux feuillets de l'épiploon, la lame *antérieure* emportant avec elles les vaisseaux courts hilaires ; à la lame *postérieure* restant juxtaposée l'artère gastro-épiploïque gauche » [188[h]].

Dans tout son trajet l'artère gastro-épiploïque gauche est accompagnée par une grosse veine homonyme.

*Terminaison.* — Il est classique d'écrire que la gastro-épiploïque gauche se termine en s'anastomosant à *plein canal* avec la gastro-épiploïque *droite*, au milieu de la grande courbure. Haller avait cependant remarqué que cette anastomose était tantôt *forte*, tantôt *minime* [93[e]]. Avec beaucoup de justesse Haller ajoute qu'Eustache avait très nettement constaté ce fait, puisque sur une de ses planches (voy. p. 38, fig. 10) les deux artères gastro-épiploïques s'unissent par inosculation, tandis que sur une autre planche il n'existe pas d'anastomose entre les deux artères (p. 39, fig. 11).

La statistique de Rossi et Cova [192h] constitue le seul document précis sur cette question. Sur un total de 79 cas :

1° La gastro-épiploïque gauche s'anastomosait *à plein canal* avec la gastro-épiploïque droite : 38 fois (soit 48 p. 100).

2° Les deux artères communiquaient entre elles par l'intermédiaire d'*un fin rameau anastomotique* représenté tantôt par la *terminaison* des deux artères, tantôt par un rameau *épiploïque* ayant un trajet irrégulier, non parallèle à la grande courbure : 30 fois (soit 38 p. 100).

3° Les deux artères ne s'anastomosaient pas du tout : 11 fois (soit 14 p. 100).

Les résultats de Rossi et Cova sont d'accord avec la description de Haller. Ces résultats diffèrent sensiblement des faits qui auraient été constatés par Leriche et Villemin. D'après ces deux auteurs, il est *constant* de voir les deux gastro-épiploïques s'anastomoser entre elles *à plein canal* (49 fois sur 52 cas). « ... Quand cette anastomose n'a pas lieu, c'est que la gastro-épiploïque gauche est absente, fait d'ailleurs très rare (2 cas sur 52) [288g].

Les chiffres donnés par Rossi et Cova nous ont paru correspondre à la majorité des cas, à condition toutefois de faire une certaine réserve. Les deux artères gastro-épiploïques, la droite et la gauche peuvent s'anastomoser entre elles en deux points dfférents : *a*) soit au niveau de la *grande courbure*, c'est l'anastomose que mentionnent tous les auteurs ; *b*) soit au niveau de la partie moyenne ou inférieure du *grand épiploon* par l'intermédiaire de deux longs rameaux *épiploïques*, nés des artères gastro-épiploïques l'un à droite, l'autre à gauche (voy. fig. 49). Il en résulte la formation d'une grande *arcade trans-épiploïque*, sur l'existence de laquelle Haller, Barkow, Leriche et Villemin ont bien insisté (voy. p. 249 : Grand rameau épiploïque gauche). Cette anastomose nous a paru fréquente, *presque constante*.

Nous sommes donc amené à conclure (en admettant les chiffres de Rossi et Cova, mais en modifiant légèrement la description de ces auteurs) :

Les artères gastro-épiploïques droite et gauche peuvent s'anastomoser entre elles soit au niveau de la *grande courbure*, soit au niveau de la partie moyenne du *grand épiploon*.

1° Au niveau de la grande courbure : il existe dans la *moitié des cas* une anastomose à *plein canal* entre le tronc de chacune des artères. C'est donc une anastomose importante. Elle constitue cette *gastro-épiploïque moyenne* que décrivait Winslow.

Dans la seconde *moitié des cas*, le tronc des deux artères se termine en s'anastomosant par un *fin rameau*, ou bien, beaucoup plus rarement, *sans s'anastomoser*.

2° AU NIVEAU DU GRAND ÉPIPLOON (partie moyenne ou inférieure) chacune des artères gastro-épiploïques s'anastomose d'une manière à *peu près constante*, par l'intermédiaire de deux longs rameaux épiploïques, l'un *droit*, l'autre *gauche*.

*Rameaux collatéraux de la gastro-épiploïque gauche.*

De son origine à sa terminaison, la gastro-épiploïque gauche fournit d'une façon constante un assez grand nombre de rameaux collatéraux que l'on peut ranger en deux catégories suivant qu'ils naissent du *premier* ou au contraire du *second* segment de l'artère.

1. DANS LA PREMIÈRE MOITIÉ DE SON TRAJET (segment rétro-gastrique, ou segment initial) la gastro-épiploïque donne :

*a*) un ou deux *vaisseaux courts* ;

*b*) un ou deux *rameaux spléniques* ;

*c*) un ou deux *rameaux pancréatiques*.

2. DANS LA SECONDE MOITIÉ DE SON TRAJET (segment para-gastrique, ou segment terminal), la gastro-épiploïque gauche émet :

*a*) Une série de rameaux ascendants, destinés à l'estomac : *rameaux gastriques* ;

*b*) Une série de rameaux descendants : *rameaux épiploïques*. Le *premier né* de ces rameaux mérite une description à part, à cause de son calibre supérieur à celui des autres, à cause également de son trajet beaucoup plus long : c'est le *grand rameau épiploïque gauche*.

1. *Vaisseaux courts* (voy. fig. 49, p. 230 V. C. inf., et fig. 55). — L'existence de vaisseaux courts nés aux dépens de la gastro-épiploïque gauche n'a presque jamais été signalée.

Cependant Lieutaud faisait naître très souvent ces vaisseaux de la gastro-épiploïque gauche [106]. Bourgery indique, dans le texte de son atlas, que le vaisseau court le plus *inférieur* naît du tronc de la gastro-épiploïque gauche, près de son origine [151[b]]. Les recherches récentes de Rossi et Cova et de Pigache et Worms confirment d'une manière générale l'opinion de Lieutaud.

Nous avons presque toujours vu naître le vaisseau court *le plus inférieur* du *tronc* de la gastro-épiploïque gauche, au niveau du hile.

Parfois ce sont les deux vaisseaux courts les plus inférieurs qui naissent de la gastro-épiploïque gauche. Simple ou dédoublé le vaisseau court inférieur se rend aux deux versants antérieur et postérieur du bord droit de la grande courbure, au niveau du *tiers supérieur du corps de l'estomac*. Nous reprendrons la description de ce rameau à propos de l'étude d'ensemble des vaisseaux courts (voy. p. 251).

2. *Rameaux spléniques* (*Polaire inférieure de la rate* ; Pol. I, fig. 49 et fig. 55). — Haller a le premier montré que la gastro-épiploïque gauche envoyait quelquefois des rameaux à la rate [93e], rameaux qui, d'après Haller, auraient été déjà décrits par Lower.

L'artère gastro-épiploïque gauche naissant souvent d'une des *subdivisions* de la branche *inférieure* de bifurcation splénique, il est souvent difficile de dire si la gastro-épiploïque gauche envoie un ou deux rameaux à la rate, ou bien si la gastro-épiploïque gauche naît d'un de ces rameaux spléniques. En tout cas, il est très fréquent de voir le tronc gastro-épiploïque gauche émettre un ou deux rameaux qui se portent à l'extrémité inférieure de la rate. Rossi et Cova considèrent ces rameaux spléniques inférieurs comme très fréquents [192h]. Pigache et Worms les décrivent comme constants [272]. On pourrait désigner ces rameaux sous le nom de *polaires inférieurs*, par analogie avec l'artère polaire supérieure qui existe souvent, en tant que branche collatérale du tronc splénique (voy. p. 236).

Picou décrit également comme fréquente l'existence d'un rameau spécial de la gastro-épiploïque gauche, qui se porte à l'extrémité inférieure de la rate [271]. La branche splénique de la gastro-épiploïque gauche est déjà nettement représentée sur une planche de Mayer [162b]. Pigache et Worms en ont figuré 3 ou 4 cas dans leur petit mémoire (voy. plus haut, fig. 50 et 51).

3. *Rameaux pancréatiques* (*de la queue du pancréas* ; p[6], fig. 49). Comme l'ont indiqué Winslow [141i] et Lieutaud [106], pour la première fois, la gastro-épiploïque gauche envoie *au début* de son trajet, quelques rameaux au *pancréas*. Haller insiste sur ce point, en écrivant que ces rameaux pancréatiques sont *constants* [88p]. Ils ont d'ailleurs été signalés par un grand nombre d'anatomistes, à la suite de Haller : Boyer, Sabatier, Bourgery, Sappey, etc. Rossi et Cova ne mentionnent pas ces rameaux. On trouve cependant presque toujours, sinon deux, au moins un rameau de le gastro-épiploïque gauche qui pénètre de gauche à droite dans *la queue* du pancréas « ... rameau qui n'est pas moins considérable que les autres artères pancréatiques... » fournies par le tronc de la splénique (Lieutaud). Pigache et Worms écrivent [272] que la gastro-épiploïque gauche « ... contourne l'extrémité de la queue du pancréas, passe quelquefois au-devant d'elle, en y abandonnant *un rameau* destiné à sa nutrition... » (Voy. fig. 51, p. 238, une des préparations de Pigache et Worms).

4. *Grand rameau épiploïque gauche* (*Gd. R. Ep.* g., fig. 59). — Au niveau du point où la gastro-épiploïque gauche aborde le *ligament gastro-colique*, elle émet d'une façon *à peu près constante* un *fort rameau épiploïque* qui

descend le long du *bord gauche* du grand épiploon et va constituer avec un rameau homologue et symétrique fourni par la gastro-épiploïque *droite*, *la grande arcade épiploïque* de Haller et Barkow (*G$^{de}$ Arc. Epipl.*, fig. 49).

Nous avons déjà montré que pendant deux siècles, de Vésale à Winslow, le grand rameau épiploïque avait été considéré comme branche spéciale de la splénique, distincte de la gastro-épiploïque gauche (voy. p. 223 et 242).

C'était donner à ce rameau — « arteria epiploïca sinistra » — une autonomie qu'il ne présente qu'exceptionnellement.

Pigache et Worms auraient rencontré cette disposition 4 fois sur un total de 32 sujets (fig. 55).

D'autre part nous rappelons que la petite erreur de Vésale et de ses successeurs a été corrigée avec trop de zèle par la plupart des classiques actuels qui ne mentionnent pas même ce rameau, ou tout au moins, *ne le différencient pas* des autres rameaux fournis par la gastro-épiploïque gauche au grand épiploon. Le grand rameau épiploïque gauche mérite cependant une description *à part* à cause de sa *longueur*, de son *calibre important* et de son *trajet spécial* (Haller, Barkow, Rossi et Cova, Leriche et Villemin, Pigache et Worms).

Le grand rameau épiploïque gauche constitue *la collatérale la plus importante* du tronc de la gastro-épiploïque *gauche*. Parfois même le calibre de ce rameau est si important qu'on peut le considérer comme une branche de bifurcation de la gastro-épiploïque gauche (fig. 50). Cette dernière opinion, soutenue autrefois par Winslow, a été récemment défendue par Pigache et Worms. D'après ces auteurs, le *tronc* de la gastro-épiploïque *gauche se divise* en deux branches terminales : l'une d'elles suit *la grande courbure* et s'anastomose avec la gastro-épiploïque droite; la seconde est destinée au *grand épiploon*, c'est le grand rameau épiploïque gauche.

Simple collatérale, ou beaucoup plus rarement selon nous, véritable branche terminale, le grand rameau épiploïque gauche descend le long du bord gauche du grand épiploon, puis il se porte vers la ligne médiane en décrivant une longue courbure à concavité regardant en haut et à droite. Presque *toujours* il se termine en s'anastomosant plus ou moins largement avec un rameau analogue venu de la gastro-épiploïque *droite*. Il en résulte la formation d'un *grand arc épiploïque* occupant toute la largeur du grand épiploon, à la hauteur de sa partie moyenne, ou de son tiers inférieur.

L'arcade épiploïque donne des rameaux ascendants et des rameaux descendants.

Les rameaux *ascendants*, surtout développés à gauche se portent aux parties gauche et moyenne du grand épiploon.

Les rameaux *descendants* contournent le bord inférieur du grand épiploon, remontant sur sa face postérieure (feuillet postérieur) pour s'y perdre.

Ces rameaux descendants peuvent-ils participer à l'irrigation du *côlon transverse*, comme semblent l'admettre la majorité des classiques? Haller décrit quelques rameaux allant au côlon transverse [90^d]. Rossi et Cova admettent l'existence de ramuscules secondaires, ayant un calibre insignifiant, qui se rendraient à l'*angle droit* du *côlon* [192^{2i}]. Nous pensons qu'il s'agit en effet de *ramuscules insignifiants* et *inconstants* dont il n'y a pas lieu de tenir compte *en pratique*. D'ailleurs, Okinczyc dans une étude très précise sur les artères des côlons [275 *bis*] n'a pas mentionné ces ramuscules.

Haller, Barkow, Leriche et Villemin ont bien insisté sur l'existence normale de la grande arcade artérielle trans-épiploïque. Barkow seul l'a étudiée et figurée avec une précision remarquable.

Leriche et Villemin considèrent comme très fréquente « cette arcade épiploïque dont *les auteurs ne parlent pas*, bien que quelques-uns la représentent sur leurs figures » [188^h].

Nous avons cependant retrouvé une description très nette de cette arcade dans le texte de Haller [90^d]. Bourgery l'a figurée sur une de ses planches [151^g), la décrivant dans son texte sous le nom de « grande arcade transversale fournie par l'artère épiploïque gauche ». En tout cas Barkow a représenté le grand arc épiploïque sur plusieurs planches grandeur nature, de toute beauté [145^h]. Les moindres détails sont figurés et annotés soigneusement. Ce sont d'ailleurs les seules planches précises qui existent sur les artères du grand épiploon.

5. *Rameaux gastriques*. — Le long de la grande courbure de l'estomac, le tronc de la gastro-épiploïque gauche émet, à intervalles égaux, deux à quatre rameaux destinés à chacune des faces du *corps* de l'estomac. Ces rameaux branchés perpendiculairement sur le tronc générateur se ramifient, après un trajet de quelques millimètres, sur les parois stomacales et se terminent en s'anastomosant avec les rameaux de la coronaire stomachique. Ils méritent le nom de *rameaux gastriques courts* (Rossi et Cova) par opposition aux *rameaux gastriques longs* (Rossi et Cova) qui naissent du tronc de la gastro-épiploïque gauche, dans la première partie de son trajet. (Ces derniers constituent les vaisseaux courts décrits plus hauts, v. p. 248).

6. *Rameaux épiploïques secondaires*. — Comme pour les précédents, leur nombre varie de deux à quatre. Après un trajet de quelques centimètres, ils se perdent dans le grand épiploon, dont ils irriguent la partie *supérieure* et *gauche*. Ces rameaux épiploïques sont donc bien différents du grand rameau épiploïque gauche décrit plus haut.

### 6° Les vaisseaux courts artériels.

Après avoir décrit en détail les différents vaisseaux *courts* fournis par la *splénique*, il nous a semblé utile d'en donner une vue d'ensemble, cette question étant exposée d'une façon très rudimentaire dans la plupart des ouvrages classiques.

En parcourant la littérature anatomique, on trouve des opinions très variables en ce qui concerne le *nombre* et le *mode d'origine* des vaisseaux courts artériels.

Les anatomistes de l'antiquité et du moyen âge décrivaient un seul vaisseau court, le *vas breve*, sorte de canal qui se porterait de la rate à l'estomac, y déversant un liquide particulier destiné à la digestion des aliments.

Vésale représente un vaisseau court artériel naissant d'une des ramifications terminales du tronc de la splénique (fig. 9, p. 37). Dans son texte, Vésale écrit que des branches qui se rendent à la rate naissent, des rameaux allant à la partie *gauche* de l'estomac et accompagnent des rameaux semblables fournis par la veine splénique [60[d]]. Rolfinck insiste sur le grand nombre des vaisseaux courts : il y en aurait six [54[a]]. Tilingius publie un mémoire sur cette question : les vaisseaux courts existent en nombre variable, il y en a de 3 à 6 [58].

Les chiffres donnés dans la suite sont tout aussi variables. Walther : 4 à 6 vaisseaux courts; Winslow, 2 ou 3; Quain, 4 à 6; Bourgery, 6 à 8; Sappey, 3 ou 4 ; Testut, 2 à 6; Jonnesco et Poirier, 3 à 6, etc.

Si d'autre part on envisage la description de l'*origine* de ces vaisseaux, on retrouve de grandes divergences dans les opinions émises ;

1° Pour les uns, et c'est l'opinion de Vésale en particulier, les artères courtes naissent des *branches de division de la splénique* : Vésale, Cruveilhier, Luschka.

2° Pour Boyer, les artères courtes naissent du *tronc* de la splénique.

3° Entre ces deux opinions extrêmes se placent celles des anatomistes pour qui les vaisseaux courts naissent soit du *tronc* splénique, soit de ses *branches terminales*. C'est l'opinion de la majorité. Toutefois, les descriptions ne sont pas uniformes : *a*) Les artères courtes naissent d'*ordinaire* du tronc de la splénique et parfois seulement de ses branches terminales : Jonnesco. — *b*) Les artères courtes naissent d'*ordinaire* des *branches terminales* et assez souvent du tronc splénique : Bichat, Sappey. — *c*) Les artères courtes naissent soit *du tronc*, soit des *branches terminales* : Quain, Bonamy-Beau-Broca, Rauber, Testut, Poirier, Picou, etc.

4° Quatre anatomistes admettent que la *gastro-épiploïque gauche* donne naissance à des vaisseaux courts. Lieutaud pense que *très souvent* la gastro-épiploïque gauche fournit deux ou trois vaisseaux courts. Bourgery est d'avis que le vaisseau court le plus *inférieur* naît de la gastro-épiploïque *gauche*, à son origine. Pigache et Worms écrivent que la gastro-épiploïque gauche laisse échapper un ou deux vaisseaux courts.

En cherchant à concilier toutes ces opinions, on arriverait à conclure que les vaisseaux courts peuvent provenir de trois points différents :

*a*) Du *tronc* splénique *avant sa division*.

*b*) Des *branches de division* de la splénique.

*c*) De l'artère *gastro-épiploïque gauche*.

D'autre part, le *nombre* des vaisseaux courts varierait de 1 ou 2 à 6 ou 8.

Ces conclusions sont à peu de choses près celles auxquelles nous sommes arrivé (voy. ci-dessous).

Nous allons exposer cette question telle que nous la concevons.

L'artère splénique fournit à l'estomac six à huit branches appelés *artères courtes*, dénomination assez impropre, car en réalité ce sont des artères gastriques à *long* trajet. Ces branches artérielles abordent la face *postérieure* de la *grosse tubérosité*, assez régulièrement échelonnées le long d'une ligne oblique allant du *sommet* de la grosse tubérosité à la partie *supérieure* et *gauche* du *corps* de l'estomac (voy. fig. 49, p. 230).

On peut diviser en *trois groupes* les artères courtes, suivant la hauteur à laquelle elles abordent l'estomac : groupe *supérieur*, groupe *moyen*, groupe *inférieur*.

1° Le groupe *supérieur* est constitué par le vaisseau court *le plus élevé* et le *premier né*. Il se répand sur la moitié *supérieure* de la face postérieure de la grosse tubérosité et sur le point culminant du *dôme* tubérositaire (fig. 49, V. C. sup.). C'est *le vaisseau court de la calotte tubérositaire* ;

2° Le *groupe moyen* est représenté par trois ou quatre vaisseaux courts abordant l'estomac à un niveau inférieur à celui du groupe supérieur. Ils se répandent sur les versants *postérieur* et *antérieur* de la grande courbure : ce sont les vaisseaux *courts du bord gauche de la grosse tubérosité* (fig. 49, V. C. moy.) ;

3° Le *groupe inférieur* est constitué par le vaisseau court *le plus inférieur*. Il se répand sur les deux versants de la grande courbure, au niveau de la partie toute *supérieure* du *corps* de l'estomac ; c'est *le vaisseau court du corps de l'estomac* (fig. 49, V. C. inf.).

Ces trois groupes de vaisseaux courts existent toujours. Voici comment se fait leur *origine* :

1° Le vaisseau *court inférieur*, vaisseau court du corps de l'estomac, naît toujours du tronc de la *gastro-épiploïque gauche*, près de son origine. Il est parfois dédoublé en deux rameaux secondaires ;

2° Les vaisseaux *courts moyens*, vaisseaux courts du *bord droit de la grosse tubérosité*, naissent des *branches terminales de bifurcation* splénique supérieure et inférieure ;

3° Le vaisseau *court supérieur*, vaisseau court de la *calotte tubérositaire*, présente *seul* une origine *variable*. *Dans la moitié des cas* il naît du segment *rétro-pancréatique* de la splénique, ordinairement assez près de son *origine*. Il est alors ordinairement unique et représenté par une forte *collatérale* de la splénique : *branche gastrique postérieure ascendante*. (Voy. p. 232 et fig. 49. Br. g. post. asc.)

*Dans la seconde moitié des cas*, le vaisseau court supérieur provient d'une branche collatérale *spéciale* de l'artère splénique, branche qui se rend au pôle supérieur de la rate : *artère polaire supérieure de la rate* de Pigache et Worms. (Voy. p. 236 et fig. 49. Pol. sup.).

Le groupe *moyen* et le groupe *inférieur* des vaisseaux courts naissent donc toujours au niveau du *hile* de la rate. Ils cheminent toujours à leur origine dans le *ligament gastro-splénique*. Ce sont les vaisseaux courts *hilaires* constants.

Le groupe *supérieur* naît soit au niveau du tronc de la splénique — dans son segment rétro-pancréatique — soit au niveau du hile.

On pourrait résumer ainsi cette description : l'artère splénique donne naissance à six ou huit vaisseaux courts qui se terminent à une hauteur variable sur l'estomac.

Le plus élevé naît soit du *tronc* de la splénique (branche gastrique postérieure ascendante), soit au niveau *du hile*, d'une branche destinée au pôle supérieur de la rate.

Tous les autres vaisseaux courts naissent au niveau du *hile*, des branches de *division* de l'artère splénique. L'un d'eux, le plus inférieur naît du tronc de la *gastro-épiploïque gauche*.

La description que nous venons de donner nous semble bien être d'accord avec le texte de Haller ainsi qu'avec les recherches récentes de Rossi et Cova. Comme nous, ces auteurs admettent l'existence de *trois groupes* de vaisseaux courts : les uns, *supérieurs*, nés de la branche gastrique postérieure ascendante ou de la polaire supérieure de la rate ; les *seconds*, vaisseaux courts *moyens*, nés des branches de division terminale de la splénique ; *les derniers*, vaisseaux courts *inférieurs* provenant de la gastro-épiploïque gauche. (Voy. Branches de la splénique.)

De même, pour Bourgery [151[b]] les vaisseaux courts sont divisibles en *trois* groupes : *a*) groupe *interne*, constitué par un ou deux vaisseaux courts, *les plus considérables* ; ils naissent directement du *tronc* splénique ; *b*) groupe *externe* formé par *le reste* des vaisseaux courts. La plupart d'entre eux naissent des *branches de division* de la splénique. Le plus *inférieur* provient du tronc de la *gastro-épiploïque gauche*, constituant le groupe *inférieur* des vaisseaux courts. Pigache et Worms admettent également ces *trois* ordres de vaisseaux courts.

Au contraire, Leriche et Villemin ne décrivent pas de vaisseaux courts tirant leur origine de la gastro-épiploïque *gauche*. D'autre part, d'après ces auteurs, les vaisseaux courts nés du *tronc* de la splénique seraient assez rares. Ces conclusions sont en désaccord avec celles de Haller, de Bourgery, de Rossi et Cova, de Pigache et Worms, et avec nos constatations personnelles.

# CHAPITRE II

## ANOMALIES DE L'ARTÈRE SPLÉNIQUE

---

Il n'existe actuellement aucune étude d'ensemble sur les *anomalies* de l'artère splénique. Nous allons donc tenter d'exposer cette question en nous basant d'une part sur nos recherches personnelles, d'autre part sur les documents renfermés dans la littérature anatomique.

La splénique peut présenter des anomalies :

I. *Anomalies de nombre :*

1° Duplicité de la splénique ;

2° Absence de la splénique.

II. *Anomalies d'origine.*

III. *Anomalies de trajet.*

IV. *Anomalies de ramification :*

1° portant sur les branches ordinaires ;

2° consistant en rameaux accessoires anormaux.

Nous exposerons très rapidement toutes ces anomalies dont la plupart ne présentent aucun intérêt *pratique*.

### § 1. — Anomalies de nombre.

Dans ce chapitre on peut décrire :

1° Les *anomalies par défaut* : absence complète de la splénique ;

2° Les *anomalies par excès* : duplicité de la splénique, spléniques accessoires.

**1° Absence complète de l'artère splénique.** — L'absence *complète* de l'artère splénique semble très rare. Elle est liée à l'absence complète de la rate et par suite ne se rencontre que chez des fœtus monstrueux.

Il est probable que dans les cas d'absence de la rate, la splénique doit être représentée par une ou plusieurs branches qui desservent son territoire *gastro-pancréatique ordinaire.* Il y aurait donc absence seulement des branches exclusivement spléniques.

Quoi qu'il en soit l'absence congénitale de l'artère splénique accompagnant l'absence de la rate n'est pas à envisager chez l'*adulte.* Elle fait partie de la *tératologie.*

On connaît actuellement plusieurs cas d'absence complète de la rate. Hodenpyl en a réuni quelques-uns [269].

Mais en général la disposition *précise* des vaisseaux n'est pas indiquée. Il serait cependant intéressant de savoir comment naissent alors les branches gastriques de la splénique : vaisseaux courts, gastro-épiplïoque gauche, ainsi que les branches pancréatiques.

Dans un cas unique observé par Calori, le foie, l'estomac et la rate manquaient. Il y avait absence complète des trois branches du tronc cœliaque. Nous avons déjà rapporté ce cas si exceptionnellement rare (obs. 30). Dans un cas de Valleix [273] on constata sur un nouveau-né ayant vécu huit jours, une transposition irrégulière des organes de droite à gauche avec absence de la rate. Le tronc cœliaque (!) long d'un pouce, donnait par sa bifurcation l'artère hépatique et la mésentérique supérieure. L'hépatique donnait une branche qui se portait vers la grande courbure de l'estomac ; mais il n'y avait pas d'artère splénique et la veine porte n'était à proprement parler que la continuation de la veine mésentérique et ne recevait pas de veine splénique... » Dans un autre cas publié par Martin [270] l'absence de la rate s'accompagnait d'une transposition de l'estomac à droite. Le tronc cœliaque donnait deux branches : l'une qui se perdait dans la queue du pancréas ; l'autre qui se bifurquait en deux rameaux dont l'un allait au foie (artère hépatique), tandis que l'autre se portait sur la petite courbure de l'estomac (artère coronaire stomachique).

**2° Anomalies par excès : duplicité, multiplicité de l'artère splénique.** — Dans ce genre d'anomalies il y a lieu de distinguer *deux groupes* bien distincts selon qu'il y a une seule rate ou au contraire plusieurs rates.

*a*) Les cas de rates *multiples* ou aberrantes sont connus depuis longtemps. Ces anomalies s'accompagnent nécessairement de multiplicité de l'artère splénique. Nous ne faisons que les signaler.

*b*) La rate étant *unique*, il est *très rare* de constater la présence d'une artère splénique *double*. Sur un total de 257 sujets examinés en série (Rossi et Cova, Leriche et Villemin, Descomps, da Silva Rio Branco) cette anomalie n'a pas été rencontrée une seule fois. La duplicité de l'artère splénique nous semble aussi rare — sinon plus — que la duplicité de l'artère coronaire stomachique. (Voy. p. 172). Il y a là un contraste frappant avec l'artère hépatique si coutumière de la duplicité. (Voy. p. 107 et Anomalies de l'artère hépatique.)

Nous ne connaissons que deux cas de *duplicité* de l'artère splénique. L'un appartient à Haller qui l'a figuré sur une de ses planches. (Voy. p. 42, fig. 14). Dans ce cas, le tronc cœliaque donnait d'abord la coronaire stomachique (ici tronc gastro-hépatique gauche) puis un peu au-dessous il fournissait une branche collatérale : *splenica peculiaris* (fig. 14, f.), qui se rendait au sommet de la rate après avoir donné des rameaux pancréatiques. Le tronc cœliaque se terminait en se bifurquant en artère hépatique et artère splénique. Cette dernière présentait le volume, le trajet et la ramification ordinaires de la splénique. L'existence d'une « *splenica peculiaris* » est, au dire de Haller, assez rare (obs. 164).

Le second cas appartiendrait à Huber. Il est simplement mentionné par Sœmmering [133b], Il s'agirait d'une artère splénique double, les deux artères provenant du tronc cœliaque.

Toutefois plusieurs anatomistes ont signalé l'existence d'artères spléniques *accessoires anormales* venant de différentes sources :

*a*) De la *coronaire stomachique* ; un cas unique décrit par Rossi et Cova (voy. p. 177).

*b*) De l'*artère hépatique* ; nous n'en connaissons qu'un cas appartenant à Hyrtl, d'après Krause [98e].

*c*) De *la mésentérique supérieure* : il en existerait peut-être un cas attribuable à Hyrtl, d'après Krause [104]. Krause indique simplement que dans ce cas la splénique née de la mésentérique supérieure présentait un calibre double de celui de la splénique née du tronc cœliaque. Il serait donc plus logique d'étiqueter ce cas : origine *mésentérique* de l'artère splénique avec splénique *accessoire* provenant du tronc cœliaque.

Nous n'avons eu en vue, dans cet exposé, que la présence de spléniques accessoires *importantes*. Il est très probable que des injections fines démontreraient l'existence constante de *petits ramuscules spléniques accessoires* provenant des artères du voisinage : diaphragmatiques, capsulaires, lombaires, artères spermatiques, etc.

## § 2. — **Anomalies d'origine.**

Nous rappelons que les anomalies d'origine du tronc splénique sont *assez rares : la splénique est la plus fidèle des trois branches du tronc cœliaque.* (Voy. p. 64 et 114.)

Les anomalies d'origine de la splénique ont déjà été décrites. (Voy. p. 225.) Nous considérons comme *origine anormale* :

*a*) L'origine se faisant au niveau d'un *tronc cœliaco-mésentérique* (environ 2 p. 100).

*b*) L'origine au niveau *de l'aorte* (environ 1 p. 100).

*c*) L'origine au niveau de la *mésentérique supérieure* (1 p. 100).

On n'a pas jusqu'ici rencontré ou, du moins, signalé d'autres variétés.

## § 3. — Anomalies de trajet.

Les anomalies de *trajet* de l'artère splénique sont *très rares*, du moins lorsque la rate occupe sa situation normale. (Nous ne faisons que signaler les anomalies de trajet liées à l'ectopie congénitale ou acquise de la rate.)

Rappelons que l'artère splénique chemine au niveau de la face *postérieure* du corps pancréatique (voy. p. 227). Sur un sujet très âgé nous avons vu l'artère située tout le long de son parcours, *au-dessus du bord supérieur* de la glande. Mais il s'agissait sans doute d'une situation *secondairement acquise*, car le pancréas, sclérosé, était considérablement atrophié, réduit à un cordon de 1 à 2 centimètres de hauteur. Franz a signalé 4 cas dans lesquels la splénique cheminait au-dessus et à distance du bord supérieur de la glande. Il est probable qu'il s'agissait également d'une situation secondairement acquise, par suite de la rétraction considérable de la glande due à la sénilité ou à un processus pathologique, atrophique.

Comme exemple d'*importante* anomalie relative au *trajet* de la splénique nous ne connaissons qu'un seul cas publié par Dubrueil (obs. 32 et fig. 145). L'artère splénique, née isolément de l'aorte, se portait *en arrière du cardia*, puis elle longeait le bord *supérieur* de la grosse *tubérosité*.

## § 4. — Anomalies de ramification.

On peut les diviser en *deux* groupes distincts :

1° Anomalies portant sur les branches *ordinaires* de la splénique ;

2° Existence de branches ou de rameaux *accessoires* et *anormaux*.

**1° Anomalies portant sur les branches ordinaires.** — Nous avons déjà signalé ces anomalies, au cours de la description *générale* des branches de la splénique. Nous les résumerons rapidement :

*a*) La *branche gastrique postérieure ascendante* (voy. p. 233) est parfois dédoublée en *deux* troncs distincts.

*b*) La *polaire supérieure de la rate* naît exceptionnellement non pas du *tronc* de la splénique, mais de sa branche de bifurcation *supérieure* (Pigache et Worms).

*c*) La *gastro-épiploïque gauche* est parfois *dédoublée* en deux troncs distincts : tronc *gastrique*, tronc *épiploïque* (voy. p. 250). Sur un total de 32 cas, Pigache et Worms ont vu naître 4 fois ces deux troncs séparément, soit de la branche descendante de la bifurcation terminale de la splénique

(A. fig. 55), soit l'une de cette branche, l'autre du tronc artériel primitif (B. fig. 55).

*d*) Leriche et Villemin auraient vu manquer la gastro-épiploïque gauche deux fois sur un total de 55 sujets examinés [188e], anomalie qui nous semble être beaucoup moins fréquente que ne l'indique ce pourcentage.

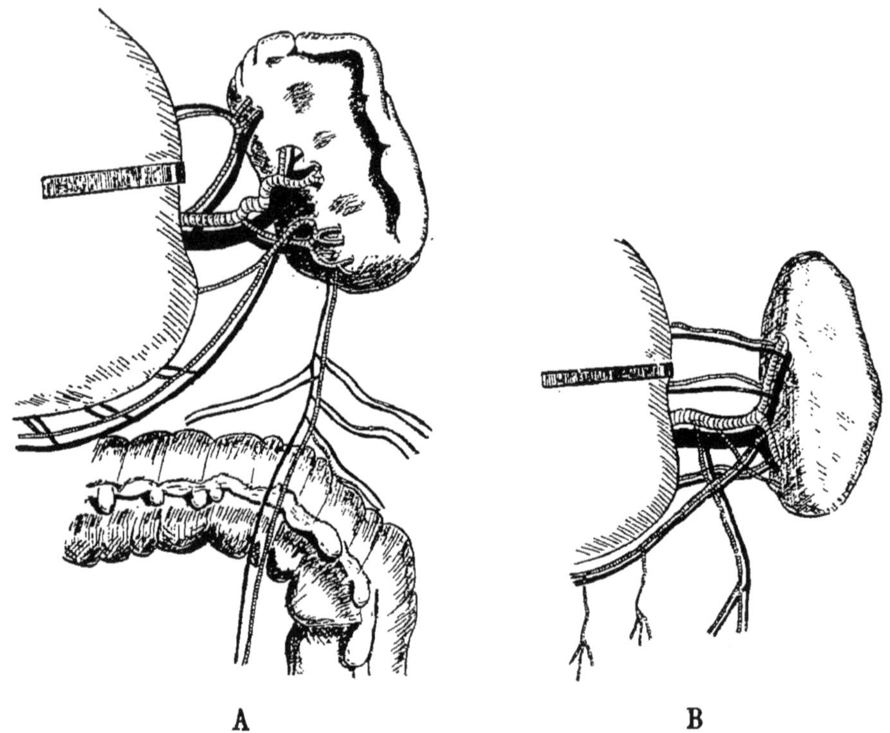


Fig. 55 (Figures et préparations de Pigache et Worms). — Naissance séparée de la gastrique et de l'épiploïque. (Dédoublement de la gastro-épiploïque gauche. (Vue antérieure.)

2° **Branches accessoires anormales.** — D'une manière *générale*, on peut dire que l'artère splénique s'en tient *presque toujours* à l'irrigation stricte du territoire pancréatico-gastro-splénique qu'on a coutume de lui décrire. Il faut, selon nous, considérer comme *exceptionnelle* l'existence de rameaux accessoires provenant de la splénique. Nous allons rapidement passer en revue les anomalies de ce genre, dont la littérature anatomique renferme d'ailleurs peu d'exemples.

Pour notre part, une fois seulement sur un total de 50 sujets nous avons noté l'existence d'une branche accessoire *importante*. D'autre part, Rossi et Cova, sur un total de 102 sujets, Leriche et Villemin sur un total de 55 sujets.

n'ont pas signalé un seul cas de branche accessoire provenant de la splénique. C'est bien là une preuve de la rareté de ces branches.

Nous insistons quelque peu sur ce fait parce que c'est une notion sur laquelle les auteurs sont muets. Dans quelques ouvrages classiques l'existence de ces branches est presque considérée comme fréquente. C'est ainsi que pour Poirier [120[e]] « la splénique donne souvent naissance à des branches surnuméraires, comme *la branche gauche de l'artère hépatique*, la *colique moyenne*, la *coronaire stomachique*, l'*hémorroïdale supérieure...* » Pour Testut [135 [f]], la splénique peut fournir la *branche gauche de l'artère hépatique*, une *hépatique accessoire*, la *gastro-épiploïque droite*, la *colique moyenne*, la *mésentérique inférieure...* »

Nous essaierons de montrer, qu'il faut considérer ces branches surnuméraires comme *tout à fait exceptionnelles*.

*a*) Artère mésentérique inférieure. — Il n'existe qu'un seul exemple relatif à ce genre d'anomalie. Il appartiendrait à un anatomiste danois du dix-septième siècle, Rhodius (d'après Schmiedel) [132[a]]. Schmiedel écrit simplement que Rhodius a vu naître l'*artère hémorroïdale interne au niveau de la splénique*. A l'époque où vivait Rhodius on donnait le nom d'*hémorroïdale interne* à l'artère mésentérique *inférieure*. C'est donc bien de cette dernière qu'il est question dans son observation.

Or, Haller met en doute l'authenticité de ce cas [89[c]] : d'après le père de l'angéiologie moderne, Rhodius aurait pris pour *artère* mésentérique inférieure ce qui était en réalité *la veine* homonyme. L'observation de Rhodius prête donc à discussion.

En tout cas, si cette anomalie existe, elle doit être tout à fait rarissime. Pour notre part, malgré toutes nos recherches bibliographiques, il nous a été impossible de trouver un cas indiscutable concernant cette anomalie.

*b*) Artère hépatique accessoire droite. — D'après Testut la splénique pourrait donner naissance à une *hépatique accessoire* ou à la branche *gauche* de l'artère hépatique [135[f]]. Poirier écrit que *souvent* la splénique fournit la branche *gauche* de l'artère hépatique [120[e]]:

En réalité ce n'est qu'à titre d'*anomalie rarissime* que la splénique fournit une *hépatique accessoire*. De plus quand cette anomalie existe, il s'agit d'une hépatique accessoire destinée au lobe *droit* du foie.

Sur un total de 388 sujets examinés en série (Rossi et Cova, 102 cas; Leriche et Villemin, 55; Sousloff, 131; Descomps, 50; da Silva RB, 50) : *une seule fois* on a noté l'existence d'un *hépatique accessoire* provenant de la splénique (Pierre Descomps [179[aa]]). D'ailleurs à part le cas de Descomps nous n'avons trouvé dans la littérature anatomique qu'un seul exemple concernant cette anomalie (Budde, obs. 262, fig. 187). Dans ce cas également il s'agissait d'une branche accessoire destinée au lobe *droit* du foie.

On doit donc considérer comme *exceptionnellement rare* l'existence de cette branche accessoire. Descomps donne un pourcentage (2 p. 100) beaucoup trop fort.

Lauth relate un cas dans lequel l'hépatique *droite* naissait du tronc cœliaque et donnait la cystique. L'*hépatique gauche* fournissant la gastro-duodénale et la pylorique, naissait de la splénique [187ᵉ].

Il ne semble pas que ce cas soit comparable à ceux de Budde et de Descomps. On doit sans doute étiqueter l'anomalie constatée par Lauth : *hépatique accessoire droite naissant d'un tronc cœliaque bifurqué en splénique et hépatique commune proprement dite.*

*c*) Rameau pylorique (Haller). — Un seul cas appartenant à Haller. Ce serait d'ailleurs une anomalie *très rare* d'après cet auteur [93ᵉ].

De l'origine de la splénique on voyait naître une pylorique particulière se portant à la face postérieure du pylore et aux feuillets péritonéaux de la région des voies biliaires. Ce petit rameau de la splénique est figuré sur une des planches de Haller que nous avons reproduites. (Voy. p. 42 fig. 14, *h*.)

*d*) Rameau colique. — Sous le nom de rameau colique de l'artère splénique on a signalé et décrit deux groupes d'anomalies bien distinctes :

1° Le *plus souvent* il s'agissait d'une branche anormale qui, née de la splénique, près de son origine, se portait au *côlon transverse*, remplaçant ainsi plus ou moins complètement l'*artère du côlon transverse*, fournie ordinairement par la mésentérique supérieure.

2° Dans *quelques cas* on a signalé l'existence d'une branche très curieuse, véritable *canal anastomotique* jeté entre le tronc de la splénique et la mésentérique supérieure.

α) *Rameau colique, artère du côlon transverse.* — C'est une anomalie *rare* dont il n'existe qu'un petit nombre de cas authentiques, publiés d'ailleurs sans détails. Il s'agirait ordinairement d'une branche naissant près de l'*origine* de la splénique. Elle constituerait une simple *accessoire* ou au contraire remplacerait *en totalité* l'artère du côlon transverse.

Haller semble avoir pour la première fois indiqué l'existence possible de cette anomalie. Haller aurait vu dans un cas la splénique envoyer au niveau de son origine une branche cheminant dans le *mésocôlon transverse* et s'anastomosant avec les autres rameaux *coliques* [90ᵈ]. Murray mentionne l'existence d'un rameau de la splénique allant au *côlon transverse* et s'anastomosant avec la colique *moyenne* [116ᵍ]. Tiedemann représente un cas dans lequel la splénique envoie près de son origine l'artère du *côlon transverse* [169ᶠ]. Dans un autre cas du même auteur l'artère du *côlon transverse* naît de l'angle de bifurcation du tronc cœliaque; elle est donc à cheval sur l'origine de l'hépatique et de la splénique [169ᶠ]. Rauber a figuré un cas semblable [125ᶜ]. Krause [104] mentionne 4 cas dans lesquels la splénique donnait naissance à l'artère du *côlon transverse* : 1 cas de Haller, 2 de Hyrtl, 1 appartenant à un auteur anglais.

Bühler écrit qu'à Zurich «... on a observé plusieurs cas dans lesquels une artère venue de la splénique se portait dans le mésocôlon pour aboutir au *côlon transverse...* » [176].

Sur un total de 257 sujets (Rossi et Cova, Leriche et Villemin, Descomps, da Silva RB) cette anomalie *n'a pas été signalée une seule fois*. Luschka est d'ailleurs d'avis« ... qu'il faut considérer comme *rare exception* les cas dans lesquels la splénique envoie une artère colique moyenne... » [107g]. Nous partageons entièrement cette opinion.

β) *Canal anastomotique splénico-mésentérique.* — L'existence d'une *forte branche anastomotique* jetée entre le tronc de la *splénique* et l'artère *mésentérique supérieure* n'a été signalée que très rarement. Nous n'en connaissons que trois observations.

La plus ancienne date de 1895. Elle appartient à Jacques, de Nancy. La seconde observation a été publiée en 1904, par Bühler. La troisième observation a été publiée par nous, en 1906 dans les *Bulletins de la Société anatomique*.

Dans ces 3 observations il existait une forte branche *anastomotique* entre le tronc de la splénique tout près de son *origine* et la mésentérique supérieure. Nous ne faisons que mentionner l'existence de cette anomalie dont nous avons déjà donné la description à propos des *canaux anastomotiques cœliaco-mésentériques*. (Voy. p. 124.)

*e*) Rameau pancréatique accessoire. — D'après Pierre Descomps la splénique donnerait dans *4 p. 100* des cas « *une grosse artère pancréatique supérieure qui passe à la face postérieure du pancréas, immédiatement à gauche de la veine porte, au point où celle-ci émerge* ». Cette pancréatique *supérieure* n'est autre que la *pancreatica magna* de Haller. Nous avons déjà décrit cette importante artère pancréatique à propos du tronc cœliaque (Voy. p. 119). D'après nos recherches personnelles la pancreatica magna naît très souvent de l'artère splénique (50 p. 100). Nous l'avons donc rencontrée avec une fréquence bien supérieure à celle qu'indique Descomps. Mais il faut noter qu'assez souvent le calibre de cette branche n'est pas très sensiblement supérieur à celui *des autres rameaux pancréatiques* fournis par le tronc de la splénique. Dès lors il est probable que Descomps n'a tenu compte que des cas dans lesquels la première branche pancréatique acquiert un important volume. La même remarque nous semble applicable à Rossi et Cova qui sur ce point, n'admettent pas la description de Haller. (Voy. encore p. 232.)

*f*) Artère diaphragmatique gauche. — La diaphragmatique gauche pourrait naître de la splénique, dans *2 p. 100* des cas, d'après P. Descomps. Nous considérons ce chiffre comme beaucoup trop élevé, bien persuadé qu'il s'agit là d'une anomalie tout à fait *exceptionnelle*.

Haller, Quain, Rossi et Cova ont étudié d'une manière spéciale l'origine des artères diaphragmatiques inférieures (voy. p. 132). Or sur un total de 145 cas, l'anomalie signalée par Descomps ne s'est jamais offerte à ces auteurs. D'ailleurs nous n'en avons pas retrouvé d'autre exemple dans la littérature anatomique.

# APPENDICE

## DÉCOUVERTE ET LIGATURE DE L'ARTÈRE SPLÉNIQUE

---

La *découverte* de l'artère splénique dans les différents points de son trajet peut être exécutée soit simplement *pour éviter* ce vaisseau au cours des interventions sur la région qu'il traverse (moitié gauche de l'étage supérieur ou sus-mésocolique de la cavité abdominale), soit comme *premier temps* d'un acte opératoire variable devant porter sur l'artère splénique.

*En pratique*, il est bien certain que le plus souvent c'est à la *découverte* et à la *ligature* de l'artère splénique *au voisinage du hile de la rate* qu'on aura affaire (*splénectomie*). Toutefois, il peut être nettement indiqué dans certains cas d'aller aborder l'artère en un point *éloigné* du hile de la rate, en un point *quelconque* de son trajet. Il pourrait en être ainsi dans les cas de *blessures* accidentelles ou opératoires intéressant cette artère ; ou bien si l'on se trouvait en présence d'un *anévrisme* portant sur les deux premiers tiers de son trajet ; de même à l'occasion de la *pancréatectomie* partielle, de la *résection pyloro-gastrique* avec adhérences au bord supérieur du pancréas, etc. D'autre part, dans certains cas où la ligature du pédicule de la rate est particulièrement difficile à effectuer — et par suite dangereuse — il peut être nettement indiqué d'aller chercher l'artère splénique loin du hile de la rate, en pleine *région rétro-stomacale.*

La découverte de l'artère splénique dans toute l'étendue de son trajet mérite donc d'être bien connue, de son origine cœliaque à sa terminaison hilaire. D'ailleurs, cette artère traversant *toute la moitié gauche de l'étage supérieur* ou *sus-mésocolique* de la cavité abdominale, sa découverte nous semble constituer *un excellent exercice de médecine opératoire*, familiarisant le futur chirurgien avec une des plus importantes régions de l'abdomen. Aussi bien n'hésiterons-nous pas à donner quelque développement à cette question qui par plusieurs points appartient à la chirurgie de l'*estomac*, du *pancréas* et de la *rale*.

Nous étudierons successivement :

I° La découverte de l'artère splénique (avec ou sans ligature) au niveau de son origine; c'est la découverte ou la ligature au niveau de la *région cœliaque*, ou au niveau de l'*isthme* du pancréas, ou au niveau du tiers *initial* de l'artère (fig. XV, p. 287).

II° La découverte au niveau du **tiers moyen** de l'artère ; c'est la découverte ou la ligature au niveau de la *partie moyenne de la poche rétro-stomacale,* ou au niveau de la partie moyenne du *corps du pancréas* (fig. XXI et XXII, pp. 297 et 300).

III° La découverte au niveau de la **terminaison** de l'artère ; c'est la découverte ou ligature au niveau de la *région splénique*, ou au niveau de la *queue du pancréas*, elle pourra se faire soit au niveau de l'*extrémité gauche de la poche rétro-stomacale*, soit au niveau *du hile de la rate*. Dans le premier cas la ligature portera sur la *terminaison du tronc* de la splénique ; dans le second cas, elle portera sur les *branches terminales* destinées à la rate (fig. XXVIII, p. 315).

IV° Dans un court paragraphe nous étudierons la découverte et la ligature isolées des *branches collatérales* de la splénique.

V° Enfin dans un dernier paragraphe nous discuterons sur la *valeur* de la ligature de l'artère splénique, envisagée au point de vue *anatomique et chirurgical.*

*
* *

**Position de l'opérateur.** — En ce qui concerne les *deux premiers tiers* du trajet de l'artère splénique, on peut indifféremment les aborder en se plaçant à droite ou à gauche du sujet; c'est une simple question d'habitude personnelle. Par contre, pour l'abord de la splénique *au voisinage de la rate*, nous pensons avec Jonnesco [321 *bis*], Michailowsky [335], Vanverts [344], Février [327], Quénu et Duval [341], Hartmann, Marion [311 *bis*], Planson [340], Guibé [228], etc., que *l'opérateur doit se placer à la droite du sujet.*

C'est un point important sur lequel ces auteurs ont insisté. Jonnesco, en particulier, fait remarquer avec raison que les chirurgiens se sont souvent placés du côté gauche en s'imaginant que cette position du côté de la rate facilitait l'intervention. En réalité, *il faut se placer à droite du sujet pour bien exposer la région du pédicule splénique situé sur le côté interne ou droit de la rate.* De plus, nous ajouterons que parfois un des temps les plus délicats de la ligature du pédicule splénique consiste dans sa bonne exposition après *libération des adhérences* de la rate à la *paroi diaphragmatique.* Or il est aisé de constater que pour apercevoir *dans toute son étendue la paroi diaphragmatique de la loge splénique il est indispensable de se placer en face de cette paroi, c'est-à-dire à droite du sujet.* (Voy. notre *Introduction.*)

Rappelons que c'est également en se plaçant *à droite* du sujet que Villar recommande d'intervenir sur le *pancréas* [316], dont l'artère splénique est strictement satellite.

De même, à propos des interventions sur la portion cardio-tubérositaire de l'estomac (qui recouvre en grande partie la région splénique), M. le Professeur Hartmann insistait encore récemment (Cours de médecine opératoire) sur les grands avantages qu'a l'opérateur, en se plaçant à droite du sujet, dans les résections cardio-œsophagiennes, bien que la région cardiaque soit située dans la moitié gauche de l'abdomen.

On comprend mal que Léonté [332] et Kehr [347[a]] conseillent de se placer à gauche du malade, dans les interventions sur la rate.

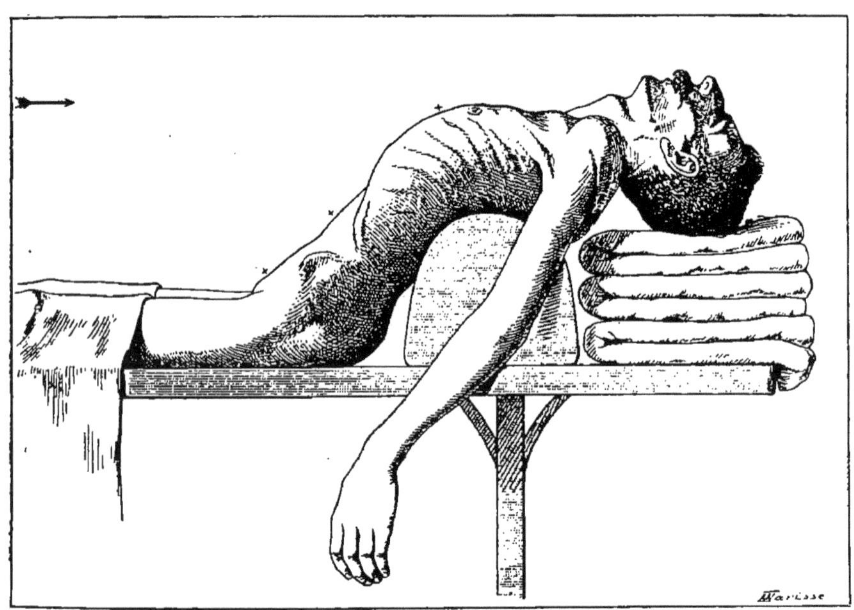

FIG. I. — *Sujet placé en lordose dorso-lombaire, position de choix dans les interventions sur la région sus-ombilicale médiane (rég. épigastrique, rég. cœliaque).*

Noter que le sommet de la courbure lordotique correspond exactement à la région dorsale inférieure, et que la moitié supérieure du thorax est sur un plan à peu près horizontal. Les trois petites croix repèrent exactement le sommet de l'appendice xyphoïde, l'ombilic, le pubis (dessin d'après nature obtenu à l'aide de la chambre claire).

**Position du sujet.** — L'artère splénique traversant toute la moitié gauche de l'*étage supérieur ou sus-mésocolique* de la cavité abdominale, le sujet doit être placé de manière à largement exposer toute la région. Nous rappelons que l'*exposition de choix* de l'étage supérieur de la cavité abdominale s'obtient en déterminant correctement l'*hyperextension du tronc* au moyen de la position opératoire en *lordose dorso-lombaire.* (Voyez notre Introduction.)

Le sommet de la courbure lordotique provoquée devra correspondre *aux dernières vertèbres dorsales;* on réalise ainsi une *lordose dorso-lombaire.* Une lordose trop lombaire exposerait bien la région *ombilicale*, mais mal la région *sus-mésocolique.* Nous avons déjà longuement insisté sur tous ces détails. (Voyez : Introduction.)

En réalisant correctement la lordose dorso-lombaire comme nous l'avons indiqué, on obtiendra un excellent jour sur *toute* la région sus-mésocolique gauche traversée par le tronc de l'artère splénique, sans qu'il soit nécessaire de faire une résection plus ou moins étendue du rebord thoracique inférieur gauche (Voy. notre Introduction). Chez certains sujets à thorax étroit, à taille mince, chez la femme en particulier, il y aura toujours

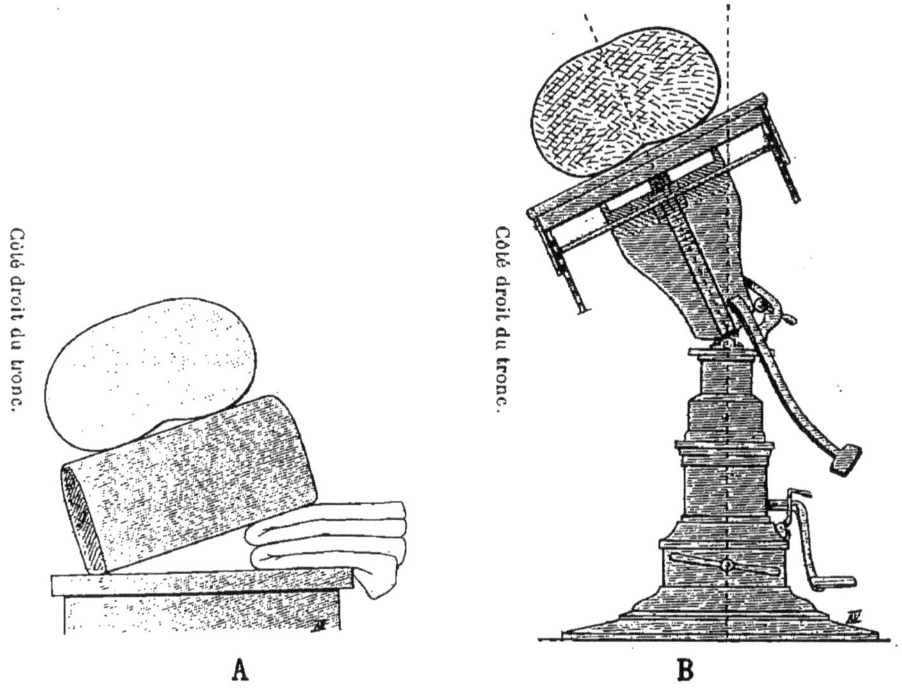


FIG. II. — *Inclinaison latérale du tronc associée à la lordose dorso-lombaire, dans les interventions sur la partie gauche de l'étage supérieur de la cavité abdominale.*

En A, on a réalisé la position à l'aide d'un simple billot et d'une table ordinaire.
En B on s'est servi de la table de Gosset. (Voy. fig. III.)

avantage à faire *soulever fortement* le rebord thoracique à l'aide d'une valve ou d'un écarteur puissants. Ce soulèvement forcé du rebord costal ne présente aucun danger ; il facilite singulièrement les manœuvres surtout au niveau de *la loge splénique.*

L'artère splénique occupe successivement la région *épigastrique* (zone médiane de l'étage supérieur de la cavité abdominale) puis la région de l'*hypocondre gauche* (zone latérale gauche de l'étage supérieur de la cavité abdominale). Or, nous rappelons (voyez notre Introduction) que pour bien exposer la zone *médiane* de l'étage abdominal supérieur, il est *nécessaire* et *suffisant* de placer le sujet en lordose dorso-lombaire (fig. I). Par contre, pour obtenir l'exposition *optima* de la zone *latérale gauche* de l'étage abdominal supérieur, il est nécessaire d'associer à la lordose dorso lombaire

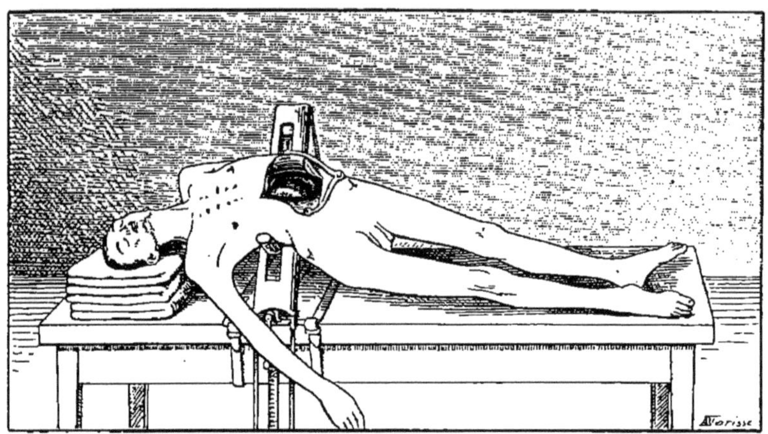

FIG. III. — *Scoliose dorso-lombaire provoquée, associée à la lordose dorso-lombaire et à la surélévation du côté gauche du tronc.*
(Position de choix pour les interventions pratiquées au niveau de l'hypocondre gauche.)

Du fait de la surélévation gauche du tronc et de la fixation d'une sorte d'épaulière d'arrêt au niveau du *flanc droit*, l'ensemble du tronc se met en *scoliose dorso-lombaire à convexité gauche*. En effet, sollicitées par la pesanteur la partie supérieure et la partie inférieure du tronc se coudent, pour ainsi dire, autour de la tige d'arrêt constituée par l'épaulière. Il en résulte l'hyperextension de l'espace costo-iliaque gauche. (On s'est ici servi de notre appareil portatif élévateur et inclinateur du tronc ; voy. notre Introduction.)

1° L'*inclinaison latérale du tronc*, de manière à surélever l'hypocondre gauche, et à mettre en déclivité l'hypocondre droit (fig. II, A et B, et fig. III.) Par cette surélévation du côté gauche, la région splénique se rapproche de l'opérateur placé *à droite* du sujet ; ainsi se trouvent facilitées la plupart des manœuvres opératoires. Par un raisonnement analogue, nous montrerons que dans les interventions sur le pédicule hépatique, il y a grand intérêt à se placer *à gauche* du sujet dont on a surélevé le *côté droit* (voy. Découverte et Ligature de l'artère hépatique) ;

2° La *scoliose dorso-lombaire à convexité gauche*, qui a pour résultat de déterminer l'hyperextension latérale gauche du tronc, et en particulier de faire bâiller l'espace costo-iliaque gauche.

Rappelons qu'il est assez simple de déterminer la lordose et l'inclinaison latérale du tronc à l'aide d'un billot et d'une table ordinaire (fig. II, A). Toutefois en pratique, il est préférable de se servir soit de la table de Gosset (ou d'une table de ce modèle), soit de notre appareil portatif destiné à l'élévation locale du tronc avec ou sans inclinaison latérale. Nous n'insisterons pas sur tous ces points déjà longuement étudiés dans l'*Introduction* de notre ouvrage.

Nous concluons donc au point de vue de la découverte et de la ligature de l'artère splénique :

1° Pour l'abord de l'artère au niveau des deux premiers tiers de son trajet, il est *nécessaire* et *suffisant* de recourir à la position du sujet en *lordose dorso-lombaire*.

2° Pour l'abord de l'artère au niveau de la *région splénique*, il est très utile d'associer à la lordose la *surélévation de l'hypocondre gauche* et la *scoliose dorso-lombaire* à convexité *gauche*. C'est donc là, selon nous, la position de choix pour pratiquer la *splénectomie* (de même toutes les interventions sur l'hypocondre gauche : résection cardio-œsophagienne, œsophago-gastrostomie, etc.).

Aux débuts de la chirurgie splénique et jusqu'à ces dernières années, on s'est contenté d'intervenir sur des sujets placés *en simple décubitus dorsal*. Il y avait beaucoup mieux à faire pour faciliter l'accès de la rate, cet organe étant normalement caché derrière le rebord costal et éloigné de la paroi abdominale antérieure.

En 1903, Pauchet, étudiant les voies d'accès sur la rate, conseilla d'incliner le sujet sur le côté droit à l'aide d'un drap roulé et glissé le long de l'échine du côté gauche, tandis qu'un autre coussin était placé dans l'espace costo-iliaque du côté droit [312]. Comme le fait remarquer Denis [304] l'intérêt, qui s'attache *au bâillement de la plaie*, n'avait pas échappé à Pauchet, à tel point que pour ce chirurgien la résection du rebord costal n'est nullement indispensable dans ces conditions pour atteindre la rate normale ; ce serait simplement « ... un complément opératoire excellent quand on se trouve en présence d'une forte splénomégalie... ». Pauchet recommande donc une position très voisine de celle qu'on emploie dans les interventions sur les reins. C'est également cette position que préconise Planson pour intervenir sur la rate [340]. En somme, Pauchet associe *la position déclive du côté droit* du tronc à *l'hyperextension de l'espace costo-iliaque gauche*, en d'autres termes, après avoir surelevé le côté gauche du tronc, Pauchet provoque un certain degré de *scoliose dorso-lombaire* à convexité gauche. De la sorte on obtient une exposition de la région splénique bien préférable à celle que donne le simple décubitus dorsal. Toutefois nous pensons qu'il y a encore mieux à faire : il suffit pour cela de compléter la position préconisée par Pauchet et Planson, en lui associant la *lordose dorso-lombaire*. Telle est la conclusion très nette à laquelle nous ont amené les recherches que nous avons poursuivies sur cette question, dans le laboratoire de M. le Professeur Hartmann. (Voy. notre Introduction.)

Rappelons que Kelling, Sencert, Cunéo et Guillaume, etc., ont conclu de

... à elle seule d'obtenir ... la coupole diaphragmatique ... Cette hyperextension du tronc ... la réalisation d'une bonne exposition ... C'est là d'ailleurs une question sur ... bien insisté dès l'année 1904 : « ... *Comme* ... [308b], *j'ai été frappé du jour considérable* ... *thorax, mais en s'arrangeant simplement pour* ... *sans faire rétracter le bord thoracique, en* ... *qui permet d'abaisser en position, déclive toute la* ... *tout ce qui est sous-jacent à l'hypocondre. La cour-* ... *permet d'avoir un jour parfait sur toute la concavité* ...

... facilitera grandement les manœuvres sur la région ... fortement le rebord thoracique inférieur gauche. ... M. Michaux insistait sur la très grande importance ... du rebord costal... » pour atteindre facilement le pédi- ... que cette manœuvre rendait *inutile* la résection de ce

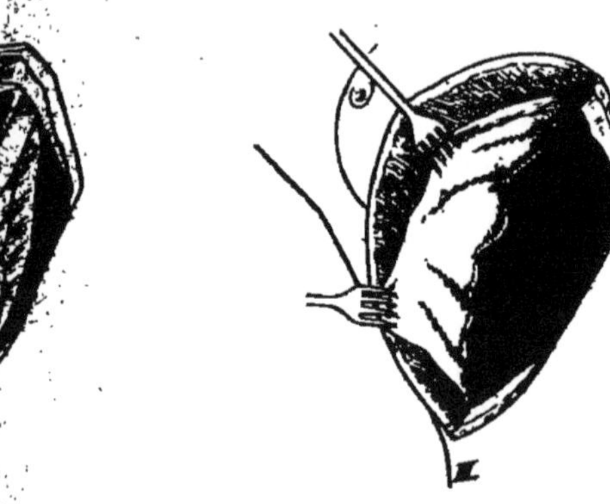


... *en haut du rebord cartilagineux du thorax,* ... *d'après Marwedel* [333].

... 7e, 8e, 9e et 10e côtes au voisinage de l'union du cartilage ... extrémité sternale du 7e cartilage costal a été sectionnée éga- ...

... a été retourné vers le haut.

... la *résection temporaire* et *momentanée* préconisée autre- ... des cartilages costaux figurée et décrite par Marwe- ... pour respecter à coup sûr la plèvre, si toutefois ... par Monod et Vanverts, sur le trajet chirurgical ...

... pas avoir mis à profit l'hyper- ... sujet étant placé en *simple décu-* ... chercher à augmenter le jour ... du rebord costal. Mais dès ... relèvement forcé du rebord ... ce point de vue les con- ... sont concordantes. Le rebord costal constitue une sorte de couvercle masquant en partie la région splénique : il est infiniment plus logique de *relever ce couvercle que d'en faire la résection*, cette dernière intervention n'étant pas aussi simple ni aussi anodine que se plaisent à le répéter plusieurs chirurgiens. C'est un point sur lequel nous avons déjà insisté (voy. Introduction : Position du sujet). D'ailleurs, nous sommes persuadé que la résection du rebord costal n'a pu être vivement recommandée que par des chirurgiens qui, volontairement ou non, n'exigeaient pas de la position arquée du sujet les incomparables avantages qu'elle peut et doit donner, surtout si on lui associe d'une part l'hyperextension de l'espace costo-iliaque gauche, d'autre part le relèvement forcé du rebord costal.

La résection nous semble donc bien rarement indiquée (hypertrophie très prononcée d'une rate très adhérente, traumatisme de la région splénique intéressant largement la voûte diaphragmatique, etc). En tout cas jamais la résec-

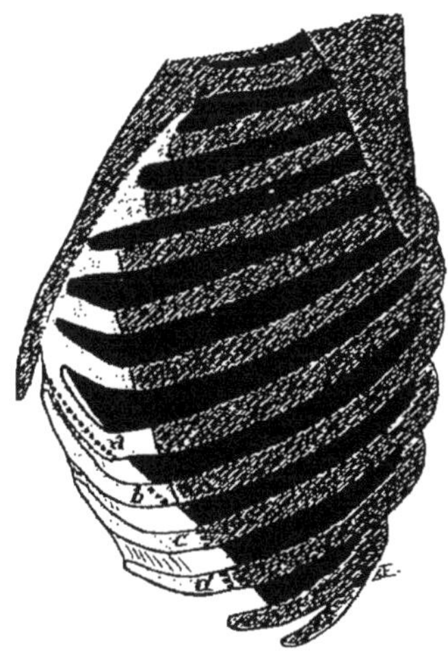


FIG. V. — *Trajet chirurgical de la plèvre et lignes de section des cartilages costaux d'après Monod et Vanverts.*

Pour éviter à coup sûr la blessure de la plèvre, la section des cartilages costaux ne doit pas remonter *au-dessus* des repères établis par Monod et Vanverts : la section intéresse le 8e cartilage costal à 1 centimètre de la 8e articulation chondro-costale (section *b*) ; elle intéresse les 9e et 10e côtes au niveau des 9e et 10e articulations chondro-costales (sections *c* et *d*). Enfin on fait sauter le pont ordinairement cartilagineux qui réunit le 8e cartilage costal au 7e (section *a*), on peut même, toujours sans danger pour la plèvre, réséquer sur une épaisseur de 5 millimètres environ le sommet arrondi de l'angle que forme le 7e cartilage costal. Mais il serait dangereux de sectionner complètement ce 7e cartilage, comme l'ont conseillé Canniot et plus récemment Marwedel.

Tel est le *procédé lent* de Monod et Vanverts. Dans le cas où le siège des articulations chondro-costales est impossible à reconnaître (ossification sénile), ou bien dans les cas de chirurgie d'urgence où il importe d'aller vite, Monod et Vanverts recommandent le *procédé rapide* suivant : sans s'inquiéter des articulations chondro-costales, on sectionne le rebord cartilagineux suivant une ligne droite (*a*, *b*, *c*, *d*) commençant à la hauteur de la 6e côte, un peu au-dessus de l'extrémité antérieure du 8e cartilage, et se terminant sur le rebord costal au niveau de la ligne axillaire antérieure ou plus simplement encore, sans tracer cette ligne, mais en s'attachant pour chaque côte à ne sectionner que son cartilage à quelque distance de l'articulation chondro-costale (Monod et Vanverts) [337 et 337 bis].

tion *définitive* du rebord costal ne s'impose d'une façon formelle. Tout au plus pourrait-on pratiquer la résection *temporaire* proposée autrefois par Lannelongue [331] et plus récemment par Marwedel [333] (voy. fig. IV) et par Baudet [324]. Il s'agit alors d'une *simple mobilisation du rebord cartilagineux du thorax* obtenue par la section des cartilages des 8e, 9e et 10e côtes et du pont cartilagineux qui unit le 8e cartilage costal au 7e. Nous avons plusieurs fois exécuté cette mobilisation du rebord costal en appliquant les données très précises que Monod et Vanverts ont établies sur le trajet chirurgical de la plèvre et sur la technique à suivre pour éviter la blessure de la plèvre dans la section des cartilages costaux (fig. V). On obtient ainsi un volet cutanéo-musculo-chondral qu'il est aisé de renverser en haut. Au niveau de la charnière de ce lambeau, on place une forte valve qui soulève fortement la paroi thoracique. (Voy. notre Introduction.)

**Choix d'une incision.** — Nous rappelons (Voy. notre Introduction) que sur un sujet dont le tronc est placé en *hyperextension* grâce à la lordose provoquée, les incisions de la paroi abdominale antérieure ne doivent pas être *strictement longitudinales et rectilignes* (c'est-à-dire verticales, parallèles au grand axe du corps). Du fait de la tension de la paroi abdominale les lèvres de toute section longitudinale sont fortement tendues ; elles restent accolées l'une à l'autre, se laissant écarter avec peine et moyennant une très forte traction. Sur une paroi abdominale tendue dans le sens longitudinal, il est indispensable d'utiliser soit des incisions rectilignes longitudinales avec *débridement* transversal, soit des incisions rectilignes *transversales* ou *obliques*, soit enfin des incisions *angulaires* ou *ondulées*.

On pourrait, sur le cadavre, pour découvrir l'artère splénique dans toute l'étendue de son trajet, faire une incision *transversale* de la paroi abdominale antérieure, menée exactement le long de la *ligne de projection de l'artère sur la paroi antérieure de l'abdomen*. Cette ligne de projection est facile à tracer d'une manière suffisamment approximative (ligne O-T, fig. VI).

*L'origine* de l'artère splénique répond à la terminaison du tronc cœliaque Rappelons que dans 93 p. 100 des cas, le tronc cœliaque se projette au niveau d'une horizontale passant à l'union du *tiers supérieur* avec les deux *tiers inférieurs* de la ligne longitudinale médiane xypho-ombilicale (voy. p. 99 et fig. 32). L'origine de la splénique (fig. VI, lettre : O) se trouve immédiatement au-dessous de la ligne transversale passant par le tronc cœliaque (ligne CC, fig. VI) à peu près sur la ligne médiane (ligne blanche).

D'autre part, la *bifurcation terminale* du tronc splénique (fig. VI, T) : « ... s'effectue le plus souvent, non pas au milieu même du grand axe de la rate, mais *à l'union de son tiers inférieur avec son tiers moyen...* » (Pigache et Worms, voy. p. 241.) C'est là un rapport facile à comprendre et à retenir si l'on veut bien admettre avec Cunningham et Picou [271] que la queue du pancréas (au niveau de laquelle se termine la splénique) répond à la *face basale* de la rate.

Pour obtenir facilement la projection du point terminal de l'artère splénique, voici comment nous procédons :

Les deux *pôles* de la rate sont repérés sur la paroi abdominale postéro-latérale gauche en suivant le procédé décrit par Testut et Jacob [137f] : — 1° On marque sur le thorax un premier point (P. S., fig. VI) situé sur la face externe de la *10e côte*, à environ 3 centimètres à gauche de la crête épineuse du rachis; ce premier point correspond au *pôle supérieur* de la rate; — 2° on marque un second point situé à 13 centimètres du précédent, dans le *10e espace intercostal*, à peu près à égale distance de la côte qui est au-dessus (10e côte) et de celle qui est au-dessous (11e côte). Ce point se trouve de 1 centimètre et demi à 3 centimètres *au-devant de la ligne axillaire moyenne* ; il correspond au *pôle inférieur* de la rate (P. I., fig. VI). Joignant par une ligne droite les deux points ainsi déterminés on obtient la projection du *grand axe* de la rate (ligne P.S.-

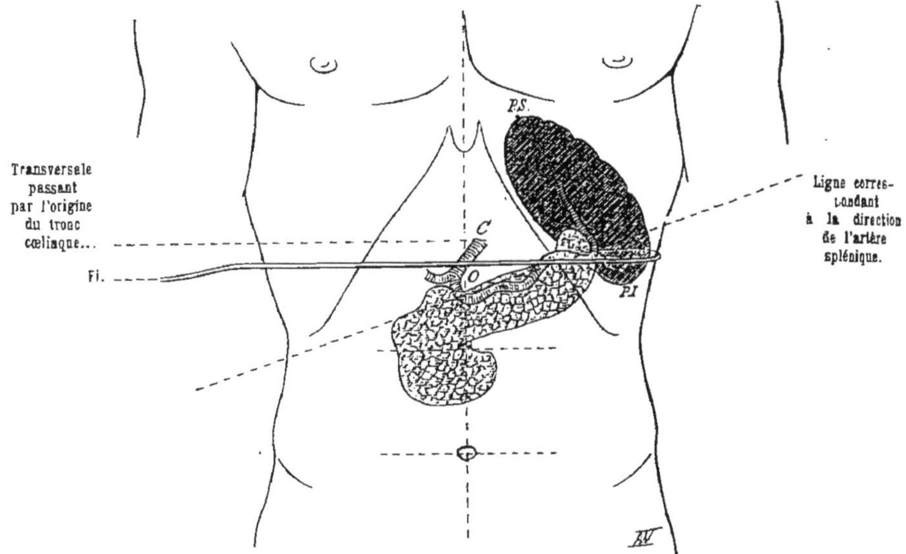


FIG. VI (schématique). — *Ligne de projection de l'artère splénique sur la paroi abdominale antérieure.*

Le tronc de l'artère se projette suivant une ligne transversale légèrement ascendante, comprise entre les points O (origine) et T (terminaison). Pour l'explication du schéma, voir notre texte.

P.I., fig. VI) qui correspond à la *projection du hile de la rate.* La terminaison de l'artère splénique se fait au niveau de l'union du tiers inférieur avec les deux tiers supérieurs du grand axe de la rate (Pigache et Worms). On obtient donc rapidement la projection du point terminal de la splénique (point T) sur la paroi abdominale postéro-latérale gauche. Il reste à projeter ce point sur la paroi *antérieure* de l'abdomen du sujet placé en lordose dorso-lombaire. On y arrive très simplement en employant une ficelle (Fi) dont une extrémité est maintenue à l'aide d'un doigt sur la paroi abdominale latérale gauche, précisément sur le point T préalablement repéré. Le reste de la ficelle est alors amené en avant, appliqué sur le tronc, perpendiculairement à la ligne blanche. On a ainsi tracé le plan transversal perpendiculaire au grand axe du corps; plan sur lequel se trouve le point T. Il ne reste plus qu'à reporter en avant, en partant de la ligne blanche, la distance comprise entre la crête épineuse et la projection du point T sur la paroi abdominale latérale gauche.

Dès lors en réunissant les points d'origine (point O) et de terminaison (point T), on obtient la *ligne de projection de l'artère splénique*. C'est une ligne presque transversale légèrement ascendante de droite à gauche (ligne O-T); elle part de la ligne médiane et va couper le bord inférieur du thorax au voisinage du cartilage costal de la 9e côte (sujet en lordose dorso-lombaire).

On pourrait donc être tenté d'aller à la découverte du tronc de la splénique en utilisant une incision transversale menée le long de la ligne de projection de l'artère sur la paroi abdominale antérieure. L'incision allant de la ligne médiane au rebord costal gauche serait alors à peu près symétrique à celle que Kausch a récemment préconisée pour aborder les voies biliaires (Voy. Découverte de l'artère hépatique); ce serait l'incision de Kausch transposée symétriquement du côté gauche de la région sus-ombilicale, incision très voisine de celle que Bell a conseillée autrefois pour l'abord de l'estomac (Gastrotomie, *in* Terrier et Hartmann) [358a].

D'ailleurs, l'an dernier, Sprengel a recommandé d'aborder le pancréas — dont la splénique est satellite — par une laparotomie sus-ombilicale et transversale [353].

Toutefois, d'après nos constatations, la laparotomie transversale donne un jour étendu dans le sens *transversal*, mais n'en procure pas assez dans le sens *vertical* ou longitudinal pour permettre d'accomplir *avec aisance* les diverses manœuvres nécessaires à la découverte de l'artère splénique au niveau de chacun des tiers de son trajet, tiers initial, tiers moyen, tiers terminal. Il serait donc indispensable de brancher sur cette incision transversale une section longitudinale, faisant ainsi une laparotomie cruciale du genre de celle qui est représentée sur la figure VII (D).

Après avoir essayé toutes les combinaisons possibles dans l'incision de la paroi abdominale au point de vue de l'abord de l'artère splénique, nous sommes arrivé aux conclusions suivantes :

1° Pour la découverte de la splénique au niveau de son *origine* et de son *tiers initial*, on pourra employer la simple laparotomie médiane *verticale*, sus-ombilicale (fig. 29, p. 82 et fig. XV, p. 287). Avec deux bons écarteurs confiés à un aide assez vigoureux pour exécuter une traction énergique et soutenue, on obtient un jour suffisant pour manœuvrer à l'aise sur la région cœliaque. Personnellement, l'emploi de l'écarteur automatique de Ricard (écarteur plus spécialement destiné par son inventeur aux opérations sur le petit bassin), nous a toujours permis de nous passer d'aides pour l'écartement des lèvres de la laparotomie. Toutefois, si l'on désire obtenir l'écartement *spontané* des lèvres de l'incision, il sera nécessaire, soit de débrider une de ces deux lèvres, ou toutes les deux, par une petite section transversale (fig. VII, D), soit d'adopter d'emblée une incision *débridante*, telle par exemple l'incision ondulée de Kehr (A, B, fig. VII) ou celle de Bevan (fig. VII, C), en les menant bien entendu au niveau de la ligne médiane.

2° Pour la découverte de la splénique au niveau de son *tiers moyen*, on peut recourir à une des nombreuses incisions préconisées pour aborder les voies biliaires, à condition, bien entendu, de les mener à gauche de la ligne

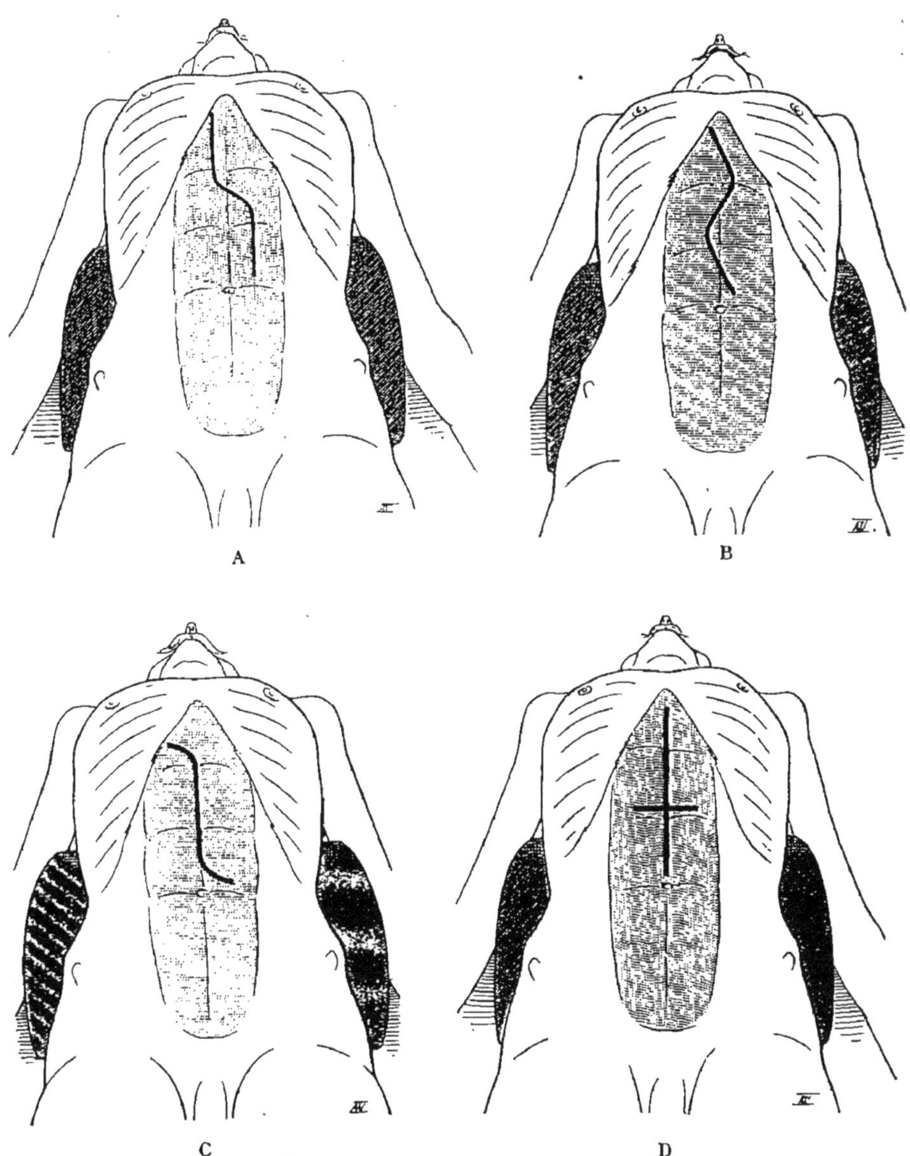


FIG. VII. — *Abord de l'artère splénique au niveau du tiers initial de son trajet.*

Différents types d'incisions pouvant être utilisées sur le sujet placé en *lordose dorso-lombaire*, pour obtenir beaucoup de jour sur toute la *région sus-ombilicale médiane* et pour y manœuvrer à l'aise par suite de l'écartement facile des lèvres de la plaie.

Noter que les incisions *C* et *D* présentent l'avantage de respecter l'*innervation* des muscles grands droits de l'abdomen. (Voy. à ce sujet : Découverte de l'artère hépatique ; Choix d'une incision.)

médiane, d'une façon symétrique : incisions *ondulées* ou *bi-coudées* de Kehr ou de Bevan (fig. VIII, A, B.), incisions angulaires *uni-coudées* de

Langenbuch-Mayo-Robson (fig. VIII, A), ou de Czerny-Kocher-Kausch

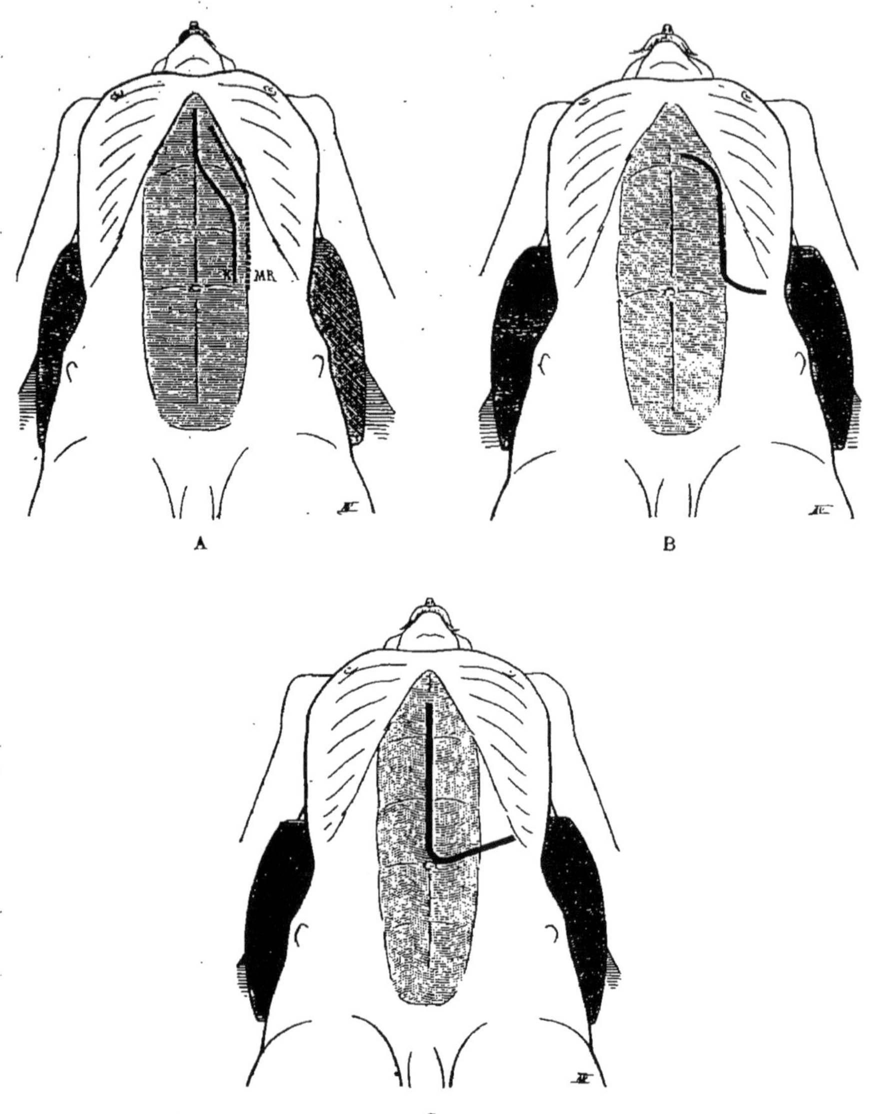


Fig. VIII. — *Incisions pour l'abord de l'artère splénique au niveau du tiers moyen de son trajet* (Région sus-ombilicale latérale, hypocondre gauche).

Ces incisions correspondent à la transposition symétrique, à gauche de la ligne médiane, des principales incisions actuellement employées pour aborder la région des voies biliaires.
*A*, *B*, *C*, transposition symétrique des incisions de Kehr (K), Langenbuch-Mayo-Robson (M. R), Bevan (*B*), Czerny-Kocher-Kausch (*C*), à gauche de la ligne médiane. Noter que seule l'incision de Czerny-Kocher-Kausch présente l'avantage de respecter l'*innervation* des muscles de la paroi abdominale. (Voy. à ce sujet : Découverte de l'artère hépatique ; *choix d'une incision*).

(fig. VIII, C), etc. (Voy. Découverte de l'artère hépatique, *choix d'une incision*.)

Toutes ces
les avons figuré
longitudinal et
préférables aux
rebord costal.

Nous montrerons, à
ce chapitre), que parmi toutes
région des voies biliaires, c'est
Kocher-Kausch qui donne le plus
manœuvres qu'on peut avoir à exécuter
sus-mésocolique. En outre, cette insision
l'*innervation* des muscles de la paroi abdo
la branche transversale de l'incision
trajet des nerfs qui se rendent aux muscle
petit oblique et transverse.

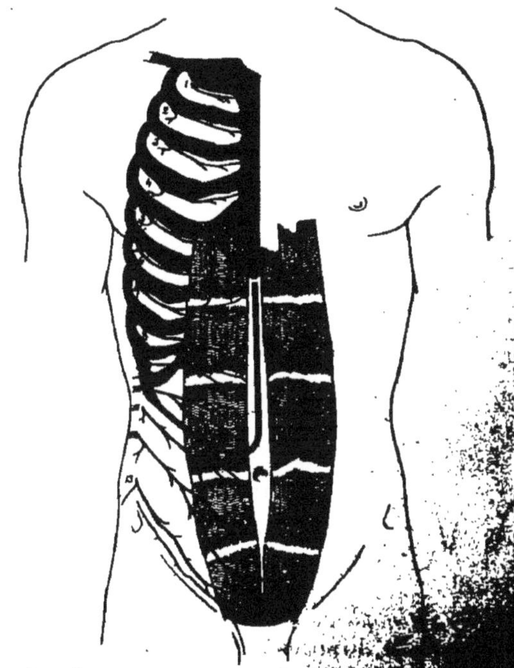

FIG.

Enfin cette incision
le lambeau cut
costal, ce qui a
Découverte
Tous ces

laire, à gauche de l'abdomen, d'une façon symétrique (fig. VIII, C). C'est donc cette incision angulaire qui nous semble donner le maximum de jour sur toute la moitié *gauche* de l'étage sus-mésocolique. Par suite, elle permet de découvrir les vaisseaux spléniques dans toute l'étendue de leur trajet, plus spécialement à la partie *moyenne* de leur trajet. D'ailleurs, à ce dernier point de vue — découverte au tiers moyen — les incisions uni ou bi-coudées de Mayo-Robson, Kehr, Bevan, etc., donnent un jour très suffisant (fig. VI, A, B). Mais il faut convenir qu'elles nécessitent la section de plusieurs des nerfs qui se rendent aux muscles de la paroi abdominale antéro-latérale, d'où leur paralysie consécutive favorisant la production des éventrations post-opératoires (Assmy [352], Kausch [351], voy. Découverte de l'Artère hépatique, Choix d'une incision).

3° Pour aborder la splénique au niveau de son *tiers terminal*, c'est-à-dire au niveau de la queue du pancréas et du hile de la rate, il est indispensable d'avoir un jour étendu sur toute la *loge splénique*. On pourra donc employer une des différentes incisions qui ont été préconisées en vue de la *splénectomie*.

Si, conformément aux conseils donnés par Assmy, Kocher, Kausch, etc., on doit toujours sectionner la paroi abdominale de manière à en épargner les nerfs moteurs, la loge splénique pourra être abordée au moyen de l'incision angulaire de Czerny-Kocher-Kausch (fig. VIII, C); le rebord costal sera soulevé fortement.

Par contre, si, ne tenant pas compte des sections nerveuses, on cherche simplement à ouvrir la paroi abdominale le plus près possible de la *loge splénique*, il nous a semblé que c'était aux incisions parallèles et adjacentes au rebord costal qu'on devait donner la préférence.

Nos recherches nous amènent à recommander une incision *d'abord parallèle et immédiatement sous-jacente au rebord costal gauche, puis recourbée vers le bas*, au niveau de son extrémité gauche (fig. X). C'est selon nous l'incision de choix pour la *splénectomie* (dans tous les cas où l'on n'a pas affaire à une splénomégalie énorme). Avec une telle incision si l'on a soin de faire soulever énergiquement le rebord costal on obtient un jour parfait sur toute la loge splénique, à condition bien entendu que l'on ait déterminé correctement au préalable la *lordose et la scoliose dorso-lombaires du tronc* (fig. III, p. 267).

En recourbant en bas, sur une étendue de 5 à 6 centimètres l'extrémité gauche de l'incision para-costale, on pratique en quelque sorte un débridement de la lèvre inférieure de la plaie. Cette lèvre inférieure se laisse alors écarter très largement vers le bas, ce qui augmente l'étendue du champ opératoire et facilite les manœuvres nécessaires pour dégager la rate de sa loge et pour bien exposer son pédicule, avantages qui se font surtout sentir dans les cas où la rate est difficile à extérioriser par suite de fortes adhérences aux parois de sa loge, ou de la brièveté de ses ligaments. D'autre part cette incision para-costale permet également, — si on le jugeait utile, — de découvrir facilement les cartilages des 8e, 9e et 10e côtes et de les sectionner pour mobiliser ensuite le rebord cartilagineux sectionné et le renverser vers le haut (fig. IV, V) suivant le conseil donné autrefois par Lannelongue et, plus récemment par Asthœwer, Marwedel, Baudet, etc. (Voy. notre Introduction). D'après nos recherches cette « résection temporaire et momentanée » (Lannelongue) constitue un simple complément opératoire dont on pourra se passer dans la majorité des cas, car nous l'avons déjà signalé (Voy. notre Introduction) le *soulèvement forcé du rebord inférieur du thorax*, à droite ou à gauche, procure autant de jour que la résection temporaire de la portion *cartilagineuse* de ce rebord. Quant à la résection *définitive* d'un segment plus ou moins important du thorax (osseux et cartilagineux), elle donne sans doute un jour énorme mais au prix de délabrements qui nous paraissent incompatibles avec l'observance du précepte fondamental : *primum non nocere* (Voy. notre Introduction).

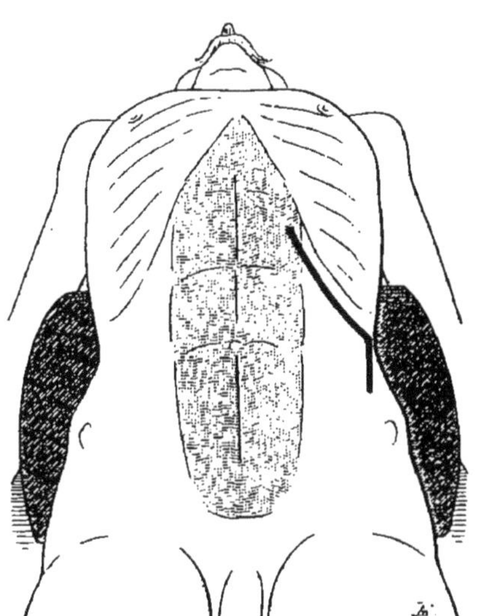

FIG. X. — *Abord de l'artère splénique au niveau de la rate.* Incision paracostale à prolongement inférieur vertical. Excellente incision pour la splénectomie.

L'incision para-costale que nous recommandons commence à gauche de l'appendice xyphoïde, à égale distance entre le sommet de cet appendice et le bord externe du muscle grand droit gauche (fig. X). Elle suit alors le rebord costal, dont elle reste sous-jacente et distante d'environ un travers de doigt. L'incision se prolonge d'abord jusqu'au voisinage du sommet de la 11ᵉ côte ou de la ligne axillaire moyenne. Arrivé à ce point, nous recourbons l'incision vers le bas, verticalement (c'est-à-dire parallèlement à la ligne blanche) ou légèrement en bas et à droite. Dans son ensemble, l'incision mesure environ 15 centimètres, à savoir 10 centimètres environ pour le segment oblique para-costal et 5 centimètres environ pour le segment vertical.

Cette incision a l'avantage de respecter la moitié *interne* du muscle grand droit gauche. Elle présente l'inconvénient d'exposer parfois à la blessure du *mésocôlon ascendant*. Mais cet inconvénient est facile à éviter : il suffit dans la section de la paroi abdominale, de procéder comme on le fait dans les laparotomies médianes sous-ombilicales pour éviter la blessure de la vessie. La paroi abdominale sera donc sectionnée en trois temps : *premier temps*, section de la peau, dans toute l'étendue de l'incision ; *deuxième temps*, section des muscles, des aponévroses et du péritoine, au voisinage de la partie *moyenne* de la plaie ; *troisième temps*, à l'aide de ciseaux à extrémités mousses on complétera la section de la paroi, sous le contrôle de la vue et du toucher, ménageant le péritoine qui apparaît au niveau de l'*extrémité gauche* de la plaie. Ce péritoine respecté se laissera aisément écarter.

Abstraction faite de son petit prolongement vertical, l'incision para-costale nous semble avoir été employée et préconisée pour la première fois par Ruggi (de Bologne) en 1891, au point de vue de la splénectomie [342]. D'autre part, en 1903, Vanverts [343] et Pauchet [312] ont chacun pour leur propre compte recherché quelle était l'incision la meilleure pour aborder la rate et son pédicule. Ces deux chirurgiens, se basant sur des motifs d'ordre différents, sont arrivés aux mêmes conclusions, à savoir que l'incision *para-costale* est de beaucoup la meilleure pour aborder la rate, abstraction faite des cas où la rate est considérablement augmentée de volume. En somme cette incision para-costale correspond à peu près, transportée du côté gauche de l'abdomen, à celle qu'emploie encore actuellement Kocher dans les interventions sur les voies biliaires.

C'est également une incision para-costale gauche que Billroth et Wölfler ont longtemps employée et recommandée pour la gastro-entérostomie et la gastrectomie (Terrier et Hartmann) [358].

On peut reprocher à l'incision que nous recommandons (fig. X) de nécessiter la section des muscles de la paroi abdominale, sur une assez grande étendue, au ras du rebord costal, ce qui rend assez difficile la reconstitution d'une paroi solide. Aussi bien avons-nous eu l'idée de reporter le segment para-costal de notre incision *au-dessus du rebord costal gauche* (fig. XI).

L'incision commence à l'union du rebord costal gauche et du sternum ; de là, elle gagne par le plus court chemin, c'est-à-dire rectiligne, l'extrémité antérieure de la 11ᵉ côte. A partir de ce point, nous recourbons l'incision verticalement en bas, sur une étendue de 5 à 6 centimètres, de manière à la terminer à un ou deux travers de doigts au-dessus et en avant de l'épine iliaque antéro-supérieure. Cette portion verticale de l'incision descend

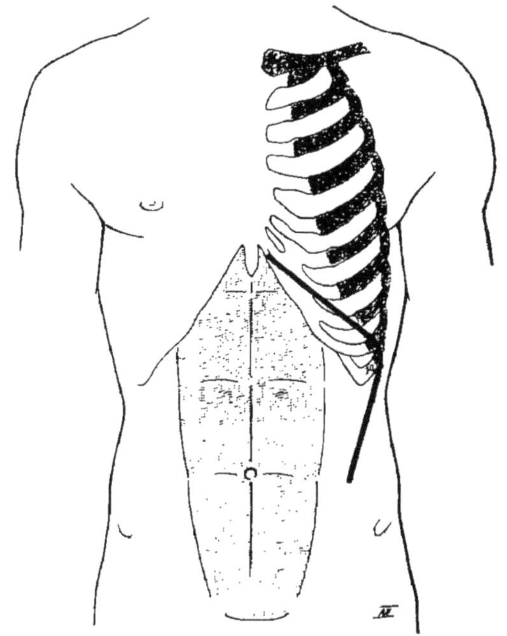

FIG. XI. — *Incision trans-chondro-costale, à prolongement inférieur, pour l'abord du pédicule de la rate* (splénectomie).

(Comparez avec les figures V et X). Ici la section passe à travers le rebord cartilagineux du thorax suivant les repères établis par Monod et Vanverts. On obtient un jour direct sur la région splénique et sur la région cardio-œsophagienne.

approximativement au niveau de la ligne axillaire antérieure (sujet placé en lordose et en scoliose dorso-lombaires). Quant à la portion oblique, pré-chondro-costale, elle représente à peu près la corde de l'arc formé par le rebord cartilagineux du thorax. D'autre part, elle se trouve correspondre assez exactement à la limite inférieure, chirurgicale, de la plèvre, si l'on s'en rapporte aux données très précises établies par Monod et Vanverts (voy. fig. V, p. 270).

Les téguments étant divisés sur toute l'étendue de l'incision, on libère rapidement les deux lèvres de la plaie de façon à bien découvrir les 7ᵉ, 8ᵉ, 9ᵉ et 10ᵉ articulations chondro-costales. On sectionne alors le rebord cartilagineux suivant le procédé rapide décrit par Monod et Vanverts (voy. fig. V, p. 270). Ce rebord cartilagineux ainsi mobilisé est alors écarté *vers le bas* en même temps que la lèvre inférieure de la plaie, tandis qu'une valve puissante relève et soulève la lèvre supérieure de la plaie et l'extrémité des 7ᵉ, 8ᵉ, 9ᵉ et 10ᵉ côtes.

C'est l'incision qui donne l'accès le plus direct sur la loge splénique. Une fois l'opération terminée, le rebord cartilagineux est remis en place après suture du péritoine, du transverse et du diaphragme. Au besoin deux ou trois fils d'argent réunissent les sections cartilagineuses. Par cette voie trans-chondro-costale, on obtient tout autant de jour sur la loge splénique qu'avec les résections du rebord cartilagineux du thorax. D'autre part, on évite les déformations ultérieures de la taille des sujets consécutives aux résections définitives. Enfin, il y a lieu d'espérer une bonne consolidation des cartilages sectionnés et suturés. On sait, en effet, que les sections ou que les fractures des cartilages costaux peuvent se réunir et se consolider par la formation d'un cal cartilagineux, au moins chez les sujets qui ne sont pas trop âgés (Cornil et Ranvier [354], Peyraud [356], Ollier [355], etc.). D'ailleurs, dans une thèse récente sur l'opération de Freund, Roux-Berger a bien insisté sur la soudure rapide et fréquente des cartilages costaux, même après résection partielle, quand on n'a pas pris soin d'enlever le périchondre postérieur et de pratiquer une interposition musculaire [357].

Vanverts [343] et Pauchet [312] ont bien montré que la rate occupant sa situation normale (c'est-à-dire n'étant pas sensiblement hypertrophiée ou ectopiée), c'est l'incision parallèle au rebord costal qui donne l'accès le plus direct sur le pédicule splénique.

Vanverts est d'avis que les incisions longitudinales, médianes ou latérales, seront toujours ou insuffisantes si on les emploie seules, ou inutiles si on les combine à une incision transversale. Pauchet ajoute que l'incision longitudinale médiane n'est qu'une *incision exploratrice* excellente pour faire l'*exploration* de l'abdomen, exploration qui s'impose presque toujours dans les cas où l'on intervient sur la rate traumatisée. Mais, la laparotomie médiane étant faite,... « si la rate est reconnue lésée, il faudra quitter la voie médiane et pratiquer une incision *paracostale*... » (Pauchet). D'ailleurs, dans son remarquable rapport sur la chirurgie de la rate, Février fait justement remarquer que dans les interventions pour *traumatismes* de la rate, les opérateurs ont eu le plus souvent recours à une incision médiane sus-ombilicale combinée à une incision gauche parallèle au rebord des fausses côtes [327]. Dès lors on pourrait être tenté d'utiliser cette vaste incision en V renversé Λ. C'est là une des incisions que recommande Sencert pour atteindre le segment cardio-œsophagien de l'estomac [315] (fig. XII). Vanverts et Pauchet trouvent que cette incision constitue un procédé *inutile* et *nuisible*: *inutile*, parce qu'au cours de l'intervention cette ouverture rend malaisée la protection du paquet gastro-intestinal à l'aide de compresses, et *nuisible* parce que, dans la suite, elle prédispose à des éventrations graves... » (Pauchet). Cependant, ajoute Pauchet, il faut bien reconnaître que « ...dans les cas douteux, la laparotomie médiane sera permise au début de l'opération et simplement dans un but explorateur. Dès que la lésion splénique sera reconnue, cette incision sera momentanément tamponnée et abandonnée, et on pratiquera l'incision *paracostale, dont l'extrémité antérieure* — (lisez : *extrémité sternale*) — *n'atteindra pas la première* ...». Ce dernier conseil nous semble très important, au point de vue de la pratique chirurgicale. Une trop vaste incision de la paroi abdominale antérieure est souvent plus gênante et nuisible qu'utile, surtout si le paquet intestinal est distendu par des gaz, ou pour peu que le malade « pousse » au cours de l'acte opératoire. Toutefois, sur le sujet placé en *lordose dorso-lombaire* avec *surélévation de l'hypocondre gauche* (fig. III, p. 276), le paquet intestinal retombe spontanément vers la partie droite et inférieure de l'abdomen, ne risquant plus de gêner l'opérateur même si on emploie une vaste incision du genre de celles préconisées par Sencert (fig. XII). Quant à la prédisposition aux éventrations qui résulteront de l'incision de Sencert, nous ferons remarquer que toutes les incisions para-costales (y compris celles de Vanverts et de Pauchet) sont passibles du même reproche, car toute section parallèle au rebord costal intéresse forcément les nerfs intercostaux qui se rendent aux muscles de la paroi abdominale antéro-latérale (voy. fig. IX, p. 276), d'où leur paralysie consécutive et la prédisposition au relâchement de la cicatrice et aux éventrations (Assmy, Kocher, Kausch, etc.). A ce point de vue, l'incision angulaire du genre de celle de Czerny, Kocher-Kausch (fig. VIII, C et fig. IX) permet seule de respecter l'innervation musculaire, tout en donnant un large accès sur le pédicule splénique.

On peut imaginer un assez grand nombre d'incisions pour aborder la loge splénique. Nous venons de signaler les incisions paracostales, l'incision angulaire en V, de Czerny-Kocher-Kausch, l'incision en V renversé préconisée par Sencert. Bien d'autres incisions sont imaginables et réalisables ; d'une façon générale, on peut les grouper en deux catégories suivant que la laparotomie n'intéresse pas la paroi thoracique — procédés infra-thoraciques ou abdominaux proprement dits — ou suivant au contraire que la laparotomie intéresse la paroi thoracique, procédés à la fois thoraciques et infra-thoraciques, ou abdomino-thoraciques.

A) Procédés infra-thoraciques. — 1° Incision paracostale avec large débri-

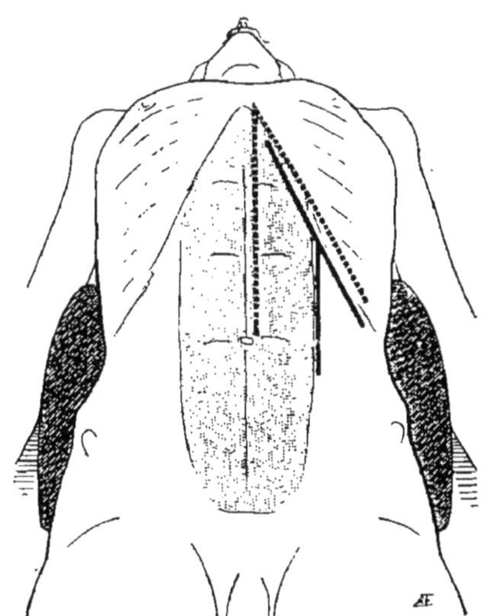

Fig. XII. — *Deux types d'incisions préconisées par Sencert pour les interventions sur l'hypocondre gauche.*

dement de la lèvre inférieure (Sencert [315]). Nous avons montré l'utilité du débridement de la lèvre inférieure de la laparotomie para-costale. Selon nous, il est toujours très utile de brancher sur l'extrémité gauche de l'incision para-costale une petite incision verticale descendante (pp.278, 280 et fig. X et XI). En vue d'obtenir un large accès sur l'hypocondre gauche Sencert recommande soit l'incision en V renversé que nous avons signalée plus haut (voy. pp. 281, 282 et fig. XII), soit une incision para-costale sur laquelle on fait tomber une incision verticale le long du bord externe du grand droit gauche, « ... incision qui descend jusqu'à deux ou trois travers de doigt au-dessous de l'ombilic ». Sencert associe à cette laparotomie la résection du rebord costal gauche.

2° Sprengel recommande d'aborder la rate (fig. XIII) par une incision en *L* dont la branche supérieure descend parallèlement au rebord costal, mais sensiblement au-dessous et à distance de lui, tandis que la branche inférieure, plus courte, rejoint le rebord costal à peu près perpendiculairement à ce rebord, en suivant la direction des fibres du grand oblique [353]. C'est d'ailleurs la même incision — transportée symétriquement dans la région sus-ombilicale droite, — que Sprengel emploie pour aborder les voies biliaires. Cette incision diffère bien peu de celle que de Roubaix a recommandée autrefois pour les mêmes interventions [350]. (Voy. Découverte de l'art. hépatique.)

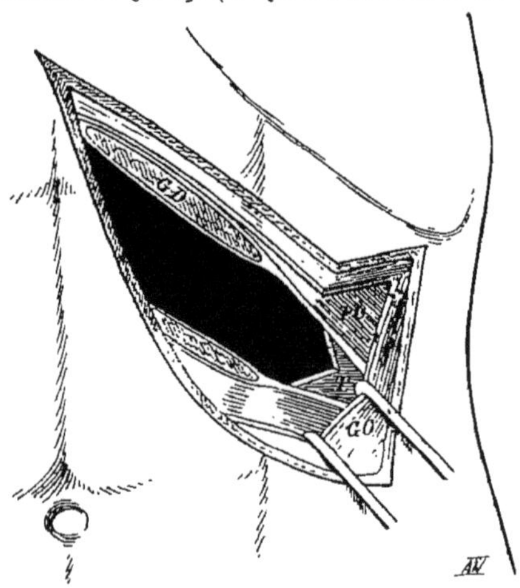


FIG. XIII. — *Incision de Sprengel pour les interventions sur la rate.*

Le grand droit est sectionné complètement dans une direction oblique de haut en bas et de droite à gauche. Les muscles grand oblique, petit oblique et transverse sont divisés chacun suivant la direction de leurs faisceaux musculaires.

3° Körte utilise actuellement de préférence, pour l'abord de la région des voies biliaires, une incision rectiligne oblique correspondant à peu près à la bissectrice de l'angle à sommet supérieur formé par la ligne blanche et le rebord costal droit [330ª]. On pourrait transporter cette incision, d'une façon symétrique, au niveau de la région sus-ombilicale gauche, pour aborder la loge splénique. Toutefois, cette incision, de même que celle de Sprengel, reste trop éloignée du rebord costal pour donner un large accès sur la loge splénique.

B) PROCÉDÉS ABDOMINO-THORACIQUES. — 1° En 1894, pour enlever une rate atteinte de fibromes multiples, Asthœwer (de Dortmund) a eu recours à une vaste incision en baïonnette [322]. Asthœwer fit d'abord une laparotomie latérale sus-ombilicale le long du bord externe du muscle grand droit gauche, la section remontant jusqu'au voisinage du rebord costal. Puis l'incision fut prolongée transversalement vers la gauche par une section perpendiculaire à la première et allant jusqu'au sommet de la 11ᵉ côte. Enfin à partir de ce point, Asthœwer prolongea son incision longitudinalement, vers le haut, cette dernière portion de l'incision en baïonnette étant parallèle à la laparotomie latérale sus-ombilicale. Il fut alors aisé de mobiliser le rebord cartilagineux du thorax et de le renverser en haut.

C'est là une bien vaste incision qui serait peut-être utile dans les cas de tumeur volumineuse de la rate avec adhérences étendues, ou bien dans certains cas de traumatismes de la rate avec lésions importantes des organes voisins, du diaphragme en particulier.

2° A ce dernier point de vue — chirurgie d'urgence de la rate — Lejars préconise l'emploi d'une incision qui est une heureuse simplification de celle d'Asthœwer [311]. L'incision de Lejars (fig. XIV) commence au niveau de l'om-

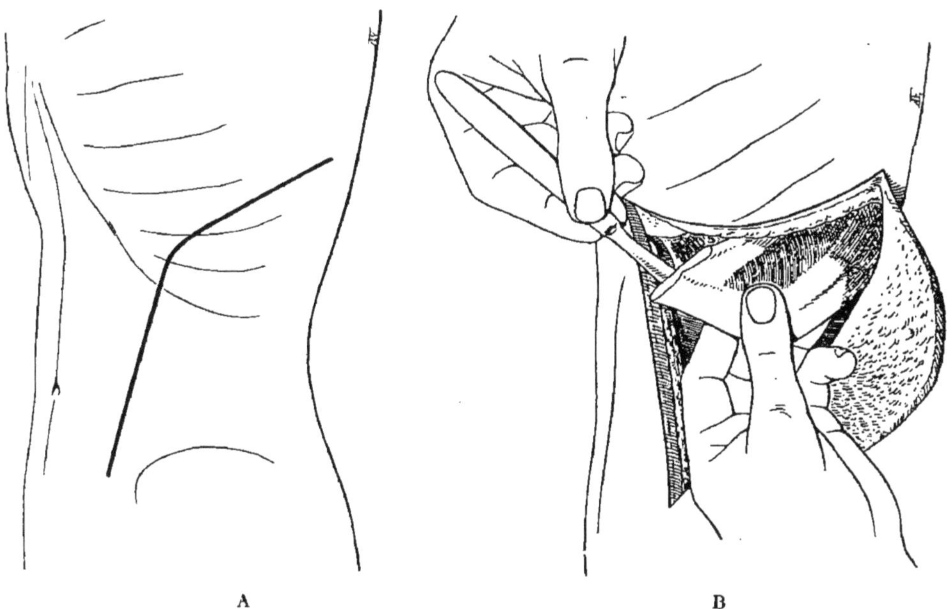


FIG. XIV. — *Incision coudée abdomino-thoracique de Lejars, pour l'abord de la loge splénique.* (Sujet vu de trois quarts).

En *A*, tracé de l'incision. En *B*, résection des 8ᵉ, 9ᵉ et 10ᵉ cartilages costaux.

bilic ou un peu au-dessous, longeant le bord externe du grand droit gauche et vient atteindre en haut le rebord costal. Elle remonte ensuite sur le bord du thorax et s'incurve en haut et en arrière cheminant dans le 8ᵉ espace intercostal, cette incision thoracique, libératrice, se continuant à angle obtus avec la précédente... « On obtient de la sorte un volet de parties molles, qui, disséqué et rejeté en bas, découvre largement le rebord cartilagineux, autrement dit les 10ᵉ, 9ᵉ, 8ᵉ cartilages. Il suffit alors de les sectionner à leur extrémité antérieure, et les relevant progressivement, de dénuder, à petits coups, d'avant en arrière, leur face profonde, en rasant cette face de très près ; un peu avant la jonction costale, on excisera le segment ainsi préparé. Dès lors, en achevant doucement au doigt, de refouler les parties molles et en plaçant un écarteur qui soulève le reste du rebord thoracique, on découvrira toute la rate ... » (Lejars). De même que Planson [340], nous avons répété plusieurs fois ce procédé sur le cadavre et nous avons pu nous convaincre que « outre le jour très grand qu'il donne, ce procédé se recommande encore par sa rapidité... » Planson ajoute que «... Lotsch, qui a employé deux fois ce procédé, dit qu'il lui a fallu seulement 10 minutes dans le premier cas et 5 dans le second pour tailler le lambeau, réséquer les cartilages costaux, explorer et enlever la rate... » Toutefois, comme nous l'avons déjà signalé (voy. notre Introduction), la résection définitive du rebord costal entraîne avec elle des déformations ultérieures plus ou moins prononcées de la taille du sujet. Aussi bien nous semble-t-il préférable d'adopter l'incision para-costale avec la mobilisation du rebord costal et son renversement vers le haut. On obtient de la sorte et à très peu de frais un jour équivalant à celui que donnent les résections définitives.

3° A l'exemple de Marwedel (voy. notre Introduction), Baudet a recommandé d'aborder systématiquement la rate en associant à l'incision para-costale la mobilisation et le renversement vers le haut du rebord costal [324]. Baudet trace l'incision paracostale, mais en prenant soin de lui adjoindre un prolongement vertical, ascendant, parallèle au bord gauche du sternum et situé sur le sternum. L'incision étant faite, Baudet sectionne les 8e et 9e cartilages costaux près de leur articulation chondro-costale, puis le 8e cartilage près de l'appendice xyphoïde. Un large écarteur est alors placé sur les cartilages costaux ainsi mobilisés. L'opération terminée on laisse retomber le volet chondro-cutanéo-musculaire.

Nous avons déjà fait remarquer que la mobilisation du rebord thoracique pouvait parfois constituer un complément opératoire assez utile (voy. notre Introduction). Toutefois, nous considérons ce complément comme assez rarement indiqué en ce qui concerne l'abord de la loge splénique. Si plusieurs chirurgiens ont tendance à recommander l'emploi systématique de la résection temporaire ou définitive de la portion cartilagineuse du rebord costal, c'est sans doute parce qu'ils n'ont pas tiré profit de l'hyperextension du tronc. La résection s'imposerait sans doute toujours sur un sujet placé *en simple décubitus dorsal ;* mais dès qu'on a recours à la *lordose dorso-lombaire* et qu'on soulève fortement le rebord costal, l'utilité de la résection nous semble bien faible et en tout cas rarement indiquée. Si toutefois on jugeait nécessaire de la pratiquer, il y aurait lieu de ne jamais faire la résection *définitive*, mais bien la résection *temporaire et momentanée* imaginée par Lannelongue, préconisée d'une façon systématique par Marwedel et Baudet et d'une façon exceptionnelle par Asthœwer.

Nous avons essayé toutes les incisions que nous venons de résumer. En ce qui concerne l'abord de la loge splénique, deux variétés d'incisions nous ont paru préférables : 1° les *incisions para-costales* (fig. X et XI) ; 2° l'*incision angulaire* de Czerny-Kocher-Kausch (fig. VIII, *C*). Les premières conduisent le plus directement sur la loge splénique, en particulier l'incision trans-chondro-costale (fig. XI). Quant à l'incision de Czerny-Kocher-Kausch, c'est la seule qui respecte complètement l'innervation des muscles de la paroi abdominale. De plus, elle donne un jour étendu sur toute la moitié gauche de la région sus-ombilicale et permet de relever le rebord costal, au besoin même de le mobiliser. Il est étonnant que tous ces avantages n'aient pas donné à cette excellente incision la place qu'elle mérite d'occuper dans les interventions sur l'étage supérieur de la cavité abdominale, tant à droite qu'à gauche (voy. encore sur cette question : Découverte de l'artère hépatique, Choix d'une incision).

## I. — Découverte de l'artère splénique au niveau de la région cœliaque (avec ou sans ligature).

Cette découverte porte sur l'*origine* de l'artère splénique, ou sur son *tiers initial*; elle s'effectue au niveau de la *région cœliaque*, à gauche et au voisinage de l'*isthme* du pancréas.

La cavité abdominale étant ouverte au moyen d'une des incisions que nous avons étudiées antérieurement, on effondre le *petit épiploon* (premier repère) dans sa partie moyenne avasculaire, au niveau de la ligne médiane. On place alors une valve malléable incurvée en crochet sur la portion descendante ou verticale de la petite courbure de l'estomac. Cette valve attirée moyennement vers la gauche permet d'apercevoir la partie droite de la poche rétro-stomacale et une bonne partie du corps pancréatique (deuxième repère). Si le canal pylorique est volumineux et gênant, on l'abaisse à l'aide d'un petit écarteur de Farabeuf. La région étant ainsi exposée, on cherche par la vue et le palper à voir ou à sentir une des sinuosités de la splénique, émergeant du bord supérieur du pancréas. Si l'on rencontre d'emblée une de ces sinuosités, il suffira alors de remonter vers l'origine de l'artère, origine qui correspond à la ligne médiane, au versant droit de l'aorte (2 fois sur 3; voir p. 226). D'ordinaire, nous le rappelons (3 fois sur 4, voir p. 228), la splénique possède un segment initial, *sus-pancréatique*. Ce segment est donc facile à voir et à sentir. Dans un petit nombre de cas (1 fois sur 4 environ, voy. p. 228) la splénique est d'emblée *rétro-pancréatique* : si de plus elle n'est pas sinueuse, on conçoit qu'elle n'apparaisse pas d'emblée dans la région cœliaque. Il sera alors nécessaire de sectionner très prudemment le péritoine pariétal postérieur au ras du bord supérieur du pancréas, autant que possible en restant à 3 ou 4 centimètres à gauche de la ligne médiane, afin de s'éloigner de l'aorte abdominale, de la bifurcation du tronc cœliaque et de la grosse veine coronaire stomachique qui vient souvent croiser la face antérieure de l'artère splénique au niveau de son origine (voy. p. 93 et fig. 30). Le péritoine étant incisé le long du bord supérieur du corps pancréatique, sur une étendue de 2 ou 3 centimètres, on cherche à décoller prudemment la face postérieure du corps pancréatique, de la paroi abdominale postérieure sur laquelle il est appliqué; ce décollement se fait aisément en employant le bec d'une paire de ciseaux à extrémités arrondies. Dès qu'on a amorcé le décol-

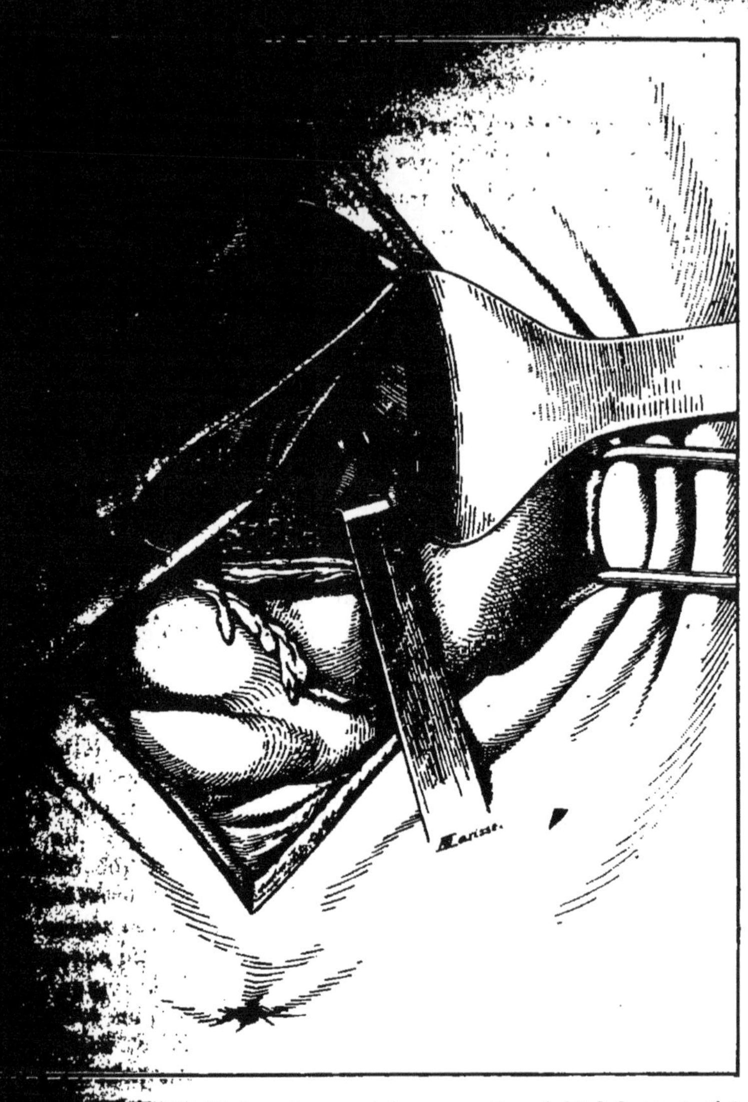


[illegible] *splénique à son origine ou au tiers initial de son trajet.* [illegible] de la *région cœliaque,* à gauche et au voisinage de [illegible] d'après nature, le sujet étant placé en lordose opé- [illegible] de moitié.)

[illegible] incision *longitudinale médiane* (encore dénommée : vertico- [illegible] commence au sommet de l'angle formé par le rebord [illegible] appendice xyphoïde (on aperçoit le flanc gauche de cet [illegible]). En bas, l'incision n'atteint pas tout à fait [illegible] placés latéralement sur chacune des lèvres de [illegible] exercé sur les écarteurs une traction maxima qu'il [illegible] atteindre, sur le vivant; il vaudrait mieux alors [illegible] p. 274).

[illegible] moyenne avasculaire. Une valve charge la [illegible] gauche. Au niveau du bord supérieur de [illegible] petit épiploon et de la faux de l'artère [illegible]

[illegible] en bas à l'aide d'un écarteur de [illegible] de l'antre du pylore. [illegible] d'une saillie nattiforme, [illegible] le bord supérieur du canal [illegible] en arrière [illegible]

[illegible] chargée sur [illegible] avec son

lement on confie à un écarteur de Farabeuf le bord supérieur de la glande pancréatique : il est toujours aisé de voir et de sentir l'artère splénique sans qu'il soit nécessaire de pousser bien loin ce décollement du corps pancréatique. L'artère étant trouvée on cherchera à remonter à sa source, en procédant avec prudence et lenteur et en continuant à décoller le bord supérieur du pancréas vers la droite, vers la ligne médiane.

On pourrait encore aller à la découverte de la splénique en cherchant d'abord le tronc cœliaque, puis sa bifurcation. La cavité abdominale étant ouverte on effondre le petit épiploon comme dans le cas précédent. On prend alors comme premier repère le repli falciforme de la coronaire stomachique : en descendant le bord libre de ce repli on aboutit au tronc cœliaque (deuxième repère). Ce tronc étant reconnu, on cherche à sentir son angle de bifurcation terminale (troisième repère), la pulpe du doigt explorateur venant se loger dans le sinus de cet angle (voy. fig. 29, p. 82), entre l'hépatique commune à droite et la splénique à gauche. Toutefois ce procédé, qui constitue un bon exercice de médecine opératoire, nous semble moins simple et moins sûr que le précédent.

Rappelons que la splénique naît rarement ailleurs que du tronc cœliaque (pp. 64, 110, 114). D'autre part, assez rarement le tronc cœliaque est *incomplet* (pp. 64, 109), dépossédé de sa branche hépatique (fig. 40 et 41, p. 113). Dans ces deux cas, la terminaison du tronc cœliaque (troisième repère) est quelque peu différente. Mais en pratique il suffit de retenir que la splénique constitue toujours la seule grosse artère qui, dans la région cœliaque *se porte vers la gauche et disparaît derrière le bord supérieur du pancréas*. Jamais l'hépatique commune n'empiète sur la moitié *gauche* de la région cœliaque.

Il est indispensable de se rappeler que si le plus souvent (3 fois sur 4) le tronc cœliaque est directement visible, palpable et accessible, occupant une situation *sus-pancréatique* et ayant une direction plus ou moins *descendante* (fig. 29, p. 82), par contre, environ une fois sur quatre, le tronc cœliaque est *ascendant* et présente une situation cachée, *rétro-pancréatique*, comme nous l'avons déjà montré (pp. 84 et 98 ; voy. obs. 2, fig. 119 ; obs. 5, fig. 122 ; obs. 11, fig. 128 ; obs. 16, fig. 133 ; obs. 21, fig. 136 ; obs. 23, fig. 138 ; obs. 29, fig. 143, etc.). Dans les cas de ce genre, l'existence de cette anomalie fréquente se reconnaîtra rapidement : en descendant le bord libre du repli falciforme de la coronaire, on aboutira non pas à un gros tronc, le tronc cœliaque, mais bien au bord supérieur de l'isthme pancréatique. Il sera nécessaire d'inciser légèrement et prudemment le péritoine viscéral au niveau et le long de ce bord supérieur du pancréas qui masque en les recouvrant le tronc cœliaque et sa bifurcation.

La dénudation de l'artère splénique, près de son origine, et son chargement sur une aiguille de Deschamps, doivent être considérées comme des manœuvres délicates : il faut les exécuter avec lenteur et prudence.

En effet d'une part la grosse veine coronaire stomachique (calibre de 3 à 5 millimètres; p. 93) se met assez souvent en rapport avec le segment initial de la splénique, la veine croisant la face antérieure de l'artère (30 p. 100 ; voy. p. 93 et fig. 30).

D'autre part les ganglions et les nombreux et denses filets nerveux du plexus cœliaque (fig. 31, p. 97) se prolongent sur le tronc splénique, lui constituant une solide gangue que le bistouri entame péniblement et sur laquelle la sonde cannelée serait sans la moindre utilité si on cherchait à l'employer seule dans la dénudation du tronc cœliaque et de l'origine de ses branches. Cette dénudation doit donc être faite à l'aide du bistouri, de la pince à disséquer (pince sans griffes) et de la sonde cannelée. Employée seule, la sonde cannelée serait non seulement inutile, mais encore *dangereuse*. Les solides mailles du plexus cœliaque résistent toujours très glorieusement aux tentatives de dénudation les plus énergiques exercées par le bec d'une sonde de Nélaton. Si l'on persiste à vaincre la résistance de cette véritable cotte de maille, le bec de la sonde perd sa prise, il dérape et dans son dérapage plus ou moins désordonné et malencontreux, il peut aller déchirer les vaisseaux ou les organes de la région. On ne saurait trop se souvenir de la célèbre moralité de La Fontaine : Patience et longueur de temps font plus que force ni que rage.

Il y a intérêt à charger l'artère splénique *de bas en haut*, afin d'éviter la blessure de la grosse veine splénique, sous-jacente à l'artère (et d'ailleurs non au contact avec elle, à ce niveau).

Au niveau de son segment initial, cœliaque, l'artère splénique est nettement sus-jacente à la veine homonyme et sans contact avec elle. En cette région la ligature de la veine splénique nous semble devoir être évitée. En effet, immédiatement en arrière de l'embouchure de la veine splénique, se trouve l'origine de l'artère mésentérique supérieure et, derrière celle-ci, l'embouchure de la grosse veine rénale gauche (voy. obs. 14, fig. 131 ; obs. 15 et 16, fig. 132 et 133). Lier la veine splénique à ce niveau serait une besogne bien délicate.

### II. — **Découverte de la splénique au niveau de la poche rétro-stomacale.**

*Ligature au niveau du tiers moyen du tronc splénique ; ligature au niveau du corps du pancréas.*

La cavité abdominale étant ouverte, on reconnaît la face antérieure de l'estomac et le côlon transverse. *Trois* voies sont utilisables (fig. XVI) pour atteindre l'artère splénique, au niveau du tiers *moyen* de son trajet, en pleine poche rétro-stomacale :

1° Voie passant de haut en bas à travers le *petit épiploon* ; voie *trans-mésogastrohépatique* ; *voie haute*, voie descendante.

2° Voie passant d'avant en arrière entre la grande courbure de l'estomac et le côlon transverse, à travers le *ligament gastro-colique*; *voie trans-mésogastrocolique, voie moyenne*, voie antéro-postérieure.

3° Voie passant de bas en haut à travers le *mésocôlon transverse*, *voie trans-mésocolique*, voie basse, voie ascendante.

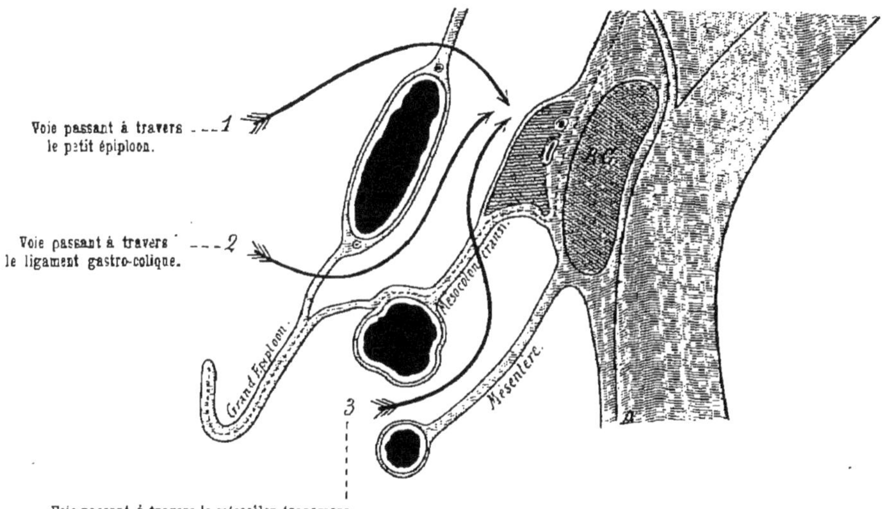


FIG. XVI. — *Schéma destiné à montrer les trois principales voies d'accès de l'artère splénique au niveau de la partie moyenne de son trajet. Ces trois voies se confondent avec celles qu'on peut employer pour aborder le corps du pancréas.* (Voy. fig. XVII.)

En somme, ce sont les trois voies abdominales *antérieures* utilisées pour l'abord du corps pancréatique. A ce point de vue, la découverte de la splénique au niveau de son tiers moyen constitue un exercice de médecine opératoire très utile.

1° **Voie trans-mésogastrohépatique.** — On aborde la poche rétro-stomacale, de haut en bas, en passant par une brèche faite au petit épiploon (premier repère) ou *ligament gastro-hépatique* (*omentum minus*, B. N. A.). Il faut alors écarter au maximum vers la gauche, la petite courbure de l'estomac (fig. XV), en plaçant l'écarteur à peu près à l'union du tiers supérieur avec les deux tiers inférieurs de l'axe longitudinal de l'estomac. C'est en effet à peu près à ce niveau, comme l'a signalé Charpy, que le bord supérieur du pancréas vient croiser l'axe longitudinal de l'estomac [121e]. Toutefois, les limites de l'écartement de la petite courbure vers la gauche nous ont paru très variables. Tantôt la petite courbure se laisse écarter très fortement; tantôt au contraire l'écartement est très minime. De toutes façons, il y aurait peut-être danger à exercer une traction trop forte, cette traction pouvant se répercuter sur les deux pneumogastriques. D'ailleurs, par cette voie haute on découvrira plutôt le *tiers initial* du trajet de la splénique que son tiers moyen, comme il est facile de le constater sur la fig. XV.

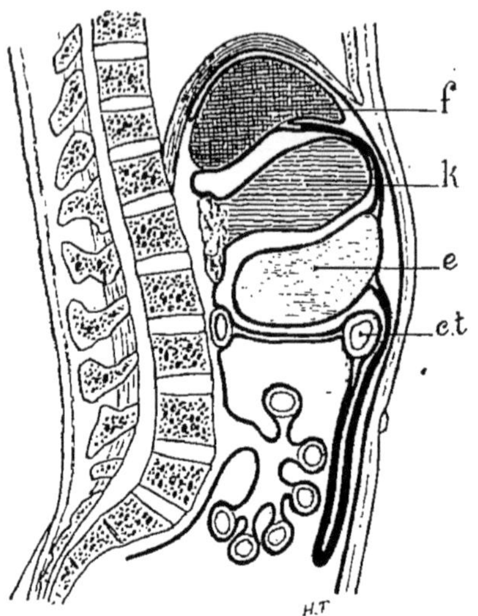


*Inter-gastro-hépatique.*

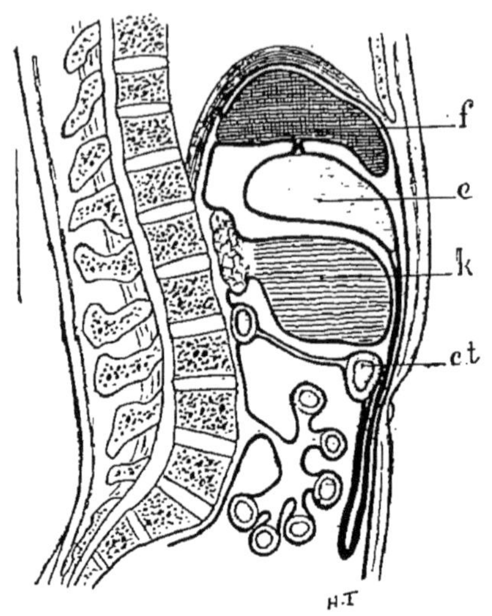


*Inter-gastro-colique.*

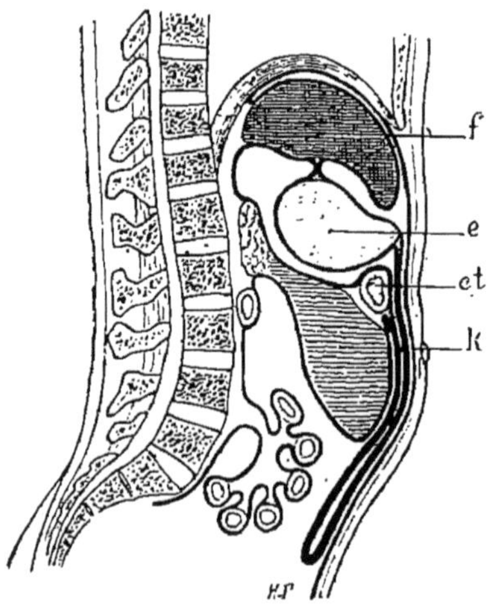


*Sous-colique.*

FIG. XVII. — *Les trois principales variétés de kystes du pancréas* (*k*) *et leurs rapports avec les viscères voisins* (*f*, *foie* ; *e*, *estomac* ; *ct*, *côlon transverse*) *d'après Körte* (figure empruntée à Guibé [228]).

On voit que les *trois principales directions* suivant lesquelles se développent les kystes du pancréas, correspondent aux *trois principales voies* abdominales antérieures par lesquelles on peut aborder le corps du pancréas (et l'artère splénique, au niveau de la poche rétro-stomacale). Ces trois figures mettent en évidence les trois voies schématisées sur la figure XVI.

A ce point de vue, la voie trans-mésogastrohépatique est nettement inférieure aux deux autres voies que nous allons décrire en détail.

La petite courbure de l'estomac étant écartée vers la gauche, on aperçoit la saillie du corps pancréatique. L'artère splénique se trouve derrière le bord supérieur de la glande qu'elle dépasse parfois au niveau d'une de ses courbures serpentines.

2° **Voie trans-mésogastrocolique.** — On aborde la poche rétro-stomacale à peu près directement d'avant en arrière, en passant à travers une brèche faite au ligament gastro-colique, ligament constitué par la lame antérieure du grand épiploon, tendue entre la grande courbure de l'estomac et le côlon transverse (c'est la *lame réfléchie* du grand épiploon, de Fredet; *ligamentum gastro-colicum*, B. N. A.).

La voie trans-mésogastrocolique est bien connue; on sait qu'elle constitue le premier temps de la *gastro-entérostomie postérieure rétro-colique*, telle qu'elle

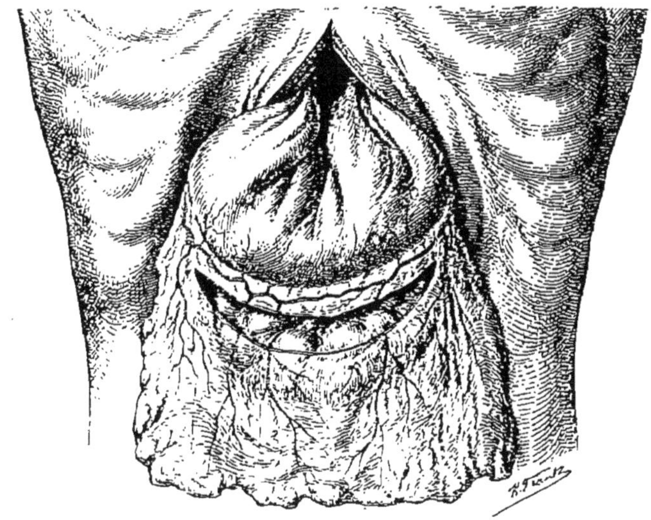

Fig. XVIII (empruntée à Guibé) [228]. — *Large incision du ligament gastro-colique permettant d'explorer la face postérieure de l'estomac et le contenu de la poche rétro-stomacale.*

Guibé insiste sur le siège de l'incision, qui doit être pratiquée *au-dessous* de l'arcade des artères gastro-épiploïques et non au-dessus, pour éviter la section des nombreuses branches qu'elles donnent à l'estomac.

fut pratiquée pour la *première* fois, en 1883, par Courvoisier, qui, pour aller chercher l'anse jéjunale à anastomoser, procéda de *haut en bas*, traversant d'abord le ligament gastrocolique, puis le mésocôlon transverse. Von Hacker eut le mérite, deux ans après, de montrer qu'il était beaucoup plus logique et simple de pratiquer la gastro-entérostomie postérieure en procédant de *bas en haut*, c'est-à-dire en traversant seulement le *mésocôlon transverse*. Toutefois, dans certains cas, le mésocôlon transverse ne peut pas être relevé; Haasler conseille alors de suivre la voie qu'employa Courvoisier (Terrier et Hartmann, *Chirurgie de l'estomac*, Paris, 1899, p. 91). D'autre part, la voie trans-mésogastrocolique permet seule de bien explorer la face postérieure de l'estomac (Savariaud).

Si l'on s'en tient simplement à l'accès de la *poche rétro-stomacale*, cette voie nous semble très recommandable au point de vue de la découverte du tronc splénique à son tiers *moyen*. Toutefois, elle nous paraît *moins exsangue* et *moins certaine* que la voie trans-mésocolique. D'une part, en effet, le ligament gastro-colique ne présente pas de zones avasculaires aussi amples que celles du mésocôlon transverse. Il est assez difficile de créer une brèche suffisante, dans le ligament gastro-colique, sans intéresser plusieurs des branches artérielles et veineuses épiploïques descendantes fournies par les artères gastro-épiploïques. (Voy. fig. XVIII et XXI.)

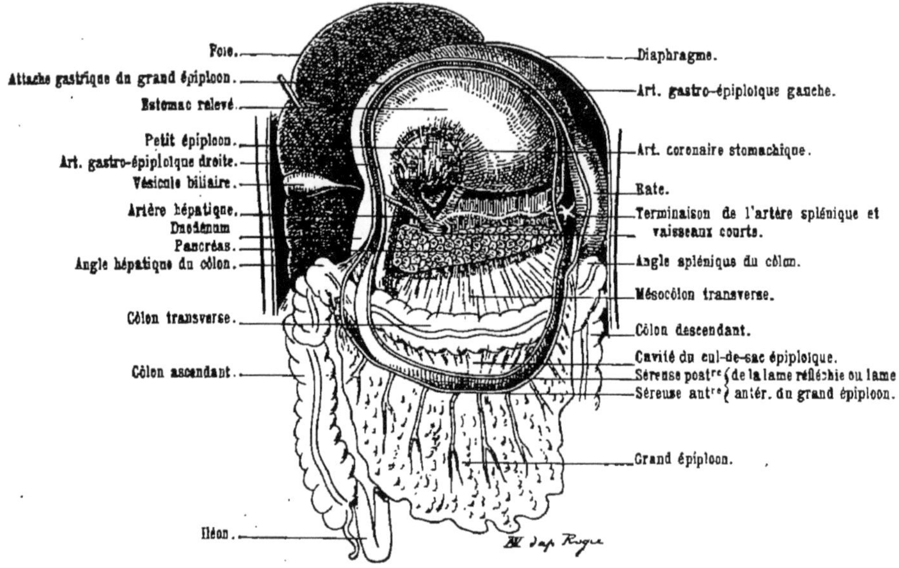


FIG. XIX. — *Vue de la face postérieure de l'estomac et du contenu de la poche rétro-stomacale, après section transversale du ligament gastro-colique et renversement de l'estomac en haut* (d'après Rogie; empruntée à Fredet [291]).

D'autre part, chez l'*adulte*, la cavité de la poche rétro-stomacale prolongée en bas par la cavité du cul-de-sac épiploïque, est parfois plus ou moins oblitérée par des processus d'accolement normaux ou pathologiques. En d'autres termes le ligament gastro-colique *est parfois fusionné sur toute sa hauteur, avec la face supérieure du mésocôlon transverse.* Dans de semblables cas il n'est pas possible de pénétrer dans la poche rétro-stomacale en utilisant la voie trans-mésogastrocolique. Cependant cette éventualité n'est pas si fréquente qu'il est classique de le dire, comme le remarque Fredet qui a cherché à élucider cette question [291[f], 291 *bis*[a]] : « ... Il importe de savoir quelle est l'étendue de la lame restée *libre*, entre l'estomac et le côlon transverse (ligament gastro-colique). *Au-dessous du pylore*, et dans la région pylorique, la lame réfléchie (feuillet antérieur du grand épiploon) se soude presque immédiatement au mésocôlon transverse, loin du côlon par conséquent. Le ligament gastro-colique est dense, mais sa hauteur est très minime. Il en est ainsi jusque vers la ligne *médiane*. Au delà de ce point et jusqu'à l'angle splénique, la soudure est reportée sur le côlon ou au-dessous de lui; des brides faciles à rompre unissent seulement la face postérieure du ligament gastro-colique mince et fenêtré au mésocôlon transverse ou à la lame directe (feuillet postérieur du grand épiploon) de l'épiploon. Tels

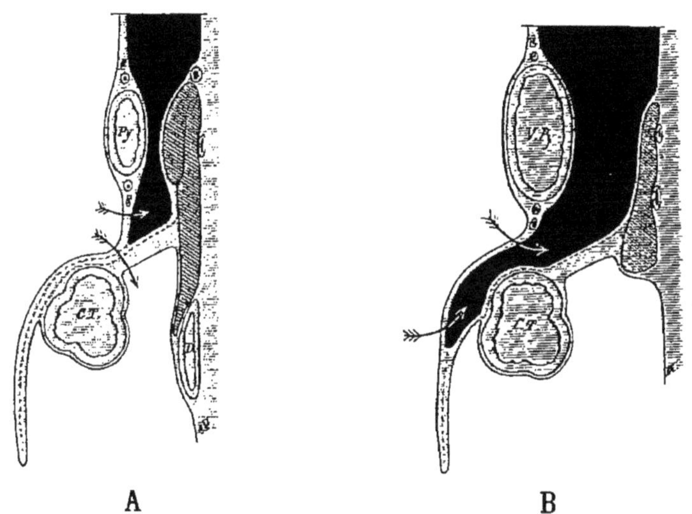


FIG. XX. — *Coupes sagittales schématiques passant l'une par le pylore* (coupe A), *l'autre par le vestibule pylorique* (coupe B).

En **A**, au niveau du pylore : « ... le ligament gastro-colique est dense, mais sa hauteur est très minime... » (Fredet.)
En **B**, au contraire, c'est-à-dire *à gauche* de la ligne médiane, la hauteur du ligament gastro-colique est supérieure à 6 centimètres (Fredet). C'est donc en s'éloignant autant que possible du pylore et en se portant vers la gauche qu'on aura le plus de chance de pénétrer sûrement dans la poche rétro-stomacale.

sont les faits observés par Buy sur 100 sujets adultes. La hauteur attribuée par cet auteur au ligament gastro-colique varie entre 1 et 6 centimètres. Il est certainement des cas où le bord de l'estomac touche presque le mésocôlon dans la région pylorique. Par contre, à gauche de la ligne médiane la hauteur de la lame réfléchie de l'épiploon est supérieure à 6 centimètres. Une conclusion *pratique* découle de la disposition que nous venons de décrire : *Pour ouvrir sûrement l'arrière-cavité des épiploons, c'est-à-dire pour rencontrer sûrement une lame réfléchie indépendante, il faut :* 1° *se tenir près de l'estomac ;* 2° *s'éloigner autant que possible du pylore et se porter vers la gauche.* Sinon on se trouve *au-dessous* du fond du sac ; la lame réfléchie du grand épiploon et le mésocôlon transverse forment une masse indivise. En persistant à sectionner dans l'espoir d'entrer dans l'arrière-cavité des épiploons, on s'expose à traverser purement et simplement le mésocôlon transverse et à blesser ses vaisseaux. L'accident est arrivé à plusieurs chirurgiens au cours des pylorectomies... » (Fredet [291 *bis*[a]]).

Telles sont, exposées d'une manière aussi lumineuse que précise, les déductions *chirurgicales* qu'a tirées Fredet de l'*anatomie* du péritoine, dans son incomparable travail sur cette question. Il nous a paru utile et légitime de rappeler la pensée entière de Fredet, ne serait-ce qu'en considération de la brièveté de la plupart des traités de technique opératoire en ce qui concerne cette importante question de chirurgie abdominale.

Il est bien évident que le seul gros danger de la *voie trans-mésogastro-colique*, consiste dans *la blessure d'une des artères du côlon transverse*, au cas où, la cavité du cul-de-sac épiploïque étant oblitérée, « on persisterait à sectionner le ligament gastro-colique dans l'espoir d'entrer dans la poche épiploïque... » (Fredet). Sans doute, en observant *à la lettre* les préceptes nettement posés par Fredet, on devra presque toujours rencontrer un ligament gastro-colique indépendant du mésocôlon transverse, c'est-à-dire n'étant pas accolé à ce dernier. Mais Fredet a nécessairement envisagé l'anatomie *normale*. Or, *en pratique*, il faut parfois compter avec des sujets ayant eu une affection de voisinage capable de provoquer des adhérences péritonéales, oblitérant plus ou moins le cul-de-sac épiploïque. D'autre part, le ligament gastro-colique est assez souvent épais, infiltré de graisse.

Dès lors, dans de tels cas, le chirurgien pourrait émettre quelques doutes sur l'existence d'une cavité libre en arrière du ligament gastro-colique, et, par suite, hésiter à inciser cet épais feuillet. Il est cependant une manœuvre très simple qui permet d'être fixé sur ce point d'une façon très nette. Cette manœuvre consiste à *effondrer* le *petit épiploon* dans sa portion moyenne avasculaire, et cette brèche étant faite, à *introduire une main de haut en bas, derrière l'estomac, dans la poche rétro-stomacale, comme si l'on voulait aller effondrer avec l'extrémité des doigts le fond de la poche épiploïque*. Dans ces conditions, deux cas peuvent se présenter :

1) Ou bien le cul-de-sac épiploïque est *libre* et descend plus ou moins bas *au-dessous* de la grande courbure de l'estomac ; dans ce cas les extrémités des doigts explorateurs chargent *en avant* un feuillet plus ou moins épais *qui ne peut être autre chose qu'un ligament gastro-colique* ;

2) Ou bien le cul-de-sac épiploïque est plus ou moins *oblitéré*, ne dépassant pas la grande courbure ; et alors les doigts explorateurs buttent en arrière de l'estomac, sur le fond d'un cul-de-sac, et n'arrivent pas à transparaître au-dessous de la grande courbure. Il faut alors renoncer à la voie trans-mésogastrocolique : le ligament gastro-colique est intimement

fusionné à la face supérieure du mésocôlon transverse. Personnellement, cette manœuvre rapide et très simple nous a toujours permis d'agir en toute connaissance de cause, c'est-à-dire avec sécurité.

D'ailleurs, selon nous, la ligature des deux *artères gastro-épiploïques*, la droite et la gauche, ne doit être exécutée qu'après avoir constaté *au préalable* qu'*au niveau où doit porter la ligature, le ligament gastro-colique est nettement séparé du mésocôlon transverse.* C'est le seul moyen infaillible pour éviter de charger en même temps qu'une des artères gastro-épiploïques, une des branches du côlon transverse. On voit donc que la manœuvre indiquée plus haut mérite d'être adoptée *d'une façon systématique* dans tous les cas où l'on aura le moindre doute sur l'existence d'un ligament gastro-colique indépendant du mésocôlon transverse.

On sait que les indications et les contre-indications de la pylorectomie pour cancer reposent sur l'*exploration absolument systématique* des connexions de la tumeur avec les organes voisins et, en particulier, de ses connexions *postérieures*, car « ... c'est en arrière du pylore qu'est la zone dangereuse... » (Terrier et Hartmann [358[b]]).

On sait également que pour faire cette exploration, Von Hacker a conseillé, dès l'année 1885, d'introduire deux doigts en arrière de l'estomac, l'un de haut en bas, à travers le petit épiploon, qu'on effondre dans un espace avasculaire, l'autre de bas en haut à travers un orifice fait dans le ligament gastro-colique. A l'aide des deux doigts explorateurs ainsi introduits dans l'arrière-cavité des épiploons, il devient facile d'apprécier les connexions de la tumeur avec la région pancréatique et aussi l'état des ganglions prévertébraux (métastase possible contre-indiquant toute résection). Ce mode d'exploration est d'ailleurs employé systématiquement par tous les chirurgiens, depuis plusieurs années. La traversée du *petit épiploon*, après effondrement de sa zone moyenne avasculaire — pars flaccida de Toldt — est toujours très simple. Par contre, la traversée du *ligament gastro-colique* est parfois délicate, quand, par exemple, ce ligament est épais, infiltré de graisse, chargé de ganglions néoplasiques, ou bien quand il est très court ou rétracté, l'espace libre entre la grande courbure et le côlon transverse étant alors très restreint ou même nul, comme l'a bien montré Cunéo [287]. Dans tous ces cas on pourrait hésiter à inciser le ligament gastro-colique, par crainte, — très légitime, — d'intéresser le mésocôlon transverse. Il nous semble donc qu'ici encore il y a intérêt à n'inciser le ligament gastro-colique qu'après l'avoir mis en évidence et chargé sur l'extrémité de deux ou trois doigts introduits de haut en bas, en arrière de l'estomac, à travers le petit épiploon effondré. C'est d'ailleurs une pratique que nous avons vu appliquer plusieurs fois par notre maître, M. le Professeur Hartmann, à l'occasion de la pylorectomie, précisément dans les cas où le ligament gastro-colique étant très court et très épais, sa section pratiquée d'emblée aurait pu être dangereuse pour le mésocôlon transverse.

La main étant introduite de *haut en bas*, en arrière de l'estomac, à travers une brèche faite au petit épiploon, le côlon transverse étant tiré en bas,

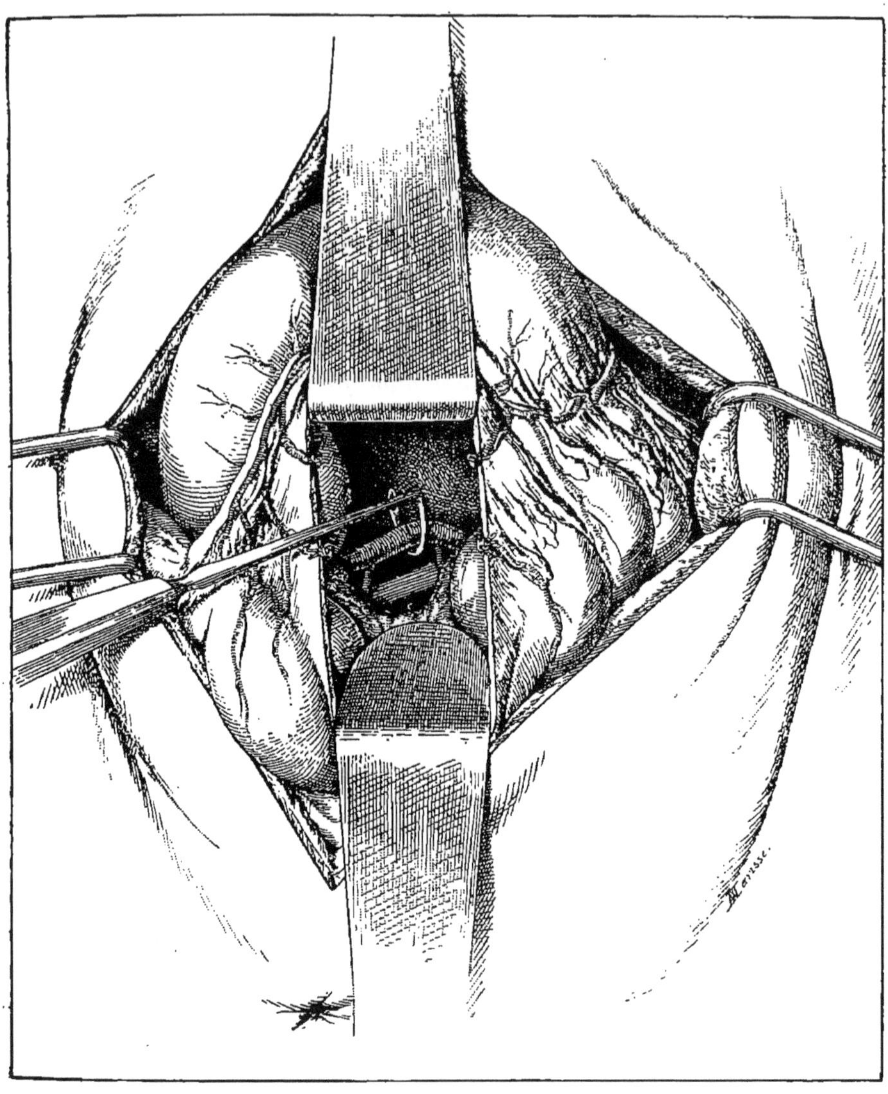

FIG. XXI. — *Découverte de l'artère splénique au tiers moyen de son trajet; voie trans-mésogastrocolique.*

La découverte porte au niveau de la *poche rétro-stomacale*, à la partie moyenne du corps du pancréas. (D'après nature, sujet placé en lordose dorso-lombaire. Réduction de moitié.)

L'abdomen a été ouvert au moyen d'une incision longitudinale gauche, para-médiane. Sur ce sujet, de même que sur les figures 29 p. 82 et XV, p. 287, les deux lèvres de la plaie ont été écartées à leur *maximum*, dans le sens transversal.

Le ligament gastro-colique a été incisé transversalement sur une étendue de 3 centimètres, immédiatement *au-dessous* de l'arcade des vaisseaux gastro-épiploïques. On a dû mettre quatre petites ligatures sur des branches épiploïques. A travers la brèche ligamenteuse, on a introduit deux larges valves malléables. L'une, *supérieure*, a été incurvée en crochet : elle charge et attire en haut la grande courbure de l'estomac, ainsi que l'arcade des vaisseaux gastro-épiploïques et la lèvre supérieure de la brèche du ligament gastro-colique. L'autre valve, placée *inférieurement*, déprime et attire en bas la lèvre inférieure de la brèche gastro-colique, le côlon transverse et le bord supérieur du corps du pancréas, ce dernier ayant été décollé au préalable.

Dans le fond de la plaie, on aperçoit l'artère et la veine spléniques; en arrière de l'artère, on voit la face postérieure de l'estomac (grosse tubérosité).

le ligament gastro-colique se tend, en partie chargé sur l'extrémité des doigts de la main exploratrice : « ... on choisit un endroit où le ligament soit mince et transparent, on reconnaît l'*artère gastro-épiploïque* à 2 ou 3 centimètres de la grande courbure. *Au-dessous* de cette artère — (et non au-dessus pour éviter la section des nombreuses branches qu'elle donne à l'estomac) — on incise le ligament, puis on agrandit cette ouverture, en liant les deux bouts des vaisseaux épiploïques qui donnent... Il faut inciser tout près de l'artère gastro-épiploïque pour tomber sûrement dans l'arrière-cavité et ne pas s'égarer dans le mésocôlon transverse... » (Guibé [228[b]]). Une valve malléable (1) assez large sera incurvée à angle aigu et sur le crochet ainsi formé on chargera la grande courbure de l'estomac en l'attirant en haut. Cette valve doit charger la grande courbure avec l'arcade des gastro-épiploïques. Une autre valve malléable, incurvée à angle obtus, déprimera le côlon transverse, l'attirant en bas. On aperçoit alors le plancher de la poche rétro-stomacale ; on voit et on sent la saillie du corps pancréatique. L'artère splénique sera facilement découverte, dépassant par une sinuosité le bord supérieur de la glande, ou restant cachée immédiatement derrière ce bord qu'il faudra alors décoller. Au-dessous de l'artère est la grosse veine splénique.

3. **Voie trans-mésocolique** (fig. XVI, XVII, XXII). — On aborde la poche rétro-stomacale de bas en haut, par une brèche faite au *mésocôlon transverse* (premier repère). On procède comme dans le premier temps de la *gastro-entérostomie postérieure trans-mésocolique de von Hacker :* « ... Le côlon transverse étant reconnu est attiré avec l'épiploon, relevé vers la partie supérieure de la plaie... On examine alors le mésocôlon et on y recherche la longue arcade artérielle formée par l'anastomose de l'artère colique gauche supérieure : *il est capital de ne pas blesser cette arcade, ce qui risquerait d'amener la gangrène du côlon.*

Dans les cas où le mésocôlon transverse est très large et transparent, rien n'est plus facile que de trouver un endroit avasculaire assez étendu où on pourra perforer le mésocôlon ; cela est plus difficile avec les mésocôlons

(1) Nous recommandons vivement l'emploi de larges valves malléables pour écarter l'estomac, l'intestin, le pancréas, le foie, etc., c'est-à-dire tous les organes délicats sur lesquels les tractions *doivent être toujours très modérées.* Lorsqu'on dispose d'aides expérimentés, il est certain que n'importe quel écarteur est bon. Par contre, dans les cas où l'on ne dispose que d'aides inexpérimentés (chirurgie d'urgence) et surtout lorsque l'aide inexpérimenté est inattentif ou au contraire cherche à tirer sur une valve avec trop de zèle et d'énergie, l'emploi des valves malléables présente de précieux avantages. Il n'est pas possible, même en s'y efforçant, d'exercer une forte traction sur ces valves dont le manche est mince, plat et glissant dans la main. D'autre part, en donnant à ces valves les courbures que l'on désire, on les adaptera toujours d'une façon parfaite au but désiré. La valve malléable est tout aussi précieuse pour la chirurgie viscérale — en général — qu'elle l'est en particulier pour la chirurgie de l'encéphale.

graisseux ou rétractés : il peut même en pareil cas ne plus y avoir assez de place entre la paroi abdominale postérieure et l'anse artérielle pour qu'on fasse l'anastomose rétro-colique : on peut alors être obligé de passer en avant du côlon, mais c'est là un cas absolument exceptionnel.

Ayant reconnu l'arcade artérielle qui longe le bord adhérent du côlon, on effondre ou on incise le méso à quelque distance des vaisseaux et parallèlement à eux. Cette incision sera faite assez près du rachis et un peu à gauche, car on est plus sûr en ce point d'entrer directement dans l'arrière-cavité des épiploons ; plus à droite la cavité n'existe plus : on peut trouver les feuillets du méso adhérents à la paroi gastrique... » (Guibé [228c]).

Le centre du mésocôlon transverse est ordinairement dépourvu de vaisseaux importants. Toutefois, il peut exister certaines dispositions artérielles modifiant le type ordinaire; Okinczyc en a figuré quelques-unes [275 *bis*]. C'est ainsi qu'on trouve parfois une ou deux fortes branches constituant une seconde arcade artérielle anastomotique parallèle et concentrique par rapport à l'arcade principale qui longe l'intestin. D'autres fois, comme l'a noté Fredet, il existe une artère colique moyenne accessoire qui coupe le mésocôlon transverse dans toute sa hauteur. En pratique, il suffit de bien y regarder avant de faire la brèche trans-mésocolique. Les artères sont sans doute bien difficiles à voir ; mais elles sont accompagnées très fidèlement par des veines bien visibles.

La brèche mésocolique étant pratiquée au niveau d'une zone avasculaire on ira explorer la paroi postérieure de la poche rétro-stomacale. Une valve malléable incurvée à angle aigu, charge la lèvre supérieure de la brèche mésocolique (c'est-à-dire la lèvre située vers le bord viscéral du mésocôlon transverse); en même temps, par son bec qui s'insinue dans la poche rétro-stomacale, cette valve déprime vers le haut la saillie parfois prononcée de la face postérieure de l'estomac. D'autre part, un petit écarteur de Farabeuf attire en bas la lèvre inférieure de la brèche mésocolique (c'est-à-dire la lèvre située vers la racine du mésocôlon transverse). Dès lors l'arrière-cavité des épiploons est largement exposée. A la partie inférieure de la brèche ainsi élargie on aperçoit la saillie transversale et un peu ascendante du corps pancréatique, facile à palper (deuxième repère).

Souvent on apercevra le sommet d'une ou de deux des sinuosités de l'artère splénique, venant émerger au-dessus du bord supérieur de la glande : dénuder une de ces anses et la charger de bas en haut constituera un acte opératoire aisé.

A ce niveau, il n'y a rien à craindre, le bord supérieur du pancréas passant au-devant du tiers supérieur de la face antérieure du rein gauche, bien au-dessus des éléments du pédicule rénal.

Si la splénique reste entièrement cachée derrière le corps pancréatique,

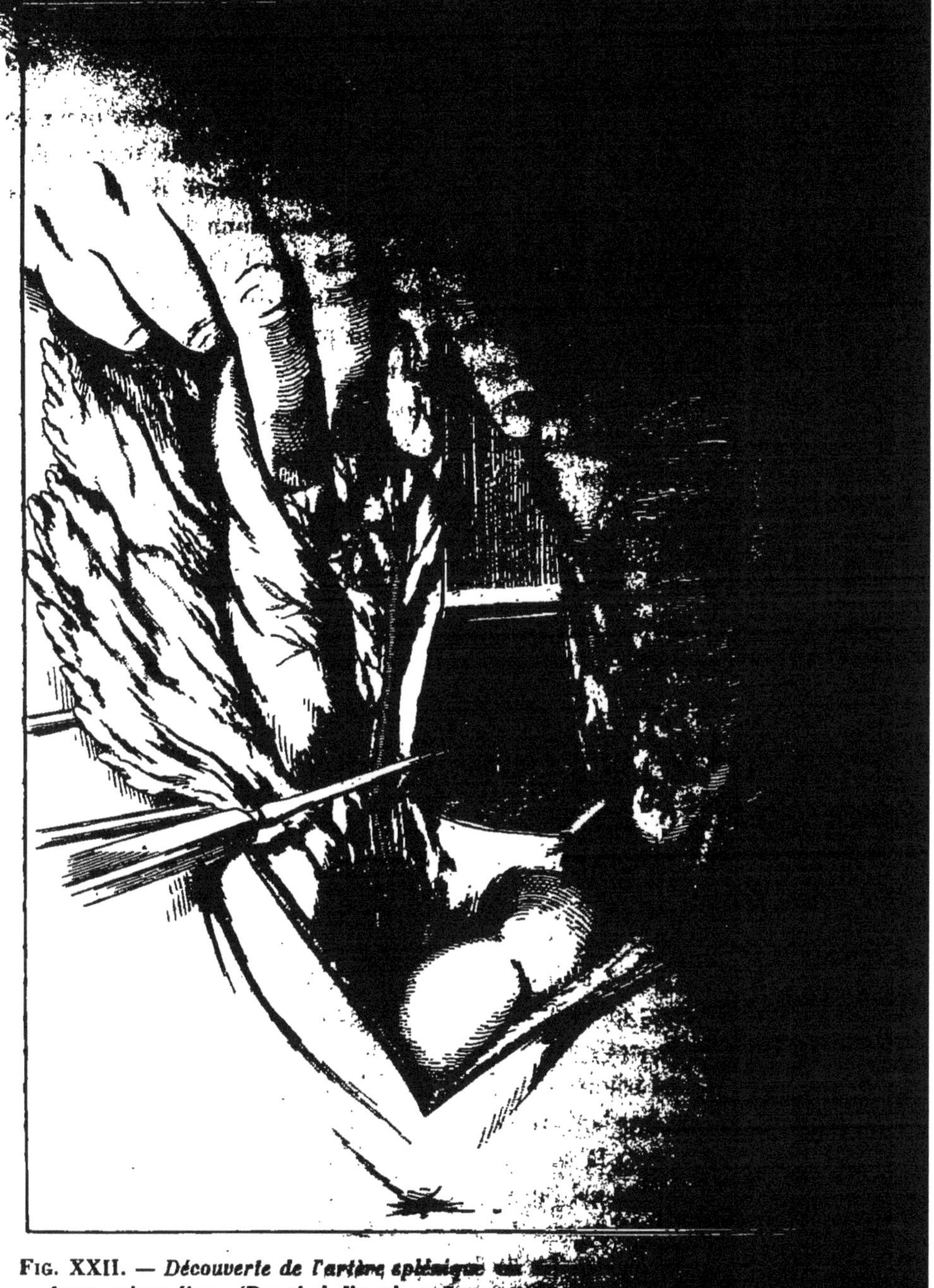

Fig. XXII. — *Découverte de l'artère splénique* [illegible] *trans-mésocolique.* (Dessiné d'après [illegible] Réduction de moitié.)

Laparotomie sus-ombilicale, longitudinale [illegible]
Le côlon transverse a été attiré avec le [illegible] la plaie. Sur le mésocôlon transverse [illegible] ayant bien soin de choisir la [illegible] duit une large valve malléable [illegible] et le sommet de l'arcade [illegible] valve malléable déprime la [illegible] teur de Farabeuf accroche [illegible] ainsi le corps [illegible] nique, de la [illegible]
En bas de la plaie, on [illegible] rique supérieure [illegible]
On traverse dans [illegible] que nous [illegible]

il sera nécessaire d'inciser le péritoine pariétal postérieur le long et au ras du bord supérieur du pancréas. Ce bord étant prudemment décollé et abaissé on trouvera l'artère et au-dessous d'elle la veine splénique qui s'est rapprochée de l'artère. En ce point artère et veine pourront être liées sans danger. Toutefois la veine, plus inférieure que l'artère passe, dans la profondeur, au-devant du pédicule de la capsule surrénale gauche ; la veine splénique demande donc à être dénudée avec encore plus de prudence que l'artère.

### III. — Découverte de l'artère splénique au niveau de sa terminaison.

*Ligature au niveau de la queue du pancréas ou de la limite gauche de la poche rétro-stomacale, ou du hile de la rate.*

Au niveau de sa terminaison, l'artère splénique peut être abordée et découverte ou liée en deux régions différentes :

1° Soit au niveau de *la limite gauche de la poche rétro-stomacale*, c'est-à-dire en pleine arrière-cavité des épiploons ;

2° Soit au niveau du *hile de la rate*, c'est-à-dire dans la *loge splénique*, à gauche et en dehors de la poche rétro-stomacale.

En abordant l'artère au niveau de la limite gauche de la poche rétro-stomacale, c'est au *tronc* de cette artère qu'on a affaire, au tronc encore indivis, ou, tout au plus, à l'origine de ses deux grosses branches de bifurcation. Par contre, en abordant l'artère au niveau du hile de la rate, c'est aux *branches de subdivision terminales* de l'artère qu'on a affaire : au ras du hile ou en compte de six à huit.

On voit, en résumé, qu'il s'agit là de deux procédés bien distincts au double point de vue anatomique et technique. Nous maintiendrons, dans ce chapitre, la distinction fondamentale que nous venons d'établir. Toutefois, il nous a semblé logique et utile de décrire parallèlement ces deux procédés, parce que, *dans la pratique*, à l'occasion de la *splénectomie*, le chirurgien se trouve dans la nécessité d'adopter, suivant les cas, soit la découverte et la ligature du *tronc* de la splénique dans la *poche rétro-stomacale*, soit la découverte et la ligature des *branches terminales* de l'artère au niveau du *hile de la rate*, à gauche et en dehors de la poche rétro-stomacale, par conséquent.

Sans doute, le plus souvent les chirurgiens se sont bornés à jeter une ou plusieurs ligatures sur le pédicule de la rate, au voisinage du *hile* de cet organe. Mais il n'en est pas moins vrai que toutes les fois que pour une raison quelconque (rate à pédicule très court, rate adhérente dont on ne peut bien exposer le pédicule, etc.), on ne pourra pas lier avec facilité et sécurité le pédicule de la rate *au niveau du hile*, il sera nécessaire d'aller chercher le *tronc* de l'artère, avant qu'il se soit épanoui en son éventail de branches terminales, c'est-à-dire au niveau de *la limite gauche de la poche rétro-stomacale*. D'ailleurs, nous essaierons de montrer que la *ligature en masse du pédicule splénique*, telle qu'elle est couramment pratiquée et préconisée, comporte certains inconvénients que nous considérons comme assez sérieux pour engager le chirurgien à adopter un procédé de ligature moins simpliste que la ligature *en masse* du pédicule, mais plus anatomique et surtout beaucoup plus chirurgical. Ce procédé consiste précisément à aller lier de parti pris le *tronc* de la splénique *au niveau de l'extrémité gauche de la poche rétro-stomacale*, au moins toutes les fois que la rate ne possède pas un long pédicule, ou bien que ce pédicule est difficile à bien exposer.

La technique *précise* de la ligature des vaisseaux spléniques au niveau de leur *terminaison* doit reposer sur la connaissance *précise* des rapports de ces vaisseaux avec les *ligaments de la rate* et avec la *queue du pancréas*.

D'une part, en effet, les vaisseaux spléniques sont inclus dans des mésos qui constituent les attaches de la rate.

D'autre part, nous essaierons de montrer, en nous appuyant sur des arguments d'ordre expérimental et clinique, que dans toute ligature du pédicule splénique *il y a grand intérêt à éviter la blessure de la queue du pancréas*. C'est, selon nous, une question très importante dont on n'a pas assez tenu compte jusqu'ici, puisque certains chirurgiens (Billroth, Jonnesco, Vanverts, etc.) n'hésitent pas à comprendre dans leur ligature une portion plus ou moins étendue de la queue du pancréas.

C'est seulement en ayant bien dans les yeux la disposition anatomique *schématique* des vaisseaux spléniques par rapport aux attaches de la rate et à la queue du pancréas qu'il sera possible de travailler en toute connaissance de cause sur ces vaisseaux dont la ligature correcte constitue un temps capital dans la splénectomie. Il nous semble donc utile de rappeler, en nous plaçant spécialement au point de vue chirurgical, la disposition des vaisseaux spléniques par rapport aux ligaments de la rate et à la queue du pancréas.

**Disposition des ligaments de la rate et des vaisseaux qu'ils renferment.** — Dans le tiers terminal de son trajet, le tronc de l'artère splénique (ainsi que le tronc de la veine homonyme), naguère caché *derrière le corps* du pancréas, atteint : « ... le *bord supérieur* de la glande avant sa terminaison, il l'échancre fortement et les deux vaisseaux passent sur la *face antérieure* de la glande, pour s'y diviser presque aussitôt en branches terminales... » (Wiart). La queue du pancréas, dont les vaisseaux spléniques ont ainsi *écrêté* le bord supérieur, se trouve donc *en arrière* de ces vaisseaux derrière lesquels elle paraît s'enfoncer.

Les deux troncs vasculaires se divisent le plus souvent «... non pas au milieu même du grand axe de la rate, mais *à l'union* de son tiers *inférieur* avec son tiers *moyen*, suivant deux modalités : ou bien à quelques centimètres du viscère, ou bien à son contact même... » (Pigache et Worms, voy. p. 241). De toutes façons, les *branches de division* des vaisseaux spléniques destinées à la rate, émettent 6 à 8 vaisseaux courts et l'artère gastro-épiploïque gauche; toutes ces branches gastriques naissent bien près des lèvres du hile de la rate (p. 253).

Tous ces vaisseaux: *tronc* splénique encore indivis, branches *terminales* destinées à la rate, branches *collatérales* destinées à l'estomac, vont régir la disposition des deux ligaments essentiels de la rate: ligament ou méso *pancréatico-splénique* (*ligamentum phrenico-lienale, B. N. A.*), ligament ou méso-*spléno-gastrique* (*ligamentum gastro-lienale, B.N.A.*). Nous allons essayer d'exposer d'une façon aussi schématique que possible la disposition de ces deux ligaments.

Cette disposition est facile à saisir si l'on procède du simple au composé, c'est-à-dire si l'on considère d'abord la *disposition embryonnaire primitive* du mésogastre postérieur et de la rate, pour terminer par l'étude de la *disposition définitive ou adulte.*

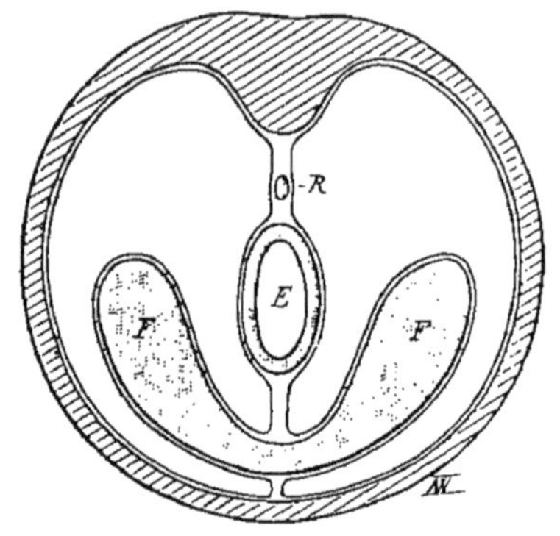


FIG. XXIII. — *Coupe transversale schématique destinée à montrer la disposition sagittale, primitive du mésogastre postérieur.*

Dans l'épaisseur de ce mésogastre sont inclus la rate (R) et l'estomac (E); F, foie, encore symétrique.

On sait que primitivement la grande courbure de l'estomac est rattachée à la paroi abdominale postérieure par une lame sagittale : le *mésogastre postérieur* (fig. XXIII).

De bonne heure, par suite d'un mécanisme assez complexe sur lequel nous n'avons pas à insister, l'estomac subit une rotation autour de son axe vertical, et entraîne à gauche par l'intermédiaire de sa grande courbure, le mésogastre postérieur qui s'attache précisément à cette grande courbure (fig. XXIV). Ainsi se forme, en arrière de l'estomac, une sorte de *poche rétro-stomacale*, la poche mésogastrique (*recessus inferior omentalis B.N.A.*), dont la paroi antérieure est représentée par la face postérieure de l'estomac, tandis que la paroi postérieure est constituée par le mésogastre postérieur. La poche s'ouvre *à droite* par un orifice limité en haut par l'arc de la coronaire stomachique, en bas par l'arc de l'artère hépatique ; en avant par la petite courbure de l'estomac . Ce mésogastre postérieur qui contient dans son épaisseur le pancréas, les vaisseaux spléniques, l'ébauche de la rate, est tout d'abord indépendant, flottant avec l'ensemble de son contenu (fig. XXIV). Assez rapidement, cependant, la lame mésogastrique s'accole à la paroi abdominale postérieure revêtue du péritoine pariétal), cet accolement progressant de droite à gauche, et s'étendant de la ligne médiane (racine ou insertion primaire du mésogastre) jusqu'au voisinage de la face antérieure du rein gauche (insertion secondaire ou définitive du mésogastre postérieur). Ainsi se trouve définitivement soudée à la paroi abdominale postérieure assez loin vers la gauche, la majeure partie du mésogastre postérieur (fig. XXV). Dans cette partie du mésogastre accolé se trouvent inclus le pancréas — moins sa queue —, et le tronc de l'artère et de la veine spléniques. Au delà de cette zone d'accolement, vers la gauche, il subsiste une portion du mésogastre qui reste *flottante* ; elle s'implante d'une part *en arrière* sur la paroi abdominale postérieure, loin de la ligne médiane, à gauche, et d'autre part *en avant* sur la grande courbure de l'estomac, constituant une lame flottante, *pariéto-gastrique :* on l'appelle communément *ligament phrénico-gastrique* (pour cette raison qu'*en arrière*, c'est le *diaphragme* qui constitue à ce niveau le plan sous-péritonéal de la paroi abdominale postérieure). D'autre part, nous l'avons rappelé, l'accolement du mésogastre postérieur a pour résultat d'appliquer et de souder sur la paroi abdominale postérieure la glande pancréatique — moins sa queue. Cette dernière reste donc flottante avec l'ensemble du ligament pariéto-gastrique ou phrénico-gastrique. On a donné le nom de ligament *pancréatico-gastrique* à la portion *inférieure* de la lame phréno-

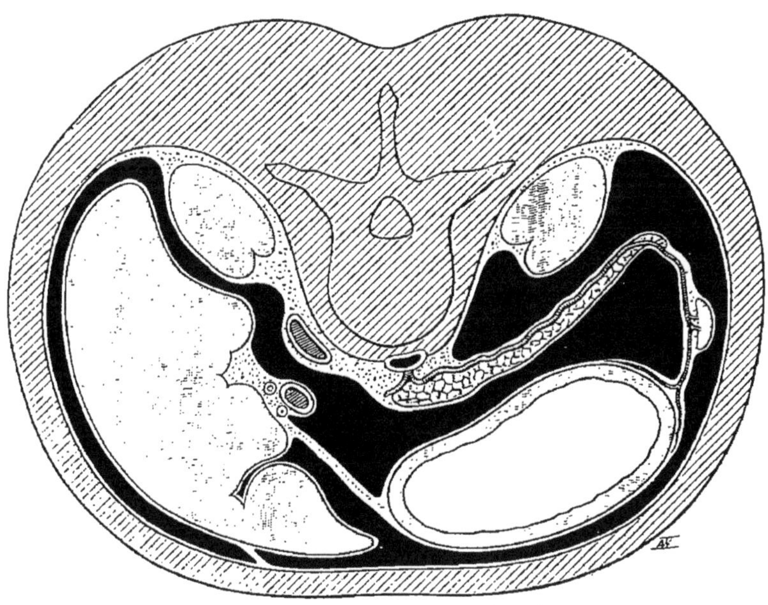

FIG. XXIV. — *Formation de la poche rétro-stomacale.* (Figure demi-schématique, en partie d'après Fredet.)

L'estomac, primitivement orienté dans le sens sagittal (fig. XXIII), s'est orienté définitivement en position transversale, d'où la formation de la poche mésogastrique rétro-stomacale. Au stade représenté ici, le mésogastre postérieur est encore libre et flottant.

gastrique, portion située *au niveau de la queue du pancréas.*

La rate se développe précisément dans l'épaisseur du mésogastre resté flottant, c'est-à-dire dans l'épaisseur du ligament $\left.\begin{matrix}\textit{phréno-}\\ \textit{pancréatico}\end{matrix}\right\}$ *gastrique.*

I. — DANS UNE PREMIÈRE PHASE (fig. XXV), la demi-sphère splénique, encore peu développée, fait simplement saillie sous le feuillet séreux externe ou gauche du mésogastre postérieur. Située à mi-chemin entre l'insertion pariétale et l'insertion gastrique du mésogastre postérieur, la position de la rate permet de subdiviser en *deux segments principaux* la lame du mésogastre postérieur restée flottante : un *segment postérieur* ou *rétro-splénique*, ou juxta-pariétal, qui peut être considéré comme un ligament attachant la rate, *en arrière*, à la paroi abdominale postérieure (ou mieux : au diaphragme et au pancréas) — et un *segment antérieur* ou *pré-splénique*, ou juxta-stomacal qui peut être considéré comme un ligament attachant la rate, *en avant*, à la grande courbure de l'estomac.

Le segment *postérieur* contient dans son épaisseur la *queue* du pancréas avec la partie terminale du *tronc* des vaisseaux spléniques ainsi que leurs branches terminales destinées à la rate : on l'appelle le *ligament pancréatico-splénique* (*ligamentum phrenico-lienale*, B. N. A.); c'est, en réalité, un ligament phréno-pancréatico-splénique.

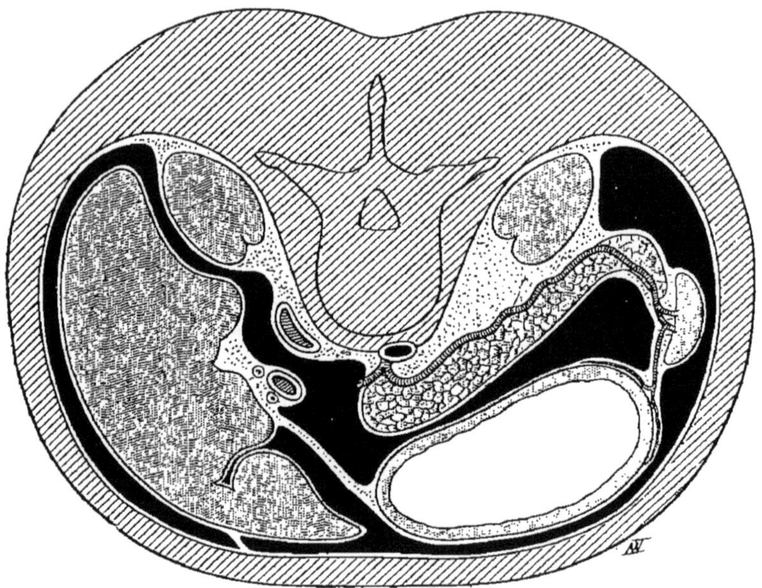

FIG. XXV. — *Soudure partielle et définitive du mésogastre postérieur (et du pancréas) à la paroi abdominale postérieure.*

La portion du mésogastre postérieur comprise entre la limite gauche de sa soudure et la grande courbure de l'estomac, reste flottante et libre; elle constitue une lame pariéto-gastrique, contenant les vaisseaux spléniques avec la rate et la queue du pancréas. C'est cette portion restée flottante qui constituera les attaches définitives de la rate : ligament phréno-pancréatico-splénique en arrière, ligament spléno-gastrique en avant.

Noter qu'au stade représenté sur cette figure, la rate est encore peu développée, faisant simplement saillie sous le feuillet séreux externe ou gauche de la lame pariéto-gastrique. Ultérieurement, quand la rate aura acquis son développement complet, on la verra s'énucléer, pour ainsi dire, de la lame pariéto-gastrique et se pédiculiser (voy. fig. XXVI).

Le segment *antérieur* contient dans son épaisseur les vaisseaux courts et la gastro-épiploïque gauche; c'est le ligament *spléno-gastrique* (ou gastro-splénique, *ligamentum gastro-lienale*, B. N. A.).

A cette phase *primitive* ces deux ligaments sont orientés dans le sens sagittal ou antéro-postérieur, dans le prolongement l'un de l'autre (fig. XXV). Ils constituent une cloison *phréno-pancréatico* } ...*spléno*... { *gastrique*, au milieu et à la face externe de laquelle est enchâssée la demi-sphère splénique, sa face convexe tournée vers la gauche, en dehors. Il est aisé de comprendre que la division du mésogastre postérieur (non soudé) en deux segments distincts, l'un pré-splénique, l'autre rétro-splénique, ne saurait exister qu'au niveau de la rate : *au-dessus* et *au-dessous* de ce viscère, la lame mésogastrique conserve sa disposition simple de lame pariéto-gastrique. Comme corollaire on doit admettre que les deux ligaments pancréatico-splénique et spléno-gastrique se continuent l'un

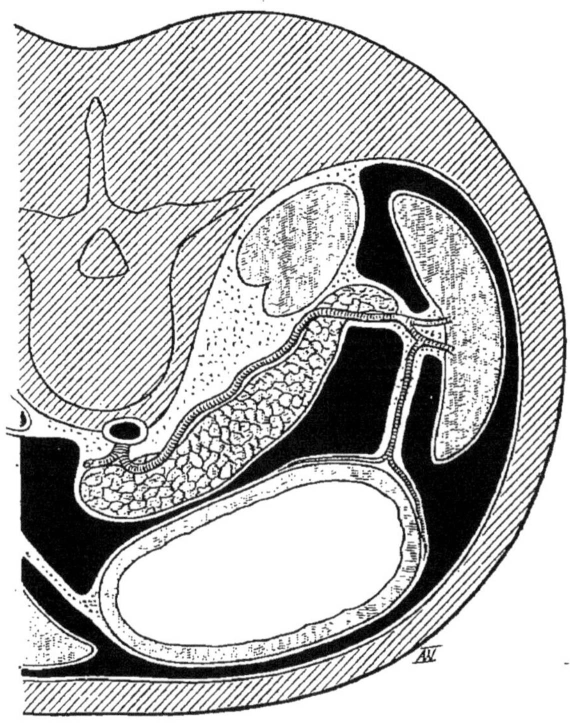

FIG. XXVI. — *Coupe transversale schématique destinée à mettre en évidence la disposition fondamentale des attaches de la rate, à l'état définitif.*

On voit qu'en définitive l'appareil ligamenteux de la rate comprend trois portions distinctes :

1° Une portion *postérieure*, contenant la *queue* du pancréas, le *tronc* de l'artère et de la veine spléniques, et l'*origine* des branches de division de ces vaisseaux : c'est le ligament *phréno-pancréatico-splénique* proprement dit ;

2° Une portion *antérieure* contenant les *vaisseaux courts* (et le segment initial de l'artère gastro-épiploïque gauche) : c'est le ligament *spléno-gastrique* proprement dit ;

3° Une portion *moyenne*, intermédiaire aux deux précédentes; elle est *juxta-hilaire*; elle contient uniquement les branches de subdivisions ultimes destinées uniquement à la rate ; on peut la considérer comme formant *le pédicule propre* de la rate.

En prenant la rate à pleines mains, par sa face convexe, on peut la faire pivoter en avant ou en arrière autour d'un axe vertical passant par cette portion *moyenne* de l'appareil ligamenteux de la rate : c'est une *sorte de charnière verticale juxta-hilaire*.

En réalité, cette décomposition de l'appareil ligamenteux de la rate en trois portions distinctes ne se voit pas sur les coupes de sujets congelés. Il faut, pour la mettre en évidence, attirer la rate à gauche et en avant à travers une incision de la paroi abdominale. La distinction que nous avons faite correspond donc essentiellement à une disposition anatomique *secondaire* ou *provoquée* : c'est sur la rate ainsi exposée que l'*anatomiste* verra *le mieux* la constitution de son appareil ligamenteux; c'est cette disposition anatomique provoquée que le *chirurgien* réalise en pratique, chaque fois qu'il cherche à bien exposer le pédicule de la rate, au cours de la *splénectomie*.

l'autre sans la moindre transition, *au-dessus* et *au-dessous* de la rate. (Voy. fig. XIX et XXVII.)

II. — Dans une seconde phase (fig. XXVI) la rate s'accroît considérablement : elle *s'évagine* alors, pour ainsi dire, de la face gauche du mésogastre postérieur *en entraînant ses vaisseaux nourriciers*. En d'autres termes, *la rate s'est pédiculisée*. Naguère flottante dans le sens transversal, mais seulement avec l'*ensemble* du mésogastre splénique, — ou lame { *phréno-* / *pancréatico* } ...*spléno*... { *gastrique*, — la rate, secondairement évaginée et pédiculisée devient mobilisable dans le sens sagittal ou *antéro-postérieur*, *sur* la lame *phréno-pancréatico-spléno-gastrique*. En prenant la rate à pleines mains par sa face convexe, on peut dès lors la faire pivoter en avant ou en arrière, grâce à la formation d'une sorte de *charnière verticale* qui résulte précisément de la pédiculisation de ce viscère. Cette charnière renferme *uniquement* les *branches terminales* de l'artère et de la veine spléniques, celles qui pénètrent dans le hile de l'organe.

Dans ces conditions la cloison méso-gastrique primitivement sagittale (lame *phréno-pancréatico-spléno-gastrique*, fig. XXV) a subi d'importantes modifications.

Tout d'abord cette cloison s'est déprimée angulairement vers la gauche, comme si, saisissant la rate par sa face convexe, on l'avait fortement attirée vers la gauche à travers une brèche pratiquée sur la paroi gauche latérale et inférieure de la cage thoracique (fig. XXVI et XXVIII). Primitivement sagittale, la cloison se coude dès lors en formant un *angle dièdre* à *arête* longitudinale ou verticale, à *ouverture* regardant à droite. Le plan *postérieur* de cet angle dièdre n'est autre que le ligament *phréno-pancréatico-splénique* ; le plan *antérieur* de cet angle dièdre est représenté par le ligament *spléno-gastrique*. Entre ces deux ligaments, dans l'intervalle angulaire qu'ils délimitent, se trouve le cul-de-sac gauche de la poche rétro-stomacale. En sectionnant le ligament spléno-gastrique, on entre dans la poche rétro-stomacale ; ce point est à retenir : il est possible d'aller lier le tronc splénique, dans la poche rétro-stomacale, au niveau de la queue du pancréas, en traversant le ligament spléno-gastrique.

Les deux plans de l'angle dièdre ligamenteux s'unissent l'un l'autre ou, plutôt se continuent l'un l'autre, aux deux extrémités du hile de la rate « ... de manière à former là deux culs-de-sac : l'un *supérieur*, qui se continue en dedans avec la *voûte* de l'arrière-cavité des épiploons... l'autre *inférieur*, qui se continue en dedans avec le *plancher* de cette même cavité, plancher ou plutôt gouttière qui longe le bord inférieur du pancréas... » (Picou) (Voy. fig. XIX, p. 293.)

Les deux ligaments essentiels de la rate — ligament phréno-pancréatico-splénique, ligament spléno-gastrique — circonscrivent donc une cavité allongée dans le sens longitudinal ou vertical, c'est-à-dire dans le sens du hile de la rate : cette cavité n'est autre que le cul-de-sac gauche extrême de l'arrière-cavité des épiploons. Pour prendre une notion exacte de ce cul-de-sac et des ligaments spléniques qui le délimitent, il suffit d'aller inciser le *ligament gastro-colique* au-dessous de la grande courbure de l'estomac (fig. XIX, p. 293), puis de relever en haut et à droite la grande courbure ainsi libérée. Si l'on préfère, sans relever l'estomac, à travers la brèche faite dans le ligament gastro-colique (fig. XXVII), on introduit la main en arrière de l'estomac et glissant cette main vers la gauche, on cherche à insinuer deux ou trois doigts dans le cul-de-sac gauche de la poche mésogastrique. Ces deux doigts explorateurs arrivent ainsi à se loger dans l'espace angulaire compris entre les deux ligaments de la rate ; *en avant*, les deux doigts transparaissent à travers le délicat ligament spléno-gastrique ; ... nique. *En haut* ... *supérieure* des ... l'arrière-cavité des ... inférieure du cul-de-sac ... niques — c'est la partie ... ploons. (Voy. trois figures ... t. II, 2e édit., 1909, fig. 25, p. 124 ...

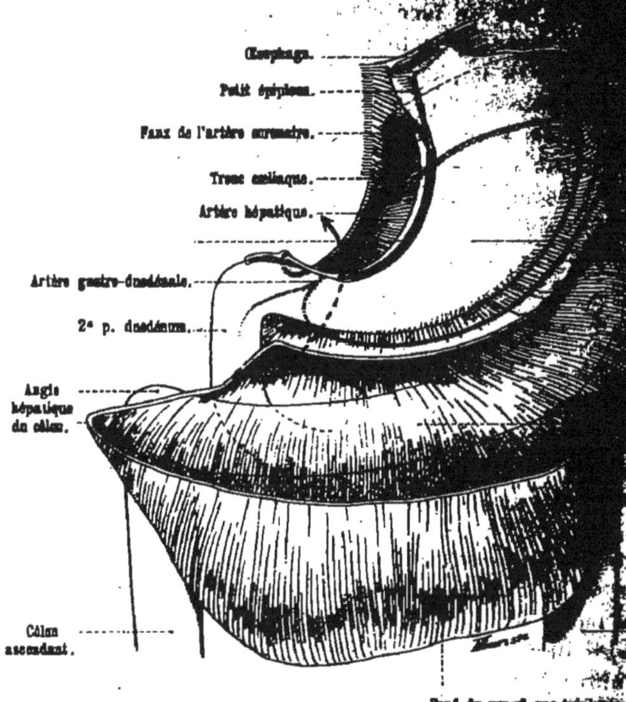


Fig. XXVII (empruntée à Fredet [291 bis]). — ... *développement* (schéma).

Les lames directe (ou postérieure) et réfléchie (ou antérieure) ... indépendantes jusqu'au fond du sac épiploïque. ... respecté les dimensions relatives exactes des organes ... dessein, très retracté.

Nous avons emprunté cet ingénieux schéma à M. Fredet ... parenté qui existe entre l'appareil ligamenteux de la ... en somme que l'appareil ligamenteux de la rate ... gastre postérieur. On s'explique ainsi la ... feuillets que forme définitivement le mésentère ... térieure du grand épiploon, etc.).

Il résulte de tous ces faits ... de Picou : «... l'ensemble de ... pourtour du hile, pour s'étendre ... *en haut comme en bas* ... péritonéale... » (Picou) ... tion de ne pas lui ...

bord *supérieur* de l'appareil ligamenteux de la rate est toujours très net, entièrement libre, au contraire le bord *inférieur* n'est libre que dans une très *faible étendue*, c'est-à-dire dans sa portion située *au voisinage immédiat du hile de la rate*. C'est là un détail qui présente un réel intérêt au point de vue de la ligature du pédicule splénique comme nous essaierons de le montrer. Par conséquent, si l'on cherche à tendre l'ensemble de l'appareil ligamenteux en attirant la rate *en avant et à gauche* à travers les lèvres d'une incision abdominale convenable, on mettra toujours en évidence le bord *supérieur* de l'appareil ligamenteux, sous forme d'un pli saillant, falciforme, qui s'insère *à gauche* au niveau de l'*extrémité supérieure* du hile de la rate, et qui, *à droite*, va se fixer et se perdre sur le diaphragme et sur la face postérieure de la grosse tubérosité de l'estomac. Dans toute son étendue ce repli falciforme peut être vu, exploré, pincé. Ce repli falciforme a été individualisé parfois sous différents noms : ligament *phréno-splénique*, ligament *phréno-gastrique*, ligament *suspenseur de la rate*. En réalité c'est le plus souvent un repli *phréno,* / *gastro* } ... *splénique* ; il correspond à la crête falciforme qui résulte de la rencontre et de l'union, à leur partie supérieure, des deux ligaments principaux de la rate, ligament phréno-pancréatico-splénique et ligament spléno-gastrique. Participant de ces deux ligaments, il n'y a pas lieu, selon nous, de compliquer la question en décrivant sous un nom spécial ce bord supérieur, falciforme de l'appareil ligamenteux de la rate.

Quant au bord *inférieur* de cet appareil ligamenteux, il ne se présente pas aussi simple, aussi homogène, pourrait-on dire, que le bord supérieur. Ce point qui a son importance, est aisé à comprendre. Le ligament spléno-gastrique n'est, somme toute, que la *portion para-splénique* des deux lames antérieures primitives du *grand épiploon*, lames qui secondairement se sont accolées d'une façon intime pour former le *ligament gastro-colique* (voy. fig. XIX et XXVII). Le ligament spléno-gastrique se continue donc *en bas* avec le ligament gastro-colique, sans qu'il soit possible de fixer d'une façon précise où commence l'un et où finit l'autre. D'autre part, on sait que le ligament gastro-colique s'étend à gauche jusque sur l'*angle gauche du côlon*, angle sur lequel repose précisément le pôle *inférieur* de la rate. Ainsi donc dans la plus grande partie de son étendue la partie *inférieure* du ligament spléno-gastrique ira se perdre ou semblera aller se perdre là où s'insère le ligament gastro-colique, à gauche, c'est-à-dire sur l'extrémité gauche du côlon transverse et sur son angle splénique.

Si maintenant on considère la limite inférieure du ligament phréno-pancréatico-splénique, on constate que ce ligament va se continuer en bas et en dedans avec les deux lames *postérieures* primitives du *grand épiploon*, adhérentes secondairement, chez l'adulte, à la face supérieure du mésocôlon transverse.

Il en résulte que les deux plans de l'appareil ligamenteux de la rate nettement fusionnés à leur partie *supérieure*, sous forme d'une crête falciforme, sont au contraire distinctes à leur partie *inférieure*, du moins sur une notable étendue. Ce n'est en effet que *sur une étendue minime, au voisinage immédiat de l'extrémité inférieure du hile de la rate*, qu'on peut mettre en évidence un repli falciforme, constituant le *bord inférieur libre* de l'appareil ligamenteux de la rate. A part les cas pathologiques de rate mobile et ectopiée à attaches étirées ce bord inférieur libre est ordinairement *très court*, il peut même manquer presque totalement dans les cas où le hile de la rate se prolonge jusqu'à son pôle inférieur; ce pôle est alors adhérent à l'extrémité gauche du côlon transverse, adhérence à laquelle on a donné le nom de *ligament spléno-colique.*

Il convient donc d'apporter une modification à la formule donnée plus haut: l'ensemble de l'appareil ligamenteux de la rate se trouve limité en haut comme en bas par deux bords *entièrement libres* dans la cavité péritonéale (Picou). Sans doute, le bord *supérieur* est toujours nettement représenté par un repli falciforme, mesurant en moyenne 4 à 8 centimètres dans le sens transversal. Ce bord supérieur est libre dans toute son étendue, il constitue une voûte complète aux deux plans de l'appareil ligamenteux de la rate.

Par contre, le *bord inférieur* de cet appareil ligamenteux n'est *libre* et distinct sous l'aspect d'un *repli falciforme* qu'au voisinage immédiat de l'extrémité inférieure du hile de la rate ; il mesure en moyenne 1 à 2 centimètres. On pourra donc pincer ce repli entre deux doigts ou bien entre les mors d'un clamp, mais la place sera restreinte. A peu de distance de la rate, en dedans, ce repli falciforme inférieur perd son aspect de repli pour s'évaser en une sorte de gouttière infundibuliforme, orientée transversalement, dont la paroi *antérieure*, qui se continue sans transition avec le ligament gastro-colique, va s'insérer comme ce dernier sur l'extrémité gauche du côlon transverse. La paroi *postérieure* de la gouttière se continue sans transition en dedans avec les deux feuillets accolés de la lame postérieure du grand épiploon, lame qui se soude à la face supérieure du mésocôlon transverse. Enfin la paroi *inférieure* de la gouttière va se perdre sur le plancher de l'arrière-cavité des épiploons dont elle forme d'ailleurs l'extrémité gauche ultime.

La pédiculisation de la rate a encore eu pour effet de déterminer une importante modification du côté de l'attache splénique de ses deux ligaments essentiels : à savoir, la constitution d'une sorte de *charnière verticale juxta-hilaire* qui permet désormais de faire pivoter la rate en avant ou en arrière, autour de l'arête *verticale* de l'*angle dièdre* formé par la rencontre des ligaments phréno-pancréatico-splénique et spléno-gastrique. Cette charnière à grand axe parallèle à celui du hile de la rate renferme dans son épaisseur les rameaux terminaux de l'artère et de la veine spléniques, rameaux uniquement destinés à la rate dans laquelle ils ne tardent pas à pénétrer : *Cette charnière constitue le pédicule propre de la rate*, car en liant les rameaux qu'elle contient on réalise l'*hémostase complète de la rate*, tout en conservant d'une part les quelques branches envoyées au pancréas par le tronc des vaisseaux spléniques, inclus dans l'épaisseur du ligament pancréatico-splénique, et d'autre part en conservant également les vaisseaux courts inclus dans le ligament spléno-gastrique. Les auteurs ne décrivent pas en général cette charnière juxta-hilaire, pédicule propre de la rate. De fait, on pourrait simplement la considérer comme formée par le pied ou attache hilaire des deux ligaments essentiels de la rate. Mais alors il importe de bien spécifier qu'il s'agit là d'un segment de ces ligaments très important au point de vue chirurgical, comme nous allons essayer de le faire comprendre.

Si après que la rate s'est pédiculisée, on pratique une coupe transversale et sagittale de la région splénique (fig. XXVI), la section de l'appareil ligamenteux de la rate figure un Y couché: ≻-, dont la tige ou queue s'insère sur le hile de la rate et dont les deux branches divergentes vont s'insérer l'une *en arrière* sur la queue du pancréas et le diaphragme, l'autre, *en avant*, sur l'estomac. La branche *postérieure* de l'Y (≻-) représente la coupe du ligament *phréno-pancréatico-splénique* ; elle renferme le *tronc* de l'artère et de la veine spléniques et la *queue du pancréas ;* cette branche postérieure de l'Y est courte et trapue.

La branche *antérieure* de l'Y représente le ligament *spléno-gastrique* ; elle est longue et mince renfermant simplement les *vaisseaux courts* et le segment initial de l'*artère gastro-épiploïque gauche*.

Enfin la tige ou queue de l'Y, plus courte que ses deux branches divergentes, représente le *pédicule propre de la rate*, cette *charnière juxta-hilaire* que nous avons déjà décrite : elle contient *uniquement* les rameaux *terminaux* de l'artère et de la veine spléniques, rameaux terminaux uniquement destinés à la rate.

*Primitivement*, avant que la rate ne se soit pédiculisée (fig. XXV, p. 305), l'arête de l'angle dièdre formé par la rencontre des ligaments phréno-pancréatico-splénique et spléno-gastrique s'insérait *directement* sur la face gastrique de la demi-sphère splénique. Le pédicule propre de la rate était alors rudimentaire, sorte de méso trapu, sans hauteur. Une coupe transversale et sagittale de l'appareil ligamenteux pratiquée *avant* la pédiculisation de la rate aurait alors figuré une sorte de V couché à sommet tronqué inséré sur le hile de la rate, ou, si l'on préfère, une tige d'Y très courte, un Y presque sessile.

*Secondairement*, par suite de l'évagination prononcée de la rate vers l'extérieur du mésogastre, son pédicule s'est étiré, peut-être aux dépens du péritoine viscéral revêtant la face gastrique de la rate, peut-être aussi aux dépens du feuillet externe de chacun des ligaments pancréatico-splénique et spléno-gastrique ; peut-être aux dépens de tout cela à la fois. Peu importe le mécanisme ; seul le résultat est à retenir, à savoir la *constitution d'un pédicule nettement distinct attaché d'une part au hile de la rate, d'autre part au niveau de l'arête de l'angle dièdre formé par les deux principaux ligaments de la rate.*

Tout ceci pourrait sembler bien schématique, assez éloigné de la réalité des faits anatomiques précis. Sans doute, si l'on envisage strictement ce dernier point de vue, nous sommes les premiers à concéder que nous avons quelque peu altéré la vérité. Mais si l'on considère le côté pratique — c'est-à-dire chirurgical — de la question, nous pensons que notre exposé schématique mérite entièrement d'être conservé et retenu. En effet, au cours de la *splénectomie*, quand le chirurgien extériorise la rate en tirant sur elle, quand d'autre part le bombement gênant de la grande courbure stomacale a été refoulé à droite au moyen d'une large valve ou de la main d'un aide, *l'ensemble des ligaments spléniques revêt la disposition que nous venons de schématiser* (fig. XXVIII, p. 315). La traction en avant et à gauche exercée sur la rate a véritablement parachevé sa pédiculisation, *à peine ébauchée à l'état normal, quand la rate occupe strictement sa loge*. Il s'est ainsi constitué un important pédicule dont l'importance est grande puisque dans la *splénectomie, toutes les fois que la rate sera pédiculisable par traction*, c'est sur ce pédicule propre ou charnière juxta-hilaire — et seulement sur ce pédicule — qu'on devra soit tout d'abord appliquer les clamps pour faire l'hémostase provisoire, soit exécuter d'emblée les ligatures définitives.

D'ailleurs même en admettant que nous ayons quelque peu schématisé la disposition des ligaments spléniques, on doit reconnaître en toute justice qu'au point de vue anatomique strict les auteurs sont loin de les décrire d'une façon uniforme. C'est ainsi, par exemple, que l'existence d'un ligament pancréatico-splénique nettement distinct a donné lieu à deux opinions diamétralement opposées. Tandis que pour Constantinesco [286 *bis*] la présence de ce ligament est à peu près *normale*, pour Wiart au contraire [201[k]] son existence doit être beaucoup plus rare qu'on ne le dit. Wiart fait en effet remarquer qu'il n'a jamais trouvé la queue du pancréas enveloppée dans un méso, dit ligament pancréatico-splénique, même dans les cas où le pancréas atrophié avait la forme d'une simple lamelle. D'après Wiart, la queue du pancréas épaisse et renflée chez l'adulte et surtout chez l'enfant, pourrait être effilée surtout chez le vieillard. De toute façon, cette queue se met en rapport avec la portion de la face interne de la rate qui est en arrière du hile, s'y étale, s'y moule et y adhère. Il ne saurait exister de ligament pancréatico-splénique bien net. Constantinesco, tout en admettant que le hile de la rate « est immédiatement en rapport, en contact, sans interposition de feuillet péritonéal avec la queue du pancréas », considère néanmoins comme normale la présence d'un méso ou ligament pancréatico-splénique d'une hauteur moyenne, de 2 centimètres et demi, ligament qui forme le pédicule vasculaire de la rate et, outre les vaisseaux spléniques, contient dans son épaisseur *l'extrémité gauche* du *pancréas*, chez *l'adulte toujours*, chez le fœtus presque toujours. Fredet admet l'existence normale d'un ligament pancréatico-splénique qui contient « assez fréquemment » chez l'adulte une petite portion du pancréas [291 [g]]. D'ailleurs, Fredet explique et représente sur des schémas aussi précis que démonstratifs les divers processus suivant lesquels le ligament pancréatico-splénique peut être soit très développé, soit au contraire très réduit, soit même inexistant : tout dépend de l'accolement plus ou moins prononcé du mésogastre postérieur (accolement : faible, — partiel, — ou complet).

La question semble donc assez complexe, *à priori*, si l'on envisage en particulier les opinions opposées entre elles, de Wiart et de Constantinesco. Par suite, tout ce que nous avons décrit plus haut à propos des ligaments de la rate pourrait paraître véritablement beaucoup trop schématique. Nous ne le pensons pas, tout au moins si l'on n'envisage que le côté *pratique* de la question. Si se plaçant au *point de vue anatomique* strict, on étudie les ligaments de la rate tels qu'ils se présentent sur des *coupes de sujets congelés*, on est en droit d'admettre avec Wiart que la présence d'un méso enveloppant la queue du pancréas (dit : ligament pancréatico-splénique) est exceptionnelle — ou, en tout cas, qu'il s'agit d'un méso excessivement court, qu'on ne peut pas nettement différencier sur les coupes. (Voyez la belle coupe de Constantinesco, reproduite avec réduction dans le *Traité d'anatomie* de Poirier, t. IV, 3e fascicule ; Paris, 1900, fig. 431, p. 844 ; ainsi que la coupe de Farabeuf, fig. 577, p. 1013. Voy. également dans le même *Traité*, t. V, 1er fascicule, Paris, 1901, une coupe d'après Poirier, fig. 11, p. 15 ; voyez enfin dans l'*Anat. topogr.* de Testut et Jacob, t. II, Paris, 1909, fig. 81, p. 119 et fig. 202, p. 295.) Et d'ailleurs Constantinesco admet que le ligament pancréatico-splénique ne mesure en moyenne que 2 centimètres et demi ; ce n'est pas beaucoup... Mais c'est sans doute encore trop si l'on s'adresse aux coupes de sujets congelés.

Si au lieu de s'adresser à ces coupes de sujets congelés on va examiner directement et *in situ* les attaches de la rate, sans modifier en rien la *situation normale* de cet organe dans sa loge, on peut toujours mettre très aisément en évidence le ligament *spléno-gastrique* qu'il est très simple de voir, de soulever en le pinçant entre les mors d'une pince à griffes ou de charger sur une sonde cannelée. On constate alors qu'il s'agit d'un véritable méso mince et flottant mesurant 3 à 6 centimètres dans le sens transversal, c'est-à-dire du hile de la rate à la grande courbure. Par contre, ce n'est que d'une façon quelque peu *schématique* et *conventionnelle* qu'on arrive à démontrer l'existence d'un ligament pancréatico-splénique. Encore faut-il bien spécifier qu'il s'agit là d'une formation qui n'est aucunement comparable à l'épiploon spléno-gastrique. Constantinesco a bien expliqué la marche à suivre pour examiner le ligament pancréatico-splénique, la rate étant examinée *in situ* « ... il suffit de contourner avec la main droite ou une sonde cannelée, la face *phrénique* de la rate d'avant en arrière, puis son bord postérieur,et de placer cette sonde immédiatement en arrière du hile ; on voit alors, par l'arrière-cavité (préalablement ouverte par la section complète du ligament gastro-colique), cette sonde ou son relief, en arrière de notre ligament, en arrière aussi de la queue du pancréas et de l'artère splénique, qui se trouvent dans son épaisseur... » [286 *bis*]. Dans ces conditions, si l'on cherche à pincer ce ligament pancréatico-splénique entre l'index substitué à la sonde cannelée et l'extrémité du pouce insinuée à travers une brèche faite au mince épiploon spléno-gastrique, dans ces conditions, disons-nous, les faces palmaires de l'index et du pouce se trouvent séparées par un plan assez épais au travers duquel on sent la masse glandulaire de la queue du pancréas et les vaisseaux spléniques. C'est ce plan qu'on est convenu d'appeler ligament pancréatico-splénique. Contenant l'artère et la veine spléniques, ce plan constitue bien un méso, mais c'est un méso bas et très épais bien différent du voile flottant spléno-gastrique; on pourrait le comparer au méso-œsophage « ... bas et très épais, de sorte que l'œsophage est réellement logé dans son intérieur... » (Fredet).

Tel est l'aspect des attaches de la rate quand on les étudie sur cet organe *laissé strictement en place dans sa loge normale.* On conçoit que, dans ces conditions, il serait à peu près impossible de placer un clamp sur le pédicule splénique sans *intéresser une portion plus ou moins importante de la queue du pancréas,* puisque cette dernière est au contact du hile, se moulant sur la face basale de la rate. Mais rien n'empêche d'examiner les attaches de la rate en l'*extériorisant de sa loge normale et en l'attirant au maximum vers la gauche et en avant, à travers les lèvres d'une des incisions abdominales préconisées pour la splénectomie.* C'est là un des procédés utilisables à l'amphithéâtre de dissection, pour étudier les attaches de la rate; mais c'est surtout le procédé couramment employé par le chirurgien au cours de la splénectomie, à seule fin de bien exposer le pédicule de la rate, avant de l'enserrer dans des clamps et de le sectionner. Le délogement de la rate et son attraction à gauche et en avant constituent donc le *procédé de choix* pour exposer chirurgicalement les attaches de la rate. Or il est à prévoir que ces manœuvres vont quelque peu modifier la disposition anatomique *vraie* de ces attaches, créant une disposition anatomique *secondaire* ou *provoquée* qui intéresse particulièrement le chirurgien, puisque c'est sur une rate ainsi exposée qu'il aura le plus souvent à faire son hémostase.

La rate étant délogée et attirée à gauche et en avant, ses attaches se tendent et se distendent. Dans ces conditions, on réalise entièrement la disposition que nous avons schématisée plus haut : dans leur ensemble, ces attaches revêtent l'aspect d'un angle dièdre placé verticalement, ouvert à droite et dont l'arête est réunie au hile de la rate par une charnière verticale.

Le plan *antérieur* de cet angle dièdre est représenté par le *ligament spléno-gastrique* avec les vaisseaux courts et le segment initial de la gastro épiploïque gauche.

Le plan *postérieur* est nettement formé par le *ligament phréno-pancréatico-splénique* auquel la traction exercée sur la rate a donné dès lors une individualité indiscutable. Naguère épais et bas, quand la rate était en place, le ligament pancréatico-splénique s'est étiré, par la traction exercée sur la rate : il a perdu en épaisseur ce qu'il a gagné en hauteur, c'est-à-dire en étendue dans le sens transversal. La queue du pancréas qui se moulait naguère sur la face gastrique de la rate, s'est dès lors pour ainsi dire déroulée et redressée, perdant le contact avec le hile.

Enfin, toujours du fait de l'extériorisation de la rate et de la distension de ses attaches, il s'est constitué une véritable *charnière* représentant *le pédicule propre de la rate* : il contient les rameaux de subdivision des branches terminales de l'artère et de la veine spléniques.

Tel est le schéma qu'il importe de bien retenir, au point de vue chirurgical, pour comprendre la *technique précise* de la découverte et de la ligature des vaisseaux spléniques au voisinage de la rate. D'ailleurs, l'anatomiste tirera sans doute également quelque profit de ce schéma : n'est-ce pas parce que les uns ont étudié les ligaments sur la rate examinée *in situ*, les autres sur l'organe *plus ou moins attiré à gauche et en avant*, que les résultats obtenus n'ont pas été absolument concordants entre eux? N'est-il pas certain, d'autre part qu'en mobilisant la rate, et en l'attirant à gauche et en avant, on exagère en la schématisant la disposition de son appareil ligamenteux, rendant ainsi cette disposition plus facile à analyser?

Les vaisseaux spléniques peuvent être *découverts* et liés à *trois* niveaux différents :

1° **Au ras du hile de la rate**, c'est-à-dire au niveau des branches de *subdivision* des vaisseaux spléniques, branches uniquement destinées à la rate. La ligature s'effectuera donc au niveau du *pédicule propre de la rate*, c'est-à-dire sur cette sorte de *charnière juxta-hilaire* qu'on arrive à mettre en évidence en attirant la rate en avant et à gauche, hors de la plaie abdominale par laquelle on a abordé la région splénique (fig. XXVIII, flèche 3).

2° **A la partie moyenne de l'appareil ligamenteux de la rate**, c'est-à-dire à mi-chemin entre l'insertion *gauche* ou hilaire de cet appareil ligamenteux et ses insertions *droites*, à la grande courbure de l'estomac, en avant (ligament spléno-gastrique), puis au diaphragme et au pancréas en arrière (ligament phréno-pancréatico-splénique); (fig. XXVIII, flèche 2).

Exécutées à ce niveau, la découverte et la ligature des vaisseaux spléniques porteront donc *sur les deux plans* superposés de l'appareil ligamenteux de la rate, sur les deux plans de l'angle dièdre formé par la rencontre du *ligament spléno-gastrique en avant* et du *ligament phréno-pancréatico-splénique en arrière*.

Au niveau du ligament spléno-gastrique, on aura à découvrir et à lier les *vaisseaux courts* artériels et veineux, et le segment initial de l'*artère gastro-épiploïque gauche*. Au niveau du ligament phréno-pancréatico-splénique, on rencontrera les deux grosses branches de *bifurcation* du tronc de l'artère et de la veine spléniques. A ce point de vue — mais à ce point de vue seulement — la découverte et la ligature des vaisseaux spléniques sont plus simples à exécuter loin du hile qu'au ras du hile, puisque dans ce dernier cas on a affaire aux nombreuses branches de *subdivision*.

3° **Au niveau de la poche rétro-stomacale**, c'est-à-dire au niveau du *tronc* de l'artère et de la veine spléniques, *avant leur bifurcation terminale*. Dans un premier temps on sectionnera le ligament gastro-splénique après découverte et ligature des *vaisseaux courts* comme dans le cas précédent ; ceci étant fait, on ira à la découverte du *tronc* de l'artère et de la veine spléniques,

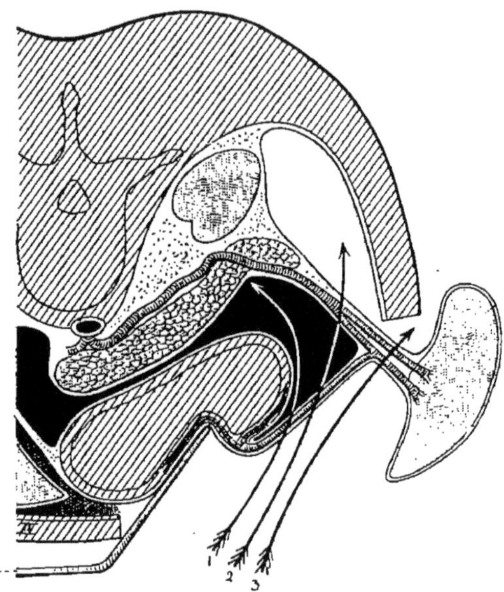


Fig. XXVIII. — *Schéma destiné à montrer qu'au voisinage de la rate les vaisseaux spléniques peuvent être découverts et liés en trois points différents :*

1° Au ras du hile (flèche 3), c'est-à-dire au niveau du pédicule *propre* de la rate, ou charnière juxta-hilaire ;
2° À la partie moyenne de l'appareil ligamenteux de la rate (flèche 2) ;
3° Au niveau de la poche rétro-stomacale (flèche 1).

*en pleine poche rétro-stomacale*. On voit qu'exécutées à ce niveau la découverte et la ligature des vaisseaux spléniques est assez simple, puisque avec une seule ligature comprenant le tronc de l'artère et de la veine spléniques accolées, le but désiré sera atteint. (Fig. XXVIII, flèche 1.)

Nous allons décrire la technique détaillée de chacun de ces procédés. Cette technique étant connue, il nous sera possible de montrer que si au point de vue de la *médecine opératoire*, ces trois procédés sont également intéressants et recommandables, par contre, il n'en est plus de même si l'on considère le côté *chirurgical* de cette question, c'est-à-dire si l'on cherche à appliquer ces procédés à l'hémostase de la rate, dans la *splénectomie*.

**1° Découverte des vaisseaux spléniques au ras du hile, ou au niveau du pédicule propre de la rate.** — La région splénique étant abordée par une incision convenable (voy. p. 271), on exposera largement cette région, d'une part en faisant soulever le rebord costal, d'autre part en plaçant une valve malléable sur l'estomac de façon à l'écarter vers la droite, découvrant ainsi la face antérieure de l'appareil ligamenteux de la rate (fig. XXXI, p. 321). Le plus souvent il sera nécessaire de placer une seconde valve malléable sur l'angle splénique du côlon pour l'abaisser, découvrant ainsi le pôle inférieur de la rate. Ces manœuvres étant accomplies, *on cherche à mettre en évidence le pédicule propre de la rate*, cette charnière juxta-hilaire sur l'importance de laquelle nous avons déjà insisté (voy. p. 310). Il suffit pour cela d'attirer la rate en avant et à gauche, comme si on voulait la sortir de la cavité abdominale; de cette façon on tend et on distend son appareil ligamenteux, parachevant ainsi la pédiculisation de l'organe (fig. XXVIII).

Sur le *cadavre* il n'y a pas grand inconvénient à exercer une assez forte traction dans l'extériorisation de la rate. Mais il n'en serait pas de même sur le *vivant*. Il ne faut pas oublier en effet que le tissu splénique déjà friable normalement, l'est encore davantage dans les cas où l'on pratique ordinairement la splénectomie : contusions et ruptures de la rate, splénomégalie paludéenne, tumeurs de la rate, etc. Il faut également se souvenir que le calibre des vaisseaux spléniques est ordinairement augmenté parallèlement à l'hypertrophie de la rate. Nombreuses sont les observations de splénectomie pour splénomégalie dans lesquelles l'opérateur signale avoir rencontré des vaisseaux du volume d'un doigt, du volume d'un pouce. Or, la dilatation de ces vaisseaux s'accompagnant d'un affaiblissement de leurs parois, il en résulte qu'ils se déchireront facilement pour peu qu'on les surdistende, en exerçant une trop forte traction sur les attaches de la rate. Pour toutes ces raisons, il sera toujours dangereux d'extérioriser la rate *à son maximum*. D'ailleurs, à l'amphithéâtre de dissection, il vaut mieux s'exercer à travailler avec le minimum possible d'étoffe : on sera ainsi à même d'opérer brillamment sur le vivant toutes les fois que ce minimum ne sera pas réalisé : *Qui peut le plus, peut le moins.*

La rate étant extériorisée, on la confie à un aide qui, placé à gauche du sujet, la maintient attirée en avant et à gauche, en la renversant un peu sur sa face convexe de façon à mieux exposer sa face concave ou interne, sur laquelle s'insère le pédicule splénique. De cette façon, l'opérateur placé *à droite du sujet* (voy. p. 264) voit dans toute son étendue la région du pédicule et il la voit directement, de face. Nous avons remarqué que les mains de l'aide gênaient parfois l'opérateur en masquant la région hilaire, surtout quand la rate est petite. Il y a d'ailleurs toujours intérêt à ce que les mains de l'aide s'effacent le plus possible. Pour atteindre ce résultat, l'aide doit fixer et maintenir la rate extériorisée, à l'aide de trois doigts appliqués sur chacun des pôles de l'organe (fig. XXIX), les pouces de chacune des mains étant placés en arrière de la rate, sur sa face *externe* ou diaphragmatique, tandis que l'index et le médius viennent se placer sur la face *interne* ou réno-gastrique, l'index répondant au versant pré-hilaire de cette face (face gastrique), tandis que le médius se place en arrière du hile, sur la face rénale de la rate. De cette manière, l'aide écarte bien la rate, il expose bien son pédicule et il ne gêne pas l'opérateur.

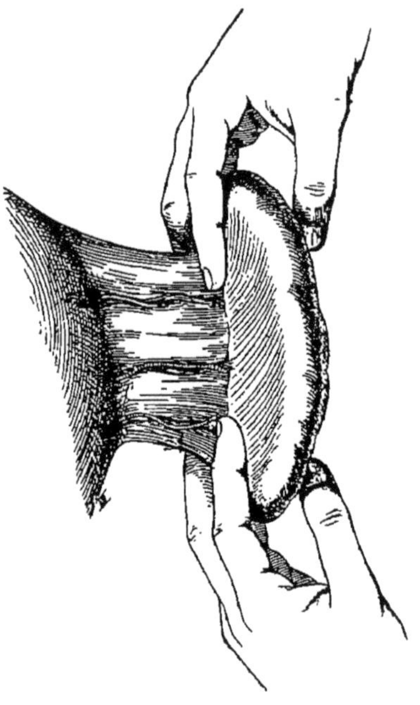

Fig. XXIX. — *Position des mains de l'aide chargé d'extérioriser la rate pour en exposer le pédicule sans gêner l'opérateur au moment de la pose des ligatures.*

Pour compléter la bonne exposition du pédicule splénique nous rappelons qu'il est nécessaire d'écarter l'extrémité gauche du *côlon transverse*, *vers le bas*, et *la grande courbure* de l'estomac (au niveau de la grosse tubérosité) vers la *droite*. En ce qui concerne le refoulement de la grande courbure de l'estomac vers la droite, il y a lieu de faire remarquer que ce refoulement doit être *modéré*. En effet, en attirant la rate au dehors, de la plaie, à gauche et en avant, on a déterminé la tension de tout son appareil ligamenteux. La traction exercée sur le ligament spléno-gastrique a eu pour résultat d'attirer également en avant et à gauche la grande courbure sur laquelle s'insère ce ligament. Dès lors si l'on voulait écarter complètement cette grande courbure vers la droite, force serait ou bien de réintégrer la rate dans sa loge, ou bien d'arracher l'insertion gastrique du ligament spléno-gastrique. Il faut donc écarter *modérément* la grande courbure à l'aide d'une valve dont la partie recourbée ou écartante, soit plus large que longue. La large valve malléable sera toujours susceptible d'être adaptée parfaitement à toutes les nécessités (fig. XXXI, p. 321).

La région splénique étant ainsi exposée, la rate étant maintenue au niveau ou hors de la plaie abdominale, tout se passe dès lors comme si, par la traction exercée sur la rate, l'insertion splénique de son appareil ligamenteux se distendait, formant une véritable *charnière juxta-hilaire* autour de laquelle on peut faire pivoter la rate en avant ou en arrière (voy. p. 310).

Cette charnière représente le pied étiré des deux ligaments de la rate. Elle revêt l'aspect d'une bande épaisse de un demi-centimètre à 1 centimètre, qui s'insère par un de ses côtés sur les lèvres du hile, et qui par son côté opposé forme l'arête de l'angle dièdre intercepté par les ligaments spléno-gastrique et phréno-pancréatico-splénique. On pourrait encore lui assigner comme limites : à gauche, les lèvres du hile de la rate ; à droite, la ligne le long de laquelle les vaisseaux courts s'engagent entre les deux feuillets du ligament spléno-gastrique. La charnière juxta-hilaire ou *pédicule propre* de la rate, renferme donc *uniquement* les nombreuses branches de *subdivisions terminales* des vaisseaux spléniques. Ces branches de subdivision sont en nombre variable : en moyenne il y a 6 à 8 branches veineuses et 6 à 8 branches artérielles, une branche veineuse étant accolée à une branche artérielle. On trouve souvent quelques ganglions lymphatiques interposés entre les vaisseaux.

Dans le sens transversal les dimensions de la charnière juxta-hilaire ou pédicule propre varient suivant les sujets. Sur les rates en ectopie prononcée ce pédicule peut atteindre des dimensions énormes. D'ordinaire, la rate étant extériorisée convenablement, le pédicule propre mesure un ou deux travers de doigts dans le sens transversal. C'est très suffisant pour y placer provisoirement de puissants clamps hémostatiques, ou pour lier d'emblée les branches de subdivision des vaisseaux spléniques.

A ses deux extrémités supérieure et inférieure, le pédicule propre de la rate est nettement délimité par la portion juxta-hilaire du bord supérieur et du bord inférieur de l'appareil ligamenteux de la rate. Rappelons que dans son ensemble cet appareil ligamenteux est limité en haut par un bord ou repli falciforme toujours nettement accusé (voy. p. 309), auquel on a donné le nom de ligament phréno-splénique, ou ligament suspenseur de la rate : le bord supérieur du *pédicule propre* de la rate répond à la partie juxtahilaire de ce ligament phréno-splénique.

Par contre, le bord inférieur de l'appareil ligamenteux de la rate ne se présente sous forme d'un repli qu'au voisinage immédiat du hile (voy. p. 310). Ce repli limite précisément, en bas, la charnière juxta-hilaire ou *pédicule propre* de la rate. C'est au niveau de ce repli qu'il faudrait placer le clamp pour faire l'hémostase provisoire du pédicule propre de la rate. Assez souvent, nous le rappelons également, le pôle inférieur de la rate est adhérent à l'angle splénique du côlon (ligament spléno-colique, p. 310) ; dans ce cas, il sera nécessaire pour charger sur un clamp le pédicule propre de la rate, de faire une petite brèche à la partie inférieure de l'appareil ligamenteux de la rate, immédiatement au-dessus de l'extrémité gauche du côlon transverse et au ras du hile de la rate.

La largeur du pédicule de la rate n'est pas fixe. La rate étant de volume normal, la largeur du pédicule mesurée du pôle supérieur au pôle inférieur, au niveau du hile, varie en moyenne de 5 à 10 centimètres. Mais dès que la rate augmente de volume, la largeur du pédicule s'accroît parallèlement, pouvant atteindre 15 à 20 centimètres et même davantage. Étant donnés les nombreux et gros vaisseaux que contient ce pédicule, on conçoit qu'il serait toujours imprudent et de mauvaise pratique de lier ce pédicule par une ligature unique l'enserrant à elle seule. En conséquence, tout pédicule splénique devra toujours être lié au moyen de plusieurs ligatures étagées sur toute sa largeur. Avec un pédicule de largeur moyenne, trois ou quatre ligatures suffiront d'ordinaire; au cas de pédicule très large, il faudra doubler ou tripler ce nombre.

Le pédicule étant ainsi exposé, il serait aisé de découvrir les subdivisions des vaisseaux spléniques juste avant leur pénétration dans les fossettes du hile. Il faut cependant noter la présence de ganglions lymphatiques juxta-hilaires (voy. p. 237, fig. 50) sur lesquels Pigache et Worms ont récemment attiré l'attention. On conçoit que dans les cas où ces ganglions sont nombreux et hypertrophiés la découverte et l'isolement de chacune des subdivisions terminales des vaisseaux spléniques constitueraient une besogne longue et délicate. D'ailleurs, en pratique, c'est moins de l'isolement de chacune des branches de subdivision qu'on devra se préoccuper que d'une bonne ligature assurant l'hémostase parfaite de toutes les branches échelonnées le long du pédicule.

Envisageons maintenant le *côté chirurgical* de la question. Il résulte tout d'abord de ces faits que la ligature des vaisseaux spléniques exécutée au niveau du pédicule *propre* de la rate (celle-ci étant pédiculisée par son extériorisation préalable) portera sur *un assez grand nombre de branches artérielles et veineuses*, puisqu'au niveau du pédicule propre, au ras du hile, on aborde les vaisseaux spléniques au niveau de leurs subdivisions ultimes. Il sera donc nécessaire de poser un assez grand nombre de ligatures, car personne ne songerait aujourd'hui à lier *en masse* un pédicule constitué par dix ou douze gros vaisseaux échelonnés les uns au-dessus des autres : la ligature par petits paquets isolés, ou la ligature en chaîne, tels sont les procédés employés couramment en présence des pédicules importants, où qu'ils se trouvent. La ligature des vaisseaux spléniques au ras du hile nécessite donc la pose de nombreuses ligatures; elle comporte par suite une hémostase délicate. C'est là un inconvénient de la ligature exécutée à ce niveau. Par contre, elle présente des avantages très importants. D'une part, elle permettra d'éviter la blessure ou la section de la *queue du pancréas*, puisque par la traction exercée sur la rate, la queue du pancréas a perdu son contact normal avec le hile de la rate (voy. p. 314). D'autre part, cette ligature portant au delà du point d'émission des *vaisseaux courts*, suffira à elle seule à assurer l'hémostase de la rate, au cours de la splénectomie.

La section du pédicule *propre* de la rate étant terminée après ligature des vaisseaux qu'il contient, on pourrait parfaire l'opération en péritonisant la tranche de section de ce pédicule. Le plus simple serait alors de rabattre cette tranche de section à droite et en avant pour l'enfouir par deux ou trois points, sous un pli séreux créé aux dépens du ligament spléno-gastrique, ample et souple, en évitant de piquer les vaisseaux courts toujours visibles. On pourrait encore enfouir la tranche du pédicule sous une greffe épiploïque, suivant la technique générale bien étudiée par Loéwy [345]. L'enfouissement du pédicule étant terminé, l'appareil ligamenteux de la rate subsiste en majeure partie. On a simplement réséqué le *pédicule propre* de la rate. La tranche de section du pédicule propre se trouve désormais enfouie au niveau de la partie moyenne d'une lame phréno-pancréatico-gastrique. Il n'y a pas à craindre que les fils des ligatures soient tiraillés; ces ligatures sont dès lors incluses dans une lame souple et ample.

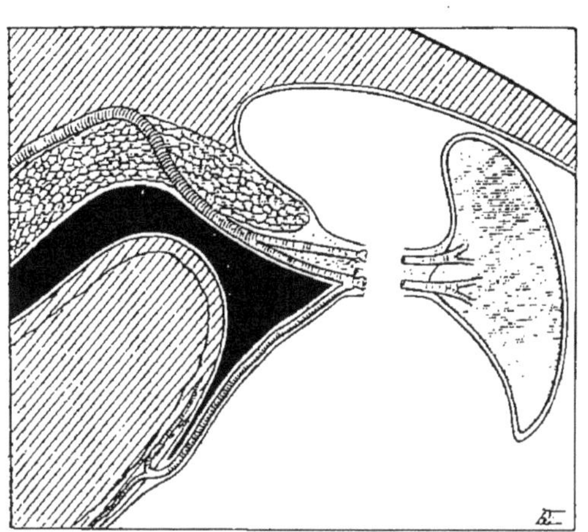

Fig. XXX. — *Ligature et section des vaisseaux spléniques au ras du hile, ou au niveau du pédicule propre de la rate.*

(L'arrière-cavité des épiploons est teintée en noir plein, ainsi que sur les figures suivantes.)

D'ailleurs cet enfouissement du pédicule splénique n'est sans doute pas indispensable. Abandonné à lui-même dans la plaie, sans qu'on l'ait enfoui, ce pédicule ne doit pas tarder à contracter des adhérences soit avec la face postérieure de l'estomac, soit avec la portion restante des attaches spléniques, soit enfin avec la paroi postéro-latérale de la loge splénique.

2° **Découverte des vaisseaux spléniques au niveau de la partie moyenne de l'appareil ligamenteux de la rate.** — A ce niveau l'appareil ligamenteux est représenté par deux plans distincts, l'un antérieur, superficiel, visible dès qu'on récline la grande courbure de l'estomac vers la droite, c'est le ligament spléno-gastrique ; l'autre, postérieur ou profond, masqué par le précédent, n'est autre que le ligament phréno-pancréatico-splénique.

Dans un premier temps, on découvrira les *vaisseaux courts* et le *segment initial* de l'*artère gastro-épiploïque gauche*, tous ces vaisseaux étant inclus dans le ligament spléno-gastrique. Cette découverte étant faite, on chargera ce ligament sur une sonde cannelée, placée longitudinalement, de bas en haut, et comprenant le ligament depuis sa partie inférieure jusqu'à son bord supérieur. Le sonde sera introduite de bas en haut, en arrière du ligament, à travers une petite brèche qu'on pratiquera au niveau de la partie infé-

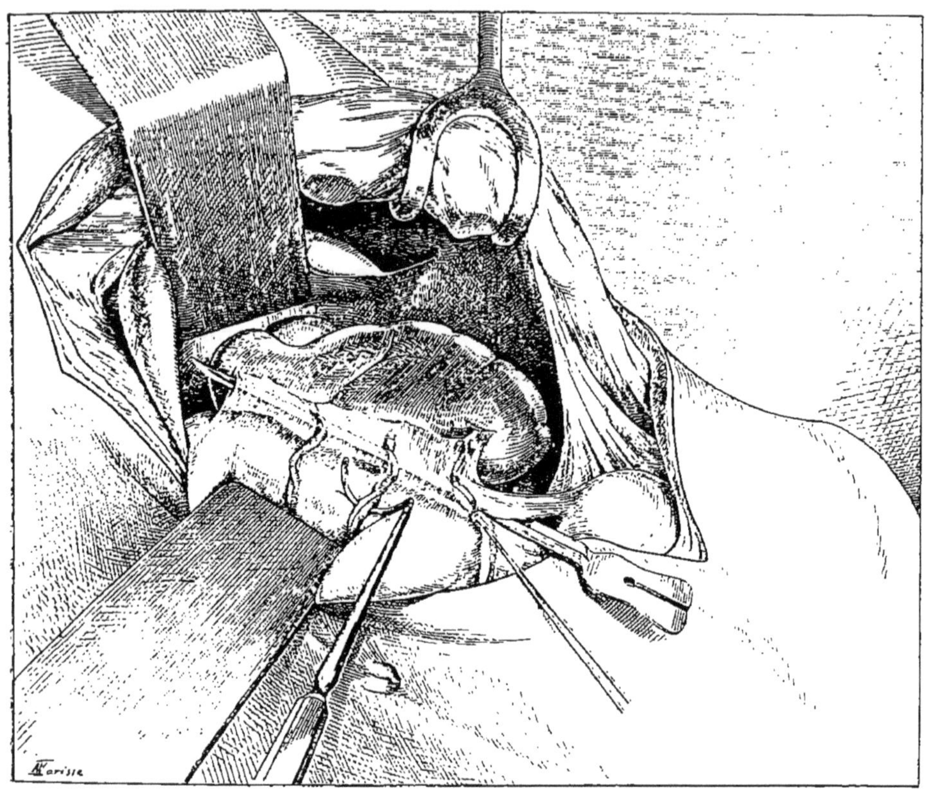

FIG. XXXI. — *Découverte et ligature des vaisseaux courts et de l'artère gastro-épiploïque gauche.* (Dessin d'après nature ; réduction de moitié.)

Le sujet a été placé en lordose dorso-lombaire et en scoliose dorso-lombaire à convexité gauche, cette dernière ayant déterminé l'élargissement maximum de la région costo-iliaque gauche. De plus, le tronc a été incliné de manière à mettre en déclivité le côté droit du sujet. La figure représente exactement la vue que l'on avait en se plaçant du côté droit du sujet, à la hauteur de son ombilic. Bien que sur ce sujet la rate, adhérente, ait été laissée strictement en place, il a été facile de bien exposer son appareil ligamenteux, grâce à la position donnée au sujet et grâce au réclinement du lobe gauche du foie et de la grosse tubérosité de l'estomac, à l'aide de valves malléables. Enfin, toujours dans le même but, le rebord cartilagineux du thorax a été mobilisé par section des 8e, 9e, 10e cartilages et du pont fibreux unissant le 7e cartilage au 8e ; ainsi mobilisé le rebord cartilagineux a été rabattu vers le haut puis on l'a soulevé énergiquement à l'aide d'un tracteur de Quénu.

Une sonde de Nélaton a été placée en arrière du ligament spléno-gastrique en l'introduisant par une petite brèche pratiquée immédiatement au-dessous de l'artère et de la veine gastro-épiploïques gauches. Sur cette sonde, qui soulève le ligament spléno-gastrique, on a lié tout d'abord les vaisseaux gastro-épiploïques gauches ; on s'apprête à lier le vaisseau court sus-jacent, après l'avoir chargé sur une aiguille de Deschamps.

rieure du ligament, immédiatement *au-dessous* du segment initial de l'artère gastro-épiploïque gauche (et de sa veine satellite). Quelquefois on n'aperçoit pas nettement cette artère. Pour ne pas la laisser échapper et pour la charger sur la sonde avec les vaisseaux courts, le mieux est alors d'introduire la sonde de bas en haut, à travers une petite brèche pratiquée dans le ligament spléno-gastrique *juste au-dessus du point* où ce ligament adhère au côlon transverse, se confondant avec le ligament gastro-colique.

Le ligament spléno-gastrique étant soulevé par la sonde cannelée qui le charge, on commence par lier le segment initial de la gastro-épiploïque gauche, puis les trois ou quatre vaisseaux courts échelonnés au-dessus de cette artère. On conservera assez longs les chefs des fils qui ont servi à ces ligatures : ils seront très efficaces pour écarter la grande courbure de l'estomac dans les manœuvres ultérieures (fig. XXVI, p. 332).

Ces ligatures étant posées, nous remplaçons la sonde cannelée par un long clamp droit qui enserre le ligament spléno-gastrique sur toute sa hauteur, parallèlement aux ligatures, et à un bon centimètre à gauche et en dehors d'elles. Puis le ligament spléno-gastrique est sectionné sur toute sa hauteur, à distance des ligatures, au ras du long clamp droit. On a ainsi ouvert le cul-de-sac gauche de la poche rétro-stomacale : entre les deux tranches de section du ligament spléno-gastrique, on aperçoit profondément le ligament phréno-pancréatico-splénique au niveau duquel il s'agit maintenant d'aller découvrir et lier les vaisseaux spléniques.

Afin de bien exposer le ligament phréno-pancréatico-splénique, on écarte au maximum l'une de l'autre les deux tranches de section du ligament spléno-gastrique. Cette manœuvre est rendue très aisée grâce aux fils des ligatures qu'on a conservés longs, — pour écarter la tranche gastrique, et grâce au long clamp droit, — pour écarter la tranche splénique. (Voy. fig. XXVI, p. 332.)

Le ligament phréno-pancréatico-splénique étant bien exposé, on reconnaît la *queue* du pancréas ayant au-devant d'elle, appliquées sur sa face antérieure, les premières divisions de l'artère et de la veine spléniques. On pourrait songer à placer sur ce ligament deux clamps parallèles et juxtaposés et à sectionner les vaisseaux entre ces deux clamps. Mais alors on s'exposerait à étreindre une portion plus ou moins importante de la queue du pancréas. Il sera donc toujours nécessaire de décoller les vaisseaux spléniques de la face antérieure de la queue du pancréas, avant de les lier. Ce décollement est d'ailleurs facile à exécuter. Chacune des branches de division artérielle ou veineuse est traitée séparément, décollée et liée. Le plus souvent il sera nécessaire de lier deux ou trois petites branches pancréatiques nées des vaisseaux spléniques, à ce niveau. La rate n'est plus retenue que par les minces feuillets du ligament phréno-pancréatico-splénique, qu'on sectionnera par quelques coups de ciseaux, en songeant toujours à ne pas léser la queue du pancréas. Si l'on veut éviter l'irruption dans la plaie du sang que contient la rate, il sera très simple après la pose des ligatures, de placer un clamp ou bien quelques pinces sur les vaisseaux, en dehors des ligatures. On sectionnera alors le ligament pancréatico-splénique entre les ligatures — et à distance d'elles — et les pinces, répétant ce que l'on a fait pour la section du ligament spléno-gastrique.

Tel est le procédé le plus anatomique et, selon nous le meilleur, pour pra-

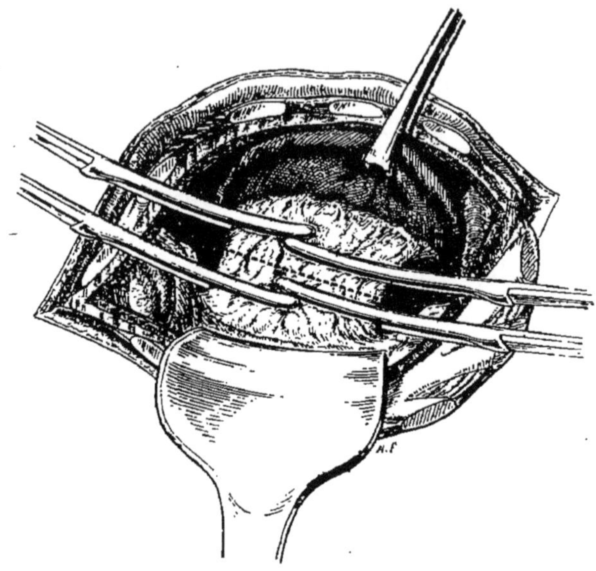

FIG. XXXII. — *Section des attaches de la rate exécutée suivant une technique couramment employée.*

L'appareil ligamenteux de la rate a été enserré entre quatre clamps, dont deux sont placés du côté du hile de la rate, les deux autres du côté de la grande courbure de l'estomac. Le trait pointillé indique le niveau où portera la section. Ce procédé rapide et très simple présente l'inconvénient d'exposer la *queue* du pancréas à être plus ou moins étreinte dans les clamps placés du côté de l'estomac. C'est donc un procédé dangereux qui ne mérite surtout pas d'être employé couramment; tout au plus pourrait-on y recourir dans les cas où la rate possède des attaches longues et étirées (rate très mobile, rate ectopiée, etc.). Encore faudrait-il placer les clamps le plus près possible du hile, sur le pédicule *propre* de la rate, après traction et extériorisation de cette dernière (voy. fig. XXVIII, p. 315). De toute façon, on évitera toujours la blessure du pancréas, en allant systématiquement découvrir et reconnaître cette glande, après section du ligament spléno-gastrique.

tiquer la découverte et la ligature des vaisseaux spléniques au niveau de la partie *moyenne* de l'appareil ligamenteux de la rate, procédé comportant deux temps bien distincts : *premier temps*, section du ligament spléno-gastrique et des vaisseaux qu'il contient; *second temps*, section du ligament phréno-pancréatico-splénique après isolement *systématique* des vaisseaux spléniques, de la queue du pancréas.

Exécutée à ce niveau l'hémostase des vaisseaux spléniques présente l'avantage de ne nécessiter que deux à quatre ligatures, car au niveau du ligament phréno-pancréatico-splénique, c'est-à-dire *en dedans* du pédicule *propre* de la rate, ou charnière juxta-hilaire — on aborde les vaisseaux spléniques tout près de leur bifurcation. C'est pour cette raison que certains chirurgiens conseillent de toujours placer les clamps *loin du hile*, dans la splénectomie. C'est là, selon nous, un mauvais conseil si on cherche à l'appliquer d'une façon systématique, en employant la technique encore préconisée par plusieurs chirurgiens : à savoir la section des attaches de la rate (et des vaisseaux qu'elles contiennent) en *un seul temps* ou en *un seul plan.* Il semble en effet que bien souvent les opérateurs ont pratiqué la splénectomie après avoir étreint sur toute leur hauteur les attaches de la rate, au moyen d'un ou deux clamps ; ceux-ci étant serrés, les attaches de la rate sont sectionnées entre le hile et les clamps. Dans le but d'obtenir assez d'étoffe pour poser de bonnes ligatures, dans le but également de ne pas laisser échapper des clamps les vaisseaux enserrés dans leurs mors, les opérateurs conseillent de placer les clamps *loin du hile* de la rate. Dans ces conditions, il est à prévoir que le plus souvent on a effectué la section des attaches de la rate au niveau de leur partie *moyenne*, c'est-à-dire à mi-distance entre le hile et l'insertion phréno-pancréatico-gastrique de ces attaches et que, d'autre part, cette section a été exécutée en *un seul temps* ou en *un seul plan* (fig. XXXII, p. 323).

Or, en adoptant systématiquement ce procédé rapide, on risquera toujours d'intéresser dans l'étreinte des clamps un fragment plus ou moins important de la queue du pancréas, celle-ci étant incluse dans le ligament phréno-pancréatico-splénique. Pour éviter ce danger, il est indispensable : 1° — soit de sectionner les attaches de la rate, *tout près du hile*, au *ras du hile*, au niveau du pédicule *propre* de la rate préalablement extériorisée de sa loge et attirée en avant et à gauche ; la section peut alors être faite en un seul temps, car dans ce cas la queue du pancréas reste distante du hile dont elle s'est écartée vers la droite. C'est le procédé que nous avons décrit dans le paragraphe précédent (voy. p. 316) ; 2° — soit de sectionner les attaches de la rate, *plus ou moins loin du hile*, par exemple à la partie *moyenne* de l'appareil ligamenteux de la rate. Dans ce cas, il sera indispensable de procéder en *deux temps distincts* ; on sectionnera d'abord le ligament spléno-gastrique ; dans un second temps, on sectionnera le ligament phréno-pancréatico-splénique après avoir reconnu la queue du pancréas pour l'isoler et en éviter la blessure.

La technique de la ligature des vaisseaux spléniques comporte donc, selon nous, au moins deux procédés bien distincts suivant le niveau où l'on abordera l'appareil ligamenteux de la rate et ses vaisseaux pour les sectionner.

1° *Au ras du hile*, chaque fois que le pédicule *propre* de la rate *sera facile à mettre en évidence*, il n'y aura aucun inconvénient à placer un ou deux clamps à ce niveau et à faire la section de ce pédicule *propre* en un seul temps (fig. XXVIII, flèche 3, p. 315).

2° Par contre, toutes les fois que pour une raison quelconque on ne pourra pas employer ce procédé simple et rapide de *section juxta-hilaire*, et qu'on abordera l'appareil ligamenteux *plus ou moins loin du hile*, c'est-à-dire au niveau des deux plans superposés de l'angle dièdre ligamenteux de la rate, il sera nécessaire de pratiquer d'abord la section du plan antérieur de l'angle dièdre, ou ligament spléno-gastrique ; dans un second temps, on sectionnera le plan postérieur de l'angle dièdre ou ligament phréno-pancréatico-splénique, après avoir vu la queue du pancréas, pour l'éviter (fig. XXVIII, flèches 2 et 1).

Il y a donc lieu selon nous, de rejeter le procédé qui consiste à sectionner *systématiquement* les attaches de la rate *loin du hile et en un seul temps*. Dès qu'on s'écarte du hile de l'organe et du pédicule *propre* de la rate, il est indispensable d'adopter le procédé de section en deux temps distincts, si l'on veut éviter à coup sûr *la blessure du pancréas*. Sans doute, chez le vieillard, comme l'a montré Wiart [201], le corps du pancréas peut être réduit «... à une languette aplatie à bords minces, se terminant par une queue effilée, qui peut ne pas atteindre la rate. A ces cas s'applique mieux la description classique... ». D'autre part, nous le rappelons, il est certain qu'en délogeant la rate et qu'en l'attirant fortement à gauche et en avant on tend et on distend son appareil ligamenteux et que dans ces conditions la queue du pancréas s'écarte du hile (fig. XXVIII). Il est donc fort possible que sur les sujets âgés la queue du pancréas ne soit pas exposée à être intéressée dans une section des attaches de la rate, même si on la pratique *assez loin du hile*, et en *un seul temps*, surtout si on a distendu ces attaches en extériorisant la rate de sa loge normale. Mais *en pratique*, il est bien préférable de ne pas compter sur l'atrophie pancréatique sénile. Il faut retenir que chez l'enfant et chez l'adulte le corps pancréatique se termine par « ... une extrémité gauche renflée... » (Wiart) et que *normalement* cette extrémité *se moule* sur la face basale de la rate. Sans doute dès qu'on déloge la rate, en l'attirant à gauche et en avant, la queue du pancréas tend à perdre son contact hilaire. Toutefois, les rapports entre ces deux organes restent suffisamment intimes pour qu'on soit toujours exposé à rencontrer la queue du pancréas au voisinage du pédicule *propre* de la rate, quelle que soit la traction exercée sur son appareil ligamenteux. C'est pour cette raison que nous ne conseillons la section des attaches de la rate *en un seul temps* qu'*au niveau du hile, au ras du hile*. Dès qu'on s'écarte du hile, vers la droite, il est indispensable d'adopter la section des attaches spléniques *en deux temps distincts*, à seule fin de pouvoir découvrir la queue du pancréas pour l'éviter.

D'une façon générale, *il nous semble que jusqu'ici les chirurgiens n'ont pas donné assez d'importance à la blessure du pancréas au cours de la splénectomie.* En parcourant un certain nombre d'observations détaillées concernant la splénectomie (Thèse de Vanverts [344], rapport de Jonnesco au Congrès de Moscou [321 *bis*], etc.), on en relève quelques-unes dans lesquelles l'opérateur a lié de *parti pris* la queue du pancréas en même temps que les vaisseaux spléniques. « Dans tous mes cas, écrit Jonnesco, j'ai fait de l'artère et de la veine spléniques et de la *queue du pancréas un seul faisceau* sur lequel j'ai appliqué une double ligature, *sectionnant même la queue du pancréas.* Mais sur le moignon ainsi formé j'applique séparément une ligature sur l'artère, la veine et même *sur le pancréas...* ». Vanverts conclut également : «... à l'inutilité de la dissection de la queue du pancréas, qui, faisant souvent partie du pédicule splénique, peut être liée sans aucun inconvénient... », comme le prouvent, ajoute Vanverts, une dizaine d'observations. Remarquons en passant, que parmi les 10 observations citées par Vanverts, dans 2 cas l'issue de l'opération a été fatale à brève échéance ; dans 3 autres cas l'opération fut suivie d'une élévation de température plus ou moins irrégulière et plus ou moins durable ; dans les 5 cas restants, il semble bien que la guérison se soit faite sans incidents notables (nous notons qu'une fois, parmi les 5 derniers cas, on a fixé le moignon pancréatique sectionné au péritoine pariétal et qu'une autre fois la section de la queue du pancréas a été faite au thermo-cautère). En résumé, l'ensemble des observations citées par Vanverts ne nous semble pas démontrer que la section d'une portion plus ou moins importante de la queue du pancréas *ne présente aucun inconvénient.* C'est d'ailleurs une question dont l'étude sortirait du cadre que nous nous sommes tracé. Toutefois, bien que nous n'ayons fait aucune recherche spéciale à ce point de vue, nous tenons à signaler l'opinion émise par de Herczel, en 1906, au Congrès international de Médecine de Lisbonne [329] :

«... Dans un grand nombre de cas, écrit de Herczel, la convalescence qui suit la splénectomie est troublée par des *élévations de température* qu'on ne pourrait attribuer ni à une infection quelconque, ni à une exsudation au niveau du moignon, ni à quelque autre complication, par exemple à la pneumonie. *Nous croyons être autorisé à assurer presque avec certitude que les accès de fièvre et les exsudations qu'on peut observer sont des effets des lésions du pancréas.* Et en effet, à cause de la situation spéciale de la rate, la face inférieure de cet organe est *si près de la queue du pancréas*, qu'on ne peut lier que bien rarement ses artères ou couper son pédicule *sans causer une lésion à la queue du pancréas* ; il y a même beaucoup d'opérateurs qui pour s'assurer de l'efficacité de la ligature, obéissent à un conseil exprimé par Billroth, à savoir qu'il faut lier aussi le pancréas. Mais les expériences de Katz et Winkler ont prouvé que la simple ligature ou le perçage du pancréas suffisent pour en faire sortir le contenu qui, en sa qualité de ferment digère la graisse et cause autour de lui des nécroses du tissu adipeux. Ces nécroses se manifestent ensuite, comme dans notre 2e et 3e cas, par des accès de fièvre et par une infiltration (au niveau de la région splénique). La rémission et l'exacerbation réitérée de la fièvre s'expliquent par le fait que l'entassement et l'absorption des produits de dissolution des tissus de nécrose se font périodiquement. Si ces intervalles sont réguliers c'est que l'exacerbation aussi apparaît régulièrement, comme dans notre 3e cas. *Donc si l'on prend soin pendant l'opération de ne pas léser le pancréas, on est bien fondé à espérer que les accès de fièvre ne surviendront pas au cours de la convalescence.* Il en a été ainsi dans deux de nos cas... ». De Herczel résume ensuite ses cinq cas : dans trois d'entre eux il y eut de la fièvre occasionnée une fois par une broncho-pneumonie, et deux fois par une nécrose du tissu adipeux causée par *une lésion du pancréas.* Enfin dans les deux cas restants, dans lesquels on avait laissé intact le pancréas, la convalescence se fit sans la moindre élévation de température. L'auteur ajoute que dans les deux cas où le pancréas avait été lésé, il se produisit au niveau de la région correspondant au pédicule splénique une induration douloureuse.

Telles sont les remarques faites par de Herczel à propos de la blessure ou de la section de la queue du pancréas au cours de la splénectomie. Le petit nombre de cas rapportés par cet auteur ne suffit pas, selon nous, pour qu'il soit possible d'en tirer des conclusions aussi rigoureuses que celles qu'il admet. Toutefois étant donné ce que l'on sait actuellement sur l'action nécrosante du suc pancréatique vis-à-vis du tissu graisseux, il est fort possible que les interprétations de de Herczel sur la *fièvre post-opératoire* chez les splénectomisés, comportent, dans certains cas, une réelle part de vérité. Il faut pour élucider cette question, attendre de nouveaux faits cliniques minutieusement analysés. Il n'en reste pas moins bien certain qu'il y a tout intérêt à éviter autant que possible de sectionner la queue du pancréas en liant le pédicule de la rate. Il est logique d'admettre que toute section du pancréas doit donner lieu à l'issue d'une quantité plus ou moins grande de suc pancréatique dans la plaie après l'opération. Nous supposons que ce liquide épanché mis au contact de la *tranche du pédicule splénique lié*, n'a sans doute pas été absolument étranger à certaines *hémorragies secondaires* survenues après la splénectomie, étant donné que la plupart des chirurgiens ne se sont pas préoccupés jusqu'ici d'épargner *systématiquement* la queue du pancréas.

En se basant d'une part sur des expériences personnelles, d'autre part sur celles de nombreux auteurs, Sauvé a bien mis au point la question de la section du pancréas. Sans doute, écrit Sauvé : «... il semble admis actuellement, par les physiologistes du moins, que le suc pancréatique est *normalement* non seulement *stérile*, mais encore *stérilisateur...* », au point de vue de son action sur le *péritoine* [300[d]]; et en effet : «... les recherches de Hlava, de Carnot, de Nencki, de Klippel et Devoto, de Charrin et Levaditi, ont démontré que le suc pancréatique était doué de *propriétés bactéricides* autrement énergiques que celles de la bile... » (Sauvé). Sans doute, en se basant sur des résections pancréatiques pratiquées chez le chien, Sauvé a conclu que «... normalement la *tête* du pancréas est hyperinfectée, alors que la *queue* du pancréas est au contraire presque *stérile, au point de vue chirurgical...* Le chirurgien donc qui tranche en pleine *tête* du pancréas s'expose à des péritonites septiques ; si au contraire, il sectionne l'organe *au niveau de la queue, il peut laisser dans le péritoine la tranche de section sans craindre d'infection notable...* » (Sauvé.)

Il n'en est pas moins certain, d'autre part, comme le fait remarquer Sauvé, que les recherches maintenant classiques de Hildebrand et de ses élèves confirmées par celles de Desjardins, ont démontré que *le suc pancréatique normal exerce une action nocive sur le tissu graisseux.* Épanché dans une plaie, le suc pancréatique désagrège d'abord la graisse du tissu cellulo-graisseux ambiant, par l'intermédiaire d'une lipase spéciale qui produit également la nécrose de ce tissu graisseux. «... Le chirurgien doit donc connaître la possibilité de ce danger et s'en garder par les procédés habituels de garnissage du champ opératoire profond avec des compresses... » (Sauvé.) Au point de vue spécial qui nous occupe, la ligature du pédicule splénique, il semble donc bien légitime d'éviter systématiquement la section d'une portion plus ou moins importante de la queue du pancréas, ne serait-ce que pour écarter le danger possible d'une nécrose du tissu cellulo-graisseux contenu dans le pédicule vasculaire, cette nécrose réalisant d'excellentes conditions pour faire lâcher les ligatures, soit en nécrosant le tissu cellulo-graisseux péri-vasculaire, soit même en digérant les fils de catgut ou tout au moins en activant trop leur résorption.

Toutes ces considérations nous semblent suffisantes pour engager le chirurgien à adopter dans la splénectomie une technique lui permettant d'éviter la blessure de la queue du pancréas, technique qui peut se résumer dans la formule suivante : *Au ras du hile* d'une rate extériorisée par traction en avant et à gauche, les attaches spléniques peuvent être sectionnées en un seul temps, sans grand danger pour la queue du pancréas. Par contre, dès qu'on aborde l'appareil ligamenteux de la rate à sa partie *moyenne*, il est indispensable d'opérer de manière à éviter la blessure de la queue du pancréas ; on atteint ce but en employant le procédé que nous avons exposé plus haut : *section en deux temps ou en deux plans* des attaches spléniques et des vaisseaux qu'elles contiennent.

L'appareil ligamenteux de la rate ayant été sectionné au niveau de sa partie *moyenne*, et *en deux temps distincts*, tout se passe comme si l'on avait réséqué, avec la rate, la gouttière verticale juxta-hilaire, qui forme la limite gauche du cul-de-sac gauche de la poche rétro-stomacale. La section des attaches spléniques a en effet porté sur l'aire de l'angle dièdre intercepté par les deux ligaments essentiels de la rate (fig. XXXIII). Après cette section la poche rétro-stomacale se trouve donc largement ouverte vers la gauche, les lèvres de l'ouverture ainsi créée étant limitées en avant par la tranche droite de section du ligament spléno-gastrique, en arrière par la tranche droite de section du ligament phréno-pancréatico-splénique. Il reste donc dans la plaie deux pédicules distincts, deux surfaces cruentées qu'il serait possible de péritoniser ou d'enfouir si on le jugeait nécessaire.

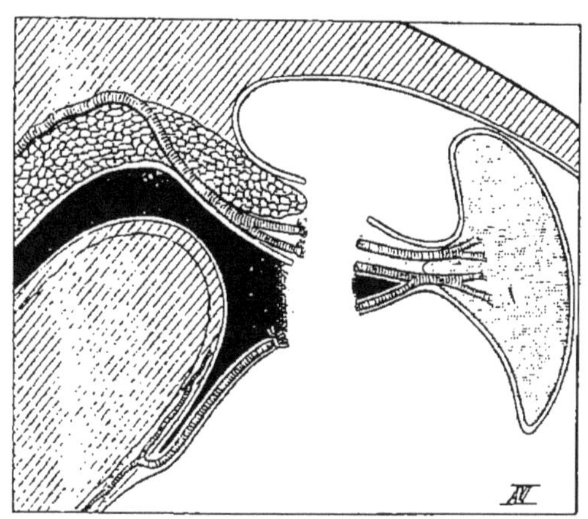

FIG. XXXIII. — *Section des vaisseaux spléniques au niveau de la partie moyenne de l'appareil ligamenteux de la rate* (schéma).

Tout se passe comme si on avait réséqué, avec la rate, la gouttière verticale juxta-hilaire qui forme la limite gauche du cul-de-sac gauche de la poche rétro-stomacale.

Le moyen de procéder le plus simple consisterait à aller fixer par quelques points la tranche de section du ligament spléno-gastrique au péritoine pariétal postérieur qui tapisse la loge splénique (fig. XXXIV), en faisant cette fixation immédiatement à gauche du point où se trouve la section du ligament phréno-pancréatico-splénique avec ses vaisseaux liés. On sait qu'à ce niveau le rein gauche occupe le plancher de la loge splénique ; il est donc nécessaire de ne pas faire passer trop profondément les fils destinés à enfouir le pédicule spléno-gastrique ; il est suffisant de n'intéresser que le péritoine pariétal postérieur; c'est presque une banalité de signaler ce détail.

En fixant au péritoine pariétal postérieur de la loge splénique, la tranche de section du ligament spléno-gastrique de la manière que nous venons d'indiquer on a enfoui cette tranche de section (avec des ligatures placées sur les vaisseaux courts et sur la gastro-épiploïque gauche) et du même coup on a exclu de la grande cavité péritonéale la tranche de section du ligament phréno-pancréatico-splénique (avec les ligatures placées sur les branches de division des vaisseaux spléniques), se servant du ligament spléno-gastrique comme d'un rideau, qu'on aurait attiré et abaissé au-devant du pédicule des vaisseaux spléniques. Il n'existe donc plus de surfaces cruentées pouvant être le point de départ d'adhérences post-opératoires. D'autre part en utilisant ce procédé d'enfouissement, on referme définitivement l'ouverture qui avait été faite au niveau du cul-de-sac gauche de la poche rétro-stomacale, après section isolée de chacun des ligaments de la rate. C'est là peut-être un résultat insignifiant ; c'est toutefois une règle générale en matière de chirurgie abdominale d'éviter autant que possible la création d'orifices à travers lesquels les anses intestinales pourraient s'engager et parfois s'étrangler. D'ailleurs n'est-il pas toujours indiqué de rétablir autant que possible les dispositions anatomiques normales, quelle que soit la région sur laquelle on opère ?

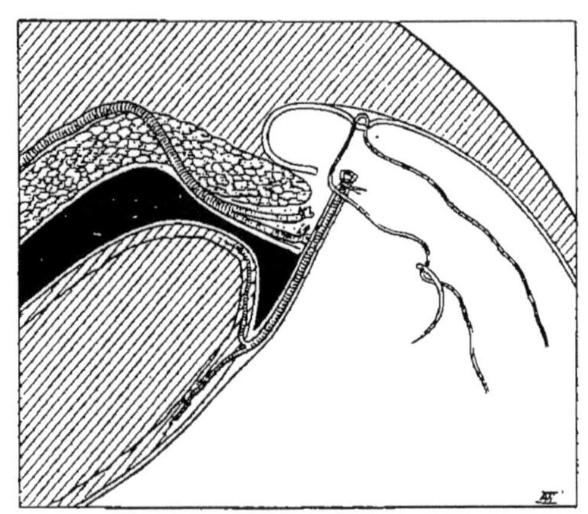

FIG. XXXIV. — *Enfouissement des pédicules vasculaires après section isolée de chacun des ligaments spléno-gastrique et phréno-pancréatico-splénique.*

Ce procédé ne semble pas présenter d'inconvénients sérieux.

La tranche de section du ligament spléno-gastrique étant fixée au péritoine pariétal postérieur, l'estomac se trouve dès lors rattaché à la paroi postérieure de la loge splénique par un ligament gastro-pariétal. En se contractant, l'estomac va exercer des tractions plus ou moins violentes (vomissements post-opératoires) sur la nouvelle attache qu'on lui a créée, d'où la possibilité de tiraillements qui pourraient nuire à la solidité des ligatures posées sur les vaisseaux courts et sur la gastro-épiploïque gauche. D'autre part ces tiraillements pourraient faire sauter les fils de péritonisation et par suite annihiler les bénéfices de cette péritonisation. Tous ces inconvénients peuvent être facilement évités si l'on a fait porter la section du ligament spléno-gastrique *assez loin de son insertion gastrique, assez près de son insertion hilaire;* de cette manière on obtient une sorte de rideau assez ample pour qu'une fois fixé à la paroi abdominale postérieure, il n'entrave pas le jeu normal de la grande courbure de l'estomac. Toutefois, il faut reconnaître qu'en pratique les ligaments de la rate sont parfois de dimensions restreintes et que par suite on pourrait manquer d'étoffe pour exécuter le procédé que nous venons de décrire. Lors donc qu'on rencontrera une rate à ligaments courts, en particulier chaque fois qu'on ne disposera pas d'un ligament spléno-gastrique assez ample, il sera préférable de renoncer à le fixer en arrière à la paroi abdominale. Dans ce cas on abandonnera dans la plaie, les deux tranches de section des ligaments spléniques, sans s'occuper de les enfouir. Sans doute on aura ainsi laissé dans cette plaie deux surfaces cruentées, sources d'adhérences post-opératoires. Mais étant donné que la face postérieure de la grosse tubérosité de l'estomac vient normalement se mettre au contact intime des parois de la loge splénique, une fois la rate enlevée, ce sera avec la face postérieure de la grosse tubérosité que les adhérences auront le plus de chances de se produire. Dès lors, ces adhérences auront pour résultat d'obturer secondairement l'ouverture qu'on avait faite au niveau du cul-de sac gauche de la poche rétro-stomacale. Il ne semble donc pas qu'il y ait nécessité absolue de pratiquer l'enfouissement de la tranche de section du ligament spléno-gastrique, tel que nous l'avons décrit. N'oublions pas que *le mieux est souvent ennemi du bien.*

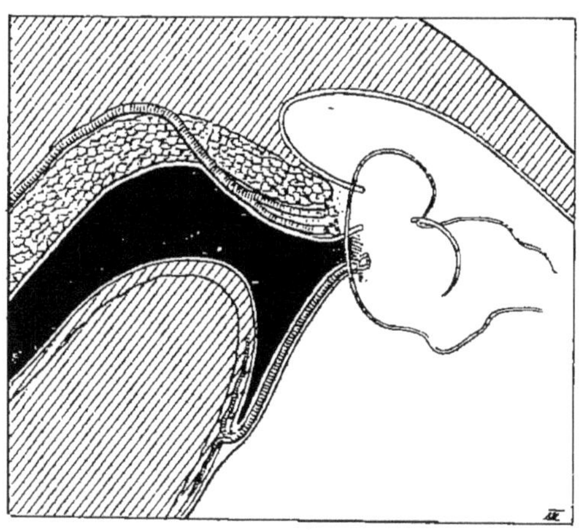

Fig. XXXV. — *Autre mode d'enfouissement des pédicules vasculaires après section de l'appareil ligamenteux de la rate à sa partie moyenne.*

Ce procédé semble bien exposer les ligatures à être tiraillées.

A côté du procédé d'enfouissement des pédicules spléniques que nous venons d'exposer, on pourrait en imaginer un autre qui, *a priori*, paraît tout aussi simple et efficace : affrontement l'une à l'autre des tranches de section du ligament spléno-gastrique et du ligament phréno-pancréatico-splénique, à l'aide de quelques points séparés ou, plus simplement encore à l'aide des chefs des fils ayant servi aux ligatures vasculaires (voy. fig. XXXV). De cette façon on supprime les surfaces cruentées et d'autre part on reconstitue une cloison phréno-pancréatico-gastrique : la disposition réalisée rappelle alors celle du mésogastre postérieur avant l'apparition de la rate. *C'est précisément à un résultat analogue que doit aboutir la section des attaches de la rate telle qu'elle est encore couramment pratiquée par les chirurgiens qui conseillent de sectionner ces attaches en un seul temps, après avoir placé loin du hile* (ou en tout cas: pas *au ras* du hile) *un ou deux clamps destinés à faire l'hémostase provisoire, en enserrant entre leurs mors les deux plans de l'appareil ligamenteux de la rate.* Nous avons déjà montré que c'était là une pratique dangereuse, puisqu'elle entraînera souvent la section d'une portion plus ou moins importante de la queue du pancréas (voy. p. 324). Mais, en plus de cet inconvénient, nous pensons que la section des attaches spléniques *loin du hile* et *en un seul temps* constitue encore une pratique défectueuse parce qu'elle expose fatalement les ligatures à être tiraillées d'une façon dangereuse pour leur solidité. D'ordinaire, en effet, les chirurgiens qui emploient cette pratique, commencent par placer un ou deux clamps *loin du hile*, sur toute la hauteur de l'appareil ligamenteux de la rate, pour en faire l'hémostase provisoire. Ce clamp placé loin du hile intéresse donc *les deux plans* de l'appareil ligamenteux, ces deux plans étant enserrés dans le même clamp. Puis les attaches de la rate sont sectionnées entre le clamp et le hile. Pour terminer on fait l'hémostase définitive en plaçant une ligature en chaîne tout le long des vaisseaux sectionnés, soit à gauche, soit à droite du clamp. Dès lors cette ligature va avoir à remplir *un double but*. D'une part elle doit *hémostasier* les vaisseaux sectionnés : vaisseaux courts et vaisseaux gastro-épiploïques gauches (ligament spléno-gastrique) branches de divisions de l'artère et de la veine spléniques (ligament phréno-pancréatico-splénique). D'autre part cette ligature en chaîne va agir à la façon d'une *suture destinée à occlure le cul-de-sac gauche* de la poche rétro-stomacale. Car en plaçant le clamp loin du hile de la rate, et en sectionnant les attaches de la rate au niveau de ce clamp, on a intéressé l'appareil ligamenteux — peut-être sans s'en douter — en un point où il est formé de *deux plans distincts* interceptant une cavité normalement angulaire, la cavité du cul-de-sac gauche de la poche rétro-stomacale (fig. XXXIII). Tout se passe donc comme si l'on avait sectionné ce cul-de-sac gauche au voisinage de son fond, ouvrant ainsi la poche rétro-stomacale, pour la refermer ensuite en suturant entre elles les deux tranches de section du cul-de-sac (fig. XXXV). Dans ces conditions la ligature en chaîne va être tiraillée en *avant* par l'estomac (ligament spléno-gastrique) en arrière par le diaphragme (ligament phréno-pancréatique-splénique qui souvent se prolonge en haut sous forme de ligament phréno-splénique). Ce tiraillement portera précisément au niveau de la ligature, d'où la possibilité de la faire glisser et lâcher en un ou plusieurs points.

Dans toute splénectomie la grosse question consiste à placer des ligatures *radicalement solides et stables* sur les branches de division ou sur le tronc de l'artère et de la veine spléniques ; c'est sur ces vaisseaux que doit porter toute l'attention du chirurgien. Il y a donc intérêt majeur à éviter tout tiraillement aux ligatures placées sur les vaisseaux spléniques.

On doit conclure de toutes ces considérations que la ligature et que la section des attaches de la rate pratiquées en *un seul temps* ou *en un seul plan, loin du hile*, constitue une pratique qui ne présente que des inconvénients.

Toutes les fois qu'on abordera l'appareil ligamenteux de la rate, *à distance du hile*, il sera *logique* et prudent d'adopter soit le procédé en deux temps ou en *deux plans* sur lequel nous venons d'insister (voy. p. 320), soit celui qu'il nous reste à décrire.

**3° Découverte et ligature du tronc de l'artère et de la veine spléniques dans la poche rétro-stomacale, après hémostase et section du ligament spléno-gastrique** (fig. XXVIII, flèche 1, p. 315. — Ce procédé se rapproche du précédent (ligature à la partie moyenne de l'appareil ligamenteux) par ce fait qu'on commence par sectionner le lig. spléno-gastrique pour aborder ensuite les vaisseaux spléniques par la voie trans-méso-splénogastrique ainsi créée. Toutefois, ce dernier procédé qu'il nous reste à décrire diffère

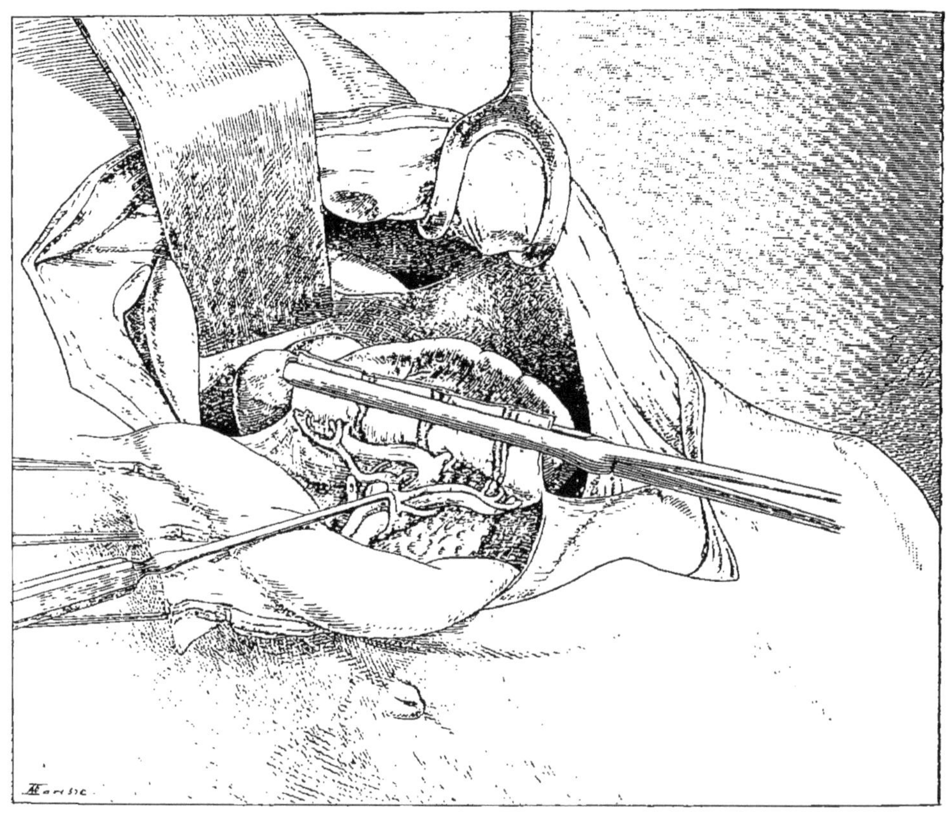

FIG. XXXVI. — *Découverte et ligature du tronc de l'artère et de la veine spléniques dans la poche rétro-stomacale, après hémostase et section du ligament spléno-gastrique.*

C'est le même sujet que celui de la figure XXXI (voy. fig. XXXI, p.321, les remarques faites sur l'incision de la paroi, la position du sujet et celle de l'observateur).

La moitié gauche de la poche rétro-stomacale a été largement exposée grâce à l'écartement des deux tranches de section du ligament spléno-gastrique. L'artère et la veine spléniques ont été abordées au niveau où leur tronc encore indivis vient émerger du bord supérieur du pancréas. Une aiguille de Deschamps charge les deux vaisseaux,

du précédent en ce qu'il comporte la découverte et la ligature non plus des *branches de division* des vaisseaux spléniques, mais bien du *tronc encore indivis* de l'artère et de la veine spléniques. Ces deux troncs étant accolés, il en résulte qu'on pourra les comprendre dans la même ligature, ce qui simplifie grandement l'hémostase splénique souvent si délicate quand on la fait au niveau des branches de division ou de subdivision destinées à la rate. Nous essaierons de montrer que ce troisième procédé mérite de prendre une importante place dans la technique pratique de la splénectomie. Nous lui décrirons les trois temps principaux qu'il nous semble comporter.

Premier temps. — *Hémostase et section du ligament spléno-gastrique.* — Ce premier temps se confond entièrement avec celui que nous avons décrit à propos du procédé précédent (voy. p. 321, fig. XXXI). Il se résume dans les manœuvres suivantes : *a*) soulèvement du ligament spléno-gastrique à l'aide d'une sonde cannelée qui le charge ; *b*) ligatures isolées de la gastro-épiploïque gauche et des vaisseaux courts ; *c*) placement d'un long clamp parallèlement aux ligatures à gauche, et à distance de ces ligatures ; *d*) section du ligament spléno-gastrique le long du clamp.

Il importe alors de bien mettre en évidence la paroi postérieure de la poche rétro-stomacale. Pour ce faire, on écarte à droite la grande courbure, en utilisant comme agent d'écartement les chefs des fils des ligatures posées sur le ligament spléno-gastrique. D'autre part, on attire à gauche la tranche gauche de section du ligament spléno-gastrique, à l'aide du long clamp placé sur elle. On obtient ainsi un excellent jour sur toute la moitié gauche de la poche rétro stomacale.

Deuxième temps. — *Découverte du tronc de l'artère et de la veine spléniques, dénudation de ces deux troncs et ligature.*

A propos de la ligature des vaisseaux spléniques au niveau de la *partie moyenne* de l'appareil ligamenteux de la rate, nous avons bien spécifié qu'on avait affaire aux premières *branches de division* de l'artère et de la veine spléniques (voy. p. 322), ces branches étant abordées et liées au niveau du *ligament phréno-pancréatico-splénique.* Dans le procédé que nous décrivons maintenant, on aborde les vaisseaux spléniques au niveau de leur *tronc encore indivis*, c'est-à-dire en dedans (ou à droite) de l'insertion pariétale du ligament phréno-pancréatico-splénique, par conséquent *en pleine cavité de la poche rétro-stomacale.* La technique de cette découverte est bien simple. Elle consiste à reconnaître le corps pancréatique en s'aidant de la vue et du toucher, puis à aller chercher le tronc de l'artère et de la veine spléniques *au niveau du point où de rétro-pancréatiques qu'ils étaient, les deux vaisseaux viennent émerger du bord supérieur de la glande pour devenir antépancréatiques.* A ce niveau on est toujours certain d'atteindre l'artère et la veine spléniques *en amont* de leur bifurcation terminale. D'autre part, le chevauchement du bord supérieur du pancréas par le tronc des vaisseaux spléniques constitue une disposition à peu près invariable, fait sur lequel Wiart a insisté il y a plus de dix ans [201].

Les deux troncs vasculaires étant trouvés on les isole du bord supérieur de la glande pancréatique : il est alors aisé de les charger tous les deux à la fois sur une aiguille de Deschamps pour en faire la ligature.

Toutes ces manœuvres étant accomplies, on a réalisé l'hémostase complète de la rate. Il est bon toutefois de rappeler que dans un certain nombre de cas le pôle supérieur de la rate reçoit quelques rameaux spéciaux d'une branche collatérale de l'artère splénique, branche collatérale qui peut naître du tronc de l'artère, en arrière du pancréas, avant que l'artère splénique ait atteint le bord supérieur de la glande pour le chevaucher. (Voy. p. 233, Branche gastrique postérieure ascendante, et p. 236, polaire supérieure de la rate.)

TROISIÈME TEMPS. — *Ablation de la rate.* — Le ligament spléno-gastrique ayant été sectionné dans un *premier temps*, le tronc des vaisseaux spléniques étant lié dans un *second temps*, la rate est encore retenue par le ligament phréno-pancréatico-splénique *auquel on n'a pas eu à toucher.* Il suffit alors d'aller sectionner ce ligament en ayant bien soin de se rapprocher autant que possible du hile de la rate, afin d'éviter de blesser la queue du pancréas. Si cette queue pancréatique reste au contact du hile, malgré qu'on attire la rate en avant et à gauche, il sera nécessaire de bien isoler l'extrémité du pancréas, entamant le ligament qui l'enveloppe, plutôt que le parenchyme pancréatique Nous rappelons qu'il est de première importance d'éviter autant que possible la blessure du pancréas (voy. p. 326). C'est là d'ailleurs une complication facile à écarter si de parti pris on pense à sa possibilité.

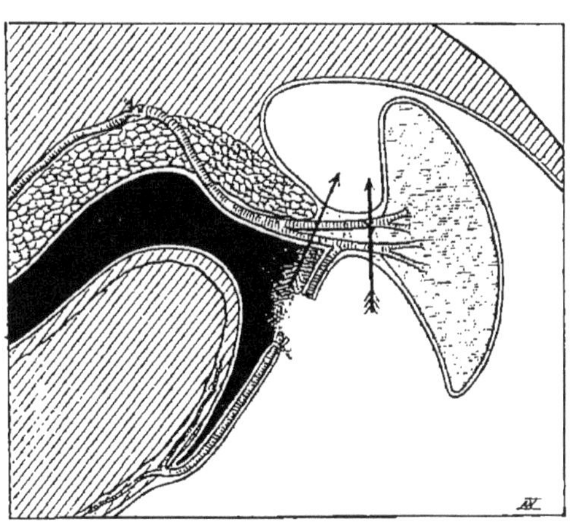

FIG. XXXVII. — *Ligature des vaisseaux spléniques dans la poche rétro-stomacale* (schéma).

1° Le ligament spléno-gastrique a été sectionné après hémostase préalable ;
2° Par la voie inter-spléno-gastrique ainsi créée on a été découvrir et lier le tronc de l'artère (et de la veine) splénique, dans la poche rétro-stomacale ;
3° La rate tient encore par le ligament pancréatico-splénique qu'on n'a plus qu'à sectionner. Cette section peut porter soit sur ce ligament (flèche oblique), soit sur le pédicule *propre* (flèche verticale).

Le ligament phréno-pancréatico-splénique étant sectionné et la rate extraite de la cavité abdominale, on aperçoit dans la plaie deux pédicules : l'un d'eux est constitué par une sorte d'éventail vasculaire dont le *sommet* répond à la ligature posée sur le *tronc* de l'artère et de la veine spléniques, tandis que la périphérie répond à la section des branches de subdivision des vaisseaux spléniques, où si l'on préfère à la tranche de section du ligament *phréno-pancréatico-splénique*. Le second pédicule laissé dans la plaie est constitué par la tranche de section du ligament *spléno-gastrique*, avec les ligatures des vaisseaux courts et de la gastro-épiploïque gauche.

En ce qui concerne ce pédicule spléno-gastrique il n'y a rien à craindre, il doit être étanche si on a appliqué sur lui de bonnes ligatures bien serrées. Par contre, une considération d'ordre anatomique fait prévoir que malgré la ligature posée sur le *tronc* des vaisseaux spléniques, la tranche de section du ligament phréno-pancréatico-splénique ne doit pas être absolument étanche. En effet, la queue du pancréas reçoit presque toujours quelques rameaux artériels et veineux nés soit des branches de *bifurcation*, soit des

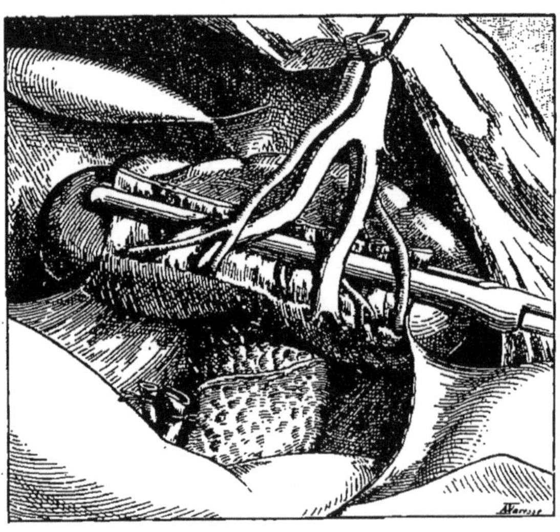

FIG. XXXVIII. — *Ablation de la rate après ligature des vaisseaux courts et de la gastro-épiploïque gauche* (*premier temps*) *et ligature du tronc de l'artère et de la veine spléniques* (*deuxième temps*). *La figure représente le troisième temps : décollement des vaisseaux spléniques* (en aval de la ligature), *de leur adhérence à la queue du pancréas.* Au cours de ce décollement on a dû poser deux ou trois ligatures sur des rameaux pancréatiques. (Même sujet et dans les mêmes conditions que sur les fig. XXXI, p. 321 et XXXVI, p. 332.)

dernières branches de *subdivision* des vaisseaux spléniques, soit enfin du segment de la gastro-épiploïque gauche située le long de la grande courbure de l'estomac. D'autre part, les artères de la *queue* du pancréas sont anastomosées entre elles ainsi qu'avec celles que reçoit le *corps* de la glande. Il en résulte que malgré la ligature placée sur le *tronc* des vaisseaux spléniques, l'hémostase pourra ne pas être complète dans les branches spléniques qui se trouvent *en aval* de la ligature. Pour cette raison, il sera nécessaire de poser également une ligature en chaîne ou plusieurs ligatures isolées sur les vaisseaux de la *tranche* du pédicule phréno-pancréatico-splénique. Mais alors on augmente la durée de l'opération. Aussi bien nous semble-t-il préférable et plus chirurgical d'adopter la technique que nous avons fait reproduire d'après une de nos préparations (fig. XXVIII et XXXIX).

Après avoir découvert le tronc de l'artère et celui de la veine spléniques, on les lie solidement; puis on sectionne au delà, c'est-à-dire à gauche de cette ligature. Le bout périphérique du tronc des deux vaisseaux est alors saisi avec une pince de Kocher. En attirant cette pince vers la gauche et en avant, on dégage ensuite progressivement les vaisseaux spléniques de leur adhérence à la queue du pancréas. Chemin faisant, on lie deux ou trois petits rameaux qui se rendent à la glande. Le décollement des branches spléniques est poursuivi jusqu'à ce qu'on les ait complètement dégagées de la queue du pancréas. Il ne reste plus qu'à sectionner ce qui reste des feuillets du ligament phréno-pancréatico-splénique, pour enlever la rate.

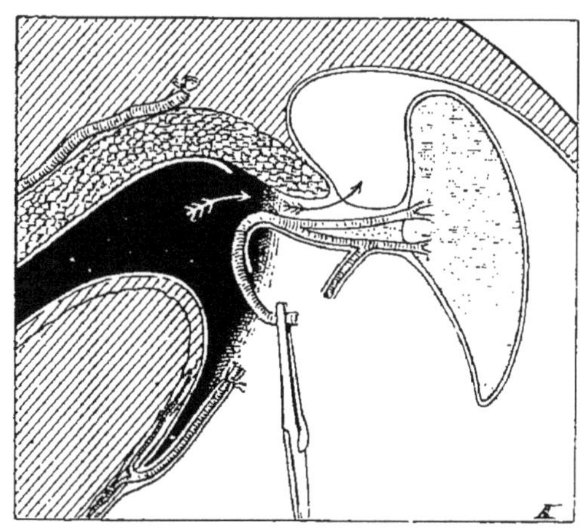

FIG. XXXIX. — *Schéma représentant le décollement des vaisseaux spléniques tel qu'il a été exécuté sur la figure précédente.*

L'opération terminée, on aperçoit dans la plaie d'une part le pédicule du ligament *spléno-gastrique*, d'autre part le pédicule formé par le *tronc* de l'artère et de la veine spléniques. Ces deux pédicules peuvent être abandonnés à eux-mêmes ou bien on les enfouira en employant un des procédés que nous avons décrits précédemment (p. 329).

Telle est la technique des trois principaux procédés qu'on peut exécuter pour découvrir et lier les vaisseaux spléniques *au voisinage de la rate*.

Il nous semble intéressant et utile de terminer cette étude en cherchant à adapter les données précédentes *aux conditions variables* dans lesquelles se trouve le chirurgien qui se propose de faire l'hémostase de la rate au cours de la *splénectomie*.

On peut poser *en principe* que dans la *splénectomie*, en faisant l'hémostase de la rate, le chirurgien *doit éviter de léser le pancréas* dont la blessure pourrait donner lieu à des complications sérieuses comme nous avons essayé de le montrer (voy. p. 326).

Si l'on tient compte de l'anatomie *normale* de la région, il semble logique d'admettre que la possibilité de blesser le pancréas est loin de constituer une crainte purement chimérique. On sait qu'au niveau de leurs *branches de division* et de *subdivision* les vaisseaux spléniques cheminent *au-devant de la queue du pancréas*, à laquelle ils adhèrent. On sait, d'autre part, que normalement la queue du pancréas « ... plus volumineuse que le corps... » (Bécourt, *in* Wiart [201]), «... plus massive et souvent plus épaisse que le corps du pancréas, se met en rapport avec la portion de la face interne de la rate qui est en arrière du hile, s'y étale, s'y moule et y adhère... » (Wiart [201]). On peut donc dire que toute la difficulté d'une bonne hémostase splénique consiste *à lier les vaisseaux de la rate sans entamer la glande pancréatique*. Tel est le problème ; il y a deux manières différentes de le résoudre : ou bien on cherche à *s'écarter du danger* en employant un artifice spécial ; ou bien, au contraire, on va *droit au danger* pour bien le voir en face, étant ainsi à même de l'éviter :

1° **La première manière de faire** consiste à extérioriser la rate de sa loge en l'attirant à gauche et en avant, à travers l'ouverture d'une incision abdominale convenable. Par cette manœuvre on tend et on distend l'appareil ligamenteux de la rate et par suite le hile de l'organe (avec les vaisseaux qui lui arrivent) perd le contact *normal* qu'il avait naguère avec la *queue du pancréas*, alors que la rate occupait sa loge normale.

Dans ces conditions, on a déterminé la formation d'un *espace inter-pancréatico-hilaire*, au niveau duquel on peut lier et sectionner le *pédicule propre* de la rate, sans danger pour le pancréas. Il importe seulement de rester *près du hile*, le plus possible au ras du hile. Tel est le *premier* procédé que nous avons décrit (voy. p. 316) : *il sera excellent toutes les fois qu'on pourra s'écarter de la queue du pancréas simplement en attirant la rate hors de la plaie abdominale.*

2° **La seconde manière de faire** consiste à aller droit à la queue du pancréas. A cette fin, on commence par hémostasier et fendre longitudinalement sur toute sa hauteur le ligament *spléno-gastrique*, derrière lequel se cache la queue du pancréas. Celle-ci se trouve largement exposée à la vue dès qu'on écarte convenablement les deux tranches de section du ligament spléno-gastrique. La face antérieure de la queue du pancréas apparaît alors croisée en écharpe par les vaisseaux spléniques. En procédant avec lenteur et douceur, il est désormais possible de dégager les vaisseaux spléniques et de les lier : *a*) *soit près du hile*, au niveau du ligament phréno-pancréatico-splénique — c'est le deuxième procédé que nous avons décrit (voy. p. 320) ; — *b*) *soit loin du hile*, au niveau du point où le *tronc* de l'artère et celui de la veine spléniques viennent émerger au-dessus du bord supérieur du pancréas — c'est le troisième et dernier procédé que nous avons exposé (voy. p. 331).

Cette seconde manière de faire qui consiste à aller droit au danger pour l'éviter, constitue un excellent procédé qui nous paraît recommandable *toutes les fois que, pour une raison quelconque, on ne pourra pas amener la rate hors de la plaie abdominale* (brièveté des ligaments spléniques).

Telles sont les deux lignes de conduite qui permettront de toujours mener à bien l'hémostase de la rate *en épargnant le pancréas*, et cela, quelles que soient les conditions dans lesquelles s'offrira au chirurgien la rate et ses ligaments porte-vaisseaux. Suivant les conditions réalisées on adoptera une des deux manières de faire exposées plus haut. Elles répondent d'ailleurs aux deux principaux aspects chirurgicaux sous lesquels peut se présenter la rate sur le vivant :

1° **Rate mobile**, c'est-à-dire non adhérente et munie de ligaments qui sont assez amples pour permettre qu'on l'attire aisément au niveau de la plaie abdominale.

2° **Rate non mobile**, c'est-à-dire fixée et retenue étroitement dans sa loge, soit par suite de fortes adhérences pathologiques, soit par suite de la brièveté de ses ligaments.

Cette distinction est capitale au point de vue de la chirurgie splénique. Quand la rate est *mobile*, à longs ligaments, la splénectomie devient une opération *extra-péritonéale*; la technique en est simple et bénigne. Par contre dès qu'on s'attaque à une rate très *adhérente* ou *à ligaments réduits*, la splénectomie devient une intervention pénible, longue, sanglante, les manœuvres se passent dans la profondeur, bref l'opération est complexe et grave.

Ce sont là des remarques qui ont été faites par tous les chirurgiens rompus à la pratique de la splénectomie (Jonnesco, Michaïlowsky, Léonté, etc.). Février a également bien insisté sur cette distinction capitale, dans son remarquable rapport sur la chirurgie de la rate [327]. Février fait remarquer, d'après une statistique de Bessel-Hagen, que sur 26 cas d'extirpation de rates *mobiles*, dans la malaria (opérations exécutées de 1890 à 1900), on a eu 25 guérisons et 1 seule mort, soit une mortalité de 3 à 4 p. 100. Par contre, si l'on envisage dans son ensemble la mortalité de la splénectomie pour rates paludiques (opérations exécutées de 1896 à 1900) on arrive à une mortalité de 18,2 p. 100, chiffre qui serait sans doute encore plus élevé si l'on avait pu limiter la statistique aux cas de splénectomie avec rate *adhérente*.

Il ressort des remarques faites précédemment qu'en présence d'une rate *mobile* ou facilement mobilisable grâce à l'ampleur de ses ligaments, le procédé le plus simple pour en faire l'hémostase consiste à attirer cette rate le plus possible hors de la plaie et à lier et sectionner le pédicule splénique au voisinage du hile. Sur certaines rates devenues ectopiques, l'allongement des ligaments simplifierait davantage encore la section du pédicule splénique. Peu importe le volume de la rate ; la question à considérer, c'est la *mobilité* qui permet de l'extérioriser. Par contre, en présence d'une rate *fixée* plus ou moins étroitement dans sa loge par de fortes adhérences ou par suite de la brièveté de ses attaches, le procédé d'hémostase le plus chirurgical consistera à aller lier les vaisseaux spléniques à travers une large ouverture obtenue en sectionnant sur toute sa hauteur le ligament spléno-gastrique.

Lorsque la rate est adhérente aux parois de sa loge, il pourrait paraître logique de détacher tout d'abord ces adhérences et, la rate étant mobilisée, de chercher à l'extérioriser pour faire l'hémostase comme dans les cas où la rate est mobile d'emblée. En réalité, ce serait là *une mauvaise pratique*. On sait la facilité avec laquelle saignent les adhérences de la rate à la paroi diaphragmatique de sa loge, dès qu'on cherche à les détacher, surtout dans les cas de splénomégalie. En quelques instants la plaie se remplit de sang et il devient difficile de bien voir ce que l'on a à faire et de continuer le détachement des adhérences. Il est donc logique, en présence d'une rate très adhérente, de commencer par aller lier le tronc des vaisseaux spléniques en passant par la section faite au ligament spléno-gastrique. On a ainsi hémostasié la région : c'est alors seulement qu'il est indiqué de détacher les adhérences.

Vanverts ne partage pas cette opinion : « ... Il faut éviter, écrit cet auteur, de commencer l'hémostase, comme l'ont fait certains chirurgiens, par la recherche du tronc ou des branches de l'artère splénique, de façon à les lier préalablement. Cette recherche est souvent pénible en raison de la profondeur à laquelle sont situés ces vaisseaux et du volume gênant de la rate ; elle peut, en outre, être dangereuse. Il est préférable de se débarrasser d'abord de cet organe après hémostase provisoire à l'aide de pinces... » [344[b]]. Nous ferons tout d'abord remarquer qu'à l'époque où Vanverts a écrit ces lignes (année 1897), la position opératoire en lordose dorso-lombaire était à peine connue, puisque c'est en 1895 que J.-W. Elliot de Boston [306] préconisa l'emploi de cette position dans les interventions sur les voies biliaires. D'ailleurs, en ce qui concerne la chirurgie splénique, il semble bien qu'actuellement encore la majorité des chirurgiens ne mettent pas à profit l'hyperextension du tronc. Sans doute, sur un sujet placé en simple décubitus dorsal, la région splénique est profonde, et par suite il est pénible de manœuvrer au niveau des vaisseaux spléniques. Mais il en est tout autrement si l'on place le sujet en lordose dorso-lombaire et en scoliose dorso-lombaire à convexité gauche, si de plus, on met en déclivité le côté droit du tronc (v. p. 267), si enfin on soulève énergiquement le rebord du thorax. Dans ces conditions, les manœuvres pratiquées sur le pédicule splénique deviennent tout aussi aisées que celles qu'on pratique sur le pédicule du foie d'un sujet placé en lordose dorso-lombaire.

Quant à la seconde objection de Vanverts, le volume parfois gênant de la rate, elle ne constitue pas, selon nous, un obstacle à l'hémostase préalable de la rate. Si la rate étant énorme et adhérente, on ne peut pas se frayer une voie à travers le *ligament spléno-gastrique*, pour atteindre le tronc des vaisseaux spléniques dans la poche rétro-stomacale, il suffit alors d'aborder ces vaisseaux au niveau du tiers *initial* ou du tiers *moyen* de leur trajet, en employant une des voies que nous avons décrites ; c'est-à-dire que s'écartant de la rate et se rapprochant de la ligne médiane, on lie les vaisseaux spléniques soit à leur *origine* (ligature à la région cœliaque, p. 286), soit à la partie moyenne de leur trajet (p. 289). D'ailleurs, si la pose d'une ligature était encore trop délicate, on pourrait se borner à placer simplement une pince hémostatique sur l'artère splénique, à son origine, d'une façon provisoire. Au besoin même, on pourrait peut-être se contenter de faire une compression momentanée.

Enfin, si la rate remplit une très grande partie de l'abdomen et qu'en plus, elle est très adhérente, alors le mieux est sans doute de ne pas entreprendre son extirpation et de faire une simple laparotomie exploratrice, d'autant plus que, d'après Février [327] : « ... la laparotomie pourra suffire, comme l'ont constaté Volney d'Orsay, Vincent, Brault et Bragnalo, à amener une diminution considérable dans le volume de la tumeur (rate paludique) et une atténuation corrélative des troubles fonctionnels... »

Ainsi, selon nous, contrairement à l'opinion de Vanverts, en présence d'une rate adhérente, il semble qu'il y ait toujours grand intérêt à faire l'hémostase préalable des vaisseaux spléniques avant de détacher les adhérences, chaque fois qu'on se décide à enlever la rate.

C'est un détail de technique sur l'importance duquel Léonte, de Bucarest, a insisté en 1901 au XIVe Congrès français de chirurgie [332] (statistique personnelle portant sur 16 cas). Léonte lie toujours les vaisseaux du pédicule splénique avant de détacher les adhérences, afin d'éviter : « ... les hémorragies qui surviennent après l'enlèvement de l'organe et qui sont si difficiles à arrêter... » Mais Léonte aborde les vaisseaux spléniques *au niveau du hile*; cela laisse à supposer que sur les rates qu'il a enlevées, le hile était facile à exposer. Or, il n'en est pas toujours ainsi, dès que la rate est atteinte d'une importante hypertrophie. C'est précisément dans de tels cas qu'il peut être nécessaire d'aller lier les vaisseaux spléniques, loin du hile, dans la poche rétro-stomacale. Ruggi, de Bologne, paraît être un des premiers chirurgiens qui ait eu recours à ce procédé, dès l'année 1891, pour une grosse rate malarique [342]. Toutefois, c'est à Caillaud, de Monaco, que revient le mérite d'avoir préconisé en 1906 au Congrès de Lisbonne la ligature systématique des vaisseaux spléniques, dans la poche rétro-stomacale, toutes les fois qu'on se trouve en présence d'une rate adhérente, dans le but de faire l'hémostase préalable avant de détacher les adhérences [325]. Caillaud conseille d'ouvrir le grand épiploon au niveau de la queue du pancréas, de pénétrer par cette ouverture dans l'arrière-cavité des épiploons, de reconnaître alors le pancréas, de le suivre jusqu'à la queue; à ce niveau on lie les vaisseaux spléniques dans le ligament pancréatico-splénique « ... le pédicule vasculaire étant ainsi traité et tout danger de grande hémorragie étant écarté, on peut rompre délibérément toutes les adhérences qui retiennent la rate et l'attirer fortement vers la ligne médiane. On peut alors sectionner les ligaments sur tout le pourtour du hile en pinçant au fur et à mesure les quelques vaisseaux indépendants des troncs nourriciers... La rate est alors extirpée... Il ne reste plus qu'à jeter une solide ligature sur le pédicule des deux gros troncs vasculaires... ».

En résumé, Caillaud conseille d'aller lier les vaisseaux spléniques au niveau de la queue du pancréas, en passant par une brèche faite au ligament gastro-colique.

Nous pensons que suivant l'étendue des adhérences et le volume plus ou moins gênant de la rate, on doit aller lier les vaisseaux spléniques là où ils sont le plus facilement abordables : suivant les cas, on pourra donc réaliser l'hémostase préalable de la rate, avant le détachement des adhérences, en pratiquant :

1° Soit la ligature du *tronc* de l'artère et de la veine spléniques à leur *tiers terminal* au niveau de la *queue* du pancréas, après section du ligament spléno-gastrique (v. p. 332).

2° Soit la ligature du *tronc* de l'artère et de la veine spléniques au niveau de leur tiers *initial*, dans la région cœliaque (p. 286) ou au niveau de leur tiers *moyen*, par une des trois voies dont nous avons essayé de préciser la technique (p. 289).

La distinction faite par les chirurgiens en rates *mobiles* et *non mobiles* mérite encore d'être adoptée au point de vue de la *médecine opératoire*. En effet, sur le sujet d'amphithéâtre, il n'est pas rare de trouver la rate non mobile, soit par suite de la brièveté de ses attaches, soit par suite de l'existence d'adhérences péri-spléniques d'ordre pathologique (péri-splénite), soit par suite de la présence de ligaments anormaux (ligaments spléno-pariétaux, ligaments spléno-rénaux, Constantinesco [286]), soit enfin par suite de différents accolements normaux qui peuvent survenir dans la disposition du péritoine au niveau de la rate et qui ont pour résultat de fixer plus ou moins solidement la rate dans sa loge (voy. Fredet [291]).

Toutefois, il est à prévoir que le plus souvent on aura affaire à des sujets présentant une rate normale, mobilisable, non adhérente. Par suite, si l'on adopte notre manière de voir, ce serait le plus souvent la ligature au *ras du hile* qu'on devrait exécuter, la rate étant délogée et attirée en avant et à gauche. Cependant, même en présence de ces sujets à rate mobile, il sera utile de s'accoutumer à la technique des différents procédés que nous avons décrits précédemment. Pour se rapprocher autant que possible de la disposition réalisée quand la rate n'est pas mobile, et par suite pour bien mettre en évidence les difficultés inhérentes à la ligature du pédicule d'une rate adhérente, il est toujours très simple, sur le cadavre, d'immobiliser complètement la rate en la fixant à la paroi diaphragmatique de sa loge, à l'aide d'une longue broche qui traverse successivement la paroi antéro-latérale gauche de l'abdomen, la rate dans toute l'étendue de son grand axe, et enfin la paroi abdominale postérieure.

## IV. — **Découverte et ligature des branches collatérales de l'artère splénique.**

Nous ne reviendrons pas sur la description de ces branches collatérales dont l'étude a déjà été faite en détail. (Voy. Ramification de l'artère splénique, pp. 231 à 254, et fig. 49, 50, 51.)

On peut résumer dans le tableau suivant la ramification collatérale de l'artère splénique :

| | |
|---|---|
| I<br>Collatérales fournies directement par le **tronc** de l'artère splénique. | 1° Collatérale ascendante, qui se présente soit sous l'aspect d'une branche gastrique : *branche gastrique postérieure ascendante*; soit sous l'aspect d'une branche destinée à la rate : *polaire supérieure de la rate*, de Pigache et Worms.<br>2° Collatérales descendantes, représentées par 4 à 8 petites branches descendantes destinées au corps pancréatique : *branches pancréatiques du corps*. |
| II<br>Collatérales fournies par les deux **branches de bifurcation** du tronc splénique. | 1° Vaisseaux courts hilaires.<br>2° Artère gastro-épiploïque gauche. |

1° **Branche gastrique postérieure ascendante.** — Rappelons qu'il s'agit là d'une importante collatérale bien connue des anciens anatomistes (voy. p. 233). On la rencontre une fois sur deux.

Il suffit pour la découvrir d'aborder la poche rétro-stomacale par la *voie trans-mésogastrocolique* que nous avons décrite à propos de la découverte du tronc splénique au niveau de son tiers *moyen* (p. 292 et fig. XXI, p. 297). Une brèche étant pratiquée dans le ligament gastro-colique, on aperçoit le corps pancréatique. La branche gastrique postérieure ascendante est, comme toutes les artères, difficile à bien distinguer à première vue. Mais elle est accompagnée d'une veine strictement satellite facile à reconnaître par sa teinte bleutée. On cherchera donc cette veine en examinant attentivement le bord supérieur du corps du pancréas de son origine à sa terminaison. En un point précis on verra émerger du bord de la glande la veine satellite de la branche gastrique postérieure ascendante. On pourrait encore procéder d'une autre façon : incision transversale du ligament gastro-colique, sur une étendue de 8 à 10 centimètres; ceci étant fait, on attire la grande courbure de l'estomac vers le haut, comme si l'on voulait exposer sa face postérieure. Par cette manœuvre on détermine la formation de petits plis séreux au niveau de la limite inférieure de la zone adhérente de l'estomac : un de ces plis contient l'artère gastrique postérieure ascendante et sa veine satellite (voy. p. 233 et 234). L'artère découverte sera facilement chargée et liée en même temps que la veine homonyme.

La ligature de cette branche pourrait être nécessaire dans les gastrectomies partielles où la section gastrique supérieure empiète sur la zone adhérente de l'estomac (voy. pp. 217 et 218).

2° **Polaire supérieure de la rate.** — Cette branche existe une fois sur deux; on la rencontre toutes les fois que la branche gastrique postérieure manque et vice versa (voy. p. 239, hypothèse de Rossi et Cova sur l'origine embryonnaire commune de ces deux branches). La polaire supérieure de la rate naissant du tronc splénique tout près de sa bifurcation terminale (voy. fig. 50, p. 237), on ira la découvrir par le procédé que nous avons décrit à propos de la découverte du *tronc* de l'artère splénique au voisinage de la rate (voy. p. 331). La polaire supérieure, comme l'indique son nom, est l'artère qui se rend au pôle supérieur de la rate. C'est « la plus élevée des liénales... » (Haller), «... c'est la première branche que l'on rencontre sur le trajet intra-pédiculaire du tronc splénique... » (Pigache et Worms, voy. p. 237.)

Il est intéressant de connaître la présence fréquente de cette branche; dans certains cas, elle naît du tronc splénique encore en *arrière* du pancréas (fig. 51, p. 238). Si donc dans de semblables cas on liait le tronc splénique au niveau de la queue du pancréas, il y aurait nécessité de compléter l'hémostase de la rate en jetant une petite ligature sur la polaire supérieure, cette petite liénale aberrante, détail sur lequel nous avons déjà insisté (p. 334).

3° **Branches pancréatiques descendantes.** — Leur découverte est assez pénible, car ces branches pénètrent dans le corps du pancréas, sitôt nées. Souvent la première de ces branches est plus volumineuse que les suivantes (p. 232) constituant la *pancreatica magna* de Haller; on pourrait alors la découvrir en employant la technique que nous avons indiquée pour la découverte de l'artère splénique à son origine (voy p. 286).

Les autres branches pancréatiques pourront être découvertes en utilisant une longue incision transversale faite à travers le ligament gastro-colique. Le bord supérieur du pancréas étant reconnu on découvrira le tronc de l'artère splénique dans toute l'étendue de son trajet rétro-pancréatique. En décollant prudemment le bord supérieur du pancréas on trouvera de distance en distance les branches pancréatiques qui pénètrent dans le parenchyme glandulaire, accompagnées parfois d'une veine satellite.

Bien entendu il s'agit là de manœuvres qui ne sont intéressantes qu'à titre d'exercice de médecine opératoire sur le cadavre. Si en effet on avait à pratiquer la résection du corps du pancréas, sur le vivant, il serait dangereux de chercher à lier les petites branches pancréatiques artérielles et veineuses. La meilleure conduite à tenir consisterait à réséquer le corps et la queue du pancréas en même temps que l'artère splénique, ce qui d'ailleurs ne rendrait pas absolument obligatoire la splénectomie. (Voy. le chapitre suivant.)

4° **Vaisseaux courts hilaires.** — Nous renvoyons pour la découverte et la ligature de ces vaisseaux au chapitre consacré à la découverte et à la ligature des vaisseaux spléniques au voisinage de la rate (p. 321).

5° **Artère gastro-épiploïque gauche.** — Cette artère présente deux segments distincts : 1° Segment *initial*, inclus dans le ligament *spléno-gastrique*. Nous avons déjà étudié la découverte et la ligature de cette artère à ce niveau (voy. p. 321 et fig. XXXI). 2° Segment *terminal*, inclus dans le *ligament gastro-colique*. C'est à ce niveau qu'on découvre l'artère pour la lier au cours de la gastrectomie partielle cylindrique (pylorectomie, en général).

Le ligament gastro-colique étant reconnu, on va rechercher la gastro-épiploïque gauche le long et *au ras* de la grande courbure, au milieu de la partie moyenne du corps de l'estomac. Il faut signaler (Jonnesco, voy. p. 246) que dans son trajet para-gastrique, la gastro-épiploïque gauche *est d'abord cachée derrière la berge postérieure de la grande courbure*; puis elle se rapproche de la grande courbure, s'y accole et se termine alors presque aussitôt. L'artère est presque toujours accompagnée d'une veine satellite.

Nous rappelons que le ligament gastro-colique est parfois plus ou moins entièrement accolé à la face supérieure du *méso-côlon transverse* (voy. p. 293). La gastro-épiploïque gauche est donc, également dans ces cas, au contact intime du méso-côlon transverse : il serait dangereux, pour les artères du côlon transverse qui cheminent dans ce méso, de lier *d'emblée* l'artère à l'aide d'une aiguille de Reverdin chargée d'un fil. Nous avons déjà insisté sur la nécessité de ne lier les artères gastro-épiploïques droite et gauche qu'après avoir constaté au préalable et *d'une façon systématique*, qu'au niveau du point où on lie ces artères le ligament gastro-colique est *libre*, non adhérent au mésocolon transverse (voy. p. 296).

## V. — Valeur et résultats de la ligature de l'artère splénique.

Nous exposerons cette question, en nous plaçant spécialement au point de vue de la possibilité de l'établissement d'une *circulation collatérale compensatrice* après ligature du tronc splénique ou de ses branches.

Si l'artère splénique était dans toute l'étendue de son territoire une artère à type terminal, la ligature du tronc de l'artère au niveau de son *origine*, déterminerait une ischémie complète et durable dans toute l'étendue de son territoire *gastro-épiploïque*, *pancréatique*, *splénique*. Mais, c'est une notion banale, l'artère splénique s'anastomose plus ou moins largement en particulier avec les artères hépatique et coronaire stomachique, anastomoses que nous avons cherché à mettre en évidence sur plusieurs de nos planches (voy. fig. 44 *bis*, p. 154 ; fig. 49, p. 230). Résumons la description de ces anastomoses :

1° **Au niveau de son département gastro-épiploïque**, la splénique s'anastomose largement avec la *coronaire stomachique* et avec l'*artère hépatique*.

A. — Anastomoses corono-spléniques. — Elles se font : *a*) d'une part entre les *vaisseaux courts hilaires* et les rameaux des deux *branches de bifurcation* du *tronc* coronaire, au niveau des deux versants de la grande courbure, à la hauteur de la grosse tubérosité et de la partie supérieure du corps de l'estomac (fig. 44 *bis* et 49); *b*) d'autre part, entre la *branche gastrique postérieure ascendante* de la splénique (vaisseaux courts supérieurs, fig. 49) et la branche ascendante *œsophago-cardio-tubérositaire antérieure* de la coronaire stomachique (fig. 44 *bis*) au niveau de la partie culminante du dôme tubérositaire ; *c*) d'autre part, enfin, entre les rameaux gastriques de la gastro-épiploïque gauche et les rameaux terminaux des deux branches de bifurcation du tronc coronaire, au niveau des deux versants de la grande courbure, dans la région du corps de l'estomac (fig. 44 *bis* et 49).

Toutes ces anastomoses corono-spléniques sont constantes, amples et nombreuses ; elles se font par inosculation, à tel point, comme nous l'avons déjà signalé, qu'il n'est pas possible de délimiter d'une façon précise la ligne de partage des départements coronaire et splénique.

Il est donc possible d'injecter la coronaire stomachique, en poussant l'injection par le tronc de la splénique, ou *vice versa*, de remplir la splénique en partant du tronc coronaire.

B. — Anastomoses hépato-spléniques. — Elles se font indirectement, c'est-à-dire par l'intermédiaire des *artères gastro-épiploïques droite et gauche* (fig. 49) ;

*a*) d'une part à la partie *moyenne* de la *grande courbure*, à peu près à l'union du corps de l'estomac avec le vestibule pylorique ou antre du pylore. Rappelons que *dans la moitié des cas seulement* il s'agit d'une importante anastomose *à plein canal*, constituant cette gastro-épiploïque *moyenne* que décrivait Winslow (voy. p. 247). Dans la *seconde moitié des cas* le tronc des deux artères se termine en s'anastomosant par un *fin* rameau, ou, beaucoup plus rarement, sans s'anastomoser.

*b*) D'autre part, chacune des artères gastro-épiploïques s'anastomose d'*une manière à peu près constante* par l'intermédiaire de deux longs rameaux épiploïques (fig. 49), le grand rameau épiploïque droit et le grand rameau épiploïque gauche ; l'anastomose ainsi formée constitue la grande arcade trans-épiploïque sur laquelle Haller, Barkow, Leriche et Villemin ont bien insisté (voy. p. 249).

*c*) Enfin au voisinage du pylore, la gastro-épiploïque droite fournit un *petit bouquet pylorique inférieur* (fig. 49) qui s'anastomose avec le *petit bouquet pylorique* supérieur né de l'artère pylorique (fig. 44 *bis*). C'est là encore une petite voie anastomotique que pourrait emprunter la splénique.

Il est donc possible d'injecter l'artère splénique en poussant l'injection par l'artère hépatique ; de même on peut remplir l'artère hépatique en partant du tronc splénique.

2° **Au niveau de son département pancréatique**, la splénique s'anastomose indirectement avec l'artère hépatique par l'intermédiaire des communications qui s'établissent entre les branches pancréatiques de chacune des deux artères.

Rappelons que la *première* branche fournie au pancréas par la splénique (pancreatica magna de Haller, pancréatique moyenne, pancréatique isthmique, etc., voy. pp. 120, 232) va ordinairement former une petite arcade artérielle *antérieure* à la tête du pancréas, en envoyant un rameau qui vient s'anastomoser avec un rameau fourni par la gastro-duodénale ou une de ses branches de bifurcation (voy. artère Gastro-duodénale et fig. 82). Cette anastomose existerait, selon nous, dans un peu moins de la moitié des cas. C'est d'ailleurs une anastomose *grêle*.

Parfois cette pancréatique isthmique naît, non pas directement de la splénique, mais de l'hépatique ou du tronc cœliaque, ou exceptionnellement de la mésentérique supérieure.

De toute façon la pancréatique isthmique est anastomosée avec les autres branches de la splénique destinées au corps et à la queue du pancréas.

Ainsi, suivant les cas, il pourra s'établir une communication entre le tronc de la splénique et l'artère hépatique, le tronc cœliaque, ou la mésentérique supérieure. Toutefois, nous le répétons, il s'agit d'une voie collatérale bien faible, sans grande importance pratique.

3° **Département splénique.** — On sait que les ramifications de l'artère splénique destinées à la rate se terminent dans son parenchyme *sans s'anastomoser entre elles*. Assolant a bien mis en évidence l'indépendance des territoires vasculaires de la rate [268 *bis*]. Il suffit d'injecter chacune des branches artérielles avec une masse de couleur différente pour mettre en évidence cette disposition.

Par conséquent, si par un procédé quelconque on lie *toutes* les branches de l'artère splénique qui se rendent à la rate, on doit, en principe, la priver entièrement de son sang nourricier : l'organe est voué à la nécrose. De même la ligature isolée d'une seule de ces branches doit aboutir à la nécrose du territoire splénique qu'elles desservent. C'est un point à retenir car, nous le verrons, quelques chirurgiens ont cherché à déterminer la suppression de *la rate* par la pose de *ligatures atrophiantes*.

*Normalement*, l'artère splénique constitue l'*unique source* de l'apport sanguin artériel destiné à la rate (abstraction faite de ramuscules insignifiants qui peuvent arriver à la rate par ses ligaments, et qui proviennent normalement de l'artère diaphragmatique inférieure gauche, d'après Haller, voy. p. 139). Mais à la suite de processus de périsplénite, il s'établit souvent des connexions très étroites entre la rate et la paroi diaphragmatique de sa loge. Tous les chirurgiens ont insisté sur la riche vascularisation de ces adhérences. Dès lors, en présence d'une rate très adhérente aux parois de sa loge, on peut admettre que l'apport sanguin splénique est sous la dépendance de deux sources distinctes : d'une part les branches ordinaires que l'artère splénique fournit à la rate, d'autre part un certain nombre de néo-vaisseaux qui cheminent dans les adhérences et qui proviennent surtout des branches de l'artère diaphragmatique inférieure gauche (et des intercostales inférieures gauches). Il est possible, sans que le fait soit indiscutablement démontré, que ces néo-vaisseaux entrent en connexion avec les branches de l'artère splénique. Par suite, on entrevoit la possibilité de lier cette artère sans déterminer l'ischémie complète de la rate. D'où le conseil donné par quelques chirurgiens de se contenter de lier les branches de l'artère splénique quand on se trouve en présence d'une rate très adhérente, dont l'ablation pourrait s'accompagner d'hémorragies en nappe abondantes et incoercibles, si l'on cherchait à détacher les adhérences vasculaires (voy. plus loin les expériences de Carrière et Vanverts, Balacesco et Bruckner).

Telles sont les anastomoses du système de l'artère splénique. On voit, en résumé, que les principales anastomoses sont représentées par la double voie : *corono-splénique* et *hépato-splénique*. Accidentellement la voie *diaphragmatico-splénique* pourrait entrer en ligne de compte.

Envisageons maintenant les déductions pratiques qu'on peut tirer au point de vue de l'*établissement de la circulation collatérale*, dans les cas où l'on pratiquera la ligature du tronc ou des branches de la splénique.

1° **Ligature du tronc splénique à son origine.** — Il est à prévoir que *sur le vivant* la ligature du tronc splénique à son origine serait bien tolérée. La circulation collatérale se rétablirait par l'ensemble des voies anastomotiques que nous avons décrites. D'ailleurs, les voies anastomotiques de la veine splénique étant calquées sur celles de l'artère, il semble probable que sur le vivant on pourrait lier, sans inconvénients sérieux, le tronc de l'artère et celui de la veine spléniques, au niveau de leur *origine*. De même une embolie ou un anévrysme de l'artère splénique, à ce niveau, n'occasionneraient sans doute aucun trouble circulatoire important dans le territoire splénique.

2° **Ligature du tronc splénique à la partie moyenne de son trajet.** — Cette ligature serait sans doute également bien tolérée sur le vivant. La différence avec le cas précédent, c'est qu'ici on exclut de la circulation collatérale la voie secondaire représentée par les anastomoses de la branche gastrique postérieure ascendante. Il est donc à prévoir que l'irrigation de la rate serait assurée d'une façon suffisante par les anastomoses de la coronaire stomachique avec les vaisseaux courts et par celles de la coronaire, de la pylorique et de la gastro-épiploïque droite, avec la gastro-épiploïque gauche.

De même la circulation pancréatique ne serait pas modifiée, même si l'on réséquait le segment du tronc splénique situé en amont de la ligature.

3° **Ligature du tronc splénique juste au niveau de sa division en deux branches terminales.** — Exécutée à ce niveau la ligature du tronc splénique permet encore l'établissement d'une importante circulation collatérale assurant une bonne irrigation de la rate. Comme dans le cas précédent, cette circulation empruntera la voie des anastomoses entre la coronaire stomachique et les vaisseaux courts, d'autre part, entre la coronaire, la pylorique, la gastro-épiploïque droite et la gastro-épiploïque gauche. Si à la simple ligature du tronc splénique pratiquée à ce niveau, on adjoignait la résection du tronc splénique, de son origine à sa bifurcation terminale, le résultat serait identique à celui de la simple ligature, du moins au point de vue de l'irrigation de la rate. Par contre, cette résection artérielle supprimerait la presque totalité des branches que fournit le tronc splénique au *corps* du pancréas. Rappelons que la *queue* de cette glande reçoit d'une façon constante quelques rameaux importants sur lesquels Lieutaud a bien insisté (voy. p. 249 et fig. 49 et 51), rameaux qui proviennent de la gastro-épiploïque gauche. D'autre part, la circulation de la *tête* pancréatique empiète sur celle du *corps*. Enfin toutes les artères pancréatiques sont anastomosées entre elles. Ces faits permettent de supposer que la circulation collatérale pourrait se rétablir dans le *corps* du pancréas même si on supprimait par ligature les branches que lui fournit le tronc splénique. Toutefois, il serait prudent de ne pas compter d'une manière absolue sur la suffisance de cette néo-circulation. En pratique, si pour une raison quelconque on devait réséquer l'artère splénique depuis son origine jusqu'à sa bifurcation terminale, il serait prudent de réséquer en même temps le corps et la queue du pancréas et, *vice versa*, si l'on avait à réséquer la queue et le corps du pancréas, la technique de beaucoup la plus simple et la plus sûre (au point de vue de l'hémostase) consisterait à réséquer le segment pancréatique avec l'artère et la veine y attenantes.

Quant à la rate, elle pourrait être laissée dans la plaie, *à condition* qu'on ait *entièrement* respecté les vaisseaux courts et la gastro-épiploïque gauche. Mais selon nous le *procédé de choix* pour aborder le corps et la queue du pancréas, consiste à sectionner parallèlement à la grande courbure de l'estomac, d'une part le *ligament gastro-colique*, d'autre part le *ligament spléno-gastrique*. C'est encore ce procédé qu'on devrait employer pour explorer largement la face postérieure de l'estomac ou la poche rétro-stomacale. Il en résulte que pour intervenir avec aisance et sécurité soit sur l'ensemble du tronc de l'artère splénique, soit sur la queue et le corps pancréatiques, il est nécessaire de fermer complètement la voie collatérale représentée par les anastomoses entre les vaisseaux courts et la coronaire, entre la gastro-épiploïque gauche et les artères gastro-épiploïques droite, pylorique, coronaire.

Dans ces conditions la *splénectomie* s'imposerait.

4° **Ligature des branches de bifurcation de l'artère splénique.** — Les considérations précédentes sont applicables à la ligature des deux branches de bifurcation du tronc splénique, pratiquée *au voisinage de leur origine*. A ce niveau les vaisseaux courts et la gastro-épiploïque gauche sont respectés. Par contre si l'on aborde ces deux branches de bifurcation *au ras du hile*, il n'y a plus à compter sur la moindre voie anastomotique pour rétablir la circulation dans la rate — à part les cas pathologiques dans lesquels la rate a contracté avec la paroi diaphragmatique de sa loge des adhérences étendues et richement vascularisées. Encore faut-il ajouter qu'il n'est pas actuellement prouvé que les néo-vaisseaux contenus dans ces adhérences, puissent alimenter suffisamment la rate et écarter tout danger de nécrose, au cas où l'on sectionnerait tous les vaisseaux de la rate, à l'exception de ceux qui cheminent dans les adhérences pathologiques (voy. ci-dessous).

**Faits expérimentaux et cliniques sur la ligature partielle ou totale du pédicule de la rate, sans ablation de cet organe.**

Il est permis de supposer, *à priori*, que la ligature partielle ou totale du pédicule de la rate, sans ablation de cet organe, est susceptible de constituer une importante ressource, dans certains cas où l'on viserait à une chirurgie splénique *conservatrice* :

1° C'est ainsi qu'en présence d'une tumeur de la rate dont l'extirpation serait considérée comme trop dangereuse — grosse rate paludique très adhérente, grosse rate leucémique, etc. — on pourrait songer à amener l'*atrophie* de la rate en liant ses vaisseaux. D'après Vanverts [344a], déjà en 1882, Clément Lucas avait émis l'idée de cette *ligature atrophiante*, dans les tumeurs de la rate.

2° D'autre part, en face de la rupture traumatique d'une rate jugée inextirpable, ou bien en présence d'une hémorragie se produisant dans un kyste splénique également jugé inextirpable, on pourrait songer à se contenter de lier les vaisseaux de la rate, à titre *hémostatique*. C'est encore à ce procédé qu'on devrait avoir recours si l'on voulait faire une résection *partielle* de la rate.

Il importe donc de connaître les résultats obtenus chez les animaux et chez l'homme par la ligature partielle ou totale du pédicule splénique, la rate étant laissée en place, dans sa loge.

Nous essaierons de montrer que malgré les faits expérimentaux ou cliniques publiés jusqu'ici, cette question ne nous paraît pas encore définitivement élucidée.

I° **Ligature des vaisseaux spléniques chez l'animal.** — Nous nous bornerons à rappeler les résultats obtenus par Carrière et Vanverts, et par Jonnesco, Balacesco et Bruckner.

Au mois de juillet 1899, Carrière et Vanverts ont publié un mémoire détaillé sur les lésions produites par la ligature expérimentale des vaisseaux de la rate [360]. Les expériences ont porté sur le chien, le lapin et le cobaye ; les auteurs ont lié soit l'ensemble du pédicule splénique, soit une partie des vaisseaux de ce pédicule. Voici leurs conclusions :

*a*) A l'état *normal* la rate du chien, du lapin et du cobaye renferme des espèces microbiennes variées (c'est le plus souvent le coli-bacille). Fait important, les microbes qu'on isole ainsi ont toujours une virulence nulle ou atténuée.

*b*) La ligature du pédicule vasculaire *total* a produit dans un cas la *dégénérescence granulo-graisseuse*; dans tous les autres cas la *transformation caséo-purulente* de l'organe. Dans ces derniers cas, il y a d'abord enkystement de la rate transformée en corps étranger. Puis on constate la transformation purulente et caséeuse du centre de l'organe, phénomène dû à la pullulation microbienne et aussi à l'asphyxie des éléments cellulaires qui ne reçoivent plus de sang. Finalement il se constitue une barrière scléreuse s'opposant à l'envahissement du pus (voir les deux belles coupes histologiques jointes au mémoire de Carrière et Vanverts).

c) La ligature de l'*artère splénique* ou de ses *branches* ne détermine que l'*atrophie simple* sans dégénérescence de la rate. La lésion est donc tout autre que dans le cas précédent : «... Ici l'organe continue à vivre; mais privé d'une grande partie de l'afflux sanguin artériel, il ne vit plus au sens propre du mot, il végète, il s'atrophie... En fait d'altération, on ne trouve guère qu'une raréfaction des éléments cellulaires... »

Peu de temps après la publication de ce mémoire, Jonnesco a fait connaître (octobre 1899) les résultats des expériences poursuivies sur la même question, dans son Institut de chirurgie par ses assistants MM. Balacesco et Bruckner [321b]. Voici les principales conclusions de ces auteurs :

1° *La ligature complète du pédicule vasculaire*, y compris le *ligament gastro-splénique*, produit le *sphacèle* de l'organe et la mort de l'animal en quinze à cinquante heures. La rate devient énorme, d'un brun foncé, est friable et présente des plaques gazeuses.

L'examen microscopique montre toujours une *nécrose complète*; l'aspect de la section est uniforme sans aucun élément figuré.

*A l'état normal la rate ne contient aucun microorganisme.* — Les ensemencements faits avec du contenu de la rate ou avec le liquide séro-sanguinolent du péritoine, dans les vingt-quatre premières heures après la ligature du pédicule, restent négatifs. Après cette date ils cultivent, et la présence des micro-organismes s'explique par leur migration des cavités naturelles (estomac, intestin) avec lesquelles la rate a contracté des adhérences. La mort de l'animal, dans les cas où les ensemencements sont restés négatifs, serait due à la décomposition aseptique de la rate et à l'intoxication de l'organisme.

2° La ligature de l'artère, de la veine ou de ces deux vaisseaux à la fois, *atrophie légèrement* la rate, mais elle continue quand même à vivre et à fonctionner. La ligature d'une *grande partie* des vaisseaux amène au contraire une *atrophie rapide* avec cirrhose splénique.

3° Les *adhérences préalables* déterminées entre la rate et la paroi abdominale *sont suffisantes pour entretenir la vie végétative de l'organe.* Car après les avoir déterminées, on a pu sectionner *complètement* les vaisseaux *afférents* et *efférents* de l'organe, sauf ceux des adhérences, sans qu'il tombe en sphacèle; la rate continue à vivre, mais le processus atrophique est rapide et les fonctions de la rate sont abolies.

4° De ces expériences il résulte que toutes les fois qu'on trouve des adhérences assez grandes pour constituer une contre-indication à l'extirpation de la rate, on peut obtenir l'*atrophie lente* et *certaine* de l'organe *par la section de tous ses vaisseaux.*

En 1901, au Congrès français de chirurgie, Vanverts est revenu sur cette question [361]. Vanverts fait remarquer qu'il n'a jamais observé les phénomènes scepticémiques aigus suivis de mort rapide, que Balacesco a constatés dans certains cas, après ligature de tout le pédicule splénique. D'ailleurs, ajoute Vanverts, «... il n'y a pas à insister sur ce point, parce que la ligature de tout le pédicule splénique est sans intérêt chirurgical. Elle présenterait dans les cas où elle pourrait se trouver indiquée, c'est-à-dire dans ceux de rate hypertrophiée et adhérente, des difficultés considérables, sinon une impossibilité absolue et doit par conséquent être rejetée... » Par contre, « ... la ligature du *tronc* de l'artère splénique ou de quelques-unes de ses branches amène constamment chez l'animal une atrophie de la rate. Nos résultats concordent absolument sur ce point avec ceux obtenus par Balacesco.

Tels sont les faits expérimentaux observés par Carrière et Vanverts, par Jonnesco, Balacesco et Bruckner.

*En résumé, chez l'animal*, la ligature *totale* du pédicule splénique, détermine la nécrose et le sphacèle de la rate, si cet organe est mobile, *non adhérent* aux parties voisines. Par contre, si la rate est *adhérente*, il semble (Balacesco et Bruckner) que la ligature *totale* du pédicule amène simplement l'*atrophie* rapide de l'organe. Dans ce dernier cas, il faut alors admettre que les néo vaisseaux des adhérences permettent le rétablissement d'une circulation splénique sans doute très amoindrie, mais suffisante pour écarter les dangers de nécrose.

D'autre part, la ligature *partielle* du pédicule splénique, déterminerait toujours l'*atrophie* de la rate, d'après Carrière et Vanverts, Balacesco et Bruckner. Ces auteurs ne nous semblent pas avoir suffisamment précisé les conditions dans lesquelles ils ont lié *partiellement* les vaisseaux spléniques pour qu'il soit possible d'en tirer des conclusions précises. Carrière et Vanverts ont lié soit l'*artère* splénique, soit ses *branches*. Balacesco et Bruckner ont lié soit l'*artère* splénique, soit la *veine*, soit ces *deux vaisseaux*. Mais dans aucune de leurs expériences, ces auteurs n'ont indiqué à quel *niveau précis* ont porté les ligatures. On sait que les branches artérielles qui pénètrent dans la rate se terminent dans le parenchyme sans s'anastomoser entre elles, du moins chez l'*homme*. S'il en est de même chez l'*animal*, on doit admettre qu'en supprimant par ligature l'irrigation d'un territoire splénique quelconque, on devra déterminer la nécrose de ce territoire. Si cette nécrose ne se produit pas, c'est qu'il s'est rétabli une circulation collatérale suffisante. Force est donc d'admettre que dans leurs expériences Carrière et Vanverts, Balacesco et Bruckner ont opéré dans de telles conditions que malgré la ligature du tronc ou des branches de l'artère splénique, aucun des territoires artériels de la rate n'était complètement ischémié. Deux hypothèses peuvent être alors invoquées. Ou bien la ligature a porté *en amont* du point d'émission des *vaisseaux courts* : la circulation s'est alors rétablie dans la rate par cette voie collatérale (voy. p. 347). Ou bien la ligature a porté *en aval* du point d'émission des vaisseaux courts : dans ce cas, il faut admettre que la circulation s'est rétablie par l'intermédiaire de vaisseaux *anormaux* existant dans des adhérences déjà anciennes ou nouvellement formées. Les expériences des auteurs précédents ne permettent pas de savoir quelle est celle de ces deux hypothèses qu'on doit invoquer pour expliquer leurs résultats.

D'autre part, Carrière et Vanverts, Balacesco et Bruckner ont expérimenté sur des *animaux* dont la rate était *saine*. C'est un détail qu'il ne faut pas perdre de vue si l'on cherche à appliquer à la *rate humaine pathologique* les faits expérimentaux constatés chez l'animal. Sans doute, l'expérimentation chez l'animal constitue une arme merveilleuse pour le chirurgien désireux d'apprécier la légitimité d'une opération qu'il songe à appliquer sur l'homme. Mais il ne faut jamais oublier que ce qui est vrai pour l'animal ne l'est pas toujours pour l'homme et vice versa.

Au point de vue de la ligature totale ou partielle du pédicule de la rate, il serait nécessaire de savoir si chez le chien ou le lapin, par exemple, les branches artérielles destinées à l'irrigation de la rate présentent un type terminal aussi absolu que celui qu'on trouve chez l'homme. De même il serait nécessaire de savoir si les conclusions exposées par les auteurs précédents sont également valables pour les cas dans lesquels la rate est hypertrophiée, avec altération de son parenchyme et des parois de ses vaisseaux.

Enfin, il n'est pas impossible que chez le chien, par exemple, les adhérences dont on provoque la formation s'organisent et se vascularisent plus richement que les adhérences accompagnant les splénomégalies chez l'homme.

Toutes ces considérations méritent d'entrer en ligne de compte dès qu'on cherche à conclure de l'expérimentation à la chirurgie humaine. Nous allons montrer d'ailleurs que par les résultats qu'ils ont amenés, les quelques cas de ligature du pédicule splénique chez l'homme, ne sont pas superposables aux expériences réalisées par les auteurs précédents.

II° **Ligature du pédicule splénique chez l'homme.** — En 1897, Vanverts a pu réunir dans sa thèse quatre observations de ligature des vaisseaux spléniques, pratiquées chez l'homme, dans le but d'arrêter le cours du sang dans la rate, celle-ci étant laissée en place [344]. Dans un cas de rupture de la rate, Battle se contente de poser une ligature autour des vaisseaux du pédicule, la rate étant considérée comme trop adhérente pour qu'on puisse l'extirper. Le malade meurt au sixième jour, de péritonite. On constate que la ligature avait respecté une branche de l'artère splénique (autopsie incomplète). Dans un cas de grosse rate paludique, très adhérente, Wyman se fraie prudemment un passage jusqu'au hile de la rate, isole deux branches de l'artère splénique et les lie à la soie au niveau de leur entrée dans l'organe. Le malade meurt au bout de quarante-huit heures, de septicémie péritonéale. Pas d'autopsie. Deux autres cas se rapportent à la splénomégalie leucémique ; dans l'un d'eux, Tricomi lia l'artère splénique ; sécrétion très abondante de la plaie qu'on rouvre dans les jours suivants, on voit au fond la rate en partie décomposée ; on en enlevait facilement des lambeaux ; l'élimination de la rate continue jusqu'à ce que la malade meurt, au quarante-cinquième jour. A l'autopsie, on trouve les deux tiers de la rate friable. Près du hile, l'aspect était normal. Dans le reste de la cavité abdominale aucune altération.

L'autre cas appartient à Kuester, on a pratiqué la ligature des vaisseaux spléniques. La malade mourut immédiatement après l'opération. Pas de détails sur l'état de la rate.

Vanverts fait remarquer que si l'on tient compte de ces quatre observations, on ne peut que porter un jugement bien sévère sur cette opération : «... En admettant qu'on ne donne pas aux phénomènes d'infection une importance trop considérable parce qu'on doit parvenir à les éviter, il reste un accident sur lequel nous devons insister parce que nous sommes impuissants à y parer, c'est la *gangrène de la rate*. Sans doute on a pu obtenir chez les animaux une atrophie de la rate par la ligature des vaisseaux. Rokitansky avait démontré autrefois ce fait dans son travail sur la rotation du pédicule des tumeurs abdominales et des viscères. Les travaux plus récents de Küster et de Tuffier aboutissent aux mêmes conclusions. Il n'est donc pas impossible qu'on obtienne chez l'homme un résultat analogue...

« Mais quelques faits prouvent que dans certains cas la rate se sphacèle et tend à s'éliminer par lambeaux, en déterminant des accidents graves. Nous avons cité l'observation de Tricomi. Dans le même ordre d'idées nous noterons l'élimination d'une rate tordue à travers les lèvres de l'incision d'une laparotomie restée exploratrice dans un cas de Naughton, et la tendance que présentait une rate tordue à s'éliminer par sphacèle dans le cas de Heurtaux.

« La crainte d'une semblable complication semble suffisante à Reeves pour rejeter le procédé qui y expose.

« On a, en outre, le droit de se demander si une telle méthode sera efficace dans les cas pour lesquels on l'a proposée. C'est dans les tumeurs spléniques *adhérentes* qu'il serait utile de posséder un moyen de traitement moins grave que la splénectomie. Or, ces adhérences renferment des vaisseaux volumineux qui suffiront peut-être à nourrir la rate dont on aura lié le pédicule.

« *Ces différentes considérations nous amènent à rejeter la ligature des vaisseaux spléniques comme méthode atrophiante dans les hypertrophies chroniques de la rate.* » Telle est l'opinion exprimée par Vanverts, en 1897, dans sa thèse [344[b]]. Ultérieurement, en 1901, au Congrès français de chirurgie [343], Vanverts est revenu sur cette question, en la jugeant avec moins de sévérité. « La ligature des vaisseaux spléniques peut, au même titre que la ligature des vaisseaux de la langue, du corps thyroïde, de l'utérus, etc., être utilisée comme moyen d'*atrophie* des rates hypertrophiées... dans les cas où l'ablation de la rate est contre-indiquée par des adhérences trop étendues... Chez l'homme cette ligature peut généralement se faire sans trop de difficultés ; et si l'on sait se contenter de lier les vaisseaux que l'on peut atteindre facilement, elle n'augmentera guère la gravité de l'acte opératoire. Quels en seront les résultats? L'expérimentation permet d'espérer qu'on observera la diminution de volume de la rate ; mais ce sont les observations *cliniques* qui permettront d'établir la nature de cette opération. Pour le moment on peut seulement dire *qu'elle pourra être tentée dans tous les cas où, après laparotomie, on constatera que la splénectomie est impossible ou trop dangereuse...* »

En 1897, Jonnesco vint annoncer au Congrès français de chirurgie [321[a]] qu'il avait essayé : «... pour les rates trop adhérentes pour être extirpables l'atrophie de l'organe par la ligature de ses vaisseaux. Mes expériences sur les chiens, ajoute Jonnesco, m'ont prouvé que la ligature *en masse* du pédicule splénique est grave ; elle amène le sphacèle rapide de l'organe et des accidents septicémiques mortels ; la ligature *partielle* de l'artère principale et de quelques veines seulement m'a donné au contraire de bons résultats, car j'ai obtenu de cette façon *l'atrophie de la rate*, qui a été réduite en un mois au quart de son volume et cela sans aucun trouble appréciable... »

Il semble donc que Jonnesco ait tenté chez l'homme de déterminer l'atrophie de rates adhérentes, au moyen de la ligature partielle du pédicule splénique. Nous ignorons complètement les résultats de ces tentatives dont nous n'avons pas trouvé la moindre mention dans les publications françaises. Toutefois il est vrai que nous ne nous sommes livré à aucune recherche bibliographique importante sur cette question. En tout cas, Vanverts n'a pas eu connaissance des cas de Jonnesco, puisque dans sa thèse, parue en 1897, il ne cite que les quatre cas de Battle, Wyman, Tricomi, Kuster. De même, en 1901, dans son remarquable rapport sur la chirurgie de la rate, Février n'a fait aucune allusion aux cas de Jonnesco [327]. Enfin Jonnesco lui-même n'a donné aucune analyse de ces cas dans les différents Congrès français de chirurgie où il a pris la parole à propos de la splénectomie. Il est donc nécessaire d'attendre la publication d'un nombre important d'observations précises pour pouvoir juger la valeur de la ligature partielle du pédicule splénique chez l'homme, en vue d'obtenir l'atrophie de grosses rates très adhérentes.

On peut toutefois, selon nous, expliquer d'une façon logique les insuccès éprouvés par les quatre chirurgiens qui ont lié en partie ou en totalité le pédicule vasculaire de la rate. Battle a lié tout le pédicule splénique, moins une branche épargnée par hasard. Le malade est mort de péritonite. Il s'agissait d'une rate adhérente, atteinte de rupture traumatique. Voilà un cas qui prouve que malgré l'existence d'adhérences et malgré la persistance d'une branche artérielle, les phénomènes consécutifs à la ligature du pédicule de la rate ont abouti à une péritonite mortelle. Balacesco et Bruckner ont constaté que chez l'animal on peut sans le moindre danger supprimer tous les vaisseaux du pédicule de la rate, à condition que celle-ci soit adhérente et qu'on respecte ces adhérences et les vaisseaux qu'elles renferment. C'est en somme la conduite qu'a tenue Battle; l'issue fatale de son cas tend à prouver qu'il ne faut pas conclure trop vite de ce qui se passe chez l'animal à ce qui se passe chez l'homme. En d'autres termes, en présence d'une rate trop adhérente pour être enlevée, il est prudent jusqu'à nouvel ordre de ne pas compter uniquement sur les néo-vaisseaux des adhérences pour écarter tout danger de nécrose d'ordre circulatoire.

En présence d'une grosse rate paludique très adhérente, Wyman s'est contenté d'isoler et de lier deux branches de l'artère splénique. Au bout de deux jours le malade mourait de septicémie péritonéale. Dans ce cas on a fait une ligature partielle du pédicule. Chez l'animal, d'après Carrière et Vanverts, Balacesco et Bruckner, cette intervention détermine l'atrophie lente de la rate, sans le moindre danger. Il faut admettre que c'est là une loi qui est d'autant moins applicable à l'homme que dans le cas de Wyman il existait des adhérences qui, expérimentalement, auraient dû parer aux dangers de la ligature, même partielle, du pédicule splénique.

Dans un cas de splénomégalie leucémique, Tricomi lia l'artère splénique (il n'est pas spécifié à quel niveau) ; la rate se nécrosa et s'élimina jusqu'à ce que le malade meure. Il est probable que Tricomi a respecté la voie anastomotique constituée par les vaisseaux courts et la gastro-épiploïque gauche, se bornant à lier le tronc de l'artère splénique. C'est donc une ligature partielle du pédicule splénique que Tricomi aurait pratiquée. Chez l'animal, d'après les expérimentateurs, la même intervention amène l'atrophie ; il faut admettre ici encore qu'il en est autrement chez l'homme.

Enfin dans le cas de Küster on a pratiqué la ligature des vaisseaux spléniques (aucun détail précis) ; il s'agissait, comme dans le cas de Tricomi, d'une grosse rate leucémique. Le malade est mort immédiatement après l'opération.

Ces quatre observations suffisent à démontrer la dissemblance des résultats expérimentaux et des résultats obtenus chez l'homme. Dès lors il nous semble que Vanverts et Jonnesco ont eu tort de préconiser la ligature — même partielle — du pédicule splénique, chez l'homme, en vue de déterminer l'*atrophie* de la rate. C'est qu'en effet ces auteurs n'ont pas eu à tenir compte chez l'animal d'un facteur capital en pratique, quand on intervient sur une grosse rate, chez l'homme, nous voulons parler des *lésions parenchymateuses et vasculaires* qui sont à peu près de règle, soit dans le paludisme, soit dans la leucémie, pour ne citer que ces deux affections. Il faut joindre à cela le retentissement toujours plus ou moins marqué sur l'état général (anémie, cachexie, etc.). Par suite, chez le paludéen ou le leucémique, il est à prévoir que par la ligature partielle du pédicule de la rate, on mettra cet organe en bien mauvais état de résistance ; on réalisera plutôt la nécrose que l'atrophie lente. D'ailleurs, étant donné le type *terminal* des branches artérielles qui irriguent la rate, on doit admettre jusqu'à preuve du contraire, que l'arrêt *complet* de la circulation d'une seule de ces branches doit aboutir à la nécrose du territoire splénique correspondant. Il serait imprudent de compter sur la suppléance des néo-vaisseaux contenus dans les adhérences ; rien ne prouve, jusqu'à nouvel ordre, que chez l'homme ces néo-vaisseaux soient capables de remplir le rôle important qu'ils semblent susceptibles de remplir chez l'animal, d'après Balacesco et Bruckner.

Faut-il donc considérer toute tumeur splénique très adhérente comme un *noli me tangere* et ne rien faire pour ralentir ou enrayer sa marche progressive ? Nous ne le pensons pas. Il y a lieu, sans doute, de chercher à atrophier la tumeur, mais en tenant compte de plusieurs des facteurs sur lesquels nous venons d'insister.

Le but qu'on doit viser, c'est de *ralentir* les phénomènes circulatoires au sein du parenchyme splénique, sans toutefois *ischémier complètement* l'organe, en tout ou en partie ; dès lors on aura le droit d'escompter une atrophie consécutive.

Par conséquent, de toute façon on doit rejeter la ligature de la *totalité* du pédicule splénique, même si la rate est très adhérente. Rien ne prouve en effet actuellement que les néo-vaisseaux de ces adhérences soient suffisants pour écarter tout danger de nécrose chez l'homme.

De même, si on lie *partiellement* le pédicule splénique, il faut rejeter toute ligature portant sur un point situé *en aval* de l'émission des vaisseaux courts. Or, c'est là un détail anatomique qu'il n'est pas toujours aisé de reconnaître, en présence d'une rate très adhérente, dont, par suite, on ne peut pas bien exposer le pédicule. Vanverts fait remarquer avec raison que dans les deux cas appartenant à Battle et à Wyman, on rencontra de grandes difficultés pour lier les vaisseaux spléniques au niveau du pédicule de la rate. De même, ajoute Vanverts, «... la difficulté de la ligature des vaisseaux spléniques fut assez considérable pour constituer une véritable impossibilité dans un cas très intéressant qu'à bien voulu nous communiquer M. le docteur Campenon. Il s'agissait d'une hémorragie produite dans un kyste de la rate. M. Campenon pratiqua la laparotomie dans le but de lier les vaisseaux spléniques. Il se trouva en face d'un kyste ayant dédoublé le ligament gastro-splénique et s'étant accolé à l'estomac. Le pédicule de la rate n'existant plus, il dut renoncer à lier les vaisseaux qui pénétraient irrégulièrement dans la tumeur et dont quelques-uns auraient sûrement échappé à la ligature. Il dut se contenter d'inciser et de tamponner la cavité kystique et ne put sauver son malade. »

Enfin, même en admettant qu'on puisse apercevoir le pédicule splénique et ses vaisseaux, il serait souvent impossible, en liant d'emblée une ou plusieurs des branches qu'on aperçoit, de savoir si l'on a respecté les vaisseaux courts qui naissent de ces branches. Il est donc indispensable d'adopter une technique permettant d'agir avec sécurité, c'est-à-dire permettant de simplement ralentir la circulation de la rate, sans ischémier complètement un territoire plus ou moins important de cet organe. Pour atteindre ce but, le procédé le plus simple consiste à aller tout simplement jeter une ligature sur le *tronc* de l'artère splénique, au voisinage de son *origine* ou de son tiers *moyen*, en employant une des techniques que nous avons décrites (voy. Ligature de l'artère splénique à son origine, p. 286 ; Ligature de l'artère splénique au niveau de son tiers moyen, p. 289).

De cette façon on n'a pas à travailler au niveau du pédicule plus ou moins difficilement accessible dans les cas de rate hypertrophiée et adhérente. De plus, on est ainsi absolument certain de respecter les vaisseaux courts et par suite la circulation collatérale pourra se rétablir dans la rate; on aura simplement *diminué* la quantité de l'apport sanguin, sans danger de nécrose; dans ces conditions, on peut espérer voir la rate s'atrophier petit à petit.

Si tout en étant adhérente, la rate présentait un appareil ligamenteux *facile à exposer* on pourrait encore obtenir le ralentissement de sa circulation en adoptant dans ses grandes lignes la technique que nous avons décrite à propos de la ligature de l'artère splénique au niveau de l'*extrémité gauche de la poche rétro-stomacale* (voy. p. 332, fig. XXXVI). Dans un *premier temps*, on sectionnerait longitudinalement le ligament gastro-splénique après en avoir lié les vaisseaux (vaisseaux courts, artère gastro-épiploïque gauche, p. 321). Dans un *second temps* on irait découvrir le *tronc* de l'artère et de la veine spléniques au niveau de leur bifurcation (voy. p. 332). Enfin, dans un *troisième* et dernier *temps* on *rétrécirait* le calibre du tronc artériel (ou du tronc de l'artère et de la veine à la fois) à l'aide d'une ligature serrée de manière à *rétrécir ce calibre sans l'oblitérer complètement*. On obtiendrait le même résultat en *coudant* plus ou moins l'artère : il suffirait pour cela de la faire passer dans une petite anse qu'on se créerait par la taille d'un petit lambeau péritonéal (fig. XL). En opérant de cette manière, on supprime la possibilité de la voie collatérale des vaisseaux courts et de la gastro-épiploïque gauche. Mais par le *rétrécissement de calibre* du tronc de l'artère splénique (avec ou sans la veine), on a simplement diminué l'apport sanguin splénique : tout danger de nécrose est conjuré.

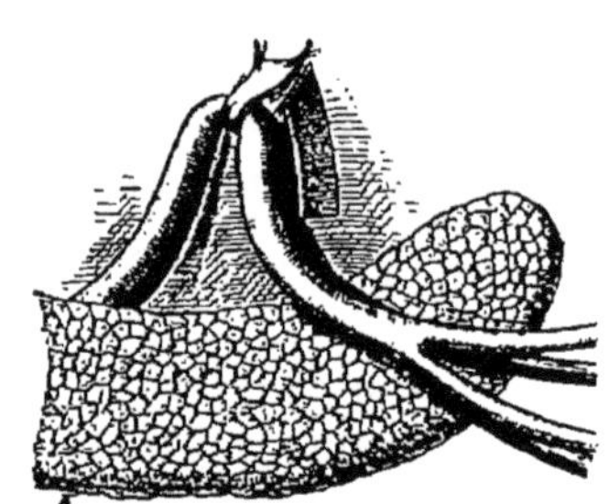

FIG. XL. — Rétrécissement du calibre des vaisseaux spléniques à l'aide d'un petit lambeau péritonéal disposé en anse de manière à couder les vaisseaux.

Tels sont, selon nous, les deux procédés les plus logiques et les plus méthodiques dont on peut disposer pour amener l'atrophie d'une rate qu'on juge inextirpable. Il semble bien qu'on soit en droit de tenter leur application sur le vivant, en présence d'une grosse rate trop adhérente pour pouvoir être enlevée.

Il nous reste à dire deux mots sur la ligature des vaisseaux spléniques à titre *hémostatique*, dans les cas de *rupture traumatique* de cet organe, et dans les cas de *splénectomie partielle*.

1° **A titre hémostatique.** — Vanverts fait remarquer que « lorsqu'elle est praticable, la ligature des vaisseaux constitue un bon procédé d'hémostase. C'est ainsi que dans le cas de Battle, cité plus haut, l'arrêt de l'hémorragie fut immédiat après cette ligature, qui avait cependant respecté une branche de l'artère splénique; mais l'absence d'anastomoses artérielles intra-spléniques explique que l'écoulement de sang ne se soit pas reproduit...» Toutefois, ajoute Vanverts, il faut envisager la possibilité du sphacèle de la rate privée de circulation, sphacèle qu'on voit parfois survenir après la ligature des vaisseaux spléniques (cas de Battle, p. 352)... « C'est un fait qui a une importance inconstestable et qui est considéré par certains auteurs comme contre-indiquant la ligature des vaisseaux liénaux. Cependant la nécessité où l'on se trouve d'arrêter une hémorragie grave ne laisse pas toujours le choix des moyens; et il peut arriver que, la splénectomie étant impossible, seule cette ligature puisse sauver le malade. Dans ces circonstances on ne doit pas hésiter à la pratiquer. Et comme il s'agit de rates adhérentes, on peut espérer que les vaisseaux renfermés dans les adhérences suffiront à assurer la nutrition de l'organe. « Peut-être, du reste, suffira-t-il de lier un ou deux vaisseaux, correspondant au territoire splénique lésé, pour obtenir l'arrêt de l'hémorragie. Les expériences que nous avons entreprises sur les chiens nous ont montré la ressource importante que constituait cette *ligature partielle*. Comme nous l'avons dit, l'absence d'anastomoses entre les gros troncs de division de l'artère splénique devait *à priori* faire espérer ce résultat... » (Vanverts [344].) C'est dans le même sens que Février a conclu à propos des interventions pour rupture traumatique de la rate : « ... dans le cas de rate fixe, un tamponnement bien serré peut rendre quelques services; s'il échoue on peut s'adresser à un autre procédé : la ligature des vaisseaux du pédicule. Nous manquons malheureusement de faits pour pouvoir l'apprécier en connaissance de cause, puisqu'elle n'a été pratiquée qu'une fois (cas de Battle)... Tout ce que nous pouvons dire, c'est qu'en l'état actuel de nos connaissances, comme elle constitue un moyen sûr d'hémostase, il ne faudrait pas hésiter : si l'extirpation était impossible et si les autres moyens (suture, tamponnement) étaient insuffisants, il faudrait arrêter le sang au plus vite et la menace d'une complication possible, mais non nécessaire, ne devrait pas arrêter le chirurgien... » [327].

Ces conseils paraissent très légitimes. Toutefois, si par la ligature on hémostasie complètement la rate, il est à prévoir que la nécrose sera à peu près fatale. A tout prendre il vaudrait mieux user d'un tamponnement très serré. Si on le juge insuffisant et qu'on lie le pédicule splénique, il sera indiqué de laisser la plaie plus ou moins largement ouverte afin de parer aux accidents de péritonite septique dès que le sphacèle de la rate se produira. En ayant alors recours à une thérapeutique antiseptique (lavages à l'eau oxygénée, à l'eau formolée, à l'alcool iodé, applications locales d'air surchauffé, etc.), on devra alors s'efforcer de rendre autant que possible aseptique, la nécrose de la rate.

2° **Ligature des vaisseaux spléniques dans les splénectomies partielles.** — On sait que « la splénectomie partielle a été proposée dès l'année 1898 par Martyn Jordan, comme opération destinée à diminuer le volume de certaines rates très hypertrophiées et très fragiles » (Planson [340]). Planson a étudié expérimentalement cette opération qu'il considère comme légitime et digne d'être appliquée à l'homme, dans tous les cas où il y a intérêt à conserver une portion étendue de la rate (déchirures localisées à un pôle de l'organe, certaines hernies de la rate, etc.).

Si l'on pratiquait une splénectomie partielle, par exemple si l'on réséquait une des deux moitiés supérieure ou inférieure de la rate, il serait nécessaire de lier soit la moitié supérieure, soit la moitié inférieure du pédicule splénique, en s'arrangeant de manière à ne pas empiéter sur les vaisseaux de la portion de la rate qu'on laisse en place.

# QUATRIÈME PARTIE

---

# ARTÈRE MÉSENTÉRIQUE SUPÉRIEURE

## BRANCHES PANCRÉATICO-DUODÉNALES
## PARTICIPATION DE LA MÉSENTÉRIQUE SUPÉRIEURE A L'IRRIGATION HÉPATIQUE

# QUATRIÈME PARTIE

# ARTÈRE MÉSENTÉRIQUE SUPÉRIEURE

## BRANCHES PANCRÉATICO-DUODÉNALES PARTICIPATION DE LA MÉSENTÉRIQUE SUPÉRIEURE A L'IRRIGATION HÉPATIQUE

---

I° L'artère mésentérique supérieure fournit *normalement* au pancréas et au duodénum un certain nombre de branches collatérales qui entrent en *connexion plus ou moins étroite* avec certaines branches de *l'artère hépatique*, par l'intermédiaire des *artères pancréatico-duodénales.*

II° D'autre part la mésentérique supérieure participe *souvent* (**16** p. **100**) d'une manière *très importante* à *l'irrigation du foie*, par l'intermédiaire d'une *forte* branche qui remplace soit *l'artère hépatique ordinaire* en totalité (**4** p. **100**), soit seulement *la branche terminale droite* de cette artère, branche destinée au lobe *droit* du foie (**12** p. **100**).

Ces deux questions sont traitées d'une façon rudimentaire et souvent inexacte dans les ouvrages d'anatomie actuellement en cours. Aussi bien nous a-t-il paru nécessaire de chercher à les préciser avant d'aborder la description de l'artère hépatique.

Le cadre que nous nous sommes tracé ne nous permet pas de reprendre la description *d'ensemble* de la mésentérique supérieure. D'ailleurs, à part les deux questions indiquées plus haut et que nous allons étudier, l'anatomie de cette artère est actuellement connue d'une manière assez précise.

D'une façon générale, il nous semble qu'il n'y ait pas grand'chose à ajouter aux anciennes descriptions de Winslow et de Haller. C'est de ces deux anatomistes que datent les premières notions précises et détaillées sur la mésentérique supérieure. Winslow a parfaitement décrit la disposition normale de cette artère; Haller en a fait connaître les anomalies les plus fréquentes. Le texte de ces deux pères de l'angéiologie moderne a servi de base à toutes les descriptions classiques ultérieures sur la mésentérique supérieure. Toutefois, ce texte a été presque toujours altéré ou reproduit d'une façon trop sommaire.

Il faut arriver à ces dernières années pour trouver quelques travaux apportant des faits précis et inédits. Ce sont surtout les branches *coliques* de cette artère qui ont donné lieu à des recherches particulières parmi lesquelles nous citerons les belles planches de Barkow [145, 146, 204], les recherches de Franz [181], un travail très documenté de Waldeyer [277], la thèse de Buy [274], les recherches d'Okinczyc [275 *bis*], celles de Robinson [276].

Wiart a nettement décrit les *rapports* de la mésentérique supérieure avec le pancréas [201, 202]. Enfin tout récemment Okinczyc et Lardennois [275] ont précisé la *direction* vraie et le mode de *terminaison* de cette artère.

Tels sont les principaux documents que l'on pourra consulter sur la description *générale* de la mésentérique supérieure. D'autre part comme on le verra par la suite, les *anomalies* de cette artère ont donné lieu à de nombreux travaux que nous énumérerons dans les deux chapitres suivants.

# CHAPITRE PREMIER

## BRANCHES DUODÉNO-PANCRÉATIQUES

---

Les petites branches *collatérales* que la mésentérique supérieure fournit au pancréas et au duodénum présentent une assez *grande variabilité* dans leur *mode de naissance* ainsi que dans leur *nombre*. D'ailleurs, à part les descriptions de Haller nous ne connaissons aucun travail précis et détaillé sur cette question. Nous avons examiné une vingtaine de sujets afin de rechercher le type de ramification normal. C'est le résultat de ces recherches que nous allons exposer.

1° *Dans la* MOITIÉ SUPÉRIEURE *de son trajet pancréatique*, c'est-à-dire au niveau de la face postérieure de l'isthme pancréatique, la mésentérique supérieure ne fournit que de *très fins rameaux glandulaires* se perdant, aussitôt nés, dans la tête du pancréas, au niveau de la gouttière dont elle est creusée pour recevoir la veine porte continuée par la grande veine mésaraïque. La mésentérique supérieure fournit également de *très fins* rameaux qui se jettent sur l'*angle duodéno-jéjunal*. Tous ces rameaux sont presque capillaires et n'apparaissent qu'avec les injections très réussies et pratiquées sur des sujets dont le pancréas n'a pas été trop altéré après la mort.

2° *Dans la* MOITIÉ INFÉRIEURE *de son trajet pancréatique* la mésentérique supérieure fournit une petite artère *constante*, la *pancréatico-duodénale gauche*, encore appelée pancréatico-duodénale *inférieure*.

*Normalement* la mésentérique supérieure ne fournit pas d'autres branches pancréatiques ou pancréatico-duodénales.

Une seule fois nous avons vu naître une artère *pancréatique transverse* du tronc de la mésentérique supérieure, disposition admise à tort comme normale par plusieurs anatomistes (Paulet, Sappey, Testut, etc.). Sans doute la pancréatique transverse est une petite artère à peu près *constante*. Mais le plus souvent elle provient :

*a*) Soit de la *pancreatica magna* de Haller qui est elle-même une branche de la splénique ou de l'hépatique ou du tronc cœliaque (voy. p. 120);

*b*) Soit de la *gastro-duodénale* (voy. cette artère);

*c*) A titre d'*anomalie* sans doute peu fréquente, la pancréatique transverse pourrait naître de la mésentérique supérieure. Haller admet la possibilité de cette anomalie que nous avons rencontrée une fois.

## Artère pancréatico-duodénale gauche.

Presque toujours nous avons vu naître cette artère au-dessous du bord inférieur de l'isthme pancréatique *par un petit tronc commun avec la première artère jéjunale*. Nous sommes surpris que ce petit tronc pancréatico-duodéno-jéjunal n'ait été décrit que par Quain [124] et Heitzmann [96]. Nous ferons cependant remarquer que ce mode d'origine se trouve très nettement décrit et figuré dans les deux observations de Thane (voy. observ. 57 et fig. 159) et de Hecht (obs. 58 et fig. 160). Or, dans ces deux cas, la disposition artérielle que nous décrivons était devenue *schématiquement évidente* par suite de l'*oblitération* plus ou moins complète du tronc cœliaque déterminant l'*hypertrophie compensatrice des artères pancréatico-duodénales*. (Voy. également fig. 82; obs. 15, fig. 132; obs. 29, fig. 143).

Après un court trajet le petit tronc *pancréatico-duodéno-jéjunal* se bifurque :

1° Une branche s'en va à *gauche* pour se porter à l'*angle duodéno-jéjunal* et au commencement du jéjunum.

2° La *seconde* branche constitue la *pancréatico-duodénale gauche*, ou pancréatico-duodénale *inférieure* de beaucoup d'auteurs. Elle s'engage immédiatement *derrière* le bord *gauche* aminci de la tête pancréatique et, après un trajet variant de quelques millimètres à 1 ou 2 centimètres, elle se divise en deux rameaux secondaires, l'un *supérieur*, l'autre *inférieur*. Ces deux rameaux sont appliqués sur la face *postérieure* de la tête pancréatique : le rameau supérieur, à *mi-hauteur* de la tête pancréatique, le rameau inférieur au niveau du *bord inférieur* de la tête pancréatique.

Chacun de ces rameaux va s'anastomoser par inosculation avec les deux branches pancréatico-duodénales *droites* nées de la gastro-duodénale. (Voy. la descrip. de cette artère.) L'anastomose se fait à la face *postérieure de la tête pancréatique*. Il en résulte la formation de deux *arcades* pancréatico-duodénales, l'une *supérieure*, située à mi-hauteur de la tête pancréatique; l'autre *inférieure* située au niveau du bord inférieur de la tête pancréatique (voy. fig. 80; 82; 136; 143).

*Ces deux arcades sont toujours postérieures par rapport à la tête pan créatique comme Wiart l'a démontré le premier.* (Voy. Description des branches de la gastro-duodénale.)

Comme *anomalie*, nous avons constaté deux fois le *dédoublement* de la pancréatico-duodénale gauche. Du tronc de la mésentérique naissaient, par une origine distincte, les deux branches de bifurcation ordinaire de la pancréatico-duodénale gauche (voy. obs. 15, fig. 132). Haller signale cette disposition.

Le petit tronc pancréatico-duodéno-jéjunal que nous considérons comme à peu près constant se divise, avons-nous écrit, en deux branches : 1° *artère pancréatico-duodénale gauche* ; 2° *première artère duodéno-jéjunale*. Or cette dernière est souvent d'un calibre *inférieur* à celui de la première. Il en résulte que *souvent* la première artère duodéno-jéjunale a dû être considérée comme un simple rameau *collatéral* de la pancréatico-duodénale *gauche*, au même titre que les rameaux qui naissent des arcades pancréatico-duodénales postérieures. C'est sans doute pour cela que l'existence d'un petit tronc pancréatico-duodéno-jéjunal n'a pas été spécifiée plus souvent.

# CHAPITRE II

## DE LA PARTICIPATION DE LA MÉSENTÉRIQUE SUPÉRIEURE A L'IRRIGATION DU FOIE

---

### § 1. — Généralités.

La mésentérique supérieure participe souvent (environ **16 p. 100** des cas) d'une manière très importante à l'alimentation sanguine du foie, par l'intermédiaire d'une *forte branche qui remplace le plus souvent en grande partie et quelquefois en totalité l'artère hépatique ordinaire.*

Les anciens anatomistes connaissaient bien cette anomalie sur laquelle ils ont laissé plusieurs documents très précis. Malgré cela, dans les ouvrages classiques actuels, cette disposition est à peine mentionnée. Force est donc de conclure avec Hyrtl que «... cette branche artérielle est tombée dans l'oubli sans l'avoir mérité... » [234c].

Nous allons entreprendre la description de cette importante anomalie en nous basant d'une part sur les documents que nous ont légués les anciens anatomistes, d'autre part sur les recherches récentes de Hyrtl, Tandler, Sousloff, Rossi et Cova, Descomps, ainsi que sur nos recherches personnelles.

Haller nous paraît être le premier anatomiste qui ait exposé d'une manière *précise* le mode suivant lequel l'artère mésentérique supérieure participe à l'irrigation *hépatique.* L'opinion de cet anatomiste a d'ailleurs été entièrement confirmée, selon nous, par les recherches de Hyrtl et de Tandler.

On doit admettre avec Haller que *la mésentérique supérieure participe d'une façon constante à l'irrigation du foie par l'intermédiaire d'un rameau hépatique qui peut se présenter sous deux aspects totalement différents :*

1° *Le plus souvent* il s'agit *d'un simple ramuscule* ascendant accolé à la face postérieure de la veine porte et des voies biliaires.

2° *Dans quelques cas seulement* le rameau hépatique apparaît sous l'aspect d'une *forte branche qui remplace soit la totalité de l'artère hépatique, soit, plus souvent, la totalité ou, tout au moins, une importante partie de la branche terminale droite de l'artère hépatique.*

Ces deux aspects du rameau hépatique de la mésentérique supérieure sont donc totalement différents. Dans le *premier cas*, c'est un *ramuscule insignifiant*, qui, comme l'a montré Hyrtl, échappe aux injections ordinaires.

Dans le *second cas*, c'est une *artère de calibre toujours important et dont la présence s'impose toujours à qui sait la rechercher.*

Il n'existe pas, selon nous, entre ces deux aspects, de degrés *intermédiaires* permettant de les englober dans la même description. Ou bien la mésentérique supérieure ne fournit au foie qu'un *ramuscule* sans aucune importance *pratique*; ou bien au contraire la mésentérique donne naissance à une *importante* artère hépatique. « *Beaucoup ou presque rien* », telle est la devise de la mésentérique supérieure au sujet de l'irrigation hépatique.

Il résulte de ces considérations qu'*en pratique*, seule la connaissance de la *forte* branche hépatico-mésentérique présente un réel intérêt. D'ailleurs à part Haller, Hyrtl et Tandler, tous les anatomistes qui ont écrit sur le rameau hépatique de la mésentérique supérieure, ont méconnu — ou volontairement négligé — l'aspect « *ramuscule* » pour n'envisager que l'aspect « *forte branche* ».

Nous avons déjà fait une remarque absolument analogue à propos du rameau hépatique de la coronaire stomachique, rameau qui se présente soit sous l'aspect d'un *ramuscule* insignifiant, mais à peu près constant, soit au contraire sous l'aspect d'une *forte* branche inconstante, mais qui seule mérite de retenir l'attention de l'anatomiste et du chirurgien (p. 183).

On voit parfois naître le tronc cœliaque en commun avec l'artère mésentérique supérieure, anomalie d'ailleurs assez rare (1 $^1/_2$ à 2 p. 100) dont l'étude détaillée a déjà été faite (tronc cœliaco-mésentérique, voy. p. 116). Lorsque cette anomalie existe, on pourrait considérer la mésentérique supérieure comme participant à l'irrigation hépatique. Toutefois il s'agit là d'une disposition *tout à fait particulière* dont nous ne tiendrons pas compte dans la description de la branche hépatique de la mésentérique supérieure. Car lorsqu'il existe un tronc cœliaco-mésentérique, le tronc cœliaque et le tronc de la mésentérique supérieure ne font qu'un; dès lors, on pourrait admettre que la mésentérique participe à l'irrigation du foie (artère hépatique), de la rate (artère splénique) et de l'estomac (coronaire stomachique). Mais il serait tout aussi légitime de considérer l'artère mésentérique supérieure comme provenant du tronc cœliaque. Aussi bien aurons-nous surtout en vue la description des branches hépatiques anormales nées de la mésentérique supérieure, *en dehors des cas où il existe un tronc cœliaco-mésentérique*. Nous éliminons ainsi une variété complexe et d'ailleurs très exceptionnelle qui sera décrite séparément (voy. p. 400).

## § 2. — **Historique.**

La participation de l'artère mésentérique supérieure à l'irrigation hépatique est une connaissance de date très ancienne puisque, au dire de Haller, elle a été signalée pour la première fois par Galien.

De fait, il existe dans les Œuvres de Galien un passage dans lequel cet auteur décrit l'artère hépatique comme naissant de la mésentérique supérieure [15]. Toutefois, les descriptions de Galien sur l'aorte abdominale et ses branches nous ont paru si concises et si ambiguës qu'il est permis d'émettre quelque doute sur l'opinion exprimée par Haller, à ce sujet. Il ne semble pas possible de savoir si Galien considérait l'origine mésentérique de l'artère hépatique comme la disposition normale ou au contraire comme une anomalie. C'est d'ailleurs le jugement que porte Daremberg — cet interprète si autorisé du texte de Galien — dans une note relative au passage auquel Haller fait allusion [15].

Sans remonter jusqu'à Galien, on peut dire qu'à partir du *dix-septième siècle* de nombreux anatomistes ont signalé l'existence possible d'une *forte branche hépatique* fournie par la mésentérique supérieure.

La première observation nous paraît attribuable à Petsche (obs. 83). Cet auteur rapporte, d'ailleurs, sans détail, un cas dans lequel... « une *seconde* artère hépatique naissait de la mésentérique supérieure et fournissait les *cystiques*... » Cette observation date du commencement du dix-septième siècle.

Vers 1680, Dominicus de Marchettis publie un petit traité d'anatomie dans lequel il écrit avoir vu *quelquefois* la mésentérique supérieure envoyer un rameau *remarquable* au foie [45[b]]. En 1700, Kruger compose un petit manuel de dissection. Après avoir indiqué l'artère hépatique ordinaire née du tronc cœliaque, Kruger ajoute : « ... Observez en outre l'existence d'une *seconde* artère hépatique naissant soit du tronc cœliaque, soit de la mésentérique supérieure... »

Pendant la première moitié du *dix-huitième siècle*, la branche hépatique de la mésentérique supérieure commence à être mieux étudiée. De nombreux anatomistes la signalent ou en donnent de bonnes observations. Heister [95[b]], Winslow [141[j]], Cheselden [154[b]], Bianchi [208[b]] se contentent d'écrire que la mésentérique supérieure fournit quelquefois une artère au foie. Nicolaï donne une observation sans détails (obs. 84.). Keil admet que le foie reçoit ses artères du tronc cœliaque ou de la mésentérique supérieure [103]. Heuermann écrit qu'il a rencontré trois ou quatre fois cette anomalie (obs. 85) : toujours il s'agissait d'une *grosse* branche se portant au foie en passant *derrière* la glande pancréatique. » Hensing publie une observation (obs. 88) dans laquelle la branche hépatique-mésentérique était d'un calibre *très supérieur* à celui de l'hépatique née du tronc cœliaque. Henrici, dans sa dissertation sur le péritoine, décrit avec pas mal de détails une anomalie de ce genre observée par lui (obs. 90). L'hépatique *ordinaire* naissait du tronc cœliaque et donnait la pylorique et la gastro-duodénale. Elle constituait l'hépatique *gauche*. Quant à l'hépatique *droite*, elle naissait de la mésentérique supérieure ; son calibre *égalait* celui de la cœliaque. Elle cheminait *derrière* le pancréas et fournissait un rameau anastomosé avec la duodénale et, en plus, l'artère *cystique*.

Gunz indique dans le catalogue de ses préparations anatomiques un foie de nouveau-né irrigué par deux artères hépatiques, l'une l'hépatique *gauche*, vient du tronc cœliaque ; l'autre, l'hépatique *droite*, de la mésentérique supérieure (obs. 89.). D'autre part, Gunz inspire à un de ses élèves, Thilus, une thèse sur l'anatomie de la région hépatique. Dans cette thèse Thilus donne la preuve que la branche hépatico-mésentérique était parfaitement connue de lui-même et de son maître. Thilus est d'avis que «... la présence d'une branche hépatique venue de la mésentérique supérieure et allant au lobe *droit* du foie est incontestablement *beaucoup plus fréquente* que ne le pensent un grand nombre d'anatomistes. C'est sans doute à cause de sa *situation cachée* que cette artère n'a pas été signalée avec la fréquence qu'elle présente *réellement*. Et en effet, née du flanc droit de la mésentérique supérieure, elle s'incurve vers le haut, s'accollant à la face *postérieure* de la veine porte qu'elle accompagne jusqu'au foie. Il en résulte que si on ne retire pas le foie en masse de la cavité abdominale pour bien examiner ses vaisseaux, il est impossible d'apercevoir l'artère ou du moins n'en voit-on que son point de pénétration dans le foie... Je me rappelle même avoir vu cette artère rester complètement masquée au niveau de la bifurcation de la veine porte, derrière la branche droite de cette veine... La branche hépatique de la mésentérique est d'un calibre *au moins égal* à celui de l'hépatique fournie par le tronc cœliaque, et même *presque toujours* ce calibre surpasse celui de l'hépatique cœliaque... » [263[a]]. Toutes les remarques faites par Thilus dénotent en lui un observateur très fidèle. Nous verrons plus loin qu'il a vu fort juste.

A.-F. Walther insiste à plusieurs reprises, dans ses différents ouvrages, sur la branche hépatique de la mésentérique supérieure. Il donne une observation très détaillée dans laquelle la branche *droite* de l'artère hépatique naissait de la mésentérique supérieure. Cette observation est comparable à celle de Hensing. Il existe une hépatique cœliaque qui représente l'hépatique *ordinaire* mais qui se rend uniquement au lobe *gauche* du foie. L'hépatique *droite*, d'un volume *supérieur* à celui de la précédente, chemine *derrière* la veine porte, donne la *cystique* et se rend au lobe *droit* du foie (obs. 92.). Walther a très bien vu que l'existence d'une hépatique mésentérique était toujours liée à une sorte d'insuffisance fonctionnelle de l'artère hépatique *ordinaire* ou hépatique cœliaque « ... La nature prévoyante, écrit Walther, veille toujours à ce que le foie ne manque pas de sang artériel lorsque l'hépatique née du tronc cœliaque est plus faible que normalement... car alors la nature, la plus sage mère des choses, fait naître de la mésentérique supérieure une seconde artère hépatique... » [268.]

J.-C. Ott publie un cas que lui a communiqué son maître Schmiedel (obs. 91). L'observation est très complète. Ici encore la mésentérique fournit une *forte* branche qui se rend au lobe *droit* du foie en passant en *arrière* du pancréas et du pylore. Elle donne un rameau pancréatico-duodénal, puis la *cystique*. Quant à l'hépatique *ordinaire* née du tronc cœliaque elle est nettement *plus faible* que la précédente et ne se rend qu'au lobe *gauche* et au lobe de Spigel.

Haller, avec ses prodigieuses connaissances bibliographiques, a pu mettre à profit tout ce qui avait été publié avant lui sur cette question. Mais de plus, grâce à sa longue expérience et à sa méthode d'observation si précise, Haller a analysé la branche hépatico-mésentérique d'une façon beaucoup plus complète que ses prédécesseurs. Malheureusement le texte de cet anatomiste est fait de notes détachées qu'il faut aller rechercher dans plusieurs de ses ouvrages. Comme Haller a modifié plus ou moins sa manière de voir depuis ses premiers ouvrages d'anatomie jusqu'à ceux qu'il a publiés en dernier, il est nécessaire de les consulter tous, si l'on veut bien connaître son opinion sur cette question. Nous allons donc exposer la manière de voir de Haller, telle que nous l'avons comprise en lisant le texte des différents ouvrages dans lesquels il traite de cette question [87[c]; — 88[h]; — 89[a]; — 90[e]; — 93[m]].

1° Haller a d'abord considéré comme *fréquente* l'existence d'une *forte* branche hépatique née de la mésentérique supérieure. Il l'a rencontrée 7 fois sur un total de 30 sujets. Le plus souvent la branche hépatico-mésentérique *remplaçait* en *totalité* ou en *majeure partie* la branche *droite* de l'hépatique ordinaire née du tronc cœliaque (5 fois). Plus rarement (une ou deux fois sans doute), la branche hépatico-mésentérique *remplaçait en totalité* l'artère hépatique qui naît ordinairement du tronc cœliaque.

La branche hépatique de la mésentérique supérieure constituait toujours la *première* des branches collatérales que donne la mésentérique supérieure. Elle monte au lobe *droit* du foie en passant *derrière* la veine porte qu'elle accompagne, puis derrière le canal *cholédoque* ; enfin elle arrive au niveau de la fosse cystique après s'être placée entre le canal cystique et le canal hépato-cholédoque. Chaque fois que cette branche existe, elle fournit l'*artère cystique* et parfois des rameaux duodéno-pancréatiques. La branche hépatico-mésentérique *remplace* soit la *totalité* de l'*artère hépatique-cœliaque*, soit la *totalité* de la *branche droite* de l'artère hépatique-cœliaque ; soit enfin la branche de *bifurcation* postérieure de la branche droite de l'artère hépatique-cœliaque.

2° Dans ses dernières publications, Haller a légèrement modifié sa première manière de voir. Il admet comme *constante* l'existence d'une branche de la mésentérique supérieure se rendant au foie. Le *plus souvent* ce serait un *petit rameau* accolé à la face postérieure de la veine porte et des voies biliaires. Dans *quelques cas* seulement ce rameau se transformerait en la *forte branche* qu'il a rencontré 7 fois sur 30 sujets examinés.

Tel est le résumé des descriptions que donne Haller au sujet de la branche hépatico-mésentérique. C'est l'opinion de cet anatomiste que nous avons synthétisée à propos des généralités sur cette question (p. 369).

Après Haller la plupart des auteurs classiques ont décrit d'une façon très rudimentaire la branche hépatique de la mésentérique supérieure :

1° Les uns ont bien vu que la mésentérique supérieure participait *souvent* à l'irrigation du foie par l'intermédiaire d'une artère anormale, cette dernière représentant le plus souvent la *branche terminale droite* de l'artère hépatique et, *plus rarement*, l'artère hépatique *en totalité* : Geoffroy Saint-Hilaire [82[d]], Giorgione [83], Green [85].

Dubrueil [77[e]] et Cruveilhier [73[g], 74[a]] ont tous deux bien insisté sur ce fait que la mésentérique peut fournir soit une hépatique *accessoire*, soit l'artère hépatique en *totalité* : « ... Au nombre des branches émanant de la mésentérique supérieure — écrit Dubrueil — on a compté l'hépatique elle-même : il est plus commun de voir des branches de la mésentérique se rendre au foie que de voir le tronc entier (de l'artère hépatique) venir de la mésentérique... » D'après Cruveilhier « l'artère hépatique naît assez souvent *en totalité* de la mésentérique supérieure ». Ailleurs, Cruveilhier écrit que très fréquemment il s'agit seulement d'une seconde hépatique ou hépatique *accessoire*.

II° D'autres anatomistes émettent simplement l'opinion que la mésentérique supérieure peut fournir soit une artère hépatique *accessoire*, soit la *totalité* de l'hépatique, sans toutefois spécifier que la première variété est de beaucoup la plus fréquente : Sœmmering et Theile [139[d]], Murray [116[e]], Langenbeck [105[b]], Quain [163], Rauber [125[d]], Fort [80[a]], Merkel [112[e]], etc.

III° Enfin certains anatomistes se contentent de signaler l'existence possible d'une hépatique *accessoire* provenant de la mésentérique supérieure, sans doute parce que c'est la variété qu'on rencontre *le plus souvent*, l'origine totale de l'artère hépatique au niveau de la mésentérique supérieure étant beaucoup plus rare : Mayer [110[d]], Vaughan [140[c]], Portal [122], Hildebrandt [100[d]], Boyer [69], Rosenmüller [126], Bourgery [151[n]], Luschka [107[i]], Monguidi [113[g]], etc.

Hyrtl, qui a étudié d'une façon spéciale le rameau hépatico-mésentérique [234[c]], écrit qu'il n'a par lui-même constaté que la variété dans laquelle la branche anormale remplace plus ou moins complètement la *branche terminale droite* de l'artère hépatique. Toutefois, Hyrtl admet que, d'une façon assez rare, l'artère hépatique peut naître en *totalité* de la mésentérique supérieure

A part les documents renfermés dans le texte de Haller, il a été publié un certain nombre de travaux spéciaux dans lesquels la branche hépatique de la mésentérique supérieure est étudiée avec détail et d'après des recherches personnelles. Parmi ces travaux, on lira avec profit ceux de Hyrtl [234[c]], de Barkow [145; 146; 204], de Tandler [7; 8], de Sousloff [262], de Rossi et Cova 191; 192], de Budde [212], de Descomps [179], de Vincens [266].

En outre, la littérature anatomique renferme un assez grand nombre d'observations isolées relatives à ce genre d'anomalies.

Les documents ne manquent donc pas qui permettent de décrire en détail la branche hépatico-mésentérique. C'est ce que nous allons tenter de faire en nous appuyant d'une part sur ces documents, d'autre part sur les résultats de nos recherches personnelles.

## § 3. — **Fréquence.**

La mésentérique supérieure participe souvent à l'irrigation hépatique par l'intermédiaire d'une forte branche (**16 p. 100**) qui se présente sous *deux aspects totalement différents*, comme l'ont montré de nombreux anatomistes et, en particulier, Haller, Dubrueil, Tandler, Sousloff, Rossi et Cova.

1° Le plus souvent la branche hépatico-mésentérique remplace *en totalité* ou en grande partie la branche droite terminale de l'*artère hépatique*. Cette disposition se rencontre : **12** fois sur **100** (fig. 56, p. 376).

2° Beaucoup plus rarement, la branche hépatico-mésentérique remplace l'artère hépatique en totalité, anomalie qui existe dans **4** p. **100** des *cas* (fig. 57, p. 392).

Le pourcentage que nous venons d'indiquer est basé sur la moyenne obtenue en réunissant les statistiques détaillées parues sur cette question :

1° Haller [89a-90e] signale que sur un total de 30 sujets examinés, il a vu la branche hépatico-mésentérique exister 7 fois (23,3 p. 100).

*a*) Dans 5 cas (16,6 p. 100), la branche hépatico-mésentérique remplaçait en totalité ou en partie la *branche terminale droite* de l'artère hépatique.

*b*) Dans 2 cas (6,6 p. 100), la branche hépatico-mésentérique remplaçait en totalité l'*artère hépatique*.

2° Sousloff [262f, 262g] a examiné 131 sujets et constaté que : 22 fois la mésentérique supérieure participait à l'irrigation hépatique (16,8 p. 100) :

*a*) 16 fois la branche hépatico-mésentérique remplaçait en totalité (13 fois) ou en partie (3 fois) la *branche terminale droite* de l'artère hépatique. Cette anomalie existerait donc dans 12,2 p. 100 des cas.

*b*) 6 fois l'*artère hépatique* naissait en totalité de la mésentérique supérieure (4,5 p. 100).

3° Rossi et Cova ont examiné 102 sujets [192[1], 192aa]. Dans 15 cas, la mésentérique supérieure participait à l'irrigation hépatique [14,7 p. 100] :

*a*) Dans 11 cas, il s'agissait d'une artère hépatique *accessoire* pour le lobe *droit* du foie (10,7 p. 100).

*b*) Dans 4 cas, l'*artère hépatique* naissait en totalité de la mésentérique supérieure (3,9 p. 100).

4° Pierre Descomps [179bb], sur un total de cinquante sujets examinés, a constaté 5 fois (10 p. 100) l'existence d'une forte branche mésentérique remplaçant la *branche droite* de l'artère hépatique.

5° Nous avons personnellement recherché systématiquement les anomalies de l'artère hépatique sur 50 sujets adultes, des deux sexes.

*a*) Dans 2 cas l'*artère hépatique* naissait en totalité de la mésentérique supérieure (obs. 14 et 15, fig. 131 et 132); la fréquence de cette anomalie serait donc de *4 p. 100*.

*b*) Dans 6 cas la mésentérique supérieure envoyait une forte branche qui remplaçait en totalité ou en majeure partie la *branche terminale droite* de l'artère hépatique (voy. obs. 17 à 21, fig. 134 à 136). La fréquence de cette disposition serait donc de *12 p. 100*.

En réunissant ces différentes statistiques, on arrive aux résultats suivants :

I. — Sur un total de 363 sujets examinés *en série*, il existait 57 fois une forte branche hépatico-mésentérique, soit **16 p. 100**.

II. — Cette branche mésentérique représentait l'*artère hépatique en totalité* : 14 fois, soit 4 p. **100**. Elle représentait seulement la *branche terminale droite* de l'artère hépatique, en totalité ou en partie : 43 fois, soit **12 p. 100**.

Comme on peut le constater, ces chiffres coïncident avec ceux que nous avions déduits de nos seules recherches. Il s'agit en somme d'une anomalie relativement *fréquente*. Mais, comme nous le montrerons plus loin, l'existence d'une branche hépatico-mésentérique peut très souvent passer inaperçue *si on ne la recherche pas systématiquement*. Ainsi s'explique, à notre avis, que plusieurs anatomistes aient indiqué une fréquence *très inférieure* à la fréquence réelle. C'est ainsi que Jacquemet ne signale, sur un total de 55 sujets, que 2 cas dans lesquels l'hépatique *droite* naissait de la mésentérique supérieure [236]. D'après Brewer [210], sur un total de 50 sujets, la mésentérique supérieure fournissait deux fois une artère hépatique *accessoire* (soit 4 p. 100) et une fois la totalité de l'*artère hépatique* (2 p. 100). Franz [181], sur un total de 28 sujets signale deux cas dans lesquels la mésentérique supérieure fournissait une *branche hépatique* (7 p. 100). Il est probable que dans un de ces deux cas, il s'agissait de la totalité de l'artère hépatique. Leriche et Villemin [188j], sur un total de 55 sujets, ont vu naître 2 fois l'*artère hépatique* en totalité de la mésentérique supérieure (3,6 p. 100). Leriche et Villemin ne se sont pas occupés spécialement d'ailleurs, de l'existence des artères hépatiques accessoires provenant de la mésentérique supérieure. Monguidi [113g], sur un total de 30 sujets, a rencontré 3 fois « une hépatique dépendant de la mésentérique supérieure » (10 p. 100). Dans un travail récent sur cette question, Piquand [232] admet que «... dans environ 1 cas sur 15 la mésentérique supérieure fournit une artère hépatique *accessoire* de volume appréciable... ». Ce pourcentage est plus de deux fois au-dessous du chiffre exact. Il s'agit sans doute d'une erreur typographique.

***

Nous allons étudier séparément les *deux* aspects sous lesquels peut se présenter la branche hépatico-mésentérique :

1° *Branche hépatique accessoire*, destinée au lobe *droit* du foie;

2° *Artère hépatique née en totalité de la mésentérique supérieure.*

## I. — Branche hépatique accessoire droite née de la mésentérique supérieure.

### 1. — Fréquence.

Nous connaissons déjà la fréquence de cette hépatique mésentérique : 12 p. 100, c'est-à-dire qu'on est exposé à la rencontrer au moins *une fois sur 10 sujets*. C'est donc une anomalie très fréquente et qui, comme le fait remarquer Hyrtl, ne mérite pas l'oubli dans lequel elle est tombée.

Nous insistons sur la *grande fréquence* de cette artère hépatico-mésentérique, intimement persuadé que les chiffres que nous donnons de cette fréquence ne comportent pas la plus minime part d'exagération.

Par contre, nous avons la conviction non moins ferme que les chiffres donnés par Monguidi, Brewer, Franz, Jacquemet, et plus récemment par Piquand (voy. plus haut) sont incontestablement *au-dessous* de la réalité. Comme l'a fort bien remarqué Thilus il y a environ deux cents ans (voy. p.371), « ...la présence d'une branche hépatique venue de la mésentérique supérieure et allant au *lobe droit* du foie est *incontestablement* beaucoup plus fréquente que ne le pensent un grand nombre d'anatomistes. C'est sans doute à cause de sa situation *cachée* que cette artère n'a pas été signalée avec la fréquence qu'elle présente réellement... » Cette remarque de Thilus est pleine de bon sens et de vérité. La branche hépatico-mésentérique chemine ordinairement à la face *profonde* du pédicule hépatique. Si l'on ignore ce fait, la branche passera facilement inaperçue. Si au contraire on la recherche *systématiquement*, on la rencontre toujours au moins 1 fois sur 10.

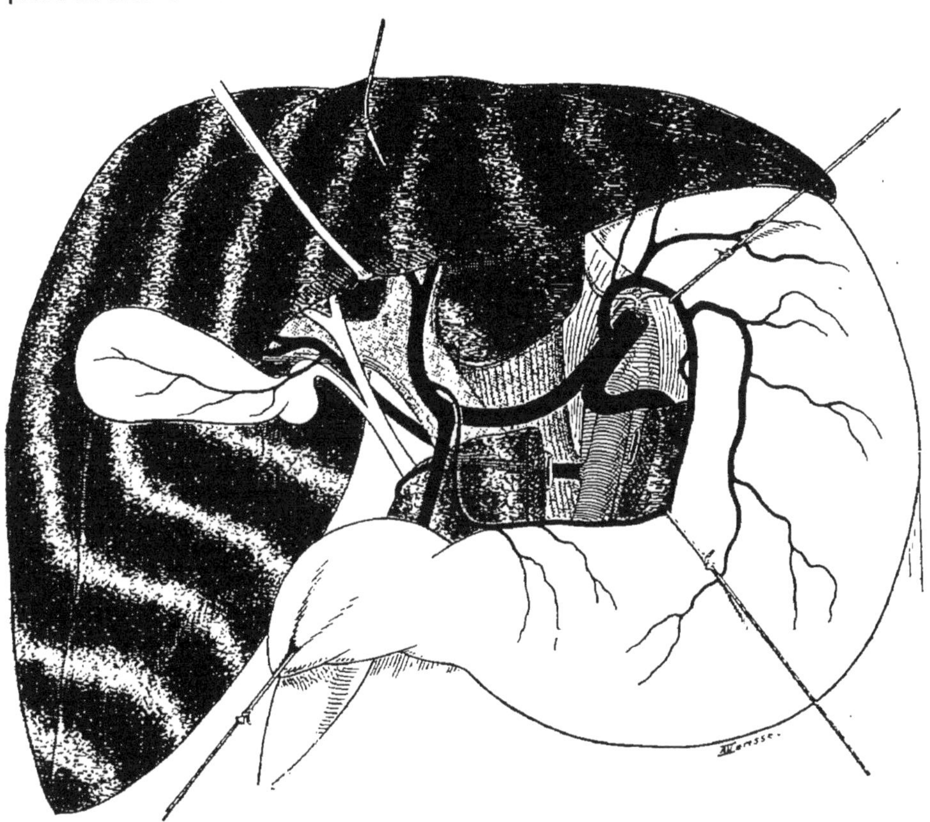

FIG. 56. — *Duplicité, ou mieux : dédoublement de l'artère hépatique par origine aberrante de la branche destinée au lobe droit, sous forme d'une hépatique accessoire née de la mésentérique supérieure.* (Rapprocher de cette figure le schéma explicatif de la page 105, fig. 37.)

La circulation artérielle du foie est sous la dépendance *de deux artères distinctes* :

1° L'une d'elles représente comme origine et comme trajet une artère hépatique ordinaire, provenant du tronc cœliaque. Elle fournit la gastro-duodénale et la pylorique. Mais *elle va se terminer uniquement dans le foie gauche.*

2° La seconde naît anormalement du tronc de la mésentérique supérieure. Elle présente un trajet *très spécial* et *très fixe*, croisant la face postérieure du tronc porte et du canal hépato-cholédoque. Elle équivaut exactement à *la branche terminale droite* d'une artère hépatique ordinaire et, comme telle, va se terminer dans le *foie droit* après avoir fourni la cystique.

EN RÉSUMÉ, il y a duplicité de l'artère hépatique par suite de l'origine aberrante de la branche terminale droite : c'est ce que nous avons appelé le *dédoublement droit* de l'art. hépatique. La disposition ici figurée existe dans environ 10 p. 100 des cas.

Nous avons déjà montré que lorsqu'il existait une *hépatique accessoire gauche* (15 p. 100) née de la *coronaire stomachique* (voy. p. 186), la circulation du foie était pour le moins sous la dépendance de *deux artères distinctes* (13 fois sur 15) ou beaucoup plus rarement de *trois artères distinctes* (2 fois sur 15).

En d'autres termes, l'hépatique *accessoire gauche* appartient presque toujours aux anomalies étiquetées : *duplicité* ou mieux *dédoublement* de l'artère hépatique; beaucoup plus rarement elle appartient aux cas décrits sous les noms de : *triplicité*, ou mieux fractionnement de l'artère hépatique en trois artères distinctes.

Il en est de même pour l'*hépatique accessoire droite*. Sur un total de 50 sujets examinés par nous, la branche hépatique *accessoire* droite existait 6 fois (soit 12 p. 100) :

*a*) 5 fois il y avait *duplicité* de l'artère hépatique (soit 10 p. 100).

*b*) 1 fois il y avait *triplicité* (soit 2 p. 100). (Voy. obs. 17 à 21 et fig 134 à 136; et obs. 29, fig. 143).

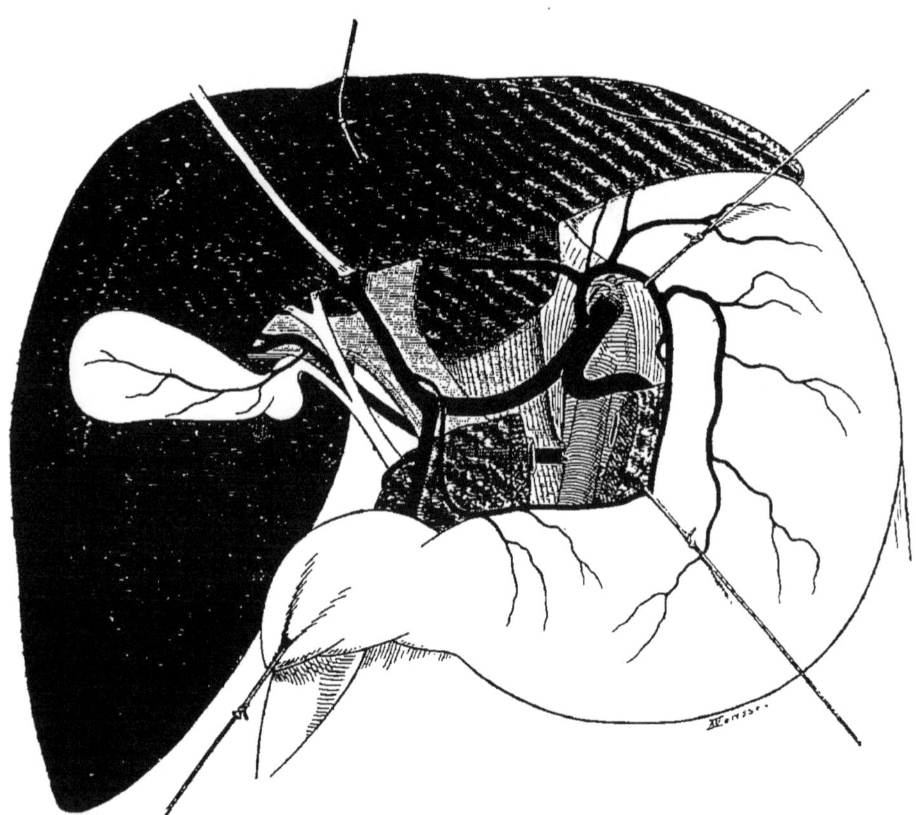

FIG. 56 *bis*. — *Branche hépatique accessoire droite née de la mésentérique supérieure. Ici il y a triplicité de l'artère hépatique.* (Environ 2 p. 100.)

Ce pourcentage déduit de nos seules recherches nous semble bien correspondre à la fréquence *réelle* de ces deux dispositions.

Nous avons pu réunir 92 cas concernant l'existence d'une hépatique *accessoire droite*, à savoir : *a*) d'une part les 6 cas personnels indiqués plus haut ; 81 observations appartenant à différents anatomistes ; *b*) si nous ajoutons les 5 cas observés et figurés par Descomps [179[bb]], nous obtenons un total de 92 branches hépatiques *accessoires droites* : 1° — dans la grande majorité des cas il s'agissait de *duplicité* de l'artère hépatique (73 fois sur 92, soit environ 4 fois sur 5) ; 2° — 19 cas seulement se rapportaient à la *triplicité* (soit environ 1 fois sur 5). Le pourcentage obtenu se rapproche de celui que nous avons indiqué. Descomps, en particulier, représente 5 cas, dans lesquels 4 fois il y avait duplicité, 1 fois triplicité.

Rossi et Cova ont obtenu des résultats qui paraissent à première vue bien différents (obs. 126 à 131 et obs. 255 à 259). Sur 11 cas de branche hépatique *accessoire droite*, 6 fois il y avait *duplicité* ; 5 fois il y avait *triplicité* ; dans ces derniers cas, une des artères hépatiques était représentée par l'hépatique *ordinaire* (ou hépatique cœliaque) ; la seconde était la branche hépatique accessoire *droite* venue de la mésentérique sup[e]. ; la troisième était une hépatique accessoire *gauche* née de la coronaire stomachique. Or, nous avons déjà montré (p. 187) que Rossi et Cova avaient parfois considéré comme hépatique *accessoire gauche* certains rameaux de calibre *filiforme* fournis par la coronaire. Pour notre part, nous réservons le nom d'hépatique *accessoire gauche* à une artère anormale de calibre toujours *important* (voy. p. 183). On ne doit admettre, selon nous, l'existence de la *triplicité* de l'artère hépatique que dans les cas où le foie reçoit trois artères *importantes*. Il est probable qu'en appliquant cette remarque aux cas signalés par Rossi et Cova, on obtiendraït un pourcentage très voisin de celui que nous avons indiqué. D'ailleurs nous montrerons en étudiant les anomalies de l'artère hépatique que le *dédoublement* de cette artère est très fréquent, tandis que la *triplicité* est une anomalie rare.

## 2. — Origine.

L'hépatique accessoire droite naît toujours du flanc *droit* de la mésentérique supérieure, tout près de son *origine*. Ce dernier point est signalé par presque tous les anatomistes. Cette artère accessoire constitue donc la *première* grosse branche de la mésentérique supérieure. Nous n'avons pas trouvé une seule exception à cette règle sur plus de 90 cas dont nous avons connaissance.

Le point précis au niveau duquel naît l'hépatique accessoire n'est pas spécifié dans la majorité des cas publiés. Sur nos sujets, elle naissait de la mésentérique supérieure en un point situé à une distance variant de 1 à 3 centimètres au-dessous de l'origine aortique de la mésentérique supérieure.

Le point d'origine de la branche hépatique se trouve *ordinairement* à mi-hauteur de la tête pancréatique (face postérieure), au voisinage du bord inférieur de l'*isthme* de Wiart, *au-dessus* de l'origine de la pancréatico-duodénale gauche. *Plus rarement* la branche hépatique naît un peu plus bas, *au-*

*dessous* de l'isthme, au niveau du point où la mésentérique supérieure envoie la pancréatico-duodénale gauche; cette dernière apparaît alors comme une simple *collatérale* de la branche hépatique. (Voy. plus loin : Branches collatérales de la branche hépatico-mésentérique.)

D'après Rossi et Cova la branche hépatique naît à une distance variable de l'origine mésentérique supérieure; cette distance varie de quelques millimètres à 5 centimètres. D'après Descomps, la branche accessoire naît de la grande mésentérique « ... tout à fait à son *origine*, sur son bord antéro-latéral droit ».

### 3. — **Calibre.**

La branche hépatico-mésentérique accessoire constitue toujours une *importante* artère. Son calibre est ordinairement de 3 à 4 millimètres; parfois il peut atteindre 5 millimètres; rarement il tombe à 2 millimètres. Tels sont les chiffres que nous ont donnés nos mensurations.

Si l'on compare cette branche avec l'artère hépatique *commune*, on constate que *le plus souvent* le calibre de la branche hépatico-mésentérique est *au moins égal* au calibre de l'hépatique commune (10 fois sur 12). Dans un nombre de cas restreint (2 fois sur 12), la branche hépatico-mésentérique possède un calibre *inférieur* à celui de l'hépatique commune.

L'important volume de la branche hépatico-mésentérique est en rapport avec la participation *très importante* qu'elle prend dans l'irrigation du foie. Nous montrerons en effet que *le plus souvent* cette artère accessoire remplace *en totalité* la branche terminale *droite* de l'artère hépatique et qu'elle assure ainsi à elle seule l'*irrigation totale du lobe droit* du foie. Beaucoup plus rarement la branche hépatique accessoire n'irrigue pas la totalité du lobe droit; celui-ci reçoit alors une branche de l'artère hépatique ordinaire. (Voy. p. 388 : *Terminaison.*)

La section de cette artère au cours d'une intervention sur la région des voies biliaires sera toujours susceptible de donner une forte hémorragie incapable de s'arrêter par un simple tamponnement. La ligature sera nécessaire, mais rien ne permet actuellement de la considérer comme physiologiquement permise. Il importe donc de bien connaître cette branche pour être à même de l'éviter au cours des interventions. (Voy. ligature de l'artère hépatique.)

D'après Pierre Descomps [179cc], le calibre de l'hépatique accessoire droite est «... toujours inférieur à l'hépatique commune... » Cette opinion est exacte si l'on considère le calibre de l'hépatique commune *normale*, c'est-à-dire le calibre de l'hépatique commune donnant naissance à deux branches terminales hépatiques *normales*. Mais la même opinion n'est plus exacte si l'on considère le calibre de l'hépatique commune dans les cas où la branche terminale *droite* de cette artère naît *anormalement* de la *mésentérique supérieure.* Dans toutes les anomalies de ce genre l'hépatique commune est *nécessairement réduite de volume* (fig. 37, p. 105). Bien que cette réduction de volume ne soit spécifiée que dans un petit nombre d'observations (obs. 17, 18, 19, 20, 21, 29; 148, 251, 252, 255 à 259), on doit, en bonne logique et en se basant sur les faits anatomiques précis, la considérer comme *constante* et *obligatoire.* En effet, chaque fois que l'hépatique *ordinaire* est accompagnée d'une branche *anormale* née de la mésentérique supérieure, on constate que le calibre de cette branche anormale est *au moins égal* au calibre de l'hépatique commune (10 fois sur 12); rarement cette dernière est nettement prépondérante.

Ces conclusions sont basées d'une part sur nos recherches personnelles, d'autre part sur plusieurs observations détaillées publiées par différents auteurs.

I° Dans nos 6 cas, 5 fois le calibre de l'hépatique accessoire droite était *égal* au calibre de l'hépatique commune (obs. 18, fig. 135; obs. 19; obs. 20 ; obs. 21, fig. 136; obs. 29, fig. 143); une seule fois l'hépatique commune était d'un volume prépondérant (obs. 17, fig. 134).

II° Parmi les observations que nous avons rassemblées il y en a 18 dans lesquelles le volume comparé des deux artères est bien spécifié :

A) 6 fois le calibre des deux artères *était sensiblement égal* (obs. 105, fig. 166 ; obs. 115 ; obs. 116 ; obs. 125; obs. 148, fig. 171; obs. 248).

B) 9 fois le calibre de la branche hépatico-mésentérique était *sensiblement supérieur* à celui de l'hépatique ordinaire (obs. 88; obs. 90; obs. 91; obs. 92 ; obs. 98 ; obs. 110; obs. 120 ; obs. 252; obs. 255).

C) 3 fois le calibre de la branche hépatico-mésentérique était *le plus faible* (obs. 106, fig. 167 ; obs. 250, fig. 184; obs. 256).

AU TOTAL, en joignant tous ces chiffres aux nôtres, on constate que 20 fois sur 24 on rencontre la disposition A) ou B) et 4 fois sur 24, la disposition C).

### 4. — **Direction. Trajet. Longueur.**

Dans son ensemble, la branche hépatico-mésentérique accessoire se dirige *obliquement* de *bas en haut,* de *gauche à droite* et très légèrement d'arrière en avant, en se portant de la ligne médiane à l'extrémité *droite* du hile du foie :

1° Tantôt le trajet est *rectiligne* (Voy. 2, fig. 56 *ter*; Voy. également: obs. 21, fig. 136; obs. 29, fig. 143; obs. 121, fig. 163; obs. 260, fig. 185);

2° Tantôt le trajet est décomposable en deux segments distincts : un premier segment presque *transversal,* long de 2 ou 3 centimètres, et un second segment obliquement *ascendant* vers la *droite,* long de 4 à 5 centimètres. (Voy. 3, fig. 56 *ter* ; voy. encore : obs. 121, fig. 169 ; obs. 132, fig. 170.) La branche hépatico-mésentérique décrit alors dans les premiers centimètres de son trajet une petite courbure ou *crosse* à concavité regardant en haut et à gauche. Ces deux dispositions (trajet rectiligne, trajet coudé) nous ont semblé à peu près aussi fréquentes l'une que l'autre. La longueur totale est toujours de 6 à 8 centimètres.

Le trajet de cette hépatique accessoire est, d'une manière générale, à peu près *constant*. Dans toute son étendue l'artère est *satellite de la veine porte et du canal hépato-cholédoque*. Mais, par suite de son obliquité plus grande que celle des éléments du pédicule hépatique, l'artère accessoire croise successivement, de son origine à sa terminaison, la veine porte et le canal hépato-cholédoque. Nous verrons ultérieurement les variations de rapport déterminées par l'obliquité plus ou moins prononcée de l'artère accessoire. *Le croisement en X des éléments du pédicule hépatique* est un premier caractère *constant* de l'hépatique accessoire droite.

Il en est un second non moins fixe, c'est la *situation profonde* de cette artère. Avec la presque unanimité des anatomistes nous admettons que l'hépatico-mésentérique chemine, au moins 99 fois sur 100, sur un *plan postérieur* aux éléments du pédicule hépatique dans la majeure partie de son trajet. L'artère accessoire est d'abord profondément cachée derrière la *tête pancréatique*, et derrière l'*origine du tronc porte*. C'est le PREMIER SEGMENT de son trajet, ou SEGMENT RÉTRO-PANCRÉATIQUE. L'artère croise ensuite obliquement et de gauche à droite la face postérieure du *tronc porte* et du canal cholédoque. C'est le DEUXIÈME SEGMENT ou segment RÉTRO-DUODÉNAL. Enfin elle apparaît dans la partie profonde de l'aire triangulaire limitée à gauche par le canal hépatique, à droite par la face inférieure du foie, en bas par le canal cystique et le col vésiculaire. C'est là le *triangle biliaire* de Budde, déjà signalé bien avant lui par Calot, dans sa thèse [213[a]]. Franchement *postérieure* à la veine porte, dans son segment rétro-pancréatique, l'artère accessoire devient *antérieure* à ce tronc veineux, au niveau du triangle biliaire ; mais toujours l'artère reste *en arrière* du canal hépato-cholédoque. Ainsi se constitue le TROISIÈME SEGMENT, segment terminal, SEGMENT DU TRIANGLE BILIAIRE.

Tel est le trajet général de l'hépatico-mésentérique. Nous avons écrit qu'il se présentait ainsi 99 fois sur 100. C'est qu'en effet il existe une variété d'anomalie tout à fait *exceptionnelle* dans laquelle la branche hépatique accessoire chemine sur toute l'étendue de son trajet, *en avant* du pédicule du foie. On pourrait appeler cette variété : hépatique droite accessoire *superficielle* ou *préporto-biliaire*, par opposition à la variété précédente, de règle, que l'on appellerait : hépatique droite accessoire *profonde* ou *rétro-porto-biliaire*. Toutefois, nous tenons à bien insister sur la *rareté extrême* de la variété *superficielle*. Nous n'en connaissons que 3 cas authentiques (voy. p. 386), alors que nous avons pu rassembler 92 cas se rapportant à la variété *profonde*.

### 5. — Rapports.

Obliquement ascendante vers la droite, la branche hépatico-mésentérique chemine successivement derrière le pancréas, puis derrière la première portion du duodénum, dont la séparent les éléments du pédicule hépatique et enfin au niveau du triangle biliaire. Nous décrirons donc trois segments distincts :

1° Segment initial, *rétro-pancréatique* (tiers inférieur du trajet).

2° Segment moyen, *rétro-duodénal* (tiers moyen du trajet).

3° Segment terminal, *sus-duodénal*, ou segment du triangle biliaire (tiers supérieur du trajet).

PREMIER SEGMENT : **Segment rétro-pancréatique.** — L'hépatique accessoire droite chemine dans son *tiers inférieur* à la face profonde de la tête pancréatique. Née au voisinage du bord inférieur de l'isthme de Wiart, c'est-à-dire à peu près à mi-hauteur du bord gauche aminci de la tête pancréatique, l'artère accessoire se porte en haut et à droite vers l'encoche duodénale. Elle croise donc en écharpe la moitié supérieure de la face postérieure de la tête pancréatique ou, si l'on préfère, la moitié supérieure du quadrilatère duodéno-mésentérique décrit, il y a quelques années, par Quénu [255[b]].

*En avant*, l'hépatique accessoire répond à *l'origine* du tronc porte qui sépare toujours l'artère de la face postérieure du pancréas. Suivant qu'elle naît plus ou moins près de l'origine de la mésentérique supérieure, l'hépatique accessoire répond en avant soit à la terminaison de la grosse *veine splénique* (origine haute de l'artère), soit à la terminaison de la grosse *veine mésentérique* (origine basse de l'artère).

*En arrière*, l'hépatique accessoire répond à la face *antérieure* de la veine cave inférieure qui reçoit à ce niveau la grosse veine rénale gauche. L'artère est séparée du plan veineux réno-cave par la lame de Treitz. Par suite, il est toujours très aisé de séparer l'artère de la veine, en passant par l'*espace décollable* du fascia de Treitz.

On sait qu'il est toujours facile en passant par cet espace décollable de séparer le duodéno-pancréas (anneau duodénal et tête pancréatique avec le cholédoque et le tronc porte) des organes pariétaux postérieurs : rein droit, veine cave inférieure et vaisseaux rénaux droits. Dans ce décollement duodéno-pancréatique, l'artère accessoire accompagne toujours la veine porte. Par suite, la présence fréquente de cette artère anormale n'apportera pas de modification importante à la technique bien connue du décollement duodéno-pancréatique ou à celle de la duodeno-pancréatectomie, telles qu'elles ont été exposées en détail, récemment, par Desjardins [288] et Sauvé [300[c]]. Dans les deux cas l'artère sera protégée par la veine porte pré-jacente à laquelle elle reste accolée. Toutefois si l'on récline plus ou moins fortement *à gauche*, la veine porte, la branche hépatique accessoire apparaît au fond de la région rétro-pancréatique. Il est utile de connaître l'existence possible de cette branche qui irrigue *le foie droit*; on sera ainsi à même de respecter cette importante artère et de ne pas la lier croyant avoir à faire à une artère anormale sans intérêt.

DEUXIÈME SEGMENT : **Segment rétro-duodénal.** — Dans son deuxième segment l'hépatique accessoire chemine en arrière de la *première portion du*

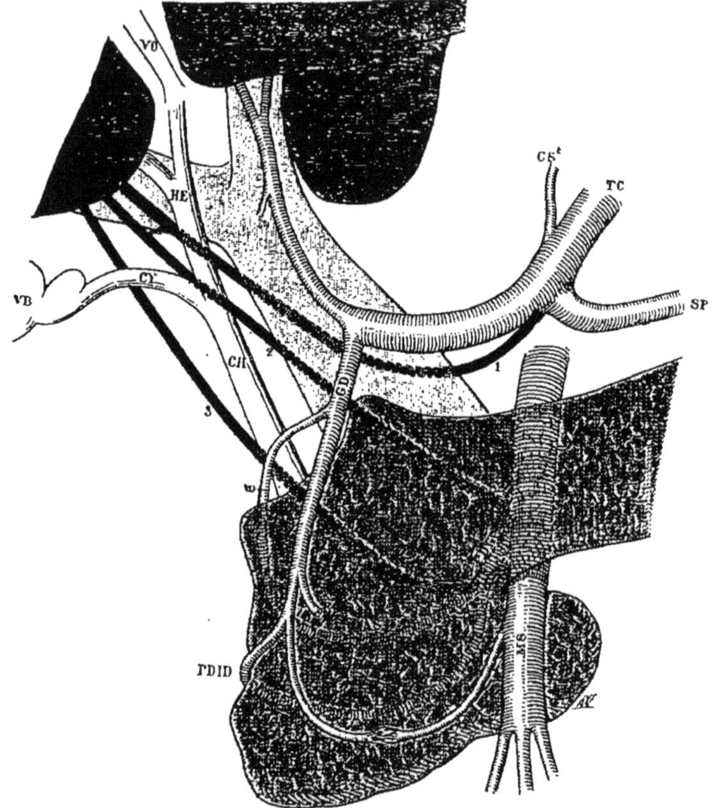


FIG. 56 *ter* (Demi-schématique). — *Anomalies d'origine de la branche droite de l'artère hépatique.*

La branche droite anormale présente des rapports variables avec la veine porte et les voies biliaires suivant que son *origine* se fait à un niveau *plus ou moins élevé.* En **1**, la branche droite naît du tronc cœliaque; la direction et les rapports sont identiques quand elle naît au niveau de l'*origine de la mésentérique supérieure.* En **2**, la branche droite naît plus bas que dans le cas précédent. En **3**, elle naît encore plus bas. Il est facile de déduire les rapports de la branche droite suivant le niveau variable de son origine : la veine porte et le canal hépato-cholédoque seront croisés en X par l'artère à un niveau d'autant plus *inférieur* que l'origine de l'artère sera reportée plus bas. (L'arcade pancréatique antérieure **AA** est ici figurée beaucoup trop forte.)

*duodénum*, dont elle est séparée par le tronc de la veine porte et par le canal cholédoque. Les rapports précis que présente l'artère avec les éléments du pédicule hépatique varient quelque peu suivant l'origine *plus ou moins haute* de l'artère et, par suite, suivant son *obliquité* plus ou moins prononcée :

*a*) Quand l'hépatique accessoire naît *très haut* (c'est-à-dire au niveau de l'origine de la mésentérique supérieure) sa direction est très oblique, presque *horizontale.* L'artère accessoire vient croiser *l'origine* du cholédoque ou la terminaison du canal hépatique ; elle reste cachée derrière le bord droit de la veine porte (fig. 56 *ter*, 1 ; voy. encore fig. 143, 163, 185).

*b*) Quand l'hépatique accessoire naît un peu plus bas que dans le cas précédent, c'est-à-dire au niveau de la partie moyenne de l'*isthme pancréatique*, sa direction est un peu moins oblique. L'artère s'insinue dans l'espace angulaire à sommet supérieur que Jeanbrau et Riche ont appelé *espace inter-porto-cholédocien*, puis elle vient croiser le cholédoque *au-dessous* de son origine (fig. 56 *ter*, 2 ; Voy. égal. fig. 135 ; 136).

*c*) Enfin quand l'hépatique accessoire naît *très bas* sur le tronc de la mésentérique supérieure, elle vient croiser le cholédoque très bas, c'est-à-dire *au ras* de la tête pancréatique, puis elle remonte en cotoyant le *flanc droit* du cholédoque (fig. 56 *ter*, 3. Voy. également fig. 169, 170, 171).

Ces trois dispositions peuvent se rencontrer. Les deux premières nous ont paru plus fréquentes. Il existe d'ailleurs des types intermédiaires.

Dans son segment rétro-duodénal, l'artère hépatico-mésentérique pourrait être exposée à être blessée dans les interventions sur les voies biliaires, ou dans celles pratiquées au niveau de l'hiatus de Winslow. Au cours de la cholédocotomie, l'hépatique accessoire court peu de dangers, d'autant plus qu'en général la cholédocotomie se pratique sur un canal dilaté et qui par suite masque l'artère plus encore qu'à l'état normal. Toutefois, l'existence possible d'une artère de fort calibre débordant le cholédoque à *droite*, doit être présente à l'esprit du chirurgien. Sans doute on lierait aisément cette branche artérielle lésée accidentellement. Mais rien n'autorise actuellement à pratiquer la ligature d'une des branches terminales de l'artère hépatique (voy. ligature de l'art. hépatique).

On sait que Jeanbrau et Riche [296] ont préconisé la *voie inter-porto-cholédocienne* pour aller débrider le plancher de l'hiatus de Winslow, cause de l'étranglement des hernies qui se font par cet orifice. Nous avons montré dans un petit travail sur cette question [298] que la voie préconisée par Jeanbrau et Riche était *anatomiquement* trop périlleuse pour être recommandable. L'hépatique accessoire traverse précisément l'espace porto-cholédocien, à un niveau variable. Il en résulte que cette artère serait très probablement sacrifiée au cours de la traversée porto-cholédocienne. Son voisinage avec le cholédoque et surtout avec la veine porte rendrait sa ligature pénible sinon dangereuse. Et d'ailleurs, nous le répétons, cette ligature n'est actuellement pas permise.

TROISIÈME SEGMENT : **segment sus-duodénal, segment du triangle biliaire.** — Dans son tiers supérieur l'artère hépatico-mésentérique accessoire chemine *à la partie profonde du triangle biliaire.* Suivant que l'artère est née plus ou moins haut sur le tronc de la mésentérique supérieure, elle a croisé plus ou moins haut la face postérieure du canal hépato-cholédoque. Il en résulte que l'artère accessoire pénètre dans le triangle des voies biliaires :

*a*) Soit après avoir croisé le *côté droit* du triangle, c'est-à-dire le *canal hépatique.* (Origine haute de l'artère ; fig. 56 *ter*, 1 ; fig. 134, 185.)

*b*) Soit après avoir croisé l'*angle inférieur droit* du triangle, c'est-à-dire l'angle formé par la rencontre des canaux cystique et hépatique. (Orig. moy. de l'artère ; fig. 56 *ter*, 2 ; fig. 135, 136, 143.)

*c*) Soit enfin après avoir croisé le *côté inférieur* du triangle, c'est-à-dire le canal cystique et le col vésiculaire. (Origine basse : fig. 56 *ter*, 3 ; fig. 169, 170.)

Ces trois dispositions peuvent se rencontrer. Les deux premières nous ont paru les plus fréquentes.

Cherchant à simplifier la description de ces trois dispositions nous écririons volontiers : *l'artère hépatico-mésentérique pénètre d'ordinaire dans le triangle biliaire en formant la bissectrice de l'angle compris entre le canal hépatique et le canal cystique.*

Dans l'aire du triangle biliaire, l'hépatique accessoire chemine au-devant de la branche droite de la veine porte.

Tels sont les rapports de l'artère hépatico-mésentérique accessoire. Dans ce qu'ils ont d'essentiel, ces rapports ont été vus et décrits par la majorité des auteurs. Les rapports avec la veine porte et le cholédoque ont été décrits avec de légères variantes, suivant que l'auteur de la description admettait comme type normal une des trois dispositions qui peuvent se présenter. C'est ainsi que pour Thilus l'hépatique accessoire chemine dans toute son étendue en arrière de la veine porte (p. 371). Pour Haller, l'artère se place derrière la veine porte et le cholédoque ou bien le long du bord droit de la veine porte (p. 372). Pour Rossi et Cova, elle se place en arrière de la veine porte et délimite ainsi en avant l'hiatus de Winslow (obs. 126 à 131). Pour Sousloff, elle chemine d'abord derrière la veine porte et le cholédoque, puis déborde le cholédoque à droite (obs. 132 à 147). Budde nous paraît avoir bien vu que toutes ces variations dépendaient de la *hauteur* à laquelle *naissait* l'hépatique accessoire. La description de Budde correspond assez exactement à celle que nous avons donnée, avec les trois éventualités possibles dépendant du niveau d'émergence mésentérique plus ou moins élevé de l'hépatique accessoire (obs. 121-123). D'après Pierre Descomps, voici à peu près ce que l'on peut dire pour donner une formule pratique chirurgicale : « En bas, l'artère est un peu à gauche du cholédoque, dans l'angle que forme le cholédoque avec le bord droit de la veine porte... Plus haut, l'artère est en arrière du confluent biliaire inférieur hépato cysto-cholédocien. Au-dessus, l'artère est en arrière du cystique et de l'hépatique accolés, ou se projette dans leur angle d'écartement... » Cette formule ne nous semble pas tenir tout à fait assez compte des trois dispositions que Budde a décrites et que nous avons également rencontrées.

**Artère hépatico-mésentérique superficielle, pré-pancréatique, pré-porto-biliaire.** — Nous considérons comme tout à fait exceptionnelle l'existence d'une hépatique accessoire qui, née de la mésentérique supérieure, gagne le hile du foie, en passant *au-devant de la tête pancréatique et au-devant de la veine porte et du canal hépato-cholédoque.* Cette disposition n'a d'ailleurs été signalée par aucun des anatomistes qui ont étudié, avec quelque détail, l'hépatique accessoire née de la mésentérique supérieure. Dans tous les cas observés par Haller, Rossi et Cova, Tandler, Sousloff, Pierre Descomps et par nous-même, toujours l'hépatique accessoire cheminait en *arrière du pancréas* et de la *veine porte*, croisant la face *postérieure* du canal hépato-cholédoque à un niveau variable. Il semble cependant que parfois l'hépatique accessoire puisse présenter un trajet pré-pancréatique, pré-porto-biliaire. Nous en connaissons un cas incontestable publié par Wiart (obs. 119). Deux autres cas, l'un appartenant à Rolleston (obs. 251), l'autre à Dubrueil (obs. 248) semblent concerner cette variété *superficielle* de l'hépatique mésentérique. Ce sont les 3 seuls cas de ce genre que nous ayons rencontrés sur une soixantaine d'observations détaillées. Il s'agirait donc d'une disposition rarissime, à peu près négligeable *en pratique.*

## 6. — Branches collatérales.

La branche hépatico-mésentérique accessoire donne une collatérale *constante* : *l'artère cystique* ; elle fournit parfois une autre collatérale : la *pancréatico-duodénale gauche* ; exceptionnellement elle envoie quelques rameaux au *duodénum*.

1° **Artère cystique.** — La branche hépatico-mésentérique accessoire fournit toujours l'artère cystique, comme l'a montré Haller pour la première fois. La cystique naît alors du segment *terminal* de la branche mésentérique, dans l'aire du triangle des voies biliaires ; elle présente sa disposition et sa ramification ordinaires (voy. Art. cystique).

Comme l'a nettement montré Haller, l hépatico-mésentérique accessoire fournit toujours l'art. cystique. Ce fait est signalé dans la plupart des observations détaillées. D'ailleurs, l'opinion de Haller est également soutenue par les anatomistes qui ont étudié spécialement les anomalies de l'artère hépatique : Sousloff, Budde, Rossi et Cova. Dans tous nos cas, la cystique naissait de l'hépatique accessoire. Les exceptions à cette règle sont rarissimes. Sur plus de 90 cas d'hépatique mésentérique que nous connaissons, dans 4 observations seulement il est indiqué que la cystique ne naissait pas de l'hépatique accessoire mésentérique.

Il n'y a pas lieu de s'étonner de ces faits. L'hépatique accessoire mésentérique remplace la branche droite de l'artère hépatique, le plus souvent en totalité. Or quand l'artère hépatique est normale, l'artère cystique naît presqu continuellement de sa branche droite terminale. (Voy. Artère cystique.)

L'artère cystique naît de la branche mésentérique au niveau du triangle biliaire. Sur 80 cas il est signalé seulement 2 anomalies importantes. Dans un cas de Budde [212b], l'hépatique accessoire était assez faible ; le lobe droit recevait en plus de cette artère une branche venue de l'hépatique ordinaire. La cystique naissait de cette dernière. Dans un cas de Quénu (obs. 117) la cystique naissait de la branche hépatico-mésentérique au niveau de sa portion rétro-duodénale.

Dans tous les cas figurés par Descomps, la cystique naît normalement de la branche accessoire au niveau du triangle biliaire [179bb]. Ainsi, *en pratique* quand il existe une branche hépatico-mésentérique accessoire, la recherche et la ligature de l'artère cystique ne donnent lieu à aucune considération spéciale. Voy. Artère cystique, Ligature.)

2° **Pancréatico-duodénale gauche.** — Les opinions des auteurs ne sont pas d'accord au point de vue de la fréquence avec laquelle l'hépatique accessoire fournit la pancréatico-duodénale gauche.

En nous basant sur nos constatations ainsi que sur un certain nombre d'observations, nous sommes amené à conclure de la manière suivante :

a) *Le plus souvent* l'artère hépatico-mésentérique et la pancréatico-duodénale gauche naissent *séparément* du tronc de la mésentérique supérieure. C'est alors toujours l'hépatico-mésentérique qui naît la première. La pancréatico-duodénale gauche naît *au-dessous*, à une distance variant de 1 à 30 millimètres.

b) *Plus rarement* les deux artères naissent *par un tronc commun*. La pancréatico-duodénale gauche étant d'un volume très inférieur à celui de l'hépatique accessoire, apparaît alors comme une simple *collatérale* de cette dernière. Elle naît à une faible distance (1 à 3 cent.) de l'origine de l'hépatique accessoire.

Que la pancréatico-duodénale gauche soit ou non fournie par l'hépatique accessoire, elle présente sa disposition et son mode d'anastomose *ordinaires* (voy. p. 366).

Haller semble bien admettre que normalement l'hépatique accessoire fournit la pancréatico-duodénale gauche.

Dans les 11 cas observés par Rossi et Cova, la pancréatico-duodénale gauche naissait une seule fois de l'hépatique accessoire. Dans les 10 cas restants, la pancréatico-duodénale gauche naissait de la mésentérique *au-dessous* de la branche accessoire, en un point situé à une distance variant de quelques millimètres à 3 centimètres.

Par contre, Sousloff semble admettre que dans les cas observés par lui (16 cas) la branche hépatique accessoire fournissait la pancréatico-duodénale gauche.

Dans la majorité des observations publiées la pancréatico-duodénale gauche n'est pas mentionnée.

Dans 4 de nos cas la pancréatico-duodénale gauche naissait de la mésentérique supérieure à une distance variant de 1 à 30 millimètres au-dessous de l'émergence de la branche hépatique accessoire. Dans 2 autres cas la pancréatico-duodénale gauche naissait de l'hépatique accessoire.

3° **Rameaux duodénaux.** — Il est *rare* de voir la branche hépatico-mésentérique fournir au duodénum (1re portion) un ou deux petits rameaux.

Haller a signalé l'existence possible de ces petits rameaux duodénaux. Rossi et Cova les ont rencontrés 2 fois sur un total de 11 cas. Sousloff ne les décrit pas. Nous avons noté une seule fois leur existence sur un total de 6 cas. Dans la plupart des observations ces rameaux ne sont pas signalés. Descomps ne les a pas rencontrés. D'après cet auteur, la branche accessoire donnerait quelquefois un petit rameau au cholédoque.

### 7. — Terminaison.

La branche hépatico-mésentérique accessoire est *toujours destinée* au *lobe droit du foie* (Thilus, Haller, Barkow, Hyrtl, Monguidi, Sousloff, Rossi et Cova, Budde, Tandler, P. Descomps, etc., etc.). *En pratique*, cette règle ne souffre pas la moindre exception.

1° *Presque toujours* cette branche anormale va se terminer *isolément* dans le lobe droit du foie, c'est-à-dire sans présenter la moindre *anastomose extra-hépatique* avec le tronc ou avec une des branches terminales de l'artère hépatique *ordinaire*.

2° A titre de *disposition très rare*, la branche hépatico-mésentérique pourrait se terminer dans le foie après avoir envoyé un *rameau anastomotique* à une des branches terminales de l'hépatique *ordinaire*. A titre d'*anomalie rarissime* la branche hépatico-mésentérique pourrait se terminer *uniquement* par «... une anastomose avec un des rameaux de la branche droite de l'artère hépatique propre », disposition rencontrée par Descomps.

En pratique, il faut selon nous considérer la branche hépatico-mésentérique *comme étant dépourvue d'anastomose extra-hépatique avec l'artère hépatique ordinaire*. Si donc on voulait effectuer la ligature de la branche accessoire, il serait aussi illogique que dangereux de compter sur l'existence de cette anastomose, en vue de l'établissement d'une circulation collatérale.

La branche hépatico-mésentérique irrigue *le plus souvent* à elle seule le lobe droit du foie, *en totalité* (10 à 11 fois sur 12, ou 10 à 11 p. 100). On doit alors logiquement admettre qu'elle remplace *en totalité* la branche terminale *droite* de l'artère-hépatique ordinaire.

Beaucoup plus rarement (1 à 2 fois sur 12, ou 1 à 2 p. 100) l'hépatico-mésentérique accessoire *n'irrigue que partiellement* le lobe *droit* du foie. La vascularisation de ce lobe est alors sous la dépendance de *deux* branches distinctes qui *se complètent* l'une l'autre : branche hépatico-mésentérique, branche terminale *droite* de l'artère hépatique *ordinaire*.

Ces dernières conclusions (à savoir que la branche accessoire peut remplacer *en totalité* ou *en partie* seulement la branche terminale *droite* de l'artère hépatique ordinaire) sont entièrement d'accord avec l'opinion de nombreux anatomistes, et entre autres avec celle de Haller, Hyrtl, Barkow, Sousloff. (Voy. ci-dessous.)

1° **La branche hépatico-mésentérique se termine toujours dans le lobe droit du foie.** — C'est là pour nous une règle qui ne souffre pas d'exception. Ce fait était bien connu des anciens anatomistes (Thilus, Haller, Green, Theile, Murray, Quain, Barkow, etc.) ; il a d'ailleurs été entièrement confirmé par les auteurs qui, dans ces dernières années, se sont occupés de la branche hépatico-mésentérique : Hyrtl, Monguidi, Sousloff, Rossi et Cova, Budde, Tandler, Pierre Descomps, Vincens, etc. Enfin ce fait est spécifié dans toutes les observations détaillées que nous avons rassemblées. Chaussier donnait le nom de *lobaire gauche* à l'hépatique accessoire *gauche* née de la *coronaire stomachique*, pour bien montrer qu'elle est toujours destinée au lobe gauche. On pourrait, dans le même esprit, donner à la branche hépatico-mésentérique le nom de *lobaire-droite*.

2° **Terminaison isolée ou indépendante.** — La branche hépatico-mésentérique se termine à peu près *constamment* sans présenter d'anastomose extra-hépatique avec l'artère hépatique *ordinaire*. Ainsi énoncée, cette proposition ne semble pas d'accord avec les recherches de Hyrtl [234c] ; d'autre part, elle diffère sensiblement de l'opinion exprimée par Descomps, à savoir : dans *2 p. 100* des cas, la branche hépatico-mésentérique se termine uniquement par « ... une anastomose avec *un des rameaux* de la branche *droite* de l'artère hépatique propre... ». D'après Hyrtl, on constate sur la plupart des sujets un rameau d'une finesse presque capillaire, qui, né de la mésentérique supérieure, va se jeter soit dans le *tronc* de la branche *droite* de l'artère hépatique propre, soit dans *un des rameaux* de cette branche droite. Quand il existe une forte branche hépatique accessoire de la mésentérique, elle résulte de l'augmentation de calibre du ramuscule capillaire. Nous discuterons plus loin la valeur de la théorie de Hyrtl sur le développement de cette anomalie (voy. p. 403 : Développement de la branche hépatico-mésentérique). Il semble, d'après cette théorie, que la forte branche hépatique accessoire devrait régulièrement s'anastomoser avec l'hépatique ordinaire. Cette anastomose serait donc à peu près constante pour Hyrtl, elle existerait seulement 1 fois sur 5 pour Descomps ; dans les autres cas la branche accessoire se terminerait isolément sans anastomose importante.

Dès lors la branche hépatico-mésentérique pourrait se terminer de trois manières différentes :

a) Soit isolément, *sans anastomose* extra-hépatique, type de beaucoup le plus fréquent pour nous;

b) Ou bien elle se terminerait dans le foie après avoir envoyé chemin faisant une *anastomose* à l'hépatique *ordinaire*;

c) Ou bien enfin elle se terminerait *uniquement* en allant *s'anastomoser* avec l'hépatique *ordinaire* ou une de ses branches terminales.

Ces trois dispositions existent sans aucun doute, mais nous pensons que seule *la première* d'entre elles doit être considérée comme existant *à peu près constamment*, les deux autres variétés constituant des dispositions *exceptionnelles* tout à fait négligeables *en pratique*. Cette opinion repose sur les faits suivants :

Dans les 6 cas observés par nous, il n'existait pas la moindre anastomose extra-hépatique entre la branche accessoire et l'hépatique ordinaire. D'ailleurs ni Rossi et Cova, ni Sousloff n'ont signalé la présence de cette anastomose. Enfin parmi les observations que nous avons rassemblées (81 cas), la présence d'une anastomose extra-hépatique au niveau de la terminaison de la branche hépatico-mésentérique n'a été signalée que *deux fois* (Barkow, obs. 105, fig. 166 et obs. 110). Dans le premier cas, il existait une *petite* anastomose double entre l'hépatique-mésentérique et une branche terminale de l'hépatique ordinaire. Dans le second cas, il existait également un *petit* rameau anastomotique reliant la branche hépatico-mésentérique à l'hépatique principale. Dans ces deux cas, la branche hépatico-mésentérique se rendait au lobe droit du foie après avoir émis la petite anastomose à titre de rameau *collatéral* tout à fait *secondaire*. Quant à la disposition constatée par Descomps, nous n'en connaissons pas d'autre exemple dans la littérature anatomique. Aussi bien ne pouvons-nous admettre le pourcentage (2 p. 100) indiqué par Pierre Descomps.

*En pratique, il faut conclure que l'anastomose extra-hépatique manque presque toujours.* Bien entendu nous n'avons eu en vue dans cette discussion que la présence d'une anastomose macroscopique. Il est fort possible qu'on puisse arriver à mettre très fréquemment en évidence un ou plusieurs ramuscules capillaires anastomotiques. A ce titre, l'opinion de Hyrtl est sans doute acceptable. Mais au point de vue chirurgical pratique, il vaut mieux, nous le répétons, considérer cette anastomose comme inexistante.

3° **Territoire hépatique de la branche hépatico-mésentérique.** — La branche hépatico-mésentérique remplace *le plus souvent la totalité* de la branche terminale *droite* de l'artère hépatique; beaucoup plus rarement elle ne remplace que *partiellement* cette branche.

Comme corollaire on peut dire: la branche hépatico-mésentérique assure *le plus souvent à elle seule l'irrigation totale du foie droit*; beaucoup plus rarement elle irrigue ce lobe de concert avec une branche envoyée par l'hépatique ordinaire (Haller, Hyrtl, Sousloff).

Dans nos 6 cas personnels la branche hépatico-mésentérique assurait à elle seule l'irrigation du foie droit; l'hépatique *ordinaire* n'envoyait aucune branche au lobe droit.

Parmi les observations étrangères aux nôtres, il y en a une trentaine dans lesquelles il est spécifié :

a) Soit que la branche hépatico-mésentérique irriguait à *elle seule* le lobe droit (obs. 91; obs. 105; obs. 115; obs. 148); soit : 4 fois;

*b*) Soit que la branche hépatico-mésentérique remplaçait ou représentait *en totalité* la branche *droite* de l'artère hépatique (obs. 90; obs. 92; obs. 98; obs. 99; obs. 100; obs. 101 à 103; obs. 112; obs. 125; obs. 132 à 144) ; soit 23 fois ;

*c*) Dans 5 cas seulement la branche hépatico-mésentérique n'irriguait pas la totalité du lobe droit. L'hépatique ordinaire envoyait une branche à ce lobe (obs. 104; obs. 106; obs. 132).

D'autre part dans 5 cas observés par Descomps, 4 fois la branche droite de l'artère hépatique ordinaire était absente, 1 fois elle était présente.

Au total sur 43 cas de branche hépatico-mésentérique, 37 fois cette artère irriguait *en totalité le lobe droit*; 6 fois elle l'irriguait *partiellement*, de concert avec une branche envoyée par l'hépatique ordinaire, les deux branches artérielles se complétant l'une l'autre. C'est donc seulement dans *le septième des cas* que la branche hépatico-mésentérique *compléterait* simplement la branche terminale *droite* de l'artère hépatique. La fréquence moyenne de l'hépatico-mésentérique étant de 12 p. 100, on voit que 10 à 11 fois p. 100 cette artère accessoire irrigue la *totalité du lobe droit* du foie; 1 à 2 fois p. 100, elle l'irrigue *partiellement*. Ce pourcentage est d'accord avec les résultats obtenus par Sousloff. Sur 131 sujets examinés, Sousloff a noté 16 fois l'existence d'une branche hépatico-mésentérique (soit 12 p. 100), chiffre qui coïncide avec celui que nous avons déduit de nos seules recherches. Treize fois la branche hépatico-mésentérique remplaçait *en totalité* la branche terminale droite de l'artère hépatique (soit: 10 p. 100). Trois fois elle *complétait* simplement la branche terminale droite de l'hépatique ordinaire (soit 2 p. 100).

Rappelons que l'hépatique accessoire *gauche* née de la coronaire stomachique irrigue le plus souvent à elle seule la *totalité* du lobe *gauche* (voy. p. 207). On voit donc que ces deux artères hépatiques accessoires, *branche hépatico-coronaire*, *branche hépatico-mésentérique* constituent le plus souvent d'importantes artères, l'une véritable *lobaire gauche*, l'autre véritable *lobaire droite* Signalons tous ces faits sur lesquels nous reviendrons à propos de la description d'ensemble des hépatiques accessoires (voy. Anom. de l'Art. Hépatique).

Lorsque la branche hépatico-mésentérique *coexiste* avec une branche envoyée au lobe droit par l'hépatique *ordinaire*, quelle est alors la part qui revient à chacune de ces deux artères lobaires droites ? Il n'existe pas actuellement de documents assez nombreux et précis pour permettre de résoudre cette question. Haller est d'avis que l'hépatico-mésentérique remplace soit la *totalité* de la branche terminale droite de l'artère hépatique, soit seulement la branche *postérieure de bifurcation* de cette branche terminale [93m]. D'après Haller, cette branche de bifurcation postérieure est destinée en partie au lobe droit, au lobe de Spiegel et au lobe carré. Dans un cas de Barkow (obs. 106, fig. 167), la branche hépatico-mésentérique irriguait tout le lobe droit sauf un segment *restreint* de sa *face postérieure* qui recevait sa vascularisation d'une *petite* branche droite venue de l'hépatique *ordinaire*. Hyrtl [234c] semble admettre que la branche hépatico mésentérique dérive d'un petit rameau qui va se jeter soit dans le *tronc* de la branche terminale *droite* de l'artère hépatique ordinaire, soit dans *un des rameaux* de cette branche droite destinés au lobe de Spiegel ou au sillon de la veine cave inférieure. En somme, il n'existe pas assez de cas précis et détaillés pour trancher cette question. D'ailleurs, il est possible qu'il n'y ait pas de règle fixe.

## II. — Artère hépatique née en totalité de la mésentérique supérieure.

### 1. — Fréquence.

Sur **4. p. 100** des sujets, on voit naître l'artère hépatique (hépatique *commune*) du tronc de la mésentérique supérieure. Rappelons que ce pourcentage déduit de nos seules recherches coïncide exactement avec le pourcentage obtenu en réunissant les statistiques de Haller, Sousloff, Rossi et Cova, Descomps (voy. p. 374).

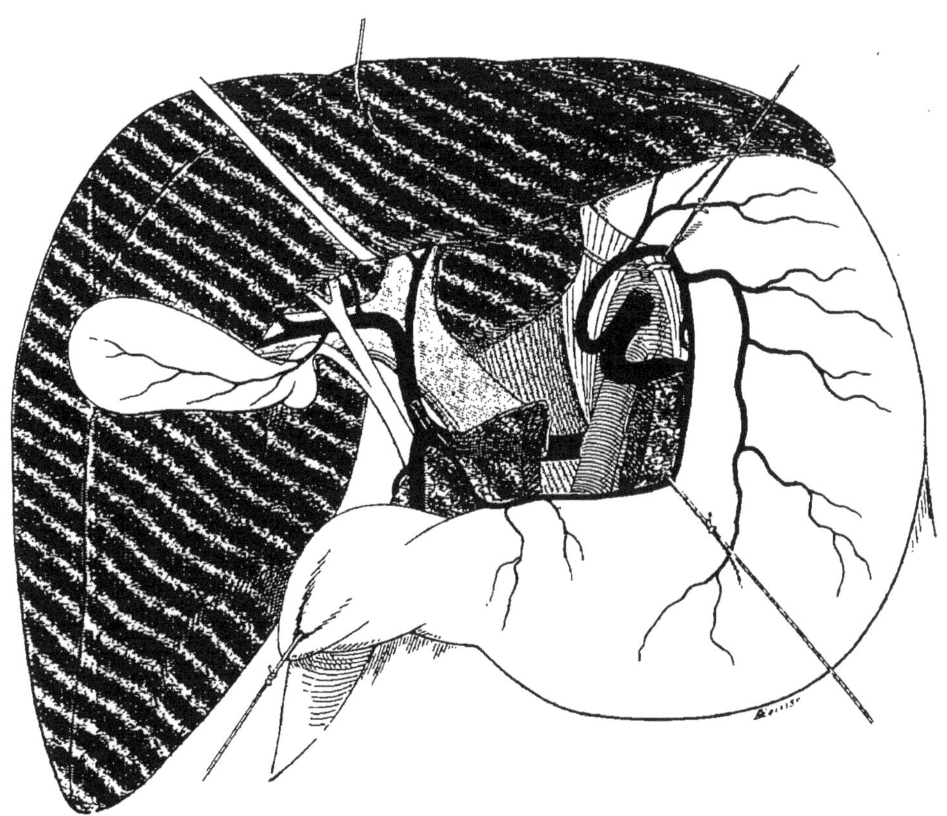

FIG. 57. — *Artère hépatique née en totalité de la mésentérique supérieure.*
(On a réséqué l'isthme du pancréas et la veine splénique). L'artère hépatique est d'abord *rétro portale* puis *inter-porto-cholédocienne*. (Fréquence : 4 p. 100.)

Quand l'artère hépatique commune naît de la mésentérique supérieure, les deux autres branches ordinaires du tronc cœliaque, artère splénique, artère coronaire stomachique, naissent par un tronc commun, tronc cœliaque *incomplet*, puisqu'il est dépossédé de sa branche hépatique ordinaire; nous l'avons déjà décrit sous le nom de *tronc corono-splénique* (voy. p. 112 et fig. 40).

C'est là disposition de beaucoup la plus fréquente. Toutefois, dans un très petit nombre de cas, les deux artères coronaire stomachique et splénique présentent une origine isolée, indépendante. Dans ces cas, les trois branches du tronc cœliaque sont séparées dès leur origine, il y a *absence* du tronc cœliaque, par suite de l'origine isolée de chacune de ses trois branches essentielles (voy. p. 114).

Sur 18 cas relatifs à la naissance de l'artère hépatique commune au niveau de la mésentérique supérieure :

*a*) 16 fois il existait un *tronc corono-splénique*.

*b*) 2 fois seulement la coronaire stomachique et la splénique naissaient isolément de l'aorte, il y avait *absence* du tronc cœliaque (voy. ci-dessous).

Quand l'hépatique commune naît de la mésentérique supérieure, il n'est pas très rare de constater l'existence d'une branche *hépatique accessoire gauche* provenant ordinairement de la *coronaire stomachique*, ou, exceptionnellement, directement de l'aorte ou du tronc cœliaque. Nous pensons qu'il s'agit alors presque toujours d'une branche hépatique accessoire de *faible calibre* (environ 1 millimètre de diamètre) et par suite sans grande importance (voy. fig. 132, 161 ; 165). D'autre part, contrairement à l'opinion de Rossi et Cova pour qui cette branche accessoire est *toujours* présente quand l'artère hépatique commune naît de la mésentérique supérieure, nous pensons que la petite branche accessoire est plus souvent *absente* que présente (fig. 131, 162, 163, 164).

**1° Mode de naissance de la coronaire stomachique et de la splénique quand l'hépatique commune naît de la mésentérique supérieure.** — Nous connaissons actuellement 26 cas relatifs à l'existence d'une artère *hépatique commune* née de la mésentérique supérieure. Rappelons que parfois la mésentérique naît en commun avec le tronc cœliaque, constituant l'anomalie que nous avons décrite sous le nom de tronc cœliaco-mésentérique (voy. p. 116). Lorsque cette anomalie existe (1 et demi à 2 p. 100), on pourrait peut-être considérer l'artère hépatique comme provenant de la mésentérique supérieure. Mais comme nous l'avons déjà montré (voy. p. 369), il s'agit là d'une anomalie tout à fait particulière méritant une description et une individualisation spéciales. Aussi bien n'en tiendrons-nous aucun compte dans les remarques qui vont suivre. Ces remarques concernent uniquement la disposition dans laquelle l'hépatique commune naît de l'artère mésentérique supérieure, *sans qu'il y ait existence d'un tronc cœliaco-mésentérique*. C'est uniquement à cette disposition que s'applique le pourcentage que nous avons indiqué plus haut (4 p. 100) ainsi que les 26 cas actuellement connus sur lesquels nous avons basé l'étude de cette question : obs. 31, Tiedemann et fig. 144; obs. 59, Mayer et fig. 161; obs. 60, Quain et fig. 162; obs. 61, Hochstetter; obs. 62, Barkow; obs, 63, Fawcett et fig.163; obs. 64, Farabeuf; obs. 65 à 70, Sousloff; obs. 71 et 72, Leriche; obs. 73,

74, 75, Tandler et fig 164; obs. 76 à 79, Rossi et Cova et fig. 147; obs. 80, Piquand, fig. 165; obs. 81, Gentes.

Nous-même avons observé deux cas (obs. 14, fig. 131 et obs. 15, fig. 132).

Dans tous ces cas, l'hépatique commune naissait de la mésentérique supérieure. Quant aux artères coronaire stomachique et splénique leur mode d'origine n'est spécifié que dans 18 observations.

*a*) 16 fois il existait un *tronc corono-splénique* (Mayer; Quain; Barkow; Fawcett; Tandler, 3 cas; Leriche, 2 cas; Gentes; Rossi et Cova, 3 cas; Piquand; da Silva Rio Branco, 2 cas).

*b*) Dans 2 cas seulement sur 18, la coronaire stomachique et la splénique naissaient chacune *isolément* de l'aorte, il y avait absence du tronc cœliaque (Rossi et Cova, 1 cas; Tiedemann, 1 cas).

2° **Existence d'une branche hépatique accessoire gauche.** — Parmi les 26 cas sur lesquels nous avons basé notre description, l'existence d'une branche hépatique accessoire *gauche* n'a été signalée que 7 fois. Il est vrai que quelques-unes des observations sont très résumées. Si nous ne tenons compte que de celles qui sont suffisamment détaillées, nous trouvons que sur 17 cas :

*a*) La branche hépatique accessoire *gauche* manquait 10 fois (obs. 14, fig. 131 ; obs. 60, fig. 162 ; obs. 62 ; obs. 63, fig. 163 ; obs. 71 et 72 ; obs. 73, 74, 75, et fig. 164 ; obs. 81).

*b*) Par contre, elle était présente *sept* fois (obs. 15, fig, 132 ; obs. 59, fig. 161 ; obs. 76 à 79, fig. 147 ; obs. 80, fig. 165).

Le *volume* de cette hépatique accessoire n'est spécifié que dans deux observations (obs. 15 ; obs. 80) ; il s'agissait dans ces deux cas d'un *faible* rameau provenant de la *coronaire stomachique* et allant dans un cas former une petite anastomose avec un rameau venu de la branche terminale *gauche* de l'artère hépatique-mésentérique ; dans l'autre cas, c'était « une *petite* branche ». Dans un cas figuré par Mayer (obs. 59), il s'agit encore vraisemblablement d'un *petit* rameau ; il naissait de la coronaire stomachique. Rossi et Cova n'indiquent pas le volume de l'hépatique accessoire constatée par eux dans 4 cas. Trois fois elle naissait de la *coronaire stomachique*, une fois directement de l'*aorte* (obs. 76 à 79).

A part les 26 cas relatés plus haut et qui ont servi de base à notre description, on peut encore citer deux observations qui nous semblent se rapporter à l'origine de l'artère hépatique commune au niveau de la mésentérique supérieure. L'une est de Lauth (obs. 263); l'autre appartient à Franz (obs. 266). Il est probable que dans ces deux cas il existait une hépatique accessoire venant soit du *tronc cœliaque* (Lauth), soit de la *coronaire stomachique* (Franz). Dans un travail récent sur les anomalies du tronc cœliaque, Vincens [266ʲ] rapporte 2 cas personnels dans lesquels l'hépatique commune naissait de la mésentérique supérieure. Dans un cas il existait une *petite* branche accessoire gauche qui semble naître du *tronc cœliaque* à côté de l'origine de la coronaire stomachique. Dans l'autre cas, il n'y avait pas d'hépatique accessoire. Vincens admet que cette hépatique accessoire *gauche* coexiste *habituellement* avec l'hépatique commune, née de la mésentérique supérieure. Mais dans les 2 cas décrits par Vincens il semble qu'il y avait un *tronc cœliaco-mésentérique*.

Nous sommes porté à penser que quand l'*art. hépatique commune* naît de la mésentérique supérieure (celle-ci naissant normalement et isolément de l'aorte) *la coexistence d'une petite branche accessoire gauche est plus souvent absente que présente*. Cette branche accessoire gauche provient presque toujours de la *coronaire stomachique*; exceptionnellement elle naîtrait directement de l'*aorte* ou du *tronc cœliaque*.

## 2. — Origine.

L'artère hépatique commune naît comme *première collatérale* de la mésentérique supérieure, tout près par conséquent de l'origine de cette dernière, fait signalé par tous les auteurs. C'est ordinairement après un court trajet de 2 à 3 centimètres que la mésentérique supérieure envoie l'artère hépatique au voisinage de la partie *moyenne* de l'*isthme* pancréatique.

L'hépatique peut naître à une distance variable de l'origine de la mésentérique supérieure. Les chiffres donnés varient de 1 à 8 centimètres; toutefois, la distance est ordinairement de 2 à 3 centimètres. D'après Tandler l'hépatique naît au voisinage du bord *supérieur* du pancréas, derrière ce bord (obs. 73).

Il nous a semblé que l'artère pancréatico-duodénale *gauche* naissait *toujours au-dessous* de l'hépatique-mésentérique. Il y aurait donc là une petite différence avec ce qui se passe dans les cas où la mésentérique supérieure fournit non pas l'hépatique *commune*, mais simplement une hépatique *accessoire droite* (voy. p. 379 et 387) remplaçant la branche terminale *droite* de l'artère hépatique.

Nous avons montré en effet que la branche hépatico-mésentérique *accessoire* naissait soit *au-dessus* de l'émergence de la pancréatico-duodénale gauche, soit *au même niveau* que cette dernière. Dans ce dernier cas, la pancréatico-duodénale gauche apparaît comme *collatérale* de la branche hépatico-mésentérique accessoire.

Quand l'artère hépatique *commune* naît de la mésentérique supérieure, nous pensons que la pancréatico-duodénale gauche n'est jamais émise à titre de *collatérale*, mais que toujours elle naît *séparément* du tronc de la mésentérique supérieure, *au-dessous* de l'émergence de l'artère hépatique *commune*. Il semble que cette question soit tout à fait secondaire; en réalité, elle présenterait au contraire une grande importance au point de vue de l'interprétation des faits, d'après Tandler (voy. plus loin: Développement de la branche hépatico-mésentérique p. 404).

## 3. — Trajet. Direction.

Nous montrerons à propos de l'artère hépatique *normale* ou *classique*, que le *tronc* de cette artère est décomposable en *deux* portions distinctes : une *première portion transversale* ou HÉPATIQUE COMMUNE, qui se porte *transversalement* vers la droite, et une *seconde portion ascendante*, ou HÉPATIQUE PROPRE qui se porte *obliquement* en *haut* et *à droite*. La limite entre ces deux portions est marquée très exactement par le sommet de l'angle qu'elles forment entre elles, et en même temps, par l'émergence de *l'artère gastro-duodénale* qui naît précisément du sommet de cet angle.

Ces deux portions se retrouvent également délimitées de la même façon quand l'artère hépatique naît de la *mésentérique supérieure*. Ce qui diffère seulement, c'est la *direction* de chacune des portions. Dans ce dernier cas, en effet, la *première* portion (hépatique *commune*) est généralement non pas exactement transversale, mais plus ou moins oblique en haut et à droite, fait qui tient à ce que l'hépatique mésentérique naît nécessairement *plus bas* que lorsque l'hépatique commune est normalement envoyée par le tronc cœliaque. La *deuxième* portion (hépatique *propre*) est non pas obliquement ascendante vers la droite, mais *à peu près verticale*, ou même un peu inclinée vers la gauche. Ce dernier fait tient à ce que l'hépatique mésentérique possède un *trajet bien différent* de celui d'une hépatique cœliaque :

*a*) L'hépatique mésentérique se porte d'abord vers la droite en croisant la *face postérieure* du tronc porte, au niveau de l'*origine* de ce tronc. Elle atteint alors le bord *droit* de la veine porte. Tel est le trajet de la *première* portion, *hépatique commune* ; elle est si l'on veut *rétro-portale* et aussi *rétro-pancréatique* (fig. 57.)

*b*) Arrivée au niveau du bord *droit* de la veine porte l'hépatique mésentérique change brusquement de direction : elle devient *ascendante*, souvent même s'incline un peu vers la gauche, et en même temps, elle se porte légèrement *en avant*. Le trajet est alors très spécial : l'artère en devenant ascendante s'insinue à travers *l'espace inter-porto-cholédocien*, c'est-à-dire qu'elle monte entre le bord droit de la veine porte, *à gauche*, et le cholédoque *à droite*. On sait que le tronc porte est toujours orienté *très obliquement* en haut et à droite (Wiart) ; l'hépatique mésentérique étant dès lors verticalement ascendante, ou même légèrement inclinée vers la gauche, vient contourner le flanc *droit* de la veine porte, de manière à se terminer sur la face *antérieure* de cette veine. Tel est le trajet de la deuxième portion, ou hépatique *propre* : elle est d'abord *inter-porto-cholédocienne*, puis *anté-portale*.

Envisagées dans leur ensemble, les deux portions décrivent une spirale allongée autour de la veine porte. D'abord *profonde* et *postérieure* au tronc porte, l'artère lui devient *latérale droite*, puis *antérieure*.

C'est ce trajet que l'on rencontrera *presque toujours*.

A titre exceptionnel, l'hépatique mésentérique reste, *durant tout son trajet*, sur un plan *antérieur* à celui de la veine porte. Dès son origine elle passe alors transversalement *au-devant* du bord *gauche* de la V. porte, puis elle atteint la face *antérieure* de cette veine et, dès lors, devenue ascendante oblique à droite, elle monte *au-devant* de la veine porte. La direction des deux portions de l'artère et leur trajet coïncident alors avec ceux d'une artère hépatique *normale*, classique, naissant du tronc cœliaque. Mais nous le répétons il s'agit là *d'une éventualité rare*. Sur 17 observations détaillées concernant l'existence d'une artère hépatique *commune* née de la mésentérique supérieure *16 fois* l'hépatique présentait le trajet que nous avons décrit en premier. Une seule fois, l'artère possédait un trajet à peu près superposable à celui de l'artère hépatique naissant normalement du tronc cœliaque.

En étudiant la branche hépatique *accessoire droite* (p. 381) qui provient de la mésentérique supérieure, et qui remplace la branche terminale *droite* de l'artère hépatique, nous avons montré que 99 fois sur 100 cette branche accessoire cheminait *en arrière* du tronc porte, tandis qu'à titre d'anomalie *rarissime*, elle restait, durant tout son trajet, sur un plan *antérieur* au tronc veineux. On voit que cette règle s'applique également à l'art. hépatique *commune* née de la mésentérique supérieure. Toutefois, les proportions ne sont pas tout à fait semblables, puisque pour l'hépatique *commune* née de la mésentérique, c'est environ 1 fois sur 17 cas concernant cette anomalie que l'on noterait le trajet *pré-veineux* de l'artère. Si l'on admet avec nous que l'hépatique mésentérique existe sur 4 p. 100 des sujets, on en déduira que la situation préveineuse se rencontre une fois sur 400 sujets environ. C'est donc une anomalie assez rare.

Nous venons de comparer l'hépatique *commune* née de la mésentérique avec la branche hépatique *accessoire droite* née de la même artère. Il ne faudrait pas pousser trop loin la comparaison et englober dans une même description ces deux anomalies, comme l'a fait récemment Piquand [252]. Sans doute dans la *première moitié* de leur trajet les *deux* artères anormales sont comparables en ce sens que toutes deux croisent la face *postérieure* du tronc porte. Mais dans la *seconde partie* de leur trajet les deux artères diffèrent *totalement*; la branche hépatique *accessoire* reste en *arrière* du canal hépato-cholédoque et va se terminer dans le triangle biliaire (v. p. 382). Au contraire, l'artère hépatique, née *en totalité* de la mésentérique, va s'insinuer à travers *l'espace inter-porto-cholédocien* pour venir se terminer sur la face *antérieure* de la veine porte. Les deux artères diffèrent donc par leurs *rapports*, leur *terminaison* et leur *valeur*.

Parmi les observations que nous avons rassemblées il en est 17 dans lesquelles le trajet de l'hépatique mésentérique est décrit ou figuré; 16 fois ce trajet correspond, dans ce qu'il a d'essentiel, à celui que nous avons décrit comme étant presque constant (obs. 14, fig. 132; obs. 59, fig. 161; obs. 63, fig. 163; obs. 76 à 79; obs. 65 à 70; obs. 71 et 72; obs. 80, fig. 165). Dans une seule observation qui nous est personnelle (obs. 15, fig. 132), l'hépatique mésentérique ne croisait pas la face postérieure du tronc porte.

Les autres observations ne renferment pas de détails sur le trajet de l'hépatique mésentérique (obs. 31 ; 60 ; 61 ; 64 ; 73; 74 ; 75; 263; 266). Il existait *peut-être* parmi ces cas une ou plusieurs fois une disposition *pré-veineuse* de l'artère hépatique. Nous ne le croyons pas, étant donnée la rareté de ce trajet. Haller nous paraît avoir uniquement connu la disposition que nous avons décrite comme presque constante. Comme cas analogue à celui que nous avons constaté, artère hépatique mésentérique *pré-veineuse*, nous n'avons trouvé qu'une seule observation appartenant à Vincens [266k]; toutefois, il s'agissait peut-être de l'anomalie consistant dans la présence d'un tronc cœliaco-mésentérique.

### 4. — Longueur et calibre.

La *longueur* est égale à celle d'une hépatique *normale*, à savoir : 30 millimètres environ pour la *première* portion (hépatique *commune*), 15 millimètres pour la *seconde* (hépatique *propre*). (Voy. Description de l'artère hépatique normale.)

De même le *calibre* est identique, que l'hépatique *commune* soit normale ou qu'elle provienne de la mésentérique supérieure. Il est en moyenne de 5 millimètres.

### 5. — Ramification. Branches collatérales. Branches terminales.

L'hépatique née en totalité de la mésentérique présente la ramescence collatérale et terminale *d'une artère hépatique ordinaire* née normalement du tronc cœliaque, fait signalé dans toutes les observations détaillées. Voy. Ramif. de l'art. hép. normale, p. 459.)

### 6. — Rapports.

Nous serons assez bref sur l'étude des rapports de l'hépatique née de la mésentérique. Il est facile de les déduire du trajet de l'artère décrit plus haut.

1° **Dans sa disposition presque constante**, l'hépatique présente un PREMIER SEGMENT transversal obliquement ascendant, rampant sur la face postérieure du tronc porte, ou de la grande veine mésentérique. Au-devant de ce plan veineux l'hépatique répond à la moitié supérieure de la tête pancréatique, au voisinage de l'isthme de Wiart.

En arrière l'hépatique répond à la veine cave inférieure dont elle est séparée par un tissu celluleux, reliquat du fascia d'accolement du mésoduodéno-pancréas avec le péritoine pariétal postérieur.

Dans un SECOND SEGMENT, l'hépatique franchit le bord supérieur de la tête pancréatique au voisinage de l'encoche duodénale de Wiart. L'artère s'insinue alors entre le flanc droit de la veine porte et le cholédoque. Elle monte verticalement dans l'aire triangulaire de *l'espace inter-porto-cholédocien*, espace compris lui-même dans la région rétro-duodénale (face postérieure de la première portion du duodéuum). L'artère hépatique contourne alors le flanc droit de la veine porte, en se dirigeant en haut et légèrement à gauche. Elle arrive sur la face antérieure de la veine porte et se termine là en donnant les deux branches ordinaires : branches terminales *droite* et *gauche*.

Les rapports de l'hépatique mésentérique avec l'espace inter-porto-cholédocien constituent un des nombreux écueils que présenterait la voie porto-cholédocienne proposée par Jeanbrau et Riche pour aller débrider le plancher de l'hiatus de Winslow, dans les cas d'étranglement interne se faisant à travers cet hiatus. La connaissance de cette anomalie peut donc avoir une certaine importance pratique dans les interventions sur la voie biliaire principale ou sur la région de l'hiatus de Winslow, comme nous avons essayé de le montrer dans un petit travail spécial [298[b]].

2° **A titre d'anomalie très rare** (1 p. 400 environ) l'artère hépatique commune née de la mésentérique supérieure ne croise pas la face postérieure de la veine porte. L'artère présente alors un *premier* segment comparable à une *hépatique commune normale*, et un second segment comparable à une *hépatique propre normale.* (Voy. Cinquième partie. Rapports de l'artère hépatique.) La seule différence qui existe, c'est que l'artère hépatique mésentérique naît alors en arrière du bord supérieur du pancréas, dont elle se dégage pour aller aborder la face antérieure du tronc porte.

---

## Artère hépatique née en totalité ou en partie d'un tronc cœliaco-mésentérique.

Nous venons de voir que la mésentérique supérieure participe parfois (**16** p. **100**) à l'irrigation du foie : *a*) — soit par l'intermédiaire d'une forte branche représentant la *branche terminale droite* d'une artère hépatique ordinaire; *b*) — soit en fournissant l'artère hépatique *en totalité*. L'étude faite dans les pages précédentes s'applique *uniquement* — comme nous l'avons nettement spécifié (p. 369) — aux cas dans lesquels la mésentérique supérieure *présente son origine normale, c'est-à-dire distincte et séparée de celle du tronc cœliaque*, cette indépendance des deux gros vaisseaux constituant une règle *presque absolue* (97 $^1/_2$ à 98 p. 100; voy. p. 65).

D'autre part, en décrivant l'origine du tronc cœliaque (p. 64), nous avons montré qu'à titre de disposition assez rare (1 $^1/_2$ à 2 p. 100) le tronc cœliaque naissait *en commun* avec la mésentérique, d'où la constitution d'un gros *tronc cœliaco-mésentérique*. Certains auteurs ont étiqueté cette disposition : tronc cœliaque fournissant la mésentérique supérieure (Leriche, obs. 38). Cette interprétation nous semble assez arbitraire, car le calibre du tronc cœliaque est inférieur et tout au plus égal à celui de la mésentérique supérieure (Descomps). Il serait donc plus légitime d'étiqueter ces cas : artère mésentérique supérieure fournissant le tronc cœliaque. Dès lors on pourrait considérer que l'artère hépatique — branche ordinaire du tronc cœliaque normal — naît, dans ces cas, de la mésentérique supérieure d'une façon indirecte. Mais cette conception serait alors susceptible de créer une confusion entre les anomalies décrites dans les pages précédentes (art. hépatique provenant de la mésentérique, cette dernière n'étant pas fusionnée avec le tr. cœliaque) et celles dans lesquelles l'artère hépatique provient d'une mésentérique fusionnée avec le tronc cœliaque. Aussi bien est-il préférable de nettement séparer ces deux groupes d'anomalies, tout au moins pour mettre un peu d'ordre dans cette question déjà assez complexe. En réalité, nous verrons plus loin, à propos de l'explication *embryologique* de ces deux anomalies (voy. p. 402) qu'elles sont *très voisines*. Mais abstraction faite de leur consanguinité, il y a lieu selon nous, au point de vue *pratique*, de nettement différencier ces deux groupes d'anomalies. L'un de ces groupes, celui que nous avons étudié dans les pages précédentes, est relativement *fréquent*, puisque dans **16 p. 100** des cas, environ, on voit naître l'artère hépatique en totalité ou en partie d'une mésentérique supérieure dont l'origine est *distincte de celle du tronc cœliaque*.

Au contraire, le second groupe, celui qu'il nous reste à décrire, constitue une anomalie *rare*, l'existence d'un *tronc cœliaco-mésentérique* ne se rencontrant que dans **1** $^1/_2$ à **2 p. 100** des cas.

Quand il existe un tronc cœliaco-mésentérique, l'artère hépatique est ordinairement *unique* (8 fois sur 10 observations; obs. 36, 37, 38, 39, 40, 41, 43, et obs. personnelle 9; voy. également les figures annexées à ces observations). Rarement il y a *dédoublement de l'artère hépatique* (2 fois sur 10; obs. 42 et 44, fig. 152 et 154).

1° **Artère hépatique unique née d'un tronc cœliaco-mésentérique.** — C'est la disposition ordinaire. Le mode d'origine varie suivant la fusion plus ou moins complète du tronc cœliaque et de la mésentérique supérieure. (Voy. tronc cœliaco-mésentérique, p. 116.)

Le trajet de l'artère hépatique est sans doute alors comparable à celui de cette artère quand elle naît du tronc cœliaque normal, c'est-à-dire qu'elle doit se porter *au-devant* du tronc Porte, et donner les branches ordinaires de l'artère hépatique : gastro-duodénale, hépatique propre, pylorique, etc. C'est bien ce trajet pré-portal que possédait l'artère hépatique dans un cas personnel (obs. 9, fig. 126).

En est-il toujours ainsi? L'artère hépatique née d'un tronc cœliaco-mésentérique présente-t-elle toujours le trajet ordinaire de l'artère hépatique née normalement du tronc cœliaque? Les observations que nous avons rassemblées ne permettent pas de répondre à cette question, d'une façon catégorique, car le trajet de l'artére n'y est pas décrit. Peut-être que dans cette variété d'anomalies, l'artère hépatique pourrait parfois cheminer *en arrière* de la veine Porte par un trajet identique à celui que nous avons décrit quand cette artère naît de la mésentérique supérieure, l'origine de cette dernière n'étant pas fusionnée avec le tronc cœliaque (voy. p. 396). Il est nécessaire d'attendre la publication de nouvelles observations plus détaillées, pour permettre de préciser ce point.

2° **Artère hepatique dédoublée, provenant d'un tronc cœliaco-mésentérique.** — C'est une disposition plus rare encore que la précédente. Nous n'en connaissons que deux cas publiés et figurés par Tandler (obs. 42 et 44, fig. 152 et 154). Dans ces deux cas la disposition était à peu près semblable, dans ses grandes lignes. Le tronc cœliaco-mésentérique se bifurquait en tronc cœliaque proprement dit et artère mésentérique supérieure.

Le tronc cœliaque se bifurquait en artère splénique et artère hépatique *gauche*, représentant l'hépatique *ordinaire moins sa branche terminale droite.*

La mésentérique supérieure envoyait, comme première collatérale, une importante branche, représentant la branche hépatique terminale *droite*, devenue aberrante.

La première hépatique possédait un trajet normal. La seconde (hépatique droite) cheminait *en arrière* de la veine porte.

---

## ADDENDUM

### DÉVELOPPEMENT DE LA BRANCHE HÉPATICO-MÉSENTÉRIQUE

Plusieurs anatomistes ont cherché à élucider le processus suivant lequel la mésentérique supérieure participe à l'irrigation du foie en envoyant à ce viscère une forte branche qui représente soit l'artère hépatique *en totalité*, soit simplement la branche *terminale droite* de cette artère.

On peut diviser en quatre groupes les différentes hypothèses émises pour expliquer ce genre d'anomalie.

1° ***L'hépatique-mésentérique se développe aux dépens des arcades pancréatico-duodénales.*** — C'est l'opinion de Sappey, Cruveilhier, Bonamy, Beau et Broca, etc.

Sappey fait remarquer que l'artère *pancréatico-duodénale*, branche de la gastro-duodénale, est «... remarquable à la fois par son volume et par son *anastomose* avec une branche ascendante de la mésentérique supérieure : cette anastomose représente en quelque sorte à l'état rudimentaire une anomalie artérielle qui n'est pas extrêmement rare, et dans laquelle on voit l'hépatique naître du tronc de la mésentérique supérieure, très près de son origine... » [130f]. «... Ce rameau anastomotique poursuit son trajet ascendant pour se rendre au foie; il remplace alors l'artère hépatique, ou constitue une hépatique surnuméraire... » [130i].

Cruveilhier exprime une opinion analogue : la pancréatico-duodénale est remarquable «... par son anastomose avec la mésentérique supérieure, anastomose qui conduit au cas où l'artère hépatique est fournie par cette dernière artère... » [73e].

Bonamy, Beau et Broca, figurent une anomalie à propos de laquelle ils écrivent : «... On conçoit que, lorsque l'artère hépatique est atrophiée à son origine, l'une ou l'autre des arcades pancréatico-duodénales puisse se développer ; on dit alors que l'artère hépatique naît de la mésentérique supérieure. Les dimensions très considérables de l'arcade antérieure sur notre figure, constituent une espèce de transition à cette anomalie... » [149a; 149f].

Ces différentes opinions sont difficilement conciliables avec ce fait que dans la majorité des cas l'hépatique mésentérique naît par une origine *distincte* de celle de la pancréatico-duodénale gauche (voy. p. 387 et p. 395).

De plus si l'hépatique-mésentérique se développait aux dépens d'une des arcades pancréatico-duodénales, il devrait toujours exister une anastomose entre l'hépatique mésentérique et l'hépatique cœliaque, comme c'était le cas dans l'observation rapportée par Wiart (voy. obs. 119). Or c'est là une disposition tout à fait exceptionnelle. D'ailleurs des explications beaucoup plus satisfaisantes ont été données par Rossi et Cova et par Tandler. (Voy. plus loin.)

2° ***L'hépatique mésentérique se développe aux dépens d'un petit rameau***

**hépatique constant, ou, du moins, très fréquent.** — C'est l'opinion de Haller et Hyrtl. D'après Haller la mésentérique supérieure fournit normalement au foie un petit rameau ascendant qui se rend au lobe *droit* du foie en cheminant à la face *postérieure* de la veine porte et des voies biliaires. Dans son parcours il envoie une anastomose à une des branches terminales de l'artère hépatique. Le plus souvent c'est un simple *ramuscule* exigu. Dans quelques cas il acquiert un grand volume et remplace alors la branche *droite* de l'artère hépatique ou l'artère hépatique *en totalité* (Voy. p. 372).

Hyrtl [234[c]] a étudié le rameau hépatico-mésentérique sur 20 cadavres d'enfants injectés. «... Cette artère, écrit Hyrtl, ne compte pas parmi les artères constantes; mais elle existe plus souvent qu'elle ne manque. Sur 20 cadavres d'enfants je l'ai trouvée 13 fois (65 p. 100). Elle monte *derrière* la tête du pancréas dans le ligament hépato-duodénal, située à *droite* du tronc porte et en *arrière* du cholédoque. Elle s'anastomose régulièrement avec la branche postérieure de l'artère pancréatico-duodénale, participe à la formation du réseau artériel qui enveloppe le tronc de la veine Porte, et pénètre dans le hile, recouverte par la branche droite de la veine porte. Elle va se jeter, soit dans le tronc de la branche droite de l'artère hépatique propre, soit dans un des rameaux de cette branche droite destinés au lobe de Spigel ou au sillon de la veine cave inférieure. Dans les cas où ce petit rameau hépatico-mésentérique manque, la branche droite de l'artère hépatique envoie un petit rameau qui descend jusqu'à la tête du pancréas... En règle générale, la branche hépatique de la mésentérique supérieure est d'une finesse presque capillaire et c'est pourquoi les injections ordinaires ne peuvent pas la remplir ni la mettre en évidence... ». Hyrtl ajoute que l'existence d'une forte artère hépatique accessoire « *ex mesenterica* » résulte de l'augmentation de calibre du petit rameau hépatico-mésentérique. De plus quand cette hépatique accessoire existe, on ne rencontre jamais le petit rameau descendant au pancréas fourni quelquefois par la branche droite de l'artère hépatique.

Nous montrerons que Tandler a repris cette hypothèse en s'appuyant sur des faits embryologiques très précis.

3° ***L'hépatique mésentérique dériverait soit des arcades pancréatico-duodénales, soit d'un petit rameau mésentérique spécial.*** — C'est l'opinion défendue par Rossi et Cova [192 [bb]]. «... Il est intéressant, écrivent Rossi et Cova, de connaître les rapports entre le point d'origine de l'hépatique mésentérique et celui de la pancréatico-duodénale inférieure ou gauche. Une seule fois sur 11 cas concernant cette anomalie, la pancréatico-duodénale inférieure naissait de l'hépatique mésentérique. Dans les 10 cas restants, la pancréatico-duodénale inférieure naissait de la mésentérique supérieure, *au dessous* de l'hépatique mésentérique, à une distance variant de quelques millimètres à 3 centimètres... Dès lors il est possible d'expliquer la valeur des hépatiques accessoires dérivant de la mésentérique supérieure. Faisons une reconstitution de la circulation duodénale à l'époque où le foie et le pancréas sont encore à un stade assez précoce de leur développement. On voit alors la mésentérique supérieure envoyer un rameau qui remonte le long du bord postérieur du duodénum et qui va s'anastomoser avec un rameau descendant venu de la gastro-duodénale (voy. fig. 100). Cette anastomose constituera l'arcade des artères pancréatico-duodénales; il s'en détache une série de rameaux qui atteignent le bord dorsal du duodénum et qui se distribuent à ses faces latérales. Dès lors, si l'un de ces rameaux rejoint l'ébauche du foie, il pourra devenir une artère hépatique. Dans ce cas, une fois le développement terminé, il semblera que l'artère pancréatico-duodénale inférieure se détache de cette hépatique accessoire.

« Mais nous avons vu que cette disposition est beaucoup plus rare que celle dans laquelle la pancréatico-duodénale inférieure naît de la mésentérique supérieure, *au-dessous* de l'hépatique accessoire. Il faut alors admettre une autre explication. Dans quelques cas, on voit l'hépatique accessoire fournir un important rameau duodénal. Cela prouve que dans ces cas l'hépatique accessoire dérive de la transformation d'un des rameaux *duodénaux* qui naissent de la mésentérique supérieure *au-dessus* du point d'origine de la pancréatico-duodénale inférieure... »

4° ***L'hépatique-mésentérique dérive soit d'un petit rameau qui est lui-même le reliquat d'une disposition embryonnaire primitive et constante, soit d'une formation secondaire qui n'a rien à voir avec cette disposition embryonnaire primitive.*** — C'est la théorie soutenue par Tandler dans ses deux mémoires très documentés sur le développement normal et anormal du tronc cœliaque et de l'artère mésentérique supérieure [7, 8], développement

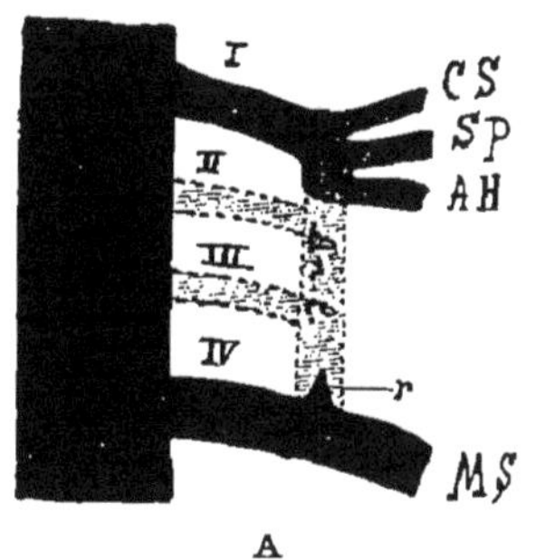


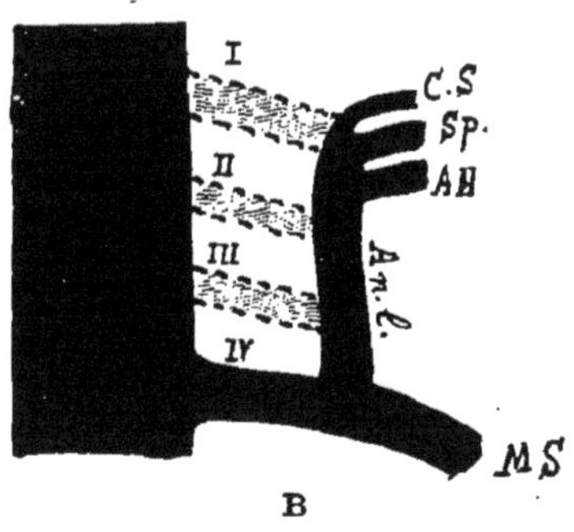


FIG. 58 (d'après TANDLER). — Schémas destinés à montrer le mode d'évolution des quatre racines primitives de l'artère omphalo-mésentérique.

En **A**, on assiste à l'évolution NORMALE chez l'homme. La racine supérieure (I) forme le *tronc cœliaque* avec ses trois branches. La racine inférieure ou quatrième racine (IV) forme la *mésentérique supérieure*. Les 2e et 3e racines s'atrophient et disparaissent (II et III) ainsi que l'anastomose longitudinale antérieure (*An. l*). Noter que même lorsque l'évolution normale est réalisée, on retrouve très fréquemment chez l'adulte, d'après Tanlder, un petit rudiment (*r*) de l'anastomose longitudinale antre sous forme d'un petit rameau née du tronc de la mésentérique supre.

En **B**, se trouve schématisée l'évolution normale chez la taupe, ANORMALE chez l'homme. Les trois racines supérieures ont disparu par atrophie. La racine inférieure et l'anastomose longitudinale antérieure ont persisté. Il en résulte la formation d'un *tronc cœliaco-mésentérique*, bifurqué en tronc cœliaque et mésentérique supérieure.

La plupart des anomalies essentielles du tronc cœliaque sont explicables à l'aide du schéma de Tandler. (Voy. *Anomalies du tronc cœliaque*, p. 57 et p. 128.)

que nous avons déjà longuement exposé (voy. p. 50 à p. 59 et 128 à 131). Rappelons rapidement ce développement. Tandler a nettement montré qu'il existe une disposition embryonnaire *primitive et constante* dans laquelle le tronc cœliaque est réuni à la mésentérique supérieure par une *anastomose importante*, jetée à la façon d'un canal d'union entre les deux gros vaisseaux (*anastomose longitudinale antérieure*).

*Normalement* ce canal anastomotique disparaît *totalement* (**A**, fig. 58). Parfois au contraire, ce canal persiste entièrement (fig. 58 *bis*); il en résulte la formation d'une de ces anomalies que nous avons décrites sous le nom de *canaux cœliaco-mésentériques* (voy. p. 124). Dans d'autres cas, le canal d'union prend un développement prépondérant tandis que la racine du tronc cœliaque, située *en amont* de ce canal, s'atrophie et disparaît : ainsi se constitue l'anomalie dans laquelle on voit naître le tronc cœliaque *en commun* avec la mésentérique supérieure (B, fig. 58) ; c'est là cette anomalie que nous avons décrite sous le nom de *tronc cœliaco-mésentérique* (voy p. 116).

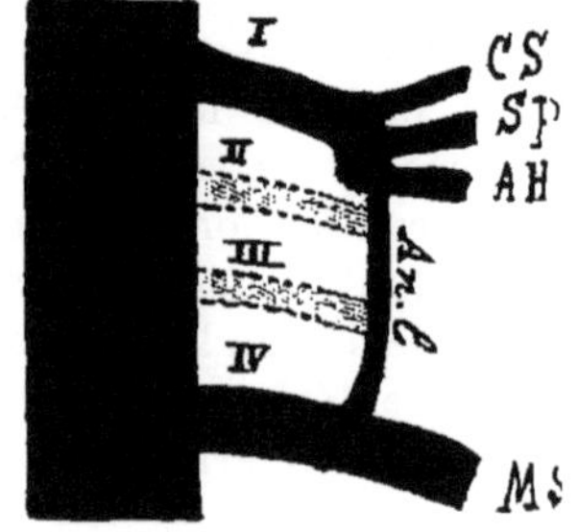

FIG. 58 *bis*. — Persistance de l'anastomose longitudinale chez l'homme, sous forme d'un important canal anastomique cœliaco-mésentérique.

Dès lors on peut admettre que dans certains cas le canal d'union cœliaco-mésentérique n'acquiert pas un développement suffisant pour dériver le tronc cœliaque en totalité, c'est-à-dire ses trois branches essentielles. Suivant les cas, il pourra exister différentes combinaisons : par exemple la racine primitive du tronc cœliaque persistera pour former la coronaire stomachique, tandis que la splénique et l'hépatique naîtront en commun avec la mésentérique supérieure (fig. 59). On peut expliquer par un raisonnement analogue la disposition réalisée sur la figure 59 *bis* ; la racine primitive du tronc cœliaque a donné deux branches, la coronaire stomachique et la splénique. L'artère hépatique naît en commun avec la mésentérique supérieure par suite de sa dérivation aux dépens du canal anastomotique qui persiste dans sa moitié inférieure ou mésentérique.

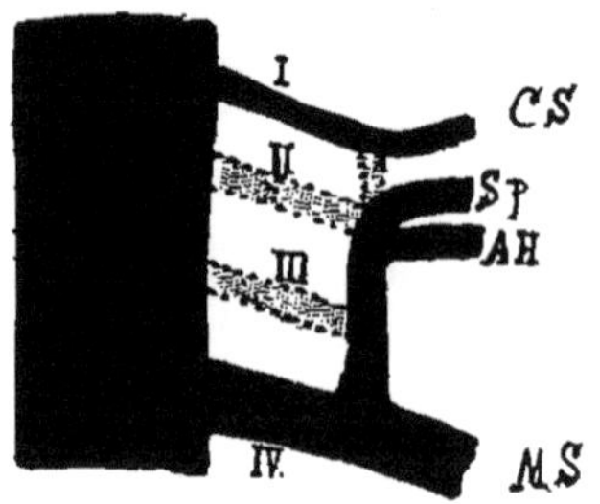

FIG. 59. — Schéma montrant le mode de formation d'un tronc cœliaco-mésentérique *incomplet*, c'est-à-dire dont une des branches (ici la coronaire stomachique) naît séparément.

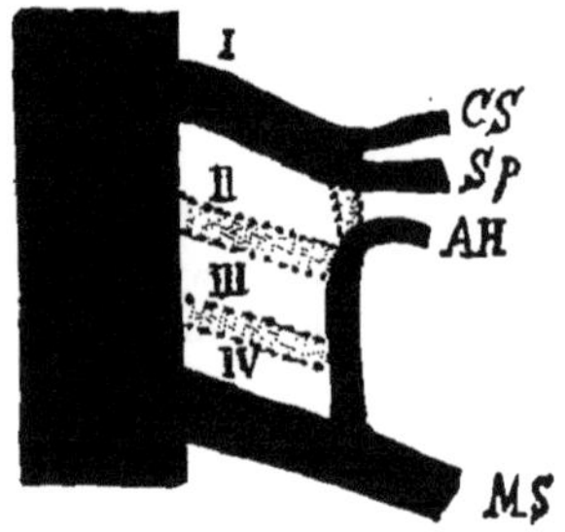

FIG. 59 *bis*. — Schéma montrant le mode de formation d'une artère hépatico-mésentérique aux dépens de l'anastomose longitudinale antérieure.

Dans ce dernier cas l'artère hépatique naît *en totalité* de la mésentérique supérieure. Dans le même ordre d'idées, il est facile d'expliquer la disposition représentée sur la figure 60, dans laquelle il existe simplement une artère hépatique *accessoire* naissant de la mésentérique supérieure. *L'existence d'une hépatique-mésentérique s'explique donc dans bien des cas par la persistance plus ou moins complète de l'anastomose longitudinale antérieure de Tandler.*

D'ailleurs, d'après Tandler [8f] «... très souvent quand l'hépatique mésentérique fait défaut, on voit cependant l'artère mésentérique supérieure envoyer, tout près du bord supérieur du pancréas, un petit vaisseau ascendant qui chemine dans le ligament hépato-duodénal pour s'y oblitérer assez rapidement (*r*, fig. 58, A). De même on trouve fréquemment une petite artère qui naît du tronc de l'hépatique propre et qui chemine le long de la face postérieure du ligament hépato-duodénal, vers la tête du pancréas... Quand il existe une artère *accessoire* qui est envoyée par la mésentérique supérieure, près du bord *supérieur* du pancréas, les deux petits rameaux qui viennent d'être décrits manquent totalement... » Tandler ajoute que de ces deux petits rameaux rudimentaires seul le petit rameau *mésentérique* représenterait *le reliquat* de l'anastomose longitudinale antérieure. Ailleurs, Tandler a montré que l'anastomose longitudinale antérieure (antérieure par rapport à l'aorte) cheminait toujours à la face *postérieure* du pancréas. Par suite, lorsque l'hépatique dérive de cette anastomose, elle occupe une situation *rétro-pancréatique*, au moins à son origine.

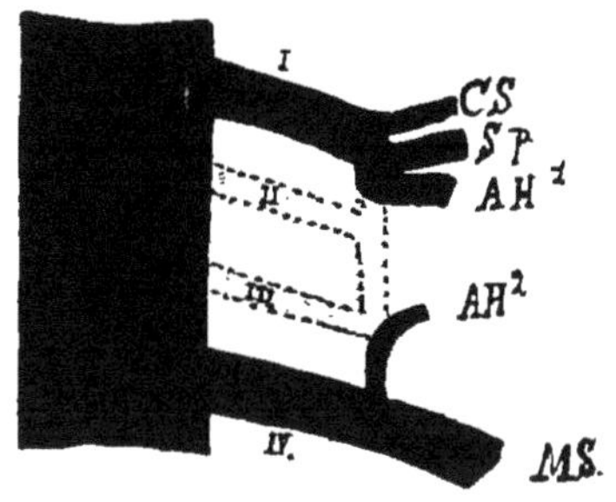


FIG. 60. — Schéma montrant le mode de formation d'une hépatique accessoire droite (AH²) provenant de la mésentérique supérieure.

Cependant tous les cas d'hépatique mésentérique rétro-pancréatique ne comportent pas la même explication. D'après Tandler, on doit distinguer *deux* variétés bien distinctes : 1° — dans l'une, l'hépatique anormale naît *à peu de distance* de *l'origine* de la mésentérique supérieure, au voisinage du *bord supérieur* du pancréas; c'est la *variété supérieure*. 2° — dans l'autre, l'hépatique naît plus ou moins *bas* sur le tronc de la mésentérique supérieure, au voisinage du *bord inférieur* de la glande pancréatique, souvent par un tronc commun avec la pancréatico-duodénale inférieure ; c'est la *variété inférieure*. Ces deux variétés coexistent parfois sur le même sujet (Voy. les deux cas de Tandler, obs. 42 et 44, fig. 152 et 154). Tandler est d'avis que, dans ces derniers cas, la variété *supérieure* dérive de la persistance partielle de l'anastomose longitudinale antérieure (AH², fig. 60 *bis*). Au contraire, la variété *inférieure* est due à « *un novum* » qui n'a rien à voir avec la disposition embryonnaire primitive (AH²', fig. 60 *bis*). De même comme le remarque Tandler, on peut rencontrer, d'ailleurs exceptionnellement (p. 386 et 397), une hépatique mésentérique occupant une situation *antérieure* par rapport au pancréas. Cette variété *antérieure* est due au développement exagéré et anormal d'une de ces

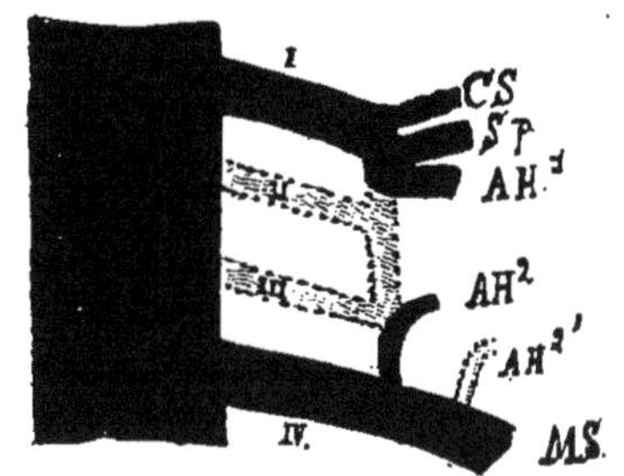


FIG. 60 *bis*. — Schéma montrant le mode de formation d'une hépatique mésentérique (AH²) dérivant de l'anastomose longitudinale antérieure et coexistant avec une hépatique mésentérique (AH²') dont la formation n'a rien à voir avec celle qui dérive de l'anastomose longitudinale antérieure. (Schéma construit d'après les données de TANDLER.)

anastomoses qui existent *normalement au-devant* de la tête pancréatique, entre la mésentérique supérieure et l'artère hépatique ou sa branche gastro-duodénale

Telles sont les différentes explications qui ont été données pour élucider le processus suivant lequel se forme l'hépatique-mésentérique.

Cherchant à concilier les différentes opinions nous serions amené aux conclusions suivantes :

L'artère hépatique peut naître *en totalité* (hépatique commune) ou en *grande partie* (branche hépatique accessoire droite) du tronc de la mésentérique supérieure :

1° Soit par suite de l'hypertrophie d'un *ramuscule* que la mésentérique supérieure envoie *normalement* au foie (Haller, Hyrtl, Tandler). Ce ramuscule serait lui-même le reliquat d'une *disposition embryonnaire* constatée par Tandler (persistance partielle de l'anastomose longitudinale antérieure).

Dans ces cas, l'hépatique-mésentérique naît *haut, près de l'origine* du tronc de la mésentérique supérieure, *en arrière* du pancréas. Elle ne fournit pas la pancréatico-duodénale inférieure qui naît au contraire *directement* du tronc de la mésentérique, plus ou moins bas *au-dessous* de l'émergence de l'hépatique-mésentérique.

2° Soit par suite de l'hypertrophie d'un petit rameau *anormal* que les *arcades de la tête pancréatique* pourraient envoyer au foie (Rossi et Cova).

Dans ces cas, l'hépatique-mésentérique semble naître, soit de la *pancréatico-duodénale inférieure*, soit, beaucoup plus rarement, de la petite *arcade antérieure* à la tête pancréatique. L'hépatique-mésentérique est *rétro-pancréatique* dans le *premier* cas et pré-pancréatique dans le second.

Quant à la cause même qui préside au développement de la branche hépatico-mésentérique, elle n'est pas actuellement élucidée. (Voy. encore dans la *Cinquième partie* de notre travail : Artères hépatiques accessoires, Hypothèse de Vincens.)

---

CINQUIÈME PARTIE

---

# L'ARTÈRE HÉPATIQUE

# CINQUIÈME PARTIE

# L'ARTÈRE HÉPATIQUE

---

Nous avons divisé en six chapitres l'étude de l'artère hépatique :

1° — Le *tronc* de l'artère hépatique.

2° — Les branches *collatérales*.

3° — Les branches *terminales*.

4° — Les *anomalies* de l'artère hépatique et de ses branches.

5° — La *découverte et la ligature* de l'art. hépatique et de ses branches.

6° — L'artère hépatique *dans les interventions chirurgicales :* dangers de blessure auxquels est exposée l'artère.

## HISTORIQUE

Il semble que les anatomistes de l'antiquité et du moyen âge n'aient eu que des notions très vagues sur l'artère hépatique. Son existence est à peine mentionnée dans les ouvrages parus avant l'époque de la Renaissance : les auteurs se bornent à écrire que le foie reçoit une artère venue de l'aorte (Galien [14[a]], Oribase [25], Rhazès [26], Avicenne [21], Constantin [22], de Zerbis [27], Mundini [24], Achillinus [28], Berenger Carpi [35], Massa [46], etc.). Dans une des éditions de la célèbre Anatomie de Mundini, édition illustrée et publiée en 1540 par J. Dryander [39 *bis*] on trouve une figure destinée à représenter les vaisseaux du foie ; nous l'avons reproduite à titre de curiosité (fig. 61).

Il n'est pas besoin d'insister sur le cachet hautement fantaisiste de cette figure, qui fut cependant publiée par un anatomiste dont la renommée a été assez grande, d'après Haller [91[e]]. Ce document montre bien que l'artère hépatique était alors connue d'une manière aussi vague que fantaisiste.

Il faut en effet arriver à André Vésale pour trouver la première description comportant quelque détail. Malgré qu'elle soit encore bien rudimentaire et entachée d'erreurs, elle présente un certain intérêt historique, car on la trouve rééditée dans la plupart des ouvrages d'anatomie du seizième et du dix-septième siècles, c'est-à-dire de Vésale à Winslow.

D'après Vésale (voyez la planche que nous avons reproduite p. 37, fig. 9), l'artère hépatique fournit comme collatérales : 1° un rameau destiné à l'épiploon et au côlon (*o*, fig. 9) ; 2° un rameau destiné à l'estomac (*p*, fig. 9) ; 3° un rameau duodénal (*q*, fig. 9); 4° la gastro-épiploïque droite (*r*, fig. 9); 5° deux artères cystiques ; enfin le tronc de l'artère se termine dans le foie par deux branches (*t*, fig. 9). Il est probable que les trois premières collatérales décrites

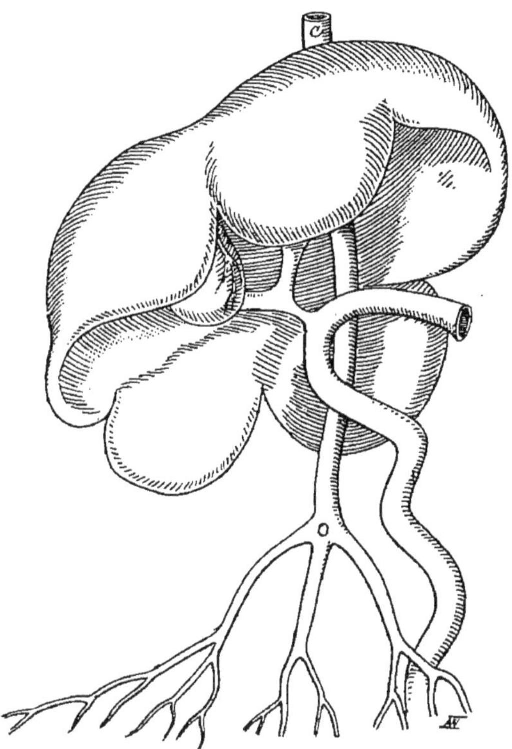


FIG. 61 — *Les vaisseaux du foie. Fac-simile d'une gravure de J. Dryander, parue dans un ouvrage publié en* 1540.

Le cachet hautement fantaisiste de cette gravure publiée par un anatomiste qui eut un certain renom, permet de se faire une idée des notions bien rudimentaires qu'on possédait sur cette question avant Vésale. C'est à ce titre que nous avons reproduit ce curieux document.

par Vésale correspondent à trois branches qui naissent normalement de la gastro-duodénale : artère pancréatico-duodénale (*q*), artère gastro-épiploïque droite (*r*), grand rameau épliploïque droit (*o*). L'erreur de Vésale consiste à avoir assigné une origine distincte à chacune de ces branches qui normalement appartiennent à une même artère : *la gastro-duodénale.*

Sylvius [57], Bauhin [31], Spigel [56], Vidus Vidius [63], Plater [50], Bartholin [30], Diemerbrœck [38], Dionis [76], Verheyen [59], etc., reproduisent tous, plus ou moins à la lettre, le texte de Vésale. Aussi bien n'y a-t-il pas lieu d'insister sur l'opinion de tous ces anatomistes. Toutefois, dans le courant du seizième siècle, quelques auteurs signalent l'existence possible d'une hépatique *accessoire* provenant de la *mésentérique supérieure* (Petsche, de Marchettis,

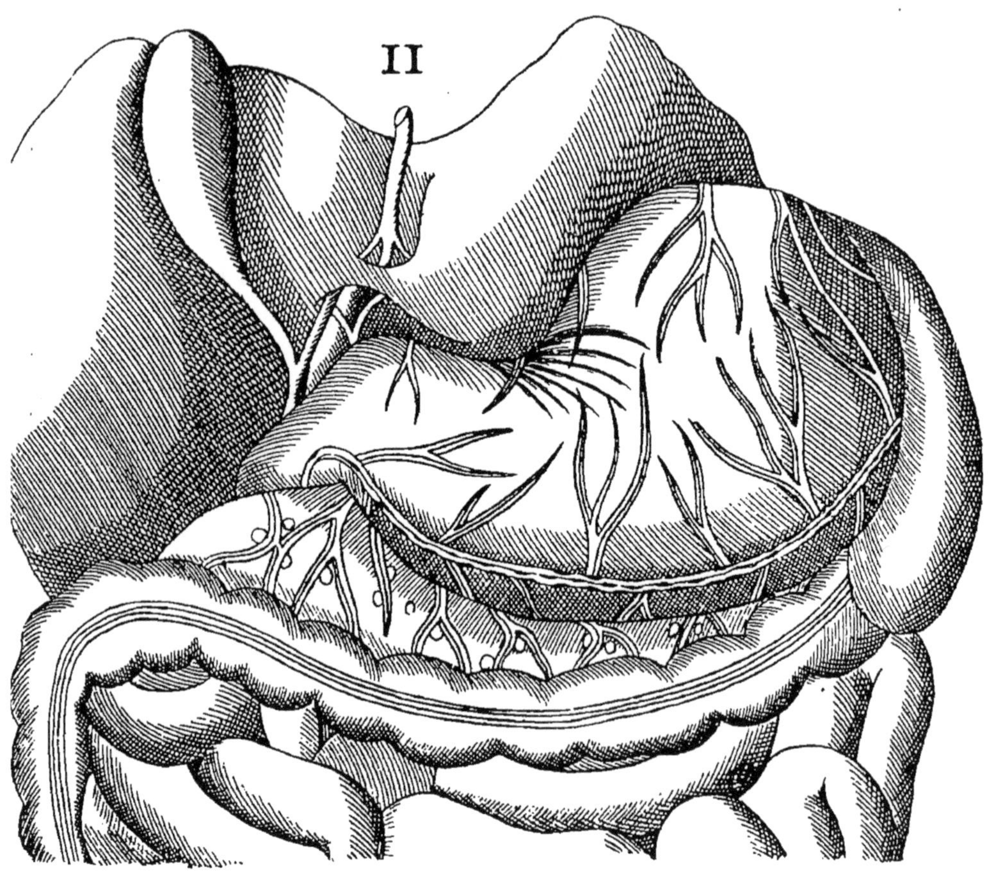


Fig. 62. — *Le foie et son pédicule.* (Photogravure d'une planche d'Eustache gravée vers 1550.)

On remarquera que dans son ensemble la situation topographique des viscères est très exactement représentée. Noter la faible hauteur du pédicule hépatique, la minime portion du cholédoque sus-duodénal, la situation exacte de la bifurcation de l'artère hépatique, le trajet de la branche hépatique terminale droite en arrière du canal hépatique, l'existence d'un petit espace étroit et allongé compris entre le flanc droit de la veine porte et le flanc gauche du canal hépato-cholédoque : c'est là l'espace inter-porto-cholédocien décrit récemment par Jeanbrau et Riche [296].

Heister, etc. Voy. Branche hépatique de la mésentérique supérieure, historique, p. 370). Ruysch décrit et figure avec précision les rameaux hépatiques de l'artère cystique [258 c] (Voy. Artère cystique). Locquet [244] publie un mémoire sur l'artère hépatique; on n'y trouve d'ailleurs rien de précis, l'auteur étudiant seulement les diverses opinions émises sur le mode de terminaison ultime de l'artère dans le foie.

Il faut faire une place à part à Eustache qui, contemporain de Vésale, semble avoir possédé des notions beaucoup plus précises que celles de ce dernier anatomiste, en ce qui concerne les vaisseaux de l'abdomen, y compris l'artère hépatique. Nous avons déjà insisté ailleurs sur ce point (V. p. 36 et fig. 10, p. 38; fig. 11, p. 39).

La première description précise date de Winslow [141 f]. Cet auteur montre que l'artère hépatique fournit la pylorique, de faible volume, et la grande gastrique (gastro-duodénale) de fort calibre. Cette dernière donne au pancréas et au duodénum l'artère duodénale ou intestinale (pancréatico-duodénale); puis elle se répand sur l'estomac et sur l'épiploon. Enfin le tronc de l'hépatique va se terminer dans *le foie* après avoir envoyé deux artères cystiques.

Winslow s'était borné à exposer d'une façon claire et brève la disposition *normale*. C'est à Haller que revient le mérite d'avoir étudié d'une façon très minutieuse non seulement l'artère hépatique normale et ses branches, mais encore la plupart des *anomalies* qu'elle peut présenter. Le texte de Haller a d'ailleurs servi de base aux descriptions de la plupart des auteurs classiques postérieurs : Sœmmering, Boyer, Bichat, Sabatier, Meckel, Marjolin, Cruveilhier, Theile, Sappey, Henle, etc.

Il faut arriver à ces dernières années pour trouver quelques travaux spéciaux basés sur des recherches personnelles; nous citerons en particulier les publications de Sousloff [262], Budde [212], Leriche et Villemin [188 ; 189], Rossi et Cova [191 ; 192], Pierre Descomps [179], Vincens [266], Tandler [7 ; 8].

En résumé, à part les descriptions de Winslow et de Haller et les travaux récents que nous venons d'indiquer, il existe peu de documents précis sur l'artère hépatique. Il faut toutefois faire une mention particulière à quelques auteurs. Parmi les contemporains de Winslow et de Haller : Bianchi [208], Bertrandi [66], Lieutaud [106], Walther [199 ; 200], Mayer [110 ; 162] ont chacun pour leur part apporté quelques faits précis relativement à l'artère hépatique normale et à ses anomalies.

On consultera avec profit les atlas d'anatomie parus dans le courant du dix-neuvième siècle, en particulier les nombreuses et superbes planches de Barkow [145 ; 146] ; les atlas de Tiedemann [169], Quain [164], Langenbeck [160], Bourgery et Jacob [151], Bonamy, Beau, Broca [149], Zuckerkandl [172], etc. Hyrtl a étudié à l'aide de la corrosion la *terminaison* de l'artère hépatique [234]; il a également repris la description des artères hépatiques *accessoires*.

Relterer a consacré une monographie spéciale aux rapports de l'artère hépatique avec la veine porte [256]. Wiart a résumé clairement le mode d'origine des artères pancréatico-duodénales [201]. Nous nous contentons d'indiquer tous ces travaux sur lesquels nous reviendrons au cours de notre étude.

# CHAPITRE PREMIER

## LE TRONC DE L'ARTÈRE HÉPATIQUE

---

### § 1. — Généralités.
### Les quatre principaux aspects de l'artère hépatique.

Il s'en faut de beaucoup que l'artère hépatique se présente d'une façon constante ou à peu près constante avec le *type classique* qu'on a coutume de lui décrire. La plupart des anatomistes qui se sont livrés à l'étude précise de cette artère ont signalé l'extrême fréquence de ses anomalies. A ce point de vue, on peut dire que l'artère hépatique diffère totalement des deux autres branches essentielles du tronc cœliaque. Tandis que la coronaire stomachique et que la splénique varient relativement peu, l'artère hépatique se montre au contraire excessivement capricieuse : anomalies de ramification, de nombre, d'origine, tels sont les moyens souvent mis en œuvre par l'hépatique pour s'écarter très sensiblement de la disposition classique décrite ordinairement *d'une manière trop exclusive.* Aussi bien nous semble-t-il que jusqu'ici on n'a pas assez tenu compte *des types non classiques que l'on est exposé à rencontrer fréquemment en pratique.*

Dans l'intérêt de la clarté de notre description sur l'artère hépatique, nous tenons dès le début à faire connaître ces types non classiques.

En faisant abstraction des anomalies exceptionnelles ou de celles qui ne présentent que des caractères secondaires, on peut à notre avis classer en *quatre* groupes les principaux aspects que peut revêtir l'artère hépatique, chez l'adulte :

1° *Dans un peu plus de la moitié des cas* (environ **50 à 55** p. **100**) l'artère hépatique présente le **type classique** qu'on a coutume de lui décrire.

Elle possède deux segments déterminant entre eux la formation d'un *angle* à ouverture variable regardant en haut, à gauche et légèrement en arrière :

*a*) Le premier segment est appelé portion *horizontale* ou *transversale*, par les classiques français, et artère *hépatique commune* par les Allemands.

*b*) Le second segment constitue la portion *ascendante* ou *verticale* des auteurs français; c'est l'*hépatique propre* des Allemands.

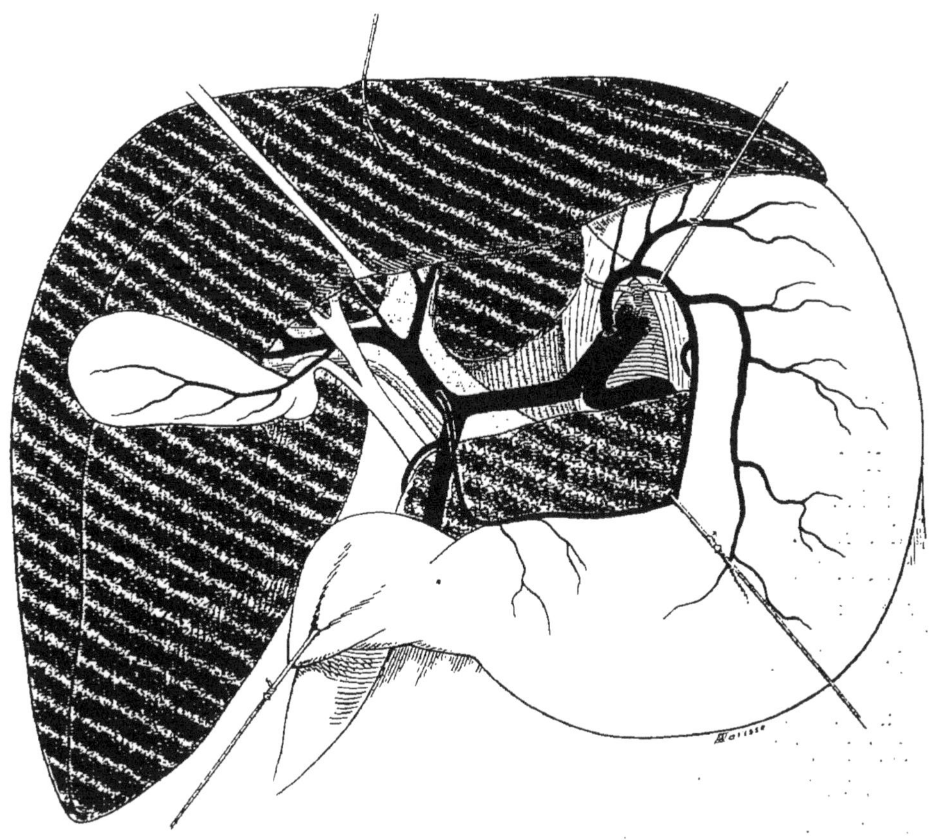

**Fréquence : environ 50 à 55 p. 100.**

FIG. 63. — *Artère hépatique à type classique.*

L'émergence de la gastro-duodénale délimite les deux segments du tronc de l'artère hépatique : segment *transversal* ou hépatique *commune* et segment *ascendant* ou *hépatique propre*. Le tronc de l'artère hépatique, d'abord latéro-portal gauche, devient ensuite anté-portal.

L'émergence de la gastro-duodénale se fait toujours au niveau du *sommet* de l'angle d'union des deux segments, les délimitant ainsi d'une manière précise.

L'hépatique propre se termine en donnant deux branches hépatiques terminales, branche droite et branche gauche. Outre la gastro-duodénale, l'artère hépatique fournit encore la pylorique et la cystique.

Dans son ensemble, le tronc de l'artère hépatique occupe une situation *anté-portale*, c'est-à-dire qu'elle se place devant la veine porte.

Tel est le type *classique*. C'est lui qu'on rencontre le plus souvent, environ une fois sur deux. On pourrait encore l'appeler type *angulaire*, type *en L*, type *bi-segmentaire*, artère hépatique à tronc complet.

2° *Dans un très petit nombre de cas* (4 p. 100) l'artère hépatique présente bien ses *deux segments classiques*, hépatique commune, hépatique propre,

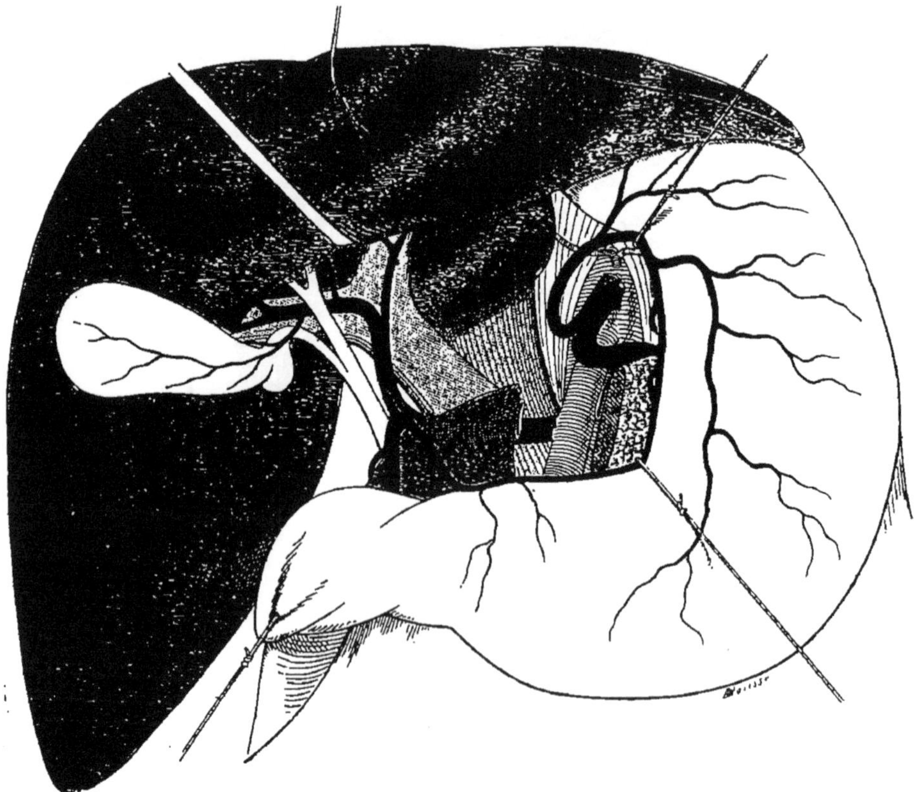

**Fréquence : 4 p. 100.**

FIG. 64. — *Artère hépatique née* (en totalité) *de la mésentérique supérieure.*

(Pour mettre en évidence cette origine on a réséqué un segment du pancréas au niveau de son isthme.) L'artère hépatique est alors d'abord *rétro-portale* puis *inter-porto-cholédocienne*.

ainsi que sa *ramescence classique*; mais elle naît de la *mésentérique supérieure* et se porte d'abord *en arrière de la veine porte*, puis elle vient émerger *entre le cholédoque à droite et le flanc droit de la veine porte à gauche.*

L'hépatique née de la mésentérique est donc d'abord rétro-portale, puis inter-porto-cholédocienne. Sans doute, c'est un type peu fréquent (4 p. 100), mais il mérite d'être bien connu à cause de son importance chirurgicale. On pourrait l'appeler artère hépatique profonde, ou rétro-portale, ou inter-porto-cholédocienne, ou enfin simplement *artère hépatique-mésentérique.*

3° *Dans le cinquième des cas environ* (20 p. 100), l'artère hépatique est *dépourvue de son segment ascendant ou hépatique propre*, par suite de la naissance prématurée des deux branches terminales droite et gauche.

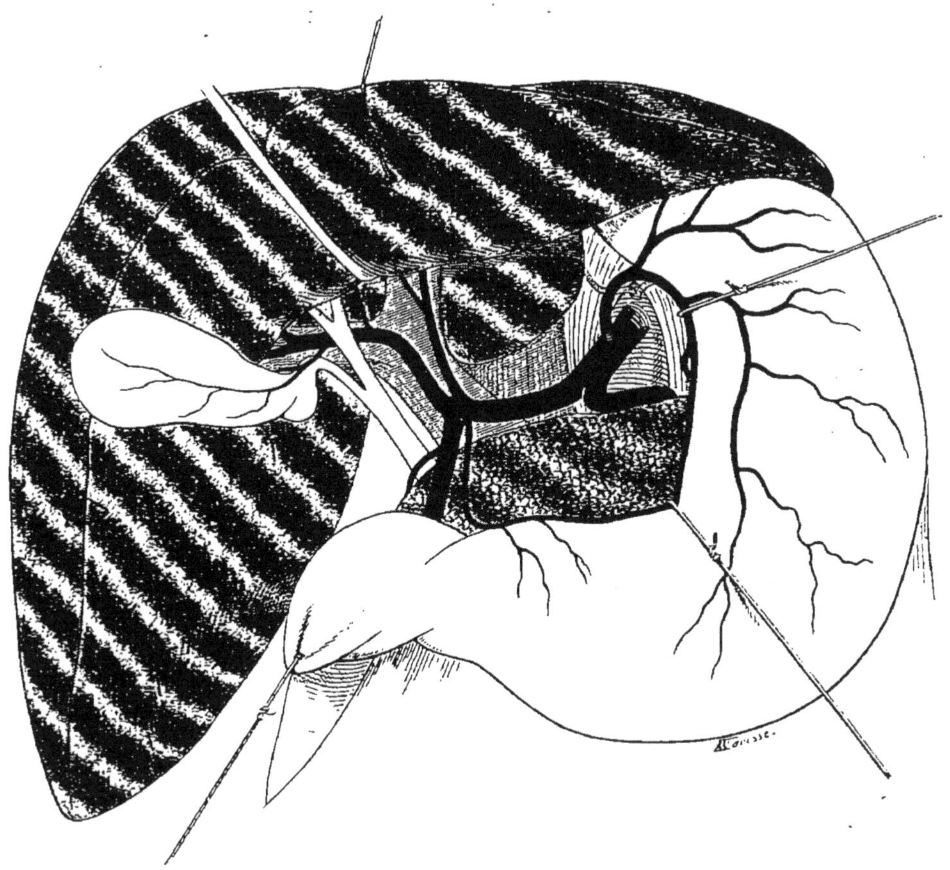

**Fréquence : environ 20 p. 100.**

Fig. 65. — *Artère hépatique dépourvue de son segment ascendant ou hépatique propre.*

Le tronc de l'artère, réduit au segment transversal ou hépatique *commune*, se termine par un bouquet de quatre branches, dont trois sont importantes : branche terminale droite, branche terminale gauche, gastro-duodénale, tandis que la quatrième, de faible volume, peut manquer en tant que branche du bouquet terminal : c'est la pylorique.

Dans les cas de ce genre le tronc de l'artère hépatique est réduit à son premier segment ou *hépatique commune.* Celle-ci se termine alors par un bouquet de branches : pylorique, gastro-duodénale, branches terminales droite et gauche. On peut appeler cette disposition : type rectiligne, type uni-segmentaire, type à *ramification en bouquet*, artère hépatique dépourvue de son segment ascendant.

4° *Dans le cinquième des cas environ* (20 p. 100 environ), l'artère hépatique ordinaire est accompagnée d'une hépatique *complémentaire* qui rem-

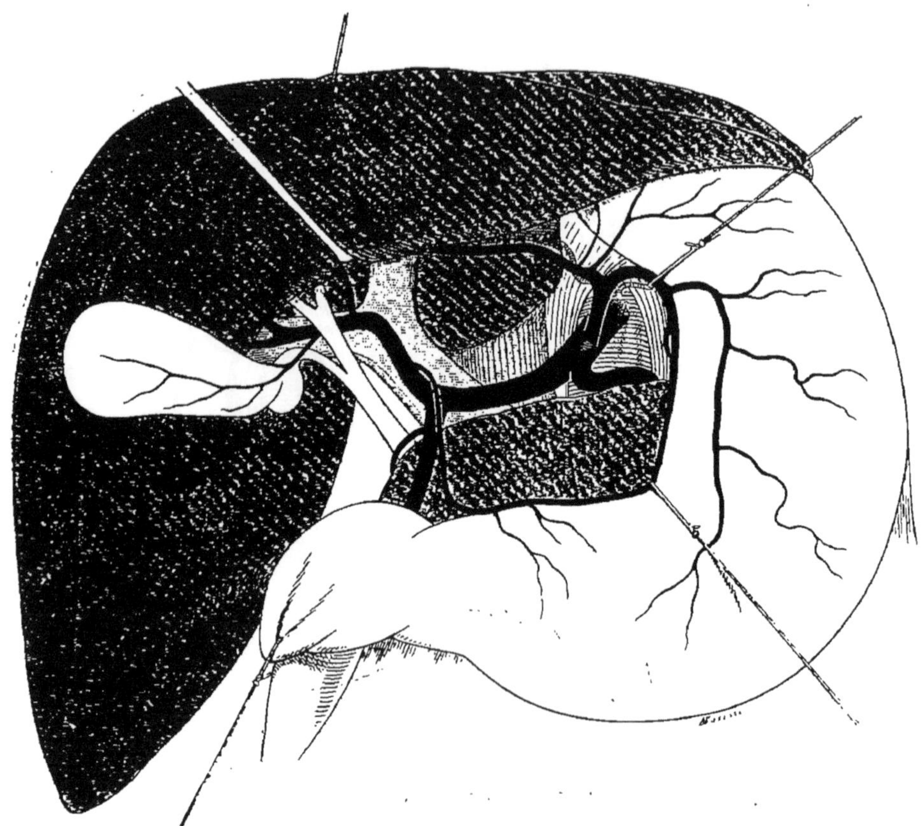

FIG. 66. — *Dédoublement ou duplicité de l'artère hépatique par origine aberrante de la branche terminale destinée au lobe gauche, branche qui se détache de la coronaire stomachique.*

L'hépatique commune se termine en donnant la gastro-duodénale descendante et un tronc ascendant qui va se terminer uniquement dans le *lobe droit* du foie.
Ce type de dédoublement parfait se rencontre à peu près dix fois sur cent.

place ordinairement *en totalité* une des deux branches terminales hépatiques ordinaires, celle du lobe droit ou celle du lobe gauche.

Dans les cas de ce genre, l'hépatique commune se termine en donnant la gastro-duodénale descendante et un tronc ascendant qui va se terminer dans un seul des deux grands lobes du foie. Dès lors, ce tronc ascendant doit, à notre avis, être assimilé non pas à l'hépatique propre, mais bien à une seule des deux branches terminales, la droite ou la gauche, suivant les cas. Comme on le voit, ce genre de duplicité de l'artère hépatique constitue un type bien distinct : il y a duplicité ou dédoublement par suite de l'origine aberrante *totale* d'une des deux branches terminales.

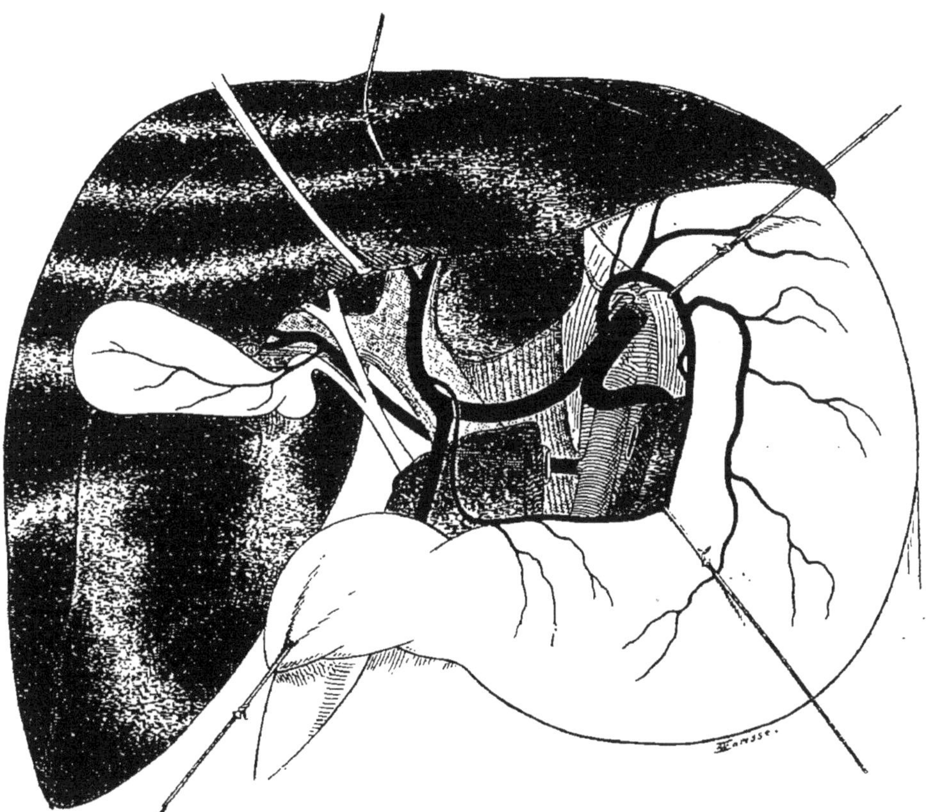

FIG. 67. — *Dédoublement ou duplicité de l'artère hépatique par origine aberrante de la branche terminale destinée au lobe droit du foie, branche qui se détache du tronc de la mésentérique supérieure et se rend au lobe droit en croisant la face postérieure du pédicule hépatique.*

L'hépatique commune se termine en donnant la gastro-duodénale descendante et un tronc ascendant qui va se terminer uniquement dans le *lobe gauche* du foie.
Ce type de dédoublement parfait existe sur environ 10 p. 100 des sujets.

Tels sont les quatre *principaux* aspects sous lesquels peut se présenter l'artère hépatique. Sans doute il existe des variétés qui diffèrent plus ou moins des quatre types que nous venons de décrire. C'est ainsi que parfois l'artère hépatique à type classique, ou bien à type hépatique-mésentérique ou enfin à type en bouquet, est accompagnée d'une *petite* branche accessoire droite ou gauche, qui vient en partie compléter mais non remplacer totalement une des branches terminales droite ou gauche de l'artère hépatique ordinaire (6 à 8 p. 100). On peut dire alors qu'il y a duplicité de l'artère hépatique par suite de l'origine aberrante *partielle* d'une des deux branches terminales. C'est là une variété intermédiaire entre le type classique pur et le type à dédoublement parfait.

De même dans un nombre de cas très restreint, on voit l'artère hépatique accompagnée de deux branches hépatiques accessoires (fig. 56 *bis*, p. 377) ; il y a alors triplicité de l'artère hépatique ou mieux fractionnement de l'artère hépatique en trois branches séparées (2 p. 100).

Nous ne voulons pas insister sur ces variétés d'ailleurs peu fréquentes, nous les décrirons avec les anomalies de l'artère hépatique.

**En pratique**, nous conseillons de s'en tenir à la connaissance des **quatre principaux aspects** que nous avons admis. Nous les résumons dans le tableau suivant :

1° **Type classique**, type angulaire, bi-segmentaire, en L, à trajet anté-portal, 50 à 55 p. 100 environ.
2° **Type hépatique-mésentérique**, à trajet d'abord rétro-portal, puis inter-porto-cholédocien, 4 p. 100.
3° **Type en bouquet**, uni-segmentaire, par suite de l'absence du segment ascendant ou hépatique propre, 20 p. 100 environ.
4° **Type dédoublé**, par origine aberrante totale d'une des deux branches terminales, 20 p. 100 environ.

D'après l'exposé schématique que nous avons donné pour chacun des quatre principaux types, on voit en résumé que le *tronc* de l'artère hépatique est constitué par deux portions distinctes : l'une d'elles ne manque jamais ; c'est l'*hépatique commune*, ou tronc gastro-duodéno-hépatique. L'autre manque au contraire assez souvent, c'est l'*hépatique propre ;* elle fait défaut dans le type en bouquet et dans le type dédoublé.

Les quatre principaux aspects de l'artère hépatique ont été vus et signalés par de nombreux anatomistes : Haller [88, 89]), Barkow [145, 146], Budde [212], Rossi et Cova [191,192], Descomps [179], etc. Toutefois, Descomps est le seul auteur qui ait donné des chiffres permettant de déterminer la fréquence relative de ces trois aspects.

D'après cet auteur : 1° il existe une hépatique propre bifurquée en deux branches, l'une ascendante, hépatique propre, l'autre descendante gastro-duodénale (86 p. 100) ; 2° il n'existe pas d'hépatique propre (14 p. 100), l'hépatique commune se termine en donnant au même point la gastro-duodénale et les deux branches terminales droite et gauche. A ces chiffres, il est nécessaire d'apporter quelques correctifs. Dans le premier groupe (86 p. 100), Descomps fait rentrer 4 cas dans lesquels la branche droite de l'artère hépatique naît de la gastro-duodénale. La disposition rentre alors dans celle que nous avons décrite sous le nom d'artère hépatique à ramification en bouquet. Dans ce même groupe (86 p. 100) sont compris 8 cas dans lesquels la branche droite naît en totalité de la mésentérique supérieure. Il s'agit alors de dédoublement de l'artère hépatique, par origine aberrante totale de la branche droite. Enfin Descomps a noté que dans 14 p. 100 des cas, il existait une hépatique accessoire supérieure gauche venue de la coronaire stomachique. Contrairement à l'opinion de Descomps, nous pensons que cette hépatique accessoire remplace le plus souvent *en totalité* (3 fois sur 4, voy. p. 207) la branche terminale gauche de l'artère hépatique. Il faudrait donc distraire du premier groupe signalé par Descomps (86 p. 100) environ 9 ou 10 cas de dédoublement de l'artère hépatique. Toutes ces corrections étant faites, on arriverait aux résultats suivants :

Type classique bi-segmentaire : environ 64 p. 100.

Type en bouquet, mono-segmentaire, environ 18 p. 100.

Type dédoublé, environ 18 p. 100.

Ainsi modifiés, les chiffres donnés par Descomps se rapprocheraient de ceux que nous avons indiqués.

## § 2. — **Origine**.

(Voy. fig. 67 *bis*).

L'artère hépatique (hépatique commune, tronc gastro-duodéno-hépatique) naît, dans la très grande majorité des cas, du tronc cœliaque (93 à 94 p. 100).

Assez rarement elle naît du tronc de la *mésentérique* supérieure (4 p. 100) (voy. p. 373).

Très rarement elle provient d'un tronc commun à la mésentérique supérieure et au tronc cœliaque, c'est-à-dire d'un *tronc cœliaco-mésentérique* (1 1/2 à 2 p. 100) (voy. Tronc cœliaco-mésentérique, p. 63 et p. 116).

Plus rarement encore, l'artère hépatique naît directement et isolément de l'*aorte* (1 p. 100).

I° *Quand l'artère hépatique naît du tronc cœliaque* c'est :

1°. — Comme *terminale* avec la *splénique*, la coronaire stomachique étant une *collatérale* du tronc cœliaque (59 p. 100, voy. p. 76).

2°. — Comme *terminale* avec la *splénique* et la *coronaire stomachique* par trifurcation du tronc cœliaque (28 p. 100).

3°. — Comme *terminale* avec la *splénique*, la coronaire stomachique naissant *isolément* de l'*aorte* (5 p. 100) (voy. Tronc hépato-splénique, p. 76 et p. 111, fig. 39).

4°. — Comme *terminale* avec la *coronaire*, la splénique naissant *isolément* de l'*aorte* ou de la *mésentérique* supérieure (1 p. 100) (voy. Tronc corono-hépatique, p. 76 et p. 114, fig. 42).

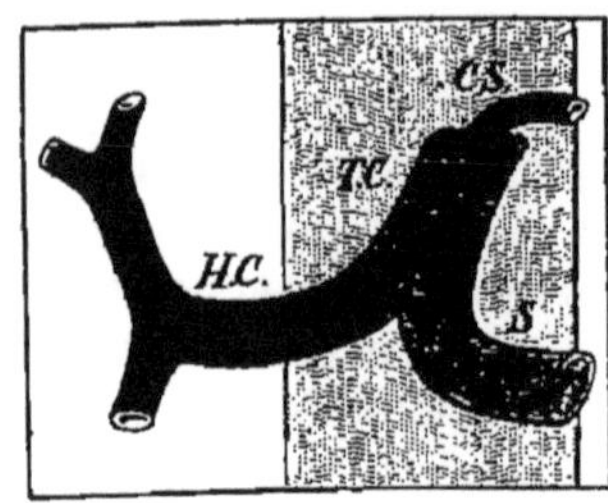


L'hépatique commune (H. C.) naît d'un tronc cœliaque *complet* :
Bifurqué, 59 p. 100 ;
Trifurqué, 28 p. 100.

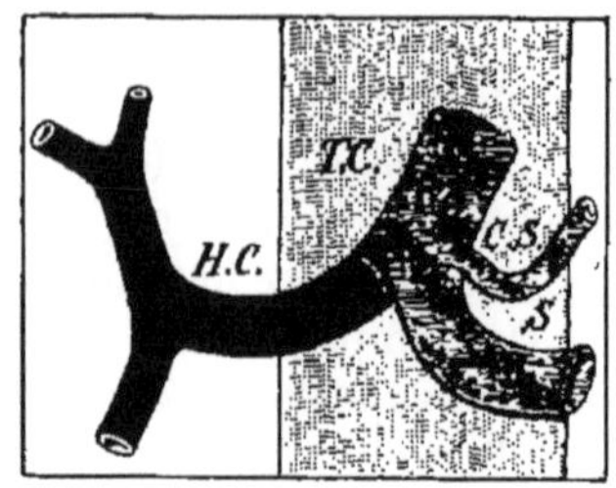


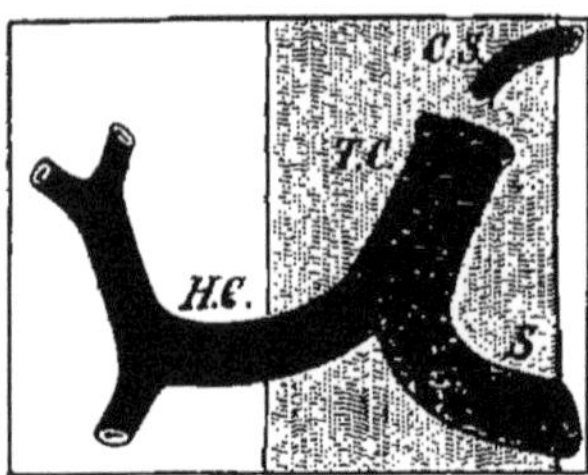


H. C. naît d'un tronc cœliaque *incomplet* :
Tronc hépato-splénique, 5 p. 100 ;
Tronc corono-hépatique, 1 p. 100.

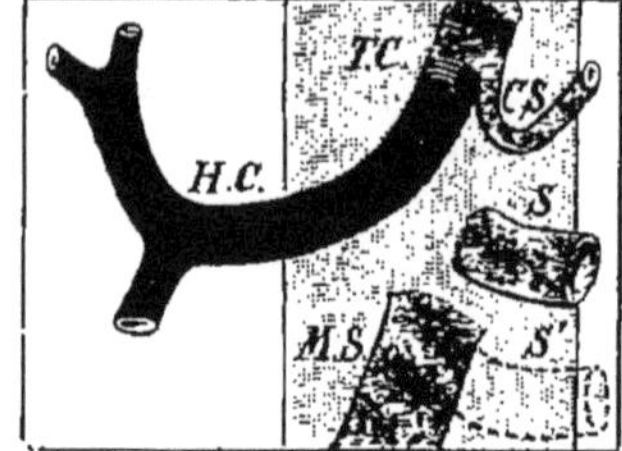


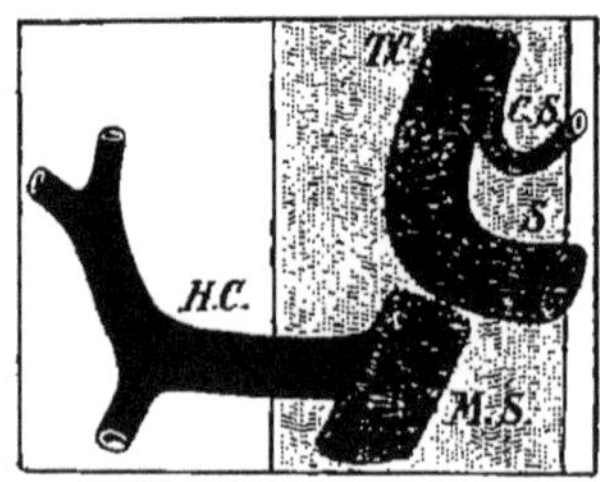


H. C. naît de la *mésentérique supérieure*, soit qu'il existe un tronc corono-splénique, 4 p. 100, soit qu'il y ait absence du tronc cœliaque (très rare).

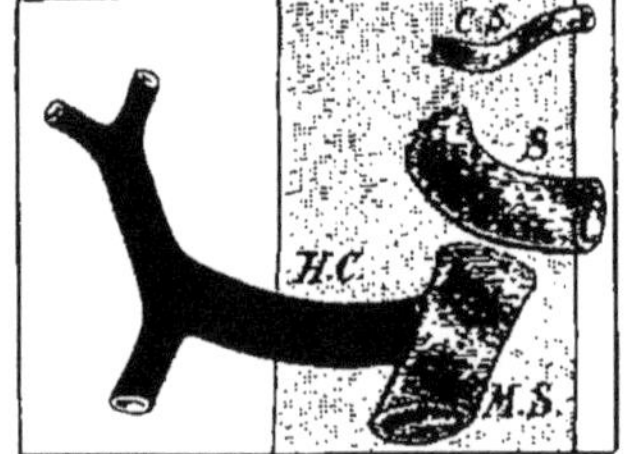


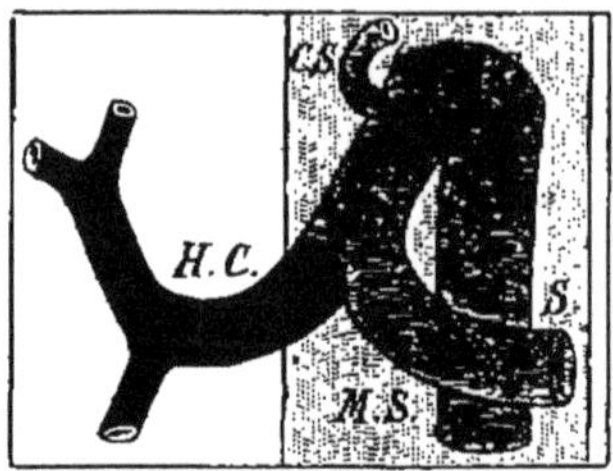


H. C. naît d'un tronc *cœliaco-mésentérique*, 1 1/2 à 2 p. 100.

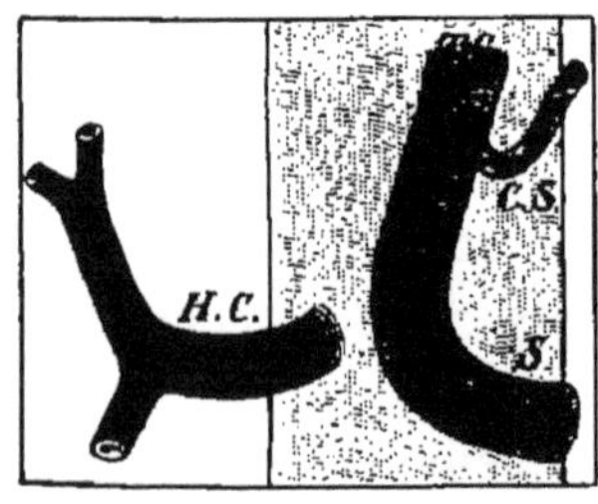


H. C. naît isolément de l'*aorte*, 1 p. 100, soit qu'il existe un tronc corono-splénique, soit qu'il y ait absence du tronc cœliaque.

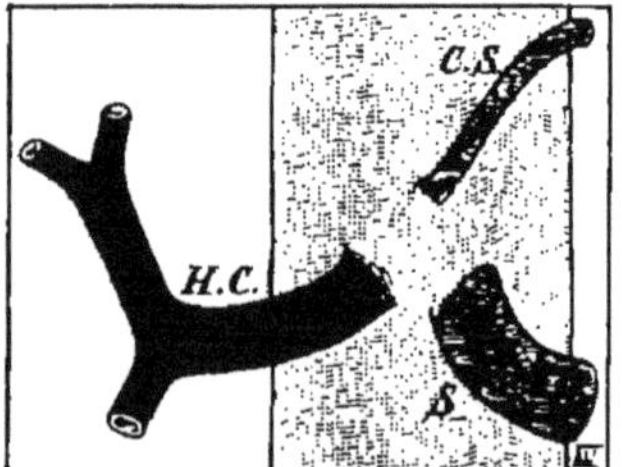


Fig. 67 bis. — *Les différents modes de naissance de l'hépatique commune* (H. C.).

II. — *Quand l'artère hépatique naît de la mésentérique supérieure* (4 p. 100), les deux artères coronaire stomachique et splénique naissent par un tronc commun, tronc cœliaque *incomplet*, c'est-à-dire ne donnant que deux branches, tronc corono-splénique (voy. p. 76; p. 113, fig. 40 et p. 417, fig. 64). Tout à fait exceptionnellement, les artères coronaires stomachique et splénique naissent isolément de l'aorte; il y a alors absence du tronc cœliaque (voy. p. 65 et p. 115).

III. — Quand l'artère hépatique commune provient d'un *tronc cœliaco-mésentérique* (1 1/2 à 2 p. 100), les artères coronaire stomachique et splénique naissent également de ce tronc, ou bien l'une d'elles, la coronaire en particulier, se détache isolément de l'aorte (voy. p. 116).

IV. — Enfin, quand l'hépatique commune naît directement et *isolément de l'aorte* (1 p. 100), il existe un tronc cœliaque *incomplet*, tronc corono-splénique (voy. p, 113, fig. 41), ou bien les trois branches ordinaires du tronc cœliaque naissent isolément de l'aorte, il y a absence du tronc cœliaque (voy. p. 115).

Quel que soit le mode d'origine de l'hépatique commune, on peut noter la présence d'artères hépatiques *accessoires droites* ou *gauches* (voy. Anomalies de l'artère hépatique).

*Le point d'émergence* de l'artère hépatique est *le plus souvent dévié à droite* de la ligne médiane; assez rarement ce point répond à la ligne médiane; exeeptionnellement il est dévié à gauche de la ligne médiane. Les recherches de Descomps sont d'accord avec les nôtres sur ce point. Cet auteur ajoute, avec raison, que tout ceci découle de l'obliquité du tronc cœliaque (voy. p. 70).

Le point d'origine de l'hépatique est assez *fixe;* il se trouve situé au voisinage du bord supérieur du pancréas. Ce fait tient à ce que la terminaison du tronc cœliaque est elle-même assez fixe (voy. p. 91), se faisant toujours au voisinage du bord supérieur du pancréas.

Les chiffres que nous venons d'indiquer, sont basés sur les statistiques de Leriche et Villemin, Rossi et Cova, Sousloff ainsi que sur nos résultats personnels. Voyez le tableau d'ensemble de ces statistiques en haut de la page suivante. (Voyez également les chiffres que nous avons publiés à propos du mode de ramification du tronc cœliaque, p. 75.)

Dans son travail sur le tronc cœliaque, Descomps arrive à conclure que l'artère hépatique vient toujours du tronc cœliaque et que c'est des trois branches ordinaires celle qui en naît le plus souvent. Cette conclusion n'est pas d'accord avec les recherches des autres auteurs (Leriche et Villemin, Rossi et Cova, da Silva RB). Nous avons déjà montré précédemment que la splénique est la plus fidèle des trois branches du tronc cœliaque, tandis que l'hépatique et la coronaire en sont les plus inconstantes (voy. p. 64 et p. 111).

| Auteurs. | Sujets examinés. | Artère hépatique naît du tronc cœliaque. | Artère hépatique naît d'un tronc cœliaco-mésentérique. | Artère hépatique naît de la mésentérique supérieure. | Artère hépatique naît directement de l'aorte, |
|---|---|---|---|---|---|
| Leriche et Villemin . . . . | 55 sujets. | 52 fois. | 1 fois. | 2 fois. | 0 fois. |
| Sousloff. . . . | 131 — | 125 — | (non spécifié) | 6 — | 0 — |
| Rossi et Cova | 102 — | 92 — | 2 fois. | 4 — | 4 — |
| Da Silva. R. B. | 50 — | 46 — | 1 — | 2 — | 1 — |
| TOTAL. . . | 338 sujets. | 315 fois. | 4 fois. | 14 fois. | 5 fois. |

**Anomalies d'origine de l'hépatique commune.** — 1° L'origine de l'hépatique commune au niveau de la *mésentérique supérieure* a été signalée par de nombreux auteurs depuis Haller. Nous avons déjà longuement exposé l'historique de cette question dans la *quatrième partie* de notre travail (voy. p. 370).

2° L'origine de l'hépatique commune au niveau d'un *tronc cœliaco-mésentérique* n'a été étudié avec détail que par Tandler. Nous avons déjà exposé antérieurement cette question (voy. p. 116).

3° L'existence d'une hépatique *commune* naissant *directement de l'aorte* constitue une anomalie assez rare qu'Haller ne semble pas avoir connue.

Nous pensons que c'est à Bertrandi et à Sandifort qu'il faut attribuer les premières mentions relatives à cette anomalie. Sandifort [259[b]] rapporte que sur un sujet il a vu l'hépatique et la splénique naître séparément de l'aorte. Sandifort ajoute, avec raison, que c'est un fait rare dont Haller n'a jamais signalé d'exemples.

Bertrandi aurait vu quelquefois le tronc cœliaque se diviser uniquement en coronaire stomachique et splénique, n'envoyant aucune artère au foie ou simplement un rameau exigu. L'hépatique naissait alors de l'aorte entre le tronc cœliaque et la mésentérique supérieure [66].

Nous n'avons pu retrouver dans la littérature anatomique qu'une dizaine de cas concernant l'origine aortique de la totalité de l'artère hépatique (ou tout au moins de l'hépatique commune).

Dans 6 cas il y avait *absence du tronc cœliaque*, par origine isolée de ses trois branches (3 cas de Otto ; 1 cas de Quain ; 1 cas de Dubrueil ; 1 cas de Rossi et Cova ; voyez absence du tronc cœliaque p. 114 )

L'artère hépatique naît alors de l'aorte au niveau du point où se détache ordinairement le tronc cœliaque (Voyez les figures des observations 31 à 34).

Dans 4 cas le tronc cœliaque existait, ne donnant naissance qu'à ses deux branches coronaire stomachique et splénique (2 cas de Tiedemann ; 2 cas de Rossi et Cova ; voyez Tronc corono-splénique, p. 112). L'artère hépatique naissait deux fois à la même hauteur que le tronc coronosplénique et à droite de lui (1 fois, Rossi et Cova ; 1 fois, Tiedemann). Dans les deux autres cas l'hépatique naissait au-dessous du tronc cœliaque. (Voyez : Tiedemann, [169[h]] ; fig. 41 de notre thèse, p. 113 ; Rossi et Cova [191[p], 192[j]].)

Dans un cas exceptionnel et unique, à notre avis, Hyrtl a vu l'hépatique naître de l'aorte thoracique [101]. Il s'agissait d'un anencéphale présentant une division congénitale de la paroi abdominale. Les veines sus-hépatiques s'abouchaient isolément dans l'atrium droit du cœur.

*En résumé*, l'artère hépatique commune peut provenir du tronc cœliaque, de la mésentérique supérieure, d'un tronc cœliaco-mésentérique ou enfin directement de l'aorte : *nous pensons qu'il n'existe pas actuellement une seule observation probante* démontrant l'existence d'*un autre mode d'origine*.

D'après Testut, l'artère hépatique pourrait naître de la *rénale droite* [135g]. Poirier exprime la même opinion en citant Kunst [120f]. Schmerber semble admettre la possibilité de cette anomalie ; il cite 1 cas de Kunst et 2 cas de Hyrtl [260]. Glantenay et Gosset sont d'avis qu'il s'agit là d'une « disposition rare, car il n'en existe que 3 cas (l'un de Kunst, les 2 autres de Hyrtl... » (*in* Poirier [121 *bis*]. Iglésias considère cette anomalie comme très rare ; il cite également les 3 cas indiqués par Schmerber [235a].

Ainsi, il n'existerait dans la littérature anatomique que trois cas relatifs à l'origine totale de l'hépatique aux dépens de la rénale droite. Les recherches bibliographiques que nous avons faites ne nous ont pas permis de retrouver les cas auxquels fait allusion Schmerber, sans donner d'ailleurs aucun détail et sans indiquer les ouvrages de Kunst ou de Hyrtl dans lesquels il a trouvé l'indication des 3 cas réunis par lui. D'autre part, dans sa *Corrosions Anatomie* Hyrtl signale simplement que la rénale droite peut fournir une hépatique *accessoire* remplaçant la *branche droite* de l'artère hépatique [234d]. Hyrtl ajoute que l'artère hépatique a été vue naître en totalité de l'*aorte*. Mais il n'est pas question de l'origine *totale* de l'hépatique au niveau de l'artère rénale droite. Or, d'après Schmerber, les deux cas de Hyrtl dateraient de l'année 1836. Il serait donc étonnant que Hyrtl n'ait cité ces deux cas ni dans son traité sur la Corrosion, publié en 1873, ni dans son traité d'anatomie humaine publié en 1850 [101]. Il est donc permis d'émettre des doutes sérieux sur l'authenticité des deux cas de Hyrtl rapportés par Schmerber. Il resterait donc un cas de Kuns que Schmerber a cité le premier sans en faire connaître la provenance. Nous n'avons retrouvé nulle part un renseignement bibliographique précis sur ce cas attribué à Kunst.

Plusieurs motifs nous inclinent à penser que cette anomalie n'existe pas. D'une part, aucun des anatomistes qui ont étudié en détail l'artère hépatique (Haller, Quain, Dubrueil, Hyrtl, Barkow, Sousloff, Budde, Tandler, Rossi et Cova, Descomps, Vincens, etc.) ne signale la naissance totale de cette artère aux dépens de la *rénale*. D'autre part, dans le travail le plus documenté sur l'artère rénale, nous voulons parler de la thèse d'Iglésias, jamais l'artère hépatique n'a été signalée comme naissant en totalité de la rénale droite, à part les 3 cas réunis par Schmerber. Par contre, il a été publié plusieurs observations relatives à l'existence d'une *hépatique secondaire*, *accessoire*, provenant de la rénale droite. (Voyez : Anomalies de l'artère hépatique ; hépatiques accessoires.) Haller, Hyrtl, Quain, etc., admettent cette anomalie, d'ailleurs exceptionnelle.

Nous sommes donc amené à conclure que jamais l'artère hépatique ne naît en totalité de la rénale droite. Cette dernière peut fournir, très rarement d'ailleurs, une hépatique secondaire, accessoire, qui tiendrait lieu en partie ou en totalité de la branche droite de l'artère hépatique.

## § 3. — Direction.

Elle doit être étudiée pour chacune des deux portions de l'artère :

1° **Hépatique commune.** — Cette portion existe toujours. Elle continue la direction générale du tronc cœliaque, fait sur lequel nous avons déjà longuement insisté (voy. p. 71). Elle se dirige transversalement de gauche à droite, légèrement d'arrière en avant. Elle peut être à peu près *horizontale* (fig. 68, HC) ou plus ou moins *ascendante* ou *descendante* (fig. 68, HC[1], HC[2]). La première disposition est la plus fréquente (50 p. 100) ; vient ensuite la seconde (30 p. 100). La direction descendante est un peu moins fréquente (20 p. 100).

Ordinairement rectiligne, l'hépatique commune décrit parfois (10 p. 100) une courbure accentuée à convexité supérieure : type *sinueux* (voy. fig. 69). Cette courbure est fixe, persistant quelle que soit la position donnée au sujet.

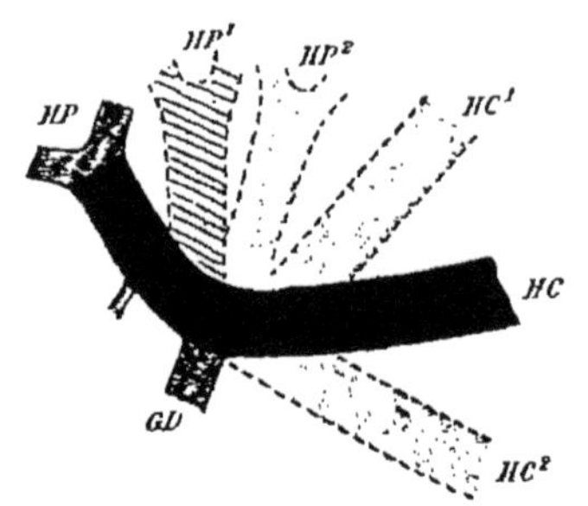


Fig. 68. — *Direction variable de chacun des deux segments de l'artère hépatique.*

En *noir plein*, disposition la plus fréquente : HC, *hépatique commune* ; HP, *hépatique propre*.
En *teinte grise*, directions moins fréquentes : HC[1], HP[1] ; HC[2], HP[2].

L'hépatique commune existe toujours, avons-nous écrit. C'est là une règle à peu près absolue. Il a été signalée par très peu d'anatomistes (voy. Anomalie de la gastro-duodénale) une anomalie dans laquelle la gastro-duodénale naît directement de la terminaison du tronc cœliaque. Malgré nos recherches, nous n'avons retrouvé qu'un seul exemple authentique relatif à cette anomalie. On peut donc ne pas en tenir compte en pratique.

2° **Hépatique propre.** — Cette portion existe le plus souvent (environ 60 p. 100). Elle manque soit lorsque l'artère hépatique est complètement dédoublée (20 p. 100), soit lorsqu'elle présente le type à ramification en bouquet (20 p. 100) (voy. fig. 65, 66, 67).

L'hépatique propre est presque toujours *obliquement ascendante vers la droite* (fig. 68, HP) ; quelquefois elle est verticale (15 fois sur 60 ; fig. 68, HP[1]) ; exceptionnellement elle s'incline vers la gauche (3 fois sur 60, fig. 68. HP[2]). Dans tous les cas, l'hépatique propre présente une légère obliquité d'arrière en avant, et de bas en haut comme le tronc de la veine porte.

Ordinairement *rectiligne*, l'hépatique propre décrit parfois (10 p. 100) une courbure à convexité inférieure et droite, coïncidant d'ordinaire avec une courbure en sens inverse au niveau de l'hépatique commune (fig. 69). Ces courbures, nous l'avons déjà signalé, sont fixes et ne sont pas modifiées quelle que soit la position donnée au sujet.

Langenbeck a figuré un cas de ce genre [160c]. Il s'agit peut-être de sinuosités imputables à l'âge avancé des sujets, comme cela est admis pour les courbures de la splénique. Le fait est possible sans que nous soyons en mesure de l'affirmer.

L'hépatique commune et l'hépatique propre présentent toutes deux une légère obliquité d'arrière en avant. Suivant l'excellente formule de Rogie [299], on peut dire que le plus souvent « ... l'ensemble du trajet de l'hépatique représente une ligne courbe à concavité supéro-interne et qui borderait un plan oblique de gauche à droite et d'arrière en avant ». L'artère hépatique chemine en effet dans un plan vertical obliquement dirigé d'arrière en avant et de gauche à droite, intermédiaire aux plans sagittal et frontal. Bien que cette vérité soit exprimée à plusieurs reprises dans le texte de Haller, presque tous les anatomistes qui lui ont succédé se sont contentés d'écrire que l'artère se porte transversalement à droite (Cloquet, Cruveilhier, Sappey, Bonamy-Beau-Broca, Henle, Luschka, etc., etc.). Retterer a eu le mérite, dans un important travail [256], de rappeler l'attention sur cette question et de la trancher définitivement. Les conclusions de Retterer sont étayées sur des bases si solides et sont exposées d'une façon si lumineuse, qu'elles ont été acceptées intégralement par Testut, Poirier, Charpy, Fredet, Rossi et Cova, Descomps, etc. Ces conclusions viennent rajeunir, en l'amplifiant, la vérité exprimée autrefois par Haller, mais totalement méconnue de la plupart des auteurs classiques.

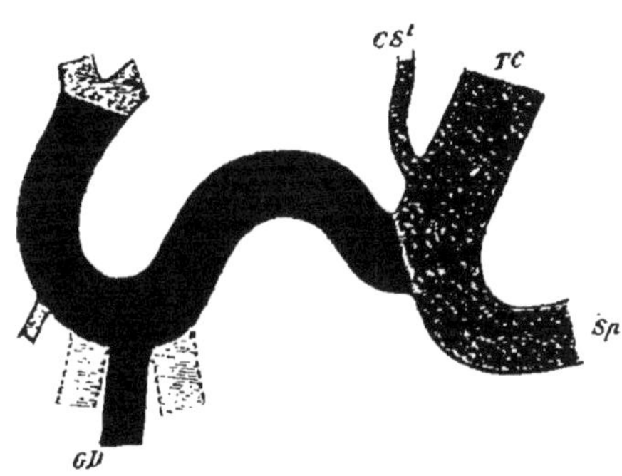


FIG. 69. — *Aspect de l'artère hépatique à type « sinueux »* (grandeur nature).

On voit sur cette figure que l'artère hépatique présente dans son ensemble la forme d'un S couché ∽, d'où la formation de deux courbes orientées en sens inverse.

D'après Retterer, lorsque l'on examine l'orientation de l'artère hépatique chez le fœtus, chez l'homme adulte et chez tous les mammifères, on constate que cette artère se dirige dans un plan oblique de gauche à droite et *du dos vers le ventre*. L'origine de l'artère hépatique sur le tronc cœliaque se trouve au moins de 1 centimètre à 1 centimètre et demi plus près du dos que le point au niveau duquel l'artère arrive au contact de la veine porte, pour la contourner de gauche à droite et se placer dès lors sur la face ventrale de la veine porte.

Retterer ajoute que la simple réflexion rend ces faits très vraisemblables ; la veine porte naît de l'intestin placé sur un plan ventral par rapport à l'aorte abdominale d'où émane l'artère hépatique.

L'artère hépatique dirigée de gauche à droite et d'arrière en avant est donc successivement : 1° rétro-portale ; 2° latéro-portale gauche ; 3° antéportale.

Il est, à notre avis, très aisé de vérifier l'exactitude des faits avancés par Retterer. Mais pour cela il est *indispensable* de donner au tronc porte et à la veine cave qui se trouve derrière lui, le calibre que doivent posséder ces deux grosses veines quand elles sont pleines de sang, sur le vivant. Il suffit, pour ce faire, d'injecter au préalable ces deux veines. Dans de telles conditions, la veine cave inférieure et le tronc porte forment une saillie de 4 à 5 centimètres sur la paroi abdominale postérieure. L'artère hépatique refoulée en avant se dirige alors nettement de gauche à droite et *du dos vers le ventre*.

Au contraire, sur le cadavre non injecté, le tronc porte et la veine cave inférieure sont réduits à deux lames dont les parois sont accolées dans le sens antéro-postérieur. La saillie bi-veineuse se dessine à peine, l'artère hépatique n'est plus refoulée en avant ; elle accompage la veine porte dans son affaissement et se place en position transversale ou position cadavérique. On comprendra tous ces détails, sans qu'il soit nécessaire d'insister davantage, en jetant un coup d'œil sur la superbe coupe que M. le professeur Farabeuf nous a fait l'honneur de mettre à notre disposition (voy. fig. 74, p. 440).

Lorsque le foie est fortement récliné en haut et que la région sous-hépatique est bien exposée à l'aide de la position en lordose opératoire, la direction dorso-ventrale de l'artère hépatique tend à s'effacer. Dans ces conditions, le plan dans lequel chemine l'artère présente simplement une légère obliquité de gauche à droite et d'arrière en avant, une légère orientation dorso-ventrale.

Descomps est arrivé à des conclusions semblables. D'après cet auteur [179], l'hépatique commune et l'hépatique propre sont chacune légèrement obliques d'arrière en avant.

## § 4. — Longueur.

La longueur totale du tronc de l'hépatique est en moyenne de 45 millimètres, à savoir :

30 millimètres pour l'hépatique commune;

15 millimètres pour l'hépatique propre (voy. fig. 70, p. 434).

L'hépatique propre est donc ordinairement deux fois plus courte que l'hépatique commune. Ce fait est facile à constater sur toutes les bonnes planches anatomiques.

Lorsque l'artère hépatique présente le type sinueux, sa longueur peut atteindre 50 à 60 millimètres. Nous rappelons que cette disposition est peu fréquente (voy. p. 427).

La longueur de l'hépatique commune varie dans de très faibles limites. Il n'en est pas de même pour l'hépatique propre : sa longueur oscille entre 10 et 20 millimètres, fait qui tient à la division plus ou moins précoce de l'hépatique propre en ses deux branches terminales.

A titre d'anomalie tout à fait rarissime on verrait la gastro-duodénale naître soit tout près de l'origine de l'hépatique commune, soit de la terminaison du tronc cœliaque. La littérature anatomique ne renferme que deux ou trois exemples relatifs à cette anomalie. On peut donc ne pas en tenir compte dans la pratique. La longueur de l'hépatique commune serait alors réduite à quelques millimètres dans le premier cas (gastro-duodénale née près de l'origine de l'hépatique commune). Dans le second cas, il n'y a pas à proprement parler d'hépatique commune. Par contre, l'hépatique propre serait alors beaucoup plus longue. (Voy. Anomalies de la gastro-duodénale.)

D'après Langenbuch [242], l'artère hépatique mesure de 10 à 12 centimètres, à savoir : 5 centimètres pour le premier segment ou hépatique commune; et 5 à 7 centimètres pour le second segment ou hépatique propre. Ces chiffres sont manifestement trop élevés.

Theile indique simplement la longueur du premier segment ; l'hépatique commune mesurerait, d'après cet auteur, un à deux pouces, soit 3 à 5 centimètres [138c]. Pour Luschka, l'hépatique commune mesure 3 centimètres; Rüdinger indique 4 centimètres.

Rossi et Cova donnent au premier segment de l'hépatique une longueur de 3 à 4 centimètres. Quant à la longueur de la seconde portion, elle serait excessivement variable, suivant la division plus ou moins précoce de l'hépatique propre. Ainsi par exemple la longueur du second segment peut être nulle ou au contraire atteindre 2 à 3 centimètres ; rarement ce segment mesure plus de 2 centimètres et demi.

D'après Descomps, la longueur de l'hépatique commune est en moyenne de 20 à 30 millimètres; celle de l'hépatique propre varie d'ordinaire entre 15 et 20 mill. (36 p. 100) ou 10 et 12 mill. (30 p. 100). Assez souvent (20 p. 100) l'artère est plus longue, « cette disposition coïncidant la plupart du temps avec une anomalie de distribution des artères du foie ». Descomps fait allusion aux cas dans lesquels l'artère hépatique est dédoublée. A la suite de nombreux anatomistes, nous pensons que le plus souvent, dans les cas de ce genre, il n'existe pas d'hépatique propre (voy. fig. 66, 67 et pp. 207 et 391). Cette restriction étant faite, les chiffres donnés par Descomps sont très voisins de ceux que nous avons indiqués.

## § 5. — **Calibre.**

Le calibre moyen de l'*hépatique commune* est d'environ 5 millimètres (Krause, 5 millimètres et demi ; Luschka, 6 millimètres). Il est presque toujours inférieur à celui de l'artère splénique, comme l'ont noté la majorité des anatomistes après Haller (voy. p. 227).

Toutefois, comme l'a signalé Descomps, le calibre de l'hépatique commune peut varier de 3 à 6 millimètres. Ces variations tiennent en partie à la stature des sujets, à l'âge ou au sexe. Mais elles sont principalement liées à la présence des hépatiques *accessoires*. C'est ainsi que le calibre de l'hépatique commune est toujours sensiblement diminué de volume quand il existe une hépatique accessoire droite ou gauche. C'est un point sur lequel Rossi et Cova ont bien insisté. (Voy. Anomalies de l'artère hépatique, hépatiques accessoires. Voy. aussi fig. 37 et 38, p. 105.)

Le calibre de l'*hépatique propre* varie ordinairement de 3 à 5 millimètres (Descomps). Dans la grande majorité des cas, le volume de l'hépatique propre surpasse celui de la gastro-duodénale. Assez rarement le calibre des deux artères est égal.

Nous ne pensons donc pas avec Leriche et Villemin, que dans la majorité des cas la gastro-duodénale et l'hépatique propre sont « ... deux branches d'égale importance ». Bichat nous semble avoir vu plus juste en écrivant à propos de la gastro-duodénale : «... son volume, assez considérable, a donné lieu aux anatomistes de la regarder comme la seconde division de l'hépatique bifurquée. Mais l'hépatique, considérée dans le reste de son trajet, la surpasse toujours beaucoup en grosseur... » [67e].

Descomps indique comme calibre de l'hépatique propre les mêmes chiffres que nous. Cet auteur a également constaté que le plus souvent l'hépatique propre est plus grosse que la gastro-duodénale (64 p. 100) ; le calibre des deux artères est égal ou bien la gastro-duodénale est très légèrement supérieure beaucoup plus rarement (36 p. 100).

D'après Gentes, Philip et Vincens [266¹], le volume de l'hépatique propre est, en règle générale, inférieur à celui de la gastro-duodénale; d'ailleurs, c'est la gastro-duodénale qui paraît continuer le tronc artériel, tandis que l'hépatique propre n'est qu'une simple collatérale. Vincens ajoute que cette disposition est réalisée sur toutes ses figures. Ce serait, d'après cet auteur, la disposition de règle chez l'adulte. Au contraire, chez le fœtus, c'est le contraire qu'on observerait : prédominance des rameaux hépatiques sur les rameaux gastro-intestinaux. Ces faits tiendraient à ce que chez le fœtus le foie remplit des fonctions multiples, d'où son volume considérable par rapport aux autres viscères. A cette période, par contre, le tube digestif ne remplit pas de fonctions, son importance physiologique est moindre que celle du foie. La disposition des vaisseaux subit nécessairement les conséquences de ces deux faits : chez le fœtus l'hépatique propre serait prédominante, la gastro-duodénale aurait un calibre moindre. Au moment de la naissance ou après, cette disposition fondamentale se modifie le plus souvent. Il se produit alors ce qu'on peut appeler l' « inversion des calibres » des rameaux hépatiques et des rameaux gastro-intestinaux ». Quand les fonctions digestives entrent en jeu, l'irrigation artérielle devenant nécessaire au tube digestif, les rameaux hépatiques après avoir été plus importants et plus volumineux deviennent de simples collatérales des rameaux destinés au tube digestif ; l'hépatique propre apparaît alors comme collatérale d'un tronc hépato-gastro-duodénal (hépatique commune prolongée par le tronc gastro-duodénal).

Telle est l'hypothèse ingénieuse développée par Vincens [266[1]]. Il est certain que pendant la vie intra-utérine la circulation hépatique doit l'emporter, au point de vue de son importance, sur la circulation du tube digestif. Par suite, on peut admettre que chez le fœtus les rameaux hépatiques l'emportent sur les rameaux gastro-intestinaux. De même on est en droit d'admettre qu'après la naissance, le système artériel gastro-intestinal acquiert un plus fort développement que pendant la période fœtale, tandis que le système artériel hépatique diminue plus ou moins d'importance, parallèlement à l'atrophie que subit le foie. Mais si l'on mesure minutieusement chez l'*adulte* les calibres respectifs de l'hépatique propre et de la gastro-duodénale, on constate, d'après Descomps et nous-même, que le calibre de cette dernière reste le plus souvent *au-dessous* du calibre de l'hépatique propre. On pourrait donc dire (tout en admettant la théorie de Vincens dans ce qu'elle a d'essentiel) que chez le fœtus l'hépatique propre est de beaucoup supérieure à la gastro-duodénale, tandis que chez l'adulte, par suite de la réduction de volume de l'hépatique propre et de l'augmentation de volume de la gastro-duodénale, ces deux vaisseaux tendent à s'égaliser; les calibres respectifs deviennent à *peu près comparables*, mais cependant l'hépatique propre reste légèrement prédominante, du moins dans la disposition *normale*, chez l'adulte. Toutefois, lorsque l'hépatique ordinaire est accompagnée d'une importante hépatique *accessoire* (dédoublement de l'artère hépatique), l'hépatique propre est représentée par un tronc ascendant qui va se terminer dans un seul des deux grands lobes du foie; ce tronc ascendant équivaut alors à une seule des deux branches terminales ordinaires de l'artère hépatique, et comme tel il présente un volume réduit, inférieur au volume du tronc gastro-duodénal. Dans ces cas, le tronc gastro-duodénal est prépondérant. Or, Vincens a étudié spécialement l'artère hépatique accompagnée d'hépatiques accessoires droite ou gauche. Les conclusions de cet auteur sont donc entièrement applicables aux cas dans lesquels il existe une importante hépatique accessoire ; par contre, on ne peut les généraliser à tous les cas. D'autre part nous avons déjà signalé l'existence d'une hépatique commune se terminant par un bouquet de branches : type à ramification en bouquet, type uni-segmentaire (voy. p. 418, fig. 65). Quand cette disposition existe, il n'y a pas à proprement parler d'hépatique *propre*. Les deux branches terminales ordinaires naissent au même niveau que la gastro-duodénale ; cette dernière est alors supérieure à chacune des branches droite ou gauche, prises en particulier. Ici encore on pourrait dire avec Vincens qu'il y a prédominance du tronc gastro-duodénal sur les rameaux hépatiques, ceux-ci apparaissant comme collatérales d'un tronc hépato-gastro-duodénal. Mais dans tous ces cas il ne s'agit pas de la disposition normale, du type *classique* de l'artère hépatique.

## § 6. — **Limites.**

1° **Hépatique commune.** — Elle est comprise entre la terminaison du tronc cœliaque et l'émergence de la gastro-duodénale.

La terminaison du tronc cœliaque est assez fixe, se faisant toujours au voisinage du bord supérieur du pancréas (voy. p. 91).

Le point d'émergence de la gastro-duodénale varie dans de faibles limites ; il se trouve situé « ... un peu au-dessus du bord supérieur de l'isthme du pancréas... » (Wiart), à environ 1 centimètre au-dessus du bord supérieur de la tête pancréatique, d'après nos mensurations, cette distance pouvant varier de 0 à 20 millimètres.

L'hépatique commune se termine au niveau du tiers inférieur du pédicule hépatique, un peu au-dessous de l'origine du cholédoque, au niveau de la région intermédiaire au segment mobile et au segment fixe ou adhérent de la première portion du duodénum.

Par rapport au tronc porte, l'hépatique commune se termine presque toujours en pleine face antérieure de la veine porte, à égale distance de ses bords latéraux (74 p. 100). Plus rarement la terminaison de l'hépatique commune se fait au-devant d'un des bords latéraux de la veine porte, soit devant le bord gauche (14 p. 100), soit devant le bord droit (8 p. 100), soit exceptionnellement à quelques millimètres en dehors du bord droit (4 p. 100).

Descomps est le seul anatomiste qui ait cherché à préciser cette question [179]. D'après cet auteur, l'hépatique commune se termine : *a*) en pleine face antérieure au tronc de la veine porte (46 p. 100) ; *b*) au niveau du flanc gauche de la veine Porte (36 p. 100); *c*) au niveau du bord droit de la veine (16 p. 100). Toutefois ces chiffres sont relatifs, car ils ont été déduits de pièces sur lesquelles la veine porte n'était pas injectée. Descomps fait d'ailleurs remarquer avec raison : «... Sur le vivant dont la veine est remplie de sang, large, étalée, il faut pratiquement considérer l'artère hépatique commune comme se terminant sur la face antérieure de la veine porte ». Sur toutes nos pièces, la veine porte était injectée ainsi que la veine cave inférieure. C'est là sans doute la cause des différences entre nos chiffres et ceux donnés par Descomps.

2° **Hépatique propre.** — (Rappelons que l'hépatique propre manque dans 40 p. 100 des cas environ, voy. p. 421.)

Son *origine* correspond à la terminaison de l'hépatique commune (voy. paragraphe précédent).

Sa *terminaison* se fait au niveau d'un point généralement situé :

*a*) A environ 2 centimètres au-dessous de la *lèvre hilaire du lobe carré ;*

*b*) Au niveau du *tiers moyen du pédicule hépatique*, à hauteur du canal hépatique ;

*c*) A une distance variant de 1 à 2 *centimètres au-dessus du carrefour des voies biliaires ;*

*d*) A environ 1 *centimètre* au-dessous de la *bifurcation du tronc porte* ;

*e*) En pleine *face antérieure de la veine porte*, à égale distance de ses bords latéraux.

Ce sont là les chiffres moyens que nous avons obtenus (sujets placés en lordose dorso-lombaire, bord antérieur du foie relevé, première portion du duodénum abaissée à son maximum; voyez notre Introduction). Il existe quelques variations. Par rapport au *confluent biliaire*, l'hépatique propre se termine à une distance de 1 à 2 centimètres au-dessus de ce confluent (80 p. 100 des cas où l'hépatique propre existe); plus rarement la distance est réduite à quelques millimètres, elle coïncide alors avec le confluent biliaire (20 p. 100). Nous ne pouvons donc pas admettre l'opinion de Brewer [210] pour qui l'hépatique se termine 10 fois sur 50 au-dessus de la jonction des conduits hépatique et cystique ; et 40 fois sur 50 au-dessous de ce point. D'ailleurs, Descomps a, comme nous, constaté que l'hépatique propre se terminait normalement *au-dessus* du carrefour biliaire [179[ce]]. Par rapport à la *bifurcation du tronc porte*, l'hépatique propre se termine le plus souvent à 1 centimètre au-dessous de cette bifurcation (80 p. 100). Plus rarement, la terminaison de l'artère correspond à la bifurcation porte (20 p. 100).

Par rapport à la *face antérieure de la veine porte*, l'hépatique propre se termine soit à égale distance des deux bords (72 p. 100), soit plus rarement au niveau du bord gauche (14 p. 100) ou du bord droit (14 p. 100).

## § 7. — Mode de terminaison.

Par terminaison *du tronc* de l'artère hépatique, nous entendons : le point au niveau duquel se détachent les branches terminales destinées aux deux grands lobes du foie.

Ce point varie suivant que le tronc de l'artère est formé de deux segments : hépatique commune, hépatique propre (type classique et type hépatique-mésentérique), ou suivant au contraire que le tronc de l'artère est réduit à un segment unique ou hépatique commune (type complètement dédoublé, type à ramification en bouquet).

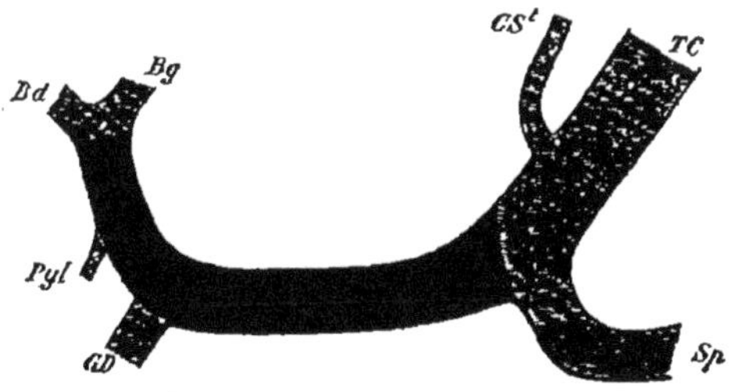


FIG. 70. — *Artère hépatique à type classique, c'est-à-dire constituée par la réunion des deux segments : hépatique commune, hépatique propre* (grandeur nature).

L'hépatique propre se termine par *bifurcation* en branche hépatique droite (Bd) et branche hépatique gauche (Bg).

1° **L'hépatique propre existe** (60 p. 100). — Dans la majorité des cas, la terminaison se fait par bifurcation de l'*hépatique propre* en deux branches hépatiques terminales, branche droite, branche gauche (fig. 63 et 70).

2° **L'hépatique propre n'existe pas** (40 p. 100). — L'artère hépatique revêt alors un des deux aspects : type complètement *dédoublé* (fig. 66, 67 et 72 *bis*) ou type à ramification *en bouquet* (fig. 65, 71 et 72).

Le tronc de l'artère hépatique, représenté uniquement par l'hépatique commune, se termine alors par trifurcation ou bifurcation.

a) *Par trifurcation* (20 p. 100) ; l'hépatique commune se termine en donnant la gastro-duodénale, la branche hépatique droite, la branche hépatique gauche.

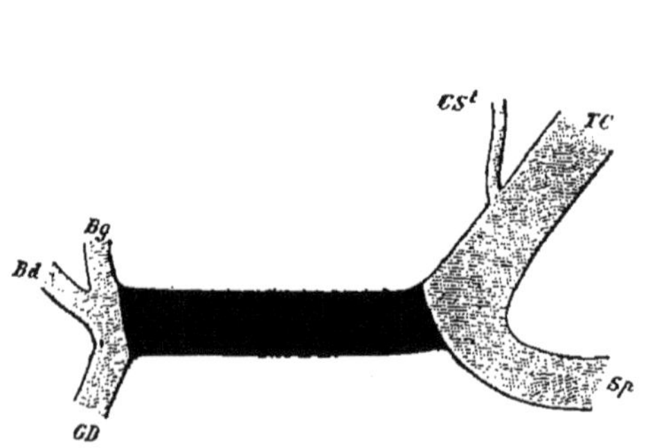


Fig. 71. — *Artère hépatique dépourvue de son segment ascendant* (grandeur nature).

L'hépatique commune (en noir plein) se termine par un bouquet de trois branches : gastro-duodénale, branche terminale droite, branche terminale gauche.

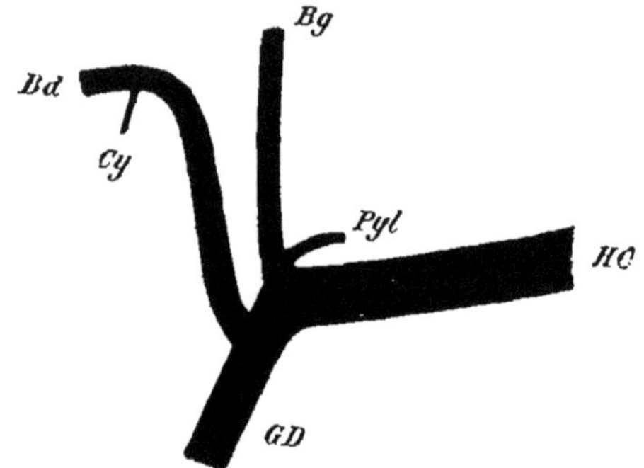


Fig. 72. — *Artère hépatique dépourvue de son segment ascendant* (grandeur nature).

L'hépatique commune (HC) se termine en donnant la branche terminale gauche (Bg) et un tronc très court qui se bifurque en gastro-duodénale (G. D.) et branche terminale droite (Bd). C'est une simple variété très voisine du type représenté sur la figure précédente.

Les trois branches naissent alors le plus souvent (14 p. 100) exactement au même niveau (fig. 71) ; plus rarement (6 p. 100) la branche droite naît par un tronc commun très court (1 à 4 millimètres) avec la gastro-duodénale (fig. 72). C'est une *simple* variété qui ne diffère pas sensiblement de la trifurcation typique.

b) *Par bifurcation* (20 p. 100). L'hépatique commune se termine en donnant la gastro-duodénale et *une seule* des *deux branches terminales*, la droite ou la gauche. Il existe alors une artère compensatrice représentant celle des deux branches terminales qui n'est pas fournie par l'hépatique commune. En d'autres termes, il y a *dédoublement* de l'artère hépatique par suite de l'origine aberrante totale d'une des deux branches terminales (voy. fig. 66, 67, 72 *bis*).

Dans un certain nombre de cas on rencontre des dispositions variant très légèrement des types que nous avons indiqués. C'est ainsi par exemple que la

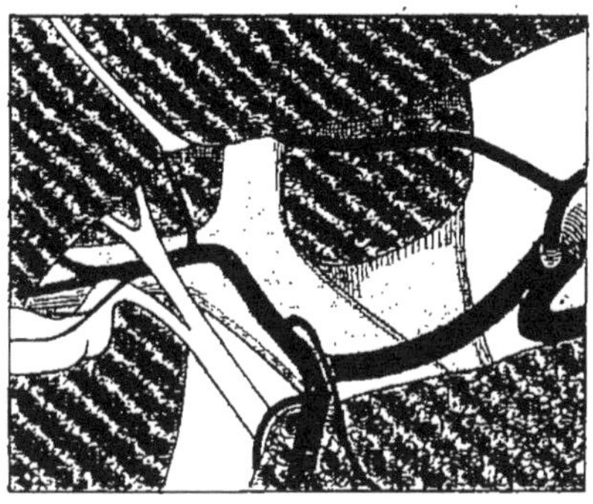

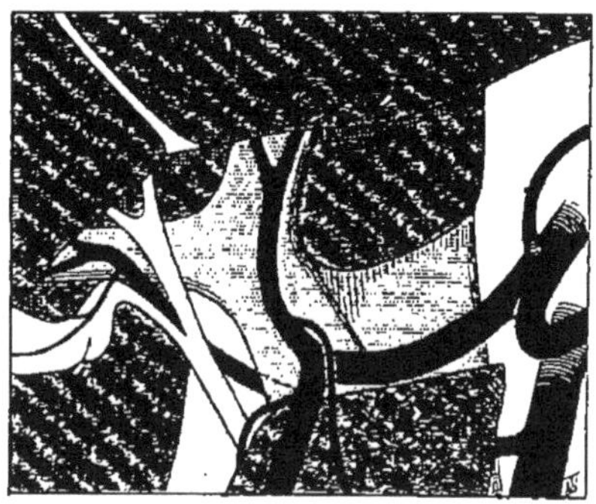

Fig. 72 *bis*. — *Dédoublement complet de l'artère hépatique.*

L'hépatique commune née du tronc cœliaque se termine en donnant la gastro-duodénale et une des deux branches terminales (branche droite ou branche gauche). Il existe une hépatique complémentaire représentant celle des deux branches terminales qui n'est pas fournie par l'hépatique commune. (Voy. les fig. 66 et 67.)

grêle pylorique naît parfois de la terminaison même de l'hépatique commune; parfois aussi une des deux branches terminales est divisée d'une façon préma-

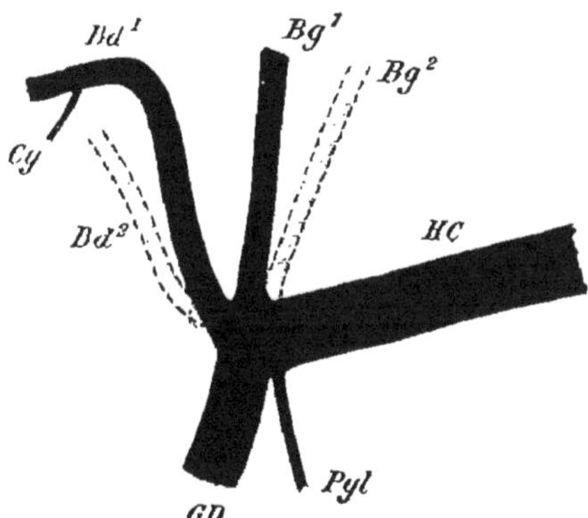


Fig. 73. — *L'artère hépatique commune se termine parfois par un bouquet de 4, 5 ou 6 branches.*

turée. Il en résulte un certain nombre de variétés secondaires d'ailleurs peu fréquentes et négligeables dans une description d'ensemble (voy. fig. 73).

## § 8. — Rapports de l'artère hépatique.

### I. — Hépatique commune, portion transversale, premier segment de l'artère hépatique.

Sur les coupes de sujets congelés, l'hépatique commune apparaît avec la direction *dorso-ventrale* typique que lui a décrite Retterer (voy. p. 428). Cette direction est très nettement figurée sur la belle planche de Farabeuf (voy. fig. 74, p. 440).

Toutefois, dès que l'on expose bien la région sous-hépatique en relevant le bord antérieur du foie et en plaçant le sujet en *lordose dorso-lombaire* (voy. les figures annexées à nos observations 1 à 29), la direction de l'hépatique commune se rapproche de celle que les classiques ont longtemps décrite : c'est-à-dire une *direction presque transversale* (voy. p. 429). Dans ces conditions, l'hépatique commune présente à étudier quatre faces : antérieure, postérieure, supérieure et inférieure. Nous décrirons successivement les rapports de l'artère : 1° *en arrière ;* 2° *en haut ;* 3° *en bas ;* 4° *en avant.*

1° **En arrière.** — L'hépatique commune chemine d'abord accolée *au pilier droit du diaphragme* (Luschka, Sousloff). Ce pilier s'insinue et s'interpose entre le flanc droit de l'aorte abdominale et le flanc gauche de la veine cave inférieure. On sait en effet que ces deux gros vaisseaux sont accolés au-dessous du pancréas et derrière ce viscère, tandis qu'au contraire ils s'écartent de plus en plus l'un de l'autre au-dessus du bord supérieur du pancréas, par suite de la présence du pilier diaphragmatique droit et du lobe de Spiegel, ce dernier semblant s'enfoncer comme un coin à base supérieure, entre l'aorte et la veine cave inférieure. Ainsi se trouve constitué l'*espace angulaire inter-cavo-aortique, dont le sommet est inférieur*, situé derrière le bord supérieur du pancréas, et dont l'*ouverture* regarde directement *en haut.* Le sommet de cet angle est masqué en partie par l'embouchure de la veine rénale gauche recouvrant elle-même l'origine de l'artère rénale droite (voy. les figures des observations 10, 14, 15). L'hépatique commune chemine au-devant et juste au-dessus du sommet de l'espace inter-cavo-aortique. Elle répond donc, dans la profondeur, à la partie supérieure de l'*embouchure de la veine rénale gauche ;* elle passe ensuite au-devant et à gauche du *flanc gauche de la veine cave inférieure*, l'artère restant d'ordinaire à 1 centimètre environ au-devant et à gauche de la veine. D'ailleurs, les deux vaisseaux sont toujours séparés l'un de l'autre par un tissu cellulo-graisseux assez dense (représenté en partie par le fascia d'accolement du duodéno-pancréas et par le fascia prérénal), souvent par un ou deux ganglions lymphatiques satellites de l'artère, et enfin par l'épaisse gaine fibro-nerveuse péri-artérielle (plexus hépatique émané du plexus solaire). Toutefois, chez quelques sujets, les rapports sont plus intimes : l'hépatique commune chemine *au ras* du flanc gauche de la veine cave inférieure, dont elle n'est séparée que de quelques millimètres (environ 20 p. 100). Il s'agit alors le plus souvent d'une artère hépatique à type sinueux ou bien d'une hépatique commune née d'un tronc cœliaque rétro-pancréatique (fig. 69; voy. également les figures des observations 4, 6, 8, 10, 17, etc.).

En tout cas, étant donnée sa direction *dorso-ventrale*, l'hépatique commune s'éloigne rapidement, et de plus en plus, de la veine cave inférieure ; ce n'est que dans *la partie voisine de son origine cœliaque* que l'artère se rapproche de la veine, détail important à retenir au point de vue de la découverte et de la ligature de l'artère hépatique,

Après avoir croisé le flanc gauche de la veine cave inférieure, l'hépatique commune atteint le bord gauche de la veine porte, en formant la *limite inférieure de l'orifice interne du canal de Winslow* (*vestibulum Winslowi*, B. N. A.) cette limite inférieure étant située à 2 ou 3 centimètres *en dedans* (ou à gauche) *de l'orifice externe* du canal de Winslow, orifice externe auquel on doit réserver exclusivement le nom d'hiatus de Winslow (*foramen epiploïcum Winslowi*, B. N. A.).

On écrit couramment que la portion transversale de l'artère hépatique (ou hépatique commune) forme *la limite inférieure de l'hiatus de Winslow.* Dans un travail récent, Jeanbrau et Riche ont repris la description de l'hiatus de Winslow [296]. Très justement, ces deux auteurs insistent sur ce fait que l'artère hépatique *ne forme pas la limite inférieure* de l'*hiatus* de *Winslow* comme cela est encore décrit dans des ouvrages classiques récents. « ... Nos recherches personnelles, ajoutent ces auteurs, nous ont permis de reconnaître que ce fait n'est pas exact : *la faux de l'artère hépatique est en plein vestibule de l'arrière-cavité ; elle est distante de 2 ou 3 centimètres au moins du bord inférieur de l'hiatus...* »

**Le canal de Winslow.** — Ce que l'on dénomme couramment l'*hiatus de Winslow* est en effet un étroit défilé compris entre la face antérieure de la veine cave inférieure et les éléments du pédicule hépatique (fig. 74). C'est un *véritable canal* (*vestibulum Winslowi*, B. N. A.) dont les dimensions transversales mesurent de 3 à 4 centimètres.

Le canal de Winslow présente à décrire : *a*) deux *parois frontales* ou *transversales*, dont l'une est *antérieure*, ou *superficielle*, tandis que l'autre est *postérieure* ou *profonde;* — *b*) une *voûte* ou gouttière *supérieure* du canal ; — *c*) un *plancher* ou gouttière *inférieure* du canal; — *d*) deux *ori-*

*fices*, l'un *superficiel* ou *externe*, ou *orifice d'entrée*; l'autre *profond* ou *interne*, ou *vestibulaire*.

1° La *paroi antérieure* du canal de Winslow (ou paroi *superficielle*, *ventrale*) est représentée par les éléments du pédicule hépatique (veine porte, artère hépatique propre, canaux hépatique et cystique) enveloppés par les deux feuillets du petit épiploon (*omentum minus*, B. N. A.) au niveau de son bord libre (encore appelé ligament hépato-duodénal, *ligamentum hepato-duodenale*, B. N. A.). Cette paroi antérieure du canal de Winslow mesure 3 à 4 centimètres ; pour bien la voir avec son aspect typique, il est indispensable de donner au tronc porte, en l'injectant (voy. VP, fig. 74), le volume important qu'il possède à l'état normal physiologique.

2° La paroi *postérieure* du canal de Winslow (paroi *profonde*, *dorsale*) est représentée par la face antérieure de la veine cave inférieure et le péritoine qui la recouvre. A ce niveau, le péritoine pariétal pré-cave dérive du prolongement caudal du méso-hépato-cave (voy. Fredet [291 *bis*]). Cette paroi postérieure du canal de Winslow mesure comme l'antérieure 3 à 4 centimètres. Pour la voir avec son véritable aspect, il est indispensable d'injecter la veine cave inférieure (voy. VC, fig. 74). Les deux parois du canal de Winslow ne sont pas absolument parallèles ; la paroi antérieure est disposée dans un sens nettement frontal ou transversal ; au contraire, la paroi postérieure est orientée obliquement, par suite de l'orientation oblique de la veine cave inférieure, cette veine s'appliquant sur le flanc droit du massif formé par le relief des corps vertébraux.

3° La *voûte* du canal de Winslow est constituée par le *prolongement caudé du lobe de Spiegel*, sorte de crête plus ou moins émoussée, plus ou moins développée, qu'il est facile de palper, en introduisant un doigt, face palmaire en haut, dans le canal de Winslow.

4° Le *plancher* du canal de Winslow est représenté par la ligne de réflexion du péritoine pariétal postérieur (recouvrant la veine cave inférieure) sur la face postérieure des éléments du pédicule hépatique. Cette ligne de réflexion ne se fait pas à un niveau absolument fixe, comme l'a montré Wiart [202[a]]. Le plus souvent, d'après cet auteur (70 p. 100), le péritoine pariétal postérieur pré-cave se réfléchit en avant en tapissant : « ... une légère étendue de la face postérieure du duodénum, et cela d'autant plus qu'on s'approche davantage de l'angle de la première et de la deuxième portion du duodénum... », puis il se continue avec la face postérieure du petit épiploon. Plus rarement (30 p. 100, d'après Wiart), la ligne de réflexion répond à un niveau plus élevé ; le péritoine pré-cave se continue alors avec le feuillet postérieur du petit épiploon, sans tapisser la face postéro-supérieure du duodénum. En d'autres termes, comme le fait remarquer Fredet [291 *bis*[b]], il s'agit là de deux dispositions qui résultent d'un accolement plus

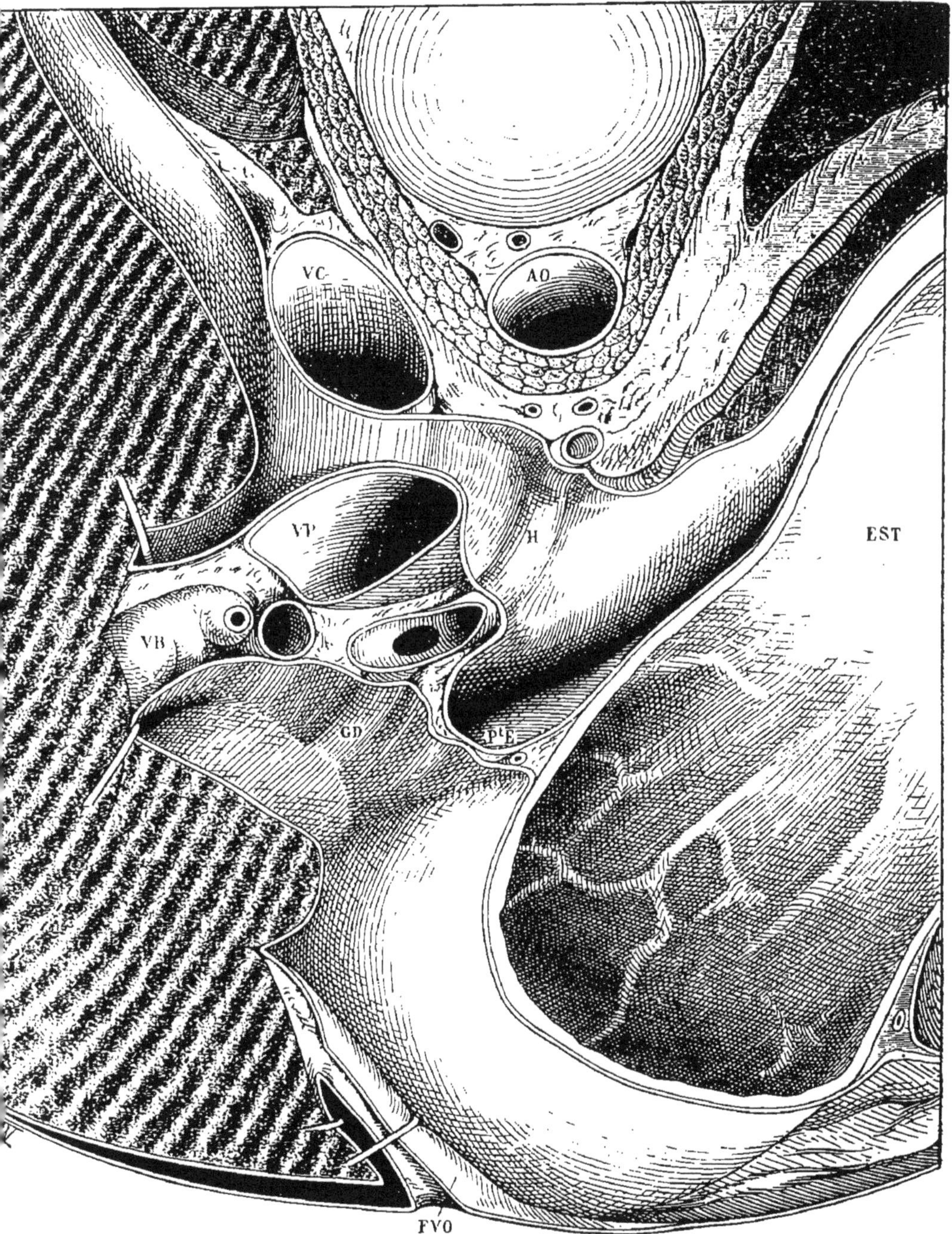


FIG. 74. — *Coupe transversale du tronc passant immédiatement au-dessus du plancher de l'hiatus de Winslow (foramen epiploïcum Winslowi,* B. N. A). Segment inférieur de la coupe. Grandeur nature. (Reproduction d'un dessin exécuté d'après nature par M. le Professeur L.-H. FARABEUF.)

(*Voir la suite de la légende au bas de la page suivante.*)

ou moins prononcé de la face postérieure du petit épiploon avec la paroi abdominale postérieure (sur laquelle est appliquée en ce point la veine cave inférieure). Dans un cas, une partie de la face postérieure du petit épiploon a échappé à l'accolement avec la paroi abdominale postérieure, au niveau du canal de Winslow (70 p. 100, Wiart). Dans l'autre cas, la soudure a intéressé une certaine étendue de la face postérieure du petit épiploon (30 p. 100, Wiart). Il résulte de ces faits que le plancher du canal de Winslow reste tantôt à un niveau plus élevé que le bord supérieur du duodénum (30 p. 100, Wiart) ; tantôt, au contraire (70 p. 100, Wiart), ce plancher se trouve situé derrière le duodénum, à une distance variant de 5 à 15 millimètres (Wiart) au-dessous du bord supérieur du duodénum.

On peut donc admettre que dans 70 p. 100 des cas, la paroi *antérieure* du canal de Winslow est constituée à sa partie inférieure par un segment de la face postéro-supérieure du duodénum (1^re^ portion). Cet aspect apparaîtra nettement sur les coupes sagittales de sujets congelés. Cette disposition apparaîtra de même très nettement chaque fois qu'introduisant une sonde cannelée dans le canal de Winslow, on cherchera à déprimer son plancher. Par contre, c'est à une tout autre disposition qu'on aura affaire si l'on examine la constitution du canal de Winslow, en introduisant par son orifice d'entrée un ou deux doigts, transversalement. Dans ces conditions, on augmente dans le sens sagittal les dimensions normalement très minimes de l'étroit défilé du canal de Winslow. Normalement, en effet, le pédicule du foie repose sur la face antérieure de la veine cave ; entre eux, il n'existe qu'une étroite fente, simple défilé. En introduisant deux doigts à travers ce défilé, on refoule en avant le bord libre du petit épiploon, et dès lors l'étroit défilé se convertit en un canal dont la lumière équivaut au calibre des deux doigts explorateurs. On a ainsi créé une disposition anatomique secondaire, provoquée ; mais elle mérite bien d'être connue puisqu'elle constitue la disposition qu'on doit réaliser pour explorer digitalement le canal de Winslow. On constate alors que le plancher de ce canal s'est agrandi aux dépens de sa paroi antérieure. En effet, le doigt explorateur, situé le plus bas, vient reposer, par son bord libre, sur la gouttière

EST., estomac. — P[t] E., petit épiploon ; au niveau de sa racine gastrique on aperçoit la section de l'art. pylorique. — H, art. hépatique commune ; noter son orientation *dorso-ventrale* (Retterer) très nette. Noter également sa situation à 2 ou 3 centimètres en dedans (ou à gauche) du bord inférieur de l'orifice d'entrée du canal de Winslow. L'hépatique commune est donc en plein *recessus supérieur* de l'arrière-cavité des épiploons. Au niveau de l'origine de l'hépatique commune on aperçoit l'origine de la coronaire stomachique sectionnée transversalement ; on voit également l'artère splénique (Sp.). — GD, artère gastro-duodénale. — VP, tronc de la veine porte. — VC, veine cave inférieure. Noter le volume important de ces deux veines quand elles contiennent du sang. On conçoit que si ces deux veines étaient vides et aplaties, l'aspect de la région changerait sensiblement. — VB, vésicule biliaire ; à gauche du col de la vésicule biliaire on aperçoit la coupe transversale du canal hépato-cholédoque. — FVO, faux de la veine ombilicale (ligamentum falciforme hepatis BNA.) — Le foie, les reins, les capsules surrénales, le pancréas sont teintés en gris foncé.

d'union du péritoine pré-cave avec le feuillet postérieur du petit épiploon, ce dernier tapissant en partie la face postéro-supérieure du duodénum. Dans ces conditions, le plancher du canal de Winslow est formé en majeure partie par la face postéro-supérieure de la première portion du duodénum. On voit donc que cette dernière appartient, suivant le mode d'examen employé, soit au plancher du canal de Winslow, soit à sa paroi antérieure.

5° L'orifice *externe*, *superficiel*, ou *orifice d'entrée*, le seul ordinairement décrit, constitue le foramen épiploïcum Winslowi suivant la terminologie adoptée au Congrès de Bâle en 1895 ; il est situé à 5 ou 6 centimètres de la ligne médiane. Elliptique à grand axe longitudinal, il est limité nettement *en avant* par le bord droit de la veine porte, les canaux hépatique et cystique accolés et l'origine du cholédoque ; *en arrière* sa limite est moins tranchée, elle est représentée par le versant droit de la face antérieure de la veine cave inférieure. *En haut*, l'orifice est limité par l'extrémité du prolongement caudé du lobe de Spiegel, au niveau du point où ce prolongement vient atteindre, à droite, la crête interposée entre l'empreinte rénale et l'empreinte colique du lobe droit du foie. Pour bien voir ces détails, il est indispensable le plus souvent de relever à son maximum la crosse formée par le canal cystique et le col de la vésicule biliaire.

*En bas*, l'orifice est limité par l'extrémité droite de la ligne de réflexion du péritoine pariétal qui, du versant droit de la face antérieure de la veine cave, se porte sur le versant droit de la face postérieure de la veine porte et sur la face droite du canal hépato-cholédoque. En tenant compte des remarques faites précédemment sur le plancher du canal de Winslow, on comprend que si l'on introduit un ou deux doigts à travers l'orifice d'entrée du canal de Winslow, on donne à cet orifice des dimensions sagittales importantes qu'il n'a pas à l'état normal, avant toute exploration digitale. On comprendra également que, dans ces conditions, l'orifice se trouve limité *en bas* par le péritoine qui revêt la face supérieure de l'angle sous-hépatique du duodénum.

L'entrée du canal de Winslow se trouve assez souvent masquée *en avant* par un prolongement du petit épiploon vers la droite, prolongement auquel on a donné les différents noms de : ligament hépato-colique (Huschke, Brœsike) ou hépatico-colique (Henle, Luschka) ou cystico-colique (Bricon, Jonnesco, etc.). De par sa constitution cette formation mérite bien la dénomination adoptée par Fredet : *ligament hépato* ou *cystico-duodéno-épiploïque* [291 *bis* c]. Fredet a bien résumé les principaux caractères de ce ligament. « Ce n'est qu'un prolongement du petit épiploon vers la droite. Il se présente sous forme d'une lame trapézoïdale allant du foie au côlon transverse et se poursuivant jusque dans le flanc droit. La *petite base*, délimitée par une ligne fictive, est au niveau du pédicule hépatique. La *grande base* est libre, elle s'étend du fond de la vésicule biliaire au coude droit du côlon. Le *bord supérieur* fait suite à la racine hépatique du petit épiploon et s'attache sur le col, le corps et le fond de la vésicule.

« Le ligament cystico-duodéno-épiploïque est décomposable en deux feuillets. L'*antérieur* est en continuité avec la face antérieure du *petit* et avec celle du *grand épiploon*. Le *postérieur* prolonge la face homonyme du *petit épiploon*, se réfléchit comme elle, de la face postérieure du duodénum (1re portion) et au delà, sur la paroi abdominale postérieure.

« En raison de sa forme et de sa situation, la lame cystico-duodéno-épiploïque limite avec la paroi un entonnoir qui précède l'hiatus de Winslow (*entonnoir pré-vestibulaire* d'Ancel et Sencert). Elle peut atteindre 10 centimètres et plus dans le sens transversal, du bord libre au pédicule hépatique; sa hauteur maxima est de 6 à 8 centimètres. Sa continuité réelle avec la partie droite du grand épiploon explique qu'on l'ait considérée comme un ligament cystico-colique... » (Fredet).

La fréquence de cette formation nous a semblé assez grande. Elle se rencontrait nettement sur *le tiers* environ des sujets examinés par nous (38 p. 100). On sait que d'après Ancel et Sencert [300 *bis*] le ligament cystico-duodéno-épiploïque doit être considéré comme très fréquent sinon comme normal. D'après ces auteurs (examen de 124 sujets), tantôt le ligament est nettement développé (48,4 p. 100), tantôt il est incomplet (11,3 p. 100).

En *pratique*, l'existence de cette formation ne présente pas, selon nous, l'importance qu'on lui attribue souvent. On sait, en effet, que pour explorer les voies biliaires, un des premiers temps consiste à palper le canal hépato-cholédoque au niveau du ligament hépato-duodénal. Dans la plupart des cas (deux tiers des cas environ, d'après nos constatations), lorsqu'il s'agit d'un sujet *normal*, sans passé pathologique (lithiase, cholécystite aiguë, etc.), le canal cystique et le canal hépato-cholédoque sont immédiatement sentis par la palpation du *bord libre* du ligament hépato-duodénal. Dans le tiers des cas environ (sur le sujet normal), le petit épiploon se prolonge vers la droite, et dès lors son bord libre se trouve reporté vers la droite, de 5 à 10 centimètres à droite du canal hépato-cholédoque. Mais, même dans les cas de ce genre, la présence d'un ligament cystico-duodéno-épiploïque ne gênera pas sérieusement et pas bien longtemps le chirurgien qui désire explorer, en les palpant, les canaux cystique et hépato-cholédoque. Pour trouver rapidement le niveau auquel se trouve la voie biliaire principale, il suffit de palper méthodiquement le pédicule du foie entre le pouce et l'index de la main gauche, l'index étant insinué dans le canal de Winslow, tandis que le pouce vient s'appliquer sur la face antérieure du canal.

Il faut introduire l'index le plus loin possible dans l'intérieur du canal de Winslow de façon que la pulpe de cet index explorateur vienne transparaître à travers le petit épiploon, *à gauche du bord gauche de la veine porte*. Le pouce est alors fléchi de façon à prendre contact par son extrémité palmaire avec la pulpe de l'index. Ceci étant fait, on ramène lentement et progressivement vers la droite, les deux doigts explorateurs ; on sent alors défiler entre eux tout d'abord la veine porte et l'artère hépatique. Dès qu'on arrive au niveau du bord droit de la veine porte, on peut sentir la petite corde dépressible du canal hépato-cholédoque. Dès qu'on a franchi cette corde dépressible, on ne sent plus entre les deux doigts explorateurs qu'un mince feuillet qui n'est autre que le ligament cystico-duodéno-colique. Rien n'est plus simple que d'effrondrer cette sorte d'auvent qui masque l'entrée de l'orifice externe du canal de Winslow. Il n'est pas toujours possible de sentir nettement un canal hépato-cholédoque normal. Mais par la palpation méthodique que nous venons d'indiquer, on sent toujours le relief formé par l'ensemble du pédicule hépatique; sur le vivant on a, de plus, les battements de l'artère hépatique propre. C'est toujours immédiatement à droite du point où l'on perd la sensation du relief pédiculaire, que se trouve la voie biliaire principale D'ailleurs, en sectionnant à petits coups prudents le ligament cystico-duodéno-colique, on arrive forcément, à un moment donné, sur le canal hépato-cholédoque : il suffit pour en éviter la section de procéder avec lenteur, et de bien y regarder, en s'aidant au besoin de la palpation.

Toutes les considérations précédentes s'appliquent à la disposition *normale* de l'hiatus de Winslow, c'est-à-dire à celle qu'on observe sur les sujets exempts de tout passé pathologique biliaire. Aussi bien ne faudrait-il pas chercher à appliquer à la lettre toutes ces considérations aux cas pathologiques. C'est ainsi, par exemple, qu'il n'est pas bien rare de voir l'orifice externe du canal de Winslow plus ou moins complètement oblitéré par des adhérences. D'autres fois, des adhérences développées entre le foie, la vésicule et le côlon, constituent une sorte de ligament pathologique hépato-cystico-duodéno-colique, avec cette différence que ce ligament pathologique adhère par sa face postérieure aux plans rétro-jacents. Dans ces deux cas la manœuvre que nous avons indiquée plus haut n'est pas exécutable sans danger ; bien au contraire pour la réaliser, il serait nécessaire de décoller toutes les adhérences, ce qui pourrait être dangereux, car on ne sait pas exactement où se trouvent les éléments du pédicule hépatique. Il est un moyen simple de se repérer, c'est de pratiquer la *palpation rétrograde* du canal de Winslow; c'est un point sur lequel insiste justement Guillaume, dans sa thèse sur la cholédocotomie [229e] : «... Pour retrouver l'hiatus de Winslow — (lisez orifice externe du canal de Winslow) — ainsi fermé par les adhérences, nous avons vu M. Cunéo, en 1904, employer une manœuvre qui a été utilisée plus récemment encore par M. Brin et qui est conseillée par M. Quénu. L'index droit remontant sur le feuillet antérieur du petit épiploon arrive à la partie flaccide de cet épiploon et va, de haut en bas, chercher l'hiatus de Winslow *qu'il trouve toujours* et par où il vient sortir. Changeant de main, on introduit alors l'index et le médius gauches par l'hiatus de Winslow — (lisez orifice externe du canal de Winslow) — ainsi retrouvé et on continue l'exploration des voies biliaires..... Cette manœuvre constitue un véritable cathétérisme rétrograde de l'hiatus de Winslow..... »

D'après Jeanbrau et Riche, au niveau de la limite inférieure de l'orifice externe du canal de Winslow, le péritoine «... se soulève en une crête antéro-postérieure, toujours saillante, parfois mousse, parfois aussi presque tranchante, au moins sur le cadavre, comme nous avons pu le constater plusieurs fois. On ne saurait donner, à notre avis, de meilleur terme de comparaison que celui d'un hymen falciforme orienté dans le sens sagittal, rétrécissant ainsi la partie inférieure de l'hiatus de Winslow et transformant son bord inférieur en arête vive. Pour avoir une notion exacte de cette disposition, il est nécessaire de refouler légèrement en avant le petit épiploon qui tend cette espèce de bride, moins nette lorsque la paroi antérieure de l'hiatus s'applique sur la paroi postérieure. Or, nous ferons dès maintenant remarquer que l'intestin en s'engageant dans l'hiatus (hernies se faisant par cet hiatus) produit le même résultat que le doigt explorateur et détermine la saillie de la bride falciforme... » L'existence de cette bride falciforme serait très importante, d'après Jeanbrau et Riche, car c'est elle qui constitue le principal agent d'étranglement dans les hernies irréductibles se faisant à travers l'hiatus de Winslow. En partant de ce postulat, Jeanbrau et Riche conseillent d'aller débrider le plancher de l'hiatus de Winslow en sectionnant transversalement la bride falciforme, agent de l'étranglement.

Nous avons déjà montré ailleurs [298] que pour débrider l'hiatus de Winslow il était beaucoup plus simple de pratiquer le décollement du duodéno-pancréas, que d'aller sectionner la bride d'étranglement en passant par la voie inter-porto-cholédocienne conseillée par Jeanbrau et Riche. D'ailleurs, nos conclusions basées sur des arguments anatomo-chirurgicaux sont entièrement d'accord avec l'opinion exprimée sur cette question par un de nos maîtres M. J.-L. Faure [290 *bis*]. Enfin nous ajouterons que la bride falciforme de Jeanbrau et Riche est loin d'être toujours visible ou démontrable; sa présence n'a été jusqu'ici signalée que par ces deux auteurs. Elle ne nous a paru exister nettement que sur la minorité des sujets examinés par nous.

6° Le canal de Winslow est limité en dedans, par un orifice, orifice *profond* ou *interne*, ou orifice de communication du canal de Winslow avec le recessus supérieur et inférieur de l'arrière-cavité des épiploons. Cet orifice interne est limité *en avant* par le bord gauche de la veine porte; *en arrière* par le versant gauche de la face antérieure de la veine cave inférieure; *en haut* par le tubercule caudé du lobe de Spiegel; *en bas par le tronc de l'artère hépatique commune* qui soulève le péritoine pariétal postérieur sous forme d'une saillie mousse, d'un simple pli. Cet orifice interne est distant de 2 à 3 centimètres de la ligne médiane. La lumière de l'orifice est en grande partie masquée par la saillie plus ou moins descendante du lobe de Spiegel (tubercule papillaire, éminence triangulaire de Winslow, etc.), si bien que quand on introduit un doigt de droite à gauche dans le canal de Winslow, l'extrémité de ce doigt vient buter sur la saillie du lobe de Spiegel plus ou moins descendante.

Si l'on suit de droite à gauche le plafond du canal de Winslow, en franchissant la partie supérieure de l'orifice interne on pénètre dans le *recessus supérieur* de l'arrière-cavité des épiploons, après avoir contourné la saillie du lobe de Spiegel. D'autre part, on sait que le tronc de l'artère hépatique commune forme le demi-arc inférieur de l'anneau vasculaire qui borde l'orifice d'entrée de la poche mésogastrique. Il suffit donc de contourner le seuil de l'orifice interne du canal de Winslow pour tomber dans la poche mésogastrique. Donc en introduisant un doigt de droite à gauche à travers le canal de Winslow, l'extrémité du doigt explorateur se logera dans le recessus supérieur, si l'on recourbe le doigt *vers le haut*. Le même doigt recourbé vers le haut et enfoncé un peu plus loin vers la gauche, dans le sens transversal, ira buter sur la faux de l'artère coronaire (plica-gastro-pancreatica B. N. A.) et chargeant cette faux, l'extrémité du doigt recourbé pourra se loger dans la partie supérieure (poche rétro-stomacale; recessus lienalis, B. N. A.) de la poche mésogastrique.

Par contre, si l'on recourbe vers le bas le doigt explorateur, son extrémité doublera l'hépatique commune et viendra se loger dans la partie inférieure de la poche mésogastrique, en arrière du pylore et de la portion mobile du duodénum. En enfonçant davantage le doigt explorateur, il viendra se loger dans la poche épiploïque, en arrière du ligament gastro-colique.

Telle est la description du canal de Winslow d'après les constatations que nous avons pu faire sur les sujets examinés par nous.

On voit que le canal peut être exploré, soit de dehors en dedans (ou de droite à gauche) en entrant par l'orifice *externe* du canal ; soit de dedans en dehors (ou de gauche à droite) en entrant par l'orifice *interne*.

On pourrait encore pénétrer dans le canal de Winslow en passant à travers sa paroi *antérieure*. Cette voie a été récemment étudiée et préconisée par MM. Jeanbrau et Riche [296]. Ces deux chirurgiens conseillent d'aborder le plancher du canal de Winslow en se créant un passage entre le flanc droit de la veine porte, à gauche, et le flanc gauche du canal hépato-cholédoque, à droite; c'est la voie inter-porto-cholédocienne de Jeanbrau et Riche. Nous avons montré ailleurs [298] que cette voie était anatomiquement bien périlleuse. Avec M. J.-L. Faure, nous avons conclu que pour agir d'une façon quelconque au niveau du plancher du canal de Winslow, le mieux était d'effondrer ce plancher en pratiquant le décollement de l'angle duodénal supérieur (angle formé par l'union de la première et de la deuxième portion du duodénum) et du segment adjacent de la tête pancréatique.

Pour terminer ces considérations sur l'anatomie du canal de Winslow, nous ajouterons que parfois certaines anomalies de l'artère hépatique viennent modifier la constitution ordinaire du canal de Winslow. C'est ainsi que sur 12 p. 100 des sujets la branche droite de l'artère hépatique possède une origine isolée aberrante; elle naît de la mésentérique supérieure et gagne le lobe droit du foie, en cheminant à la face postérieure de la veine porte et du canal hépato-cholédoque. L'artère fait alors saillie sur la face postérieure de la paroi antérieure du canal de Winslow. D'autres fois, la branche aberrante, déjetée vers la droite, vient longer le bord libre du canal hépato-cholédoque; elle occupe alors le bord droit du ligament hépato-duodénal. Enfin, dans un petit nombre de cas (3 à 4 p. 100), l'hépatique commune se place, peu après son origine, en arrière du tronc porte. L'artère s'insinue ensuite entre la veine porte et le cholédoque, pour venir se terminer sur la face antérieure du pédicule (voy. fig. pp. 383 et 392).

Après avoir croisé le bord gauche de la veine porte, l'hépatique commune répond en arrière à la face antérieure de cette veine. Ce segment *anté-portal* de l'hépatique commune est ordinairement assez court, mesurant à peine 1 centimètre; il s'étend du bord gauche de la veine porte au milieu de sa face antérieure. Rappelons, en effet, que le plus souvent (74 p. 100) l'hépatique commune se termine à égale distance des bords latéraux du tronc porte (p. 433).

Beaucoup plus rarement les rapports sont plus étendus, l'hépatique commune venant se terminer devant le bord droit de la veine porte (8 p. 100) ou même au delà de ce bord (5 p. 100). Enfin, il est également peu fréquent de voir manquer le segment anté-portal, l'hépatique commune se terminant au niveau du bord gauche de la veine porte (13 p. 100).

2° **En haut.** — Par sa face supérieure, l'hépatique commune répond à l'extrémité inférieure du lobe de Spiegel. Le volume du lobe de Spiegel nous a semblé très variable, ce lobe descendant plus ou moins bas au-dessous de la face inférieure du foie. D'ordinaire, l'hépatique commune reste distante d'un travers de doigt environ, de l'extrémité inférieure du lobe, du moins lorsque le sujet est placé en lordose opératoire.

Nous tenons à faire remarquer que la position en lordose dorso-lombaire dans laquelle nous avons placé nos sujets, a justement pour effet de supprimer le contact qui doit exister le plus souvent entre l'extrémité inférieure du lobe de Spiegel et l'hépatique commune, lorsque le lobe gauche du foie n'est pas relevé et que le sujet est en simple décubitus dorsal. Dans ces conditions, en effet, il doit y avoir le plus souvent contact entre l'artère et le sommet du lobe de Spiegel. L'artère pourrait même déterminer la présence d'un sillon, comme Haller l'a signalé [93[f]] bien avant Henle.

Dans la moitié des cas (voy. p. 93), la grosse veine *coronaire stomachique* longe le bord supérieur de l'hépatique commune, pour aller se jeter dans le flanc gauche du tronc porte, immédiatement au-dessus du point où l'hépatique commune aborde le tronc porte. Nous avons déjà décrit cette veine à propos du tronc cœliaque (p. 93).

3° **En bas.** — Par sa face inférieure, l'hépatique commune entre en rapport plus ou moins intime avec le bord supérieur *du pancréas*. On sait que la terminaison du tronc cœliaque (ou l'origine de l'hépatique commune) se trouve toujours au voisinage immédiat du bord supérieur du pancréas (voy. p. 87).

D'autre part, l'hépatique commune se termine à un niveau variable par rapport au bord supérieur de la glande ; la distance entre les deux organes est en moyenne de 1 centimètre, mais elle peut varier de 0 à 20 millimètres (voy. p. 433).

Il résulte de ces faits que l'hépatique commune est *toujours au contact du bord supérieur* du pancréas, au niveau de son *origine*. Wiart a bien montré que la face postérieure de l'isthme pancréatique recouvrait d'ordinaire les portions initiales de l'hépatique et de la splénique, quel que soit le niveau où se divise le tronc cœliaque [201[h]]. Descomps fait également remarquer : que « c'est à son origine que l'hépatique commune est plus rapprochée du pancréas » [179[gg]].

Dans le reste de son trajet, l'hépatique commune se dégage ordinairement du bord supérieur de la glande, et s'en écarte de plus en plus à mesure qu'elle se rapproche de la veine porte. Finalement, au niveau de sa terminaison, l'hépatique commune se trouve ordinairement située à environ 1 *centimètre au-dessus du bord supérieur* du pancréas, à l'union de l'isthme avec la tête, c'est-à-dire au niveau de l'extrémité supérieure de l'*encoche duodénale* décrite par Wiart. Entre l'hépatique commune en haut, le bord supérieur de l'isthme pancréatique en bas, le tronc gastro-duodénal à droite, se trouve délimité un petit espace triangulaire hépato-duodéno-pancréatique (voy. les deux figures de Wiart, fig. 75 et fig. 76. Voy. également les belles planches publiées par Descomps, les préparations personnelles que nous avons reproduites dans nos observations).

Le fond de ce petit espace est constitué par la face antérieure du tronc porte et à gauche de celui-ci, sur un plan plus profond, par le flanc gauche de la veine cave inférieure et l'embouchure de la veine rénale gauche. Dans l'aire de ce petit triangle, on rencontre d'ordinaire un ou deux ganglions lymphatiques appartenant à la chaîne ganglionnaire satellite de l'artère hépatique (Cunéo ; voy. fig. 85, p. 491).

Assez souvent (40 p. 100), la grosse veine coronaire stomachique vient se jeter soit dans le tronc porte (20 p. 100), soit dans l'embouchure de la veine splénique (20 p. 100), après avoir traversé verticalement le triangle hépato-duodéno-pancréatique (voy. p. 93, fig. 30).

Telle est la disposition la plus fréquente (72 p. 100). Plus rarement, l'hépatique commune longe dans tout son trajet le bord supérieur du pancréas en restant à son contact (14 p. 100 ; voy. obs. 13, fig. 130).

Avec une égale fréquence, on peut voir l'hépatique commune recouverte, dans presque tout son trajet, par le bord supérieur de la glande. Il s'agit alors de sujets chez lesquels le tronc cœliaque présente une origine et un trajet rétro-pancréatiques (voy. obs. 11, fig. 128 ; obs. 23, fig. 138).

Quoi qu'il en soit, les rapports de l'hépatique commune avec le pancréas sont utiles à retenir à propos des interventions sur cette glande : pancréatectomies partielles ou duodéno-pancréatectomies. Les rapports que nous avons décrits correspondent à des sujets placés en lordose opératoire. Cette position, jointe à la réclinaison du foie, tend à augmenter l'écart normal existant entre l'hépatique commune et le pancréas. Ce serait là, peut-être, une raison de plus pour justifier l'emploi de la lordose au cours des interventions sur le pancréas.

Les rapports de l'hépatique commune avec le pancréas ont été étudiés spécialement par quelques anatomistes :

Fredet a nettement décrit et figuré la plicature du pancréas au cours du développement de ce viscère, en insistant sur le fait que cette plicature se produisait *sous la ligne de l'hépatique* (lisez : hépatique commune), et que l'isthme unissant la tête au corps du pancréas répondait à cette plicature. L'hépatique commune longe donc le bord supérieur de l'isthme pancréatique [291[c]].

Franz a conclu de l'étude de 28 sujets que l'artère hépatique présentait une grande régularité et qu'elle était toujours plus ou moins rapprochée, à son origine, du bord supérieur du pancréas [181].

Wiart est d'avis que la face postérieure de l'isthme pancréatique recouvre ordinairement les portions initiales de l'hépatique et de la splénique [201[h]]. Une figure de Merkel, sur la topographie du pancréas [112[d]] vient à l'appui de l'opinion de Wiart.

Ailleurs Merkel [112[c]]écrit que l'art. hépatique chemine au-dessus du bord supérieur du pancréas, plus ou moins près de ce bord et parallèlement à lui.

D'après Descomps [179[gg]] c'est à son origine que l'hépatique commune est plus rapprochée du pancréas ; le pancréas et l'artère hépatique commune sont distants de quelques millimètres (44 p. 100), ou bien entrent en contact plus

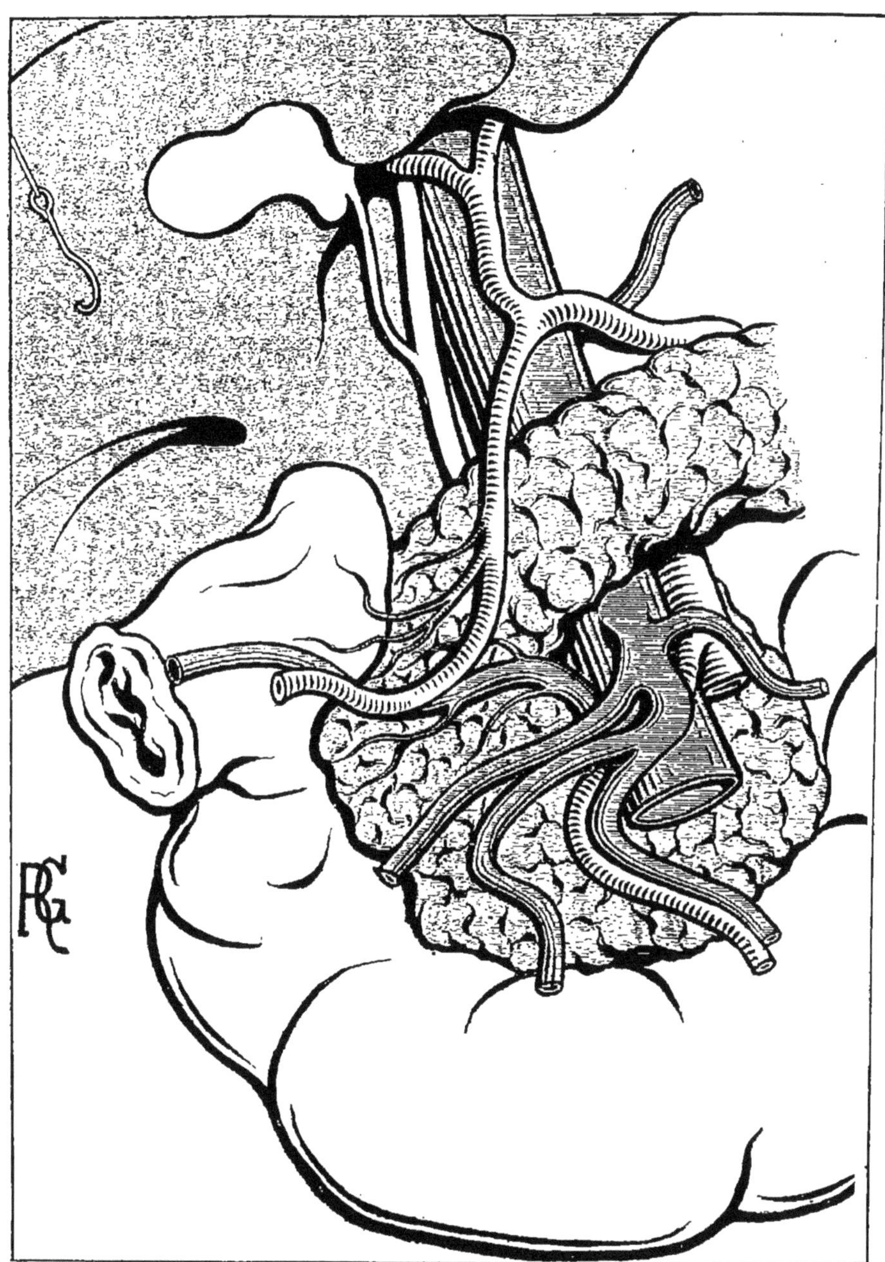

Fig. 75 (Wiart). — *Le pédicule hépatique et la tête du pancréas.* (Grandeur nature.)

La première portion du duodénum a été sectionnée au niveau du pylore et rabattue vers la droite. Remarquer le petit triangle formé par l'hépatique commune, le bord supérieur de l'isthme pancréatique, le tronc de la gastro-duodénale. En arrière de l'hépatique commune vient se jeter dans la veine porte la grosse veine coronaire stomachique.

ou moins étendu (38 p. 100); ou bien l'artère à son origine est recouverte par le pancréas (16 p. 100) ou bien enfin l'artère perfore le pancréas (2 p. 100).

Ces opinions variables suffisent à bien montrer que l'hépatique commune doit être considérée, en pratique, comme un vaisseau *para-pancréatique*. Toutefois, l'artère est enveloppée d'une gaine fibro-nerveuse excessivement résistante (plexus sympathique) qui la protégerait assez efficacement au cours des interventions sur la région, car à l'aide du bistouri cette gangue est assez pénible à disséquer.

4° **En avant.** — La face antérieure de l'hépatique commune est tapissée par le péritoine pariétal postérieur qui, du récessus supérieur passe dans le récessus inférieur de l'arrière-cavité. On sait que l'artère soulève ce feuillet péritonéal pour former ce que l'on appelle couramment la faux de l'artère hépatique. Ce terme est d'ailleurs impropre, car il s'agit en réalité d'une *simple saillie mousse*, d'un simple relief, nullement comparables à la faux de la coronaire stomachique. L'expression de *pli de l'artère hépatique* (Rogie) est beaucoup plus exacte ; l'hépatique commune forme, suivant Monguidi, *un gradin* qui soulève simplement le péritoine pariétal [113c]. Le pli de l'hépatique va se perdre à droite et en avant sur la première portion du duodénum et le bord supérieur de la tête pancréatique ; à gauche et en arrière ce pli péritonéal se continue, au niveau du tronc cœliaque, avec la corne inférieure ou droite (Jonnesco) de la faux de la coronaire. C'est à ces deux formations : simple pli de l'hépatique, faux de la coronaire, qu'on a donné le nom de ligament gastro-pancréatique (Huschke) ou de septum bursarum omentalium (Huschke et Bochdaleck junior, voy. p. 83).

L'hépatique commune est donc *intra-vestibulaire* dans toute son étendue, fait sur lequel ont récemment insisté Jeanbrau et Riche (voy. p. 438). C'est également l'avis de P. Descomps. Toutefois, il faut rappeler qu'au niveau de son origine, l'artère est toujours plus ou moins recouverte par le bord supérieur du pancréas (Wiart), et que parfois (14 p. 100), le bord supérieur de la glande recouvre l'artère dans la plus grande partie de son trajet.

En avant et d'une façon médiate, l'hépatique commune répond au petit épiploon (pars flaccida) juste au-dessus du canal duodéno-pylorique (canal pylorique et segment mobile de la première portion du duodénum). Ce rapport nous semble assez *fixe* pour qu'on puisse l'utiliser comme point de repère dans la découverte de l'hépatique commune. En effet, après effondrement du petit épiploon sur une hauteur de 2 ou 3 centimètres juste au-dessus du canal duodéno-pylorique, le doigt introduit à travers cette brèche rencontre toujours dans la profondeur la saillie du segment vestibulaire de l'artère hépatique, que ce segment soit libre ou qu'il soit plus ou moins recouvert par le bord supérieur du pancréas.

Au niveau de sa *terminaison*, l'hépatique commune répond en avant à la partie supérieure de la face postérieure du duodénum, dans la zone intermédiaire à la portion mobile et à la portion fixe ou adhérente du duodénum (60 p. 100) ; ou bien l'artère se termine juste au-dessus de la portion adhérente (40 p. 100). La terminaison de l'hépatique commune est donc *rétro-duodénale* le plus souvent ; plus rarement elle est *sus-duodénale*.

Au niveau de sa terminaison, l'hépatique commune est ordinairement croisée en avant par l'artère pylorique et par sa veine satellite (52 p. 100), très rarement par la veine seule (40 p. 100) (voy. Artère pylorique).

Nous avons déjà signalé les rapports de la terminaison de l'hépatique commune avec la veine porte (voy. plus haut p. 447).

Nous terminerons cette étude en indiquant les rapports *avec les voies biliaires*. Le plus souvent l'artère reste entièrement à gauche de l'origine du canal cholédoque, à une distance variant de 5 à 10 millimètres (62 p. 100). L'hépatique commune est alors séparée du cholédoque par la moitié gauche du tronc porte dont le volume est toujours très important sur le vivant (18 à 20 millimètres de diamètre).

L'écart entre le cholédoque et l'hépatique commune est parfois plus grand, pouvant atteindre 15 et 25 millimètres (14 p. 100). L'hépatique commune se termine alors au voisinage du bord gauche de la veine porte.

L'écart peut être minime ou nul (0 à 3 millimètres, il y a alors contact entre la terminaison de l'artère et le cholédoque (14 p. 100). Parfois même l'artère se termine devant la face antérieure du cholédoque (10 p. 100). Dans ces deux derniers cas, l'hépatique commune se termine au-devant ou même à droite du flanc droit de la veine porte.

Ces chiffres s'appliquent à la situation normale. Il est bien certain que dans les cas de dilatation des voies biliaires, le contact entre l'hépatique commune et le cholédoque doit être encore plus intime. C'est un détail à retenir au cours de la libération du cholédoque. Il est vrai que l'artère est toujours facile à sentir et par suite à éviter.

Les rapports de l'hépatique commune avec le canal pyloro-duodénal sont décrits d'une façon variable par les auteurs, sans doute parce que la situation de ce segment du tube digestif est susceptible elle-même de varier un peu suivant que l'estomac est vide, rétracté, moyennement distendu ou ptosé. De même la position arquée du sujet a pour résultat d'abaisser en masse le canal duodéno-pylorique. Ainsi s'explique la divergence des opinions émises sur cette question. D'après Monguidi, l'hépatique commune reste distante de 3 à 5 centimètres du pylore (examen de 12 sujets [113c]). Pour His et Spalteholz, l'hépatique commune est en rapport avec la face postérieure du segment pylorique de l'estomac [159a]. D'après Quain, l'artère répond au bord supérieur du pylore [124], opinion voisine de la nôtre. Pour Budde [212a], le point terminal de l'hépatique commune se trouve ordinairement situé derrière l'origine du duo-

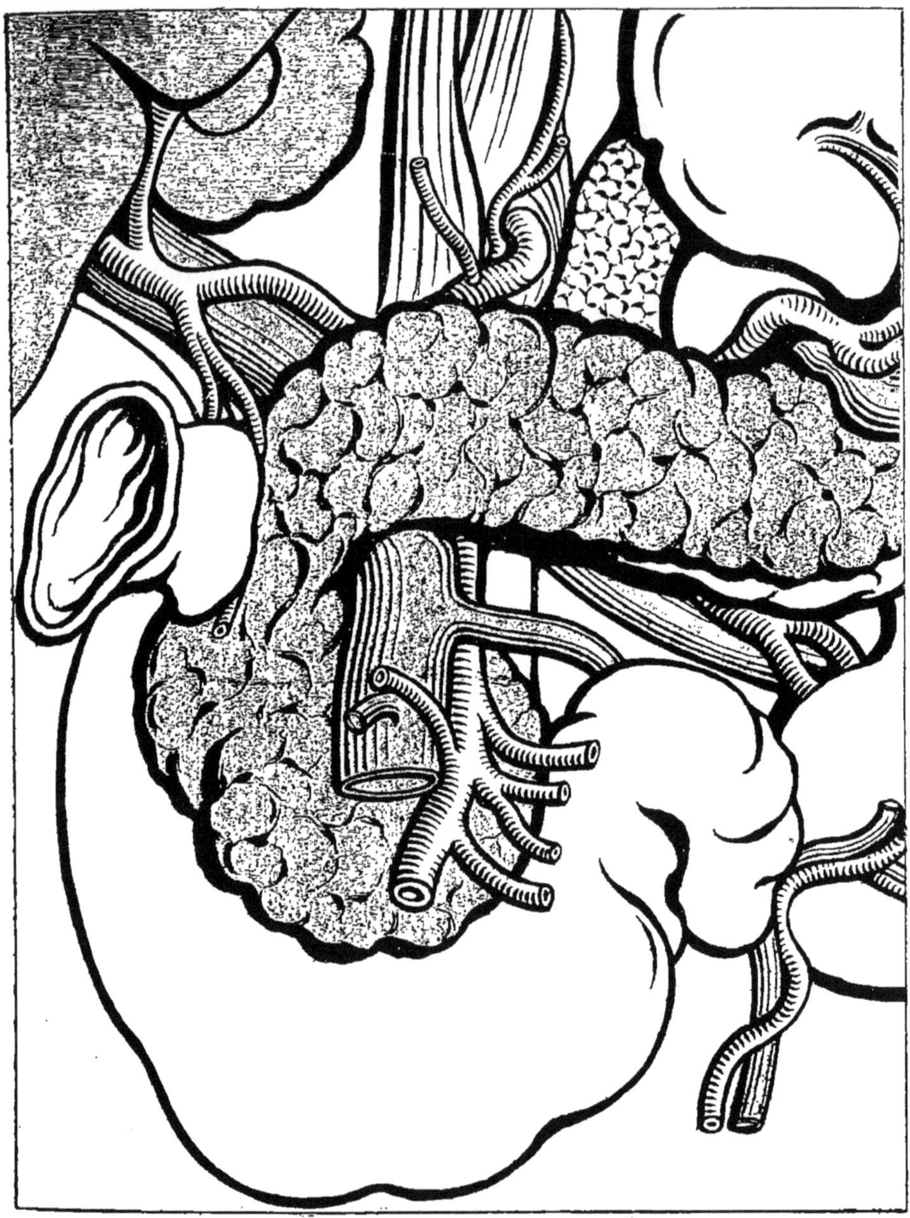

FIG. 76 (d'après WIART). — *Le pédicule du foie et la région duodéno-pancréatique.* (Grandeur nature.)

L'estomac a été enlevé. La première portion du duodénum a été sectionnée au niveau du pylore, puis on l'a rabattue vers la droite. Le mésocôlon transverse et le mésentère ont été enlevés. A la partie droite et supérieure de la figure on aperçoit une portion du foie. A la partie gauche et supérieure on voit une partie de la rate et des vaisseaux spléniques. A gauche de l'angle duodéno-jéjunal on aperçoit le pôle inférieur du rein gauche.

Noter le trajet normal *très oblique* du tronc porte, les dimensions normales *restreintes* de l'hépatique propre, la situation de cette artère au niveau de l'axe médian longitudinal de la veine porte.

dénum. Pour Jonnesco [185g] et Sousloff [262m], ce point terminal répond au bord supérieur de la première portion du duodénum.

D'après Descomps, la terminaison artérielle [179hh] peut se faire au dessus de la première portion du duodénum, à 15 ou 25 millimètres (48 p. 100); ou bien elle est très rapprochée du bord intestinal (32 p. 100) ; ou bien elle est au contact ou couchée derrière lui (20 p. 100). Toutefois, comme le fait remarquer Descomps, ces chiffres s'appliquent à la disposition cadavérique : « la dissection, la réclinaison du foie, celle du duodénum, accentuant l'écart entre l'artère et le duodénum. » Il nous a semblé *qu'en pratique* on doit considérer que la terminaison de l'hépatique commune se fait *toujours au voisinage du bord supérieur du duodénum* (à la limite du segment mobile et du segment fixe ou adhérent de la première portion du duodénum). D'ailleurs, il n'est pas possible de donner des chiffres précis, en raison des variations de situation du segment duodéno-pylorique.

Descomps a également cherché à préciser les rapports de la terminaison de l'hépatique commune avec les voies biliaires [179ii]. Les chiffres de cet auteur diffèrent assez sensiblement de ceux que nous avons obtenus. Sur tous nos sujets la veine porte, la veine cave inférieure et le plus souvent les voies biliaires étaient injectées. Au contraire, Descomps a pratiqué ses mensurations sur des sujets non injectés. Peut-être est-ce là un des motifs de la divergence des résultats. D'après Descomps, il peut y avoir une distance notable entre l'artère et les voies biliaires, soit 15 à 25 millimètres (42 p. 100) ; ou bien la distance est moindre, 5 à 15 millimètres (26 p. 100) ; ou bien elle est réduite et il y a presque contact (18 p. 100) ; ou bien enfin l'hépatique commune se termine au-devant des voies biliaires (14 p. 100).

Tels sont les rapports que présente l'hépatique commune dans la presque totalité des cas, c'est-à-dire chaque fois qu'elle naît du tronc cœliaque (soit 93 à 94 p. 100), ou directement de l'aorte (1 p. 100).

Très rarement on voit l'hépatique commune cheminer à la face *postérieure* du pancréas et du tronc porte. Il s'agit alors d'une hépatique commune naissant de la mésentérique supérieure, anomalie que nous avons déjà longuement décrite (voy. p. 392). A titre exceptionnel, l'hépatique commune née du tronc cœliaque pourrait occuper une situation rétro-portale ; c'est une anomalie rarissime (voy. Anomalies de l'artère hépatique).

## II° Hépatique propre, ou portion ascendante de l'artère hépatique.

Ce segment n'existe que dans les deux tiers des cas environ (60 p. 100, voy. p. 421). Il entre en rapport avec deux organes principaux : la veine porte et les voies biliaires.

1° **Avec la veine porte.** — L'artère hépatique propre chemine au-devant de la veine porte, en contact immédiat avec elle. L'artère monte ordinairement à égale distance des deux bords latéraux de la veine, un peu plus rapprochée toutefois du bord gauche que du bord droit. L'hépatique propre est donc entièrement inscrite dans l'aire représentée par la face antérieure du tronc porte. C'est du moins la disposition de beaucoup la plus fréquente (46 fois sur 60).

Parfois l'hépatique propre présente une forme sinueuse (6 fois sur 60) ; elle décrit alors une courbe à convexité inférieure et droite qui peut alors empiéter sur le bord droit de la veine porte et même le dépasser (voy. obs. 4 et fig. 121 ; obs. 7, fig. 124).

Plus rarement l'hépatique propre déborde la veine très légèrement à gauche (4 fois sur 60) (voy. obs. 8, fig. 125).

Enfin, dans un petit nombre de cas (environ 4 p. 100) l'hépatique propre présente un trajet très particulier, s'insinuant entre le flanc droit du tronc porte et le flanc gauche du canal hépato-cholédoque. Il s'agit alors de cette anomalie dans laquelle l'artère hépatique commune naît du tronc de la mésentérique supérieure (voy. p. 392 et fig. 57; voy. également obs. 14, fig. 131).

Déjà autrefois Haller avait décrit l'hépatique propre comme cheminant *au-devant* du tronc porte. Retterer a de nouveau insisté sur la situation de l'hépatique propre au niveau de la *face ventrale* de la veine porte (voy. p. 428). Poirier, Sousloff, Rossi et Cova, Descomps, ont adopté l'opinion de Retterer. D'ailleurs sur toutes les bonnes figures, l'hépatique propre est représentée avec sa situation ventrale, par rapport à la veine porte, l'artère répondant presque toujours à l'axe médian longitudinal antérieur de la veine. (Voy. dans cette thèse les planches d'Eustache, fig. 10 et 11, pp. 38 et 39; celle de Haller, fig. 14, p. 42; celle de Farabeuf, fig. 74, p. 440; celles de Wiart, fig. 75 et 76. Voyez aussi les figures données par Retterer dans son étude sur l'artère hépatique [256] ; par Fredet dans son article sur le péritoine [291] ; par Wiart dans sa thèse [202]; par Jeanbrau et Riche dans la *Revue de Chirurgie* [296]; par Merkel [112[a]] ; voyez enfin les figures annexées à nos observations 1 à 29.)

On s'explique mal l'opinion de Cruveilhier [73[d]] et de Paulet [119] pour qui l'hépatique propre chemine « ... *en arrière* de la veine porte et du cholédoque ». Dans un travail récent, Piquand [253] admet que l'artère monte en avant et *à gauche* du tronc de la veine porte, opinion déjà exprimée autrefois par Bertrandi [66]. Luschka va plus loin ; d'après lui, l'artère chemine *à gauche* du tronc porte [170[c]]. Il est étonnant que Budde ait réédité cette opinion dans un mémoire récent très documenté. Budde écrit en effet [212[c]] : « ... la veine porte remplit l'espace compris entre le cholédoque et l'hépatique propre, en atteignant par ses bords latéraux chacun de ces deux organes... » Personnellement, nous avons vu une seule fois l'hépatique propre monter à gauche du tronc porte, pendant tout son trajet (obs. 15, fig. 132) ; 4 fois sur 60, l'artère débordait légèrement à gauche la veine porte seulement au niveau de son origine, dans 3 cas, et une fois au niveau de sa terminaison (obs. 8, fig. 125). Les descriptions de Luschka, de Budde et de Piquand s'appliquent sans doute à des sujets sur lesquels la veine porte n'avait pas été injectée. La veine est alors réduite à des dimensions moitié moindres de celles qu'elle possède dès qu'on l'injecte même sous faible pression. Lorsqu'on donne, en effet, à la veine porte l'important volume qu'elle présente sur le vivant, il est de règle de voir l'hépatique propre occuper la *partie médiane* ou tout au plus la moitié gauche de la *face antérieure* de la veine porte, comme l'a montré Retterer. D'ailleurs Descomps est arrivé sur ce point à des conclusions se rapprochant beaucoup des nôtres. Toutefois, cet auteur n'ayant pas injecté la veine porte, l'artère lui a semblé cheminer assez souvent auprès du bord gauche de la veine : l'artère répond au milieu de la face ventrale de la veine (52 p. 100); elle est rapprochée du bord gauche, le débordant même parfois (36 p. 100) ; elle est rapprochée du bord droit (12 p. 100) [179$^{bis}$]. D'ailleurs, sur les 50 planches représentant les sujets étudiés par Descomps, pas une seule fois l'hépatique propre n'est figurée avec une situation débordant à gauche le tronc porte, dans tout son parcours.

Nous pensons donc que dans les cas où l'hépatique propre chemine nettement à gauche du tronc porte, c'est : *a*) soit par suite d'une disposition *artificielle* due à ce que le tronc porte réduit à un volume insignifiant, n'a pas été injecté ; il devait en être ainsi certainement dans un cas de Baumgartner (obs. 5, fig. 122) ; de même sur un cas figuré par Henle [97] ainsi que sur une figure de Cunningham [75] ; *b*) soit par suite d'une *anomalie rare* parfaitement négligeable en pratique. C'est ainsi que dans un cas décrit et figuré par B.-J. Béraud [147] dans son bel Atlas, la gastro-duodénale naissait isolément et directement du tronc de la mésentérique supérieure ; le tronc de l'artère hépatique était rectiligne et déjeté à gauche de la veine porte. Une seule fois nous avons vu l'hépatique propre monter nettement à gauche du tronc porte. Il s'agissait d'une hépatique-mésentérique à trajet très anormal (obs. 15, fig. 132).

2° **Avec les voies biliaires.** — L'hépatique propre chemine dans le ligament hépato-duodénal sur un plan *toujours nettement antérieur* à celui du canal hépato-cholédoque. Ce fait est facile à constater sur tous les sujets dont on injecte au préalable la veine porte.

L'hépatique propre mesurant en moyenne 10 à 20 millimètres, *ne répond qu'à un court segment des voies biliaires*, contrairement à l'opinion de la plupart des classiques d'après qui l'hépatique propre occuperait à peu près toute la hauteur du ligament hépato-duodénal. L'artère monte à gauche de l'*origine du cholédoque* et de la *terminaison du canal hépatique*, restant ordinairement distante d'un demi à un centimètre des canaux biliaires. (40 fois sur 60; voy. obs. 1, 3, 6 et fig. 118, 120, 123). Parfois l'intervalle est minime ou nul; l'artère est alors *au contact* du canal hépato-cholédoque (10 fois sur 60; voy. obs. 7, fig. 124), ou même elle décrit une courbure initiale (hépatique sinueuse, 4 fois sur 60), qui vient se placer au-devant du canal. Rarement, l'intervalle est plus grand, atteignent 15 à 20 millimètres (4 fois sur 60; obs. 2 et 8, et fig. 119 et 125).

Rappelons que dans 40 p. 100 des cas environ, l'hépatique propre est absente, en tant que segment distinct du tronc de l'artère hépatique (voy

p. 421). Tantôt l'hépatique propre manque par suite de la bifurcation précoce du tronc de l'hépatique commune (artère hépatique *en bouquet*, 20 p. 100; voy. p. 418 et fig. 65; voy. encore nos observations 9 à 13 et les figures 126 à 130). Dans les cas de ce genre, le canal hépato-cholédoque se met en rapport avec les deux branches de bifurcation destinées au lobe droit et au lobe gauche. C'est alors la branche terminale *droite* qui se met en rapport plus ou moins intime avec le canal hépato-cholédoque (voy. pour plus de détails, le chapitre consacré aux branches terminales de l'artère hépatique). Tantôt l'hépatique propre manque par suite du dédoublement complet de l'artère hépatique (20 p. 100; voy. p. 419 et fig. 66, 67; voy. également les observations 16 à 29 et les figures annexées à ces observations). Les rapports varient suivant que le dédoublement est constitué par l'origine aberrante de la branche terminale *droite* (obs. 16 à 21, et fig. 133 à 136) ou au contraire de la branche terminale *gauche* (obs. 22 à 29 et fig. 137 à 143).

Rappelons enfin que parfois (environ 4 p. 100) l'hépatique propre s'insinue entre le canal hépato-cholédoque et le flanc droit de la veine porte. Il s'agit alors de cette anomalie dans laquelle l'hépatique *commune* naît du tronc de la mésentérique supérieure (voy. p. 417 et fig. 64; voy. également obs. 14 et fig. 131).

Les rapports que nous venons de décrire correspondent à l'anatomie *normale*. Il est bien évident que les connexions entre l'artère et les voies biliaires doivent être plus intimes lorsque les voies biliaires sont dilatées. Toutefois l'artère toujours facile à sentir sera facilement évitée au cours de l'incision du canal hépato-cholédoque, si de parti pris, on incise toujours le canal en un point où l'on ne sent pas de pulsations artérielles.

Dans tout son parcours, l'hépatique propre est enveloppée d'une solide gaine nerveuse (plexus sympathique). Exceptionnellement, on trouve un ou deux ganglions lymphatiques strictement satellites de l'hépatique propre (chaîne hépatique de Cunéo et Poirier). Par contre, il existe d'ordinaire deux ou trois ganglions importants (chaîne ganglionnaire du cystique et du cholédoque de Cunéo et Poirier) dont l'un, à peu près constant, siège au niveau du confluent du canal cystique et du canal hépatique (Quénu), tandis que les autres sont placés le long du bord droit ou sur la face postérieure du cholédoque (Cunéo et Poirier). Sans que nous puissions en donner la cause, nous avons noté sur un assez grand nombre des sujets examinés par nous, que ces ganglions étaient de fort volume, formant une gangue épaisse et irrégulière englobant le cholédoque sus-pancréatique et venant empiéter en avant jusque sur la veine porte et l'hépatique propre. Il s'agissait plusieurs fois de sujets très cachectiques avec tuberculose pulmonaire.

L'art. hépatique propre entre en rapports variables avec l'artère et la veine pyloriques. (Voy. la description de ces vaisseaux ainsi que les figures 118 à 143.) Nous montrerons que l'artère pylorique naît presque toujours soit du *tronc* de l'hépatique propre, soit de la *branche terminale gauche* de l'artère hépatique. Quelle que soit son origine, l'*artère pylorique* descend d'abord accolée plus ou moins intimement à la *face antérieure* ou au *versant gauche* de l'hépatique propre.

La *veine pylorique* se termine le plus souvent, soit dans la branche terminale *gauche* de la veine porte, ou un peu plus rarement dans le *flanc gauche* du tronc porte, à sa partie moyenne, — soit dans le *flanc droit* du tronc porte, à sa partie moyenne. Dans le *premier* cas, la veine pylorique se met ordinairement en rapport avec l'hépatique propre, de la même manière que l'artère pylorique. Dans le second cas, la veine pylorique reste à droite de l'hépatique propre. De toutes façons et dans la plupart des cas, il faudrait s'attendre à rencontrer la veine et l'artère pylorique au voisinage ou au contact de l'hépatique propre, si l'on voulait découvrir cette artère et la dénuder. (Pour plus de détails, voyez le chapitre consacré à l'étude de l'artère pylorique.)

On ne trouve aucun renseignement précis sur les rapports de l'hépatique propre avec les voies biliaires, dans les ouvrages classiques. La plupart des auteurs admettent que l'artère hépatique est en rapport avec le cholédoque (Sappey, Cruveilhier, Testut, Merkel, etc.) En réalité, l'hépatique propre ne répond qu'à l'*origine* du cholédoque ; elle monte à gauche de la moitié inférieure du *canal hépatique* (voy. fig. 75 et 76 ; voy. également les figures de nos observations).

D'ailleurs, cette question n'a été étudiée avec précision que par Descomps [179ec]. D'après cet auteur, l'artère répond au canal hépatique ; le plus souvent les deux organes sont séparés par un intervalle de 10 à 25 millimètres (66 p. 100); parfois l'intervalle n'est que de 3 à 8 millimètres (22 p. 100) ; rarement il y a contact complet et étendu, l'artère pouvant même se placer au-devant du conduit (12 p. 100). Tous ces chiffres ne sont que relatifs, car tout d'abord, d'après Descomps, l'hépatique propre est très réduite ou manque complètement dans 14 p. 100 des cas. De plus, dans 26 p. 100 des cas relatés par cet auteur, il existait une artère hépatique dédoublée. Or, quand cette disposition existe il n'y a pas d'hépatique propre, le plus souvent, comme nous l'avons déjà indiqué.

Ces corrections étant faites, on constate que les résultats obtenus par Pierre Descomps ne diffèrent pas sensiblement des nôtres. Des recherches de cet auteur et de nos recherches personnelles on doit conclure d'une façon générale que l'hépatique propre répond surtout au canal hépatique ; que les deux organes sont ordinairement distants d'environ 1 centimètre ; qu'avec une fréquence moyenne il peut y avoir contact entre l'artère et le canal et que dans un petit nombre de cas l'artère chevauche le canal. *En pratique*, si l'on avait à effectuer soit la résection d'un segment du canal hépato-cholédoque (cancer de ce canal) soit l'isolement complet de ce canal pour l'anastomoser au duodénum ou à l'estomac (hépatico-duodénostomie, hépatico-gastrostomie, etc.), il serait prudent de se rappeler la contiguïté possible entre le canal et l'hépatique propre.

Cette artère étant reconnue de parti pris, on devra s'attacher à l'isoler du canal afin d'éviter de la blesser, de la même manière qu'on aura isolé du canal le flanc droit de la veine porte.

## § 9. — Ramification générale de l'artère hépatique.

Le mode de naissance des branches de l'artère hépatique est sujet à pas mal de variations (p. 415). Toutefois, dans la plus grande partie des cas (fig. 77), l'hépatique possédant deux segments *distincts* : hépatique *commune* et hépatique *propre*, voici comment naissent les branches de l'artère :

**L'hépatique commune** fournit comme petites collatérales :

1° Quelques petits *rameaux ganglionnaires et épiploïques* innommés destinés aux ganglions lymphatiques satellites de l'hépatique commune et aux feuillets du ligament hépato-duodénal;

2° Quelques petits rameaux *pancréatiques* dont l'un d'eux constitue souvent une branche importante, *branche pancréatique*.

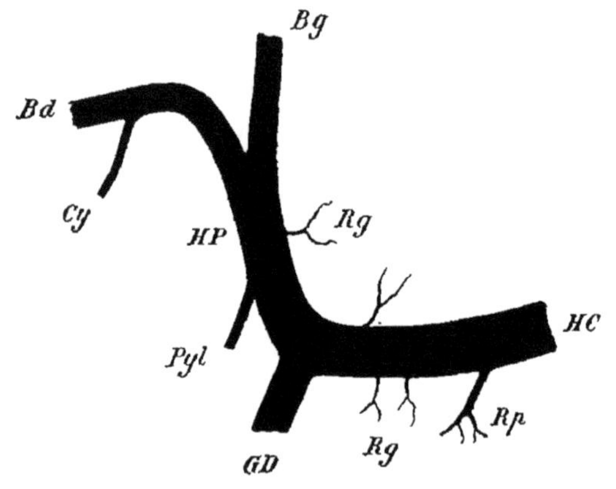


FIG. 77. — *Mode de ramification ordinaire de l'artère hépatique* (type classique).

HC, hépatique commune avec : Rp, rameau pancréatique; Rg, ramuscules ganglionnaires.
GD, gastro-duodénale.
HP, hépatique propre avec : Pyl, art. pylorique; Bd, branche terminale droite donnant la cystique (Cy); Bg, branche terminale gauche.

Ces rameaux collatéraux étant émis, l'hépatique commune se termine *par bifurcation* en hépatique propre et gastro-duodénale.

**L'hépatique propre** fournit :

1° Très souvent l'*artère pylorique* (44 p. 100);

2° Assez souvent quelques petits *rameaux duodénaux supérieurs*;

3° Quelques petits rameaux ganglionnaires à peu près constants.

Puis elle se divise en deux *branches terminales* destinées l'une au foie droit, l'autre au foie gauche.

La branche terminale *droite* donne constamment l'artère *cystique*.

La branche terminale *gauche* donne souvent l'artère pylorique (36 p. 100).

Ce mode de ramescence de l'artère hépatique se rencontre dans environ 55 à 60 p. 100 des cas. Sur le restant des sujets, on rencontre presque toujours une des deux dispositions suivantes :

1° Artère hépatique *dépourvue de son segment ascendant* ou *hépatique propre* (p. 418 et fig. 77 *bis*). Dans ces cas, l'hépatique *commune* se termine par un bouquet de trois branches : gastro-duodénale, branche terminale droite, branche terminale gauche, la pylorique pouvant constituer une quatrième branche dans le bouquet terminal (20 p. 100).

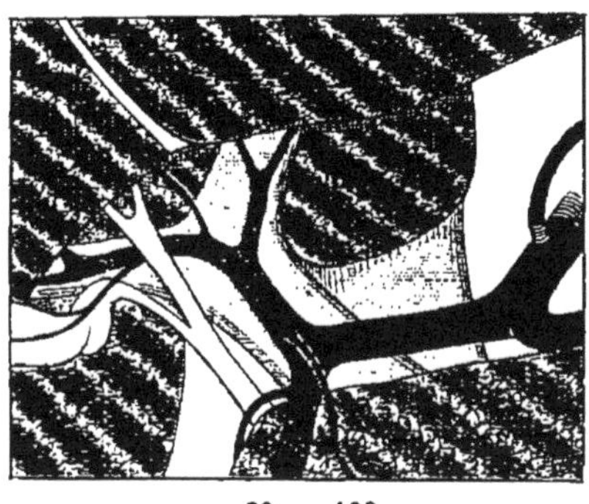

60 p. 100.

Ramescence de l'artère hépatique à *type classique*.

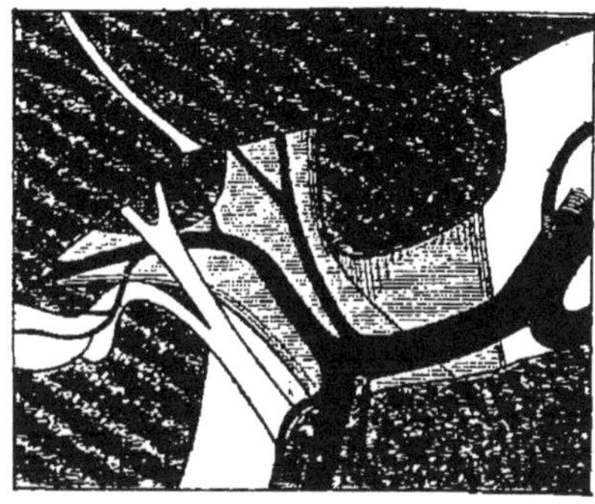

20 p. 100.

Ramescence de l'artère hépatique à *type en bouquet*, c'est-à-dire dépourvue de son segment ascendant ou hépatique propre.

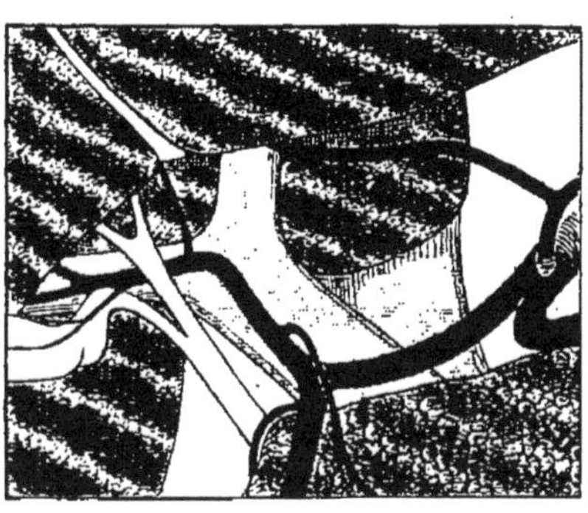

10 p. 100.

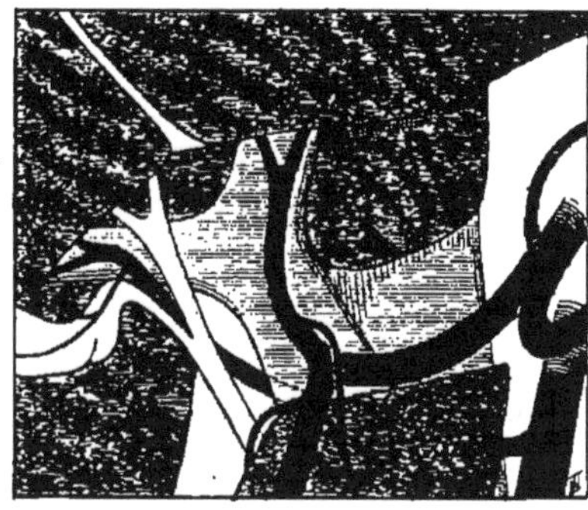

10 p. 100.

Ramescence de l'artère hépatique à *type dédoublé* (dédoublement complet). Il y a origine aberrante totale d'une des deux branches terminales, sous forme d'une hépatique complémentaire envoyée soit par la coronaire stomachique (environ 10 p. 100), soit par la mésentérique supérieure (environ 10 p. 100).

FIG. 77 *bis*. — *Les principaux modes de ramescence de l'artère hépatique.*

2° *Artère hépatique complètement dédoublée*, par suite de *l'origine aberrante totale d'une des deux branches terminales*, la *droite* ou la *gauche*, sous forme d'hépatique complémentaire droite ou gauche. Dans ces cas, l'hépatique *commune* se termine en donnant la gastro-duodénale et une des deux branches hépatiques terminales, la droite ou la gauche (20 p. 100).

# CHAPITRE II

## LES BRANCHES COLLATÉRALES DU TRONC DE L'ARTÈRE HÉPATIQUE

---

Comme *branches collatérales* du *tronc* de l'artère hépatique, nous étudierons successivement :

I° Les *ramuscules ganglionnaires et épiploïques*, fournis par l'hépatique commune et par l'hépatique propre.

II° Les *rameaux pancréatiques*, fournis par l'hépatique commune.

III° Les *rameaux duodénaux supérieurs*, fournis par le tronc de l'hépatique ou par une des branches collatérales ou terminales.

IV° L'*artère gastro-duodénale*.

V° L'*artère pylorique*.

L'*artère cystique* n'est pas une collatérale du *tronc* de l'hépatique, mais bien une collatérale constamment fournie par la *branche terminale droite*. La cystique sera étudiée avec cette dernière branche.

### § 1. — Ramuscules ganglionnaires et épiploïques.

Tout le long de son trajet l'artère hépatique envoie des petits rameaux variables en nombre et comme origine, divisibles en deux groupes :

1° Les uns se rendent *aux ganglions lymphatiques*, satellites de l'artère hépatique et des conduits cystique et cholédoque. (Voy. fig. 85.)

Ordinairement ce sont de fins ramuscules qu'on ne peut mettre en évidence qu'à l'aide d'injections fines et très bien réussies. Cependant sur plusieurs de nos sujets dont les ganglions lymphatiques étaient sensiblement augmentés de volume au niveau de l'artère hépatique et des voies biliaires, les rameaux artériels (et veineux) destinés à ces ganglions formaient de petits troncs d'un diamètre égal ou même supérieur à celui de l'artère pylorique. Il s'agissait le plus souvent de sujets tuberculeux pulmonaires. L'ablation de tels ganglions hypertrophiés se serait accompagnée d'hémorragies assez importantes pour nécessiter des ligatures spéciales.

2° Les autres se rendent aux *feuillets du ligament hépato-duodénal* et du pli de l'artère hépatique, ainsi qu'aux parois des vaisseaux sanguins et des canaux biliaires qui sont inclus dans ces feuillets (artère hépatique, veine porte, voies biliaires).

Les rameaux destinés aux ganglions, au petit épiploon et aux voies biliaires ont été vus et décrits par Haller, pour la première fois [93r].

## § 2. — Ramuscules pancréatiques et artère pancréatique supérieure gauche.

L'artère hépatique fournit d'une façon *constante* des ramuscules qui se rendent *au bord supérieur du pancréas*, au voisinage de l'isthme et de l'encoche duodénale. Ce sont de simples ramuscules qui naissent de la portion transversale de l'artère hépatique (hépatique commune). Seules les injections très fines peuvent mettre en évidence ces fins rameaux qui, pratiquement, vu leurs dimensions capillaires, sont négligeables.

Dans le quart des cas (25 p. 100), un de ces ramuscules acquiert un calibre *notable* surpassant presque toujours celui de l'artère pylorique ; c'est donc une assez forte collatérale (calibre : 1 à 3 millimètres) ; elle a été décrite autrefois par Haller sous les noms de *pancreatica magna* ou *pancreatica suprema* (voy. p. 120 et p. 232). Cette pancréatique nous est toujours apparue comme branche unique naissant de l'hépatique commune *tout près de son origine*, c'est-à-dire tout près de la *terminaison du tronc cœliaque*. (Voy. fig. 77 et 82; voy. également observations 1, 5, 7, 15, 26, 28, 29, et figures 118, 122, 124, 132, 140, 142, 143.) Quand elle existe en tant que branche fournie par l'hépatique commune, elle constitue toujours la première collatérale importante de l'artère hépatique. La pancreatica magna de Haller descend derrière le corps du pancréas, au voisinage de l'isthme. Arrivée au niveau du bord inférieur de l'isthme, elle se recourbe à droite et aborde la face *antérieure* de la tête du pancréas, à la partie moyenne de sa hauteur. Après un court trajet à peu près transversal vers la droite, cette artère va s'anastomoser à plein canal avec une branche transversale venue de la gastro-duodénale ou d'une de ses deux branches de bifurcation (gastro-épiploïque droite, pancréatico-duodénale inférieure droite).

Ainsi se trouve formée une *petite arcade artérielle pré-pancréatique* située à mi-hauteur de la face *antérieure* de la tête pancréatique. De l'extrémité gauche de cette arcade se détache une branche qui se porte transversalement à gauche tout le long de la face inférieure du *corps* pancréatique jusqu'au voisinage de la queue. Cette longue branche a été parfois décrite sous le nom de *pancréatique transverse* (voy. gastro-duodénale).

La pancreatica magna de Haller est une artère pancréatique *à peu près constante*, comme nous l'avons déjà signalé (voy. p. 120). Mais elle présente une origine variable. D'après nos recherches, elle naît le plus souvent du tronc de l'artère *splénique*, tout près de son origine (50 p. 100) ; assez souvent la pancreatica magna provient de l'*hépatique commune* (25 p. 100), ou du tronc de la *mésentérique supérieure* (18 à 20 p. 100), plus rarement elle naît directement du *tronc cœliaque* (6 à 7 p. 100). On voit, en résumé, que la pancréatique de Haller naît toujours aux alentours de la *terminaison* du tronc cœliaque : portions initiales de la splénique ou de l'hépatique, portion initiale de la mésentérique supérieure, terminaison du tronc cœliaque.

La *pancreatica magna*, artère pancréatique à peu près constante, d'un calibre ordinairement supérieur à celui de la pylorique, mérite donc de reprendre dans les descriptions angéiologiques la place que Haller lui avait donnée. Nous proposons de l'appeler *artère pancréatique supérieure gauche* (afin de bien la distinguer de la pancréatico-duodénale inférieure gauche, branche de la mésentérique supérieure, la seule décrite par les classiques). Occupant la partie moyenne du pancréas, c'est-à-dire la région de l'isthme, on pourrait encore l'appeler *pancréatique moyenne* (Theile), ou *pancréatique isthmique*.

La pancréatique de Haller contribue à former la *seule arcade artérielle* qui occupe la *face antérieure de la tête pancréatique*. Wiart a définitivement établi, en effet, que les deux arcades pancréatico-duodénales classiques étaient *toutes deux situées à la face postérieure de la tête pancréatique*. C'est un point sur lequel nous reviendrons à propos des branches de la gastro-duodénale (voy. plus loin : Branches de la gastro-duodénale).

L'existence de rameaux pancréatiques nés directement du tronc de l'hépatique a été signalée par de nombreux anatomistes après Haller.

En parcourant les divers ouvrages d'anatomie de Haller, on constate que cet auteur admettait l'existence possible : 1° de petits rameaux pancréatiques ; 2° d'une artère pancréatique ou « pancreatica magna », toutes ces branches émanant de la portion transversale ou hépatique commune.

Après Haller, l'existence de ces rameaux pancréatiques a été admise et décrite par les uns, passée sous silence par les autres. Murray et Marjolin ont à peu près reproduit à la lettre le texte de Haller.

Boyer, Sabatier, Cruveilhier, Sappey, Luschka, Testut ne mentionnent pas ces rameaux. Theile, au contraire, est d'avis : « qu'on peut considérer comme constantes les artères pancréatiques moyennes (*pancreaticæ mediæ*), attendu qu'elles ne manquent jamais. Il y en a tantôt une seule, tantôt plusieurs... Elles naissent de l'hépatique commune... » [138c]. Henle décrit comme premières branches de l'artère hépatique deux petits rameaux qui vont au pancréas [98c]. Poirier et Merkel mentionnent de petits rameaux nés directement du tronc hépatique pour se porter au pancréas. Macalister décrit une petite artère pancréatique, née du tronc de l'hépatique [245]. Bonamy, Beau, Broca signalent l'existence possible « d'une ou de deux artères pancréatiques antérieures » naissant directement du tronc hépatique près de son origine [149]. Leriche décrit comme premières branches de l'artère hépatique quelques petits rameaux pancréatiques [188[d]]. Rossi et Cova ont examiné 94 sujets. Avec une très grande fréquence ils ont constaté l'existence de rameaux tout à fait grêles nés de l'hépatique commune. Ces rameaux cheminaient dans le mésogastre postérieur, soudés à la paroi abdominale postérieure. Dans 22 cas il existait des rameaux pancréatiques de volume notable. D'autre part, Rossi et Cova ont trouvé une artère pancréatique supérieure provenant du tronc cœliaque dans 7 p. 100 des cas [191[m], 192[w]]. D'après Descomps [179[n], 179[kk], 179[ll]], l'hépatique commune fournit des ramuscules pancréatiques et dans 8 p. 100 une forte branche pancréatique supérieure; d'autre part, le tronc cœliaque (4 p. 100) ou la splénique (4 p. 100) peuvent donner une pancréatique supérieure volumineuse.

La pancréatique de Haller nous a donc semblé beaucoup plus fréquente que ne l'indiquent la plupart des auteurs, peut-être parce que nous l'avons recherchée systématiquement (voy. encore sur ce point p. 120, p. 232, p. 490).

## § 3. — Rameaux duodénaux supérieurs.

L'artère hépatique fournit 2 ou 3 petits rameaux à peu près constants destinés à l'irrigation de la *première portion du duodénum* (voy. les fig. des observ. 1 à 29). Ces petits rameaux présentent une origine variable. Ils se détachent soit de l'hépatique *propre*, soit du *tronc gastro-duodénal* tout près de son origine, soit d'une des deux *branches terminales hépatiques;* soit enfin et plus rarement de l'hépatique commune, de la pylorique ou de la cystique. Variables comme origine, ils sont cependant assez fixes comme terminaison, allant se ramifier sur la première portion du duodénum qu'ils abordent par son bord supérieur. Parfois un de ces rameaux vient en partie suppléer la pylorique, constituant ainsi une pylorique accessoire (25 p. 100).

Ces rameaux duodénaux supérieurs sont accompagnés de petits rameaux veineux; il en résulte la formation d'un petit réseau vasculaire formant une sorte de pédicule réticulé, disposé en éventail au-dessus de la première portion du duodénum, au niveau de la partie inférieure du pédicule hépatique. Ce petit réseau masque en partie l'aire de l'espace inter-porto-cholédocien. Il constitue un des obstacles dans la traversée de la voie inter-porto-cholédocienne proposée par Jeanbrau et Riche pour aborder le plancher du cana de Winslow.

Ces rameaux ont été décrits autrefois par Haller; Rossi et Cova les ont étudiés minutieusement. Descomps les considère comme rameaux pyloriques accessoires existant dans 24 p. 100 des cas. Souvent en effet un de ces rameaux peut être considéré comme pylorique accessoire (dans le quart des cas). Toutefois presque toujours il existe un ou deux rameaux destinés à la première portion du duodénum (voy. encore : Artère pylorique).

## § 4. — ARTÈRE GASTRO-DUODÉNALE

### HISTORIQUE

La conception actuelle d'une artère gastro-duodénale donnant la branche gastro-épiploïque *droite* et une ou deux branches pancréatico-duodénale *droites*, remonte à Winslow et à Haller.

En effet, tous les anatomistes antérieurs à Winslow et à Haller ont décrit *comme naissant séparément de l'artère hépatique, les principales branches que fournit normalement le tronc de la gastro-duodénale.*

Les premiers documents méritant quelque intérêt se trouvent dans le célèbre ouvrage d'André Vésale. Cet auteur admet en effet l'existence de *trois* branches distinctes naissant séparément du *tronc* de l'artère hépatique (voy. p. 412). Ces trois branches sont figurées sur une des planches de Vésale que nous avons reproduite page 37, figure 9 : 1° L'une de ces trois branches est destinée au duodénum (*q*, fig. 9) ; elle correspond à la *pancréatico-duodénale droite* ou *supérieure*, des classiques. 2° La seconde, « plus ample » que la précédente, se porte à la grande courbure de l'estomac, fournissant des rameaux gastriques et des rameaux épiploïques (*r*, fig. 9). Elle correspond à la *gastro-épiploïque droite*. 3° La troisième, plus faible que les deux précédentes, se porterait à la partie inférieure du grand épiploon et au côlon (*o*, fig. 9). Elle correspond sans doute à une branche importante de la gastro-épiploïque droite, destinée *au grand épiploon*. Toutefois, il est impossible de savoir exactement la valeur de cette troisième branche.

Le texte vésalien a été adopté par tous les anatomistes pendant la période de deux siècles comprise entre Vésale et Winslow.

C'est ainsi que Bauhin décrit une *intestinalis*, une *gastro-epiplois dextra* et une *epiplois dextra* [31]. Spiegel décrit une *epiplois dextra* et une branche qui se divise en *intestinalis* et *gastro-epiplois dextra* [56]. C'était un petit progrès dans la nomenclature angéiologique, mais il n'a pas été suivi. En effet, Riolan reprend à peu près le texte de Vésale, bien qu'il l'ait commenté avec une animosité légendaire [52].

Duverney admet l'existence d'une *grande gastrique* ou *gastrique droite* qui va à l'estomac et à l'épiploon. D'autre part, le duodénum reçoit *la duodénale* qui naît de l'hépatique et souvent de la grande gastrique [79b]. Cette description est supérieure à celle de Lieutaud qui reprend la conception vésalienne admettant que l'artère hépatique donne une *gastrique droite*, une *épiploïque droite*, une *intestinale* [106]. On peut faire la même remarque à propos des descriptions de Palfyn [118] et de Stukeley [134]. D'ailleurs, à part Vésale, tous les auteurs que nous venons de citer se sont contentés d'une brève énumération des branches artérielles sans les décrire à proprement parler.

Eustache a représenté les branches de la gastro-duodénale d'une manière beaucoup plus précise que Vésale (voy. pp. 38 et 39, fig. 10 et 11). Il est regrettable qu'il n'ait pas fait accompagner ses planches d'un texte explicatif.

Winslow, le premier, exposa d'une façon claire et précise la disposition artérielle *normale*. D'après cet anatomiste [141h], l'artère hépatique fournit deux branches collatérales importantes : la pylorique et la *gastrique droite ou grande gastrique*. Cette dernière donne au duodénum la *duodénale ou intestinale*; puis elle se porte sur la grande courbure de l'estomac après avoir envoyé des rameaux *gastriques* et des branches *gastro-épiploïques droites*. Winslow a donc bien montré que les trois branches décrites séparément par Vésale, appartenaient en réalité *à la même artère*. C'est d'ailleurs la même remarque que l'on pourrait faire à propos de l'excellent tableau synoptique des artères donné par un anatomiste hanovrien J.-E. Wreden [142] quelques années avant l'apparition de l'ouvrage mémorable de Winslow. D'après Wreden, la *gastrica magna* donne d'abord une *branche pancréatique et duodénale*, puis elle se porte à l'estomac après avoir envoyé à l'épiploon des rameaux *épiploïques droits*.

Haller a complété le texte de Winslow d'une manière très détaillée et très exacte. D'après Haller, il existe un tronc *gastrico-duodenalis* qui *se termine* en se bifurquant et en donnant : la *gastro-epiploica dextra* et la *duodena dextra inferior*. (Cette dernière répond d'une façon précise à la pancréatico-duodénale inférieure droite de Wiart; voy. plus loin : Branches de la gastro-duodénale). D'autre part, le *tronc* gastrico-duodénal émet une *collatérale constante et importante* : la *duodena dextra superior*. (Elle répond d'une façon précise à la pancréatico-duodénale supérieure droite, de Wiart ; voy. plus loin : Branches de la gastro-duodénale). Quant à la gastro-épiploïca dextra elle donne des rameaux gastriques et des rameaux épiploïques. Le *premier* rameau fourni *au grand épiploon* est le plus important des rameaux épiploïques, il constitue l'*epiploïca dextra*. Tel est le résumé des notions qu'on trouve dans les nombreuses annotations dont est fait le texte de Haller [86b, 88k, 90f, 93i]. Nous essaierons de montrer que cette description est bien supérieure à celle que renferment la plupart des ouvrages classiques modernes (Bichat, Cloquet, Sabatier, Marjolin, Cruveilhier, Paulet, Sappey, Theile, Henle, etc.).

A part le texte de Haller, on doit toutefois signaler plusieurs travaux spéciaux dans lesquels la gastro-duodénale ou ses branches ont été étudiées avec détail. Nous citerons les publications de Verneuil [265], Wiart [201, 202], Rossi et Cova [191, 192], Leriche et Villemin [188, 189], P. Descomps [179]. Nous exposerons le résumé de ces travaux au cours de la description qui suit.

### 1° Origine.

L'artère gastro-duodénale naît toujours de la *terminaison* de l'hépatique *commune* (exception faite pour quelques anomalies rarissimes, voy. Anomalies de la gastro-duodénale, *in* Anomalies de l'artère hépatique).

1° DANS LA MAJORITÉ DES CAS le tronc de l'artère hépatique possédant deux segments distincts (hépatique commune, hépatique propre, 60 p. 100), la gastro-duodénale naît au niveau du coude que forment entre elles l'hépatique commune et l'hépatique propre. En d'autres termes, la gastro-duodénale naît le plus souvent (60 p. 100) par bifurcation de l'hépatique commune en hépatique propre ascendante et gastro-duodénale descendante (fig. 77 *bis*, p. 460).

La gastro-duodénale naît toujours à l'union des deux segments transversal et ascendant de l'artère hépatique. C'est un point sur lequel ont particulièrement insisté Bichat [67e], Charpy [217c], Rossi et Cova [192a], Pierre Descomps [179mm]. Rossi et Cova font remarquer que les deux segments de l'artère hépatique délimitent un angle *constant chez l'adulte*, mais toujours *absent chez le nouveau-né*. On sait en effet que l'artère hépatique présente un trajet *rectiligne* chez le fœtus. Il faut sans doute attribuer la formation de l'angle hépatique à la diminution relative de volume que subit le foie en passant de la disposition fœtale à la disposition adulte. Le hile du foie semble alors s'élever, entraînant avec lui l'insertion hépatique de son artère nourricière. D'autre part, la gastro-duodénale, solidement amarrée au duodéno-pancréas, agit à la façon d'un câble qui s'opposerait à l'ascension du premier segment de l'artère, ou hépatique commune. Attirée en haut par la rétraction du foie, retenue à sa partie moyenne par la gastro-duodénale, la gastro-hépatique se coude au niveau de l'attache du câble gastro-duodénal (voy. encore sur ce point, pp. 71 et 72).

2° Lorsque le segment ascendant — ou hépatique propre — de l'artère hépatique fait défaut, la gastro-duodénale naît :

a) Soit par *trifurcation de l'hépatique commune* en gastro-duodénale, branche terminale gauche, branche terminale droite (20 p. 100, voy. p. 460 et fig. 77 *bis*). L'artère hépatique présente alors le type à ramification *en bouquet*.

b) Soit par *bifurcation de l'hépatique commune* en gastro-duodénale et une *seule* des deux branches hépatiques terminales, la droite ou la gauche. L'artère hépatique est alors complètement dédoublée (20 p. 100; voy. p. 460, fig. 77 *bis*).

*Le point d'origine* de la gastro-duodénale est, d'une manière générale, *assez fixe*. Ce point se confond avec celui de la *terminaison* de l'hépatique *commune* (voy. p. 433). Rappelons que cette dernière se termine :

a) *Par rapport à la veine porte*, soit à égale distance de ses deux bords latéraux, en pleine face antérieure (74 p. 100) ; soit devant le bord gauche de la veine (14 p. 100) ; soit devant le bord droit (8 p. 100) ; soit enfin en dehors du bord droit (4 p. 100).

b) *Par rapport au bord supérieur du pancréas*, à environ 1 centimètre *au-dessus* de ce bord, cette distance pouvant varier de 0 à 20 millimètres.

En résumé, le point d'origine de la gastro-duodénale varie dans d'assez faibles limites. A ce point de vue, nos conclusions ne sont pas d'accord avec celle de Haasler [231]. Cet auteur qui a étudié spécialement cette question, conclut : « ... l'endroit où la gastro-duodénale naît de l'hépatique, *subit des variations considérables...* » Il est beaucoup plus juste d'admettre avec Rossi et Cova que l'origine de la gastro-duodénale « ... *ne varie pas sensiblement d'un cas à l'autre* ». A titre d'anomalie *exceptionnellement rare*, on a vu la gastro-duodénale naître directement du tronc cœliaque ou du tronc de la mésentérique supérieure (voy. Anomalies de l'artère hépatique).

## 2° Limites. — Longueur. — Calibre.

La limite *supérieure* de l'artère nous est déjà connue (voy. *Origine*).

La limite *inférieure* se trouve située au voisinage du *bord inférieur de l'isthme du pancréas* et du bord inférieur de la première portion du duodénum. C'est au niveau de ce point que le tronc gastro-duodénal se termine par *bifurcation* en : 1° *gastro-épiploïque droite* ; 2° *pancréatico-duodénale inférieure droite* (Wiart).

La *longueur* du tronc gastro-duodénal est ordinairement assez faible. Rossi et Cova sont d'avis que le tronc de l'artère dépasse rarement 2 à 2 centimètres et demi. Nous avons trouvé que la longueur du tronc gastro-duodénal oscillait entre 2 et 3 centimètres.

Le *calibre* varie peu : 3 à 4 millimètres en moyenne (Krause : 0,0034 ; Descomps : 2 à 4 millimètres). Ce calibre est toujours important ; le plus souvent il est légèrement mais certainement inférieur au calibre de l'hépatique *propre* (voy. p. 431) ; assez rarement les deux artères ont un calibre *égal*. Nous avons déjà montré qu'avec Descomps nous pensions que *normalement* le calibre du tronc gastro-duodénal est légèrement mais manifestement inférieur à celui de l'hépatique propre, contrairement à l'opinion de Leriche et Villemin, Vincens et Gentes (voy. p. 431).

## 3° Direction.

Dans la situation *strictement normale* de la région sous-hépatique, le tronc gastro-duodénal se dirige presque *transversalement de gauche à droite*. Mais dès que l'on expose convenablement la région sous-hépatique, soit en relevant fortement le bord antérieur du foie, soit en utilisant la lordose dorso-lombaire, le tronc gastro-duodénal prend une direction voisine de la verticale : il se *porte de haut en bas* et *légèrement de gauche à droite* (54 p. 100) ; ou bien le tronc est verticalement descendant (40 p. 100) ; exceptionnellement, il est un peu oblique en bas et à gauche (6 p. 100).

Dans tous les cas, le tronc gastro-duodénal présente une légère obliquité de *haut en bas* et d'*arrière en avant.* Très souvent il forme une légère courbure initiale à convexité supérieure et droite (Descomps).

La direction du tronc de la gastro-duodénale n'est pas décrite de la même façon par tous les anatomistes.

La majorité des auteurs admet que le tronc gastro-duodénal est *verticalement descendant* : Bichat, Cloquet, Paulet, Cruveilhier, Sappey, Rossi et Cova, Sousloff, etc. Pour Wiart, la gastro-duodénale « descend verticalement ou légèrement oblique en dehors. » [201[a].] Luschka écrit que la gastro-duodénale se dirige d'abord transversalement à droite, au-devant de la veine porte et du cholédoque ; puis qu'elle descend ensuite derrière le pylore [107[c]]. Langenbeck décrit également à la gastro-duodénale un segment transversal pré-porto-cholédocien [105[a]].

Testut admet que le tronc gastro-duodénal descend en croisant perpendiculairement la direction de la première portion du duodénum. Or cette première portion duodénale étant oblique en haut et à droite, la gastro-duodénale se dirigerait donc obliquement en bas et à droite [135[c]].

D'autre part, si l'on examine les planches anatomiques représentant la gastro-duodénale, on constate que tantôt l'artère est dirigée en bas *verticalement*, tantôt *obliquement* en bas et à droite. Sur certaines figures, la direction de l'artère est presque *transversale* ; il en est ainsi sur trois belles planches, l'une de Tiedemann [169[b]], la seconde de Quain [164[d]], la troisième de Bourgery [151[h]]. C'est encore cette direction à peu près transversale que l'on retrouve sur la belle coupe de Farabeuf (voy. p. 440, fig. 74), sur une figure donnée par Guillaume dans sa thèse [229[a]] et sur une planche de Bockhenheimer et Frohse [148[a]].

Les diverses opinions émises sur la direction de la gastro-duodénale nous paraissent parfaitement conciliables. La différence dans les descriptions s'explique par ce fait que la direction du tronc gastro-duodénal varie sensiblement suivant que l'on examine la région sous hépatique *sans modifier les rapports strictement normaux* ou bien au contraire *en modifiant plus ou moins* ces rapports. Si l'on se contente de soulever à peine le bord antérieur du foie pour examiner la topographie artérielle de la région, on constate que le tronc gastro-duodénal présente une direction nettement *oblique en bas et à droite*, cette obliquité se rapprochant de la ligne *transversale* perpendiculaire au grand axe du corps. Si au contraire on écarte fortement en haut la face inférieure du foie, on tend de la sorte le pédicule hépatique par suite de l'élévation du hile ; dès lors le tronc gastro-duodénal semble également se tendre et sa direction devient *descendante*, presque *verticale.* Il est aisé de constater ces deux faits, sur le cadavre, en relevant et en laissant retomber successivement le bord antérieur du foie. On peut donc dire que dans la situation strictement normale de la région sous-hépatique, le tronc gastro-duodénal est presque *transversalement* dirigé à droite ; mais dès qu'on expose convenablement la région en relevant fortement le bord antérieur du foie, le tronc de l'artère présente une direction qui tend à se rapprocher de la *verticale.*

Dans la position opératoire en lordose dorso-lombaire, la direction de la gastro-duodénale est également voisine de la verticale, cette position déterminant une forte tension du pédicule hépatique (voy. Introduction).

Les résultats que nous avons obtenus sont très voisins de ceux qu'a publiés Descomps [179[mm]]. D'après cet auteur, le tronc de la gastro-duodénale est le plus souvent oblique en bas et à droite (50 p. 100) ; parfois il est presque verticalement descendant (30 p. 100) ; plus rarement il est légèrement oblique en bas et à gauche (20 p. 100). Ce dernier chiffre nous paraît un peu trop élevé.

### 4° Trajet et Rapports.

Le tronc gastro-duodénal chemine tout d'abord, pendant un assez *court* trajet, *au-devant de la veine porte*, au-dessus du bord supérieur de l'isthme du pancréas (l'isthme étant compris avec les limites et la forme que lui a décrites Wiart). Puis le tronc gastro-duodénal s'engage *sur la tête pancréatique*. Nous distinguerons donc *deux portions distinctes* :

1° *Premier segment, segment initial, court, sus-pancréatique* ou *anté-portal* (fig. 75, p. 450). Il mesure environ 1 centimètre (86 p. 100). Rarement il est réduit à quelques millimètres ou même n'existe pas (14 p. 100). Ces derniers cas correspondent à une terminaison basse de l'hépatique commune (voy. p. 449).

2° *Second segment, segment long, pancréatique* (ou anté-pancréatique) mesurant de 1 à 2 centimètres.

Dans toute l'étendue de son trajet, le tronc gastro-duodénal chemine *en arrière* de la première portion du duodénum dont il croise à peu près perpendiculairement la direction, l'artère étant oblique en bas et à droite, le duodénum oblique en haut et à droite. Le tronc gastro-duodénal est donc *rétro-duodénal*. C'est du moins la disposition que l'on constate lorsque par la dissection on n'a pas modifié la situation normale du duodénum, et qu'on ne l'a pas abaissé artificiellement.

1° **Segment initial sus-pancréatique** (voy. les figures annexées aux observations 1 à 29). — Le premier segment du tronc gastro-duodénal est assez court, mesurant 1 centimètre environ. Il s'étend du point d'origine de l'artère au point où la gastro-duodénale aborde la face antérieure de la tête pancréatique. Dans ce court trajet le tronc gastro-duodénal appartient à cette petite région intermédiaire, d'une part à l'insertion du feuillet antérieur du ligament hépato-duodénal sur l'intestin et, d'autre part, au bord supérieur de la tête pancréatique, petite région dont Wiart a nettement démontré l'existence à propos du segment rétro-duodénal du cholédoque [202]. La gastro-duodénale forme précisément la *limite gauche* de la région rétro-duodénale du cholédoque, telle que la comprend et décrit Wiart. A droite de la gastro-duodénale se trouve en effet la *zone adhérente* de la face postérieure du duodénum ; à gauche, au contraire, se trouve la *zone mobile* du duodénum. (On sait, en effet, que la première portion du duodénum est divisible en deux segments, l'un, initial ou proximal, est mobile ; l'autre, terminal ou distal, est adhérent et fixe.)

Pour découvrir le segment *sus-pancréatique* du tronc gastro-duodénal, il suffit donc :

*a*) Ou bien de sectionner le feuillet antérieur du petit épiploon au ras de son insertion sur la portion *adhérente* du duodénum, et d'abaisser l'intestin. On a alors une vue de la région rétro-duodénale du cholédoque telle que l'a décrite Wiart ; le segment sus-pancréatique de la gastro-duodénale apparaît par son flanc droit ;

*b*) Ou bien de sectionner le petit épiploon au niveau de son insertion sur la portion *mobile* du duodénum, et d'abaisser ou d'écarter en dehors cette dernière. On a alors sous les yeux la limite droite de l'arrière-cavité des épiploons ; le segment sus-pancréatique de la gastro-duodénale apparaît par son flanc gauche, car c'est précisément « le long du trajet de cette artère ... que se fera la réflexion du péritoine, réflexion qui marque la limite droite de l'arrière-cavité des épiploons... » (Wiart [201[c]]).

Le segment sus-pancréatique de la gastro-duodénale est donc d'un accès facile : l'abaissement direct du duodénum, par décollement de sa portion adhérente constitue une manœuvre très simple qu'on exécute d'ailleurs couramment dans les opérations sur les voies biliaires, sur le cholédoque sus-pancréatique en particulier. (Voyez notre *Introduction*.)

La région rétro-duodénale du cholédoque se confond avec l'espace inter-porto-cholédocien sur lequel Jeanbrau et Riche ont dernièrement appelé l'attention [296]. Nous-même, nous avons essayé de préciser la configuration et les rapports de cette petite région [298] ; récemment, Descomps en a publié une excellente description.

Avant d'étudier les rapports du tronc gastro-duodénal, dans son segment sus-pancréatique, il nous semble indispensable de résumer la disposition de l'espace *inter-porto-cholédocien*.

Sans prononcer le terme d'espace inter-porto-cholédocien, Wiart en a nettement décrit sa formation [202[d]]. Cet auteur a montré que le canal hépato-cholédoque et la veine porte s'écartent l'un de l'autre dans le sens sagittal, en même temps qu'ils le font dans le sens frontal. Cet écartement atteint son maximum au niveau du bord supérieur de la tête du pancréas, les deux organes étant séparés à ce niveau par le bord supérieur de l'isthme ou col du pancréas.

Il existe, en effet, entre le conduit hépato-cholédoque à droite et le flanc droit de la veine porte à gauche un espace de dimensions variables :

Dans la moitié des cas environ (dans 42 p. 100 des cas, d'après Pierre

Descomps), cet espace inter-porto-cholédocien affecte la forme d'un *triangle allongé* à sommet supérieur situé au point d'intersection de la veine porte, très oblique, et du canal hépato-cholédoque, beaucoup moins oblique ; et à base inférieure située au niveau du bord supérieur de la tête pancréatique. La hauteur du petit triangle varie de 1/2 à 3 centimètres et demi ; en moyenne, 2 centimètres et demi. La largeur mesurée au niveau de la base du triangle varie de 5 à 13 millimètres ; en moyenne, 9 millimètres (voy. Observations 2, 4, 12, 13, 14, 17, 18, et les figures qui y sont jointes).

Dans la seconde moitié des cas, l'espace inter-porto-cholédocien *n'existe pas* (voy. les figures des observations 3, 8, 10, 22) ou bien il est réduit à une *simple fente* large de 2 à 4 millimètres (voy. les figures des observations 1, 6, 7, 9, 11, 15, 16, 23, 29).

*En pratique*, on peut admettre que dans la *moitié des cas*, le cholédoque sus-pancréatique reste *séparé* nettement du flanc droit de la veine porte ; dans la *seconde moitié des cas*, le cholédoque est *au contact* de la veine. Ces conclusions diffèrent de celles qui ont été exposées par Jeanbrau et Riche : d'après ces auteurs, l'espace libre porto-cholédocien serait constant. P. Descomps a constaté, comme nous, qu'en pratique, tantôt le cholédoque est au contact (ou à peu près) de la veine porte (58 p. 100, Descomps), tantôt au contraire, il existe un intervalle appréciable entre les deux organes (42 p. 100, Descomps). Les dimensions de l'espace inter-porto cholédocien, dans le sens transversal sont donc assez variables puisqu'on trouve tous les intermédiaires entre l'espace triangulaire dont la base mesure en moyenne 1 centimètre, et d'autre, la simple fente ou même le contact immédiat entre le flanc droit de la veine porte et le flanc gauche du canal hépato-cholédoque. Ces variations reconnaissent sans doute différentes causes. Avec P. Descomps, nous admettons qu'elles dépendent : « .... moins des variations topographiques des voies biliaires, que des variations topographiques et des variations de volume de la *veine porte*... » P. Descomps a bien insisté sur « ..... l'obliquité de la veine porte..... très curieuse à étudier. On la voit quelquefois presque verticale, quelquefois presque horizontale..... A quoi tiennent ces variations d'obliquité de la veine porte ? Quelquefois à un déplacement du confluent des voies biliaires vers la ligne médiane, c'est-à-dire à gauche. Plus souvent, à un déplacement de la terminaison du hile hépatique en bas et à droite, le foie restant en place. Il semble bien que l'obliquité plus accusée de la veine porte soit, avant tout, fonction de l'abaissement du foie. Cet abaissement, accompagné de déformation, semble particulièrement fréquent et accentué chez la femme, peut-être par suite de l'usage du corset... » [179]. Nous ajouterons que l'aspect de l'espace inter-porto-cholédocien varie très manifestement suivant qu'on étudie cet espace sur le sujet placé en simple décubitus dorsal et dont le bord antérieur du foie est simplement soulevé, ou suivant au contraire qu'on place le sujet en position de lordose dorso-lombaire, ou qu'on relève très fortement le bord antérieur du foie. Dans le *premier cas* (décubitus dorsal, foie non déplacé), le tronc porte est ordinairement très fortement oblique incliné vers la droite, presque transversal : l'aire de l'espace porto-cholédocien est en général assez étendue dans le sens *transversal*; par contre, dans le sens *longitudinal*, la hauteur de l'espace est faible. C'est le contraire, qu'on observe, dans le *second cas*, sur le sujet placé en position de lordose dorso-lombaire, le bord antérieur du foie étant relevé fortement. Dans ces conditions, on tend fortement le pédicule hépatique, l'obliquité de la veine porte diminue sensiblement : le triangle inter-porto-cholédocien gagne en hauteur ce qu'il perd dans le sens transversal. C'est sur des sujets ainsi placés que nous avons pratiqué les mensurations dont nous avons donné plus haut les chiffres. Sans doute, nous avons créé une disposition anatomique secondaire, provoquée; mais elle correspond à celle que le chirurgien et que l'anatomiste devront réaliser pour bien exposer la région du pédicule du foie. D'ailleurs, en pratique, les différents chiffres indiqués plus haut ne nous semblent pas comporter un très grand intérêt. Il suffit de retenir que *le flanc gauche du canal hépato-cholédoque est toujours plus ou moins rapproché du flanc droit de la veine porte.* C'est un point qui a son importance dans les cas où l'on aurait à isoler complètement le canal hépato-cholédoque (résection de ce canal pour cancer, abouchement du canal sectionné, dans le duodénum ou dans l'estomac, etc.). D'autre part, si l'on cherchait, sur le cadavre, à aborder le plancher du canal de Winslow en passant entre le cholédoque et la V. porte (procédé de Jeanbrau et Riche), il serait toujours possible et simple de traverser cet espace, soit qu'il existe réellement, soit que réduit à une simple fente, on l'ait créé en écartant vers la droite le canal hépato-cholédoque, tandis que la veine porte serait réclinée vers la gauche. A ce point de vue, la voie proposée par Jeanbrau et Riche serait donc très praticable. Mais nous rappelons que *sur le vivant* elle nécessite des manœuvres beaucoup trop délicates et dangereuses pour mériter d'entrer dans le domaine pratique.

Nous pouvons maintenant aborder l'étude des rapports de la gastro-duodénale avec le tronc porte et le cholédoque.

*a*) **Rapports avec la veine porte**. — La gastro-duodénale dirigée en bas et un peu à droite, croise en X la direction de la veine porte fortement oblique en haut et à droite. D'ordinaire, nous le rappelons, l'origine de la gastro-duodénale se fait en pleine face antérieure de la veine porte, à égale distance de ses deux bords latéraux (74 p. 100). L'artère chemine donc devant la *moitié droite* de la face ventrale de la veine porte; puis elle franchit ordinairement (58 p. 100) le bord droit de la veine et traverse en pont la partie inférieure de l'espace porto-cholédocien, au-devant du sommet de l'angle compris entre le flanc droit de la veine porte et le bord supérieur du pancréas, ou juste au-dessus de cet angle (voy. les figures des observations 1, 2, 4, 7, 16, 17, 18, 21, 23).

Après avoir passé au-devant de cet angle porto-pancréatique droit, la gastro-duodénale aborde la face antérieure de la tête pancréatique, au niveau de l'encoche duodénale. C'est le second segment de l'artère qui commence en ce point.

Il existe de légères variations dans les rapports de la gastro-duodénale avec le tronc porte; elles sont surtout liées aux variations d'origine de l'artère. Quand la gastro-duodénale naît au niveau du bord droit de la veine porte (8 p. 100) elle présente des rapports restreints avec la face antérieure de cette veine (voy. les figures des observations 9, 10, 12, 13). Quand la gastro-duodénale naît en dehors de ce bord droit (4 p. 100), l'artère n'entre pas en rapport intime avec la face antérieure de la veine qu'elle n'a pas à surcroiser (voy. les figures des observations 14 et 22).

Quand, au contraire, la gastro-duodénale naît au niveau du bord gauche de la veine (14 p. 100), elle surcroise la face antérieure de la veine dans toute sa largeur, c'est-à-dire d'un bord à l'autre (voy. les figures des observations 8, 15, 29). Toutefois, dans les cas de ce genre, l'artère n'a pas d'ordinaire à croiser le bord de la veine porte. Enfin, l'artère possédant son origine normale, mais étant à peu près verticale, reste parfois (16 p. 100) dans tout son trajet, au-devant de la veine porte, sans franchir le bord droit (voy. les figures des observations 3, 6, 11).

*En résumé*, la gastro-duodénale déborde la veine porte à droite et traverse l'angle porto-pancréatique droit dans la plupart des cas (70 p. 100); parfois l'artère ne déborde pas à droite la veine porte (30 p. 100).

De ces rapports du segment sus-pancréatique de la gastro-duodénale avec la veine porte, on peut conclure que si l'on voulait lier l'artère à ce niveau, il faudrait faire porter la ligature *devant la face antérieure de la veine porte* ou au ras de son bord droit, d'où ligature délicate sinon dangereuse.

*b*) **Rapports avec le cholédoque.** — La gastro-duodénale affecte des rapports *variables* avec le cholédoque. Ces variations tiennent en partie à ce que l'artère peut ou non déborder la veine porte à droite, comme nous venons de le décrire. Elles tiennent également à ce que le canal cholédoque peut être accolé au flanc droit de la veine porte, par suite rapproché de l'artère, ou au contraire en rester séparé par un intervalle appréciable, le canal s'éloignant alors de l'artère.

1° Tout d'abord, dans le sens *antéro-postérieur ou sagittal*, la gastro-duodénale reste constamment *sur un plan antérieur à celui du cholédoque*, comme Wiart l'a fait remarquer [202g]. La distance qui sépare les deux organes est égale à l'épaisseur du bord supérieur de la tête pancréatique, puisque le cholédoque se porte *en arrière* de ce bord, tandis que la gastro-duodénale se porte *en avant* de ce bord. Cette distance est d'ordinaire d'un demi-centimètre sur le cadavre. Sur le vivant, elle doit donc être un peu supérieure, le pancréas s'affaissant toujours sensiblement après la mort (voy. la belle planche de Wiart, fig. 78).

2° Dans le sens *transversal* la gastro-duodénale, ordinairement oblique en bas et à droite, tend à se rapprocher du cholédoque qui est à peu près vertical, d'autant plus que l'artère déborde le plus souvent la veine porte. De toutes façons, l'artère est toujours assez proche du canal, au niveau du bord supérieur du pancréas. Trois dispositions sont possibles :

*a*) Ou bien l'artère reste entièrement à gauche du cholédoque sans le croiser (42 p. 100); ce fait tient à ce que l'artère ne déborde pas la veine porte, ou bien à ce que l'espace porto-cholédocien est assez large (voy. les figures des observations 2, 6, 8, 11, 12, 13, 14, 15, 17, 23).

*b*) Ou bien l'artère se projette plus ou moins au-devant du bord gauche du cholédoque, au niveau du bord supérieur de la tête pancréatique tout en restant sur un plan nettement antérieur au canal (38 p. 100); dans ces cas, il s'agit d'une gastro-duodénale débordant nécessairement la veine porte (voy. les figures des observations 3, 4. 7, 29).

*c*) Enfin, plus rarement (20 p. 100), la gastro-duodénale croise en écharpe la face antérieure du cholédoque, sans toutefois, nous le répétons, qu'il y ait contact intime, l'artère restant toujours sur un plan antérieur (voy. les figures des obs. 1, 9, 10, 16, 18, 21, 22).

Tels sont les rapports normaux. Au cas de dilatation du cholédoque les rapports doivent être plus intimes, détail utile à retenir au cours de la cholédocotomie. D'ailleurs, nous montrerons plus loin à propos des branches de la gastro-duodénale, que d'*une façon absolument constante*, la gastro-duodénale envoie une forte branche collatérale, la *pancréatico-duodénale supérieure droite* qui croise toujours la face *antérieure* ou tout au moins le *flanc gauche* du cholédoque, comme l'ont signalé Haller, Wiart, Sousloff, etc. (Voy. plus loin la description de cette artère.)

*c*) ***Rapports de la gastro-duodénale avec les branches collatérales de la veine porte et de l'artère hépatique***. — Dans son segment *sus-pancréatique* la gastro-duodénale entre encore en rapport avec de nombreux rameaux artériels et veineux, branches collatérales de la veine porte et de l'artère hépatique : artère et veine pyloriques, rameaux artériels et veineux duodénaux supérieurs (voy. p. 464), veine pancréatico-duodénale supérieure droite. Tous ces vaisseaux forment un véritable réseau situé au-devant du tronc de la gastro-duodénale, et masquant en partie l'aire de l'espace porto-cholédocien. Nous n'insistons pas sur ces vaisseaux que nous décrirons plus

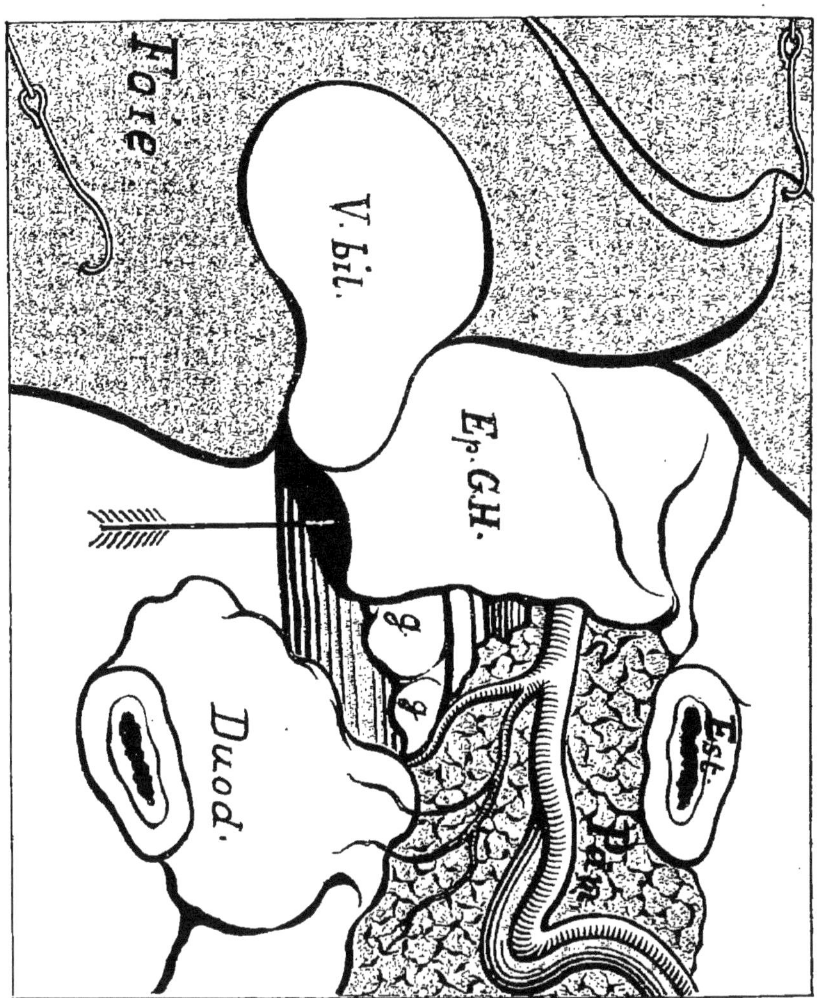


FIG. 78. — *La portion rétro-duodénale du cholédoque* (grandeur nature), vue de profil après section et rabattement de la première portion du duodénum vers la droite. (Préparation et figure de WIART.)

Le petit épiploon (*Ep. Gh.*) a été sectionné au ras de son attache duodénale. De gauche à droite on aperçoit : le tronc de la gastro-duodénale, le flanc droit de la veine porte, la portion rétro-duodénale du cholédoque. Le canal est séparé de la veine porte par un intervalle linéaire (espace inter-porto-cholédocien) ; il est séparé de la veine cave inférieure par deux ganglions lymphatiques (*g.g.*)

Noter que la gastro-duodénale chemine sur un plan nettement antérieur à celui du tronc porte.

loin (voy. Artère pylorique, Artère pancréatico-duodénale supérieure droite).

Nous résumerons simplement la disposition ordinaire :

L'*artère pylorique* naît le plus souvent (4 fois sur 5) de l'hépatique *propre* ou de la branche hépatique terminale *gauche*. Elle descend vers le pylore, le plus souvent (52 p. 100) déjetée légèrement vers la gauche, après avoir croisé la face antérieure de l'hépatique commune (52 p. 100) (voy. fig. 119, 124, 127, 129, 131). Assez souvent l'artère pylorique est légèrement déjetée vers la droite; elle vient alors croiser obliquement le tronc gastro-duodénal près de son origine (32 p. 100) (voy. fig. 120, 121, 123, 133, 137, etc.).

Dans le restant des cas (15 p. 100), la pylorique naît au même point que la gastro-duodénale (fig. 130, 135) ou bien elle est fournie par le tronc gastro-duodénal (voy. Artère pylorique).

La *veine pylorique* présente une terminaison variable; le plus souvent (40 p. 100) elle va se jeter dans la branche terminale *gauche* du tronc porte (voy. les fig. des observations 2, 10, 15, 17, 18); ou dans le flanc *droit* de ce tronc (40 p. 100) (voy. fig. 120, 121, 128, 129); plus rarement elle débouche dans le flanc *gauche* de la veine porte (16 p. 100) (fig. 121, 130), ou exceptionnellement, elle aboutit directement au hile du foie (4 p. 100; obs. 1).

Quand la veine se jette dans la moitié *gauche* de la veine porte (flanc gauche ou branche terminale gauche), elle vient croiser l'hépatique commune en passant *au-devant* d'elle (56 p. 100). Quand, au contraire, la veine pylorique se jette dans la moitié *droite* du tronc porte, elle vient surcroiser le tronc gastro-duodénal (42 p. 100).

La *grosse veine pancréatico-duodénale supérieure droite*, satellite de l'artère de même nom, va presque toujours se jeter dans le flanc *droit* du tronc porte après avoir traversé obliquement la partie *inférieure* de l'espace inter-porto-cholédocien (86 p. 100). Pour aboutir à son point d'abouchement la veine pancréatico-duodénale vient passer, soit *en avant* du cholédoque (26 p. 100) (voy. fig. 120, 121, 126, 128, 135), soit *en arrière* de ce canal (60 p. 100) (voy. fig. des observations 2, 13, 14, 17). Plus rarement, la veine remonte jusqu'au hile en se plaçant au-devant du cholédoque (14 p. 100) (fig. 124, 133). Cette grosse veine affecte donc presque toujours des rapports assez intimes avec le tronc gastro-duodénal. (Voyez la description des veines pancréatiques à l'article consacré aux *branches terminales* de la gastro-duodénale.)

1° *Le segment sus-pancréatique* de la gastro-duodénale n'est ordinairement pas décrit dans les ouvrages classiques. Luschka est un des rares anatomistes qui ait signalé que la gastro-duodénale cheminait *tout d'abord au devant de la veine porte* [107[d]]. Wiart a bien insisté sur l'existence de ce segment sus-pancréatique : « ... dans sa portion *rétroduodénale* le cholédoque longe à gauche sur une distance, variable mais toujours minime, le contour de l'encoche pancréatique avant de s'enfoncer derrière la glande ; non loin de lui et longeant comme lui le contour de l'encoche, mais sur un plan *plus antérieur*, l'artère gastro-duodénale descend pour gagner la face antérieure de la glande... » [202c].

Plus récemment, P. Descomps a décrit avec beaucoup de détails le premier segment de la gastro-duodénale [179nn]. D'après Descomps, la gastro-duodénale présente toujours un premier segment cheminant devant la face antérieure du tronc porte ; tantôt l'artère déborde manifestement le bord droit de la veine (36 p. 100) ; tantôt l'artère se place simplement devant ce bord droit (34 p. 100) ; ou bien enfin l'artère reste entièrement devant la veine porte qui la déborde à droite (30 p. 100). Ces résultats diffèrent quelque peu de ceux que nous avons obtenus ; la différence tient sans doute à ce que Descomps n'a pas injecté la veine porte, ce qui modifie très sensiblement les rapports réciproques des éléments du pédicule du foie.

2° *Les rapports de la gastro-duodénale avec le cholédoque* ont donné lieu à des opinions variables.

Luschka admet que la gastro-duodénale croise transversalement la face antérieure du cholédoque. Quénu et Wiart ont, chacun pour leur compte, étudié ce point avec quelque détail. D'après Quénu [255a], la gastro-duodénale présente des rapports variables avec le cholédoque : tantôt elle croise perpendiculairement la première portion du duodénum sans entrer en rapport avec le cholédoque ; tantôt elle empiète sur la face antérieure du canal tout contre le prolongement sus-duodénal du pancréas.

Nous avons déjà exposé l'opinion de Wiart (voy. ci-dessus). Rappelons que, d'après cet auteur, la gastro-duodénale est toujours sur un plan *antérieur* à celui du cholédoque ; et que le plus souvent l'artère reste *à gauche* du canal ; dans 15 p. 100 des cas l'artère croise *en avant* le canal.

Kehr donne comme type normal une figure dans laquelle la gastro-duodénale croise en écharpe la face antérieure du cholédoque [237e]. D'ailleurs, Kehr semble bien admettre qu'il existe le plus souvent des rapports intimes entre les deux organes, car à propos de la section du cholédoque sus-pancréatique, l'auteur écrit : « Attention à la gastro-duodénale ! » [237b]. D'après Guillaume l'artère « longe le bord gauche du cholédoque... » [229a]. Charpy adopte l'opinion de Wiart [217c] ; il en est de même pour Testut et Jacob [137c]. D'après Sousloff, la gastro-duodénale descend à gauche du cholédoque, le croisant quelquefois en avant [262j]. Bockenheimer et Frohse [148c] donnent deux planches du pédicule hépatique ; sur l'une la gastro-duodénale croise complètement la face antérieure du cholédoque, sur l'autre planche, l'artère ne croise pas le canal.

Pierre Descomps a étudié ce point avec détail ; toutefois les chiffres donnés par cet auteur sont assez difficiles à interpréter car il a englobé dans sa description les rapports du tronc gastro-duodénal et de ses branches collatérales.

D'après cet auteur, le tronc de l'artère reste à gauche des voies biliaires à une distance variant ordinairement de 10 à 12 millimètres (48 p. 100 ; noter que dans la moitié de ces cas les voies biliaires sont croisées en écharpe par la pancréatico-duodénale ; — ou bien le tronc gastro-duodénal croise en écharpe la face antérieure des voies biliaires (8 p. 100) ; — ou bien l'artère est à gauche des voies biliaires, tout près d'elles à leur contact (28 p. 100) ; ou bien enfin l'artère est au-devant des voies biliaires (16 p. 100).

Au total, d'après ces chiffres, le tronc gastro-duodénal reste *à gauche* et à distance du cholédoque (48 p. 100) ; *à son contact*, 28 p. 100 ; *au-devant*, 16 p. 100 ; l'artère croise le canal en écharpe (8 p. 100).

La différence entre les résultats obtenus par Descomps et par nous-même semble montrer qu'il existe pas mal de variations. *En pratique* il est surtout utile de se souvenir que la gastro-duodénale *n'est jamais bien éloignée du cholédoque, qu'elle croise parfois le canal en écharpe et que par suite il faut toujours penser à cette artère dans les interventions sur le cholédoque rétro-duodénal*, fait sur lequel insiste Kekr. Quant aux rapports du cholédoque avec la pancréatico-duodénale supérieure droite, nous montrerons que, d'après nos recherches, cette branche croise d'une façon absolument constante la face antérieure ou tout au moins le flanc gauche du cholédoque (voy. plus loin la description de cette artère).

2° **Segment terminal ou pré-pancréatique de la gastro-duodénale.** — Dans son second segment, le tronc gastro-duodénal chemine le long et à gauche de l'*encoche duodénale de Wiart* (voyez fig. 79), entre cette encoche et l'insertion de l'*isthme* sur la tête du pancréas (Wiart). L'artère est parfois accompagnée de deux ou trois petits ganglions lymphatiques (groupe *rétro-pylorique* de Cunéo).

Wiart a nettement montré que la gastro-duodénale marque la limite entre le *segment mobile* (segment initial, proximal ou gauche) et le *segment fixe* (segment terminal, distal ou droit) de la première portion du duodénum : « ... Cette adhérence du duodénum, écrit Wiart, ne cesse qu'au niveau de la gastro-duodénale.... suivant la ligne de laquelle se fait la réflexion du péritoine qui marque *la limite droite de l'arrière-cavité des épiploons....* » [201c]. Sauvé, qui a étudié également cette question, accepte entièrement l'opinion de Wiart [300b].

MM. Hartmann et Cunéo [359] ont insisté sur la fixité de ces rapports qui permettent de découvrir facilement et à coup sûr la gastro-duodénale au cours de la pylorectomie, en adoptant la technique qu'ils préconisent. Il suffit, après rabattement à droite, du segment pyloro-gastrique «... de déchirer d'un coup de sonde le péritoine dans l'angle pyloro-pancréatique; l'artère est toujours là, croisant la face antérieure du pancréas... » [318].

*En avant*, le segment pancréatique de la gastro-duodénale est entièrement masqué par la première portion du duodénum. On peut donc découvrir l'artère en effondrant le petit épiploon au niveau du pylore et de la première portion du duodénum : en abaissant fortement l'intestin, on apercevra le segment pancréatique du tronc gastro-duodénal. (Voy. Ligature de la gastro-duodénale.)

La majorité des anatomistes admettent que la gastro-duodénale chemine *en arrière* de la *première portion du duodénum* : Paulet, Cruveilhier, Sappey, Henle, Poirier, Testut, Wiart, Leriche et Villemin, Sousloff, etc. Quelques auteurs décrivent la gastro-duodénale cheminant *en arrière du pylore* : Sabatier, Rauber, Luschka. Rossi et Cova écrivent que le tronc gastro-duodénal chemine

« ... derrière la *seconde portion* du duodénum... » et que « ... parfois le tronc artériel répond à la ligne de séparation du duodénum avec le pylore... ».

Wiart a nettement montré que la gastro-duodénale répondait à la *ligne de séparation des deux segments de la première portion du duodénum.* Il nous semble toutefois qu'en y regardant de près on constate que la gastro-duodénale coupe *obliquement* la face postérieure de l'intestin. En effet, le point où naît la gastro-duodénale est à la limite entre la portion *adhérente* et la portion *mobile* du duodénum. Au contraire, le point où se termine la gastro-duodénale en se bifurquant, se trouve répondre à l'origine même du duodénum, *juste à droite du sillon duodéno-pylorique inférieur.* La gastro-duodénale se rapproche donc du pylore, à mesure qu'elle descend. Si l'on voulait lier l'artère à son *origine*, il faudrait la rechercher à l'union de la portion mobile et de la portion fixe du duodénum, c'est-à-dire à 2 ou 3 centimètres à droite du sillon duodéno-pylorique *supérieur*. Au contraire, si l'on voulait lier l'artère à sa *terminaison*, il faudrait la rechercher immédiatement à droite du sillon duodéno-pylorique inférieur (voy. Ligature de la gastro-duodénale).

### 5° Ramescence de la gastro-duodénale.

Le mode de ramification de l'artère gastro-duodénale nous semble décrit d'une manière inexacte dans presque tous les ouvrages classiques. D'ailleurs en tenant compte de l'ensemble des documents publiés sur cette question, nos recherches personnelles nous amènent à conclure que *seules les descriptions de* Haller *et de* Wiart *correspondent à la réalité des faits.*

D'une façon générale, on peut ramener à *trois* les différentes opinions émises sur le mode de ramification de l'artère gastro-duodénale :

1° L'une de ces opinions est de date peu ancienne; elle remonte à Verneuil [265]. On pourrait l'appeler la CONCEPTION CLASSIQUE MODERNE, car elle se trouve reproduite dans presque tous les ouvrages d'anatomie actuellement en cours. Nous la résumerons brièvement : la gastro-duodénale se termine en donnant : 1° la *gastro-épiploïque droite* et 2° la *pancréatico-duodénale.* Cette dernière est encore appelée pancréatico-duodénale *supérieure*; c'est la duodéno-pancréatique droite de Jonnesco.

D'autre part, la pancréatico-duodénale se bifurque presque aussitôt née, en donnant :

*a*) Une *branche antérieure* qui va former l'arcade pancréatico-duodénale antérieure, en s'anastomosant avec la branche antérieure de l'artère pancréatico-duodénale inférieure née de la mésentérique supérieure;

*b*) Une *branche postérieure* qui va former l'arcade pancréatico-duodénale postérieure en s'anastomosant avec la branche postérieure de l'artère pancréatico-duodénale inférieure, née de la mésentérique supérieure.

En d'autres termes, dans la conception classique moderne, la gastro-duodénale *ne fournit pas de branche collatérale importante*; son tronc se bifurque en donnant *deux branches terminales* : gastro-épiploïque droite, pancréatico-duodénale supérieure.

En nous appuyant sur nos recherches personnelles, nous sommes obligé de refuser tout droit de cité à la conception classique moderne telle que nous venons de la résumer. Elle est sans doute d'une grande simplicité ; mais on ne la rencontre jamais pour peu qu'on étudie de près la disposition des branches fournies par la gastro-duodénale. Nous concluons donc avec Wiart..... « une pareille description ne cadre nullement avec la disposition que nous avons *toujours* rencontrée... » [201[e]].

II° UNE SECONDE OPINION, la plus ancienne de toutes, remonte à Haller. Elle ne mérite pas l'oubli complet dans lequel on l'a réléguée, d'abord parce qu'elle constitue la première description *précise* et *complète* sur cette question ; ensuite et surtout parce qu'elle est bien près de la vérité, et en tout cas, beaucoup plus exacte que la conception classique moderne, encore bien vivante malgré son inexactitude.

D'après Haller [86[b], 88[k], 90[f], 93[i]], la gastro-duodénale fournit tout d'abord une importante branche *collatérale*, la *duodena superior* ou *posterior* ou *dextra*. Elle correspond à ce que les classiques actuels appellent la branche de *bifurcation postérieure* de la pancréatico-duodénale *supérieure*.

Après avoir fourni cette grosse collatérale, le tronc gastro-duodénal se termine en donnant *deux branches terminales :* 1° la *gastro-épiploïque droite*, et 2° la *duodena inferior* ou *anterior*. Cette dernière correspond à ce que les classiques appellent la branche de *bifurcation antérieure* de la pancréatico-duodénale *supérieure*.

La duodena *superior* ou *posterior* et la duodena *inferior* ou *anterior* constituent chacune en s'anastomosant par inosculation avec une branche homologue de la mésentérique supérieure, une double arcade anastomotique, dont l'une est *postérieure* (duodena posterior), tandis que l'autre est *antérieure* (duodena anterior), par rapport à la *tête pancréatique*.

Haller admet donc l'existence de deux arcades pancréatico-duodénales, l'une *antérieure*, l'autre *postérieure*, comme dans la conception classique moderne. Mais d'après Haller, la branche *postérieure* naît non pas de la pancréatico-duodénale bifurquée, mais du *tronc même* de la *gastro-duodénale* à la manière d'une *forte collatérale*.

C'est là justement ce qui fait la supériorité de l'opinion hallérienne sur celle des classiques modernes : *toujours*, en effet, le tronc gastro-duodénal présente le mode de ramification que lui a décrit Haller pour la première fois. Les deux arcades pancréatico-duodénales sont donc constituées dans leur moitié droite : *a*) l'une (appelée arcade *postérieure* par les classiques), par la duodena *superior*, branche *collatérale* du tronc gastro-duodénal ; *b*) l'autre (appelée arcade *antérieure* par les classiques), par la duodena *inferior* qui correspond au tronc indivis de la *pancréatico-duodénale* des classiques, et à la branche de bifurcation antérieure des classiques.

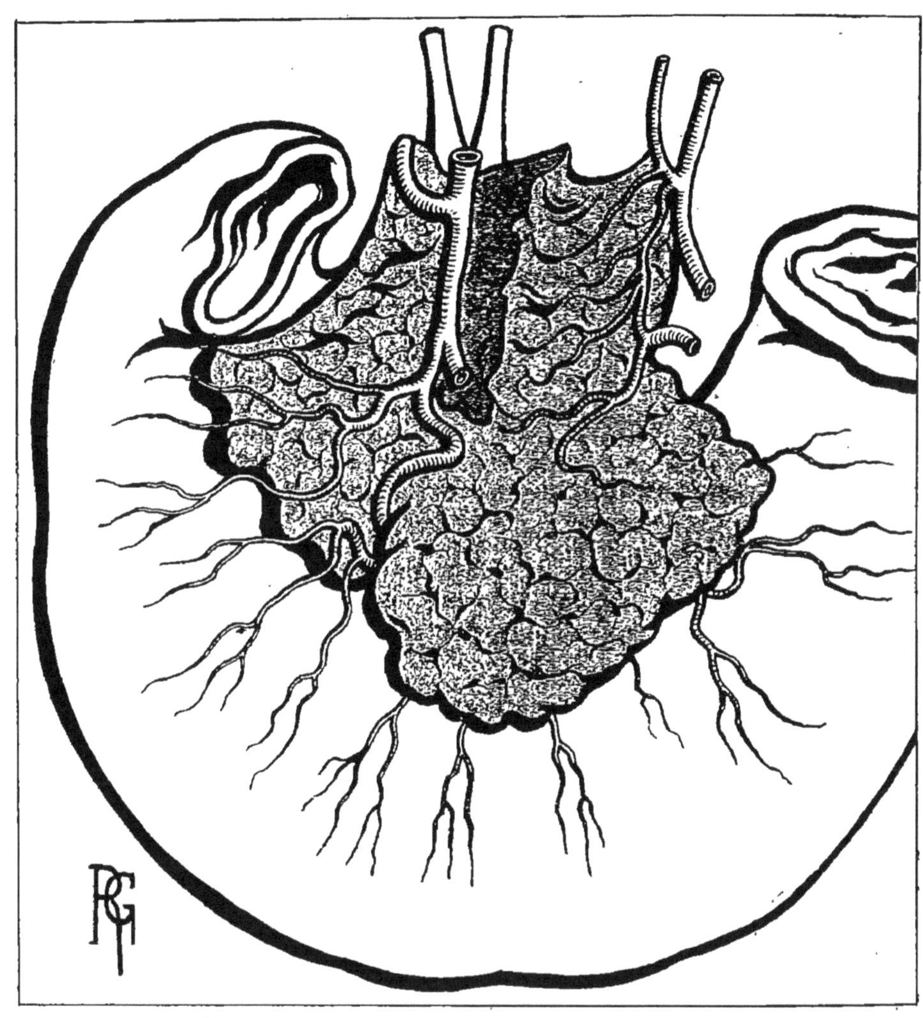

FIG. 79. — *Les arcades pancréatico-duodénales* (d'après une préparation et une figure de WIART). (Grandeur nature.)

La tête du pancréas est vue par sa face *antérieure*, après sa séparation d'avec l'isthme et l'enlèvement des gros vaisseaux. A *droite* de la section de l'isthme on voit le tronc gastro-duodénal. Il a donné près de son origine la *pancréatico-duodénale supérieure droite*, branche *collatérale* qui disparaît après un court trajet derrière la face *postérieure* de la tête pancréatique. Puis le tronc gastro-duodénal *se termine* par bifurcation en gastro-épiploïque droite, ici sectionnée à son origine, et *pancréatico-duodénale inférieure droite*. Celle-ci ne tarde pas à passer à la face *postérieure* de la glande. (Voy. la figure suivante.)

Il est étonnant que l'opinion de Haller ait passé inaperçue des anatomistes qui l'ont suivi, bien que ces derniers aient puisé dans le texte hallérien l'essence de leurs descriptions angéiologiques. Murray est le seul auteur qui ait réédité presque intégralement l'opinion de Haller [116e]. Toutefois on retrouve dans l'atlas de Bonamy-Beau-Broca [149g] une description résumée qui est d'accord avec celle de Haller.

III° UNE TROISIÈME OPINION, la plus récente des trois, a été émise il y a une dizaine d'années, par notre maître et ami M. le docteur *Wiart* [201d]. Les recherches personnelles de cet auteur l'ont amené à conclure à l'inexactitude de la description de Verneuil et des classiques modernes.

En second lieu, Wiart se basant sur la disposition qu'il a *toujours rencontrée*, émet sur les branches de la gastro-duodénale une opinion qui se trouve coïncider avec celle de Haller, quant *au mode d'origine* de ces branches. D'après Wiart, en effet, le tronc gastro-duodénal fournit une première collatérale : la *pancréatico-duodénale supérieure droite.* Puis, le tronc gastro-duodénal va se terminer en donnant : la *gastro-épiploïque droite* et la *pancréatico-duodénale inférieure droite.* Ainsi, sur ce point, Wiart a définitivement confirmé l'exactitude de la description hallérienne.

En troisième lieu, Wiart a démontré que les deux arcades pancréatico-duodénales *étaient toutes deux situées à la face postérieure de la tête pancréatique.* C'est là un fait *absolument constant* et qui cependant a échappé à l'observation de tous les anatomistes depuis Haller jusqu'à nos jours. A ce point de vue on peut dire que la description de Wiart est venue corriger et parfaire celle de Haller.

Il est regrettable que les traités d'anatomie actuellement en cours n'aient pas encore substitué à la description de Verneuil celle que Wiart a si lumineusement exposée il y a déjà une dizaine d'années ; elle seule, nous le répétons, est entièrement et toujours d'accord avec la réalité des faits.

A part les descriptions de Haller, de Verneuil et de Wiart, il n'existe pas beaucoup de documents vraiment originaux sur les branches de la gastro-duodénale. Pour notre part, nous ne connaissons que les publications de Sousloff [262l], de Haasler [231], de Rossi et Cova [192n], de Leriche et Villemin [188e], de Pierre Descomps [179oo].

Les recherches de Haasler et surtout celles de Sousloff confirment l'exactitude des vues de Haller et de Wiart, comme nous le montrerons par la suite. Nous sommes surpris que Rossi et Cova, Leriche et Villemin, et P. Descomps n'aient pas décrit l'existence cependant *constante* du mode de ramification tel qu'il a été exposé par Wiart, et tel que nous l'avons rencontré sur la totalité de nos sujets (voy. fig. 82).

D'après nos recherches, voici comment se ramifie l'artère gastro-duodénale :

I. — Tout près de son *origine*, c'est-à-dire dans son segment *sus-pancréatique* le tronc gastro-duodénal donne souvent deux ou trois petits rameaux *duodénaux supérieurs*, destinés à la première portion du duodénum.

II. — Au niveau du point où la gastro-duodénale *aborde* la tête pancréatique, elle donne une *branche collatérale constante et importante :* la *pancréatico-duodénale supérieure droite* (Wiart) ; elle se porte, après un court trajet, à la face *postérieure* de la tête pancréatique (W., fig. 82).

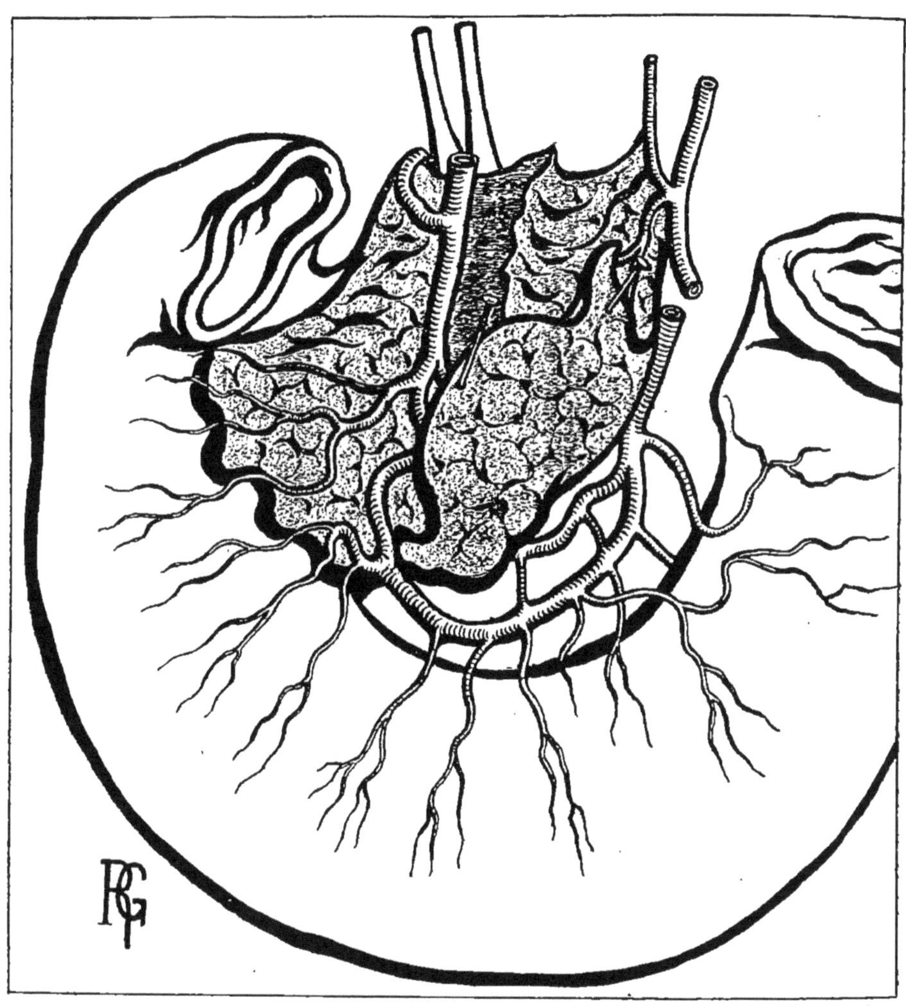

FIG. 80. — *Les arcades pancréatico-duodénales* (d'après WIART, grandeur nature).

C'est la même pièce que celle représentée sur la figure précédente; seulement la partie amincie et peu adhérente du contour de la tête pancréatique a été décollée et relevée pour laisser voir les arcades pancréatico-duodénales *toutes deux situées sur la face postérieure de la tête.*

III. — Tout le long de son *trajet pancréatique,* le tronc gastro-duodénal émet en nombre variable de petits rameaux *duodéno-pancréatiques antérieurs* destinés à la *deuxième* portion du duodénum (face antérieure) et aux lobules pancréatiques adjacents. Très fréquemment, un de ces rameaux va contri-

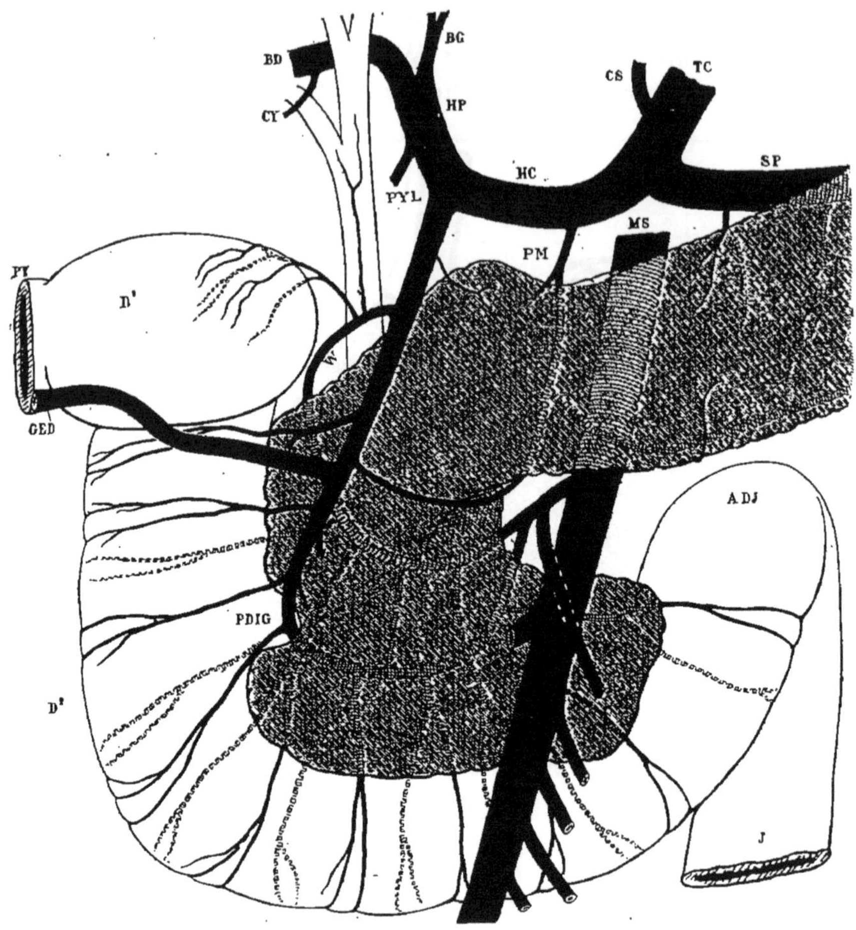


Fig. 82. — *Artères pancréatico-duodénales* Disposition normale. (Demi-schématique.)

Pancréas (tête, isthme, portion initiale du corps) en gris foncé. — Duodénum ($D^1$, $D^2$); angle duodéno-jéjunal (ADJ); segment initial du jéjunum (J), en blanc. La première portion du duodénum a été sectionnée au niveau du pylore (PY) et renversée vers la droite.

1° Il existe deux fortes arcades pancréatico-duodénales toutes deux *postérieures* à la tête du pancréas, l'une supérieure (*AS*), l'autre inférieure (*AI*). L'*arcade supérieure* est formée par l'anastomose à plein canal de la pancréatico-duodénale *supérieure droite* (*W*), branche *collatérale* du tronc gastro-duodénal, avec la branche de bifurcation *supérieure* de la pancréatico-duodénale *gauche*, branche collatérale de la mésentérique supérieure. (Il est à noter que la pancréatico-duodénale *gauche* naît presque toujours en commun avec la première branche destinée au jéjunum (1re jéj.), disposition représentée sur cette figure.) L'*arcade pancréatico-duodénale inférieure* (*AI*) est formée par l'anastomose à plein canal de la pancréatico-duodénale *inférieure droite* (*PDIG*, on aurait dû imprimer : *PDID*), branche *terminale* du tronc gastro-duodénal, avec la branche de bifurcation *inférieure* de la pancréatico-duodénale *gauche*.

2° Il existe d'ordinaire une *petite arcade pancréatique* (*Aa*) *antérieure à la tête du pancréas* (au niveau de l'isthme). Cette petite arcade résulte de l'anastomose de la pancréatique moyenne (*PM*), branche de l'hépatique commune (*HC*), avec une branche du tronc gastro-duodénal; cette pancréatique *moyenne* fournit d'ordinaire la *pancréatique transverse* (*PTR*), qui se porte à gauche, le long du *corps* du pancréas. (Pour ne pas surcharger la figure on n'a pas représenté les petits rameaux duodénaux supérieurs fournis par le tronc gastro-duodénal.)

buer à la formation d'une *petite arcade pancréatique antérieure* (Aa, fig. 82).

IV. — C'est seulement après avoir émis ces branches *collatérales* que le tronc gastro-duodénal *se bifurque en deux branches terminales* dont l'une est *la gastro-épiploïque droite* (GED, fig. 82), tandis que la seconde constitue la *pancréatico-duodénale inférieure droite* (Wiart, PDIG, fig. 82).

### 6° Branches collatérales de la gastro-duodénale.

#### I. — Rameaux duodénaux supérieurs.

Ce sont deux ou trois rameaux que la gastro-duodénale fournit souvent, tout près de son origine. Ils sont destinés à la première portion du duodénum qu'ils abordent par son bord supérieur. Parfois, l'un d'eux constitue une petite pylorique accessoire. Nous avons déjà décrit ailleurs ces rameaux (voy. p. 464) en montrant qu'ils peuvent naître de l'hépatique propre ou d'une des branches terminales hépatiques.

#### II. — Pancréatico-duodénale supérieure droite (Wiart).

(Voy. cette branche sur les figures annexées à nos observations, obs. 1 à 29.)

**Origine.** — La pancréatico-duodénale supérieure droite (nous l'indiquerons dans la suite par les initiales P.D.S.D.) naît du tronc gastro-duodénal tout près de son origine, c'est-à-dire au niveau du segment sus-pancréatique de l'artère gastro-duodénale. C'est un point signalé par tous les auteurs qui ont donné quelque renseignement à ce sujet : Haller, Wiart, Sousloff, Haasler. Nous avons trouvé que la P.D.S.D. naissait à environ 1 centimètre ou 1 centimètre et demi après l'origine du tronc gastro-duodénal, au niveau où ce tronc *atteint le bord supérieur de la tête pancréatique*, « ... à peine engagé sur la tête pancréatique... », écrit Wiart.

Rappelons que la gastro-duodénale *croise* en écharpe la face antérieure du cholédoque dans un petit nombre de cas (20 p. 100 ; voy. p. 475), tandis que le plus souvent l'artère reste franchement *à gauche* du canal (42 p. 100) ou bien affleure son bord gauche (38 p. 100, voy. p. 475). Il en résulte que la P.D.S.D. naît soit *à gauche* du cholédoque ou devant son bord gauche (80 p. 100), soit *à droite* du canal (20 p. 100). Ces points sont à retenir pour l'étude des rapports de cette branche.

D'après Haasler, la P. D. S. D. pourrait provenir directement de l'hépatique. Le fait est signalé par Haller comme anomalie possible. En tout cas sur tous nos sujets (50), sur tous les sujets de Wiart (20 sujets), sur tous les sujets de Sousloff (sauf un seul sur lequel l'artère naissait d'une hépatique accessoire droite née de la mésentérique supérieure) la P.D.S.D. naissait du tronc gastro-duodénal. C'est donc bien là le mode d'origine à peu près unique.

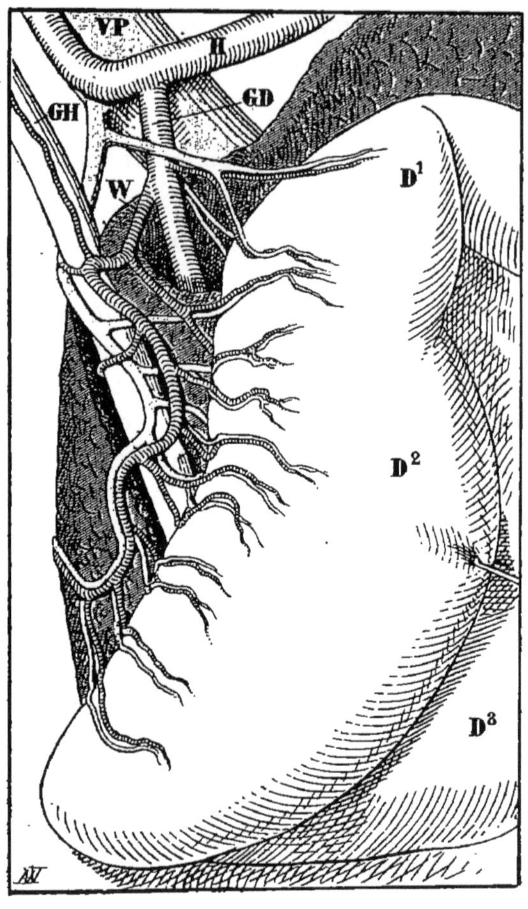


Fig. 83. — *La branche pancréatico-duodénale supérieure droite* (d'après nature, grandeur nature).

Cette préparation montre la disposition ordinaire de l'artère pancréatico-duodénale supérieure droite (W) et de sa grosse veine satellite, par rapport au cholédoque rétro-duodénal et rétro-pancréatique. On a pratiqué le décollement de la 2e portion du duodénum et de l'angle de la première avec la deuxième portion du duodénum. Le segment duodénal décollé a été rabattu en masse vers la gauche, entraînant avec lui la tête pancréatique adhérente, dont on aperçoit une partie de la face *postérieure*.

*D1*, *D2*, *D3* : 1re, 2e et 3e portions du duodénum ; — *GH*, canal cholédoque ; — *VP*, veine porte qui reçoit sur son flanc droit la grosse veine pancréatico-duodénale supérieure droite. Rapprocher de cette figure la préparation représentée à l'observation 12, figure 129.

**Calibre.** — La P. D. S. D présente un calibre variant de 1 à 2 millimètres de diamètre ; elle est toujours supérieure ou tout au moins égale à la pylorique. C'est donc une petite artère dont la section nécessiterait la pose d'une ligature spéciale. Wiart décrit cette artère commune « branche volumineuse ».

**Trajet.** — La P. D. S. D. présente dans son ensemble un trajet très fixe (Haller, Wiart, Sousloff), décomposable en 3 segments distincts. Elle se porte d'abord transversalement vers la droite en croisant la *face antérieure du cholédoque*, au ras du bord supérieur de la tête pancréatique (au niveau de l'encoche duodénale). Dans un second segment elle contourne le *flanc droit* du cholédoque ; enfin elle aborde la face postérieure du pancréas : c'est son troisième et dernier segment de beaucoup le plus long. Ainsi devenue rétro-pancréatique, la P. D. S. D. se dirige de haut en bas et de droite à gauche, jusqu'à mi-hauteur de la tête pancréatique, croisant obliquement la *face postérieure* du cholédoque rétro-pancréatique. Finalement l'artère va se terminer en s'anastomosant à plein canal avec la branche de bifurcation *supérieure* de la pancréatico-duodénale inférieure ou *gauche* née de la *mésentérique supérieure* (voy. ci-dessus fig. 82 ; voy. également fig. 83 et 84).

En somme, dans son trajet rétro-pancréatique, la P. D. S. D. forme la *moitié droite* de l'arcade artérielle pancréatico-duodénale postérieure des classiques (description de Verneuil). On sait depuis les travaux de Wiart qu'en réalité les deux arcades pancréatico-duodénales sont toutes deux *postérieures* à la face postérieure de la tête du pancréas, étagées l'une au-dessus de l'autre (voy. fig. 79, 80, 82, 83). L'une des deux arcades occupe la partie *moyenne* de la tête pancréatique, c'est l'arcade pancréatico-duodénale *supérieure* de Wiart. L'autre, sous-jacente, occupe la *partie inférieure* de la tête pancréatique ; c'est l'arcade pancréatico-duodénale *inférieure* de Wiart. L'arcade postéro-inférieure de Wiart correspond à l'arcade antérieure de Verneuil. L'arcade postéro-supérieure de Wiart correspond à l'arcade postérieure de Verneuil.

Tel est le trajet de la P. D. S. D. avec ses trois segments *pré-pancréatique* ou *pré-cholédocien*, *latéro-pancréatique* ou *latéro-cholédocien*, *rétro-pancréatique* ou *rétro-cholédocien*. Les deux derniers segments existent toujours. Le premier segment existe toutes les fois que le tronc de la gastro-duodénale reste à gauche du cholédoque ou bien affleure simplement le bord gauche du canal (soit 80 p. 100) (voy. les figures des observations 2, 3, 4, 6, 7, 8, 9, 11, 12, 13, 14, 15, 17, 18, 23, 29).

Dans un petit nombre de cas la gastro-duodénale croise en écharpe la face antérieure du cholédoque (20 p. 100, p. 475) ; dans ces cas seulement, la P. D. S. D. n'a pas toujours la possibilité de surcroiser le canal : on la voit alors parfois se porter d'emblée sur le flanc droit du cholédoque pour le contourner et passer à la face postérieure du pancréas (voy. les figures des observations 10, 16, 21, 22).

**Rapports.** — 1° Segment pré-cholédocien. — Dans son premier segment la P. D. S. D. chemine horizontalement ou légèrement oblique en bas et à droite, au-devant de l'espace inter-porto-cholédocien, puis elle se place immédiatement au-devant du cholédoque. Elle croise ce canal au ras du bord supérieur du pancréas, par conséquent juste à la terminaison du cholédoque sus-pancréatique.

D'après Testut et Charpy, la P. D. S. D. croiserait le cholédoque en passant soit en avant, soit en arrière de lui. Dans tous les cas observés par Haller, Wiart, Sousloff, Haasler et par nous-même, toujours l'artère croisait la face *antérieure* du canal. Cette disposition doit donc être considérée comme absolument constante.

De la face postérieure de la tête pancréatique arrive une grosse veine, d'un calibre de 2 à 4 millimètres, veine pancréatico-duodénale supérieure droite, satellite de l'artère de même nom. Presque toujours cette grosse veine va se jeter dans le flanc droit du tronc porte au niveau de la partie moyenne de l'espace inter-porto-cholédocien, après avoir croisé la face

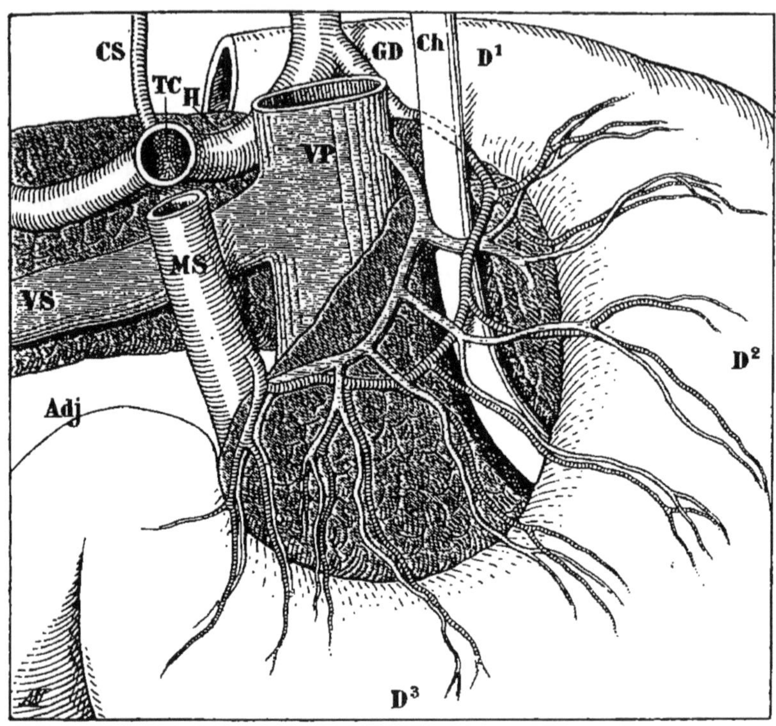


FIG. 84. — *L'arcade pancréatico-duodénale postéro-supérieure* ; vue postérieure du pancréas et du duodénum (d'après nature, grandeur nature).

*D*1, 1re portion du duodénum ; — *D*2, *D*3, 2e et 3e portions du duodénum ; *ADj*, angle duodéno-jéjunal; *Ch*, cholédoque rétro-duodénal et rétro-pancréatique ; — *VP*, veine porte ; *VS*, veine splénique ; — *TC*, tronc cœliaque sectionné juste avant sa trifurcation ; — *CS*, art. coronaire stomachique ; — *H*, artère hépatique commune ; — *GD*, gastro-duodénale qui donne la pancréatico-duodénale supérieure droite ; — *MS*, artère mésentérique supérieure.

Cette figure représente la disposition la plus fréquente des vaisseaux pancréatico-duodénaux dans leurs rapports avec le cholédoque. Seule l'arcade duodéno-pancréatique postérieure et *supérieure* est visible. L'arcade duodéno-pancréatique postérieure et *inférieure* est masquée par la 3e portion du duodénum, cette arcade cheminant entre la face antérieure du duodénum et la partie *inférieure* de la face postérieure de la tête pancréatique, qui, on le sait, descend toujours plus ou moins bas au-devant de la 3e portion du duodénum.

postérieure du cholédoque ou, plus rarement sa face antérieure. Il existe donc le plus souvent un anneau vasculaire péricholédocien, artériel en avant, veineux en arrière ; ou bien il n'y a qu'un demi-anneau antérieur, artériel et veineux. (Voy. plus loin la description de la veine pancréatico-duodénale supe droite.) Il n'est pas impossible que cet anneau vasculaire péri-cholédocien joue un certain rôle dans l'arrêt des calculs biliaires, au niveau du cholédoque sus-pancréatique.

2° Segment latéro-cholédocien. — Après avoir croisé la face antérieure du cholédoque, la P. D. S. D. contourne le flanc *droit* du canal, souvent presque intimement appliquée à lui. Puis elle apparaît à la face postérieure de la tête pancréatique, entre le cholédoque en dedans, et le bord interne de la deuxième portion du duodénum en dehors (voy. fig. 84).

3° Segment rétro-cholédocien. — La P. D. S. D. se porte alors obliquement de haut en bas et de droite à gauche, sur une hauteur de 1 à 2 centimètres, croisant dans toute cette étendue la face *postérieure* du cholédoque rétro-pancréatique. Après avoir effectué ce croisement, la P. D. S. D. va se terminer à gauche du conduit en s'anastomosant à plein canal avec la branche de bifurcation *supérieure* de la pancréatico-duodénale *gauche* (Wiart) ou pancréatico-duodénale inférieure des classiques, née de la mésentérique supérieure.

Dans son trajet rétro-pancréatique, la P. D. S. D. est accompagnée de la veine de même nom. Cette grosse veine présente un trajet parallèle et concentrique par rapport à l'artère ; c'est-à-dire que la veine décrit une courbe inscrite dans la courbe artérielle. Ordinairement accolée à l'artère, la veine P. D. S. D. en partage alors les rapports. Assez souvent la veine reste encore *en dedans* mais *à distance* de l'artère ; la veine chemine alors à gauche du cholédoque sans avoir à le croiser, par conséquent. Tous ces rapports sont faciles à suivre et à comprendre sur les planches que nous avons dessinées d'après nature (voy. fig. 83 et 84).

Enfin le long de leur trajet rétro-pancréatique l'artère P. D. S. D. et sa veine satellite sont souvent accompagnées de quelques petits ganglions lymphatiques. Wiart en a trouvé constamment deux ou trois. Ce sont les ganglions lymphatiques du groupe rétro-pancréatique de Cunéo. (Voyez ci-dessous l'excellente figure qu'a fait dessiner Cunéo.)

On voit donc qu'au niveau de la face postérieure du pancréas, l'artère P. D. S. D. se trouve successivement située d'abord *à droite*, puis *en arrière*, puis *à gauche* du cholédoque. Il s'ensuit que toute incision portant sur le cholédoque *rétro-pancréatique* devra nécessiter presque fatalement la section de l'artère P. D. S. D. ainsi que celle de quelques rameaux artériels nés de cette artère ou de la veine satellite. Quant à la veine, tantôt elle sera également sectionnée (fig. 83), tantôt restant en dedans du canal (fig. 84), son tronc pourra être épargné ; en conséquence, si l'on se base sur la disposition anatomique de l'artère et de la veine P. D. S. P., on doit admettre que la *cholédocotomie rétro-pancréatique devra toujours s'accompagner d'une hémorragie plus ou moins sérieuse* ; de chaque côté de l'incision du canal il y aura à lier un ou deux vaisseaux importants et souvent un certain nombre de petites branches artérielles et veineuses saigneront en nappe, bien difficiles à lier. Toutefois, au cours de la lithiase, quand le cholédoque énormément dilaté s'est pour ainsi dire extériorisé plus ou moins de sa gouttière glandulaire, il devient possible, sous le contrôle de la vue, de sectionner le canal au niveau d'une zone avasculaire, ou intervasculaire. Dans ces conditions, la cholédocotomie rétro-pancréatique peut être exécuté d'une manière exsangue ou à peu près. C'est un fait que

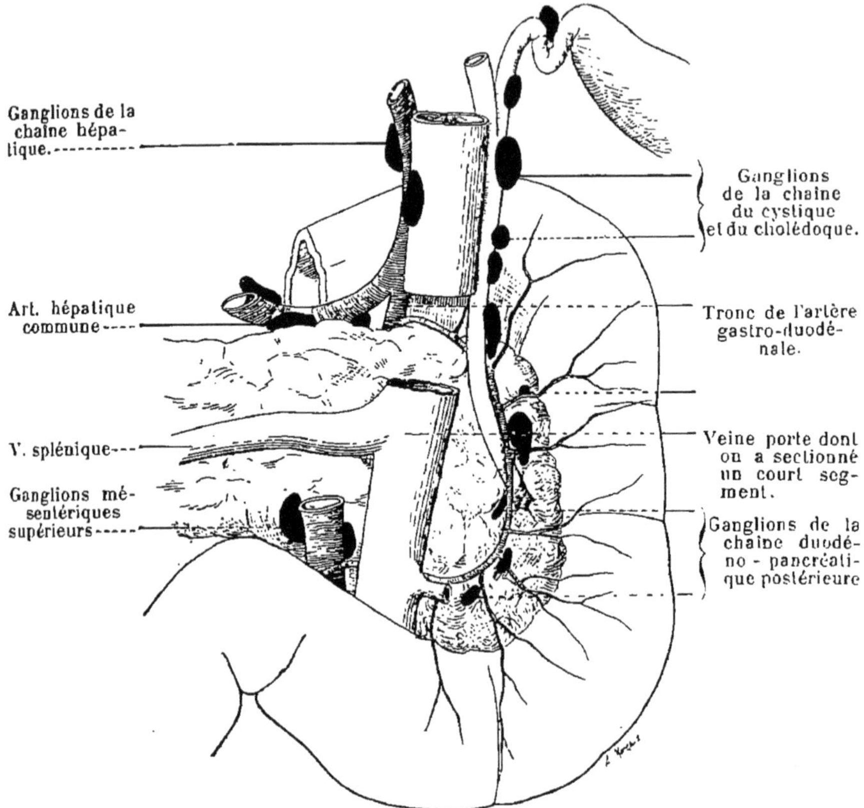


Fig. 85 (empruntée à Cunéo, *in* Traité d'Anatomie humaine de Poirier). *Les ganglions lymphatiques au niveau des voies biliaires. L'anneau duodénal et la tête du pancréas sont vus de derrière.*

Remarquer le trajet très précis de l'*artère pancréatico-duodénale supérieure droite*; la grosse veine satellite de cette artère a été réséquée, on aperçoit son embouchure inférieure sur le flanc droit de la grande veine mésaraïque. (A rapprocher de notre figure 84.)

nous avons pu constater personnellement à l'occasion de cholédocotomies rétro-pancréatiques exécutées par M. le Professeur Hartmann. Nous ne voyons donc pas dans la crainte d'une hémorragie un argument bien sérieux contre la cholédocotomie rétro-pancréatique. Dans une excellente thèse, Cotte fait remarquer « ... Qu'après avoir été partisan résolu de la *voie transduodénale*, Kehr donne actuellement (1908) la préférence au décollement du duodénum et à la *cholédocotomie rétropancréatique*... » [218 *bis*[b]].

Des deux vaisseaux P. D. S. D., seule la grosse veine est bien visible soit sur le cadavre non injecté, soit sur le vivant. C'est donc sur cette veine qu'il faudrait se guider dans la recherche du cholédoque rétro-pancréatique par la *voie lombaire* : d'après nos constatations le canal se trouve le plus souvent *juste en dehors de la veine*, au niveau de la partie *moyenne* de la tête pancréatique, c'est-à-dire au voisinage de la terminaison du canal.

Par contre lorsque, par la voie abdominale antérieure ordinaire, on pratique le décollement du duodéno-pancréas et qu'on le rabat vers la ligne médiane (fig. 83), la *portion terminale* du cholédoque se trouve le plus souvent juste *en dedans* de la grosse veine P. D. S. D., entre cette veine et le bord adhérent du duodénum.

**Ramification collatérale.** — La P. D. S. D. donne : 1° un rameau cholédocien ascendant au point où elle croise la face antérieure du cholédoque et 2° de nombreuses branches descendantes, tout le long du reste de son trajet.

*Rameau ascendant, précholédocien* (voy. fig. 119, 120, 129, 132, 134). Ce rameau remonte le long de la face antérieure du cholédoque et se perd au niveau du canal cystique et du canal hépatique. Parfois il participe à l'irrigation de la vésicule biliaire, exceptionnellement il remplace en totalité ou en partie l'artère cystique (voy. Art. cystique). Ce petit rameau est accompagné par une ou deux veinules. Il existe ainsi un petit réseau vasculaire artériel et veineux pré- ou péri-cholédocien, réseau sur la constance duquel ont insisté Wiart [202f] et Bergmann [206]. La présence de ce réseau vasculaire péri-biliaire explique en partie l'hémorragie qui peut se produire quand on dénude ou quand on incise le canal hépato-cholédoque.

Le petit rameau cholédocien ascendant manque rarement. Haller le décrit comme branche du tronc de la gastro-duodénale. C'est une disposition que nous avons constatée, mais en règle ce rameau naît de la P. D. S. D; Guillaume ne décrit que ce dernier mode d'origine [229c]. Sousloff signale des rameaux cholédociens provenant de la P. D. S. D. [262k]; Descomps admet que « l'artère cholédocienne inférieure et antérieure » vient soit du tronc gastro-duodénal, soit de la pancréatico-duodénale [179pp].

*Branches descendantes.* — Tout le long de son trajet, la P. D. S. D. envoie de 5 à 10 branches longues et grêles qui irradient vers la face postérieure de la 2e portion du duodénum en abandonnant sur leur trajet des rameaux à la face postérieure de la glande pancréatique.

Le premier né de ces rameaux pancréatiques collatéraux provient du point où la P. D. S. D. contourne le flanc droit du cholédoque. Parfois ce premier rameau acquiert un volume presque égal au tronc de la P. D. S. D. Il en résulte que dans ces cas la P. D. S. D. semble se bifurquer en deux branches cheminant l'une en avant, l'autre en arrière du flanc gauche du cholédoque. Les figures annexées au travail de Haasler [231] paraissent répondre à des faits de ce genre. Sur trois de nos sujets, nous avons noté que ce premier rameau collatéral naissait séparément du tronc de la gastro-duodénale. Il semblait exister deux artères P. D. S. D.; en réalité, il y avait simplement origine anormale de la première collatérale. Haller a également montré que parfois la P. D. S. D. pouvait être représentée par deux ou trois branches. Ces faits sont rares.

1° ***De l'existence de l'artère pancréatico-duodénale supérieure droite.*** — Cette artère a été vue, décrite et figurée, pour la première fois, par Haller sous les différents noms de : *duodena superior* ou *d. posterior* ou *d. dextra.* Haller a donné des détails minutieux et très précis sur cette branche ; il en a indiqué les caractères principaux à savoir : *a*) que c'est la seule collatérale importante du tronc gastro-duodénal ; *b*) qu'elle croise la face antérieure du cholédoque; *c*) qu'elle se porte ensuite à la face postérieure de la tête pancréatique pour y former une des deux arcades pancréatico-duodénales.

Cette description si précise a cependant été à peu près complètement oubliée après Haller. Murray et Sabatier sont les seuls anatomistes qui aient réédité l'opinion de Haller sur le mode d'origine des artères pancréatico-duodénales. Le résumé donné par Murray [116[d]] est d'ailleurs infiniment plus fidèle que celui de Sabatier [129[c]].

A partir de l'année 1850 jusqu'à nos jours, la majorité des auteurs ont décrit la pancréatico-duodénale supérieure droite comme une simple bifurcation d'un tronc pancréatico-duodénal. Nous avons déjà insisté sur ce fait, en rappelant qu'il y a une dizaine d'années Wiart s'était élevé contre l'inexactitude de la description classique moderne. Comme Haller, Wiart a démontré : *a*) que la pancréatico-duodénale supérieure droite est une *collatérale du tronc gastro-duodénal; b*) qu'elle croise la face antérieure du cholédoque; *c*) qu'elle passe ensuite à la face postérieure de la tête pancréatique pour participer à la formation d'une des deux arcades pancréatico-duodénales postérieures.

Malgré les descriptions de Haller et de Wiart, la conception classique de Verneuil se retrouve encore avec toute son inexactitude dans presque tous les traités d'anatomie actuellement en cours, tant en France qu'à l'étranger. Force est donc d'admettre ou bien que le texte de Haller et de Wiart est resté injustement méconnu ou bien qu'il a été mal interprété.

Dans ces dernières années, Haasler [231] et Sousloff [262[1]] ont décrit à nouveau l'existence d'une artère constante, qui, à notre avis, correspond sans aucun doute à la pancréatico-duodénale supérieure droite de Haller et Wiart.

Haasler ne fait d'ailleurs aucune allusion à ces deux derniers auteurs. Sa description est infiniment moins précise que celle de Haller et de Wiart. Haasler a bien vu que cette branche était constante et qu'elle croisait la face antérieure du cholédoque ; par contre, cet auteur n'a pas vu que l'artère allait participer à la formation d'une des deux arcades pancréatico-duodénales.

Les recherches de Sousloff constituent un document très complet et très précis sur la pancréatico-duodénale supérieure droite. D'après Sousloff, cette artère aurait été simplement figurée par Haller sur une de ses planches (voy. fig. 14, p. 42) et Wiart l'aurait décrite « ... mais sans y insister ... ». Cette opinion ne nous paraît pas tout à fait juste, puisque comme nous l'avons déjà montré, Haller connaissait bien cette artère et que Wiart a confirmé l'opinion de Haller en la complétant et en la précisant. Il n'en reste pas moins certain que Sousloff a étudié et décrit cette branche avec une très grande précision.

Il est intéressant de noter que les recherches de cet auteur confirment entièrement l'opinion de Haller et de Wiart. Voilà donc *trois anatomistes* qui ont chacun, d'après leurs constatations personnelles, abouti à des résultats *identiques*. Nos recherches apportent une nouvelle preuve en faveur de ces résultats. Sousloff montre bien que la « pancréatico-duodénale postérieure »

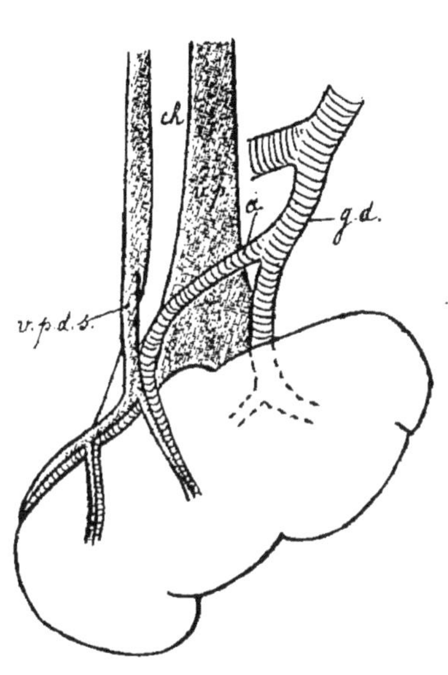


FIG. 86. — *L'artère pancréatico-duodénale supérieure droite* (*a*) *et sa veine satellite* (*v. p. d. s.*) d'après Sousloff.

La première portion du duodénum a été fortement réclinée en bas et en dedans; on aperçoit la moitié supérieure de l'arcade pancréatico-duodénale postérieure (postérieure et supérieure). Le canal cholédoque (*ch*) était croisé en avant par l'artère pancréatico-duodénale supérieure droite et en arrière par la veine satellite; *g.d.*, tronc de la gastro-duodénale.

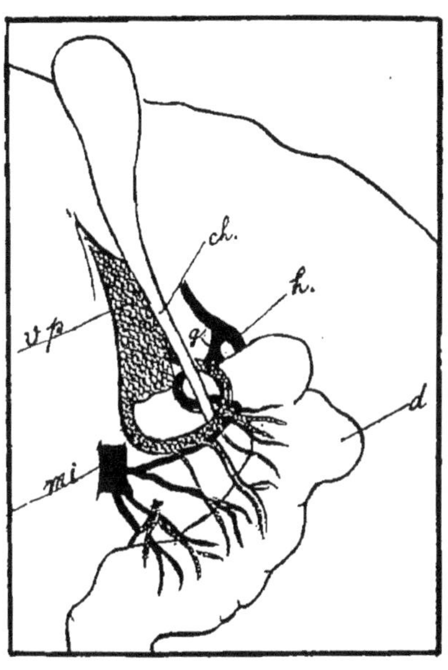


FIG. 86 *bis*. — *L'arcade pancréatico-duodénale postérieure* (et supérieure), d'après Sousloff.

Tête du pancréas et anneau duodénal (*d*) vus par leur face postérieure; *ch.*, cholédoque; *v.p.*, face postérieure de la veine porte; *h.*, hépatique commune; *g.*, tronc gastro-duodénal avec sa branche pancréatico-duodénale supérieure droite; *mi*, artère mésentérique supérieure.

possède un calibre assez fixe, comme l'a vu Krause (1 millim. et demi à 2 millim.); elle naît de la gastro-duodénale tout près du bord supérieur de la première portion du duodénum sur sa face postérieure, croise *en avant* le canal biliaire, longe ensuite le sillon compris entre le duodénum et la tête du pancréas en fournissant des rameaux à ces deux organes. Enfin elle va s'anastomoser avec la branche *postérieure* de la pancréatico-duodénale *inférieure* (née de la mésentérique supérieure), constituant ainsi une arcade artérielle *postérieure* complète. Sousloff insiste sur l'existence *constante* de cette artère ainsi que sur son trajet bien défini et sur la part qu'elle prend à la formation de l'arcade artérielle *postérieure*. L'artère est accompagnée par une importante veine (3 millimètres) qui va se jeter dans le flanc droit de la veine porte en passant en arrière du cholédoque. D'après le texte et les figures de Sousloff, il est absolument évident que cette artère correspond de toutes pièces à la pancréatico-duodénale supérieure droite de Haller et Wiart.

A part Haller, Wiart, Haasler et Sousloff, la pancréatico-duodénale supérieure droite a été simplement signalée par : Bonamy-Beau-Broca [149g], Bardeleben et Hœckel [144c], Rudinger [165], Guillaume [229a], Français [223a], Bréchot [209a]. D'autre part, on trouve cette artère figurée avec exactitude sur quelques planches : Haller (voy. dans notre thèse p. 42, fig. 14), Caldanio [153c], Sobotta 167a], Bardeleben et Hœckel [144c], Haasler [231], Kehr [237c], Bourgery [151j] Guillaume [229b], Tuffier [264], Testut et Jacob [137e], O. Schultze [166], Bréchot [209]. Voyez encore l'excellente figure de Cunéo (fig. 85).

Dans une intéressante observation de Hecht (voy. obs. 58, fig. 160), les arcades pancréatico-duodénales étaient hypertrophiées d'une façon exceptionnelle ; sur la figure jointe à cette observation on reconnait avec facilité la pancréatico-duodénale supérieure *droite*, avec le mode de naissance et le trajet que nous lui avons décrits.

II° ***Rapports entre le cholédoque rétro-pancréatique et l'arcade pancréatico-duodénale postéro-supérieure.*** — Ces rapports sont décrits d'une façon très variable par les auteurs. Nous allons montrer que les diverses opinions émises à ce sujet sont parfaitement conciliables les unes avec les autres ainsi qu'avec la description que nous avons donnée plus haut.

D'après Wiart [202h], les vaisseaux pancréatico-duodénaux répondent le plus souvent au côté *interne* du cholédoque rétro-pancréatique. Il en résulte que le canal « ... est croisé *en arrière* par toutes les branches qui irradient de ces vaisseaux vers la face postérieure du duodénum et que sa découverte n'est possible qu'après section de ces branches nombreuses mais peu volumineuses. Rarement les vaisseaux sont exactement postérieurs, plus rarement encore ils sont externes... ».

Pour Michaud [248], la portion rétro-pancréatique du cholédoque est longée *en dedans* et *en arrière* par l'artère pancréatico-duodénale et ses veines.

Poirier [254] a répété 14 fois sur le cadavre l'accès du cholédoque par la voie lombaire préconisée par Tuffier. Voici d'après Poirier comment se présentent les choses : « Une fois arrivé au niveau de la face postérieure du pancréas, on aperçoit d'abord deux ou trois ganglions lymphatiques ; *en dehors* une artère, branche *postérieure* de la *pancréatico-duodénale* et une grosse veine ; à côté de ces vaisseaux, mais plus profondément se trouve le cholédoque... »

Pour Berg [205], « ... la branche duodénale de l'artère pancréatico-duodénale se présente à environ un quart de pouce *en avant* du conduit (c'est-à-dire : *en dehors*, car Berg décrit les rapports tels qu'ils se présentent après décollement et rabattement en dedans, de la tête pancréatique) ; la veine qui l'accompagne se trouve exactement derrière le conduit ; quelquefois un rameau de la veine croise le cholédoque tout près de son entrée dans le duodénum... »

D'après Français [223a] « ... l'artère pancréatico-duodénale supérieure passe *en avant* du cholédoque, elle le croise horizontalement pour venir se placer ensuite *derrière lui* ; elle est accompagnée d'une veine qui se rend au tronc porte ... ».

En résumé, au niveau de sa portion *rétro-pancréatique* le cholédoque serait longé *en dedans* par les vaisseaux pancréatico-duodénaux supérieurs, pour certains auteurs. Pour d'autres, ces vaisseaux sont *en dehors* du canal ; pour d'autres, enfin, ces vaisseaux sont *en arrière*. Toutes ces opinions sont conciliables, car chacune d'elles comporte une part de vérité. Rappelons, en effet, que l'artère pancréatico-duodénale supérieure droite devenue *rétro-pancréatique* (troisième segment, p. 490) se dirige *de haut en bas* et *de droite à gauche* : elle est d'abord *à droite* du cholédoque (voy. fig. 82, 83, 84, 85, 86), c'est-à-dire en *dehors* de lui, entre ce canal et la face interne du duodénum ; puis elle croise obliquement la face *postérieure* du cholédoque, lui devenant ainsi *postérieure* ; enfin l'artère passe *en dedans* ou *à gauche* du cholédoque. Quant à la grosse veine satellite, elle chemine ordinairement *en dedans* de l'artère, c'est-à-dire que l'arcade veineuse est concentrique par rapport à l'arcade artérielle excentrique. Tantôt la veine est fidèlement satellite de l'artère dans tout son trajet : la veine partage alors les rapports de l'artère. Tantôt la veine reste encore en dedans de l'artère mais *à distance* d'elle : dans ce cas la veine empiète plus ou moins sur la face postérieure du cholédoque, mais sans le croiser complètement.

Ainsi s'expliquent les opinions variables émises sur cette question.

## III. — Rameaux pancréatico-duodénaux antérieurs.

Après avoir émis la pancréatico-duodénale supérieure droite, le *tronc* gastro-duodénal aborde la face antérieure de la tête pancréatique (segment prépancréatique de la gastro-duodénale, p. 479). Tout le long de ce trajet prépancréatique, la gastro-duodénale «... émet par son bord droit, des branches transversales ou légèrement obliques en bas, qui, courant sur la glande, gagnent la 2e portion du duodénum... » (Wiart, voy. fig. 79 et 82.)

Ces branches envoient des rameaux glandulaires puis elles vont se distribuer à la *face antérieure* de la 2e portion du duodénum (Wiart). Nous insistons, après Wiart, sur ce point ; nous montrerons plus loin que la face *postérieure* de la 2e portion du duodénum reçoit ses artères des arcades pancréatico-duodénales postérieures.

La gastro-duodénale envoie également de son bord gauche quelques petits rameaux glandulaires. L'un de ces rameaux le plus inférieur, acquiert d'ordinaire un calibre plus important et se porte transversalement à gauche au-devant de la partie moyenne de la tête pancréatique (fig. 82) ; arrivé au niveau de l'isthme pancréatique, ce rameau pancréatique transverse s'anastomose à plein canal avec une petite branche de la *pancréatique moyenne* ou pancréatique supérieure gauche (voy. pp. 120 et 462). Il en résulte la formation d'une petite *arcade pancréatique antérieure* (voy. p. 499). *C'est la seule arcade artérielle antérieure à la tête pancréatique.* Elle n'est pas constante, mais plus souvent présente qu'absente. A droite, l'arcade peut se détacher aussi bien du tronc gastro-duodénal que de la gastro-épiploïque droite ou de la pancréatico-duod. infe droite.

De l'extrémité gauche de l'arcade ainsi formée se détache une branche qui se porte transversalement à gauche, continuant la direction de l'arcade. Elle longe le bord inférieur du corps pancréatique jusqu'au niveau de la queue et, chemin faisant, fournit de petits rameaux à la face postérieure du pancréas qui s'anastomosent avec les branches de la splénique. Cette branche peut donc être considérée soit comme la continuation de la branche fournie par la gastro-duodénale (ou par une des branches de bifurcation de cette dernière), soit comme une branche de la pancréatique moyenne.

Quand l'arcade anastomique est absente, la branche *pancréatique transverse* naît soit de la pancréatique moyenne, soit de la mésentérique supérieure.

La connaissance de ce rameau date de Haller. D'après cet anatomiste, il existe une petite artère à peu près constante qui se porte de droite à gauche le long du bord inférieur du pancréas, au niveau de sa face postérieure et se prolonge jusque vers l'extrémité gauche du pancréas. Cette pancréatique *transverse* présente une origine variable : tantôt elle naît du tronc de la gastro-duodénale, tantôt de la mésentérique supérieure, tantôt enfin de l'artère pancréatique moyenne. Elle s'anastomose avec les branches de la splénique et fournit, chemin faisant, des ramuscules au grand épiploon et au mésocôlon transverse [88i, 88l, 93h].

Cette description a été adoptée et résumée par Sabatier [123c], Bichat [67c], Cloquet [71c], Bourgery [151b]. A part ces anatomistes, le rameau pancréatique transverse a généralement été complètement omis dans les ouvrages d'anatomie. Toutefois, quelques auteurs décrivent la pancréatique transverse comme branche de la mésentérique supérieure (Paulet, Sappey, Testut, etc.). Récemment Rossi et Cova ont insisté sur la fréquence de ce rameau [192r] qui d'après eux présente un calibre assez important. Il naîtrait de la gastro-épiploïque droite au point où cette artère croise le bord inférieur du pancréas. Wiart a signalé l'existence possible de la petite arcade pancréatique antérieure (voy. plus loin Artère pancréatico-duodénale inférieure droite).

### 7° Branches terminales de la gastro-duodénale.

Après avoir émis les rameaux pancréatico-duodénaux antérieurs, le tronc gastro-duodénal se termine à peu près à mi-hauteur de la tête pancréatique par *bifurcation* en *gastro-épiploïque droite* et *pancréatico-duodénale inférieure droite* (Wiart).

En réalité le calibre de la gastro-épiploïque droite surpasse presque toujours celui de la pancréatico-duodénale inférieure droite, fait qui a été noté par de nombreux anatomistes. C'est vraisemblablement pour cette raison que, sous le nom de *grande gastrique* Winslow comprenait le tronc gastro-duodénal et la gastro-épiploïque droite, la pancréatico-duodénale devenant alors une simple collatérale de la grande gastrique. Cette manière de voir est très défendable; plusieurs anatomistes l'ont adoptée (Cloquet, Cruveilhier, Sappey, etc.).

Désireux de simplifier autant que possible l'exposé de cette question, il nous a semblé préférable de suivre l'exemple donné par Haller, Rossi et Cova, Leriche et Villemin, Wiart, et la majorité des classiques modernes, en décrivant le tronc gastro-duodénal comme bifurqué en deux branches de valeur morphologique totalement différentes : la gastro-épiploïque droite et la pancréatico-duodénale inférieure droite.

## I. — **Artère pancréatico-duodénale inférieure droite** (Wiart) **et arcades vasculaires pancréatico-duodénales.**

Cette artère a été vue et décrite, mais d'une façon rudimentaire, par Vésale et par ceux qui ont réédité son texte (voy. p. 465). Haller a donné la première description exacte et détaillée (voy. p. 466). Wiart a précisé la situation de cette artère qu'il décrit sous le nom que nous avons adopté. Rappelons que d'après la description de Verneuil — encore actuellement admise dans les ouvrages classiques — la pancréatico-duodénale inférieure droite correspondrait seulement à la *branche de bifurcation antérieure* de la pancréatico-duodénale supérieure des classiques. C'est un point sur lequel nous avons déjà longuement insisté (voy. p. 480).

*Origine*. — Elle se fait au niveau du bord inférieur de l'isthme du pancréas et du bord inférieur de la première portion du duodénum (p. 468).

*Calibre*. — Il est important, un peu inférieur à celui de la gastro-épiploïque droite, un peu supérieur à celui de la pancréatico-duodénale supérieure droite.

*Trajet. Rapports. Ramescence.* — La pancréatico-duodénale inférieure droite (nous la désignerons désormais par ses initiales P. D. I. D.) présente un trajet très constant qui n'a été bien décrit que par Wiart.

La P. D. I. D «... oblique en bas et à droite, laisse de chaque côté des rameaux glandulaires et atteint la circonférence pancréatique au moment où d'épaisse qu'elle était elle devient mince; elle la contourne et passe sur sa face postérieure... » (Wiart.) Arrivée à la face postérieure de la tête pancréatique, la P. D. I. D. se dirige de droite à gauche et, à la partie moyenne de la tête pancréatique, se termine en s'anastomosant à plein canal avec la branche de bifurcation inférieure de l'artère pancréatico-duodénale gauche, née de la mésentérique supérieure (artère pancréatico-duodénale inférieure des classiques). De cette anastomose résulte la formation d'une *arcade pancréatico-duodénale postérieure*, analogue à celle que nous avons décrite à propos de la P. D. S. D. (Voy. fig. 79, 80, 82, 83, 84.)

Connaissant maintenant le mode d'origine des deux artères pancréatico-duodénales droites, il nous semble utile de décrire les deux *arcades pancréatico-duodénales* de la tête du pancréas.

***Les deux arcades artérielles pancréatico-duodénales.*** — Nous ne saurions mieux faire que rapporter le texte de Wiart au sujet de ces deux arcades : «... Sur la face postérieure de la tête du pancréas arrivent, nous l'avons vu, les deux artères pancréatico-duodénales droites supérieure et inférieure ; toutes deux se dirigent à gauche et décrivent une arcade à concavité supérieure en s'anastomosant à plein canal avec une branche venue du tronc pancréatico-duodénal gauche. Ce tronc, en effet, né du bord droit de la mésentérique supérieure, a contourné le bord gauche de la tête pancréatique pour se diviser rapidement en deux branches supérieure et inférieure. Il y a donc bien deux arcades pancréatico-duodénales (Verneuil), *mais ces arcades sont sur la face postérieure de la tête du pancréas* et elles sont distantes de l'intestin ; la supérieure, la plus longue, est à mi-hauteur de cette face, et l'inférieure, la plus courte, à égale distance environ entre la précédente et l'intestin. Elles sont concentriques et échangent des anastomoses verticales. La *supérieure plus superficielle*, se voit par transparence au travers de la lame de Treitz ; elle envoie de longues branches grêles qui gagnent la face postérieure de l'anneau duodénal sur toute son étendue, en abandonnant sur leur trajet des rameaux à la glande. L'*arcade inférieure, profonde*, irrigue la face antérieure du duodénum, mais seulement au niveau de sa troisième et quatrième portions ; ses branches courent entre la face antérieure de l'intestin et la face postérieure de la glande, pour émerger bientôt au-dessous du bord inférieur, mince de celle-ci... »

Wiart ajoute très justement qu'il existe au niveau de la face antérieure de la tête pancréatique une petite arcade anastomotique constituée à droite par un petit rameau de la gastro-duodénale, à gauche par un petit rameau né de la mésentérique supérieure. Très exceptionnellement cette *petite arcade pré-pancréatique* peut acquérir un fort volume «... au point que la gastro-duodénale peut paraître venir de la mésentérique supérieure... » (Wiart).

Comme Wiart nous avons constaté l'existence presque constante d'une faible arcade artérielle pré-pancréatique (voy. fig. 82. p. 485) ; elle était formée à droite par une petite branche qui naissait soit de la gastro-duodénale près de sa bifurcation terminale, soit d'une de ses branches de bifurcation : P. D. I. D. ou G. épiploïque droite. A gauche le rameau anastomotique venait toujours d'une petite artère à peu près constante : la *pancreatica magna* ou *suprema* de Haller (voy. pp. 120, 230, 462). Il y a donc ordinairement une petite arcade artérielle *pancréatique* ; mais elle est beaucoup moins développée que les deux arcades pancréatico-duodénales postérieures. De plus, comme le fait remarquer Wiart, la petite arcade pré-pancréatique n'envoie pas de rameaux au duodénum ; c'est donc une arcade purement pancréatique et non pancréatico-duodénale (voy. encore sur cette arcade antérieure, p. 485, fig. 82).

En résumé la tête pancréatique est pourvue :

1° De deux fortes arcades pancréatico-duodénales toutes deux postérieures, c'est-à-dire rétro-pancréatiques, l'une supérieure et superficielle ; l'autre inférieure et profonde.

2° D'une petite arcade antérieure ou pré-pancréatique, très grêle, qui est uniquement pancréatique.

La disposition des vaisseaux pancréatico-duodénaux telle que Wiart l'a si nettement décrite explique d'une manière parfaite les connexions variables que présente la tête pancréatique avec les différentes portions de l'anneau duodénal.

On sait en effet que le contour de la tête pancréatique «... épais et large dans toute sa partie supérieure et droite,... est mince et comme dentelé, partout ailleurs... » (Wiart). C'est à peu près au niveau de la pénétration du cholédoque dans l'intestin, ou un peu au-dessous de celle-ci que, d'épais qu'il était le contour de la tête pancréatique devient mince et dentelé. Tandis qu'*au-dessus* de l'embouchure du cholédoque le bord droit du pancréas est déprimé en une large gouttière adhérant intimement à la face interne de l'intestin, *au-dessous* de l'embouchure du cholédoque et dans le reste de son étendue, le contour de la tête pancréatique s'amincit, la gouttière disparaît, «... la glande n'est plus en contact qu'avec la face *antérieure* de l'intestin sur laquelle elle s'avance en s'amincissant ; l'adhérence des deux organes est alors faible, presque nulle... » (Wiart).

Or, la disposition des vaisseaux pancréatico-duodénaux explique tous ces faits : «... la portion *épaisse* du contour pancréatique répond au segment duodénal qui reçoit *en avant*, de la gastro-duodénale, des artères courant sur la face *antérieure* du pancréas, tandis qu'*en arrière* lui en arrivent d'autres ayant suivi la face *postérieure* de la glande. Au contraire, à partir du point où le bord devient mince, il n'y a plus d'artères duodénales le croisant *en avant*, toutes émergent *au-dessous de lui*, après avoir rampé sur la *face postérieure* de la tête. Les deux arcades pancréatico-duodénales sont ici *postérieures* à la glande... » (Wiart, voy. fig. 79, 80, 82).

Sauvé a confirmé dernièrement l'opinion de Wiart sur l'adhérence du contour de la tête pancréatique à l'anneau duodénal [300[a]]. D'après Sauvé la tête du pancréas adhère au duodénum à partir de la gastro-duodénale, au niveau de l'angle entre la première et la deuxième portion du duodénum, puis au niveau de la deuxième portion du duodénum. Quant à la troisième portion, 18 fois sur 20 elle n'adhère pas nettement au pancréas.

Il est possible que la *situation rétro-pancréatique* des deux arcades pancréatico-duodénales supérieure et inférieure, constante chez *l'adulte*, soit une disposition secondairement acquise au cours du développement de la glande pancréatique. On pourrait supposer que primitivement, alors que la tête du pancréas est encore peu développée, les arcades pancréatico-duodénales sont placées symétriquement l'une au niveau de sa face antérieure, l'autre au niveau de sa face postérieure. La disposition réalisée dans cette première phase correspondrait alors assez exactement à la description classique de Verneuil (fig. 87, I). Dans une seconde phase, la tête pancréatique enverrait une sorte de prolongement inférieur descendant comme un rideau au-devant de l'arcade pancréatico-duodénale primitivement pré-pancréatique, ce prolongement se confondant avec le petit pancréas de Winslow (fig. 87, II). Ainsi s'expliquerait parfaitement la situation rétro-pancréatique des deux arcades pancréatico-duodénales.

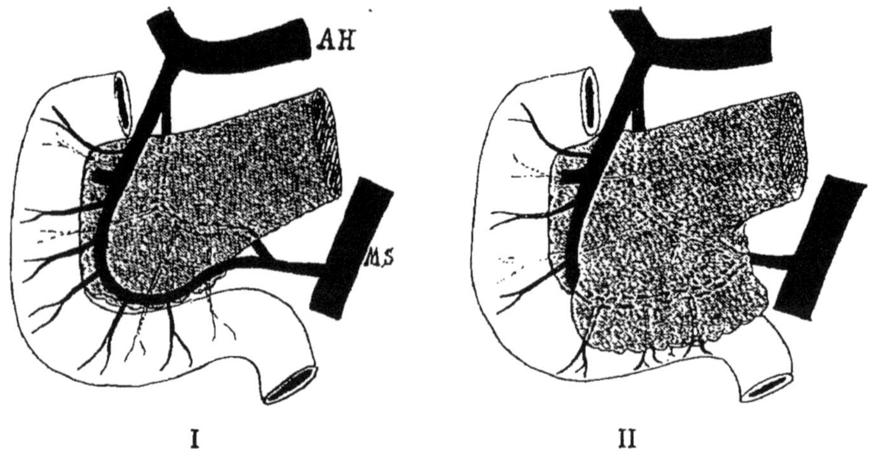


FIG. 87. — *Schémas destinés à montrer que primitivement* (I) *les deux arcades pancréatico-duodénales sont symétriques, l'une antérieure, l'autre postérieure, par rapport à la tête pancréatique tandis que secondairement par suite du développement du petit pancréas de Winslow l'arcade primitivement antérieure devient définitivement postérieure* (II).

On sait que le petit pancréas présente un développement variable ; tantôt il est volumineux, tantôt à l'état rudimentaire. Sur les sujets que nous avons examinés, dans la majorité des cas l'arcade pancréatico-duodénale inférieure était nettement postérieure au petit pancréas, ayant alors la situation typique décrite par Wiart. Toutefois, sur un petit nombre de sujets l'arcade n'était pas franchement postérieure ; elle cheminait à la partie inférieure de la tête pancréatique, à peu près à égale distance entre sa face antérieure et sa face postérieure. Dans ces cas le petit pancréas était à peine ébauché ou même faisait défaut. Il ne nous est pas possible de savoir si il s'agissait alors d'un petit pancréas atrophié (atrophie sénile) ou incomplètement développé (type infantile). La description de Verneuil, encore admise par de nombreux anatomistes, a peut-être été basée sur une série de sujets âgés, à petit pancréas atrophié.

*Les arcades veineuses pancréatico-duodénales.* — La disposition des arcades artérielles de la tête du pancréas étant bien comprise il devient facile d'exposer la circulation veineuse de la tête pancréatique. Wiart écrit simplement que ces veines présentent une disposition calquée sur celle des artères. Cette formule mérite d'être conservée, à condition toutefois d'y apporter quelques remarques.

Dans son ensemble le système veineux de la tête-pancréatique est bien calqué sur le système artériel, mais sur le système artériel tel que le décrit Wiart et non sur celui qui est admis dans les ouvrages classiques. (Voy. plus haut la discussion de cette question p. 480). Nous supposons donc que le lecteur connaît et adopte entièrement l'opinion de Wiart telle que nous l'avons exposée.

De même qu'il existe à la face *postérieure* du pancréas *deux arcades artérielles*, l'une *supérieure*, l'autre *inférieure*, de même on trouve toujours *deux arcades veineuses* pancréatico-duodénales postérieures satellites des précédentes.

A l'artère pancréatico-duodénale *supérieure droite* correspond une grosse veine P. D. S. D. qui va se jeter presque toujours dans le flanc droit du tronc porte au niveau de l'espace inter-porto-cholédocien (fig. 88, *w*).

A l'artère pancréatico-duode-*inférieure droite* correspond une veine de même nom (fig. 88, V. P. D. I. D). Cette veine va se jeter dans la veine gastro-épiploïque droite (V. G. E. D., fig. 88).

Enfin à l'artère *pancréatico-duodénale gauche* correspond un tronc veineux (V. P. D. G., fig. 88) qui se jette soit dans le tronc porte près de son origine (confluent splénico-mésaraïque), soit dans la grande mésaraïque (G$^{de}$ M, fig. 88).

Ainsi la seule différence entre le système artériel et le système veineux pancréatico-duodénal consiste en ce que les deux *artères pancréatico-duodénales droites* dérivent d'un tronc unique (tronc gastro-duodénal), tandis qu'au contraire les deux *veines pancréatico-duodénales droites* ne se jettent pas dans un tronc unique similaire de celui de la gastro-duodénale : la veine supérieure droite aboutit au tronc porte, la veine inférieure droite aboutit à la veine gastro-épiploïque droite.

Telles sont les conclusions générales auxquelles nous ont amené des recherches spéciales que nous avons faites sur vingt sujets dont l'injection du système Porte avait très bien réussi.

Au total, on le voit, il existe trois veines pancréatico-duodénales principales, superposables aux trois artères pancréatico-duodénales :

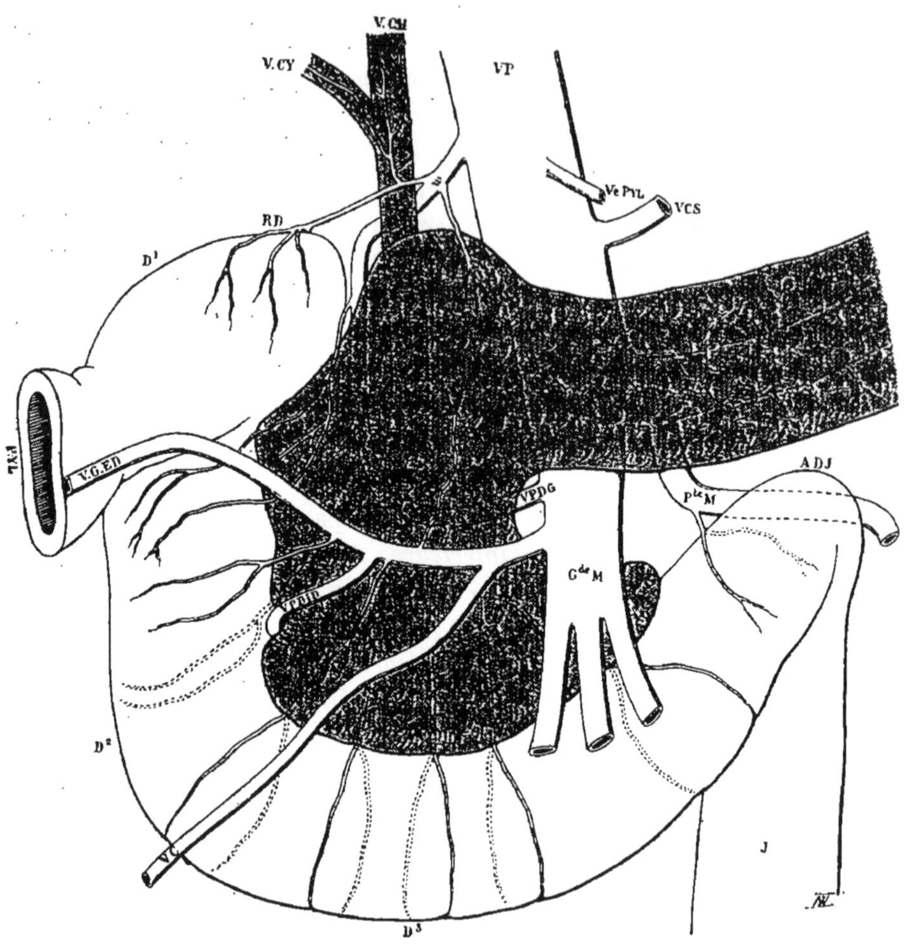


FIG. 88. — (Demi-schématique), *destinée à montrer la disposition des veines de la tête pancréatique.*

La première portion du duodénum (D1) a été sectionnée au niveau du pylore (*PYL.*) et renversée en dehors et à droite. Les artères ne sont pas figurées. Pancréas et cholédoque en gris foncé ; le trajet rétropancréatique du cholédoque est indiqué en croisillé.

*D*², *D*³, *ADJ*, *J*, : 2ᵉ et 3ᵉ portions du duodénum, angle duodéno-jéjunal, jéjunum.

Il existe deux arcades veineuses pancréatico-duodénales, postérieures à la tête du pancréas. L'*arcade supérieure* (*AS*) est formée par la veine pancréatico-duodénale supérieure droite (*w*), satellite de l'artère de même nom, et par la branche de bifurcation supérieure de la veine pancréatico-duodénale inférieure gauche (*VPDG*), satellite de la branche de même nom.

L'*arcade inférieure* (*AI*) est formée à droite par la veine pancréatico-duodénale inférieure droite (*VPDID*), satellite de l'artère de même nom, et par la branche de bifurcation inférieure de la veine pancréatico-duodénale gauche (*VPDG*) satellite de la bronche artérielle de même nom.

Des deux veines pancréatico-duodénales droites, la supérieure va se jeter dans le tronc porte (*VP*) l'inférieure s'abouche dans la veine gastro-épiploïque droite (*V.G.E.D.*) qui va elle-même se fusionner plus loin avec la veine du côlon transverse (*VC*).

En comparant cette figure à celle que nous avons donnée plus haut (fig. 82, p. 485), on voit que la disposition des arcades veineuses est à peu près calquée sur celle des arcades artérielles.

1° *La veine pancréatico-duodénale supérieure droite* (fig. 83, 84, 85, 88) est la plus importante des trois, en raison des rapports qu'elle présente avec le cholédoque sus-pancréatique et rétro-pancréatique. Sa présence est constante, comme l'ont signalé plus spécialement Luschka [107[j]], Quénu [255[d]], Tonkoff [284], Sousloff [262[n]], Descomps [179[qq]]. Son calibre est toujours important, comme l'ont noté les auteurs précédents : 2 à 3 millimètres (comparez avec l'artère gastro-duodénale qui mesure 3 à 4 millimètres). D'une façon générale, cette veine partage les rapports de son artère satellite (voy. p. 490) ; toutefois, au niveau de la face postérieure du pancréas, la veine chemine parallèlement, mais en dedans de l'artère homonyme : la veine est *concentrique* par rapport à l'artère excentrique.

Arrivée au voisinage du bord supérieur de la tête du pancréas, la veine P. D. S. D. va presque toujours se jeter dans le flanc droit du tronc porte (86 p. 100) après avoir traversé obliquement la partie inférieure de l'espace inter-porto-cholédocien. Pour aboutir à ce point d'abouchement, la veine P. D. S. D. peut suivre deux routes ; ou bien elle reste strictement satellite de son artère homonyme, et, comme elle, vient croiser le flanc droit, puis la face antérieure du cholédoque rétro-duodénal (26 p. 100 ; voy. fig. 85, 120, 121, 126, 128, 129, 135) ; ou bien la veine abandonne son artère pour rester postérieure au cholédoque qu'elle croise alors en arrière seulement ; c'est la disposition la plus fréquente, 60 p. 100 (voy. fig. 83, 84, 119, 130, 131, 134, 138). Dans un petit nombre de cas (14 p. 100), l'embouchure de la veine P. D. S. D. se fait à un niveau beaucoup plus élevé ; elle va alors se jeter directement dans le hile du foie ou dans une des branches terminales de la veine porte (branche droite) ; dans ces cas, la veine P. D. S. D. remonte le long du cholédoque ou sur sa face antérieure (fig. 124, 131, 133, 137).

Dans son segment pancréatique cette veine recueille des affluents duodéno-pancréatiques (face postérieure et bord supérieur de la tête du pancréas). Au niveau de l'espace inter-porto-cholédocien, la veine P. D. S. D. reçoit très fréquemment des veinules duodénales supérieures, assez souvent la veine pylorique, ou bien les veines cystiques inférieures accompagnant le canal cystique et des veines cholédociennes. Il en résulte que cette veine constitue d'ordinaire un tronc important dont les connexions avec le cholédoque sont à retenir.

2° *Les deux autres veines pancréatico-duodénales* ne présentent aucun intérêt particulier pour l'étude des vaisseaux qu'il nous reste à décrire.

La description des veines pancréatico-duodénales est ordinairement faite d'une façon très rudimentaire dans les ouvrages d'anatomie. La veine pancréatico-duodénale supérieure droite a été bien décrite ou figurée par Luschka [107[j]], Quénu [255[d]], Sousloff [262[n]] ; Descomps insiste également sur sa présence constante.

Les arcades veineuses pancréatico-duodénales ont été étudiées uniquement par Sousloff et par Tonkoff. Ces deux auteurs donnent une description qui se rapproche de la nôtre. D'après Tonkoff, il existe ordinairement trois veines au niveau de la tête pancréatique : 1° veine pancréatico-duodénale *supérieure* et *antérieure* qui se jette dans la terminaison de la veine gastro-colique ; 2° veine pancréatico-duodénale *supérieure* et *postérieure* qui va se jeter dans la veine porte, près du confluent splénico-mésaraïque ; 3° veine pancréatico-duodénale *inférieure* qui va se jeter dans la grande mésentérique près de son embouchure. Les trois veines sont anastomosées entre elles.

D'après Sousloff, il existe également trois veines pour la tête pancréatique : 1° l'une, veine pancréatico-duodénale *supérieure*, descend sur la moitié supérieure de la tête pancréatique (face antérieure) et va se jeter dans la veine gastro-colique ; 2° une autre, veine pancréatico-duodénale *postérieure*, accompagne l'artère pancréatico-duodénale supérieure droite et va se jeter dans le bord droit de la veine porte ; 3° la troisième, veine pancréatico-duodénale *inférieure*, accompagne l'artère pancréatico-duodénale inférieure droite et va se jeter à gauche dans la veine mésentérique supérieure. Il semble d'ailleurs exister pas mal de types différents ; c'est ainsi qu'il peut y avoir quatre ou cinq veines distinctes. Sousloff conclut qu'*en général on constate une homologie complète* entre *la circulation artérielle et la circulation veineuse*. Nous sommes entièrement de cet avis et c'est pour cette raison que nous pensons avoir donné une description un peu plus précise que celles de Tonkoff et de Sousloff, puisque seule la disposition veineuse que nous avons décrite et figurée est pour ainsi dire entièrement calquée sur la disposition des artères pancréatico-duodénales.

## II. — **Gastro-épiploïque droite.**

Cette artère a été vue et décrite bien que très sommairement par Vésale et par ceux qui ont suivi son texte plus ou moins fidèlement. Différentes épithètes furent alors assignées à cette artère : *Gastroepiplois dextra* (Bauhin, Spiegel, Riolan, Stukeley, etc.) ; — *gastrépiploïque* (Bourdon) ; — *gastrica dextra* ou *gastrique droite* (Lieutaud, Palfyn, etc.) ; *coronaria inferior* (Cooper).

Winslow a donné la première description exacte ; il appelait cette artère : la *gastrique droite* ou *grande gastrique*. Haller a complété le texte de Winslow tout en le précisant et en ajoutant l'étude des dispositions anormales. Haller décrit cette artère sous le nom de *gastro-epiploïca dextra*. Ce nom lui est resté.

La gastro-épiploïque a été étudiée dans ces dernières années par Rossi et Cova et par Leriche et Villemin. Avec le texte de Haller, c'est tout ce que nous avons trouvé, comme travaux documentés, sur cette artère.

**1° Trajet et rapports.** — La gastro-épiploïque droite naît au voisinage du bord *inférieur* de la *première portion* du duodénum, un peu au-dessus de ce bord inférieur et non au-dessous comme l'écrivent Leriche et Villemin (voy. fig, 49, p. 230).

L'artère chemine donc pendant un court trajet entre la tête pancréatique et la partie inférieure de la face postérieure du duodénum, à droite et tout près du pylore. Puis elle contourne le bord inférieur du duodénum, à droite du sillon duodéno-pylorique inférieur et se recourbant vers la gauche elle se dispose le long de la grande courbure stomacale.

La G. E. D. présente donc un *court segment initial*, *vertical*, *rétro-duodénal*, et un *long segment transversal*, juxta-gastrique.

Rossi et Cova ont remarqué que l'artère forme une petite anse presque constante, au niveau du point de jonction de ses deux segments vertical et transversal [192r]. Nous avons rencontré également très souvent cette petite anse artérielle; elle affecte la forme d'un U incliné vers la gauche : *U*. La petite anse artérielle apparaît sous le bord inférieur du segment duodéno-pylorique de l'estomac. Si l'on voulait lier la gastro-épiploïque, il serait très facile de la découvrir au niveau même de cette petite anse bien disposée pour recevoir un fil à ligature (voy. fig. 49, p. 230).

La gastro-épiploïque droite n'est pas intimement accolée à la grande courbure de l'estomac comme on le décrit souvent. L'artère chemine dans l'épaisseur du ligament gastro-colique, à une distance variant de un demi à un centimètre quand l'estomac est faiblement distendu, d'après Rossi et Cova. Ces deux auteurs font d'ailleurs remarquer que Haller a signalé ce fait en écrivant que la gastro-épiploïque droite chemine « .. *distans a ventriculo, natansque in omento*...» (Haller [88j]). La gastro-épiploïque droite doit donc être recherchée légèrement *au-dessous* de la grande courbure. C'est là une différence avec la gastro-épiploïque gauche qui, pendant la plus grande partie de son trajet, chemine cachée derrière le versant postérieur de la grande courbure (voy. p. 245).

Dans tout son trajet la G. E. D. est accompagnée de la grosse veine gastro-épiploïque droite d'un volume double de celui de l'artère, et de 3 à 6 ganglions lymphatiques «... placés dans l'épaisseur du ligament gastro-colique, au-dessous de la zone pylorique de l'estomac. La situation de ces ganglions par rapport aux vaisseaux gastro-épiploïques droits est assez variable. Les ganglions sont ordinairement sous-jacents ; dans certains cas, cependant, il peuvent se placer entre les vaisseaux et l'estomac... » (Poirier et Cunéo [120j] ). Cunéo décrit ces ganglions sous le nom de *groupe sous-pylorique* (voy. fig. p. 166).

2° **Terminaison.** — Après un trajet variable d'une dizaine de centimètres environ, la G. E. D. se termine le plus souvent en s'anastomosant avec la gastro-épiploïque gauche. Nous avons déjà exposé ce mode de terminaison ainsi que les différentes opinions émises sur cette question (voy. p. 246). Nous rappelons seulement nos conclusions : Au niveau de la grande courbure il existe dans *la moitié des cas* une anastomose *à plein canal* entre le *tronc* des deux artères gastro-épiploïques. C'est donc une anastomose importante ; elle constitue cette artère gastro-épiploïque *moyenne* que décrivait Winslow.

Dans la *seconde moitié des cas* le *tronc* des deux artères se termine en s'anastomosant par un très fin rameau ; beaucoup plus rarement il n'existe aucune anastomose terminale.

3° **Branches collatérales.** — Au cours de son trajet la G. E. D. fournit : *a*) des rameaux *ascendants ou gastriques*, dont le premier constitue très souvent une petite artère *pylorique inférieure* ; *b*) des rameaux *descendants ou épiploïques*, dont le premier est très souvent de calibre supérieur aux autres, constituant le *grand rameau épiploïque droit* ; *c*) assez souvent la G. E. D. fournit tout près de son origine un petit *rameau pancréatique transverse* que nous avons déjà décrit ailleurs (voy. p. 496).

*a*) *Rameaux gastriques.* — Rossi et Cova [192[s]] sont les seuls auteurs qui aient étudié avec quelque précision ces rameaux gastriques ; nos recherches nous ont permis de confirmer leurs résultats sur cette question. D'après Rossi et Cova, le premier rameau gastrique émis par la G. E. D. présente toujours un aspect spécial : toujours plus volumineux que ceux qui lui font suite, il est destiné spécialement à la partie inférieure du *pylore*, et se ramifie d'une façon différente de celles des autres rameaux gastriques.

α) *Le rameau pylorique* est ordinairement unique (fig. 49, p. 230) ; dans le tiers des cas il est représenté par deux rameaux très rapprochés l'un de l'autre. Peu après son origine le rameau pylorique se divise et se subdivise en rameaux secondaires déjà décrits par Haller sous les noms de *pylorica inferior* ou de *rami pylorici inferiores*. Rossi et Cova proposent le nom de *bouquet pylorique inférieur* (par opposition au bouquet pylorique *supérieur*, né de l'artère pylorique, branche de l'hépatique ; voy. fig. 44 *bis*, p. 154). Ce bouquet pylorique inférieur se répand sur la moitié inférieure du pylore et les deux zones juxta-pyloriques : versant duodénal et versant gastrique.

Sur 30 sujets (statistique portant sur 79 sujets examinés par Rossi et Cova) le bouquet pylorique inférieur envoyait à gauche un rameau secondaire disposé le long de la grande courbure à laquelle il s'accolait intimement, pendant un trajet total de 3 à 4 centimètres. Dans ces cas, il existait donc le long de la partie droite de la grande courbure deux artères parallèles et superposées : le petit rameau émané du bouquet pylorique inférieur, et, au-dessous de lui, l'artère gastro-épiploïque droite.

Leriche et Villemin font sans doute allusion au bouquet pylorique décrit par Rossi et Cova. «... Fréquemment, écrivent Leriche et Villemin, nous avons vu la gastro-épiploïque droite jeter des rameaux pyloriques récurrents échappant à toute description... » [188[e]]. D'autre part, sur une dizaine de sujets ces deux auteurs ont vu la gastro-duodénale fournir une branche qui «... constituait ce que Macalister appelle la *pylorique inférieure*... » Macalister décrit en effet une pylorique inférieure née au même point que la gastro-épiploïque droite.

Entre cette manière de voir et celle que nous avons adoptée, il n'y a qu'une nuance insignifiante.

β) Les *rameaux gastriques* proprement dits présentent entre eux la plus grande ressemblance. Ils se détachent à des intervalles à peu près égaux : « ...C'est à tort, ajoutent Rossi et Cova, que quelques auteurs affirment que le plus souvent les rameaux gastriques se bifurquent en donnant deux rameaux secondaires, l'un pour la face antérieure, l'autre pour la face postérieure de l'estomac. En réalité, la majorité des rameaux destinés à chacune des faces de l'estomac naissent séparément du tronc de la gastro-épiploïque droite. Un ou deux seulement des rameaux gastriques présentent la disposition bifurquée considérée à tort comme normale... Il existe ordinairement 11 à 15 rameaux pour la face antérieure, et 8 à 12 pour la face postérieure. Ils sont tous à peu près de même calibre. Ils se dirigent en haut et un peu à gauche et se divisent en ramuscules terminaux seulement après avoir atteint l'estomac... » (Rossi et Cova.)

*b*) *Rameaux épiploïques.* — Avec Haller, Rossi et Cova, Barkow, Leriche et Villemin nous admettons que dans la *majorité des cas le premier rameau épiploïque* fourni par la G. E. D. est d'un volume *supérieur* à celui *des autres rameaux épiploïques*, et qu'il présente une *disposition* et un *trajet* particuliers, justifiant qu'on lui consacre une description particulière. La gastro-épiploïque droite fournit donc à l'épiploon d'une part le *grand rameau épiploïque droit*, d'autre part, *des rameaux épiploïques secondaires.*

Décrits pour la première fois par Haller, les rameaux épiploïques ont été figurés avec une grande précision sur de superbes planches par un seul anatomiste : Barkow [145h]. Dans ces dernières années, les rameaux épiploïques ont été étudiés avec détail par Rossi et Cova et d'une façon beaucoup plus sommaire par Leriche et Villemin.

Il se passe au sujet du premier rameau épiploïque de la gastro-épiploïque droite ce qui s'est passé au sujet du premier rameau épiploïque de la gastro-épiploïque gauche. Vésale et les anatomistes qui l'imitèrent ont commis la petite erreur de donner à chacun de ces deux rameaux épiploïques une importance et une autonomie qu'ils n'avaient pas (voy. l'historique de la gastro-épiploïque gauche, p. 242, et de la gastro-duodénale, p. 465). D'après Vésale, en effet, à droite comme à gauche il existerait une artère épiploïque spéciale née directement de l'hépatique, à droite, et de la splénique à gauche.

Haller a rectifié cette petite erreur en montrant qu'en réalité il existait de chaque côté, le long du bord droit et du bord gauche du grand épiploon, un important rameau, représenté à droite par le *premier rameau* envoyé à l'épiploon par la gastro-épiploïque *droite*, et à gauche par le *premier rameau* envoyé à l'épiploon par la gastro-épiploïque *gauche*. Ces deux rameaux *epiploïca dextra* et *epiploïca sinistra*, de Haller, se réunissent à la partie inférieure du grand épiploon, en s'anastomosant par inosculation : il en résulte la formation d'un *grand arc épiploïque* [90d, 93h].

Après Haller l'existence du grand arc épiploïque ainsi constitué n'a été bien vu et figuré que par Barkow. Leriche et Villemin ont également constaté l'existence très fréquente de l'arc épiploïque de Haller. Plusieurs autres anatomistes ont bien décrit une arcade épiploïque, mais les uns la considèrent comme formée uniquement par un rameau épiploïque de la gastro-épiploïque *droite* (Boyer, Cruveilhier, Sappey, etc.), tandis que d'autres la décrivent comme formée par un rameau épiploïque de la gastro-épiploïque *gauche* (Bourgery, Rossi et Cova, etc.). Nous avons déjà discuté cette question ailleurs, nous y renvoyons le lecteur (voy. p. 250).

α) *Grand rameau épiploïque droit.* — L'*epiploïca dextra* de Haller manque rarement. Presque toujours elle constitue le premier né des rameaux épiploïques. Rarement elle est précédée de deux ou trois rameaux épiploïques secondaires (Haller). Ce grand rameau épiploïque droit descend le long du bord droit du grand épiploon, un peu à gauche et à distance de ce bord. Arrivé au niveau du tiers inférieur du grand épiploon, il se réfléchit vers la gauche et vient s'anastomoser à plein canal avec le grand rameau épiploïque gauche. Ainsi se constitue *la grande arcade épiploïque* de Haller et Barkow, que nous avons déjà décrite et figurée ailleurs (voy. p. 249 et fig. 49, p. 230).

β) *Rameaux épiploïques secondaires.* — Ils sont très variables comme nombre, comme volume et comme origine. On en compte d'ordinaire quatre à huit, c'est-à-dire qu'il existe environ un rameau épiploïque pour trois ou quatre rameaux gastriques (Rossi et Cova [192⁵]).

Ces rameaux épiploïques secondaires ne présentent pas le trajet qu'on leur décrit d'ordinaire. «... En général, écrivent Rossi et Cova, on dit que ces rameaux pour le grand épiploon se détachent de la gastro-épiploïque, descendent dans le feuillet antérieur du grand épiploon, contournent le bord inférieur de ce repli péritonéal, et enfin se réfléchissent dans le feuillet épiploïque postérieur, dans l'épaisseur duquel ils remontent pour venir se terminer jusqu'au niveau du côlon transverse... Une semblable description évoque l'idée d'une série d'anses artérielles, parallèles, naissant de la gastro-épiploïque et se terminant au niveau du côlon transverse : cela ne correspond nullement à la réalité... » Rossi et Cova sont d'avis que les rameaux épiploïques (exception faite pour le grand rameau épiploïque droit) sont les uns très courts, s'épuisant dans la partie supérieure du grand épiploon ; les autres plus longs, descendant plus bas mais ne se réfléchissant pas d'ordinaire dans le feuillet épiploïque postérieur.

Il existe donc une légère différence entre les rameaux épiploïques secondaires de chacune des artères gastro-épiploïques. Ceux de la G. E. D. irriguent la plus grande partie de la moitié droite du grand épiploon. Ceux de la G. E. G. sont tous assez courts et n'irriguent que la moitié supérieure gauche du grand épiploon (voy. p. 230, fig. 49).

## § 5. — ARTÈRE PYLORIQUE

### HISTORIQUE

Vésale a le premier décrit [60[b]] et figuré l'artère pylorique (voy. p. 37, fig. 9 mais d'une façon tout à fait rudimentaire. Sur une de ses belles planches, Eustache (voy. fig. 10, p. 38) a représenté la pylorique avec une assez grande exactitude. Toutefois, sur cette planche la pylorique semble maître de la gastro-duodénale, ce qui en réalité constitue une disposition assez rare.

A la suite de Vésale et pendant plus d'un siècle les anatomistes n'ont rien ajouté de nouveau à la description rudimentaire donnée par Vésale. L'artère a été appelée par les uns « *a. pylorica* » (Glisson, Cowper, etc.) et par d'autres « *a. gastrica dextra* ». (Bauhin, Verheyen, Diemerbrœck etc.), ou « *gastrica dextra minor* » (Walther).

Les premières descriptions précises, bien que résumées, appartiennent à Lieutaud et à Winslow. Winslow surtout a nettement résumé les caractères principaux de « l'*artère pylorique* » [141[g]]. Il était réservé à Haller de donner la première bonne figure de cette artère (voy. p. 42, fig. 14). Sous le nom de *coronaria dextra minor*, Haller a décrit avec de nombreux détails les dispositions normales et anormales de la pylorique [93[g]].

Les classiques postérieurs à Haller se sont contentés de mentionner l'existence de la pylorique, sans entrer dans le moindre détail, exception faite cependant pour Jonnesco [185[c]].

Le texte de Haller constitue donc avec les travaux récents de Rossi et Cova [192[v]], de Leriche et Villemin [188[f]] et de P. Descomps [179[rr]] les seuls documents précis et détaillés que nous possédions sur l'artère pylorique.

### 1° Origine.

Il s'en faut de beaucoup que l'origine de la pylorique soit décrite d'une manière uniforme par les anatomistes. Il n'est pas possible de se faire une opinion ferme sur cette question si l'on s'en tient aux ouvrages classiques.

1° Pour les uns la pylorique naît du tronc de l'*hépatique commune* : c'est ainsi que doivent être interprétées les descriptions de Vésale [60[b]], Winslow [141[g]], Marjolin [109], Paulet [119], Cruveilhier [73[d]], Sappey [130[e]], Testut [135[c]], Budde [212[f]], Sousloff [262[d]], Bourgery [151[d]], etc.

2° Pour Bichat la pylorique naît normalement de l'*hépatique commune* et quelquefois de l'hépatique propre [67[c]].

3° D'après Franz, la pylorique naît tantôt de l'*hépatique commune*, tantôt de l'*hépatique propre* [181].

4° Pour Theile [138[c]], Gegenbauer [81], Langenbeck [160[d]], la pylorique naît normalement de l'*hépatique propre* et exceptionnellement de l'hépatique commune.

5° Pour Lieutaud [106], la pylorique naît ordinairement de l'*artère gastro-duodénale* et plus rarement du tronc de l'hépatique.

6° Plusieurs anatomistes considèrent la pylorique comme naissant normalement de l'*hépatique propre* : Wreden [142], Mayer [110[b]], Quain [124], Luschka [107[b]], Rudinger [165], Henle [98[c]], Poirier [120[c]], Jonnesco [185[g]], etc. Pour quelques-uns de ces auteurs, la pylorique pourrait naître quelquefois de la gastro-duodénale (Quain, Mayer, Jonnesco). Luschka est d'avis que la pylorique naît normalement de l'hépatique propre, et qu'exceptionnellement elle peut naître de l'hépatique commune, de la gastro-duodénale, ou de la branche terminale gauche de l'artère hépatique.

7° Haller décrit à plusieurs reprises la *coronaria dextra minor* dont il signale les diverses originès possibles : *tronc de l'artère hépatique, branche hépatique terminale gauche, artère gastro-duodénale.* Toutefois Haller semble bien considérer comme plus fréquente l'origine de la pylorique au niveau de l'*hépatique propre* et de la *branche gauche de l'hépatique.*

8° Murray, qui a résumé le texte de Haller, admet que la pylorique naît soit de l'hépatique propre, soit de la branche gauche de l'artère hépatique [116[f]].

Ce rapide exposé suffit pour mettre en évidence la grande diversité d'opinions qui règne sur l'origine de la pylorique.

En réalité, de toutes les opinions que nous venons de résumer, celle de Haller et de Murray répond seule à la disposition normale de la pylorique. Nous montrerons, en effet, en nous basant sur des chiffres précis, que la pylorique naît dans la majorité des cas soit de *l'hépatique propre*, soit de la *branche gauche de l'artère hépatique.*

C'est d'ailleurs cette conclusion qui s'impose si, au lieu de s'adresser au texte des anatomistes cités plus haut, on examine les figures annexées à leurs descriptions. On constate alors que la pylorique est représentée le plus souvent, comme naissant :

- *a*) *Soit de l'hépatique propre* : Tiedemann [169[b]], Langenbeck [160[d]], Mascagni [161], Quain [164[d]], Gegenbauer [81], Toldt [171], Bonamy-Beau-Broca [149[b]], Bardeleben et Hœckel [144[d]], Zuckerkandl [285[c]], Poirier [120[c]], Bevan [207[a]], Testut et Jacob [137[d]], Bockenheimer et Frohse [148[a]].
- *b*) *Soit de la branche gauche* de l'artère hépatique : Mayer (voy. obs. 59, fig. 161), Jœssel [102], Caldanio [153[b]], Sobotta [167[b]], etc.

*Exceptionnellement* la pylorique est figurée avec une origine différente des deux précédentes :

- *a*) Soit de la gastro-duodénale : Bourgery [151[h]], Zuckerkandl [172[c]], Heitzmann [96];
- *b*) Soit de l'hépatique commune, *tout près* de la naissance de la gastro-duodénale : Sappey [130[g]], Jonnesco [185[c]], Langenbeck [160[e]], Haller (voy. p. 42, fig. 14), Heitzmann [96], His et Spalteholz [159[b]], Bockenheimer et Frohse [148[b]] D.-J. Cunningham [75]. On pourrait donc con-

clure de l'examen des atlas d'anatomie que la pylorique naît en règle soit de l'*hépatique propre*, soit de la *branche gauche de l'hépatique*; et qu'exceptionnellement elle naît de la gastro-duodénale ou de l'hépatique commune.

La plupart des anatomistes n'ont pas donné de chiffres relativement à la fréquence de chacun des modes d'origine de la pylorique. Sur ce point, nous ne connaissons que les mémoires de Leriche et Villemin, de Rossi et Cova et de P. Descomps.

Leriche et Villemin [188f] ont examiné 55 sujets. D'après ces auteurs, voici comment se faisait l'origine de la pylorique :

a) Sur le *tronc de l'hépatique commune*, 30 fois ;
 α) isolément, 21 fois ;
 β) au même niveau que les autres branches, 9 fois.
b) Sur le *tronc de l'hépatique propre*, 19 fois (quelquefois de l'une des deux branches terminales) ;
c) Sur quatre sujets, l'artère pylorique manquait ; sur deux autres sujets, l'origine de l'artère n'a pas été notée.

Ainsi, d'après ces chiffres, la pylorique naîtrait plus souvent de l'hépatique *commune* que de l'hépatique *propre*. Ces résultats nous surprennent vivement, car ils sont en désaccord avec les recherches de Haller, Rossi et Cova, P. Descomps et avec celles que nous avons faites. Haller avait déjà montré que la pylorique naît très souvent de la *branche gauche* de l'artère hépatique. Il est surprenant que cette disposition ne se soit présentée que rarement à Leriche et Villemin.

Rossi et Cova ont examiné 101 sujets; voici leurs résultats résumés :

a) La pylorique naît du *tronc de l'hépatique*, 55 fois;
 α) De l'hépatique commune, 1 fois ;
 β) De l'angle formé par l'union de l'hépatique commune avec l'hépatique propre; 12 fois;
 γ) De l'hépatique propre, 41 fois ;
 δ) De la bifurcation de l'hépatique propre, 1 fois ;
b) La pylorique naît d'une des *branches terminales* de l'hépatique, 42 fois;
 α) De la branche terminale gauche, 39 fois ;
 β) D'un rameau pour le lobe carré, 2 fois;
 γ) D'un rameau pour le lobe de Spiegel, 1 fois ;
c) La pylorique naît de la *gastro-duodénale*, 4 fois.

Ainsi, d'après ces chiffres, la pylorique naît dans la majorité des cas soit de l'hépatique *propre*, soit de la branche *gauche* terminale de l'hépatique. Dans un petit nombre de cas, la pylorique naît au même point que la gastro-duodénale (angle de l'hépatique). Assez rarement, la pylorique naît de la gastro-duodénale. *Exceptionnellement, la pylorique naît de l'hépatique commune.*

Nos résultats sont très voisins de ceux de Rossi et Cova. Sur un total de 50 sujets examinés par nous, la pylorique naissait :

a) *Du tronc de l'hépatique*, 30 fois ;
 α) De l'angle de l'hépatique, c'est-à-dire au même niveau que la gastro-duodénale, 5 fois ;
 β) De l'hépatique propre, 25 fois.
b) D'une des *branches terminales* de l'hépatique, 17 fois;
 α) De la branche terminale *gauche*, 16 fois;

β) De la branche terminale *droite*, 1 fois.

c) De la *gastro-duodénale*, 2 fois ;

d) La pylorique manquait une fois. Nous arrivons ainsi à des conclusions très voisines de celles de Rossi et Cova.

Descomps a récemment étudié cette question. Toutefois il est assez difficile de tenir compte des chiffres donnés par cet auteur, car ils se rapportent tout à la fois à l'artère pylorique et aux *rameaux pyloriques accessoires*. En tout cas Descomps est arrivé à des conclusions très voisines de celles de Rossi et Cova et des nôtres. D'après Descomps la pylorique naît ordinairement, soit de l'hépatique propre (64 fois sur 124 artères pyloriques), soit de la branche gauche, de division de l'hépatique propre (40 fois sur 124). Les autres modes d'origine sont rares : gastro-duodénale (8 fois), hépatique commune (6 fois), branche terminale droite de l'hépatique propre (4 fois) ; cystique (2 fois). Notons que, contrairement à l'opinion de Leriche et Villemin, la pylorique naît rarement de l'hépatique commune, pour Descomps.

En réunissant nos chiffres à ceux de Rossi et Cova, nous arrivons à un total de 150 artères pyloriques examinées en série :

1° *Dans la grande majorité des cas* (environ 80 p. 100), la pylorique naît du *tronc de l'hépatique propre* ou de la *branche terminale gauche* de l'artère hépatique. Ces deux modes d'origine sont à peu près aussi fréquents l'un que l'autre : *hépatique propre*, **44** p. **100** ; *branche gauche hépatique terminale*, **36** p. **100**. Cette conclusion est d'accord avec l'opinion de Haller ainsi qu'avec les recherches de P. Descomps.

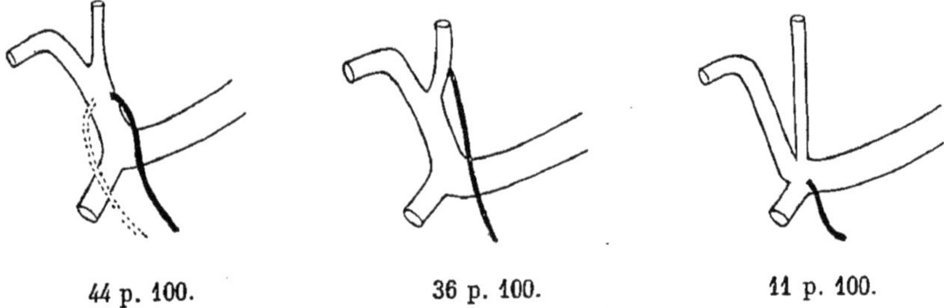

44 p. 100. 36 p. 100. 11 p. 100.

FIG. 89. — Les trois modes d'origine les plus fréquents de l'artère pylorique.

2° Dans un petit nombre de cas (environ 11 p. 100) la pylorique naît au niveau de la *terminaison de l'hépatique commune*, donc au même point que la gastro-duodénale ;

3° Assez rarement la pylorique naît du *tronc de la gastro-duodénale* (environ 4 p. 100) ;

4° *Comme disposition exceptionnelle*, on peut voir naître la pylorique soit du tronc de l'hépatique commune avant l'*émission de la gastro-duodénale* (1 fois sur 150), soit de la branche hépatique terminale *droite* (1 fois sur 150), soit d'un rameau *secondaire* d'une des branches hépatiques terminales (3 fois sur 150).

Il pourrait sembler surprenant que de nombreux anatomistes aient décrit la pylorique comme naissant ordinairement du *tronc de l'hépatique commune*, alors que cette origine est exceptionnelle. Nous pensons qu'il s'agit là d'une petite erreur assez facile à expliquer.

Sitôt née de la branche gauche de l'hépatique ou de l'hépatique propre, la pylorique descend *accolée plus ou moins intimement au tronc de l'hépatique propre, puis elle croise ordinairement la face antérieure de l'hépatique commune.* Ce n'est qu'à ce niveau que la pylorique s'engage entre les deux feuillets de la *pars flaccida* du petit épiploon. Si l'on ne dissèque pas *de près* la pylorique, son premier segment fixe et accolé passe inaperçu et l'artère semble se détacher de l'hépatique commune au niveau du point où elle la croise. Ce n'est là qu'une simple apparence qui a sans doute été prise pour l'origine réelle par plusieurs anatomistes. C'est une petite erreur facile à éviter par une dissection minutieuse et sur des sujets bien injectés. D'ailleurs, la naissance de la pylorique au niveau du *tronc* de l'hépatique commune serait peu conciliable avec le développement du péritoine de l'estomac et du duodénum et avec l'orientation définitive des cercles vasculaires de l'estomac, tel que Fredet l'a exposé et figuré d'une manière si schématiquement précise (Fredet, *in* Poirier, t. IV, Péritoine).

### 2° Calibre.

La pylorique est la moins volumineuse des branches collatérales de l'artère hépatique ; son calibre varie de 1 à 2 millimètres. La pylorique est presque toujours inférieure à l'artère cystique.

Le faible volume de la pylorique tient à ce que cette artère ne prend qu'une faible part à l'irrigation de l'estomac ; son territoire est limité à la moitié supérieure du pylore. La véritable artère de la petite courbure, c'est la coronaire stomachique. D'ailleurs, la pylorique est fréquemment suppléée en partie par des *rameaux duodénaux supérieurs* (25 p. 100) provenant du tronc de l'hépatique propre, de la gastro-duodénale ou d'une des branches terminales de l'hépatique propre (voy. p. 464). Wiart avait déjà fait allusion à ce fait, en écrivant qu'il y a plusieurs branches pyloro-duodénales, plutôt qu'une seule pylorique [202f]. Descomps est d'avis que dans 24 p. 100 des cas il existe en plus de l'artère pylorique *principale* une pylorique *accessoire*.

### 3° Direction. Longueur. Mode de terminaison.

La pylorique se dirige d'abord obliquement en bas et à droite vers le pylore : c'est le *premier segment* de l'artère, segment *descendant* ou *fixe* cheminant dans l'épaisseur du pédicule hépatique (ligament hépato-duodénal). L'artère s'incurve ensuite vers la gauche ; dès qu'elle a atteint le pylore, elle chemine alors transversalement de droite à gauche au-dessus du canal pylorique ; c'est le *second segment*, segment *transversal* ou *mobile*, compris entre les deux feuillets de la *pars flaccida* du petit épiploon.

Le *premier segment* est de longueur variable ; quand la pylorique naît haut, c'est-à-dire de la branche *gauche* de l'artère hépatique, ce segment occupe presque toute la hauteur du pédicule hépatique, il mesure de 3 à 4 centimètres. Quand, au contraire, la pylorique se détache de l'hépatique *propre*, son premier segment n'occupe que la moitié inférieure du pédicule hépatique ; il mesure alors environ 2 à 2 centimètres et demi. Beaucoup plus rarement, nous l'avons vu, la pylorique naît au même point que la gastro-duodénale (voy. *Origine*) ; dans ces cas, la pylorique se porte presque immédiatement vers le pylore, son premier segment est très réduit ou même fait défaut.

Le *second segment* a une longueur variable ; elle dépend du *mode de terminaison* de l'artère qui peut se faire suivant trois modalités :

*a*) *Dans les deux tiers des cas* environ, la pylorique se porte *sans se bifurquer* à la rencontre de la branche de bifurcation *postérieure* de la coronaire stomachique, avec laquelle la pylorique s'anastomose à plein canal. C'est la disposition ordinaire ; la pylorique possède alors un segment transversal dont il est difficile d'apprécier exactement la longueur, car l'artère s'anastomose à plein canal avec la branche coronaire postérieure (voy. p. 158, fig. 46) sans qu'il soit possible de dire où commence l'une et où finit l'autre.

*b*) *Dans le tiers des cas* environ, la pylorique se divise, au voisinage du pylore, en deux branches qui vont s'anastomoser *toutes deux* avec les deux branches de la coronaire stomachique. Le second segment de la pylorique est alors décomposé en deux branches secondaires dont l'une longe le bord supérieur du pylore, tandis que l'autre chemine sur sa face antérieure.

*c*) Dans un nombre de cas restreint (environ 10 p. 100), la pylorique se termine *sans s'anastomoser* avec la coronaire stomachique. Le second segment de l'artère se termine alors sur la face antérieure et le bord supérieur du pylore par un éventail de rameaux secondaires.

*En conséquence*, il n'existe ordinairement qu'une seule arcade anastomotique corono-pylorique le long de la petite courbure. Dans le tiers des cas à peu près, il existe une double arcade anastomotique ; ce n'est donc pas une disposition constante comme le pensent Poirier et Jonnesco.

La plupart des anatomistes se contentent d'écrire que la pylorique se termine en s'anastomosant avec la coronaire stomachique, après avoir fourni quelques rameaux au pylore et à la portion voisine de la petite courbure. Jonnesco et Poirier admettent que la pylorique se bifurque et que chacune de ses branches s'anastomose avec les branches homologues de la coronaire stomachique.

D'ailleurs, le mode de terminaison de la pylorique n'a été étudié avec précision que par un petit nombre d'auteurs: Leriche et Villemin, Rossi et Cova, Descomps. Nous avons déjà étudié cette question à propos de la terminaison de la coronaire stomachique (voy. p. 158). Les résultats que nous avons déduits de nos recherches sont assez rapprochés de ceux qui ont été obtenus par Leriche et Villemin, et par Rossi et Cova (voy. p. 157).

### 4° Rapports.

**Dans son premier segment** (segment descendant, ou fixe, ou winslowien), la pylorique descend sous le feuillet antérieur du ligament hépato-duodénal au milieu de la paroi antérieure du canal de Winslow, sur un plan antérieur à celui des éléments du pédicule hépatique, artère hépatique, veine porte, canal hépato-cholédoque. La pylorique descend d'abord accolée plus ou moins intimement à la face antérieure ou au versant gauche de l'hépatique propre. Le plus souvent (52 p. 100), elle se déjette légèrement vers la gauche et vient croiser la face antérieure de l'hépatique commune, tout près de sa terminaison. Plus rarement (32 p. 100), la pylorique déjetée légèrement vers la droite, vient croiser la face antérieure du tronc gastro-duodénal. De toutes façons, la pylorique traverse toujours l'angle à sommet supérieur, formé par le tronc de l'hépatique commune et le tronc de la gastro-duodénale.

L'artère est accompagnée d'une veine satellite, la veine pylorique, qui abandonne ordinairement l'artère, au niveau du point où elle va se jeter dans le tronc porte.

**La veine pylorique.** — C'est une veine spéciale, satellite de l'artère pylorique. Elle a été signalée par presque tous les anatomistes depuis Vésale, comme branche collatérale du tronc porte. Il n'est donc pas légitime de décrire au niveau de la petite courbure de l'estomac une veine *unique* (veine *gastrica superior*, Luschka [107]; veine de la petite courbure, Jonnesco [185]), correspondant aux deux artères pylorique et coronaire stomachique. Chacune de ces artères est accompagnée par une veine spéciale et distincte, du moins dans la presque totalité des cas, la veine coronaire stomachique (voy. p. 93) et la *veine pylorique*. Toutefois, comme le fait remarquer Charpy, ces deux veines s'anastomosent ensemble et le volume de l'une est *inversement proportionnel* au volume de l'autre. La veine coronaire stomachique étant ordinairement de fort calibre, la veine pylorique possède, en règle, un calibre assez faible. A titre d'anomalie très rare, la veine pylorique devient prépondérante ou inversement la coronaire substitue entièrement la veine pylorique. Ce sont deux dispositions tout à fait exceptionnelles (2 à 4 p. 100).

La veine pylorique se termine dans le tronc porte à un niveau variable :

*a*) Soit dans la branche gauche terminale de la veine porte (40 p. 100) (fig. 119, 127, 132, 134);

*b*) Soit dans le flanc droit de la veine porte (40 p. 100) à sa partie moyenne. Dans ce cas, la veine pylorique vient souvent se fusionner avec la grosse veine pancréatico-duodénale supérieure droite (voy. p. 504) (fig. 120, 121, 128, 129, 131);

*c*) Soit dans le flanc gauche du tronc porte, à sa partie moyenne (16 p. 100 (fig. 124, 130);

*d*) Exceptionnellement la veine pylorique débouche soit dans la branche terminale droite du tronc porte (2 p. 100), soit à la partie inférieure du tronc porte, sur sa face antérieure, au ras du bord supérieur du pancréas (2 p. 100) (fig. 138).

Quand la veine pylorique se jette dans la *moitié gauche* de la veine porte (tronc ou branche terminale gauche), elle vient avec l'artère pylorique croiser la face antérieure de l'hépatique commune (56 p. 100).

Quand au contraire la veine pylorique se jette dans la *moitié droite* du tronc porte (flanc droit, ou branche droite) elle vient croiser en avant le tronc gastro-duodénal (42 p. 100). Dans ces derniers cas, la veine pylorique peut cheminer au-devant du cholédoque.

La veine pylorique a été étudiée avec quelque détail par Walsham [285]. Cet auteur résume les diverses opinions émises et conclut qu'il existe toujours au niveau de la petite courbure de l'estomac deux veines distinctes : veine coronaire stomachique, la plus importante, veine pylorique la plus faible. Cette dernière va se jeter dans le tronc porte au voisinage du point où se termine la veine coronaire stomachique. Quain a adopté cette description. Fürst a examiné 12 sujets; ses recherches concordent avec celles de Walsham [278]. Hochstetter [280] est également d'avis qu'il existe deux veines distinctes au niveau de la petite courbure : veine coronaire stomachique et veine pylorique. Cette dernière se jette soit dans le tronc porte, soit directement dans le hile du foie. Dans ce dernier cas la veine pylorique constitue une petite veine porte accessoire, qui, d'après Sappey, serait assez fréquente. Toutefois, nous pensons qu'il s'agit là d'une disposition rare ; l'existence d'une veine pylorique importante se jetant directement dans le foie n'a dû être signalée que bien rarement ; nous n'en connaissons qu'un seul cas net, figuré par B.-J. Béraud dans son bel atlas [147ᵃ].

P. Descomps a étudié avec plus de précision que les auteurs précédents la disposition de la veine pylorique. D'après Descomps [179], la veine pylorique rejoint de diverses façons la veine porte : ou bien elle va se jeter dans le flanc gauche du tronc porte au-dessus du point de croisement avec l'hépatique commune (44 p. 100) ; ou bien la veine pylorique débouche dans la branche gauche terminale de la veine porte (30 p. 100) ; ou bien enfin elle se jette dans le flanc droit du tronc porte à sa partie moyenne (36 p. 100). Dans les deux premiers cas, la veine pylorique passe au-devant de l'hépatique commune ; dans le dernier cas, la veine surcroise le tronc gastro-duodénal. Ces résultats sont assez rapprochés de ceux que nous avons obtenus.

**Dans son second segment** (segment mobile, transversal, sus-pylorique), l'artère pylorique s'engage entre les deux feuillets de la portion flaccide du petit épiploon. L'artère chemine d'abord au-dessus et à distance de la portion mobile du duodénum ; puis elle se rapproche progressivement du canal pylorique et de l'antre du pylore dont elle longe le bord supérieur. La pylorique aborde, en effet, non pas directement le pylore, mais bien la première portion du duodénum, un peu à droite du sillon duodéno-pylorique supérieur. Leriche et Villemin ont insisté sur ce point. D'après ces deux auteurs, la pylorique aborde la première portion du duodénum « ... à 4 ou 5 millimètres du pylore chez le fœtus, à 2 ou 3 centimètres au moins du pylore chez l'adulte ».

L'artère d'abord distante de la petite courbure s'en rapproche donc de plus en plus, en rapport plus ou moins intime avec la paroi stomacale suivant l'état de distension ou de vacuité de l'estomac. Rossi et Cova sont d'avis que jamais le tronc de la pylorique n'adhère aux parois stomacales (petite courbure) dont elle reste distante d'environ un demi-centimètre.

Il est toujours facile de découvrir la pylorique. Il suffit pour cela d'attirer fortement en bas le pylore ; on voit alors aussitôt se dessiner sous le feuillet antérieur du petit épiploon, la petite corde pylorique formée par l'artère et par la veine satellite qui lui adhère intimement.

### 5° Rameaux collatéraux de l'artère pylorique.

Dans son trajet la pylorique fournit plusieurs rameaux collatéraux dont quelques-uns sont *constants* : ce sont les rameaux *pyloriques supérieurs* et les rameaux *gastriques*. D'autres rameaux *inconstants* peuvent être envoyés au petit épiploon, au duodénum (1re portion), au foie ou au pancréas.

*a*) *Rameaux pyloriques supérieurs*. — Ces rameaux ont été décrits par Haller sous le nom de *rami pylorici superiores*. Rossi et Cova insistent avec raison sur la constance de ces petits rameaux dont le nombre varie de 1 à 3. Ils sont destinés à la moitié supérieure du canal pylorique. Ils forment un petit *bouquet pylorique supérieur* (Rossi et Cova) qui s'oppose au petit bouquet pylorique *inférieur* émanant de la gastro-épiploïque droite (voy. fig. 44 *bis*, p. 154, et fig 49, p. 230 ; voy. également Artère gastro-épiploïque droite).

Les petits rameaux artériels du bouquet pylorique supérieur sont accompagnés de veinules tributaires de la veine pylorique. Elles s'anastomosent avec les veinules satellites du bouquet artériel pylorique inférieur émané de la gastro-épiploïque droite. Ainsi se constituent une ou plusieurs anasetomoses *prépyloriques*. D'après Vignes (Société anatomique, janvier 1911), qui a examiné 15 sujets, il existerait d'une façon très fréquente (12 fois sur 15) une anastomose prépylorique ténue ou à plein calibre unissant les veines du bord supérieur à celles du bord inférieur au niveau du sphincter du pylore qu'elle longe ou qu'elle croise. Ce serait là la fameuse veine prépylorique dont on a tant parlé à propos de la délimitation des ulcères duodénaux et pyloriques. Souligoux est d'avis que cette veine n'est pas constante et que lorsqu'elle existe, sa situation n'est pas aussi schématique que le prétendent les chirurgiens anglais et nord-américains, la veine pouvant occuper le versant stomacal du pylore (Souligoux, Soc. de chirurgie, Paris, 16 novembre 1910). D'ailleurs, Vignes a constaté que souvent une veine anastomotique plus importante que la veine prépylorique court nettement sur le duodénum pour s'unir à la veine de l'angle supérieur et droit du duodénum.

Il nous semble qu'on a beaucoup trop schématisé cette question, d'ailleurs sans importance pratique.

b) *Rameaux gastriques.* — Au delà du pylore, la pylorique fournit un nombre variable de rameaux gastriques destinés à la partie supérieure de l'antre du pylore. Ces rameaux naissent soit de l'arcade anastomotique constituée par la pylorique et par la branche de bifurcation *postérieure* de la coronaire stomachique (deux tiers des cas) ; soit des deux branches de bifurcation de la pylorique anastomosées avec les deux branches homologues de la coronaire (tiers des cas) ; très rarement la pylorique se termine (sans s'anastomoser avec la coronaire) par un bouquet de rameaux gastriques (voy. fig. 46, p. 158).

c) *Rameaux inconstants.* — La pylorique fournit assez souvent (15 à 20 p. 100) un ou deux rameaux à la *première portion du duodénum* ; ils naissent du segment descendant de l'artère et viennent en partie remplacer les rameaux duodénaux supérieurs nés ordinairement de l'hépatique propre (voy. p. 464) ou du tronc gastro-duodénal (voy. Artère gastro-duodénale), ou d'une des branches de bifurcation de l'artère hépatique propre.

Assez souvent encore la pylorique fournit peu après son origine un petit rameau hépatique ascendant allant se perdre dans la partie moyenne du hile du foie. Budde a signalé la présence de ce petit rameau *hépatique*, qui, d'après lui, pourrait suppléer en partie la branche terminale gauche de l'artère hépatique (obs. 261, fig. 186). Rossi et Cova ont rencontré 2 fois ce petit rameau. Nous le croyons assez fréquent ; d'après nos recherches, on le trouve 1 fois sur 10 (10 p. 100). C'est un ramuscule sans grande importance (voy. les figures des observations 4 et 27).

# CHAPITRE III

## LES BRANCHES TERMINALES DE L'ARTÈRE HÉPATIQUE ET L'ARTÈRE CYSTIQUE

---

### § 1. — Généralités.

Les branches terminales de l'artère hépatique, c'est-à-dire celles qui se rendent au foie, varient d'une manière très sensible en ce qui concerne leur nombre, leur mode de naissance et leur distribution. D'ailleurs, les différents auteurs qui ont étudié particulièrement cette question sont loin d'être d'accord. (Haller [87[b], 88 [g], 90[b], 93[l]], Hyrtl [234 [a]], Barkow [145, 146, 204], Sousloff [262[f]], Rossi et Cova [192 [m]], Siraud [261], Piquand [253], Descomps et de Lalaubie [220], de Lalaubie [241]).

Si l'on compare entre elles les descriptions données par ces différents auteurs, on note de grandes divergences d'opinion. C'est là, à notre avis, une preuve du fait que nous énoncions plus haut, à savoir les nombreuses variations que présente le mode de terminaison de l'artère hépatique. Aussi bien ne doit-on pas accepter à la lettre les descriptions trop minutieusement mathématiques.

Avant d'exposer le résultat de nos recherches, nous allons résumer les principales opinions émises sur cette question.

D'une manière, très générale, la plupart des anatomistes admettent qu'il *existe le plus souvent* deux branches terminales hépatiques, l'une *droite*, l'autre *gauche*. C'est la *conception classique* ; elle date de Vésale.

Winslow expose d'une façon assez originale le mode de terminaison de l'artère hépatique. D'après cet auteur, l'artère hépatique va se terminer dans le *lobe droit* du foie sous le nom d'*artère biliaire*. Chemin faisant, cette artère biliaire donne des rameaux qui pénètrent dans les autres parties du foie [141[i]]. La conception de Winslow est très défendable : la branche droite de l'artère hépatique est toujours beaucoup plus volumineuse que la branche gauche, si bien qu'il est très logique de considérer la branche droite comme la véritable continuation du tronc de l'hépatique, la branche gauche étant reléguée au rang de simple collatérale. Quant au nom d'artère biliaire donné à la branche droite, il mériterait, à notre avis, d'être conservé, car il rappelle le rapport le plus important de la branche droite, à savoir son rapport avec le canal hépato-cholédoque. On peut d'ailleurs rattacher la description de Winslow à celle de la majorité des classiques, en admettant simplement que l'artère hépatique se divise en deux branches terminales, dont l'une, la *branche droite*, est de beaucoup la plus volumineuse, du moins dans la majorité des cas. C'est là un point sur lequel l'accord semble fait.

Haller a le premier décrit d'une façon très détaillée la terminaison de l'artère hépatique. Nous nous contenterons de résumer le texte de Haller sur cette question : L'artère hépatique se termine *le plus souvent* en donnant deux branches, branche droite, la plus volumineuse, et branche gauche, la plus faible.

1° La *branche droite*, ordinairement bifide, va se terminer dans le lobe droit qu'elle irrigue en totalité et dans les lobes carré et de Spiegel qu'elle irrigue en partie. De plus, cette branche droite fournit l'*artère cystique* et un rameau spécial, le *rameau du sillon de la veine ombilicale.* Ce rameau se porte dans le sillon de la veine ombilicale et s'épuise dans le lobe carré, dans le lobe gauche et dans le ligament suspenseur du foie.

2° La *branche gauche*, ordinairement trifurquée, va se terminer dans le lobe gauche, dans le lobe carré et dans le lobe de Spiegel. Elle envoie un petit rameau qui chemine dans le ligament suspenseur et accompagne la veine ombilicale jusqu'à l'ombilic.

La division de l'artère hépatique en deux branches est la disposition de règle. Quelquefois cependant l'hépatique se termine en donnant trois branches : branche droite, branche gauche et branche *moyenne* (*hepatica media*). Cette *hepatica media* représente alors le rameau du sillon de la veine ombilicale qui naît ordinairement de la branche droite terminale. Exceptionnellement, Haller a vu l'artère hépatique se terminer par quatre branches destinées au foie.

Telle est l'opinion de Haller telle que nous avons pu la résumer à la lecture de ses différents ouvrages angéiologiques.

Après Haller la majorité des auteurs se sont contentés d'écrire que l'artère hépatique se terminait en donnant une branche droite et une branche gauche. De plus, Bichat, Sœmmering, Tiedemann, Luschka, etc., ont signalé l'existence possible d'une troisième branche ou hépatique *moyenne* de Haller.

Barkow a publié une trentaine de planches de toute beauté sur la terminaison de l'artère hépatique [145, 146]. C'est le document le plus important qui existe sur cette question. Les planches sont dessinées grandeur nature et avec art ; les moindres rameaux sont représentés. Il est étonnant que ces précieux documents n'aient été signalés par aucun des auteurs qui ont étudié récemment l'artère hépatique. Nous résumerons rapidement l'opinion de Barkow [146^e^].

Dans sa disposition la plus fréquente, l'artère hépatique se divise en deux branches terminales, branche droite et branche gauche. La *branche droite* se ramifie en majeure partie dans le lobe *droit* ; la *branche gauche* se ramifie en majeure partie dans le lobe *gauche*. Chacune de ces deux branches se ramifie partiellement dans les lobes carré et de Spiegel.

Chacune des deux branches terminales se divise ordinairement en deux rameaux secondaires :

1° *Rameau lobaire postérieur* destiné à la moitié postérieure du lobe respectif (droit ou gauche);

2° *Rameau lobaire antérieur*, destiné à la moitié antérieure du lobe respectif (droit ou gauche).

Très souvent il existe pour chacune des branches terminale droite ou gauche, un troisième rameau intermédiaire aux deux autres : *rameau lobaire latéral* (droit ou gauche), destiné à la partie *moyenne* du lobe droit ou du lobe gauche.

La branche terminale droite fournit un important rameau ascendant qui se porte à la face convexe du foie : *rameau droit profond* ou *artère gibbique* (*gibbus*, partie convexe du foie). Chacune des branches terminales droite et gauche fournit des rameaux *secondaires* plus petits que les rameaux lobaires antérieur et postérieur, et destinés à la moitié droite et à la moitié gauche des *lobes carré et de Spiegel*. Enfin il existe une ou deux petites branches destinées au ligament suspenseur.

Hyrtl, en se basant sur la méthode de la corrosion, décrit de la manière suivante [234[a]] la terminaison de l'artère hépatique : « On admet généralement que l'artère hépatique se divise en deux branches principales, branche droite et branche gauche. C'est là une règle qui présente une exception assez fréquente. En effet, il existe souvent une *troisième* branche, plus faible que les deux autres, qui naît au niveau de l'angle de bifurcation du tronc hépatique. Cette branche intermédiaire (— c'est l'*hepatica media* de Haller) se ramifie exclusivement dans le lobe de Spiegel. Quand il n'existe que deux branches terminales, le premier rameau émis par la branche droite, se porte au lobe de Spiegel. C'est ce rameau du lobe de Spiegel qui naît assez souvent du point de bifurcation de l'hépatique, constituant ainsi la troisième branche terminale. La branche *gauche* n'alimente que le lobe gauche. La branche *droite* alimente le lobe droit, le lobe carré et le lobe de Spiegel.

Siraud a émis, sur le mode de terminaison de l'artère hépatique, une opinion tout à fait spéciale [261] qu'il est d'ailleurs seul à défendre. D'après cet auteur l'artère hépatique se divise *en quatre branches terminales* commandant respectivement la vascularisation de chacun des lobes du foie. Ces quatre branches sont de calibre à peu près égal chez le fœtus. La branche *droite* est la plus développée chez l'adulte, en raison du volume prépondérant qu'acquiert le lobe droit du foie ; elle est dirigée transversalement comme la gauche. Les deux autres branches sont plus grêles ; elles sont dirigées dans le sens antéro-postérieur et se rendent l'une au lobe carré, l'autre au lobe de Spiegel.

Sousloff a noté que, sur un total de 127 sujets examinés, l'artère hépatique se terminait en donnant de deux à quatre branches; 63 fois, il y avait seulement deux branches ; 61 fois, il y en avait trois ; 3 fois il y en avait quatre. Quand il existait trois branches terminales, la branche supplémentaire se rendait soit au lobe carré soit au lobe gauche. Quand il existait quatre branches, il y en avait toujours deux pour le lobe gauche [262[i]].

Rossi et Cova, dont les conclusions sont basées sur l'étude d'une centaine de sujets, résument ainsi la terminaison de l'artère hépatique : Dans les *deux tiers* des cas, l'artère hépatique se termine par *deux* branches, l'une pour le lobe droit, l'autre pour le lobe gauche. Dans le restant des cas l'artère hépatique se termine par trois ou quatre branches : ordinairement alors une seule branche va au lobe droit, les autres vont au lobe gauche, au lobe carré et au lobe de Spiegel [192[m]].

Piquand [253], examinant 10 sujets, a constaté les dispositions suivantes : *a*) 5 fois l'artère hépatique se divisait en trois branches, une pour le lobe droit, une pour le lobe carré et une pour le lobe gauche et le lobe de Spiegel ; *b*) 3 fois il n'existait que deux branches terminales, l'une plus volumineuse pour le lobe droit, l'autre se subdivisant en trois rameaux pour les lobes gauche, carré et de Spiegel ; — *c*) 2 fois il existait quatre branches de division.

La branche terminale *droite* se divise en deux branches secondaires destinées l'une à la partie supérieure, l'autre à la partie inférieure du lobe droit. Plus rarement il existe trois branches secondaires ; dans ce cas la plus élevée se distribue presque toujours à la fois au lobe droit et au lobe carré. La branche terminale *gauche* se divise d'ordinaire en deux branches secondaires, l'une antérieure, l'autre postérieure. Parfois au lieu de se bifurquer elle se divise en trois ou même en quatre branches, destinées au lobe carré et au lobe de Spiegel.

L'artère du *lobe carré* se détache, le plus souvent, de la bifurcation de l'artère hépatique, plus rarement de la branche gauche, exceptionnellement de la branche droite. L'artère du lobe *de Spiegel* naît le plus souvent de la branche hépatique gauche ; plus rarement elle vient du tronc de l'hépatique, et quelquefois, de la branche droite.

Descomps et de Lalaubie [220, 241] ont cherché à préciser le mode de terminaison de l'artère hépatique en se basant sur l'étude de 50 sujets pris en série. Descomps décrit deux branches terminales, branche droite et branche gauche. La *branche droite* peut se terminer par trois branches secondaires (42 p. 100) ou par deux (26 p. 100) ou par quatre (16 p. 100), ou par cinq (6 p. 100) ou par six (6 p. 100) ou par une seule (4 p. 100). Suivant les cas la branche droite se distribue uniquement au lobe droit (62 p. 100), au lobe droit et au lobe gauche (34 p. 100), aux lobes droit, gauche, et carré (2 p. 100), aux quatre lobes (2 p. 100). La *branche gauche* peut se terminer par deux branches (36 p. 100), par une seule (22 p. 100), par trois (22 p. 100), par quatre (12 p. 100), par cinq (8 p. 100). Elle se distribue uniquement au lobe gauche (76 p. 100), aux lobes gauche et de Spiegel (12 p. 100), aux lobes gauche et carré (10 p. 100), aux lobes gauche, carré, droit (2 p. 100).

Les branches terminales ne fournissent qu'une seule collatérale importante, l'*artère cystique* ; elle naît de la branche droite (98 p. 100).

Telles sont les principales opinions émises sur le nombre et sur la distribution des branches terminales de l'artère hépatique.

On peut constater que ces opinions diffèrent très sensiblement les unes des autres sur bien des points. Il faut donc conclure ou bien que des nouvelles recherches sont nécessaires pour savoir quelle est, parmi les différentes descriptions données, la plus exacte ; ou bien que les variations sont réellement si fréquentes qu'il n'est pas possible de les ramener à une formule trop minutieusement mathématique.

D'ailleurs les mêmes remarques sont applicables au mode de naissance et de ramification des branches terminales de la veine porte. En effet, Hœnlein [281], Rex [283], Barkow [145, 146, 204], Hyrtl [234], Piquand [253], Descomps et de Lalaubie [220, 241] ont chacun donné des descriptions spéciales différant les unes des autres.

Nous allons exposer le mode de division de l'artère hépatique tel que nous le concevons. Mais nous ne nous occuperons pas du *territoire terminal précis* de chacune des branches terminales. Cette question ne peut être résolue qu'à l'aide de pièces injectées et corrodées, tel que l'a fait Hyrtl, ou bien à l'aide de foies injectés sur lesquels on poursuit la dissection des branches jusque dans leurs moindres rameaux terminaux parenchymateux, tel que l'a fait Barkow.

Le temps nous a manqué pour entreprendre des recherches basées sur ces deux procédés d'investigation. Et d'ailleurs, en considérant les résultats dissemblables obtenus par Hyrtl, Barkow, de Lalaubie, nous sommes porté à supposer que, pas plus que ces anatomistes, nous ne serions arrivé à une formule suffisamment concise et précise pour présenter un intérêt pratique.

Voici, selon nous, comment on peut résumer le mode de division de l'artère hépatique :

I° *Dans la plus grande partie des cas*, il existe deux branches hépatiques terminales branche droite, pour la moitié droite du foie, branche gauche pour la moitié gauche du foie.

La **branche droite** donne très fréquemment une première *collatérale* qui se porte au *sillon de la veine ombilicale* ; elle constitue l'*hepatica media* de Haller. La branche droite donne ensuite d'une façon presque constante l'*artère cystique*. Enfin elle se termine en se divisant ordinairement en deux ou trois rameaux secondaires; plus rarement elle reste indivise jusqu'à la pénétration dans le foie.

La **branche gauche** ne fournit ordinairement pas de collatérale importante, si ce n'est assez souvent l'*artère pylorique*. Elle se termine le plus souvent en se divisant en deux ou trois rameaux secondaires; plus rarement elle reste indivise jusqu'à sa pénétration dans le foie.

II° Dans un petit nombre de cas la branche droite ou la branche gauche sont divisées d'une façon précoce; il existe alors trois ou quatre branches terminales.

III° Le mode de naissance des branches terminales varie suivant le type auquel appartient l'artère hépatique (voy. p. 415 et fig. des pages 416 à 419 et fig. de la page 460). Rappelons brièvement les quatre types principaux :

1° *Artère hépatique classique*, c'est-à-dire possédant deux segments, hépatique commune, hépatique propre (type angulaire, bi-segmentaire, 50 à 55 p. 100). Dans ces cas, l'hépatique propre se termine en donnant les deux branches terminales, la droite et la gauche.

2° *Artère hépatique-mésentérique*, à trajet rétro-portal, puis inter-porto-cholédocien (environ 4 p. 100). A part son origine et son trajet particuliers, cette hépatique présente deux segments comme l'hépatique classique et se termine comme cette dernière.

3° *Artère hépatique dépourvue de son segment ascendant* (artère hépatique commune à terminaison en bouquet), disposition assez fréquente que l'on rencontre dans le cinquième des cas environ. Dans ces cas, les deux branches terminales naissent de la terminaison de l'hépatique commune.

4° *Artère hépatique dédoublée*, c'est-à-dire dont une des deux branches terminales présente une origine aberrante, disposition dont la fréquence est également assez grande (cinquième des cas environ). Dans ces cas, l'hépatique commune se termine en donnant une seule des deux branches terminales ordinaires, la droite ou la gauche. Une des deux branches terminales possède alors une origine aberrante variable, la branche droite provenant presque toujours de la mésentérique supérieure, la branche gauche presque toujours de la coronaire stomachique.

IV° Au point de vue de leur *distribution* les deux branches terminales de l'artère hépatique ne semblent pas avoir un territoire absolument fixe.

En pratique, avec Haller et Barkow (voyez plus haut) nous admettons que la branche droite est essentiellement destinée au lobe droit, la branche gauche au lobe gauche. Quant aux deux lobes moyens du foie, lobe carré, lobe de Spiegel, leur irrigation est sous la dépendance de la branche droite (moitié droite de ces lobes) et de la branche gauche (moitié gauche de ces lobes) (Barkow).

Toutefois, la branche droite contribue assez souvent à irriguer partiellement le lobe gauche du foie (dans le tiers des cas environ, d'après Descomps et Lalaubie); la branche gauche, au contraire, ne participe pas en pratique à l'irrigation du lobe droit (Hyrtl, Haller, Descomps et Lalaubie). C'est en partie pour cette raison que la branche droite possède presque toujours un calibre nettement supérieur à celui de la branche gauche, justifiant ainsi la conception de Winslow, d'après qui la branche droite constitue la terminaison véritable de l'artère hépatique (voy. plus haut).

---

## § 2. — BRANCHE HÉPATIQUE TERMINALE GAUCHE

### 1° Origine.

Elle diffère suivant que l'artère hépatique possède un des quatre principaux aspects que nous lui avons décrits :

1° *Artère hépatique possédant ses deux segments transversal* (ou hépatique commune) et *ascendant* (ou hépatique propre), disposition de beaucoup la plus fréquente; elle correspond à l'artère *hépatique classique* (environ 50 à 55 p. 100) et à l'*hépatique-mésentérique* (4 p. 100). Dans ces cas, la branche destinée au lobe gauche naît de la terminaison de l'hépatique propre (voy. fig. p. 416 et 417 et p. 460).

2° *Artère hépatique dépourvue de son segment ascendant* ou hépatique commune à ramification en bouquet (environ 20 p. 100) (voy. fig. pp. 416, 417, 460). La branche gauche naît alors de la terminaison de l'hépatique commune, cette dernière se trifurquant en branche gauche, branche droite, artère gastro-duodénale; ou bien, simple variété très voisine, l'hépatique commune se bifurque en branche gauche et petit tronc commun à la branche droite et à la gastro-duodénale (voy. p. 435, fig. 72).

3° Hépatique dont une des deux branches terminales possède une origine aberrante ou *hépatique dédoublée* (environ 20 p. 100) :

*a*) Si c'est la branche *droite* qui est aberrante (environ 10 p. 100), la branche gauche naît par bifurcation de l'hépatique commune en branche gauche et gastro-duodénale (voy. p. 460, fig. 77 *bis*).

*b*) Si c'est la branche *gauche* qui est aberrante (environ 10 p. 100), elle tire presque toujours son origine de la coronaire stomachique (voy. fig. 77 *bis*, p. 460).

Tels sont les divers modes d'origine que l'on constate ordinairement. Au total, la branche gauche naît :

| | | |
|---|---|---|
| A. De l'hépatique propre, | environ . | 60 fois sur 100 sujets |
| B. De l'hépatique commune, | — . . | 30 — — — |
| C. De la coronaire stomachique, | — . . . | 10 — — — |

Comme modes d'origine *exceptionnels* on doit signaler la naissance de la branche gauche :

*a*) Soit directement du *tronc cœliaque* (voy. Artères hépatiques accessoires) ;

*b*) Soit de l'*hépatique commune* tout près de l'origine cœliaque de cette dernières (voy. Hépatiques accessoires) ;

*c*) Soit du tronc de la *gastro-duodénale* (voy. Anomalies de la gastro-duodénale).

Ce sont des anomalies négligeables, en pratique.

### 2° Longueur.

Elle varie suivant le mode d'origine :

*a*) Si la branche gauche naît de la bifurcation de l'*hépatique propre*, disposition la plus fréquente, elle occupe alors le tiers *supérieur* du pédicule hépatique et mesure en moyenne 1 centimètre et demi à 2 centimètres.

*b*) Si la branche gauche naît de l'*hépatique commune*, elle occupe alors presque toute la hauteur au pédicule hépatique, mesurant en moyenne 3 à 4 centimètres. Dans les cas de ce genre, la branche gauche est donc deux fois plus longue que dans la disposition précédente.

*c*) Si la branche gauche naît de la *coronaire stomachique*, elle chemine alors en dedans du pédicule hépatique et mesure en moyenne 5 à 6 centimètres.

### 3° Calibre.

Le *calibre* de la branche gauche est presque toujours nettement inférieur à celui de la branche droite, comme l'ont noté tous les anatomistes, depuis Haller. C'est en raison de ce fait que Winslow décrivait l'artère hépatique comme allant se terminer essentiellement dans le lobe droit du foie (voy. p. 520).

D'après Descomps, qui a étudié spécialement cette question, la branche gauche est d'un calibre inférieur à celui de la branche droite (46 p. 100) ; le calibre des deux branches est égal (32 p. 100) ; la branche gauche est plus forte (22 p. 200). Nous avons obtenu des chiffres quelque peu différents : branche gauche moins forte que branche droite (72 p. 100) ; branche gauche égale à branche droite (18 p. 100) ; branche gauche plus forte (10 p. 100). Tous ces chiffres n'ont pas grand intérêt pratique.

### 4° Direction et trajet.

La branche hépatique gauche est ascendante, à peu près verticale, légèrement oblique en avant. Elle continue donc à peu près la direction ascendante de l'hépatique propre, quand cette dernière existe.

Lorsque la branche gauche naît de la coronaire stomachique, elle possède un trajet très particulier, oblique de bas en haut et de gauche à droite (voy. p. 155, fig. 45 et 45 *bis*).

### 5° Rapports.

La branche hépatique gauche entre en rapports directs avec la veine porte, les voies biliaires, le lobe de Spiegel (voy. les fig. des obs. 1 à 29).

A. — ***Rapports avec la veine porte.*** — Ces rapports varient suivant le mode d'origine de la branche gauche.

*a*) *La branche gauche naît de la terminaison de l'hépatique propre, disposition classique* (60 p. 100). Dans ce cas, la branche gauche entre en rapport avec la bifurcation du tronc porte et avec la branche portale gauche. L'artère monte au-devant du versant antérieur gauche de la bifurcation du tronc porte; puis au-devant du versant antérieur gauche de la branche portale gauche (voy. les figures de nos observations 1, 3, 5, 6, 7). Il y a contact entre l'artère et le tronc porte; au delà, la branche artérielle tend à s'éloigner de la branche veineuse.

La branche hépatique gauche est le vaisseau *le plus antérieur*, *le plus superficiel* du pédicule hépatique. Ce rapport est facile à comprendre si l'on veut bien remarquer que le hile du foie est toujours dirigé obliquement d'avant en arrière et de gauche à droite (fig. 90). Il suffit de pratiquer une coupe transversale du corps passant par le hile hépatique, sur un sujet congelé, pour constater l'orientation oblique du sillon « transverse » (fig. 91). C'est d'ailleurs un point sur lequel Raynal a insisté depuis longtemps 297[a]].

L'extrémité gauche du hile hépatique est donc antérieure par rapport à l'extrémité droite ou postérieure de ce hile. La branche hépatique gauche, placée au-devant du tronc porte et se rendant à l'extrémité gauche ou antérieure du hile, constitue donc le plus antérieur des organes du pédicule hépatique.

*b*) *La branche gauche naît de la terminaison de l'hépatique commune* (30 p. 100). Dans ces cas les rapports avec la veine porte sont naturellement plus étendus. La branche gauche présente alors un premier segment situé au-dessous de la bifurcation du tronc porte. Ce segment chemine au-devant de la face antérieure du tronc porte, comme le ferait l'hépatique propre. Dans un second segment la branche gauche remonte au-devant de la bifurcation du tronc porte et de la branche portale gauche comme dans la dis-

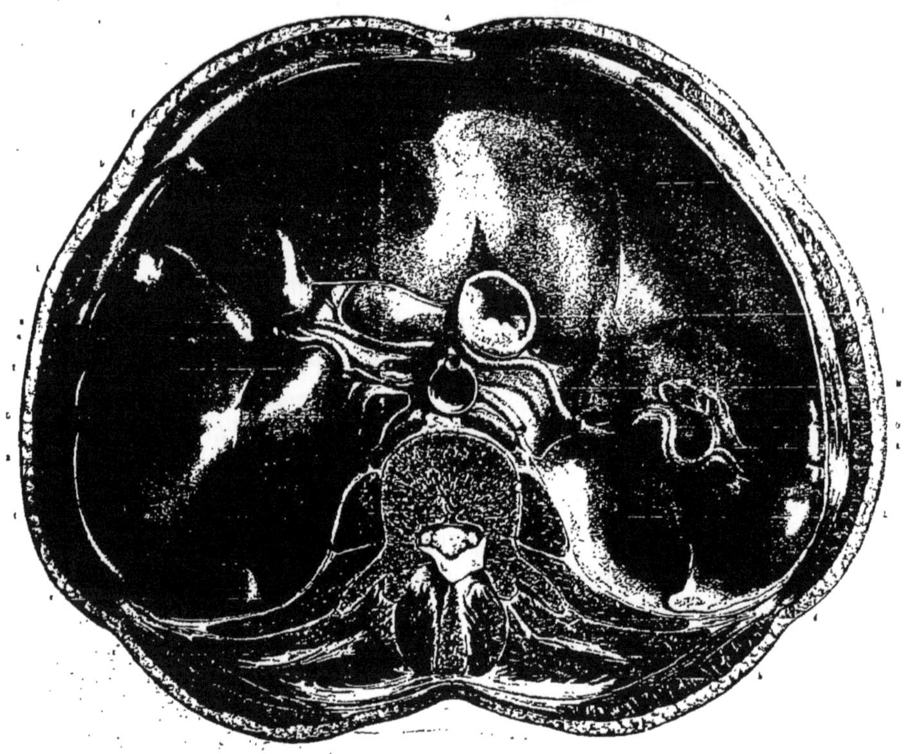

Fig. 90. — *Foie et rate dans leurs connexions normales avec la voûte du diaphragme.* (Réduction de moitié d'une planche de Bourgery).

« Le foie et la rate, environnés par la zone vertébro-costale, sont représentés en position normale, dans les cavités des hypocondres. A leur surface et dans leurs intervalles se voient des enfoncements et des cavités correspondantes aux saillies des viscères creux au-dessus desquels ils sont situés. » (Bourgery.) Le tronc a été sectionné au niveau du corps de la deuxième vertèbre lombaire.

Les sillons de la face inférieure du foie sont figurés avec leur orientation exacte. On voit que les sillons *longitudinaux* droit et gauche sont à peu près transversalement dirigés, tandis que le hile ou sillon *transverse* se rapproche de la direction sagittale, dorso-ventrale.

Comparer avec la figure suivante.

position précédente dans laquelle la branche artérielle naît de la bifurcation de l'hépatique propre.

c) *La branche gauche naît de la coronaire stomachique* ; elle n'entre en rapport avec la branche portale gauche qu'au niveau de sa terminaison au ras de la substance hépatique.

Quel que soit son mode d'origine, la branche hépatique gauche se divise en deux ou trois rameaux secondaires : un ou deux d'entre eux pénètre dans le foie en passant en arrière de la branche porte gauche ; un ou deux passent en avant, cravattant la face antérieure de la branche veineuse.

B. — ***Rapports avec les voies billiaires.*** — La branche hépatique gauche monte à gauche de la voie biliaire principale.

Ordinairement la branche artérielle répond seulement à la partie supérieure du canal hépatique et à la racine gauche de ce canal (artère hépatique classique). Plus rarement les rapports sont plus étendus, la branche artérielle répondant à toute la longueur du canal hépatique et même à l'origine du cholédoque (branche hépatique gauche née de l'hépatique commune).

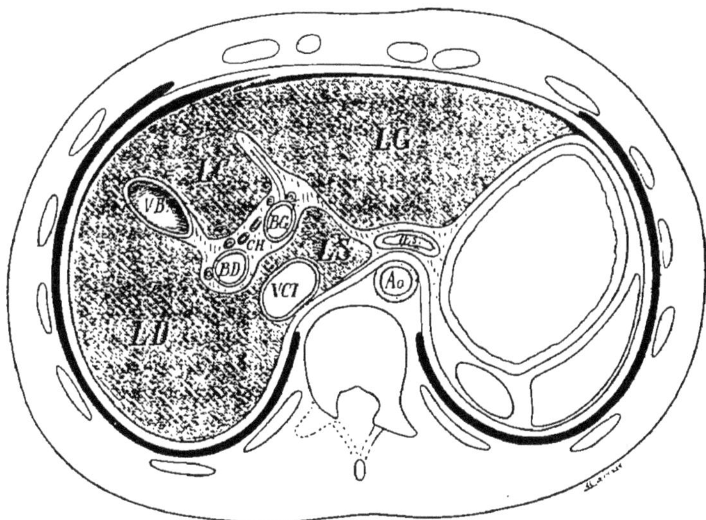


FIG. 91. — *Coupe transversale antéro-postérieure du foie passant par le hile de cet organe. Orientation véritable des sillons de la face inférieure du foie.*

Cette figure demi-schématique représente le calque d'une coupe transversale du tronc passant au niveau de la onzième vertèbre dorsale, sur un sujet congelé. (Segment supérieur de la coupe.) Le hile du foie étant obliquement ascendant de droite à gauche et de bas en haut, la coupe que nous avons pratiquée présente également cette orientation.
Comparer avec la figure précédente.

Le canal hépatique et sa racine gauche décrivent ensemble une sorte d'arc à concavité tournée à gauche et en bas : la branche artérielle forme la corde de cet arc. La branche artérielle est donc distante (10 à 20 millimètres) du canal hépatique, à la partie moyenne de son trajet, tandis qu'elle se rapproche du canal, au niveau de son origine et de sa terminaison.

L'*origine* de la branche hépatique gauche correspond soit à la terminaison de l'hépatique commune (voy. p. 433), soit à celle de l'hépatique propre (voy. p. 433), dont nous avons déjà décrit la situation par rapport à la veine porte et aux voies biliaires.

La *terminaison* de la branche hépatique gauche se fait à l'extrémité gauche du hile hépatique. A ce niveau un des rameaux terminaux de la branche artérielle peut arriver au contact de la racine gauche du canal hépatique.

Dans tous les cas le canal hépatique se trouve sur un plan légèrement postérieur à celui de la branche artérielle gauche : cette dernière, nous le répétons, constitue l'élément le plus antérieur, le plus superficiel du pédicule hépatique.

Quand la branche gauche artérielle naît de la coronaire stomachique elle n'entre en rapport qu'avec la terminaison de la racine gauche du canal hépatique.

C. — ***Rapports avec le lobe de Spiegel.*** — La branche hépatique gauche répond à gauche au lobe de Spiegel. D'abord distante de ce lobe, l'artère s'en rapproche de plus en plus ; au niveau du hile il y a contact plus ou moins intime.

Quand la branche gauche naît de la coronaire stomachique elle chemine toujours au-devant du lobe de Spiegel (voy. p. 200).

### 6° Ramification de la branche hépatique gauche.

1° **Branches collatérales.** — La branche hépatique gauche fournit assez souvent l'*artère pylorique* (36 p. 100, voy. p. 513.)

Dans le tiers des cas (environ 28 p. 100), elle donne naissance à une collatérale assez importante, l'hépatique moyenne de Haller. Cette collatérale naissant ordinairement de la branche hépatique droite, nous la décrirons avec cette dernière (p. 545).

A titre exceptionnel on peut voir l'artère cystique naître de la branche hépatique gauche (environ 1 à 2 p. 100).

Lorsque la branche hépatique gauche naît de la coronaire stomachique, elle présente une ramification collatérale particulière (voy. p. 211).

D'après Budde « ... on peut toujours constater de petits rameaux partant de la branche gauche de l'artère hépatique pour aller au petit épiploon et à la capsule du foie .. » [212e]. Il s'agit là, à notre avis, de ramuscules *sans importance*, très difficiles à mettre en évidence. Haller les a décrits comme petits rameaux destinés aux voies biliaires et aux ganglions lymphatiques de la région.

La branche hépatique gauche enverrait d'une façon très fréquente (Rossi et Cova) ou à peu près constante (Haller) une petite artère accompagnant la veine ombilicale jusqu'au niveau de l'ombilic. Il s'agit sans doute d'un rameau de bien faible calibre. Nous n'avons pu en constater l'existence que sur un nombre limité de cas (2 fois sur 10).

2° **Branches terminales.** — La branche hépatique gauche se termine ordinairement en se divisant en deux ou trois rameaux secondaires (68 p. 100). Parfois elle reste indivise jusqu'à sa pénétration dans le foie. Rarement elle donne quatre rameaux terminaux.

Voici les chiffres que nous avons obtenus : il y avait deux rameaux terminaux (38 p. 100); trois rameaux terminaux (30 p. 100) ; la branche est indivise (22 p. 100) ; il y a quatre rameaux terminaux (10 p. 100).

---

## § 3. — BRANCHE HÉPATIQUE TERMINALE DROITE

### 1° Origine.

De même que pour la branche terminale gauche, l'origine de la branche terminale droite de l'artère hépatique peut se présenter sous trois aspects principaux (voy. les fig. des pp. 416 à 420 et de la p. 460).

1° *Artère hépatique à type angulaire*, c'est-à-dire *possédant ses deux segments:* transversal (hépatique *commune*) et ascendant (hépatique *propre*). La branche hépatique terminale droite naît de la bifurcation de l'hépatique propre. C'est la disposition la plus fréquente (environ 60 p. 100). Elle correspond à l'artère hépatique à type *classique* et à l'*hépatique-mésentérique* ;

2° *Hépatique dépourvue de son segment ascendant*, ou *hépatique commune à ramification en bouquet* (20 p. 100). La branche droite naît de la terminaison de l'hépatique commune qui est alors trifurquée en branche droite, branche gauche, gastro-duodénale (14 p. 100 ; voy. fig. 71, p. 435). Dans une simple variété très voisine la branche droite naît par un court tronc commun avec la gastro-duodénale (6 p. 100; voy. fig. 72, p. 435), dont elle semble ordinairement être une collatérale ;

3° *Hépatique dont une des deux branches terminales présente une origine aberrante*, ou *hépatique dédoublée* (environ 20 p. 100).

*a*) Si c'est la branche *gauche* qui est aberrante (environ 10 p. 100), la branche droite naît de l'hépatique commune bifurquée en branche droite et gastro-duodénale (voy. fig. 77 *bis*, p. 460) ;

*b*) Si c'est la branche *droite* qui est aberrante, elle tire son origine presque toujours de la mésentérique supérieure (environ 10 p. 100).

Au total, la branche hépatique terminale droite naît :

*a*) Soit de l'*hépatique propre*, environ 60 p. 100;

*b*) Soit de l'*hépatique commune*, environ 30 p. 100 (directement de l'hépatique commune : 24 p. 100 ; par un court tronc commun avec la gastro-duodénale : 6 p. 100);

*c*) Soit de *la mésentérique supérieure*, environ 10 p. 100.

A titre d'origine exceptionnelle (environ 2 p. 100, voy. p. 573) on peut voir naître la branche hépatique droite directement du tronc cœliaque (voy. obs. 16, fig. 133).

Comme anomalie *rarissime* (un cas unique signalé par Descomps, voy. pp. 260 et 575) on a vu la branche hépatique droite naître du tronc de la splénique.

### 2° Longueur et calibre.

La longueur varie suivant le mode d'origine :

*a*) Branche hépatique droite née de la bifurcation de l'hépatique propre, disposition classique ; la longueur de la branche droite varie de 2 à 3 centimètres ; *b*) branche hépatique droite née de l'hépatique commune; la longueur est le double : 4 à 6 centimètres; *c*) branche hépatique droite née de la mésentérique supérieure ; la longueur atteint son maximum, 6 à 8 centimètres.

D'une façon générale, la branche hépatique droite est plus longue que la branche hépatique gauche.

Le calibre de la branche droite est presque toujours nettement supérieur à celui de la branche gauche (72 p. 100). Plus rarement les deux branches ont un calibre égal (18 p. 100) ou bien la branche gauche est prépondérante (10 p. 100) (Voyez plus haut les chiffres donnés par Descomps, p. 527).

### 3° Direction. Trajet (Voy. les fig. des obs. 1 à 29).

Dans son ensemble la branche hépatique droite se porte transversalement de gauche à droite et d'avant en arrière.

Lorsque la branche hépatique droite naît *haut*, c'est-à-dire au niveau de la terminaison de l'hépatique propre, l'artère a tendance à se rapprocher de la direction *horizontale*. Au contraire lorsqu'elle naît *bas*, au niveau de la terminaison de l'hépatique commune, la direction se rapproche de la *verticale*. Il en est de même quand la branche droite naît de la mésentérique supérieure.

Dans tous les cas l'origine de l'artère est sur un plan *antérieur* par rapport à sa *terminaison*. Ce fait tient à ce que le sillon « transverse » du foie présentant toujours une orientation oblique de gauche à droite et d'avant en arrière, comme l'a montré Raynal (voy. fig. 90, 91), la branche hépatique terminale droite présente la même direction générale.

Née à gauche du canal hépatique, la branche droite doit toujours croiser ce canal pour atteindre l'extrémité droite du hile du foie. L'artère possède donc toujours trois segments : un *premier* segment *latéro-biliaire gauche*, un *second* segment qui *croise* le canal biliaire, un *troisième* segment *latéro-biliaire droit*. La branche droite mérite bien le nom d'*artère biliaire* que lui avait donné autrefois Winslow.

Tandis que la branche hépatique gauche présente un trajet rectiligne, celui de la branche hépatique droite est presque toujours *sinueux*. Très souvent cette branche droite décrit un premier coude à convexité supérieure au niveau de son origine, et un second coude à convexité inférieure au niveau de sa terminaison, de telle sorte que le trajet de la branche droite revêt alors la forme d'un S couché : ∽.

Quand la branche droite naît de la mésentérique supérieure elle présente un trajet particulier, rétro-portal et rétro-biliaire, que nous avons déjà longuement décrit ailleurs (voy. p. 382 et fig. 56 *ter*) et sur lequel nous ne reviendrons pas dans les pages qui suivent.

### 4° Rapports.

Nous étudierons les rapports de la branche droite au niveau de chacun de ses trois segments, c'est-à-dire :

*a*) A gauche du canal hépatique ;

*b*) Au niveau du canal hépatique ;

*c*) A droite du canal hépatique.

*a*. — **Premier segment, segment latéro-hépatique gauche.** — Il s'étend du point d'origine de la branche droite au bord gauche du canal hépatique. Ce segment est court, mesurant 8 à 10 millimètres quand la branche droite naît *haut*, c'est-à-dire de l'hépatique propre ; il est deux fois plus long, mesurant 15 à 20 millimètres quand la branche droite naît *bas*, c'est-à-dire de l'hépatique commune.

Dans son premier segment la branche hépatique droite chemine à gauche du canal hépatique, accolée au flanc gauche de ce canal ou à peine séparée de lui par un intervalle de quelques millimètres. Assez rarement la branche hépatique droite décrit une anse initiale dont le sommet empiète plus ou moins sur la face antérieure du canal hépatique (8 p. 100 ; voy. fig. 126, obs. 9 ; fig. 127, obs. 10). En arrière, la branche hépatique droite répond (au niveau de son premier segment) au versant gauche de la face antérieure du tronc porte. En dedans la branche droite répond à la branche hépatique gauche ; les deux branches rapprochées au niveau de leur origine ne tardent pas à s'éloigner l'une de l'autre, la branche gauche étant ascendante, la branche droite presque transversale. L'angle intercepté entre les deux branches est donc ordinairement un angle droit ; il devient plus ou moins aigu et le rapprochement initial entre les deux branches est plus prononcé, quand elles naissent bas, de l'hépatique commune. Dans ce cas, en effet, la branche droite présente une direction qui se rapproche de la verticale (obs. 10, fig. 127 ; obs. 13, fig. 130).

*b.* — **Deuxième segment, segment intermédiaire, segment biliaire proprement dit.** — Dans un deuxième segment la branche hépatique droite croise le canal hépatique. Dans la grande majorité des cas (88 p. 100), la branche droite croise la *face postérieure* du canal hépatique au niveau de son tiers supérieur ou de son tiers moyen. Beaucoup plus rarement l'artère croise la *face antérieure* du canal hépatique (12 p. 100). Nous avons vu précédemment que dans son premier segment la branche droite empiétait parfois (8 p. 100) sur la *face antérieure* du canal hépatique pour passer ensuite à sa face postérieure. *Il en résulte que dans* 20 *p.* 100 *des cas environ, il y a une grosse artère au-devant du canal hépatique* (voy. fig. 125, obs. 8 ; fig. 126, obs. 9 ; fig. 127, obs. 10 ; fig. 129, obs. 12).

Bonamy, Beau et Broca représentent sur une des planches de leur atlas [149[e]] la branche droite de l'artère hépatique croisant la face *antérieure* du canal hépatique ; ces auteurs ajoutent que les branches terminales de l'artère hépatique peuvent se placer indifféremment devant le canal hépatique ou derrière lui. Cruveilhier semble bien admettre que normalement la branche droite de l'artère hépatique croise la face antérieure du canal hépatique [74[b]].

En réalité, comme l'ont d'ailleurs décrit presque tous les anatomistes après Winslow et Haller, la branche droite de l'artère hépatique croise la *face postérieure* du canal hépatique dans la très grande majorité des cas ; c'est une branche *rétro-biliaire*. Plusieurs anatomistes ont cherché à préciser cette question.

Marcellin Duval (cité par Retterer [256]) a examiné 28 sujets. Trois fois seulement la branche droite de l'artère hépatique passait *au-devant* du canal hépatique. Dans les 25 autres cas : «... la branche droite passait manifestement *derrière* le canal et se portait en dehors en croisant sa direction... » Il y avait donc *sous-croisement* des voies biliaires par la branche droite dans la majorité des cas (86 p. 100) ; il y avait *sur-croisement* seulement dans 11 p. 100 des cas.

Sousloff a examiné 131 sujets. Sur 114 d'entre eux la branche artérielle croisait la *face postérieure* du canal (88 p. 100) ; sur 17 sujets la branche artérielle croisait la face *antérieure* du canal (12 p. 100). Les chiffres donnés par Marcellin Duval et Sousloff sont à peu près identiques à ceux que nous avons obtenus : Sur 50 sujets examinés par nous la branche droite passait *en arrière* du canal hépatique 44 fois (88 p. 100) ; elle passait en avant, 6 fois (12 p. 100).

Descomps a récemment étudié cette question. Toutefois, ses résultats diffèrent assez sensiblement de ceux de Marcellin Duval, de Sousloff et des nôtres. D'après Descomps la branche hépatique droite passe *en arrière* du canal hépatique dans 74 p. 100 des cas ; dans les autres cas (26 p. 100) l'artère *surcroise* les voies biliaires. Ces derniers chiffres nous semblent trop élevés ; il s'agit sans doute d'une série exceptionnelle, puisque en réunissant les résultats de Marcellin Duval et de Sousloff aux nôtres, on constate que sur un total de 209 sujets examinés en série la branche hépatique droite *surcroisait* le canal dans

*12 p. 100* des cas seulement. D'autre part, nous avons vu, comme Descomps, la branche hépatique droite former une courbure initiale empiétant plus ou moins sur la face antérieure du canal hépatique (Descomps, 10 p. 100 ; d'après nos résultats, 8 p. 100). Au total, c'est donc dans *20 à 22 p. 100 des cas qu'il existe une grosse artère au-devant du canal hépatique*. Dans la majorité des cas (78 à 80 p. 100) l'hépaticotomie sera donc sans aucun danger pour la branche hépatique droite. Nous verrons toutefois que l'artère cystique croise parfois la face antérieure du canal (voy. Artère cystique).

Bien entendu, au cours des opérations il ne faut pas compter pouvoir discerner au simple examen visuel la situation de la branche hépatique ter-

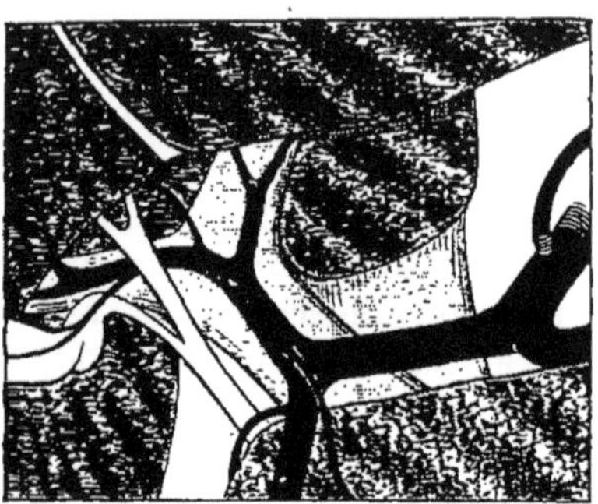

(Environ 80 p. 100).

(70 p. 100 env.). (10 p. 100 env.).

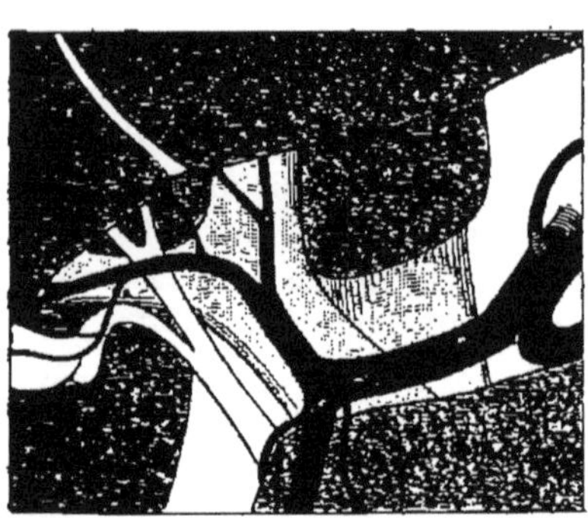

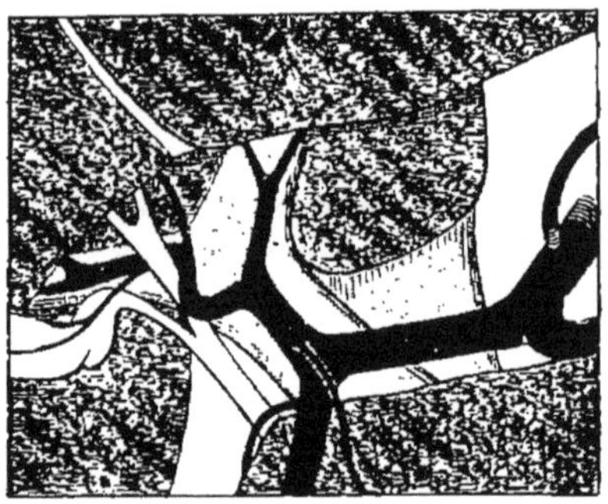

(Environ 20 p. 100).

(12 p. 100 env.). (8 p. 100 env.).

Fig. 92. — *Rapports de la branche hépatique terminale droite avec le canal hépato-cholédoque.*

Dans les quatre cinquièmes des cas environ la branche artérielle sous-croise le canal ; elle surcroise le canal ou empiète sur sa face antérieure, dans le cinquième des cas.

minale droite par rapport au canal hépatique. Il suffit de se rappeler que parfois la branche artérielle surcroise le canal. La palpation méthodique des voies biliaires permettra toujours de sentir les battements de l'artère, quand celle-ci chemine au-devant du canal hépatique. Par suite, il sera toujours possible d'éviter la blessure de l'artère du lobe droit, chaque fois qu'on pratiquera l'hépaticotomie. Cette palpation méthodique rend compte non seulement de la présence des calculs, mais encore de la présence anormale possible de la branche hépatique droite devant la voie biliaire principale.

Au niveau du point où elle croise le canal hépatique, la branche hépatique droite répond à la branche porte droite. L'artère à peu près transversale à ce niveau, croise obliquement la face antérieure de la branche porte droite, celle-ci étant légèrement ascendante. L'artère, d'abord située en pleine face antérieure de la branche veineuse, ne tarde pas à atteindre, en le dépassant, le bord inférieur de la veine. D'ordinaire il y a contact intime entre l'artère et la veine (88 p. 100); plus rarement l'artère est séparée de la veine par le canal hépatique (12 p. 100).

*c.* — **Troisième segment, segment latéro-hépatique droit, segment terminal.** — Après avoir croisé la face postérieure ou beaucoup plus rarement la face antérieure du canal hépatique, la branche hépatique droite vient apparaître au fond de la petite région limitée à gauche par le flanc droit du canal hépatique et sa racine droite, en bas et à droite par le canal cystique et le col de la vésicule biliaire, en haut et à droite par la face inférieure du foie.

Budde a récemment insisté sur cette petite région [212e] qu'il décrit sous le nom de *triangle des voies biliaires*. « ... Après avoir croisé le canal hépatique, écrit Budde, la branche droite de l'artère hépatique arrive dans un triangle dont *le sommet* correspond à la réunion du canal hépatique et du canal cystique ; *la base* de ce triangle est formée par la surface du foie ; *les côtés* sont formés par les canaux hépatique et cystique. La forme et l'étendue du triangle présentent des variations individuelles. Je vais appeler ce triangle que j'aurais encore à mentionner à plusieurs reprises, *le triangle des voies biliaires*. Au niveau de ce triangle, la branche droite de l'artère hépatique envoie l'artère cystique au bord gauche de la vésicule biliaire ; puis elle croise, en passant derrière lui, le canal cystique et enfin s'enfonce dans le lobe droit du foie, en avant et un peu à droite de la branche droite de la veine porte... »

Nous avons également étudié les rapports de la branche droite de l'artère hépatique au niveau de ce que Budde appelle le triangle des voies biliaires. Comme Budde, nous avons remarqué que l'aire et la forme de ce triangle sont très variables. Tandis en effet que deux des côtés du triangle sont assez fixes — les côtés formés par le canal hépatique et par la face inférieure du foie — au contraire, le troisième côté, formé par le canal cystique, est susceptible de varier dans d'assez grandes proportions. La direction vraie du canal cystique est en effet assez variable. Il suffit pour se convaincre de ce fait de jeter les yeux sur les moulages du canal cystique exécutés par J.-L. Faure et représentés dans les Bulletins de la Société anatomique [290]. C'est d'ailleurs un détail qui n'avait pas échappé à Bianchi, anatomiste italien contemporain de Winslow. Dans son grand ouvrage sur le foie [208], Bianchi donne une excellente planche sur les vaisseaux du foie au niveau du hile. L'auteur fait remarquer que sur cette planche le canal cystique fait avec le canal hépatique un angle *aigu*, tandis que sur d'autres cadavres on constate que l'angle est *variable*.

Ces variations de direction du canal cystique ont été bien étudiées récemment par P. Descomps et par Kunze. D'après P. Descomps [179ᵇⁱˢ], le canal cystique rejoint les voies biliaires principales selon des modes divers, le confluent biliaire supérieur (réunion du cystique, de l'hépatique et du cholédoque), pouvant se trouver au niveau du tiers inférieur du pédicule hépatique (56 p. 100) ou bien au niveau du tiers moyen de ce pédicule (24 p. 100) ou bien encore ce confluent est reporté très bas en arrière du duodéno-pancréas (12 p. 100) ou, plus rarement, il se trouve reporté très haut, dans le tiers supérieur du pédicule hépatique (8 p. 100). « L'angle de l'hépatique et du cystique est d'autant plus grand que le confluent biliaire des trois canaux est plus élevé et le cystique lui-même plus court. Il est facile de conclure que cet abouchement étant habituellement très bas situé, l'angle est *aigu* et les deux canaux presque adjacents. »

D'après Kunze [296 *bis*] qui a examiné 39 sujets, tantôt le canal cystique s'abouche à angle aigu dans le canal hépatique (un peu plus de la moitié des cas), tantôt il se jette dans le canal hépatique après s'être accolé à ce dernier sur une étendue de plusieurs centimètres (un peu moins de la moitié des cas), tantôt enfin le cystique va s'aboucher non pas sur le bord droit du canal hépatique (disposition de règle) mais bien sur le bord gauche de ce dernier (5 fois sur 39 cas).

Il serait donc difficile de décrire le triangle biliaire d'une façon simple et pratique si l'on tenait compte des multiples modalités que peut revêtir le canal cystique, suivant qu'il s'accole ou non au canal hépatique, ou suivant que son abouchement est haut, bas ou moyen, par rapport au pédicule du foie. D'ailleurs, normalement lorsque la vésicule est moyennement distendue, son col arrive au niveau du hile et l'espace libre compris entre les canaux cystique et hépatique est bien faible, plutôt virtuel que réel. Mais, *en pratique*, pour bien exposer la région du triangle des voies biliaires, il est indispensable d'une part de placer le sujet en position arquée ou lordose dorso-lombaire, d'autre part de relever fortement le bord antérieur du foie en haut et à droite ; enfin il est nécessaire d'attirer en dehors et en bas le col de la vésicule biliaire. Ce sont ces diverses manœuvres que nous avons réalisées sur la plupart des sujets figurés dans nos observations (voy. obs. 1 à 29). Sans doute il s'agit alors d'une disposition anatomique secondaire ou provoquée ; mais elle mérite d'être connue tout autant, sinon plus, que la disposition anatomique vraie du canal cystique examiné en place avant toute mobilisation du sujet, du foie, ou de la vésicule, sur des sujets dont les voies biliaires ont été injectées à l'aide d'une masse solifiable (moulages). D'ailleurs, grâce aux manœuvres que nous avons indiquées la direction du canal cystique tend à se simplifier, à s'unifier, pour ainsi dire, le triangle biliaire se dessinant nettement. C'est cette disposition anatomique provoquée — disposition réalisée par le chirurgien, quand il intervient sur le triangle biliaire (cholécystectomie) — que nous allons décrire.

La région du hile du foie étant convenablement exposée (lordose dorso-lombaire, bord antérieur du foie relevé, col vésiculaire attiré à droite et en bas), on constate qu'il existe normalement au niveau de l'extrémité droite du hile du foie une petite région triangulaire délimitée :

*a*) *A gauche* par le canal hépatique ;

*b*) *A droite et en haut* par la lèvre hilaire du lobe carré ;

*c*) *A droite et en bas* par le canal cystique et le col de la vésicule biliaire.

L'angle *gauche* et *supérieur* du triangle ainsi délimité répond d'ordinaire au point où se réunissent les deux racines du canal hépatique. Ce point se trouve situé immédiatement à droite de l'extrémité hilaire du sillon de la veine ombilicale.

L'angle *gauche* et *inférieur* répond au point où le canal cystique s'accole au canal hépatique (embouchure apparente du canal cystique).

L'angle *droit* répond au sommet de la fossette cystique.

Le *plancher* du triangle biliaire est formé par la portion de la face inférieure du lobe droit du foie qui délimite à droite l'extrémité du hile hépatique.

Telle est la délimitation du triangle biliaire. Nous allons en décrire le contenu : bras droit du tronc porte, branche droite de l'artère hépatique, racine droite du canal hépatique.

Profondément l'aire du triangle est traversée par la grosse *branche terminale droite de la veine porte*, qui recouvre en grande partie le plancher de la petite région. Il est classique de dire que le tronc porte se divise en deux branches terminales. Ce fait est vrai dans la majorité des cas (trois quarts des cas, sur les sujets examinés par nous). Mais assez souvent (quart des cas, d'après nos chiffres) le tronc porte se termine par *trifurcation* en donnant la branche gauche ordinaire et deux branches droites, par suite de la bifurcation prématurée de la branche terminale droite ordinaire (voy. fig. 123 obs. 6 ; fig. 128, ob. 11). A ce point de vue, nos constatations viennent confirmer les minutieuses recherches de Descomps et de Lalaubie sur cette question [220]. D'après ces auteurs, le tronc porte se bifurque, donnant une branche unique à droite et à gauche (88 p. 100), tandis que dans un certain nombre de cas (12 p. 100) le tronc porte se trifurque en donnant une branche gauche et deux branches droites. Cette trifurcation nous a semblé plus fréquente encore puisque nous l'avons rencontrée très nettement sur le quart de nos sujets.

Au-devant de la branche droite du tronc porte, et en contact avec elle se trouve la *branche terminale droite de l'artère hépatique,* dirigée transversalement comme la branche veineuse. D'ordinaire la branche artérielle est légèrement descendante de gauche à droite par rapport à la branche veineuse qui est à peu près transversale, légèrement ascendante. Il en résulte que la branche artérielle atteint et dépasse plus ou moins vers le bas le bord inférieur de la branche veineuse (voy. fig. 119, obs. 2 ; fig. 124, obs. 7; fig. 127, obs. 10; fig. 131, obs. 14). Toutefois, on peut constater l'inverse : branche artérielle ascendante, croisant de bas en haut et de gauche à droite la branche veineuse (voy. fig. 128, obs. 11 ; fig. 129, obs. 12; fig. 130, obs. 13); cette dernière disposition se rencontre toujours quand la branche hépatique terminale droite naît de la mésentérique supérieure (voy. p. 385 ; voy. également fig. 134, obs. 17 ; fig. 135, obs. 18 ; fig. 136, obs. 21 ; fig. 138, obs. 23 ; fig. 143, obs. 29). Peu importent toutes ces variations de rapports ; ce qu'il faut retenir c'est que la branche artérielle et la branche veineuse arrivent toujours à se mettre en contact immédiat.

Le plus souvent la branche artérielle se divise en ses ramifications terminales, au niveau même de l'aire du triangle biliaire (fig. 93, *A*) ou derrière le côté droit et inférieur du triangle, c'est-à-dire en arrière du col de la vésicule biliaire et de l'origine du canal cystique (fig. 93, *B*). (Voy. encore fig. 119, obs. 2; fig. 127, obs. 10; fig. 128, obs. 11 ; fig. 129, obs. 12 ; fig. 130, obs. 13; fig. 131, obs. 14; fig. 132, obs. 15, etc.). Assez souvent encore la branche artérielle dépasse plus ou moins par en bas l'origine du cystique et le col vésiculaire, soit que l'artère présente un coude prononcé au niveau de sa terminaison, soit qu'elle donne naissance à des rameaux terminaux sinueux (fig. 93, *C*, *D*). Mais de toute façon le point terminus de la branche artérielle, c'est-à-dire son point de pénétration dans le foie, se trouve situé en règle dans l'aire du triangle biliaire, que l'artère ait ou non plus ou moins débordé en bas l'origine du cystique et le col vésiculaire. Aussi bien considérons-nous comme exceptionnels les cas dans lesquels la branche artérielle vient pénétrer dans le foie en un point situé au-dessous du canal cystique et du col de la vésicule (fig. 93, E), disposition que Budde décrit comme normale, bien à tort, selon nous.

La branche hépatique droite se termine en donnant deux à quatre rameaux secondaires qui pénètrent dans le lobe droit du foie au-devant de la branche porte droite. Toutefois, il n'y a rien de fixe à cet égard. Tantôt et le plus souvent les rameaux artériels restent antérieurs à la veine ; tantôt un ou deux s'enfonce derrière elle ; tantôt enfin les rameaux terminaux pénètrent dans le foie au-dessous et à droite de la branche porte droite. *En pra-*

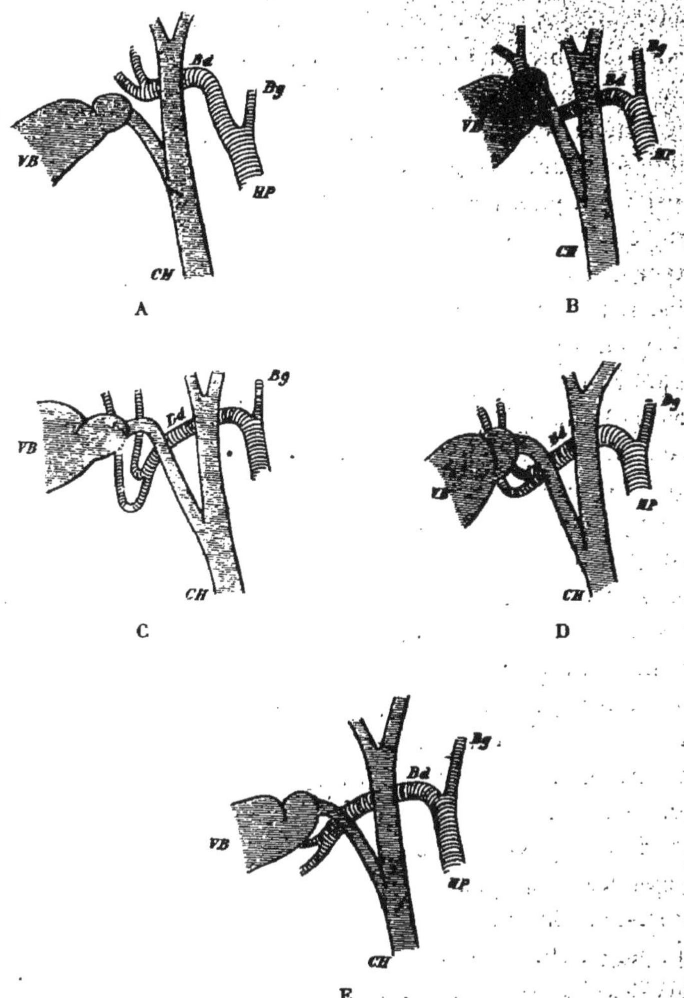


Fig. 93 (Schématique). — *Rapports variables de la branche terminale droite de l'artère hépatique avec le canal cystique et le col de la vésicule.*

En *A* et *B*, disposition ordinaire. En *C* et *D*, dispositions assez fréquentes. En *E*, disposition exceptionnelle. Presque toujours en effet la branche artérielle pénètre dans le foie au niveau même de l'aire du triangle biliaire.

*tique*, il convient simplement de retenir que les rameaux terminaux artériels droits sont toujours au contact de la branche veineuse.

C'est au niveau du triangle biliaire que naît presque toujours l'*artère cystique* qui traverse l'aire de ce triangle à peu près transversalement de gauche à droite, depuis le tiers moyen du flanc droit du canal jusqu'au niveau de la face supérieure du col vésiculaire (voy. Artère cystique). L'artère cystique est accompagnée de veinules; d'autres veines cystiques vont directement se jeter dans le bras droit de la veine porte.

La branche droite de l'artère hépatique est presque toujours située sur un plan plus profond que les canaux hépatique et cystique, puisque nous l'avons vu (p. 536), la branche artérielle entre dans le triangle biliaire après avoir croisé la face postérieure du canal hépatique (88 p. 100). Ce n'est que dans un petit nombre de cas (12 p. 100) que la branche artérielle entre dans le triangle après avoir croisé la face antérieure du canal hépatique : elle est alors nécessairement plus superficielle, plus exposée à être blessée au cours des interventions sur les voies biliaires.

La racine droite du canal hépatique pénètre ordinairement dans le foie après s'être placée au-dessus du bord supérieur du bras droit de la veine porte (le sujet étant placé en position arquée, le bord antérieur du foie étant fortement relevé), les deux organes étant au contact l'un de l'autre. Dans un petit nombre de cas (environ 10 à 12 p. 100) le triangle biliaire est traversé de haut en bas par une racine accessoire anormale du canal hépatique, racine qui passe, soit en avant, soit en arrière de la branche terminale droite de l'artère hépatique. Il s'agit presque toujours d'une racine très grêle sans grand intérêt au point de vue pratique.

Telle est la disposition du triangle biliaire et de son contenu. De tous les faits anatomiques que nous avons exposés, il suffit de retenir que *normalement le col de la vésicule biliaire et la crosse du canal cystique se mettent en rapport, en arrière, avec l'aire du triangle biliaire et son contenu, c'est-à-dire avec la branche terminale droite de l'artère hépatique et derrière celle-ci, avec le bras droit de la veine porte* Normalement, ces rapports ne constituent pas un danger sérieux pour le chirurgien, car le col vésiculaire et la crosse du cystique sont entourés d'un tissu celluleux qui permet de les isoler facilement du plan sous-jacent artériel et veineux, manœuvre couramment pratiquée à l'occasion de la *cholécystectomie*, et d'une manière très simple, du moins quand il n'existe pas d'adhérences péri-cystiques et que le tissu celluleux ambiant ne s'est pas transformé en tissu fibreux.

Mais il n'en est plus de même à la suite des processus inflammatoires lithiasiques plus ou moins anciens. Il existe alors très souvent des adhérences intimes entre les voies biliaires et la branche hépatique droite, tous ces organes étant enfouis dans un tissu fibreux plus ou moins dense et résistant. C'est surtout au cours de la cholécystectomie que l'artère pourra courir quelques risques d'être lésée. Il importe de retenir que la face postérieure du col de la vésicule et l'origine du cystique reposent toujours sur la branche droite terminale de l'artère hépatique, au niveau du triangle des voies biliaires. Il sera donc prudent, au cas d'adhérence intime, de disséquer au ras des voies biliaires afin d'éviter les deux gros vaisseaux de la région du triangle biliaire : branche droite de l'artère hépatique, reposant elle-même sur la face antérieure de la branche porte droite.

Le hasard nous a permis de rencontrer, parmi les sujets qui ont servi de base à ce travail, deux cas typiques de lithiase chronique des voies biliaires.

Dans un cas (voy. fig. 120, obs. 3), la vésicule était réduite à un moignon de la grosseur d'une petite noix. Cette vésicule, à parois très épaisses, adhérait intimement par son fond à l'angle colique droite : la dissection montra qu'il existait une fistule bilio-colique; la cavité très réduite du moignon vésiculaire renfermait encore un calcul. Le cholédoque, le cystique, le canal hépatique présentaient le calibre du petit doigt. La dissection de la face postérieure du moignon cystique fut pénible : nous avons dû sculpter dans cette face postérieure, la branche droite de l'artère hépatique qui y était intimement adhérente et englobée. Nous avons assisté à une cholécystectomie pratiquée par notre maître M. le professeur Hartmann, sur un malade qui présentait également des adhérences très résistantes au niveau de la face profonde du col de la vésicule biliaire. Dans ce cas encore, on dut sculpter, pour ainsi dire, la branche droite de l'artère hépatique intimement fusionnée à la face postérieure du col de la vésicule par un tissu scléreux très résistant.

Dans le second cas examiné par nous (voy. fig. 118, obs. 1) le col de la vésicule et l'origine du canal cystique adhéraient intimement aux rameaux de division de la branche hépatique artérielle droite. Ici encore il fallut disséquer avec beaucoup de soin la face postérieure du col et de la crosse du cystique pour éviter la blessure des rameaux artériels. On peut dire que dans toute cholécystectomie le seul point délicat consiste à isoler le col et l'origine du cystique sans léser les vaisseaux du triangle biliaire. Il suffit pour cela de se tenir au ras du col et de la crosse du cystique.

### 5° Ramification de la branche hépatique droite.

1° **Ramification collatérale.** — La branche hépatique droite fournit dans son trajet, à titre de collatérales : *a*) une première branche inconstante mais très fréquente (52 p. 100 environ), c'est l'*hépatique moyenne* de Haller, ou artère du sillon de la veine ombilicale ; *b*) une seconde branche à peu près constante, *l'artère cystique* (voy. Art. cystique) ; *c*) un ou deux rameaux destinés à la première portion du duodénum, *rameaux duodénaux supérieurs* ; exceptionnellement la branche hépatique droite fournit l'artère pylorique (voy. Artère pylorique, Origine). Enfin, il existe, d'une façon constante, de simples ramuscules collatéraux se rendant aux voies biliaires (vésicule, canal hépato-cholédoque), aux ganglions lymphatiques de la région, aux feuillets du ligament hépato-duodénal.

*a*. — *Artère du sillon de la veine ombilicale, hépatique moyenne* de Haller. Cette artère a été décrite en détail et d'une manière très précise par Haller (voy. p. 521) qui lui a donné le nom de rameau de la fosse ombilicale ou hépatique moyenne. Après Haller, cette artère a été signalée par plusieurs anatomistes sous le nom d'hépatique moyenne (voy. plus haut, p. 521). Hyrtl a décrit cette artère comme branche destinée au lobe de Spiegel; Henle, Sousloff, Piquand comme branche destinée au lobe carré. Descomps n'a pas mentionné cette branche d'une façon spéciale, la considérant sans doute comme un des rameaux terminaux de la branche hépatique droite ou de la branche hépatique gauche.

L'hépatique moyenne est une artère à peu près constante (80 p. 100). Le plus souvent elle se détache comme collatérale de la branche hépatique droite (52 p. 100); plus rarement, nous l'avons déjà signalé, elle se détache comme collatérale de la branche hépatique gauche (28 p. 100). Son calibre est souvent important, bien que toujours nettement inférieur au calibre de la branche droite ou de la branche gauche de l'artère hépatique. C'est pourquoi il semble plus logique de la décrire comme une branche collatérale plutôt que comme une troisième branche terminale de l'artère hépatique.

Dans la majorité des cas l'hépatique moyene naît de la branche hépatique droite, avant que celle-ci ait croisé le canal hépatique. Elle remonte alors à peu près verticalement vers le sillon de la veine ombilicale qu'elle atteint au niveau de l'extrémité gauche du hile hépatique, après avoir cheminé devant la branche porte gauche (voy. fig. 119, obs. 2; fig. 122, obs. 5; fig. 124, obs. 7; fig. 125, obs. 8; fig. 127, obs. 10; fig. 128, obs. 11, etc.). D'abord située à gauche du canal hépatique, elle vient ensuite surcroiser la racine gauche de ce canal. Une fois engagée dans le sillon de la veine ombilicale, l'hépatique moyenne ne tarde pas à se ramifier à droite dans le lobe carré, à gauche dans le lobe gauche.

*b. — Artère cystique.* C'est la collatérale de beaucoup la plus fréquente. Nous lui consacrerons une étude détaillée (voy. plus loin, Artère cystique, Origine).

*c — Rameaux duodénaux supérieurs.* Nous les avons déjà décrits antérieurement (voy. p. 464).

2° **Branches terminales.** — La branche hépatique droite se termine en donnant ordinairement deux branches terminales (34 p. 100), plus rarement trois (24 p. 100), ou quatre (8 p. 100), ou bien elle reste indivise jusqu'à sa pénétration dans le foie (35 p. 100).

## L'ARTÈRE CYSTIQUE

### HISTORIQUE.

L'existence de l'artère cystique est une connaissance de date très ancienne ; nous en avons retrouvé la première mention dans le passage suivant du texte de Galien [14b]. « ... La vésicule biliaire reçoit une artère et un nerf provenant de l'artère et du nerf qui se rendent au foie. L'artère et le nerf de la vésicule sont très ténus, difficiles à voir. Ils sont accompagnés d'une veine très visible née de la veine porte : la nature a inséré ces trois rameaux sur le corps de la vésicule, au même endroit, vers la partie appelée col... » Il s'agit, en somme, d'une mention quelque peu rudimentaire. Toutefois, Galien a bien vu que la cystique abordait la vésicule au niveau de son col : nous montrerons que c'est là un fait constant dans les rapports de cette artère.

Il faut arriver à Vésale pour trouver la première description comportant quelques détails. Vésale décrit et figure deux artères cystiques naissant du tronc de l'artère hépatique au même niveau que les branches terminales droite et gauche (voy. la planche de Vésale que nous avons reproduite p. 37, fig. 9). Le texte de Vésale a été adopté par la majorité des anatomistes, du quinzième au dix-septième siècles. Aussi voit-on le plus souvent les auteurs admettre l'existence de deux artères cystiques distinctes ; ce sont les *cysticæ gemellæ* de Bartholin, Spiegel, Glisson. de Stukeley, de Dionis, etc. ; pour Ambroise Paré, c'est la cystique ou *bouteillère double* [47b]; Winslow lui-même semble bien admettre l'existence de deux artères cystiques distinctes.

Cependant déjà à cette époque quelques anatomistes décrivaient une cystique *unique* bifurquée en deux rameaux (Ruysch, Locquet, Palfyn, Verheyen, Bianchi, Walther, Bertrandi, etc.).

Ruysch a consacré une de ses lettres [258c] à l'étude de l'artère cystique. A l'aide de la méthode des injections vasculaires, dans laquelle il était passé maître, Ruysch a le premier démontré que les branches terminales de l'artère cystique contribuent d'une façon *constante* à l'irrigation du parenchyme hépatique situé au voisinage de la fossette cystique. Ces petits rameaux hépatiques de l'artère cystique sont d'ailleurs très nettement figurés sur une planche accompagnant le texte de Ruysch. Cet auteur ajoute qu'avant lui aucun anatomiste n'avait signalé l'existence de ces rameaux artériels mais que, par contre, Highmore et Bidloo les avaient pris pour de petits canaux biliaires faisant communiquer la vésicule avec le foie.

Haller a le premier donné une description très exacte de l'artère cystique [88g, 90c, 93p], montrant que dans la majorité des cas l'artère cystique est *unique*, qu'elle naît presque toujours de la *branche droite* de l'artère hépatique, qu'elle envoie de petits rameaux *aux voies biliaires*, et qu'enfin elle se termine par *deux* branches dont l'une est *supérieure* (face adhérente de la vésicule), tandis que l'autre est *inférieure* (face libre), chacune de ces deux branches envoyant au foie les petits rameaux parenchymateux découverts par Ruysch.

Après Haller les classiques sont en général très brefs sur la description de la cystique. Cette artère a cependant été étudiée avec quelque détail par Calot [213[a]], Raynal [297[b]], Siraud [261], et, d'une manière beaucoup plus complète, par Sousloff [262[b]], Budde [212[k]], Rossi et Cova [192[w]], Cavalié [214], Cavalié et Billard [215], Cavalié et Paris [216], Descomps [179[u]], Gosset et Desmarest [226]. Nous aurons l'occasion de résumer tous ces travaux au cours de notre description.

### 1° Origine.

Les traités d'anatomie actuellement en cours ne donnent aucun détail précis sur le mode d'origine de l'artère cystique. La majorité des auteurs admettent simplement que l'artère cystique est *unique* et qu'elle se détache ordinairement de la branche *droite* de l'artère hépatique. Toutefois, plusieurs anatomistes laisseraient supposer qu'avec une fréquence plus ou moins grande, l'artère cystique peut naître directement du *tronc* de l'hépatique (Sappey, Cruveilhier, Poirier, Testut, Soulié, *in* Poirier, Siraud, etc.)

Il est actuellement possible de trancher définitivement cette question en se basant sur les statistiques détaillées publiées par Sousloff, Rossi et Cova, ainsi que sur les résultats que nous avons obtenus. Nous allons tout d'abord faire connaître ces statistiques. Il sera facile d'en déduire avec précision d'une part la fréquence suivant laquelle la cystique se présente *unique* ou *double*, d'autre part la source d'où elle tire son *origine*.

#### I. Au point de vue du nombre. Cystique unique, cystique double.

| | | |
|---|---|---|
| *a) Sousloff* . . . . | 118 sujets examinés | Cys. *unique*, 104 fois (88 p. 100)<br>Cys. *double*, 14 — (12 p. 100) |
| *b) Rossi et Cova* . . | 96 — — | Cys. *unique*, 85 fois (88,5 p. 100)<br>Cys. *double*, 11 — (11,5 p. 100) |
| *c) da Silva Rio Branco*. | 50 — — | Cys. *unique*, 44 fois (88 p. 100)<br>Cys. *double*, 6 — (12 p. 100) |

Les pourcentages obtenus dans chacune de ces statistiques sont tout à fait identiques. Sur un total de 264 sujets examinés en série, la cystique était *unique* 233 fois, soit **88 p. 100**; elle était double 31 fois, soit **12 p. 100**.

Descomps est arrivé à des résultats assez proches de ceux que nous venons d'indiquer. D'après Descomps, la cystique serait simple 82 fois sur 100, et double 18 fois sur 100. Le premier chiffre est un peu trop faible, le second un peu trop fort. En joignant les chiffres de Descomps aux trois autres statistiques précédentes, on obtiendrait un pourcentage de 87 p. 100 (cystique unique) et 13 p. 100 (cystique double).

### II. Au point de vue de l'origine.

A. **Cystique unique** (233 fois sur 264 sujets examinés en série); elle tirait son origine :

a) *De la branche destinée au lobe droit du foie* : 213 fois, soit 80 à 81 p. 100. (Sousloff, 96 fois sur 118 sujets examinés; Rossi et Cova, 79 fois sur 96; da Silva Rio Branco, 38 fois sur 50).

b) *Du tronc de l'artère hépatique* (*hépatique propre*) : 8 fois (Sousloff, 3 fois; Rossi et Cova, 1 fois; da Silva Rio Branco, 4 fois).

c) *Du tronc gastro-duodénal* : 7 fois (Sousloff 2 fois; Rossi et Cova 3 fois; da Silva Rio Branco, 2 fois).

d) *De la branche hépatique terminale gauche* : 3 fois (Sousloff 1 fois; Rossi et Cova 2 fois).

e) D'une branche hépatique intermédiaire aux branches droite et gauche (*hépatique moyenne*) 1 fois (Sousloff).

f) Directement de la *mésentérique supérieure*, 1 fois (Sousloff.)

*L'artère cystique étant unique* (88 p. 100) *naît donc presque toujours de la branche hépatique destinée au lobe droit du foie* (80 à 81 p. 100.)

Il faut considérer comme dispositions assez *rares* les cas de cystique *unique* provenant de l'hépatique propre (environ 3 p. 100) ou du tronc gastro-duodénal (environ 3 p. 100), et comme disposition *exceptionnelle* l'origine au niveau de la branche hépatique terminale gauche (environ 1 p. 100) ou directement de la mésentérique supérieure (moins de 0,5 p. 100).

A ce dernier point de vue, nous devons faire remarquer que la cystique naît assez souvent *indirectement* de la mésentérique supérieure (16 p. 100), cette dernière fournissant au foie : soit la branche hépatique terminale droite (devenue ainsi aberrante, 12 p. 100, voy. p. 375); soit l'artère hépatique en totalité (4 p. 100, voy. p. 392). Mais quand cette anomalie existe, l'artère cystique naît encore et toujours de la branche destinée au lobe droit du foie, comme l'ont d'ailleurs signalé Haller, Sousloff, Rossi et Cova, P. Descomps (voy. p. 386 et 398). Nous modifierons donc la formule donnée plus haut, par la suivante : l'artère cystique unique provient presque toujours de la branche destinée au lobe droit du foie (80 à 81 p. 100), que cette branche soit normale ou qu'elle soit aberrante.

B. **Cystique double** (31 fois sur 264 sujets); les deux artères naissaient :

*a*) Toutes deux *de la branche destinée au lobe droit du foie* : 21 fois, soit environ 8 p. 100. (Sousloff, 9 fois sur 118 sujets examinés : Rossi et Cova, 7 fois ; da Silva Rio Branco, 5 fois).

*b*) L'une de la branche destinée au lobe *droit*, l'autre de la *gastro-duodénale* : 6 fois, (Sousloff, 1 fois; Rossi et Cova, 4 fois; da Silva Rio Branco, 1 fois).

*c*) Toutes deux de la branche hépatique terminale *gauche* : 3 fois (Sousloff).

*d*) L'une de la branche terminale *droite*, l'autre du tronc de l'hépatique : 1 fois (Sousloff).

L'artère cystique étant *double* (12 p. 100), c'est encore le plus souvent de la branche destinée au lobe droit du foie qu'on voit naître les deux artères cystiques (environ 8 p. 100). Plus rarement une cystique provient de la branche hépatique droite, l'autre de la gastro-duodénale (environ 2 p. 100).

D'autres variétés sont possibles, mais exceptionnelles. Cherchant à résumer tous les chiffres précédents, nous arrivons aux conclusions suivantes :

1° *L'artère cystique naît le plus souvent de la branche hépatique destinée au lobe droit du foie* : **88** à **89** p. **100**. *L'artère est beaucoup plus souvent unique* (**80** à **81** p. **100**) *que double* (8 p. **100**).

2° *Dans le restant des cas* (**11** à **12** p. **100**) *il y a anomalie d'origine*, soit que *l'artère cystique étant unique* provienne du tronc de l'hépatique propre (3 p. 100) ou du tronc gastro-duodénal (3 p. 100) ou de la branche hépatique gauche (environ 1 p. 100) ou enfin directement de la mésentérique supérieure (moins de 0,5 p. 100); — soit que *l'artère cystique étant double*, l'une provienne de la branche hépatique droite, l'autre de la gastro-duodénale (environ 2 p. 100); ou bien l'une de la branche droite, l'autre de l'hépatique propre (moins de 0,5 p. 100); ou bien toutes deux de la branche hépatique gauche (environ 1 p. 100).

Il existe d'autres combinaisons possibles quand la cystique est double, mais elles constituent des anomalies rarissimes. (Voy. encore Anomalies de l'artère cystique, *in* Anomalie de l'artère hépatique.)

Il est intéressant de repérer l'origine de l'artère cystique par rapport au canal hépatique. Sur un total de 56 artères examinées par nous, l'origine se faisait :

*a*) Le plus souvent *à droite* du canal hépatique (40 fois sur 56 artères) soit au ras du flanc droit du canal ou à quelques millimètres à droite de lui (25 fois); soit à 10 ou 20 millimètres à droite du canal (15 fois). Dans le premier cas la cystique se détache du *tronc* de la branche droite, dans le second cas elle provient d'un des *rameaux* terminaux de la branche droite.

*b*) Avec une certaine fréquence (12 fois sur 56 artères) la cystique naissait *à gauche* du canal hépatique, ayant à croiser le canal pour gagner la vésicule.

*c*) Exceptionnellement la cystique naissait *au-devant* du canal (3 fois sur 56) ou *derrière lui* (1 fois sur 56).

On peut donc dire que *dans les trois quarts des cas environ l'artère cystique naît à droite du canal hépatique, qu'elle n'a par conséquent pas à croiser* (71 p. 100). Dans le *quart des cas* environ l'artère née *à gauche* du canal, ou *au-devant de lui, devra le croiser* pour atteindre la vésicule (27 p. 100). (Dans 2 p. 100 des cas l'artère naît juste derrière le canal hépatique.)

D'après un travail récent de Gosset et Desmarest [223], on pourrait diviser en deux groupes les artères cystiques suivant qu'elles sont longues ou courtes. Si nous avons bien compris la pensée de ces auteurs, les cystiques *courtes* correspondraient à celles qui naissent à *droite* du canal hépatique, les cystiques longues naissant *à gauche* du canal hépatique.

A ce point de vue les chiffres obtenus par Gosset et Desmarets se rapprochent sensiblement des nôtres. Ces deux auteurs ont examiné 25 cas ; 18 fois la cystique étant *courte* naissait normalement à droite du canal hépatique (soit 72 p. 100) tandis que 7 fois la cystique étant *longue* naissait au-devant ou à gauche du canal hépatique (soit 28 p. 100).

### 2° Terminaison,

L'artère cystique ordinairement unique (88 p. 100) se termine au voisinage du col de la vésicule biliaire, par *bifurcation* en branche *droite* et branche *gauche* Quand la cystique est double (12 p. 100), *chacune des artères représente une des branches terminales ordinaires :* l'une équivaut à la branche *droite*, l'autre à la branche *gauche*. En réalité, l'artère cystique est alors *dédoublée* par suite de l'origine précoce des deux branches terminales ordinaires (voy. plus loin).

### 3° Calibre.

Il varie de 1 à 2 millimètres. Quand la cystique est unique, le calibre atteint 2 millimètres ; il est alors nettement supérieur à celui de la pylorique. Quand, au contraire, l'artère cystique est double, le calibre de chacune des artères devient égal à peu près à celui de la pylorique.

Kehr fait remarquer qu'à la suite des processus inflammatoires périvésiculaires « ... l'artère cystique peut être considérablement augmentée de volume... » [237a].

Körte [330a] et Riedel [360a] font la même remarque. Riedel ajoute que « ... le calibre de l'artère cystique varie beaucoup; plus la vésicule est augmentée de volume ou plus elle est enflammée, plus le calibre de l'artère est augmenté, à tel point qu'il peut atteindre celui de la pédieuse. Mais dans ces cas les parois de l'artère restent minces, si bien qu'il faut agir sur elle avec beaucoup de prudence et la lier par une double ligature... »

Sur un de nos sujets atteint de lithiase biliaire avec péricholécystite, le calibre de l'artère cystique atteignait 4 millimètres de diamètre (Obs. 8, fig. 120).

Étant donné le calibre assez important de l'artère cystique, on conçoit qu'il y ait toujours intérêt à soigner la ligature de cette artère, au cours de la *cholécystectomie*. Sans doute, dans certains cas de lithiase vésiculaire très ancienne avec vésicule réduite à un petit moignon scléreux, il est possible de voir l'artère cystique également scléreuse, atrophiée, et même plus ou moins oblitérée (artérite chronique). Mais à part ces cas qui deviendront de plus en plus rares à mesure qu'on opérera d'une façon plus précoce, on doit considérer la ligature *systématique* de l'artère cystique comme *un des temps principaux* de la cholécystectomie. C'est d'ailleurs l'opinion de Kehr, de Körte, de Riedel; c'est également l'opinion de M. le professeur Hartmann qui a insisté récemment sur cette question [318 *bis* a] (voy. encore : Ligature de l'artère cystique).

### 4° Longueur.

La longueur de l'artère cystique varie suivant que son origine se trouve plus ou moins loin du col de la vésicule biliaire (voy. fig. 94) et aussi suivant que l'artère se bifurque plus ou moins précocément.

La longueur moyenne du tronc de la cystique oscille entre 5 et 20 millimètres. Siraud donne comme longueur moyenne de ce tronc 2 centimètres ; Descomps a trouvé les mêmes chiffres que nous.

Quand la cystique naît à gauche du canal hépatique la longueur augmente ; elle varie alors de 20 à 40 millimètres. Ces variations de longueur sont faciles à comprendre en examinant la figure 94.

D'après Gosset et Desmarest, on peut diviser en deux catégories les artères cystiques : artères cystiques *courtes* (ayant moins de 2 centimètres et demi) et art. cystiques *longues* (ayant plus de 2 cent. et demi) [226]. D'après le texte de ces auteurs les cystiques courtes (72 p. 100) correspondraient aux artères naissant normalement dans le triangle biliaire, *à droite* du canal hépatique, par conséquent, tandis que les cystiques *longues* (28 p. 100) correspondraient aux cystiques nées *à gauche* du canal hépatique.

### 5° Direction.

La direction de l'artère cystique varie suivant la position du foie et de la vésicule biliaire.

Quand la situation de la face inférieure du foie n'a pas été modifiée par une manœuvre quelconque (telle que le relèvement du bord antérieur du foie, la lordose dorso-lombaire, etc.), l'artère cystique se dirige d'*arrière en avant et légèrement de gauche à droite*. Sa direction est donc à peu près *antéro-postérieure*.

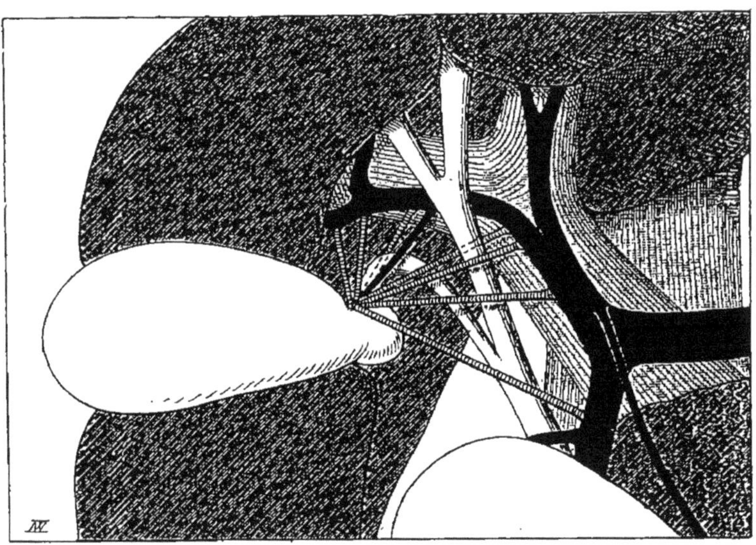

Fig. 94 (demi-schématique). — *Directions et longueurs variables de l'artère cystique suivant son point d'origine.*

Le trait en noir plein correspond à la disposition de beaucoup la plus fréquente : la cystique naît à droite et au ras du flanc droit du canal hépatique.

On voit d'autre part que la cystique est d'autant plus courte que son émergence se fait plus près de l'extrémité droite du hile du foie.

Enfin il faut noter un détail *pratique* très important : quelles que soient l'origine, la direction ou la longueur de l'artère cystique, toujours elle aborde la vésicule au voisinage de son col.

Dans les conditions ordinaires d'examen de la région des voies biliaires, le relèvement du bord antérieur du foie entraîne la vésicule biliaire en haut et à droite. L'artère cystique se place alors en position *transversale*, de *gauche à droite*, la direction antéro-postérieure tend à s'atténuer. La position du sujet en lordose dorso-lombaire produit le même résultat en l'accentuant.

Dans les conditions ordinaires d'examen, la cystique se trouve donc dirigée à peu près *transversalement de gauche à droite.* Suivant la hauteur à laquelle naît l'artère, sa direction peut être ou exactement transversale ou descendante ou ascendante (voy. fig. 94).

### 6° Trajet et Rapports.

Ils diffèrent suivant que la cystique naît *à droite* du canal hépatique, *disposition ordinaire* (cystiques courtes de Gosset et Desmarest) ou *à gauche* de ce canal, disposition plus rare (cystiques longues de Gosset et Desmarest). Enfin il faut envisager séparément les cas dans lesquels il exists *deux* artères cystiques

I. **Cystique née à droite du canal hépatique.** — C'est la disposition de beaucoup la plus fréquente, puisqu'on la rencontre dans les trois quarts des cas environ (71 p. 100). L'artère cystique, née au niveau du flanc droit du canal hépatique se porte vers la vésicule biliaire qu'elle atteint au niveau du sillon ou angle qui sépare le col et le corps de la vésicule. Arrivée en ce point, la cystique se bifurque en ses deux branches terminales droite et gauche. Dans ce trajet, l'artère cystique traverse l'angle formé par le canal cystique en dehors et le canal hépatique en dedans. Le plus souvent l'artère cystique croise ensuite le flanc *gauche* de l'extrémité supérieure du canal cystique et le flanc gauche du col de la vésicule biliaire (fig. 94). Assez souvent. cependant, le tronc de l'artère cystique reste, dans tout son trajet, sus-jacente au canal cystique et au col de la vésicule.

D'après Testut [136[a]] l'artère cystique cheminerait tantôt à droite, tantôt à gauche du canal cystique. Les résultats de Sousloff ainsi que les nôtres sont en désaccord avec cette opinion. Dans la plupart des cas l'artère cystique croise le flanc *gauche* du canal cystique (crosse du cystique). Exceptionnellement l'artère croise le flanc droit du canal, du moins quand la cystique naît normalement à droite du canal hépatique, ce qui constitue la disposition de beaucoup la plus fréquente.

Le tronc de l'artère cystique entre dans la constitution d'un petit *triangle* qui a été décrit successivement par de Roubaix [350], Calot [213[a]] et Raynal [297[b]].

La description de de Roubaix est la plus ancienne ; elle date de l'année 1885. Nous la reproduirons intégralement.

« ... Le canal cystique et le canal cholédoque forment le bord droit de l'épiploon gastro-hépatique et ourlent, pour ainsi dire, la partie antérieure de l'orifice de Winslow. Ces deux canaux réunis tracent une ligne courbe à concavité tournée à droite. A environ un centimètre et demi vers la gauche, se trouve le conduit hépatique du grand lobe du foie, qui constitue un des côtés de l'espèce de *triangle* presque équilatéral qui est formé en haut par l'artère cystique et à droite par le conduit cystique et le canal cholédoque, déjà nommés. L'artère hépatique est située sur un plan un peu plus superficiel et à environ un centimètre et demi à gauche de l'endroit où l'artère cystique se divise en deux branches, une pour la face supérieure et l'autre pour la face inférieure de la vésicule. L'opérateur a donc à sa disposition un espace d'un centimètre et demi où il peut manœuvrer sans crainte de blesser aucun organe important. Mais il faut remarquer que tous les organes de cette région, tant biliaires que sanguins, sont enveloppés d'un réseau de gros nerfs du plexus cœliaque, qui embrouillent la région au point que l'on ne peut distinguer les canaux qu'au moyen d'une dissection fine et plus ou moins complète. On comprend qu'il est d'une importance extrême d'isoler le canal cystique pour qu'on agisse sur lui et non sur autre chose... »

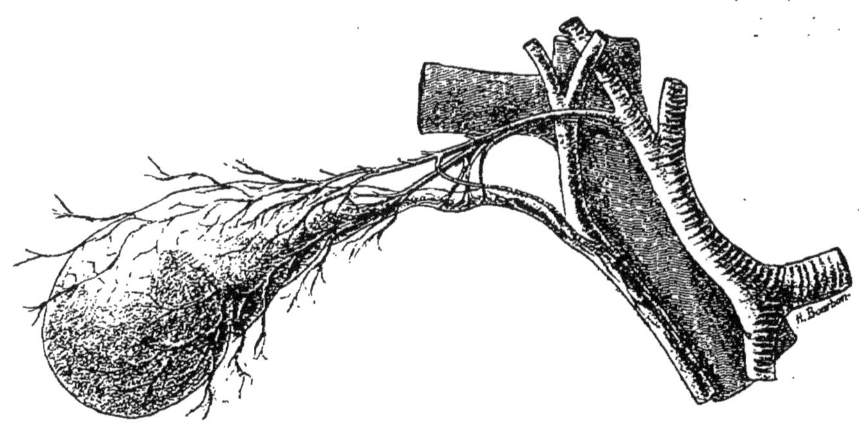


FIG. 93 (reproduction d'une planche de Calot [213a]).

*Le triangle de la cystique*, d'après Calot.

Calot a voulu montrer sur cette figure les rapports de l'artère cystique avec les canaux hépatique et cystique : l'artère cystique constitue le côté supérieur d'un triangle dont les deux autres côtés sont formés par le canal hépatique à gauche et par le canal cystique en bas et à droite.

Toutefois on doit noter : 1° que la disposition ici figurée correspond non pas à la disposition anatomique vraie ou primitive, mais bien à une disposition secondaire ou provoquée par suite du décollement de la vésicule de son lit hépatique et par suite de l'attraction de la vésicule en dehors ; 2° que l'origine de l'artère cystique ici figurée (cystique née à gauche du canal hépatique) n'existe que dans le quart des cas ; en effet, 3 fois sur 4 l'artère naît à droite du canal qu'elle n'a donc pas à croiser.

Calot donne une description différant légèrement de celle de de Roubaix. D'après Calot « ... le cholédoque forme le bord droit de l'épiploon gastro-hépatique et le canal cystique continue, à peu près sa direction. Ces deux canaux réunis décrivent une ligne courbe à concavité tournée à droite et en avant. A l'union des deux canaux vient se brancher le canal hépatique qui forme ainsi avec l'artère et le conduit cystiques, une espèce de triangle équilatéral... Le triangle n'est pas exactement équilatéral, mais plutôt isocèle, les deux côtés supérieur et inférieur représentés par l'artère et le conduit cystique, étant seuls égaux et un peu plus longs que la partie du canal hépatique qui entre dans la constitution du triangle.

L'artère hépatique est située en avant et en dedans du canal hépatique. La branche droite de l'artère, la plus volumineuse, entre assez souvent (tiers des cas) dans la formation du bord supérieur du triangle, pour une longueur de 3 à 4 millimètres ; elle rampe ensuite au-dessus de l'artère cystique, en suivant dans la première partie de son trajet une disposition presque parallèle à celle-ci... »

Raynal décrit de la manière suivante le triangle de la cystique : « ... On peut figurer schématiquement les rapports du canal cystique, en figurant un triangle isocèle dont la base serait formée par le canal hépatique, côtoyé par la veine porte, l'artère hépatique et surtout la branche droite de cette artère. Un des côtés de ce triangle serait formé par l'artère cystique née de la branche droite de l'artère hépatique, et l'autre par le canal cystique... »

Les descriptions de Roubaix, de Calot et Raynal méritent d'être conservées mais à condition de bien spécifier qu'elles s'appliquent à une *disposition anatomique secondaire, créée par la dissection et la mobilisation de la vésicule et du canal cystique.*

Nous avons déjà fait remarquer (p. 539) que la direction *vraie* du canal cystique était très variable, comme en témoignent en particulier les moulages obtenus par J.-L. Faure et les recherches de Descomps et de Kunze. Si l'on veut connaître la direction vraie du canal cystique il est indispensable d'injecter, avant toute dissection, les voies biliaires (vésicule, canal cystique, canal hépato-cholédoque), avec une masse solidifiable. On constate alors que, dans sa situation anatomique vraie, le plus souvent la moitié inférieure du canal cystique s'accole, sur une étendue de 1 à 3 centimètres, au flanc droit, ou même à la face postérieure du canal hépatique. (Voy. l'excellente coupe de Cunéo, *in* thèse Guillaume [229 [d]] et la figure de l'atlas de Bardeleben et Hœckel [144 [e]]). Wiart a bien insisté sur l'accolement des canaux hépatique et cystique sur une longueur variant de 15 à 20 millimètres le plus généralement, avant de rencontrer la fusion vraie des deux canaux [202 [g]]. Descomps fait également remarquer que « ... l'angle de l'hépatique et du cystique est d'autant plus grand que le confluent biliaire est plus élevé et le cystique lui-même plus court. Il est facile de conclure que cet abouchement étant habituellement très bas situé (68 p. 100) l'angle est aigu, et les deux canaux presque adjacents [179 [ss]].

Cet accolement des canaux hépatique et cystique n'était pas ignoré des anciens anatomistes. Nous en donnerons comme preuve les lignes suivantes : « ... le cystique, que les anatomistes représentent d'une façon qui n'est pas naturelle et qui n'est que la suite d'un dérangement causé par la mauvaise situation qu'ils donnent à ces parties et par la dissection. Ils le font partir en ligne droite de la vésicule du fiel et mettent entre lui et le canal hépatique, une distance considérable qui n'est point naturelle et qui imite un Y majuscule. Ce canal fait au contraire un contour vers le canal hépatique, qui ressemble à une tête d'oiseau, et par ce détour *il s'approche du canal hépatique et est lié avec lui par une substance celluleuse* ; de sorte que les branches de l'Y ne paraissent si écartées, quoique le tissu cellulaire soit enlevé... » Telles sont les remarques très judicieuses faites par Garengeot [292] ; on les trouve encore très nettement exprimées par un de ses contemporains Duverney « ... On voit, dis-je, que ce conduit (cystique) en situation, est pour l'ordinaire assez petit à sa naissance, qu'il se porte un peu de haut en bas en se courbant et qu'ensuite il descend pour *se joindre au conduit hépatique par un tissu cellulaire* ; ayant fait quelques lignes de chemin, *il ne fait plus qu'un corps avec l'hépatique*, que l'on nomme conduit commun, ou conduit cholédoque ; de cette manière ces deux conduits sont comme *parallèles*, et ne représentent point un Y, comme nombre d'anatomistes l'ont cru ; car cette figure ne leur convient que lorsque le foie est totalement renversé, que ces conduits sont mis à nud et tiraillés... » [79c].

Ce n'est que dans la moitié *supérieure* que le canal cystique s'écarte légèrement du canal hépatique, en s'incurvant en forme de crosse vers le col de la vésicule biliaire. L'espace compris entre le canal hépatique et le canal cystique revêt donc normalement l'aspect d'un angle *très aigu*, à sommet inférieur. Dans ces conditions le triangle de Calot présente une aire très réduite, chacun des côtés du triangle mesurant à peine 1 centimètre (voy. fig. 116).

Ainsi, lorsque le canal cystique occupe sa situation *vraie*, non modifiée par une dissection quelconque, le petit triangle de Calot est réduit à une petite fente triangulaire.

Pour bien apercevoir le triangle signalé par de Roubaix, Calot et Raynal, tels que le décrivent ces auteurs, il est nécessaire de décoller la vésicule biliaire de sa loge et de l'attirer en dehors, vers la droite. Cette manœuvre a pour résultat d'agrandir sensiblement l'ouverture de l'angle biliaire compris entre les deux canaux hépatique et cystique ; dès lors l'aspect du triangle de la cystique correspond à la description qu'en ont donnée les auteurs précédents.

Il suffit d'ailleurs de jeter un coup d'œil sur la figure du triangle biliocystique que donne Calot (voy. fig. 95) pour voir immédiatement que cette figure se rapporte bien à une disposition anatomique secondaire créée par la libération de la vésicule ; celle-ci, attirée en dehors, détermine la tension du canal cystique, son écartement en dehors, et, par suite, l'agrandissement de l'aire du triangle bilio-cystique.

Sans doute la disposition ainsi créée est secondaire et quelque peu artificielle. Mais *en pratique* elle constitue la disposition anatomique *utile* qu'il importe seule de bien connaître, *car c'est elle que créée le chirurgien quand il se propose de lier l'artère cystique, au cours de la cholécystectomie.* C'est cette disposition qui a été représentée sur la plupart de nos figures.

La vésicule biliaire étant décollée de sa loge et attirée en dehors, le canal cystique et l'artère cystique se tendent et le triangle de la cystique se présente alors sous l'aspect d'un triangle plus ou moins équilatéral :

*a.* — *Le côté gauche* du triangle est vertical ; il est formé par le tiers ou la moitié inférieurs du canal hépatique. Cette portion du canal descend au-devant de l'origine de la branche droite de la veine porte, puis elle s'accole au flanc droit du tronc porte. A gauche du canal hépatique se trouve le segment ascendant de l'hépatique (hépatique propre) et l'origine de la branche droite de l'artère hépatique.

*b.* — *Le côté inférieur et droit* est formé par le canal cystique et la face supérieure du col de la vésicule biliaire. Ce côté est dirigé presque transversalement, car le canal cystique s'est placé en situation transversale par suite de la traction exercée sur la vésicule décollée.

*c.* — *Le côté supérieur et droit*, oblique en bas et à droite est formé par le tronc de l'artère cystique et par un segment plus ou moins étendu de la branche droite de l'artère hépatique suivant que l'artère cystique naît au ras du canal hépatique, ou au contraire à 15 ou 20 millimètres à droite de lui. Calot a trouvé que la branche droite de l'artère hépatique entrait dans la composition du bord supérieur du petit triangle, dans le tiers des cas et « pour une longueur de 3 à 4 millimètres ».

Nous trouvons sur nos sujets que la branche droite de l'artère hépatique entre dans la composition du bord supérieur du triangle dans le *quart* des cas environ et pour une longueur de 15 à 20 millimètres.

Tel est l'aspect ordinaire du petit triangle de la cystique, dans les conditions de bonne exposition de la région. On voit en somme que ce petit triangle correspond à la moitié inférieure du triangle biliaire que nous avons décrit après Budde (voy. p. 540).

La constitution du petit triangle de l'artère cystique, qu'on pourrait appeler triangle de la cholécystectomie, rend compte de certaines recommandations faites par de Roubaix, Calot, Raynal, Kehr, Riedel, etc., pour éviter quelques accidents inhérents à la ligature de l'artère cystique :

1° D'une part on devra éviter de lier l'artère près de son origine. En tirant plus ou moins fortement sur l'artère cystique, on attire en effet la branche droite de l'artère hépatique, et en liant la cystique au niveau même de son origine, la ligature pourrait risquer d'intéresser la branche droite de l'artère hépatique (Calot, Raynal). En conséquence, on devra lier la cystique le plus près possible du col de la vésicule biliaire, c'est-à-dire au point où l'artère se divise ordinairement en ses deux branches terminales.

2° D'autre part, on devra éviter de lier en même temps le canal cystique et l'artère cystique. En comprenant dans la même ligature le canal et l'artère, on risquerait de comprendre dans cette ligature une portion plus ou moins importante du segment du canal hépatique qui forme le côté gauche du triangle de la cystique. De Roubaix et Calot signalent la possibilité de cet accident. Kehr prétend même que cet accident n'est pas rare et qu'il en connaît plusieurs exemples dont un lui est personnel [237c]. En conséquence, ajoute Kehr, il est absolument nécessaire de lier séparément le canal et l'artère cystiques. C'est également un détail sur lequel insiste particulièrement Riedel [360a]. (Voy. encore: Ligature de l'artère cystique.)

II. **Artère cystique naissant à gauche du canal hépato-cholédoque.** — Dans le quart des cas environ (27 p. 100), l'artère cystique naît *à gauche* du canal hépato-cholédoque qu'elle doit croiser pour atteindre le col de la vésicule biliaire. Dans ces cas l'artère cystique peut être descendante, ou directement transversale, ou ascendante, suivant qu'elle naît haut (de la branche droite de l'artère hépatique) ou bien à la partie moyenne du ligament hépato-duodénal (de l'hépatique propre) ou bien enfin à la partie inférieure du ligament hépato-duodénal (de la gastro-duodénale). On comprend facilement que suivant son origine plus ou moins haute ou au contraire plus ou moins basse, l'artère cystique viendra croiser soit le canal hépatique, soit le confluent hépato-cystique, soit enfin la partie supérieure du cholédoque (voy. fig. 94).

C'est le plus souvent le *canal hépatique* que croise l'artère cystique quand elle naît en dedans du triangle biliaire, c'est-à-dire *à gauche* du canal hépatique. Sousloff a également trouvé que sur 22 sujets dans lesquels la cystique naissait à gauche du canal hépato-cholédoque, l'artère « ... croisait le canal hépatique au niveau de sa partie moyenne ou bien au voisinage de l'origine du cholédoque... ». Beaucoup plus rarement la cystique vient croiser le cholédoque.

En tout cas, c'est presque constamment *la face antérieure* du canal biliaire que vient croiser l'artère cystique (voy. fig. 118, obs. 1 ; fig. 121, obs. 4 ; fig. 124, obs. 7 ; fig. 132, obs. 15 ; fig. 137, obs. 22 ; fig. 138, obs. 23). Il en était ainsi dans tous les cas observés par nous (15 cas). Il faut considérer comme rares les cas dans lesquels la cystique née à gauche du canal hépato-cholédoque croise la face *postérieure* du canal. Budde ne signale même pas la possibilité de cette disposition, bien qu'il ait examiné une centaine de sujets. Sousloff a rencontré 25 sujets sur lesquels la cystique naissait *à gauche* du canal hépato-cholédoque. Or, deux fois seulement la cystique croisait la face *postérieure* du canal, dans tous les autres cas, l'artère passait au-devant de la partie voisine de l'origine du cholédoque.

L'artère cystique née *à gauche* du canal hépatique croise donc presque toujours la face *antérieure* du canal hépato-cholédoque.

D'après nos résultats, la cystique *surcroise* les voies biliaires dans le quart des cas environ (27 p. 100). Sousloff a donné un chiffre un peu plus faible : 19 à 20 p. 100. En joignant nos chiffres à ceux de Sousloff, on trouve comme moyenne : 22 p. 100. Descomps indique un pourcentage qui nous semble au-dessus de la moyenne (40 p. 100) ; il s'agit sans doute d'une série exceptionnelle.

La cystique pourrait donc être sectionnée accidentellement au cours de l'*hépaticotomie* ou de l'*hépaticc-cholédocotomie*, petit accident qui a d'ailleurs été signalé comme possible, par Kehr [237c].

Après avoir croisé la face antérieure du canal hépato-cholédoque la cystique affecte des rapports variables avec le canal cystique (voy. fig. 94). Quand la cystique naît de la branche droite de l'artère hépatique, cas le plus fréquent, elle présente la disposition que lui a décrite Calot, c'est-à-dire qu'elle forme le côté supérieur du triangle de la cystique. Si au contraire l'artère naît très bas du tronc de la gastro-duodénale, par exemple (fig. 118, obs. 23 ; fig. 139, obs. 25), elle chemine le long du canal cystique et au-devant lui, ou même au-dessous du canal.

III. **Artère cystique double.** — Lorsqu'il existe deux artères cystiques, chacune d'elle naît le plus souvent de la branche droite de l'artère hépatique, dans le triangle biliaire de Budde. Dans les cas de ce genre, lorsque l'on décolle la vésicule biliaire et qu'on l'attire à droite, on détermine encore très nettement la formation du petit triangle décrit par de Roubaix, Calot et Raynal ; mais le côté supérieur est alors constitué par les deux artères cystiques parallèles et superposées l'une à l'autre.

Beaucoup plus rarement les deux cystiques ont une origine de source différente. L'une d'elles naît le plus souvent de la branche hépatique droite, affectant les rapports ordinaires de la cystique. L'autre cystique naît à gauche du canal hépato-cholédoque, affectant les rapports variables que nous avons décrits à l'artère cystique née à gauche du canal hépato-cholédoque.

### 7° Ramification de l'artère cystique.

L'artère cystique donne d'abord deux ou trois petits *rameaux collatéraux* destinés au foie et aux voies biliaires. Puis elle se divise en ses deux branches terminales *droite* et *gauche*.

### Rameaux collatéraux.

Les petits rameaux collatéraux ont été décrits pour la première fois par Haller : destinés au foie et aux voies biliaires, ils ne présentent pas un grand intérêt pratique, vu leur volume ordinairement très faible.

*a) Rameau hépatique* (voy. fig. 128, obs. 11 ; fig. 134, obs. 17 ; fig. 137, obs. 22). — On voit parfois l'artère cystique envoyer au foie un petit rameau simple ou, plus rarement double. Sur les pièces injectées et disséquées finement, ce petit rameau se rencontre assez souvent. Toutefois, il s'agit d'ordinaire d'un ramuscule insignifiant. Dans un petit nombre de cas (environ 10 p. 100, comme l'a signalé Descomps) ce ramuscule acquiert un volume de quelque importance. Il se détache soit du tronc de la cystique, soit d'une des deux branches de bifurcation de l'artère, au voisinage du point où elles abordent le col vésiculaire. De même que Descomps, nous avons vu le plus souvent ce rameau collatéral hépatique naître de la branche de bifurcation *droite* de la cystique, cette branche étant d'ailleurs plus rapprochée du foie que la branche de bifurcation gauche. Descomps donne une explication très logique sur la signification du rameau hépatique de la cystique. On sait qu'il est assez fréquent de voir naître la cystique d'un des rameaux terminaux de la branche droite de l'artère hépatique. Dans ces cas la cystique apparaît ordinairement comme collatérale de ce rameau terminal. Mais « ... le volume vient-il à être inversé... » c'est la cystique qui paraîtra donner le rameau hépatique.

Comme Descomps, nous faisons remarquer que dans cette description du rameau hépatique de la cystique, il n'a pas été tenu compte des ramuscules terminaux que la cystique donne entre la vésicule et le foie.

*b) Rameau du carrefour biliaire*, de J.-L. Faure (voy. fig. 119, obs. 2). Simplement mentionné par Haller, ce petit rameau collatéral de l'artère cystique a été vu et décrit avec quelque détail par J.-L. Faure [290], il y a une vingtaine d'années: «... J'ai pu voir aussi, écrit Faure, que le canal cystique est un territoire sanguin pour ainsi dire neutre. Il reçoit constamment près de son origine une ou deux petites branches de l'artère cystique. Les branches se ramifient, se dressent sur son pourtour et vont, vers son embouchure, s'anastomoser avec de fins rameaux qui entourent le canal cholédoque et lui sont fournis par des branches plus ou moins importantes de l'artère hépatique... »

Nous avons pu vérifier sur nos sujets l'existence de ce petit rameau. Il manque rarement ; mais il est le plus souvent de très faible calibre et par suite sans grande importance. Dans un petit nombre de cas (environ 10 p. 100), il acquiert un volume plus important et constitue une petite collatérale se détachant du tronc de l'artère cystique ou plus rarement de sa branche gauche de bifurcation. La petite collatérale atteint le canal cystique au niveau de sa partie moyenne, envoie quelques rameaux au col de la vésicule, puis elle s'accole au canal qu'elle accompagne jusqu'au niveau du carrefour des voies biliaires ; arrivé en ce point, le petit rameau de Faure se ramifie en ramuscules ascendants qui remontent sur la partie inférieure du canal hépatique, et en ramuscules descendants qui se portent sur la partie supérieure du cholédoque.

Siraud admet également l'existence d'un rameau du tronc cystique destiné au col de la vésicule biliaire et au canal cystique autour duquel «... il forme des mailles polygonales...» [261]. Descomps a constaté l'existence d'un gros rameau collatéral allant aux voies biliaires, descendant dans le pédicule (6 p. 100). Ce rameau est très nettement figuré sur plusieurs planches de Descomps [179vv].

## Branches terminales.

L'artère cystique se divise au voisinage du col de la vésicule biliaire, en ses deux branches terminales; l'une de ces branches se porte à la *face adhérente* de la vésicule; on l'appelle le plus souvent branche *droite*, ou branche *supérieure*. L'autre se porte à la face *libre* de la vésicule ; on l'appelle ordinairement branche *gauche*, ou *inférieure*.

Avec la plupart des anatomistes nous admettons que d'ordinaire la bifurcation de l'artère cystique se trouve au niveau du sillon qui sépare le corps et le col de la vésicule. Beaucoup plus rarement le tronc cystique se bifurque d'une façon précoce presque aussitôt après son origine, cette variété constituant un trait de passage entre la disposition où la cystique est normalement bifurquée et celle où l'artère cystique est double ou mieux dédoublée. En effet, dans tous les cas où il existe deux artères cystiques, il s'agit en réalité d'un *dédoublement* de l'artère cystique par suite de l'origine distincte des deux branches de bifurcation ordinaire. Haller, Sousloff, Rossi et Cova, etc., ont également insisté sur ce fait. On peut donc poser comme règle absolue que toutes les fois qu'il existe deux artères cystiques distinctes, l'une d'elles se comporte comme la branche de bifurcation droite, tandis que l'autre se comporte comme la branche de bifurcation gauche.

*En résumé*, le corps de la vésicule biliaire est toujours pourvu de deux branches artérielles destinées à chacune de ses faces. Dans la majorité des cas, ces deux branches naissent par un tronc unique au niveau du sillon qui unit le col et le corps de la vésicule biliaire : le pédicule artériel est simple.

Dans le quart des cas environ, la bifurcation du tronc cystique est très précoce, ou bien même les deux branches possèdent une origine distincte : le pédicule artériel de la vésicule est alors double, ou mieux *dédoublé*.

Au point de vue chirurgical le fait à retenir, c'est que toujours les branches de l'artère cystique s'insèrent sur la vésicule au voisinage du sillon qui sépare le col et le corps de l'organe. Cette remarque s'applique à tous les cas, quels que soient le mode d'origine, le nombre ou le trajet de l'artère cystique. C'est donc toujours au niveau du sillon séparant le col et le corps de la vésicule que l'on trouvera, pour les lier, les branches de l'artère cystique. C'est un point à retenir à propos de la ligature de cette artère (voy. Ligature de l'artère cystique).

D'après Sousloff [262] «... l'angle que font entre eux le col et le corps de la vésicule biliaire est dû à l'inégalité d'accroissement entre l'artère cystique et la vésicule, cette dernière continuant à s'accroître alors que l'artère a terminé son développement... Au début l'artère cystique est tendue comme une corde qui s'insère sur la face gauche de la vésicule au voisinage de son sommet. En ce point, l'artère cystique se bifurque ; une de ses branches continue le trajet de l'artère sur la face gauche. L'autre se porte à la face droite. La vésicule biliaire, continuant à s'accroître, se trouve bridée par la corde cystique : il en résulte la formation d'un sillon séparant le corps et le col de la vésicule. De plus, le col se recourbe au-dessus de la corde cystique, en s'inclinant vers la face gauche de la vésicule — situation du col le plus fréquemment observée... »

Ainsi d'après Sousloff, c'est la présence de l'artère cystique qui détermine la formation de l'angle séparant le col et le corps de la vésicule. Cet auteur ajoute que cette explication est beaucoup plus satisfaisante que celle donnée par Bevan [207[b]]. D'après Bevan, l'incurvation du col sur le corps de la vésicule serait due à la disposition du péritoine et à l'existence de tissu conjonctif fixant et accolant le col au corps de la vésicule.

Sans être aussi affirmatif que Sousloff, il nous a semblé qu'assez souvent les courbures du col étaient assez étroitement liées à la disposition de l'artère cystique à son niveau ; le fait est manifeste sur plusieurs des figures jointes à nos observations. En tout cas, nous avons constaté que presque toujours c'est bien au niveau du sillon compris entre le col et le corps que l'artère cystique s'attache à la vésicule.

**Rapport et distribution des branches terminales.** — La majorité des classiques admet avec Haller que l'une des deux branches de bifurcation de la cystique chemine entre la face adhérente de la vésicule biliaire et le foie, tandis que l'autre branche s'applique sur la face libre de la vésicule.

La branche destinée à la face adhérente est encore appelée branche droite ou supérieure, et celle qui est destinée à la face libre, branche gauche ou inférieure. Cette description répond à l'opinion de la plupart des anatomistes : Haller, Bichat, Cloquet, Cruveilhier, Quain, Sappey, Paulet, Theile, Poirier, etc., C'est également l'opinion de Calot, Sousloff Rossi et Cova, de J.-L. Faure, etc.

Siraud exprime une opinion qu'il est seul à défendre [261]. D'après cet auteur, l'artère cystique se divise en deux branches, droite et gauche. La branche *droite* se place sur la face latérale droite du réservoir cystique, au fond du sillon qui sépare cette face du foie. Elle est maintenue en place par du péritoine et du tissu celluleux. Avant d'atteindre le fond de la vésicule, elle se porte en bas sur sa face inférieure en décrivant une courbe à convexité dirigée en avant ; puis, elle se termine au niveau du fond de la vésicule en s'anastomosant à plein canal avec la terminaison de la branche cystique gauche. La branche *gauche* suit un trajet symétrique par rapport à la précédente, c'est-à-dire qu'elle se porte sur la face latérale gauche de la vésicule, au fond du sillon cystico-hépatique gauche, puis descend sur la face inférieure du réservoir biliaire et s'anastomose en arcade avec la branche droite.

Quant à la face supérieure ou adhérente de la vésicule biliaire elle est irriguée par de fines artères qui descendent perpendiculairement du tissu hépatique et proviennent directement des branches de l'artère hépatique. Ainsi, d'après Siraud, les deux branches de l'artère cystique sont situées symétriquement de chaque côté de la vésicule, à l'union de la face supérieure ou adhérente avec les faces latérales.

Testut donne deux descriptions différentes, l'une d'elles se confond avec l'opinion de Haller et de la majorité des auteurs [135d]. L'autre description répond à peu près à celle donnée par Siraud [136a]. Charpy adopte la description de Siraud [217a].

Cavalié décrit d'une manière assez spéciale la disposition des branches de la cystique [214]. D'après cet auteur, «... des deux branches de l'artère cystique, nées au niveau du col, l'une se dirige vers le bord droit du réservoir biliaire, l'autre vers le bord gauche. La branche *droite* coupe obliquement la face adhérente de la vésicule, dans son tiers supérieur, pour gagner ensuite le sillon qui sépare le lobe droit du foie de la vésicule. Elle chemine dans ce sillon contre le bord latéral de la vésicule et se termine au niveau de son fond. La branche *gauche* chemine obliquement sur la face libre de la vésicule pour atteindre le sillon qui sépare cet organe du lobe carré. Elle se termine également au niveau du fond de la vésicule. Dans une autre publication, Cavalié et Paris [216] admettent la description de Sappey.

*En résumé*, le trajet des branches de l'artère cystique semble être sujet à quelques variations puisque plusieurs opinions différentes ont été émises sur cette question.

D'après nos recherches personnelles, nous sommes amené aux conclusions suivantes :

1° *La branche de bifurcation gauche*, ou interne, ou inférieure, chemine le plus souvent au niveau de la partie moyenne de la face gauche du réservoir biliaire (fig. 96, *Cy. g.*). Cette branche mériterait les qualificatifs de branche de la surface libre, péritonéale, non adhérente de la vésicule, par opposition à la branche droite.

2° *La branche de bifurcation droite*, ou externe, ou supérieure, chemine, dans la plus grande partie de son trajet, entre la face supérieure ou adhérente de la vésicule et le foie (fossette cystique). Cette branche se masque donc le plus souvent à la vue (fig. 96, I, *Cy. d*). Assez souvent la branche de bifurcation droite chemine le long de la face latérale droite de la vésicule, juste au-dessous de la ligne où cesse l'adhérence de la vésicule au foie (fig. 96, II, *Cy. d*). Très rarement la branche droite occupe une situation symétrique à celle de la branche gauche, occupant alors la partie moyenne de la face latérale droite de la vésicule.

En somme, si l'on ne tient compte que de la disposition la plus fréquente, on doit reconnaître que Haller a le premier donné une formule très claire en écrivant que des deux branches de la cystique, l'une est profonde ou cachée tandis que l'autre est manifeste et superficielle.

Les branches terminales de l'artère cystique donnent deux ordres de

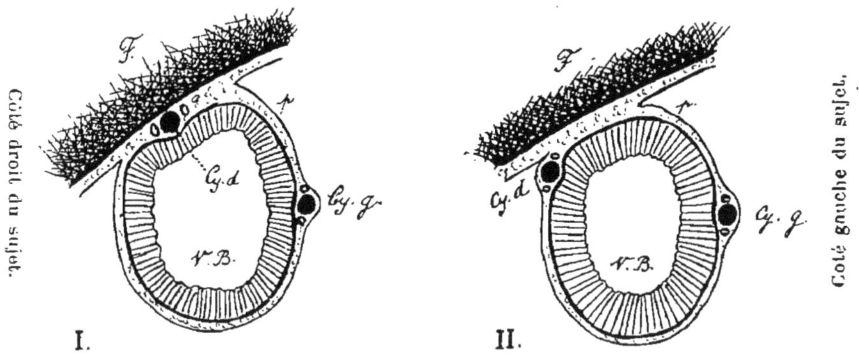


Fig. 96 (demi-schématique).

*Coupe transversale du corps de la vésicule biliaire,* VB, *perpendiculaire à son grand axe, destinée à montrer la situation des branches droite* (Cy. d) *et gauche* (Cy. g) *de l'artère cystique.*
En I disposition ordinaire ; en II, disposition assez fréquente.
*F*, parenchyme hépatique de la fossette cystique ; — *p*, péritoine viscéral.

rameaux : 1° les uns, plus forts et plus nombreux, sont destinés *à la vésicule ;* 2° les autres sont destinés au parenchyme hépatique de *la fossette cystique* et du pourtour de cette fossette.

Les rameaux hépatiques de l'artère cystique ont été découverts par Ruysch qui les a décrits et nettement figurés (voy. historique). Locquet, contemporain de Ruysch, a également décrit ces rameaux «... qui le plus souvent apparaissent sans le moindre artifice mais que les injections vasculaires mettent tout à fait en évidence... Ces rameaux sont très nombreux ; ils s'anastomosent avec d'autres rameaux de l'artère hépatique... » [244]. Lieutaud mentionne ces rameaux [106]. Haller a bien insisté sur l'existence constante de ces rameaux hépato-cystiques. Après Haller, plusieurs anatomistes ont signalé ces rameaux : Sœmmering, Henle, Bichat, Sappey, etc. Hyrtl les a décrits avec quelque détail [234^b].

Calot a repris l'étude de ces rameaux, écrivant à ce sujet «... Sur les pièces que j'ai injectées, j'ai toujours vu les deux branches de la cystique aller se terminer dans le foie et présenter encore au moment où elles abordent le tissu hépatique, un volume égal à la moitié de leur volume primitif. On peut suivre assez loin, jusqu'à 5 ou 10 centimètres les ramifications intra-hépatiques et on peut même les voir dans certains cas, quand les injections fines ont bien pénétré dans tous les points, aller s'anastomoser avec les ramifications venues de toutes les branches de l'hépatique. Ces anastomoses n'avaient point encore été indiquées, au moins que je sache... » Siraud a également signalé l'existence des rameaux hépato-cystiques.

L'étude précise des rameaux hépato-cystiques ainsi que du mode de distribution de l'artère cystique n'a été élucidée que dans ces dernières années par

Cavalié et Paris [216] et par Cavalié et Billard [215]. Ce sont les seuls travaux complets sur cette question.

Comme technique ces auteurs ont eu recours : 1° aux injections mercurielles avec épreuves radiographiques et examen stéréoscopique ; 2° aux injections à la cire, à la paraffine, ou à la gélatine colorée, suivies de dissections. Voici leurs conclusions : Chez l'homme, les deux branches de division de l'artère cystique envoient deux sortes de rameaux au foie (rameaux cystico-hépatiques). 1° Les uns partent des faces latérales de la vésicule et vont au lobe droit ou au lobe carré. Ils sont de trois ordres : sous-péritonéaux, sous-capsulaires, parenchymateux. Les rameaux sous-péritonéaux et sous-capsulaires s'anastomosent quelquefois avec le système artériel hépatique. Les rameaux parenchymateux ont une longueur qui varie de 2 à 8 centimètres et paraissent être nettement des branches de division de l'artère cystique. Ils abandonnent des ramuscules au tissu hépatique marginal (lobe droit et lobe carré) et vont généralement se terminer par deux ou trois artérioles, dans autant d'espaces de Kiernan voisins, en s'anastomosant, par inosculation ou non avec les ramifications artérielles hépatiques. En somme les portions marginales du lobe droit et du lobe carré limitant latéralement la vésicule biliaire, ainsi que la substance hépatique marginale de la fossette biliaire font partie du territoire de distribution de l'artère cystique.

2° La branche droite de l'artère cystique envoie au foie des rameaux, au niveau de la face supérieure adhérente de la vésicule biliaire ; ils ne s'enfoncent pas au delà de 3 à 4 millimètres dans le tissu hépatique marginal de la fossette biliaire et ne s'anastomosent pas avec les artérioles hépatiques. Il n'a pas encore été possible aux auteurs, d'affirmer si ces rameaux appartiennent au système hépatique ou au système cystique, bien que dans quelques-unes des pièces ces rameaux aient semblé dépendre du système cystique.

Il est possible, par l'injection de l'artère cystique, ou inversement par celle de l'artère hépatique, après ligature de l'artère cystique, de remplir à la fois les deux systèmes artériels du foie et de la vésicule biliaire.

---

# CHAPITRE IV

## ANOMALIES DE L'ARTÈRE HÉPATIQUE

### GÉNÉRALITÉS. CLASSIFICATION ADOPTÉE

L'artère hépatique est sujette à des variations *importantes* et *fréquentes*, comme on a pu le constater d'après nos descriptions antérieures et comme l'ont d'ailleurs signalé tous les auteurs qui se sont livrés à une étude précise de cette artère : Haller, Barkow, Quain, Hyrtl, Tandler, Sousloff, Budde, Rossi et Cova, Vincens, Descomps, etc.

Sans tenir compte des variétés secondaires, on doit admettre que *dans la moitié des cas*, à peu près, l'artère hépatique diffère sensiblement du *type classique* décrit dans les ouvrages didactiques. Dès lors, on comprend mal que dans la plupart de ces ouvrages les anomalies de cette artère soient mentionnées d'une façon tout à fait incomplète et insuffisante. C'est là une lacune qui doit être comblée, non seulement si l'on se place au point de vue de la précision des faits anatomiques, mais encore et surtout si l'on envisage le côté *pratique* de la question. L'artère hépatique appartient en effet au groupe actuellement très restreint des vaisseaux du corps dont la suppression par ligature n'est pas compatible avec la vie — en exceptant, bien entendu, les cas dans lesquels une cause pathologique quelconque (compression lente, anévrysme, etc.) a permis l'établissement d'une circulation collatérale suffisante.

Il nous semble donc qu'il y a grand intérêt, sinon impérieuse obligation, pour le chirurgien à connaître aussi exactement que possible les principales anomalies que peut présenter l'artère nourricière du foie.

Nous avons pu rassembler un grand nombre d'observations éparses renfermées dans la littérature anatomique, depuis le siècle de Winslow et de Haller, jusqu'à nos jours. En les joignant aux documents publiés par Haller, Barkow, Quain, Tiedemann, Langenbeck, Hyrtl, Tandler, Sousloff,

Budde, Rossi et Cova, Vincens, Descomps, etc., ainsi qu'aux résultats de nos recherches personnelles, nous espérons avoir étayé nos descriptions sur des bases solides.

*
* *

La description des anomalies de l'artère hépatique, pour être vraiment scientifique, devrait reposer sur une classification tirée de l'*embryologie*. Sans doute, Tandler [7 et 8] est arrivé à élucider plusieurs points importants du développement normal ou anormal de l'artère hépatique. De même, dans une thèse récente, émaillée d'idées originales et ingénieuses, Vincens [266] a tenté de classer les principales anomalies de cette artère en se basant sur quelques hypothèses tirées de l'embryologie. Toutefois, les conclusions auxquelles sont arrivés Tandler et Vincens ne s'adressent qu'à certaines des anomalies de l'artère hépatique, mais non à leur ensemble. Il ne nous paraît pas possible à l'heure actuelle d'adopter une classification complète reposant uniquement sur l'embryologie humaine ou comparée.

Et d'ailleurs, le point de vue scientifique pur, pour si intéressant qu'il puisse être, doit, à notre avis, céder la place *au point de vue pratique*. Ce qu'il importe avant tout, c'est de donner des anomalies de l'artère hépatique une classification de laquelle découleront des conclusions pratiques pour le chirurgien qui se propose d'intervenir soit directement sur les vaisseaux du foie, soit simplement sur les organes en rapport avec ces vaisseaux.

On se rendra compte, par la suite, que l'artère hépatique peut présenter un très grand nombre de dispositions anormales différant sensiblement du type classique à peu près exclusivement décrit. Toutefois, *en pratique*, nous estimons qu'il suffit de s'en tenir à la connaissance des *quatre principaux aspects* que nous avons déjà décrits comme préambule à la description de l'artère hépatique (voy. p. 415 et fig. 63, 64, 65. 66) :

1° Artère hépatique à *type classique*, angulaire, bi-segmentaire, antéportal (50 à 55 p. 100);

2° Artère hépatique à *type hépatique-mésentérique*, rétro-portal, puis inter-porto-cholédocien (4 p. 100);

3° Artère hépatique à *type en bouquet*, uni-segmentaire, rectiligne (environ 20 p. 100);

4° Artère hépatique à *type dédoublé* (dédoublement complet) (environ 20 p. 100).

Nous avons déjà longuement insisté sur ces quatre aspects principaux. Nous supposons donc que le lecteur possède le schéma très net de ces quatre points cardinaux de l'anatomie pratique de l'artère hépatique.

Il nous reste maintenant à compléter et à terminer l'étude de cette artère en décrivant dans leur ensemble toutes les anomalies qu'elle peut présenter. La plupart d'entre elles ont été déjà décrites à propos du tronc cœliaque, de la coronaire stomachique, de la splénique, de la mésentérique supérieure et de l'artère hépatique en général. Aussi bien n'insisterons-nous particulièrement que sur les dispositions plus ou moins rares dont il n'a pas encore été question :

1° Dans un *premier groupe* nous étudierons dans leur ensemble les *artères hépatiques accessoires*, c'est-à-dire la duplicité, la triplicité, la multiplicité de l'artère hépatique ;

2° Dans un *second groupe* nous décrirons les anomalies spéciales au *tronc* de l'artère hépatique, absence de l'artère hépatique, anomalies d'origine de l'hépatique commune, anomalies de rapports, de calibre, de longueur, de terminaison de l'hépatique commune et de l'hépatique propre ;

3° Enfin dans un *troisième groupe* seront décrites les anomalies *de ramescence* portant soit sur les branches collatérales ordinaires : gastro-duodénale, pylorique, cystique, soit sur les deux branches hépatiques terminales droite et gauche, soit enfin sur les branches ou rameaux accessoires que peut anormalement donner l'artère hépatique.

---

## § 1. — LES ARTÈRES HÉPATIQUES « ACCESSOIRES »

### DUPLICITÉ, TRIPLICITÉ, MULTIPLICITÉ DE L'ARTÈRE HÉPATIQUE

### 1° Fréquence générale.

Lorsqu'on injecte avec une masse fine et pénétrante l'aorte après avoir lié l'hépatique *propre*, ou, si celle-ci fait défaut, l'hépatique *commune*, on constate que le foie reçoit *d'une façon constante* un certain nombre de *ramuscules* venant des artères du voisinage : coronaire stomachique, diaphragmatique inférieure (droite et gauche), capsulaires droites, spermatique droite, rénale droite, lombaires droites, mammaire interne (droite et gauche), épigastrique (droite et gauche), mésentérique supérieure, etc. Haller a décrit avec minutie tous ces petits rameaux [93[n]]. Sans doute ces ramuscules constituent autant de petites *hépatiques accessoires* dont la présence est *constante*. Mais étant donné *leur volume normalement insignifiant*, elles ne présentent *aucun intérêt chirurgical*, du moins dans la pratique courante. Assurément, l'existence de ces ramuscules hépatiques accessoires laisse entrevoir la possibilité de l'établissement d'une *circulation collatérale*, peut être suffisante, au cas où un processus pathologique (compression tumorale lente anévrysme, etc.), ou même une tentative chirurgicale (compression lente et progressive) viendraient à *supprimer lentement et progressivement* l'apport sanguin hépatique de l'artère hépatique. Mais il s'agit alors de conditions pathologiques spéciales dont on ne peut tenir compte dans les conditions *normales* de la circulation du foie.

*En pratique*, l'artère hépatique doit être considérée comme étant la seule artère importante que reçoive le foie, au moins dans *les trois quarts* des cas environ. Dans le *quart des cas* environ, le foie, reçoit en plus de l'artère hépatique ordinaire, *une importante branche accessoire* ou exceptionnellement *deux* branches accessoires.

Tels sont les pourcentages que nous obtenons en tenant compte d'une part des résultats publiés par Descomps et de nos résultats personnels (les pourcentages portant sur 100 sujets examinés en série), d'autre part, de plusieurs statistiques parues sur cette question.

Dans la presque totalité des cas il n'existait qu'une branche hépatique *accessoire* en plus de l'artère hépatique *ordinaire*. La circulation du foie est alors sous la dépendance de deux artères distinctes : il y a duplicité ou mieux *dédoublement* de l'artère hépatique (Descomps, 22 p. 100 ; Da Silva R. B., 26 p. 100 ; nous avons adopté le chiffre moyen de **25** p. **100**).

Beaucoup plus rarement l'artère hépatique est suppléée par deux branches *accessoires*, anomalie qu'on désigne orginairement sous le nom de *triplicité* de l'artère hépatique (**2** p. **100**, Descomps, Da Silva, R. B.).

On peut dire que parmi les anomalies de nombre de l'artère hépatique, la duplicité constitue la variété de beaucoup la plus *fréquente*. La triplicité de l'artère est, par contre, assez *rare*.

A titre d'*anomalie rarissime* on pourrait voir sur le même sujet trois branches hépatiques *accessoires* importantes. Dans toute la littérature anatomique nous n'avons retrouvé que deux cas concernant sans doute cette disposition (voy. plus bas).

*En pratique*, les anomalies de nombre de l'artère hépatique se résument à la *duplicité* et à la *triplicité*.

Descomps a examiné 50 sujets ; 38 fois l'hépatique était unique (soit 76 p. 100) ; 11 fois elle était accompagnée d'une hépatique accessoire (soit 22 p. 100) ; une fois il existait deux artères accessoires (soit 2 p. 100).

Sur les 50 sujets examinés par nous, l'hépatique était unique 36 fois (72 p. 100) ; dédoublée 13 fois (26 p. 100) triple 1 fois (2 p. 100).

Rossi et Cova examinant 102 sujets ont trouvé que l'artère hépatique était unique dans les deux tiers des cas (64 p. 100) ; assez souvent il existait une hépatique accessoire (30 p. 100) ; plus rarement il y en avait deux (4 p. 100).

La différence entre ces chiffres et ceux qui ont été obtenus par Descomps et par nous-mêmes tient à ce que Rossi et Cova ont rangé dans les hépatiques accessoires un petit nombre de cas dans lesquels il s'agissait d'un simple ramuscule, *filiforme* fourni au foie par la coronaire stomachique. Ces cas étant mis à part, les chiffres donnés par Rossi et Cova se rapprocheraient sans doute très sensiblement de ceux que nous avons indiqués.

Sousloff a examiné 131 sujets ; 36 fois il existait une hépatique accessoire (soit 27 p. 100). Sousloff ne précise pas comment se groupaient ces artères accessoires. Il est probable que dans deux ou trois de ses cas il devait y avoir deux artères accessoires sur le même sujet. Cette remarque étant faite, les chiffres de Sousloff sont d'accord avec ceux que nous avons indiqués.

La duplicité de l'artère, constitue en somme une anomalie fréquente, dont la littérature anatomique renferme un grand nombre d'observations. Nous avons pu en rassembler environ 180 cas. Au contraire la triplicité est une anomalie assez rare ; malgré toutes nos recherches nous n'en avons trouvé qu'une vingtaine de cas.

A titre d'anomalie rarissime on pourrait voir sur le même sujet trois ou quatre branches hépatiques accessoires en plus de l'hépatique ordinaire. Ces cas de quadruplicité ou de quintuplicité sont tout à fait exceptionnels. Il est probable qu'une ou que deux des trois ou quatre branches accessoires doit être de calibre excessivement réduit et que la disposition se rapproche de la triplicité. Dans toute la littérature anatomique nous n'avons pu trouver que deux cas se rattachant peut-être l'un à la quadruplicité, l'autre à la quintuplicité de l'artère hépatique. (Voy. plus loin.)

### 2° Duplicité ou dédoublement de l'artère hépatique.

C'est une anomalie fréquente puisqu'on la rencontre dans environ 25 p. 100 des cas. Elle a d'ailleurs été vue et signalée par la majorité des anatomistes depuis le dix-septième siècle.

L'anomalie se présente toujours dans son ensemble avec la disposition schématique suivante :

1° Il existe une *première hépatique correspondant à l'hépatique ordinaire dont une des deux branches terminales serait très réduite de volume ou même complètement absente*. En d'autres termes, cette première hépatique est dépossédée en totalité ou en partie d'une de ses deux branches hépatiques terminales ordinaires (voy. fig. 66 et 67, p. 419 et 420).

2° La *seconde hépatique*, celle qu'on appelle *accessoire* possède une *origine aberrante* variable. *Elle se rend toujours à celui des deux grands lobes du foie qui ne reçoit pas de branche terminale de la première artère hépatique, ou qui ne reçoit de cette dernière qu'une branche manifestement réduite de volume*. L'hépatique aberrante est donc une artère compensatrice. Sa présence n'est pas accessoire, au sens propre du mot, mais très *obligatoire*.

*En résumé*, il y a duplicité de l'artère hépatique, mais duplicité par une sorte de dédoublement de l'artère. Vis-à-vis du foie, les deux artères ne font pas double emploi, chacune d'elles tient sous sa dépendance l'irrigation artérielle d'un territoire distinct. Il est bon d'insister sur ce fait qui présente un certain intérêt au point de vue de la ligature des hépatiques accessoires (voy. Ligature de l'artère hépatique)

Dans les cas de dédoublement de l'artère hépatique, l'artère aberrante, compensatrice, remplace (en totalité ou en partie) soit la branche terminale *droite*, soit la branche terminale *gauche* de l'hépatique ordinaire. Dans le premier cas, il y a *dédoublement droit*; dans le second, *dédoublement gauche*.

Dans chacun de ces deux groupes le dédoublement est *total*, ou *complet*, ou *parfait*, si l'artère compensatrice remplace *en totalité* une des deux branches hépatiques terminales ordinaires (la droite ou la gauche); le dédoublement est *partiel*, ou *incomplet*, ou *imparfait*, si l'artère compensatrice ne remplace *qu'une partie* plus ou moins importante d'une des deux branches hépatiques terminales ordinaires (la droite ou la gauche).

Tout d'abord nous déterminerons la fréquence relative des deux groupes de dédoublement suivant qu'il est *droit* ou *gauche*, c'est-à-dire suivant que l'artère *aberrante* compense la branche terminale *droite* ou au contraire la branche terminale *gauche* de l'hépatique ordinaire.

Les deux dispositions nous paraissent à peu près aussi fréquentes l'une que l'autre, avec cependant une très légère supériorité pour le dédoublement *gauche*. En joignant nos chiffres à ceux de Descomps, nous trouvons le **dédoublement gauche** 12 à 14 p. 100; nous adoptons le chiffre moyen de **13** p. **100**. Pour le **dédoublement droit** 10 à 12 p. 100; nous adoptons le chiffre moyen de **12** p. **100**.

Rossi et Cova ont également constaté que le dédoublement gauche était plus fréquent (21 fois sur 102 sujets) que le droit (10 fois sur 102 sujets). Si ce pourcentage obtenu par Rossi et Cova n'est pas absolument superposable à celui que nous avons indiqué, cela tient à ce que ces deux auteurs ont rangé dans les hépatiques accessoires un petit nombre de cas dans lesquels il s'agissait d'un simple ramuscule filiforme fourni au foie par la coronaire stomachique.

D'après Sousloff le dédoublement droit serait un peu plus fréquent (19 fois sur 131 sujets) que le gauche (17 fois sur 131 sujets).

### 3° Dédoublement droit de l'artère hépatique.

Rappelons que par *dédoublement droit* nous désignons l'anomalie dans laquelle il existe une artère hépatique « accessoire » ou mieux compensatrice, remplaçant en partie ou en totalité la branche terminale droite de l'hépatique ordinaire. Fréquence : environ **12** p. **100**. L'anomalie consiste donc en la présence de deux artères distinctes se rendant au foie :

1° *Une artère hépatique principale*, représentant l'hépatique ordinaire (hépatique commune, tronc gastro-hépatique) mais différant de cette dernière par le fait qu'elle va se terminer exclusivement ou presque exclusivement dans le lobe *gauche* du foie. Aussi la décrit-on ordinairement sous le nom d'*hépatique gauche*.

2° *Une artère hépatique aberrante* représentant la totalité ou la presque totalité de la branche terminale *droite* non fournie par l'*hépatique principale* ou gauche. En raison de sa terminaison dans le lobe droit du foie, l'hépatique secondaire, aberrante, est appelée *hépatique droite*.

A. — **Hépatique droite aberrante.** — Elle provient presque toujours du tronc de la mésentérique supérieure (environ 10 p. 100), beaucoup plus rarement elle naît directement du tronc cœliaque, en même temps que l'hépatique ordinaire (environ 2 p. 100). Exceptionnellement, on a noté une origine différente : hépatique accessoire droite provenant soit directement de l'aorte, soit du tronc de la splénique. A titre d'anomalie rarissime, on a signalé l'origine au niveau de l'artère rénale droite.

Les chiffres que nous venons d'indiquer sont basés sur 40 cas de dédoublement droit observés sur un total de 333 sujets examinés en série :

a) Sousloff (131 sujets); 19 cas d'hépatique droite aberrante; l'artère naît 16 fois de la mésentérique supérieure; 2 fois du tronc cœliaque; 1 fois directement de l'aorte [262f].

b) Rossi et Cova (102 sujets); 10 cas de dédoublement droit; l'artère aberrante naît de la mésentérique supérieure 6 fois; du tronc cœliaque 4 fois [192].

c) Descomps (50 sujets); 5 cas de dédoublement droit; l'artère aberrante naît 4 fois de la mésentérique supérieure; 1 fois de la splénique [179bb].

d) Da Silva R. B. (50 sujets); 6 cas de dédoublement droit; l'hépatique droite naît 5 fois de la mésentérique supérieure, 1 fois du tronc cœliaque (voy. obs. 16 à 21 et figures 133 à 136).

D'autre part la littérature anatomique renferme un assez grand nombre d'observations concernant l'existence d'une hépatique accessoire droite. Dans la grande majorité des cas l'artère naissait de la mésentérique supérieure (obs. 83 à 148), beaucoup plus rarement du tronc cœliaque (obs. 149 à 160); exceptionnellement l'artère provenait directement de l'aorte (obs. 159, 160) ou de la splénique (1 cas unique, appartenant à Descomps).

Schmerber semble admettre l'origine possible au niveau de la rénale droite. (voy. ci-dessous).

*a. — Hépatique droite née de la mésentérique supérieure.* C'est la variété qu'on rencontre presque toujours (environ 10 p. 100). Aussi la trouve-t-on signalée et décrite à partir du dix-septième siècle par de nombreux anatomistes (voy. l'historique complet, p. 370). Nous avons déjà longuement décrit cette artère en nous basant sur l'étude d'environ 90 cas. Nous renvoyons le lecteur à cette description (p. 375).

*b. — L'hépatique droite aberrante naît du tronc cœliaque* (voy. obs. 16, fig. 133). C'est une variété peu fréquente (environ 2 p. 100). Aussi bien n'a-t-elle été signalée que par un petit nombre d'auteurs. Nous n'en connaissons actuellement que 12 cas dont nous avons relaté les observations (voy. obs. 16, personnelle; obs. 149, Elworthy; obs. 150, Giacomini; obs. 151, Jacquemet; obs. 152, Franz; obs. 153, Okinczyc; obs. 154 à 157 Rossi et Cova; obs. 158 et 158 *bis*, Sousloff). Tichomiroff aurait rencontré deux fois cette anomalie d'après Sousloff [262d]. Haller semble bien avoir connu cette disposition [88b].

Le mode d'origine de l'hépatique droite n'est pas absolument uniforme. 1° Le plus souvent, l'artère naît de la *terminaison* du tronc cœliaque : α) soit *directement* (Elworthy, Jacquemet, Franz, da Silva R. B.) le tronc cœliaque se termine alors par trifurcation en hépatique droite, hépatique gauche, splénique, ou par quadrifurcation si la coronaire stomachique vient s'ajouter à ces trois artères; β) soit *indirectement*, par l'intermédiaire d'un petit tronc très court qui est commun à l'hépatique droite et à l'hépatique gauche (Okinczyc, Sousloff, Rossi et Cova). 2° Ou bien l'hépatique droite naît comme *collatérale* du tronc cœliaque avant l'émission de ses branches terminales (hépatique gauche, splénique et parfois coronaire stomachique), mais toujours au voisinage de la terminaison du tronc cœliaque (Rossi et Cova).

*En résumé quand l'hépatique droite naît du tronc cœliaque, c'est toujours au voisinage de sa terminaison.*

Le *calibre* de l'hépatique accessoire droite (née du tronc cœliaque) est toujours important. Dans les observations qui comportent quelques renseignements sur ce point, il est spécifié que l'hépatique droite représentait la branche terminale droite de l'artère hépatique (Okinczyc, Jacquemet, Elworthy, Sousloff, da Silva R. B.).

La *direction* est comparable à celle que nous avons décrite à propos de la branche hépatique accessoire droite née au niveau de l'origine de la mésentérique supérieure (voy. p. 383 fig. 56 *ter*). L'hépatique droite née du tronc cœliaque se porte d'abord transversalement à droite en passant soit en arrière de la veine porte (6 fois sur 10), soit au-devant d'elle (4 fois sur 10). Dans un second segment l'hépatique droite devient obliquement ascendante vers la droite; elle chemine alors soit derrière le cholédoque, soit au niveau de l'espace inter-porto-cholédocien. Ou, plus rarement, l'artère reste antérieure au canal biliaire. Enfin dans un dernier segment l'artère accessoire vient se terminer dans le *lobe droit* du foie après avoir traversé le triangle biliaire.

L'hépatique droite accessoire fournit sans doute presque toujours *l'artère cystique*. Toutefois, ce fait n'est signalé que dans 8 observations (Elworthy, Jacquemet, Okinczyc, Rossi et Cova, da Silva R. B.). Dans 3 cas il existait une autre branche collatérale : pancréatico-duodénale supérieure (Sousloff) pancréatico-duodénale postérieure (Okinczyc) pancréatico-duodénale gauche (da Silva R. B.).

Au point de vue de sa *terminaison*, l'hépatique accessoire droite remplace presque toujours, sans doute, la totalité de la branche terminale droite de l'artère hépatique. Ce fait est spécifié dans toutes les observations détaillées. Elworthy, Jacquemet, Sousloff, Ockinzye, da Silva R.B. Dans aucun cas il n'est signalé d'anastomose importante entre l'hépatique droite et l'hépatique gauche.

c. — *Hépatique droite née directement de l'aorte.* C'est une variété très rare. Nous n'en connaissons que 2 cas (obs. 159, Labatt; obs. 160, Sousloff).

Dans le cas de Labatt l'hépatique droite naissait directement de l'aorte,

«... à environ un pouce au-dessous du tronc cœliaque ». Labatt ajoute avec raison qu'il s'agit d'une anomalie rare. Dans le cas de Sousloff, l'hépatique droite naissait par un tronc commun avec la diaphragmatique inférieure droite.

Dans le cas de Sousloff, l'hépatique accessoire remplaçait la totalité de la branche hépatique terminale droite; dans le cas de Labatt elle ne remplaçait que partiellement cette branche terminale. Dans les deux cas l'artère présentait un trajet *rétro-portal*. Sousloff donne quelques détails précis: l'artère se portait d'abord en arrière, en bas, et à droite, passait derrière la veine porte, remontait derrière cette veine, croisait ensuite la face postérieure du canal hépatique. Enfin elle pénétrait dans le foie après avoir traversé « le triangle de Calot ». Dans les deux cas, l'artère fournissait la *cystique*.

*d. — Hépatique accessoire droite née de la splénique.* C'est une anomalie également exceptionnelle. Nous n'en connaissons qu'un seul cas; il appartient à Descomps [179[aa]].

Dans ce cas l'hépatique accessoire droite naissait du tronc splénique tout près de son origine. Cette artère, écrit Descomps, « est assez exactement superposable à la branche hépatique de la mésentérique supérieure, plus grêle cependant et plus haut située dans son segment d'origine ». Sur la figure que donne Descomps, on constate que l'artère accessoire croise obliquement de bas en haut et de gauche à droite, la face postérieure du tronc porte, puis la face postérieure du canal hépatique. Enfin elle vient se terminer dans le lobe droit après avoir traversé le triangle biliaire. D'après Descomps, cette hépatique accessoire existerait dans 2 p. 200 des cas; ce chiffre est beaucoup trop fort. C'est, en réalité, une anomalie excessivement rare, comme nous l'avons déjà montré (voy. p. 260). Dans toute la littérature anatomique, nous n'avons trouvé qu'un seul cas se rapprochant de celui de Descomps; il appartient à Budde (obs. 262, fig. 187); d'ailleurs dans ce dernier cas il y avait non pas duplicité mais quadruplicité de l'artère hépatique, anomalie que Budde est seul à avoir signalée.

*e.—Hépatique droite née de la rénale droite.* Schmerber [260] écrit que la rénale droite « ... peut également donner naissance à un rameau pour le lobe *droit* du foie... » Il s'agit sans doute d'un rameau sans importance. Schmerber ne cite d'ailleurs aucun fait authentique. Malgré de longues recherches nous n'avons trouvé dans la littérature anatomique qu'un seul cas relatif à ce rameau; ce cas appartient à Haller [90[h]]. Il s'agissait d'un « rameau superficiel » allant au lobe droit du foie, au niveau de l'empreinte rénale.

Hyrtl semble admettre l'existence possible d'une hépatique accessoire naissant de la rénale droite, sans toutefois en citer un cas précis [234[d]]. Hyrtl écrit à ce sujet «... Quand une artère hépatique accessoire vient de la rénale, on se trouve toujours en présence d'une augmentation de nombre des artères rénales; c'est alors de l'artère rénale la plus élevée que naît le rameau hépatique... » Quain semble également admettre l'existence possible d'une hépatique accessoire provenant de l'artère rénale droite [124].

Nous pensons toutefois qu'il s'agit ou bien d'un *ramuscule sans importance*, ou bien alors d'une anomalie dont il n'existe pas actuellement un seul cas probant. D'ailleurs dans sa thèse si documentée sur l'artère rénale, Iglésias semble bien ne jamais avoir rencontré cette anomalie, bien qu'il ait eu connaissance de tout ce qui a été publié sur les artères du rein [235[a]] et qu'il ait examiné un nombre considérable d'artères rénales.

*f. — Hépatique accessoire droite provenant de la gastro-duodénale.* Nous n'avons pas jusqu'ici fait allusion à l'existence d'une hépatique accessoire droite provenant de la *gastro-duodénale*. Et cependant nous avons montré ailleurs (voy. p. 533 que dans 6 p. 100 des cas environ la branche droite terminale de l'artère hépatique naissait par un tronc commun avec la gastro-duodénale. Dès lors si la branche droite est de calibre un peu plus faible que la gastro-duodénale, on pourrait la considérer comme hépatique accessoire provenant de cette dernière (voy. obs. 10, fig. 127 ; obs. 12, fig. 129). Mais cette disposition ne mérite pas, à notre avis, d'être classée dans le groupe du dédoublement de l'artère hépatique. Presque toujours la branche droite naît alors *tout près de la terminaison de l'hépatique commune* et la disposition réalisée se confond presque entièrement avec le type d'artère hépatique commune à *ramification en bouquet* (voy. p. 435 et fig. 72 ; voy. également : Anomalies de la branche droite de l'artère hépatique p. 606).

Nous ferons une remarque analogue pour certaines variétés exceptionnelles, d'ailleurs, dans lesquelles la branche terminale droite naît du tronc de l'*hépatique commune* à faible distance de sa terminaison, c'est-à-dire juste avant l'émission de la gastro-duodénale. Là encore il ne s'agit pas à proprement parler de dédoublement de l'artère hépatique. C'est une simple variété que l'on peut rattacher au type d'artère à ramification en bouquet (voy. Anomalies de la branche droite de l'artère hépatique p. 608 et fig. 107 et 109).

**B. — Hépatique gauche, tronc gastro-hépatique ou hépatique ordinaire.** — Elle diffère d'une artère hépatique *normale*, en premier lieu par son *calibre* toujours sensiblement diminué ; en second lieu par sa *terminaison* qui se fait exclusivement ou à peu près exclusivement dans le *lobe gauche* du foie, d'où le nom d'hépatique *gauche* donnée à cette artère par la plupart des anatomistes qui l'ont signalée ou décrite.

La *diminution de calibre* du tronc de l'hépatique (hépatique commune) est un fait constant bien qu'il ne soit pas noté dans la plupart des observations. Rossi et Cova ont bien insisté sur cette diminution de calibre liée précisément à l'existence d'une importante artère compensatrice. C'est un détail que nous avons noté dans tous nos cas personnels (obs. 16 à 21) ; Küss l'a également signalé (obs. 148). Nous n'insisterons pas sur ce point que nous avons déjà longuement étudié ailleurs (p. 380). Cette diminution de l'hépatique commune tient à ce que cette dernière est dépossédée de sa branche terminale droite (voy. fig. 35, 36, 37, p. 104).

La *terminaison* de l'hépatique gauche se fait essentiellement dans le lobe *gauche* du foie. C'est un point que nous avons déjà signalé en décrivant la branche hépatico-mésentérique accessoire, montrant que dans la grande majorité des cas cette artère assurait à elle seule l'irrigation du foie *droit* (voy. p. 390), d'où il s'ensuit comme corollaire que l'hépatique ordinaire est essentiellement destinée au lobe *gauche*. Ces faits sont nettement spécifiés dans les observations détaillées (voy. obs. 90 à 158). Parfois l'hépatique gauche irrigue, en plus du lobe gauche, les lobes carré et de Spiegel, en partie (obs. 91, 105, 115, 148). Rarement l'hépatique gauche contribue à l'irrigation du lobe droit, presque toujours pour une très faible part (obs. 101, 106, 132). De tous ces faits, on peut conclure en pratique que dans le dédoublement droit de l'artère hépatique, l'hépatique ordinaire ou hépatique gauche est spécialement destinée à l'irrigation du foie *gauche* ne contribuant que d'une façon exceptionnelle et secondaire à l'alimentation du lobe droit.

Comme *branches collatérales* l'hépatique gauche fournit la gastro-duodénale et la pylorique; ce fait est signalé dans toutes les observations détaillées, sauf deux (obs. 116, 265). A titre exceptionnel l'hépatique gauche fournit la branche gauche de l'artère cystique, l'artère cystique étant double (obs. 148, 154).

Enfin dans la presque totalité des cas l'hépatique gauche se termine sans présenter d'anastomose extra-hépatique importante avec la branche accessoire droite (voy. p. 389).

Des faits que nous venons d'exposer, on doit conclure que dans le dédoublement droit de l'artère hépatique chacune des deux artères hépatiques possède un territoire *distinct et séparé*, l'hépatique *gauche* irriguant le foie *gauche*, l'hépatique *droite* irriguant le foie *droit*. Chacune de ces artères se termine presque constamment sans s'anastomoser avec sa congénère. D'où la nécessité d'éviter à tout prix la ligature de chacune de ces artères qui pratiquement ne présentent pas entre elles d'anastomoses suffisamment fréquentes et importantes pour permettre l'établissement d'une circulation collatérale au cas où on lierait une des deux artères.

### 4° Dédoublement gauche de l'artère hépatique.

Rappelons que par dédoublement *gauche* nous désignons l'anomalie dans laquelle il existe une artère hépatique « accessoire » ou mieux compensatrice, remplaçant en *partie* ou en *totalité* la *branche terminale gauche* de l'hépatique *ordinaire*. Fréquence moyenne : **13** p. **100**. L'anomalie consiste donc en la présence de deux artères distinctes se rendant au foie.

1° Une artère *hépatique principale*, représentant l'hépatique ordinaire (hépatique commune, tronc gastro-hépatique) mais différant de cette dernière par le fait qu'elle va se terminer exclusivement ou à peu près dans le lobe *droit* du foie. Aussi la décrit-on ordinairement sous le nom d'hépatique *droite*.

2° Une *artère hépatique secondaire* représentant la totalité ou la presque totalité de la branche terminale gauche dont est dépossédée l'hépatique principale ou droite. En raison de sa terminaison dans le lobe gauche du foie, l'hépatique secondaire, accessoire, aberrante, est ordinairement appelée *hépatique gauche*.

A. — **Hépatique gauche aberrante, accessoire.** — En tenant compte de l'ensemble des documents publiés sur cette question, on doit admettre que dans *presque tous les cas* de *dédoublement gauche* de l'artère hépatique, l'hépatique accessoire *gauche naît* par un tronc commun avec la *coronaire stomachique* (111 fois sur 114 cas concernant l'existence d'une hépatique accessoire gauche). A titre d'anomalie rare, ces deux artères ne naissent pas en commun (3 fois sur 114 cas). Nous étudierons chacun de ces deux types.

*a) Hépatique accessoire née en commun avec la coronaire stomachique.* — C'est la disposition qu'on rencontre à peu près constamment. Le tronc commun aux deux artères constitue une véritable *artère gastro-hépatique gauche*. Nous avons donné antérieurement une description complète de cette artère (p. 185) ; nous y renvoyons le lecteur.

*b) Hépatique accessoire gauche ne naissant pas en commun avec la coronaire stomachique.* — C'est une disposition exceptionnelle ; nous n'en connaissons que 3 cas (3 cas sur un total de 114 observations concernant cette anomalie).

Dans un cas (Rossi et Cova, obs. 189) l'hépatique accessoire gauche naissait *directement* de l'*aorte*; il n'y avait pas de tronc cœliaque, les trois branches ordinaires naissant isolément de l'aorte. L'hépatique accessoire gauche présentait un trajet analogue à celui de l'artère hépatique normale.

Dans un cas décrit sans détail par Lauth (obs. 264), le *tronc cœliaque* envoyait une hépatique gauche. Dans un cas figuré par Budde (obs. 243, fig. 182), l'hépatique accessoire gauche naissait du tronc *cœliaque* par un tronc commun avec la *diaphragmatique inférieure droite*. Le tronc cœliaque se bifurquait en hépatique et splénique.

Signalons encore un cas publié sans aucun détail par Lauth [187c] ; l'hépatique gauche provenait de la splénique.

B. — **Hépatique droite ou hépatique ordinaire.** — Elle représente l'hépatique *ordinaire* dont elle diffère en premier lieu par son *calibre* plus ou moins *réduit* ; en second lieu par sa *terminaison* qui se fait exclusivement, ou à peu près, dans le lobe *droit* du foie, d'où le nom d'hépatique *droite* donnée à cette artère par la plupart des anatomistes.

*La diminution de calibre* du tronc de l'hépatique droite (hépatique commune) est un fait à peu près constant qui s'explique facilement si l'on admet avec nous que dans ces cas de dédoublement gauche de l'artère hépatique, l'hépatique droite équivaut à une artère hépatique ordinaire dépossédée en totalité ou en partie de sa branche terminale gauche. Toutefois, étant donné que la branche terminale gauche de l'artère hépatique est ordinairement plus faible que la branche terminale droite, il en résulte que la diminution de calibre de l'hépatique principale est moins sensible dans le dédoublement gauche que dans le dédoublement droit. Dans quatre cas personnels, cette diminution de calibre était manifeste (obs. 22, 23, 24, 27).

*La terminaison* de l'hépatique droite se fait essentiellement dans le lobe *droit* du foie. C'est un fait sur lequel nous avons déjà insisté à propos de l'hépatique accessoire gauche. Rappelons que dans le quart des cas environ, l'hépatique droite fournit au lobe gauche une branche d'autant plus réduite de volume que l'hépatique accessoire gauche est elle-même plus volumineuse.

De l'étude que nous venons de faire, on peut pratiquement conclure que dans le dédoublement *gauche* de l'artère hépatique chacune des deux artères hépatiques possède un territoire *propre*: l'hépatique *droite* irrigue le foie *droit*; l'hépatique accessoire *gauche* irrigue le foie *gauche*. Chacune des artères se termine ordinairement sans s'anastomoser avec sa congénère. D'où la nécessité d'éviter à tout prix la ligature de ces deux artères.

### 5° Triplicité de l'artère hépatique.

L'existence sur le même sujet de trois artères hépatiques ayant une origine distincte, constitue une anomalie assez *rare* (2 p. 100). Tandis que nous avons pu rassembler presque 200 cas de duplicité de l'artère hépatique, il ne nous a pas été possible de trouver plus d'une *vingtaine* de cas concernant la triplicité. Aussi bien rencontre-t-on peu de renseignements sur cette anomalie dans la littérature anatomique.

Barkow [146d] a bien schématisé la disposition de cette anomalie en montrant qu'il existe : 1° une artère *hépatico-cœliaque*, ou hépatique moyenne qui représente l'hépatique *ordinaire* née du tronc cœliaque. Elle se ramifie spécialement aux deux lobes moyens du foie (lobe de Spiegel, lobe carré) ; 2° une hépatique *droite*, ou *hépatico-mésaraïque* qui naît de la mésentérique supérieure, et va au *lobe droit* ; 3° une hépatique *gauche* ou *hépatico-coronaire*, qui naît de la coronaire stomachique et va au lobe *gauche*. Cette formule mérite d'être entièrement adoptée.

Nous allons décrire cette anomalie en nous basant sur l'étude de 21 cas dont un nous est personnel (obs. 29, fig. 143 ; — obs. 244, fig. 183, Tiedemann ; — obs. 245, Meckel ; — obs. 246, Green ; — obs. 247, Lauth ; — obs. 248, Dubreuil ; — obs. 249 et 250, fig 184, Barkow ; — obs. 251, Rolleston ; — obs. 252, Monguidi ; — obs. 253, Franz ; — obs. 254, Brewer ; — obs. 255 à 259, Rossi et Cova ; — obs. 260 et 261, fig. 185 et 186, Budde ; — un cas de Descomps [179b] ; un cas de Vincens [266m]).

Dans 19 cas les trois artères hépatiques naissent respectivement :

*a*) de la coronaire stomachique ;

*b*) du tronc cœliaque ;

*c*) de la mésentérique supérieure.

Dans deux cas de Budde il existait une disposition différente : une fois les origines se faisaient au niveau du tronc cœliaque, de la mésentérique, de l'aorte par un tronc commun avec la diaphagmatique droite. Une autre fois une des trois artères naissait du tronc cœliaque, une autre de la coronaire stomachique, une autre enfin de l'aorte par un tronc commun avec la pylorique.

*Au total*, sur 21 cas les trois artères allant au foie tiraient respectivement leur origine :

*a*) du tronc cœliaque, 21 fois sur 21 cas ;

*b*) de la coronaire stomachique, 20 fois sur 21 cas ;

*c*) de la mésentérique supérieure, 20 fois sur 21 cas ;

*d*) de l'*aorte* par un tronc commun avec la pylorique 1 fois ; de l'aorte par un tronc commun avec la diaphragmatique droite, 1 fois.

De ces chiffres on doit conclure que dans les cas où le foie reçoit *trois* artères distinctes il y en a toujours une qui provient du tronc cœliaque (artère hépatico-cœliaque de Barkow) ; les deux autres naissent presque toujours de la mésentérique supérieure (artère hépatico-mésaraïque, Barkow), et de la coronaire stomachique (artère hépatico-coronaire, Barkow). Cette première conclusion est donc entièrement d'accord avec l'opinion de Barkow. D'autres dispositions sont possibles, mais elles doivent être considérées comme *exceptionnellement rares*, par suite, négligeables en pratique. D'ailleurs, Budde est le seul auteur qui ait signalé des exceptions, sans toutefois les décrire avec précision.

Morgagni aurait constaté l'existence de trois artères hépatiques ; d'après Baumer [65b], deux de ces artères naissaient de l'aorte. Tiedemann signale l'existence possible de trois artères hépatiques et il écrit à ce sujet que dans ces cas, l'une provient du tronc cœliaque, une autre de la coronaire, une autre enfin de la mésentérique supérieure [170]. D'après Dubrueil [77d], «... l'artère hépatique peut ne naître qu'en partie de la cœliaque, les autres branches étant fournies soit par la coronaire stomachique, la mésentérique supérieure, l'aorte... » Cruveilhier écrit: «... Quelquefois même le nombre des artères hépatiques s'élève à trois ; l'une vient de la coronaire stomachique, la seconde vient de la mésentérique supérieure, la troisième du tronc cœliaque... » [73[d]] ; Bourgery exprime la même opinion [151[n]].

Les deux cas de Budde étant mis à part, on constate que la triplicité de l'artère hépatique se présente toujours avec la même disposition :

*a*. — *L'hépatique née du tronc cœliaque* représente l'hépatique *ordinaire* (ou hépatico-cæliaque, Barkow). Elle possède le *trajet* et les *rapports* de l'hépatique *ordinaire*. Elle fournit la gastro-duodénale et la pylorique. Elle occupe une situation intermédiaire aux deux autres artères se rendant au foie, d'où le nom d'hépatique *moyenne* que lui donnent quelques auteurs. Le *calibre* de cette hépatique moyenne présente des dimensions *bien inférieures* à celles d'une hépatique normale, fait signalé dans les observations détaillées (Meckel, Rolleston, Monguidi, Rossi et Cova, da Silva R. B.) Le *territoire terminal* de cette hépatique moyenne est *toujours réduit :* l'artère est destinée à la partie moyenne du foie (Meckel, Monguidi), aux lobes carré et de Spiegel et en partie au lobe gauche (da Silva R. B.), aux lobes carré et de Spiegel et en partie au lobe droit (Barkow), au lobe carré (Barkow), au lobe de Spiegel et en partie au lobe gauche (Rolleston), au lobe droit (Dubrueil).

*b*. — *L'hépatique née de la coronaire stomachique* va se terminer dans le lobe *gauche du foie* (Meckel, Dubrueil, Barkow, Rolleston, Rossi et Cova, Descomps, Vincens, da Silva R. B.). Elle correspond de toutes pièces à l'*hépatique accessoire gauche* que nous avons décrite dans le dédoublement *gauche* de l'artère hépatique (voy. p. 578).

*c*. — *L'hépatique née de la mésentérique supérieure* va se terminer dans le lobe droit du foie (Meckel, Green, Lauth, Barkow, Rolleston, Monguidi, Rossi et Cova, da Silva R. B., Descomps). Cette artère correspond de toutes pièces à l'*hépatique accessoire droite* que nous avons décrite dans le dédoublement *droit* de l'artère hépatique (voy. p. 573).

*En résumé*, lorsque le foie reçoit trois artères hépatiques distinctes, chacune d'elles possède un territoire distinct. L'*hépatique ordinaire* (hépatique-cœliaque, hépatique moyenne), sensiblement diminuée de calibre, n'irrigue que *partiellement* le foie. Elle est accompagnée de deux artères compensatrices qui amènent au foie la quantité de sang que l'hépatique ordinaire, réduite, ne peut amener. Il y a donc analogie entre la duplicité et la triplicité de l'artère hépatique. Dans ces deux cas, on constate, la présence d'une artère représentant l'*hépatique ordinaire*, mais différant de cette dernière par le fait qu'elle est diminuée de volume et que son territoire terminal est plus ou moins réduit. Quand, par exemple, l'hépatique ordinaire, réduite, ne possède pas de branche terminale pour le lobe *gauche* du foie, il existe une artère compensatrice, *hépatique accessoire gauche*, qui vient irriguer le lobe gauche (dédoublement *gauche*). Quand l'hépatique ordinaire réduite ne possède pas de branche terminale pour le *lobe droit*, il existe une artère compensatrice, hépatique accessoire *droite*, qui tient le rôle de la branche lobaire *droite*. Ici encore il y a duplicité (dédoublement *droit*).

Si enfin l'*hépatique ordinaire*, réduite, n'irrigue que partiellement les lobes droit et gauche, il existe pour chacun de ces lobes une artère compensatrice ; il y a à la fois dédoublement droit et dédoublement gauche, d'où l'existence de trois artères hépatiques.

Qu'il y ait duplicité ou triplicité de l'artère hépatique, l'anomalie consiste toujours en un *fractionnement* du *territoire terminal normal* de l'*artère hépatique*. Suivant les cas, il y a fractionnement de l'*unité hépatique* en deux demi-unités ou en trois tiers d'unité hépatique (voy. p. 104, fig. 35 à 38).

D'où la conclusion qu'il faut en pareil cas éviter la ligature aussi bien de l'hépatique *ordinaire* réduite que des artères compensatrices, l'anatomie enseignant que ces différentes artères hépatiques ne présentent pas entre elles d'anastomoses importantes.

### 6° De la multiplicité des artères hépatiques.

D'après l'étude que nous venons de faire sur la duplicité et sur la triplicité de l'artère hépatique, on doit conclure que dans de semblables cas il n'y a pas, à proprement parler, *multiplicité des artères hépatiques* comme on pourrait être tenté de le supposer à première vue. C'est un point sur lequel a nettement insisté Dubrueil [77d]. « ... L'artère hépatique peut ne naître qu'en *partie* de la cœliaque, les autres branches étant fournies soit par la coronaire stomachique, la mésentérique supérieure, l'aorte, tout autant de cas dont j'ai été témoin. Loin d'être un tronc *unique*, l'hépatique est alors représentée par des branches plus ou moins nombreuses ne se rendant qu'au foie, mais qui émergent d'autres artères que de l'hépatique même, et en semblable occurrence, *peut-on établir la multiplicité des artères hépatiques?* Je le crois d'autant moins que l'on rencontre constamment, quoique à l'état rudimentaire, l'hépatique fournie par la cœliaque ; la seule différence consiste en ce qu'ici la variété est due à l'inversion de quelques branches provenant pour l'ordinaire de l'hépatique... »

C'est d'ailleurs d'une façon analogue que l'on peut expliquer les anomalies de nombre de toutes les artères du corps. C'est ainsi, par exemple, que Dubrueil écrit à propos de la prétendue *multiplicité des artères rénales*. «... je pense avec Meckel que la multiplicité des artères doit être considérée comme conséquence de la réduction des branches en troncs distincts, émanant immédiatement de l'aorte ; et n'est-on pas d'ailleurs préparé à cette disposition par la variété, de peu d'importance, il est vrai, dans laquelle la rénale, simple à son origine, se partage prématurément d'un seul côté tandis que de l'autre on remarque une division en plusieurs troncs ?... » [77[f]]. Glantenay et Gosset [121] acceptent entièrement l'opinion de Dubrueil relativement aux anomalies de nombre, de l'artère rénale. Récemment, dans une thèse très documentée, Iglésias est venu donner la preuve que les artères rénales accessoires équivalaient chacune à une *fraction* de l'artère rénale — normalement unique — et que la ligature d'une rénale accessoire n'était pas permise [235[b]].

On doit donc admettre que d'une façon générale les artères « accessoires » sont toujours des artères *compensatrices* représentant une *fraction plus ou moins importante* d'un tronc *artériel ordinairement unique*.

En ce qui concerne l'artère hépatique la *duplicité* constitue l'anomalie numérique de beaucoup la plus fréquente. La *triplicité* est beaucoup plus rare. Peut-être existe-t-il des cas dans lesquels on pourrait rencontrer quatre, cinq, ou même six artères distinctes se rendant au foie. Vincens figure un cas dans lequel il existait en plus de l'hépatique cœliaque ordinaire, trois artères distinctes se rendant au foie ; l'une naît de la mésentérique supérieure et se porte au lobe droit; deux autres proviennent du tronc cœliaque, elles sont destinées au lobe gauche [266[d]]. Budde représente un cas (obs. 262, fig. 187) dans lequel le foie recevait en plus de l'hépatique cœliaque ordinaire, quatre artères accessoires provenant respectivement de la splénique (hépatique accessoire droite) de la coronaire stomachique (une hépatique accessoire gauche) de l'aorte par un tronc commun avec la diaphragmatique inférieure (deux hépatiques accessoires gauches). Voilà donc deux exemples de « multiplicité » de l'artère hépatique, quatre artères dans le premier cas, cinq artères dans le second. L'explication que nous avons donné précédemment convient également à ces cas : ici encore il y a *fractionnement de l'artère hépatique* en quatre ou cinq parties distinctes. Nous insistons bien sur ce fait parce qu'il en découle des conclusions chirurgicales intéressantes, comme nous essaierons de le montrer. Mais auparavant nous rapporterons l'opinion de Geoffroy Saint-Hilaire sur les anomalies de nombre des artères, en général [82[e]], cette opinion schématisant, pour ainsi dire, les conclusions auxquelles nous sommes arrivé : « ... Quelques auteurs, et entre autres tout récemment M. Dubrueil, ont cependant vu manquer les artères spermatiques chez des sujets dont les testicules existaient : ce sont des faits très curieux et même entièrement inexplicables, suivant les anciens systèmes organogéniques; mais la *théorie du développement excentrique* nous en rend compte de la manière la plus simple, aussi bien que de l'anomalie inverse, la *duplication* ou même la *multiplication* des vaisseaux d'un organe resté simple. Tous les vaisseaux se formant primitivement dans les organes, et se portant de la circonférence au centre, on conçoit facilement comment des rameaux qui normalement se réunissent pour former une artère, la spermatique, par exemple, peuvent se porter sur un autre vaisseau, tel qu'une branche de l'hypogastrique ou au contraire se réunir en deux ou trois troncs au lieu d'un seul, comme à l'ordinaire, variété que présentent bien souvent les vaisseaux rénaux. Dans le premier cas le tronc manque, parce que tous les rameaux qui ordinairement se réunissent pour le composer, se sont embranchés sur un autre vaisseau, au lieu de se joindre et de se confondre entre eux : dans le second, il y a duplication ou même multiplication du vaisseau, parce qu'ils se sont joints, non plus en une, mais en deux ou plusieurs branches. Toutes ces anomalies numériques des vaisseaux qui ne coïncident point avec l'absence essentielle d'un organe ou la présence d un organe vraiment surnuméraire, se ramènent donc en dernière analyse, soit à la non réunion anormale de parties ordinairement confondues, soit à l'embranchement de rameaux ou de branches vasculaires sur une branche ou un tronc différent de celui auquel ce rameau ou ces branches se portent normalement... »

Sappey explique par un raisonnement analogue les anomalies numériques des artères [130[a]] « ... Les artères ne se développent pas à la manière d'un arbre dont le tronc précède les branches et les branches les rameaux. Ils se développent de la périphérie vers le centre; ce sont les rameaux qui précèdent les branches et les branches qui précèdent les troncs. Or, les artères se développant des divers organes vers le cœur il est facile de comprendre pourquoi leurs divisions terminales ne varient pas, et pourquoi au contraire toutes les autres varient si fréquemment. Trois phénomènes en effet, peuvent se produire : 1° Les rameaux et les branches convergeront de manière à se réunir sur les points où leur fusion s'opère le plus habituellement; et alors c'est l'état *normal* qu'on observera ; 2° ou bien leur convergence sera *plus grande* ; dans ces conditions, leur réunion aura lieu plus tôt; la branche ou le tronc résultant de cette fusion prématurée augmentera de longueur... 3° ou bien leur convergence sera *moins prononcée* ; dans ces conditions leur réunion est plus *tardive* ; *elle pourra même ne pas se produire; le tronc auquel elles donnent naissance sera plus court* ; *un ou plusieurs rameaux qui en dépendaient iront se terminer sur une artère voisine et son calibre se réduira aussi.....*

Les anomalies dites d'origine ne sont donc en réalité que des anomalies de terminaison, résultant d'un excès ou d'un défaut de convergence. A ce groupe se rattachent, en outre, les anomalies de nombre, de calibre, de longueur, etc... »

*En résumé* les artères hépatiques accessoires importantes, représentées presque toujours par une branche hépatico-coronaire pour le lobe gauche, ou par une branche hépatico-mésentérique pour le lobe droit, doivent être considérées comme des branches terminales *aberrantes* de l'artère hépatique. Nous montrerons qu'il semble établi actuellement que la ligature d'une des deux branches terminales de l'artère hépatique *normale* n'est pas permise. L'anatomie nous a enseigné que les hépatiques accessoires ne différaient des branches terminales *normales* de l'artère hépatique, que par leur origine aberrante. *Il en résulte pour nous que la ligature de ces hépatiques accessoires doit être également défendue* (voy. ligature de l'artère hépatique).

### 7° Explication embryologique de la présence des artères hépatiques accessoires.

Nous avons vu que les artères hépatiques accessoires importantes sont presque exclusivement représentées soit par une branche *hépatico-coronaire* destinée au lobe *gauche*, soit par une branche *hépatico-mésentérique* destinée au lobe *droit*. Il existe d'autres variétés, mais elles sont relativement exceptionnelles.

A propos de l'étude de chacune de ces deux branches anormales, nous avons exposé les différentes opinions émises en vue d'expliquer leur mode de formation. Résumons rapidement cette question :

1° La *branche hépatico-coronaire* (voy. p. 213) semble nettement dériver de la *branche œsophago-cardio-tubérositaire antérieure* (collatérale constante de la coronaire stomachique normale) et *d'un petit ramuscule hépatique accessoire* que cette branche œsophago-cardio-tubérositaire antérieure fournit à peu près constamment au lobe *gauche* du foie. D'autre part, il semble que la branche hépatico-coronaire soit plus fréquente chez le fœtus que chez l'adulte, d'après Toldt, Leriche et Villemin, Vincens, bien que pour Rossi et Cova la fréquence soit la même dans les deux cas.

2° Le mécanisme suivant lequel se développe la *branche hépatico-mésentérique* accessoire, est plus complexe (voy. p. 402). Des opinions assez différentes ont été émises sur cette question par Sappey et Cruveilhier, Haller et Hyrtl, Rossi et Cova, Tandler. Il nous a semblé que Tandler avait donné l'explication la plus satisfaisante. Toutefois, cherchant à concilier les opinions qui nous ont paru le mieux fondées, nous sommes arrivé à conclure que la branche *hépatico-mésentérique* dérivait *a*) soit d'un ramuscule hépatique accessoire fourni *à peu près constamment* au foie par le tronc de la mésentérique supérieure (Haller, Hyrtl, Tandler), petit ramuscule qui serait pour Tandler le reliquat d'une disposition embryonnaire liée au mode de développement du tronc cœliaque et de l'artère mésentérique supérieure; *b*) soit d'un petit rameau *anormal* que les arcades pancréatico-duodénales postérieures, ou pancréatique antérieure, pourraient envoyer au foie (Rossi et Cova).

*En résumé*, on peut admettre, au moins dans un certain nombre de cas, que *les deux artères hépatiques accessoires de beaucoup les plus fréquentes, branche hépatico-coronaire, branche hépatico-mésentérique paraissent résulter de la persistance d'une disposition embryonnaire probablement constante, mais passagère*, puisque chez l'adulte il est de règle de voir la circulation artérielle du foie sous la dépendance d'une artère *unique*, l'artère hépatique ordinaire normalement bifurquée en deux branches principales, *la lobaire droite* et la lobaire *gauche*.

Faut-il dès lors admettre qu'à l'origine la glande hépatique présente une irrigation artérielle *double*, liée à une *bilobation embryonnaire primitive* du foie, ou, tout au moins, à une *indépendance* plus ou moins complète des deux moitiés du foie, hémi-foie droit, hémi-foie gauche ? Il n'existe pas actuellement de recherches assez complètes et assez précises pour permettre de résoudre définitivement cette question du domaine de l'embryologie humaine et comparée. Vincens, nous semble être le seul auteur qui ait cherché à aborder ce problème.

Dans une thèse récente, émaillée d'idées originales et ingénieuses [266], Vincens s'est efforcé de démontrer que les anomalies de nombre de l'artère hépatique sont explicables par la *duplicité primitive* de l'irrigation du foie liée à *l'ébauche primitivement double* de cette glande. Envisagées dans leur ensemble, les conclusions de Vincens sont très intéressantes et comportent probablement une réelle part de vérité. Toutefois certains faits rigoureusement admis par cet auteur ne nous semblent pas à l'abri de toute critique, et par suite la même remarque est applicable à quelques-unes des déductions tirées de ces faits. Malgré ce petit reproche, la thèse de Vincens constitue un travail très intéressant surtout si l'on en considère l'idée directrice à savoir que c'est à *l'embryologie* qu'il faut s'adresser pour expliquer les variations constatées chez l'adulte. Nous allons résumer l'opinion de Vincens sur cette question, lui empruntant son propre texte.

A. — **Anatomie comparée.** — Chez tous les vertébrés le foie se développe aux dépens d'ébauches paires et symétriques; ultérieurement les cordons glandulaires issus de ces ébauches constituent deux lobes indépendants ou bien se réunissent en une masse unique. Mais cette réunion en une masse unique est toujours *secondaire*. L'indépendance des deux lobes persiste chez un grand nombre, même à l'état adulte. L'indépendance est très accusée en particulier chez les sélaciens et un grand nombre de poissons osseux. Chez les reptiles, l'indépendance est très accusée chez le crocodile et, en particulier, chez la tortue... Chez les oiseaux on retrouve également une disposition très nette en deux lobes. Chez les mammifères, le foie peut être au contraire très ramifié et affecter une forme multilobée. On observe surtout cette multiplicité des lobes chez les carnivores, les rongeurs, les marsupiaux, mais dans ce cas la disposition primitive n'a été simplement que défigurée. On peut toujours diviser ces lobes multiples en deux groupes qui répondent aux deux grands lobes fondamentaux de la glande hépatique. Dans ces conditions il est naturel de constater que les rameaux artériels venus de l'aorte et destinés à ces deux ébauches glandulaires se diviseront en deux groupes, les uns destinés au *lobe droit*, les autres au *lobe gauche*. Dans les cas où l'indépendance des lobes persiste pendant toute la durée de la vie, l'irrigation artérielle présentera également une indépendance parallèle.

Mais quand la fusion des ébauches hépatiques se produit et transforme le foie en une glande bilobée, l'indépendance du système artériel peut persister comme un vestige de la duplicité primitive de l'organe. Mais alors cette indépendance porte surtout sur les troncs artériels d'origine. Les rameaux artériels intra-hépatiques arrivent à constituer des réseaux qui peuvent être plus ou moins fusionnés. Cette fusion du système artériel atteint son maximum lorsque la fusion des lobes du foie est elle-même complète. Alors le foie, constituant une masse unique non lobée, peut perdre toute trace de sa duplicité primitive; les artères de l'une des deux ébauches disparaissent et il semble qu'un seul tronc artériel soit chargé d'irriguer complètement la glande hépatique. Mais ces faits-là sont assez rares; *dans le plus grand nombre des cas bien que la fusion soit complète, il existe toujours dans la disposition des artères du foie des traces d'un dédoublement primitif.*

B — **Embryologie chez l'homme.** — « ... Chez les vertébrés supérieurs, chez l'homme même, au cours du développement, *il existe toujours un double système artériel chargé de l'irrigation du foie...* » Ainsi, d'après Vincens, le système artériel du foie est constamment double pendant la vie intra-utérine « ... fait désormais hors de conteste... » ajoute Vincens.

« Comme l'a déjà remarqué le professeur Gentes : quand l'estomac n'a pas encore subi sa torsion, *deux systèmes artériels* croisent cet organe pour se rendre au foie : l'un *supérieur,* système *hépato-coronaire*, le croise au niveau inférieur du cardia, l'autre, *hépato-gastro-duodénal*, le croise au niveau du pylore. Ces deux systèmes sont entièrement *indépendants*, l'un est *supérieur* et donne les artères hépatiques supérieures, l'autre est *inférieur* et donne les hépatiques inférieures.

On peut subdiviser le groupe *supérieur* en deux troncs : l'un, le tronc *hépato-diaphragmatique* ($RH^1$, fig. 97) et l'autre le tronc *hépato-coronaire* ($RH^2$, fig. 97).

Le groupe *inférieur* lui-même se subdivise en deux également : le tronc *hépato-gastro-duodénal* (RH³, fig. 97) et le tronc *hépatico-mésentérique* (RH⁴, fig. 97). C'est de ce dernier que proviendra l'hépatique, quand elle naîtra de la mésentérique supérieure. De même dans le groupe *supérieur*, c'est du tronc hépato-diaphragmatique que naîtra le petit rameau hépatique issu de la diaphragmatique inférieure et qui se rendra au lobe gauche du foie. On pourrait les dénommer très justement artères hépatiques *cardiaques* et artères hépatiques *pyloriques*.

Pendant la vie intra-utérine, le foie remplit des fonctions multiples, c'est ce qui explique le volume considérable de cet organe par rapport aux autres viscères. Les mensurations ont été faites qui montrent d'ailleurs très nettement que le rapport numérique entre le poids absolu du foie et le poids du corps chez le fœtus fournit un indice beaucoup moins élevé que chez l'adulte. A cette période, en effet, le tube digestif ne remplit pas de fonctions, la fonction digestive du foie est réduite à zéro. Le foie n'acquiert son volume considérable et son importance physiologique que grâce à ses multiples sécrétions internes. *La disposition des vaisseaux* subit nécessairement les conséquences de ces adaptations physiologiques, les rameaux hépatiques artériels *supérieurs* sont aussi importants que les rameaux hépatiques *inférieurs*. Mais *le fait essentiel* qu'il importe de bien mettre en lumière est le suivant : alors que pour le groupe supérieur, groupe *hépato-coronaire* le rameau *coronaire* destiné au tube digestif — dont l'importance physiologique est moindre à ce stade de développement — est d'un calibre plus réduit, le rameau *hépatique*, au contraire, est beaucoup plus important comme dimension et comme calibre. Il en résulte que les rameaux coronaires ou intestinaux ont l'air d'être de simples branches collatérales de nos artères hépatiques supérieurs. Ce même fait s'observe à propos du groupe inférieur ou *hépato-gastro-duodénal*; alors que l'artère gastro-duodénale destinée au tube digestif a une importance et un calibre moindres, les hépatiques inférieures, elles, ont un calibre plus développé. L'artère gastro-duodénale paraît être une simple collatérale de l'hépatique.

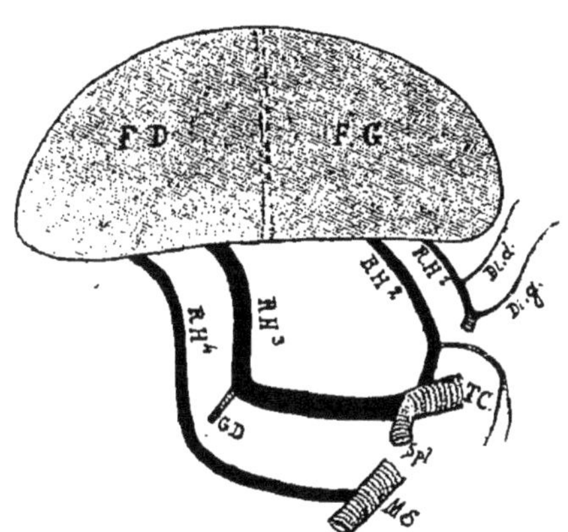

FIG. 97. — *Irrigation primitive du foie.* Schéma établi d'après les données de Vincens. (Pour l'explication de ce schéma, voy. notre texte.)

La disposition typique *chez le fœtus* est donc la suivante : il y a prédominance des rameaux artériels hépatiques à quelque groupe qu'ils apparliennent sur les rameaux artériels gastro-intestinaux. C'est là le fait essentiel *caractéristique* que nous croyons devoir mettre en lumière et qui exprime la disposition typique des rameaux hépatiques pendant la vie intra-utérine...

« ... Plus tard, au moment de la naissance ou après, cette disposition fondamentale se modifie le plus souvent. Il y a... ce que l'on peut appeller *inversion des calibres* des rameaux hépatiques et des rameaux gastro-intestinaux. Lorsque les fonctions digestives entrent en jeu, l'irrigation artérielle devenant plus nécessaire au tube digestif, les simples collatérales artérielles de nos deux systèmes hépatiques deviennent plus importantes et plus volumineuses ; à tel point qu'après avoir été de simples collatérales, elles deviennent le tronc principal du système et on arrive ainsi à la disposition de l'adulte, qui se traduit après l'inversion de la formule des calibres, par un tronc artériel coronaire stomachique et par un tronc artériel gastro-duodénal. »

En résumé : « ... L'irrigation artérielle du foie ne perd chez l'homme son caractère de duplicité primitive qu'à un stade très avancé du développement.

Les artères hépatiques sont, au début de la vie embryonnaire, disposées comme les ébauches primitives du foie. Il existe deux groupes d'artères hépatiques : un groupe *supérieur* que l'on peut subdiviser en deux troncs, tronc *hépato-diaphragmatique* et *hépato-coronaire stomachique ;* le groupe *inférieur* comprend le tronc *hépato-gastro-duodénal* et le tronc *hépato-mésentérique.*

C'est par la disparition de un ou plusieurs de ces troncs artériels primitifs que se constitue l'irrigation artérielle du foie de l'adulte.

Pendant la vie intra-utérine les deux groupes existent d'une façon constante... Au moment de la naissance, il y a le plus souvent ce que nous avons appelé *inversion de la formule des calibres* et, en général, à l'inverse de ce qui se passe dans la vie intra-utérine, les hépatiques supérieures ont l'air de collatérales de la coronaire stomachique, les hépatiques inférieures, souvent réduites à une seule, ont l'air d'être des collatérales du tronc gastro-duodénal.

Cette disposition fœtale explique tous les cas d'anomalies possibles signalées chez l'adulte. Toutes les fois que les artères hépatiques naissent d'un tronc sus ou sous-jacent à l'émergence du tronc cœliaque sur l'aorte, c'est-à-dire sur la mésentérique supérieure ou sur les artères diaphragmatiques inférieures, ces dernières artères ont toujours une émergence en contiguïté avec celle du tronc cœliaque, quand elles ne naissent pas elles-mêmes à son niveau.

Bien que chez l'homme la fusion des deux foies soit assez intime, la persistance de cette double irrigation artérielle constante chez le fœtus, assez fréquente chez l'adulte, montre que l'on peut établir dans bien des cas deux foies au point de vue artériel. Cette conception cadre avec l'hypothèse des deux foies veineux soutenue avec juste raison par M. le docteur Sérégé... »

Telles sont les conclusions très intéressantes auxquelles est arrivé Vincens.

Nous ne pouvons apporter d'arguments personnels sur cette question, car nos recherches ont été faites exclusivement sur des sujets adultes. Mais, à priori, la théorie embryologique proposée par Vincens paraît assez vraisemblable. Elle mérite en tout cas d'être connue, des anatomistes qui cherchent dans l'embryologie la solution de la plupart des anomalies constatées chez l'adulte. Toutefois, à notre avis, on ne peut actuellement admettre d'une façon *formelle* l'existence d'une *duplicité primitive* en ce qui concerne l'irrigation artérielle du foie.

C'est ainsi, par exemple, que si Vincens a constaté 8 fois sur 9 fœtus la présence d'une seconde artère hépatique gauche née de la coronaire stomachique, par contre, Rossi et Cova affirment ne pas avoir rencontré cette hépatique gauche avec une fréquence plus grande chez le fœtus que chez l'adulte (voy. p. 187).

D'autre part, sur les 9 fœtus examinés par Vincens, jamais l'existence d'une *hépatique-mésentérique* n'a été constatée. Il faudrait alors admettre que dans le groupe *inférieur* des artères hépatiques décrit par Vincens, l'hépatique-mésentérique disparaît à peu près constamment. Et cependant il découle de nombreuses statistiques que, *chez l'adulte*, l'hépatique-mésentérique est à peu près aussi fréquente (12 p. 100) que l'hépatique-coronaire 15 p. 100) (voy. pp. 185 et 373).

En ce qui concerne le volume de la *gastro-duodénale*, nous avons montré que, contrairement à l'opinion de Vincens et de Gentes, on devait admettre que chez l'adulte le volume de cette artère, est presque toujours *inférieur* à celui de l'hépatique propre (voy. p. 431). Déjà émise par la majorité des anatomistes, cette opinion se trouve d'accord avec nos recherches ainsi qu'avec celles de Descomps.

Plusieurs facteurs importants du problème abordé par Vincens restent donc encore très imprécis et l'on ne peut accepter intégralement les conclusions proposées par cet auteur. Il est d'ailleurs fort possible que les dispositions constatées par Vincens *chez le fœtus* correspondent à un stade du développement déjà assez avancé, sinon à peu près *définitif*. Tandler, dont nous avons déjà cité les remarquables travaux sur le développement du tronc cœliaque (voy. p. 50), a bien insisté sur ce fait que pour assister aux premiers stades du développement de ce tronc vasculaire, il était indispensable de s'adresser à *de tout jeunes embryons* humains mesurant moins de

17 millimètres, car, d'après Tandler, dès que l'embryon a atteint cette longueur la disposition artérielle *définitive* est déjà réalisée (voy. p. 50).

Aussi bien la question de la *duplicité* artérielle primitive du foie, tout en paraissant très probable, nécessite de nouvelles recherches faites non pas sur le fœtus mais sur de très jeunes embryons.

Dans un travail récent très documenté, G. de Lalaubie [241] est venu apporter une très importante contribution à l'étude de la circulation intra-hépatique, en se basant sur un grand nombre d'injections vasculaires (veine porte, veine sus-hépatique, artère hépatique, voies biliaires) et d'expériences (injections de solutions aqueuses colorées, radiographies après injection d'une solution de minium, corrosions, injections chez l'animal vivant, etc.). Cet auteur rejette l'hypothèse d'une indépendance lobaire *absolue*. Toutefois, d'après de Lalaubie, « ... la radiographie montre qu'il existe pour les vaisseaux veineux, portes et sus-hépatiques une indépendance interlobaire très relative, alors que cette indépendance est *absolue* au point de vue *biliaire*. Au point de vue *artériel* l'indépendance est moins absolue quoique *très véritable*, surtout expérimentalement...

Voilà donc un important travail qui vient encore à l'appui d'une duplicité primitive du foie, au moins au point de vue biliaire et artériel. C'est un nouvel argument en faveur de la théorie de Vincens.

D'ailleurs, il est bien certain qu'à une phase précoce du développement, le foie est formé de deux ébauches symétriques. On sait en effet que primitivement le foie reçoit pour chacune de ses moitiés droite et gauche une veine ombilicale et une veine omphalo-mésentérique. De même, sur le foie adulte, l'existence normale de deux branches lobaires principales, l'une droite, l'autre gauche résultant de la bifurcation de la veine porte, du canal hépatique, de l'artère hépatique, plaident en faveur de la duplicité primitive du foie, ou tout au moins d'une indépendance plus ou moins complète, à l'origine, entre les deux moitiés du foie.

Il est donc très probable à priori, que la théorie de Vincens contient une part de vérité. Toutefois il est nécessaire d'attendre, avant d'accepter les conclusions de cet auteur, que de nouvelles recherches, concernant la disposition primitive du foie et de ses artères, soient venues confirmer et préciser ces conclusions. C'est à Vincens que revient le mérite d'avoir indiqué la voie à suivre.

## § 2. — ANOMALIES DU TRONC DE L'ARTÈRE HÉPATIQUE

### (Hépatique commune, hépatique propre.)

Nous avons déjà signalé la plupart des anomalies du *tronc* de l'artère hépatique à propos de la description générale de cette artère. Aussi bien résumerons-nous cette question, n'insistant que sur les variétés plus ou moins exceptionnelles dont il n'a pas encore été fait mention.

Nous diviserons ce paragraphe en cinq parties :

1° *Absence complète* de l'artère hépatique ;
2° Anomalies d'*origine* ;
3° Anomalies de *terminaison* ;
4° Anomalies de *rapports* ;
5° Anomalies de *calibre* et de *longueur*.

### 1° Absence complète de l'artère hépatique.

C'est une anomalie exceptionnelle incompatible avec la vie. Krause aurait constaté l'absence de cette artère sur un mort-né qui présentait de graves malformations de tout le système artériel (rétrécissement du calibre de l'aorte et de l'artère pulmonaire) et dont la vésicule biliaire était absente [104]. Dans un cas rapporté par Calori (voy. obs. 30) et observé sur un monstre, l'artère hépatique manquait ainsi que les deux branches ordinaires du tronc cœliaque. Il s'agit là de dispositions exceptionnelles incompatibles avec la vie ; elles sont du domaine de la tératologie.

Green écrit qu'un auteur moderne (docteur Mills) a publié une dissection dans laquelle on constatait l'absence complète de l'artère hépatique. Mais, ajoute avec raison Green, il semble plus conforme à la physiologie et à l'expérience anatomique, de conclure qu'il ne devait y avoir là qu'une simple apparence attribuable à l'existence d'une artère hépatique née ailleurs que du tronc cœliaque... » [85].

### 2° Anomalies d'origine (de l'hépatique *commune*).

Cette question a déjà été longuement étudiée (voy. p. 422). Nous résumerons en un tableau nos conclusions.

L'artère hépatique *commune* naît :

*a.* — Du *tronc cœliaque* : **93** à **94** p. **100** ;

*b.* — Du tronc de la *mésentérique supérieure* : **4** p. **100** ;

*c.* — D'un tronc *cœliaco-mésentérique* : **1** $^1/^2$ à **2** p. **100** ;

*d.* — Directement de l'*aorte* abdominale : **1** p. **100**.

Dans un cas unique observé par Hyrtl (voy. p. 425) l'artère hépatique naissait de l'aorte *thoracique*. Il s'agissait d'un monstre anencéphale.

Il n'existe pas d'autres anomalies d'origine de l'artère hépatique commune que celles que nous venons de signaler. Contrairement à l'opinion de Schmerber, Testut, Poirier, nous pensons que l'artère hépatique ne naît jamais de l'artère *rénale droite* (voy. p. 426). Du moins n'avons-nous trouvé aucun cas authentique concernant cette prétendue anomalie.

Nous avons décrit en détail les différents modes d'origine de l'artère hépatique commune suivant qu'elle provient du tronc cœliaque complet ou incomplet, d'un tronc cœliaco-mésentérique, de l'aorte, de la mésentérique supérieure (voy. p. 422).

Il nous reste à signaler deux anomalies dont l'une *peu fréquente* (2 p. 100) consiste dans la naissance de l'hépatique *commune* au niveau du tronc cœliaque *par un tronc commun avec une hépatique accessoire droite* (voy. p. 573), tandis que l'autre anomalie, tout à fait exceptionnelle, consiste dans la naissance de l'hépatique *commune par un tronc commun très court avec la gastro-duodénale* (voy. Anomalies de la gastro-duodénale et p. 430). Nous n'avons pu trouver dans la littérature anatomique que deux ou trois exemples concernant cette dernière disposition.

### 3° **Anomalies de terminaison** (de l'hépatique commune).

La terminaison de l'hépatique ayant été décrite en détail (voy. pp. 434 et 460), nous nous bornerons à résumer cette question.

Dans **60** p. **100** des cas environ l'hépatique commune se termine par bifurcation en gastro-duodénale descendante et hépatique propre ascendante. C'est le *type classique*.

Dans **40** p. **100** des cas environ, l'*hépatique propre manque*. L'hépatique commune se termine alors :

*a* — soit par *un bouquet* constitué par la gastro-duodénale, et les deux branches terminales hépatiques (environ 20 p. 100) ;

*b* — soit par bifurcation en gastro-duodénale et une seule des deux branches terminales hépatiques droite ou gauche (environ 20 p. 100). C'est le *type dédoublé*; en effet il existe alors une hépatique accessoire droite ou gauche qui représente l'une des deux branches terminales hépatiques, aberrante.

Enfin dans un petit nombre de cas l'hépatique commune appartenant au type à ramification *en bouquet*, ou au type *dédoublé*, une des branches terminales est bifurquée d'une façon prématurée, dès sa naissance. Ainsi se constitue une hépatique commune donnat 3, 4, 5 branches terminales (voy. p. 436, fig. 73).

Les anomalies de *terminaison* de l'hépatique *commune* étant bien connues, il est très simple d'en déduire les anomalies d'*origine* de l'hépatique *propre* (voy. p. 433).

Quant aux anomalies de *terminaison* de l'hépatique *propre* elles seront décrites avec les anomalies portant sur les branches *terminales* hépatiques droite et gauche (voy. plus loin).

### 4° Anomalies de rapports.

*A*. — Normalement l'artère hépatique croise le flanc gauche de la veine porte puis se place *au-devant* de la face *antérieure* de cette veine. C'est un point sur lequel Retterer a nettement insisté (voy. p. 428). L'artère hépatique normale, envisagée dans ses rapports généraux avec la veine porte, est donc successivement *latéro-portale gauche*, puis *anté-portale*.

Il existe une importante anomalie dans laquelle l'artère hépatique se porte d'abord *en arrière* de la face *postérieure* du tronc porte, puis vient émerger et remonter entre le tronc porte et le canal hépato-cholédoque. Dans ces cas, l'artère hépatique est d'abord *rétro-portale*, puis *inter-porto-cholédocienne*.

On pourrait appeler la première disposition (artère hépatique normale), artère hépatique *superficielle* ou *pré-veineuse*, par opposition à la seconde disposition, artère hépatique *profonde* ou *rétro-veineuse*.

Cette dernière disposition — hépatique à trajet profond, rétro-portal — se rencontre d'une manière *à peu près exclusive* dans les cas où l'artère hépatique *commune* naît du tronc de la *mésentérique supérieure* (4 p. 100), anomalie que nous avons déjà très longuement décrite ailleurs (voy. p. 392).

Peut-être que dans un groupe d'anomalies très rares dans lesquelles le tronc cœliaque naît en commun avec la mésentérique supérieure (tronc cœliaco-mésentérique, 1 1/2 à 2 p. 100 ; voy. pp. 116 et 400), l'artère hépatique pourrait parfois présenter un trajet profond rétro-portal, absolument semblable à celui de l'hépatique commune née de la mésentérique supérieure. C'est une simple supposition que nous faisons, car il n'existe pas actuellement de cas probants. Au contraire, dans plusieurs observations de tronc cœliaco-mésentérique, il est spécifié que l'hépatique présentait son trajet ordinaire, latéro-portal d'abord, puis anté-portal (voy. p. 401).

A titre d'anomalie très rare, selon nous, on peut admettre que l'artère hépatique *commune* naissant normalement du tronc cœliaque, présente un trajet profond rétro-portal, puis inter-porto-cholédocien, tel que celui que nous avons décrit à l'hépatique-mésentérique. Mais, nous le répétons, il s'agit là d'une *anomalie rarissime*. Nous n'en connaissons qu'un seul cas indiscutable, dans toute la littérature anatomique, ce cas a été publié par Vincens [266$^{n}$] il aurait été constaté par Gentes et Aubaret (voy. obs. 82).

Aussi bien croyons-nous pouvoir émettre la conclusion suivante : Lorsque sur un sujet (adulte) on constate la présence d'une hépatique *commune* se portant *en arrière* de la veine porte pour émerger ensuite entre le bord droit de cette veine et le canal hépato-cholédoque, il y a environ 98 chances sur 100 pour que cette hépatique naisse *de la mésentérique supérieure*, et environ 2 chances sur 100 pour que cette hépatique présente son *origine normale*, c'est-à-dire se faisant au niveau du tronc cœliaque, ou bien, peut-être, que cette hépatique naisse d'un *tronc cœliaco-mésentérique*. Ces chiffres n'ont rien d'absolu. Ils expriment simplement une proportion générale.

On peut résumer la question des rapports normaux ou anormaux de l'artère hépatique d'une autre manière :

1° *L'hépatique commune née du tronc cœliaque* possède à peu près constamment son trajet normal, latéro-portal, puis anté-portal. Comme anomalie rarissime, négligeable en pratique, l'artère pourrait avoir un trajet rétro-portal.

2° *L'hépatique commune née de la mésentérique supérieure* appartient presque constamment à la variété profonde, rétro-portale d'abord, puis inter-porto-cholédocienne (voy. obs. 14, fig, 131). Comme anomalie rare (environ une fois sur 400 sujets, voy. p. 399), l'hépatique-mésentérique peut présenter le trajet ordinaire, latéro-portal puis anté-portal. C'est une disposition exceptionnelle, négligeable en pratique. Bien que nous l'ayons rencontrée une fois (obs. 15, fig. 132) sur un total de 50 sujets examinés en série, nous pensons que la fréquence de 1 p. 400 ou 0,25 p. 100 ne doit pas être éloignée du chiffre exact.

3° *L'hépatique commune née d'un tronc cœliaco-mésentérique* chemine probablement le plus souvent au-devant de la veine porte, tout comme une hépatique normale née du tronc cœliaque (obs. 9, fig. 126). Peut-être pourrait-elle revêtir le type profond rétro-portal ; aucune observation probante ne permet actuellement de l'affirmer.

4° *L'hépatique commune née directement de l'aorte* présente sans doute constamment le trajet anté-portal d'une hépatique ordinaire née du tronc cœliaque (obs. 17, fig. 134).

Telles sont les conclusions auxquelles nous amène l'examen de la presque totalité des cas actuellement publiés sur les anomalies de l'artère hépatique.

Kirmisson et Hébert ont publié en 1903 une observation d'un enfant de un mois qui présentait une absence congénitale des voies biliaires extra-hépatiques et une phocomélie du membre supérieur [238]. L'artère hépatique était située, dans le sillon transverse, *en arrière* de la veine porte. S'agissait-il d'une artère hépatique cheminant dans toute son étendue en arrière du tronc porte ? L'artère naissait-elle du tronc cœliaque ou de la mésentérique supérieure, ou d'ailleurs ? Autant de renseignements qui manquent pour être bien fixé sur cette anomalie observée d'ailleurs chez un sujet présentant d'importantes anomalies.

Plus récemment, Merle et Petit [247] ont observé et publié un cas dans lequel il y avait absence congénitale des voies biliaires extra-hépatiques ayant déterminé la mort par ictère, au bout de deux mois. Les deux branches de bifurcation de l'artère hépatique étaient situées, comme dans le cas de Kirmisson et Hébert, *en arrière* des branches de la veine porte « ... situation inverse de celle qu'elles devraient présenter normalement... » Les auteurs ne donnent aucun renseignement sur le trajet et sur l'origine de cette hépatique.

Dans un travail récent sur le hile du foie, Piquand écrit : « ... A peu près constamment l'artère hépatique, au niveau de sa division, est située nettement en avant de la veine porte, exceptionnellement cependant elle peut être située en arrière ; nous avons observé une fois cette disposition que Sappey représente comme normale et dont Merle et Petit ont rapporté récemment un exemple... » [253].

Tous ces faits peuvent s'interpréter de deux manières : ou bien il existait une artère hépatique rétro-portale dans toute son étendue, de son origine à sa terminaison hilaire ; ou bien l'artère hépatique présentait un trajet normal anté-portal dans la majeure partie de son trajet, tandis qu'au niveau du hile ses deux branches de bifurcation venaient se placer en arrière des branches de la veine porte. Dans les deux hypothèses il s'agirait d'une disposition rarissime qui n'a jamais été constaté par les anatomistes qui se sont livrés à une étude précise de l'artère hépatique (Haller, Hyrtl, Sousloff, Rossi et Cova, Tandler, Descomps, Vincens, etc.). La littérature anatomique ne renferme pas d'exemple concernant une des deux dispositions que nous avons supposées exister pour expliquer les rapports constatés par Kirmisson et Hébert, Merle et Petit, Piquand. On peut donc *en pratique*, ne pas tenir compte de ces dispositions. D'ailleurs au moins dans deux cas (Merle et Petit, Kirmisson et Hébert), il s'agissait de sujets plus ou moins monstrueux.

*B.* — L'artère hépatique doit présenter une anomalie de rapport évidente lorsqu'il y a transposition à gauche des viscères abdominaux. Il n'existe pas d'observations détaillées concernant la disposition de l'artère hépatique lorsque cette transposition existe.

*C.* — Mentionnons à titre d'anomalie aussi bizarre qu'exceptionnelle le cas décrit et figuré par Dubrueil (obs. 32, fig. 145).

*D.* — D'après Descomps, l'artère hépatique commune pourrait être recouverte à son origine par le pancréas et *perforer* d'arrière en avant la glande. Descomps a noté une fois cette disposition [179zz]. Sur une belle planche publiée par Mayer (obs. 59, fig. 161) l'artère hépatique commune née de la mésentérique supérieure semble bien présenter le rapport anormal auquel Descomps fait allusion. Mais nous n'avons pas retrouvé un autre exemple de cette anomalie dans toute la littérature anatomique. Ni Haller, ni Sousloff, ni Budde, ni Rossi et Cova n'ont signalé ce curieux rapport : nous pensons donc qu'il s'agit d'un cas tout à fait rare. Le pourcentage indiqué par Descomps (2 p. 100) nous paraît manifestement beaucoup trop élevé.

Le long du tronc de l'hépatique commune on trouve normalement un ou deux ganglions lymphatiques (chaîne ganglionnaire satellite de l'artère hépatique, Cunéo, voy. p. 491, fig. 85). Sur plusieurs de nos sujets, ces ganglions étaient hypertrophiés; d'une part, ils engainaient complètement l'hépatique commune, d'autre part la masse ganglionnaire adhérait intimement au bord supérieur de la tête du pancréas elle-même hypertrophiée et sclérosée. Il nous a fallu y regarder de très près pour ne pas prendre la masse ganglionnaire péri-artérielle pour du tissu glandulaire pancréatique, une sorte de prolongement de la glande. A première vue la disposition semblait se rapprocher de celle rencontrée par Descomps. Mais ce n'était qu'une fausse ressemblance.

Il est bien certain que si on rencontrait au cours d'une pancréatectomie l'anomalie décrite par Descomps, l'acte opératoire serait compliqué du fait de l'inclusion de l'artère hépatique dans la masse pancréatique à enlever. Toutefois, la ligature de l'hépatique commune ne semble pas dangereuse, à condition qu'on respecte la gastro-duodénale et ses anastomoses.

*E.* — Dans le cas de Mayer, auquel nous faisions allusion plus haut (obs. 59, fig. 161), le tronc de l'artère hépatique était traversé par un filet nerveux. Nous ne savons jusqu'à quel point on peut admettre l'existence d'une semblable disposition. Il n'en existe pas d'autre exemple.

*F.* — Dans un cas unique observé par Descomps [179aaa], l'hépatique commune se portait d'abord en arrière de l'embouchure de la veine splénique, puis au-devant de l'embouchure de la grande mésaraïque, derrière la tête du pancréas. C'est précisément dans ce cas que l'artère perforait la glande pancréatique (voy. ci-dessus, § *D.*)

*G.* — Nous rappelons que l'hépatique commune et l'hépatique propre peuvent présenter des variations plus ou moins sensibles et plus ou moins importantes par rapport au bord supérieur, du pancréas, à la veine porte, au canal hépato cholédoque. Toutes ces variations ont été longuement décrites à propos de l'hépatique commune et de l'hépatique propre.

### 5° Anomalies de calibre et de longueur.

A. **Calibre.** — La plupart des anomalies de calibre de l'hépatique commune sont liées à la présence d'artères hépatiques *accessoires*, fait sur lequel nous avons insisté à maintes reprises. Sans doute, l'âge, le sexe, la stature, le développement des viscères abdominaux sont susceptibles de constituer un ou plusieurs facteurs qui jouent un certain rôle dans les variations de calibre de l'artère hépatique. Mais, *en pratique*, et c'est là le point à retenir, chaque fois que l'hépatique commune présente un calibre anormalement réduit, il y a lieu de penser à l'existence d'une artère hépatique *accessoire* droite ou gauche (voy. Artères hépatiques accessoires, p. 569).

Certaines anomalies de la veine porte pourraient peut-être retentir sur le volume de l'artère hépatique, au dire de Geoffroy Saint-Hilaire [82[a]].

D'après cet auteur, « ... dans le petit nombre des cas rapportés d'une manière complète où on a signalé l'abouchement de la veine porte dans la veine cave inférieure, l'artère hépatique est indiquée comme présentant un calibre plus considérable que dans l'état régulier... ». Barclay rapporte [64[c]] que dans un cas mentionné par M. Abernethy de Bartholemew's Hospital (vol. I, *Philosophical Transact.*, 1793), la veine porte se terminait dans la veine cave inférieure ; l'artère hépatique était le seul vaisseau fournissant du sang au foie ; cette artère avait été trouvée *plus forte que d'habitude...* »

Nous sommes porté à penser que cette opinion ne doit pas, à priori, reposer sur des faits indiscutables. Sinon il faudrait admettre que l'artère hépatique est capable de suppléer la veine porte quand cette dernière brûle son étape hépatique. Ce serait là une conclusion bien irrationnelle, l'artère hépatique et la veine porte ayant chacune une fonction propre de valeur totalement différente.

B. **Longueur.** — Nous rappellerons que la longueur de l'*hépatique commune* varie dans de faibles limites (p. 429). A titre d'anomalie rarissime on a vu la gastro-duodénale naître de l'hépatique commune tout près de l'origine de cette dernière. L'hépatique commune pouvait alors être considérée comme extrêmement réduite. Il s'agit d'une disposition tout à fait négligeable en pratique (voy. Anomalies de la gastro-duodénale).

La longueur de l'*hépatique propre* est assez *variable* (p. 430), fait qui tient à la division plus ou moins précoce de cette artère en ses deux branches terminales. Nous rappelons que dans 40 p. 100 des cas environ l'hépatique propre doit être considérée comme absente (hépatique commune à ramification en bouquet, hépatique dédoublée, p. 435).

## § 3. ANOMALIES PORTANT SUR LA RAMESCENCE DE L'ARTÈRE HÉPATIQUE

Nous diviserons ce paragraphe en cinq parties :

1° Anomalies portant sur la gastro-duodénale; — 2° l'artère pylorique; — 3° l'artère cystique; — 4° les deux branches hépatiques terminales; — 5° la présence de rameaux accessoires anormaux.

### 1° Anomalies de l'artère gastro-duodénale.

La gastro-duodénale est sujette à très peu d'anomalies importantes. Nous indiquerons rapidement les principaux faits publiés sur cette question.

**Absence totale ou partielle.** — Dans un cas unique et très curieux, Dubrueil a constaté l'absence d'un tronc gastro-duodénal. Cette artère était suppléée par la splénique. Il existait d'ailleurs d'importantes anomalies des trois branches du tronc cœliaque (voy. obs. 32, fig. 145). La littérature anatomique ne renferme pas, à notre connaissance, d'autre cas comparable.

**Anomalies de nombre.** — La gastro-duodénale pourrait être double (?) d'après Theile. Nous ne connaissons aucun cas authentique.

**Anomalies d'origine.** — Rappelons que la gastro-duodénale naît d'une façon presque absolument constante au niveau de la terminaison de l'hépatique *commune*. Comme anomalies on a cité quatre variétés différentes, dont trois très rares :

*a*) L'origine de la gastro-duodénale *sur le tronc de l'hépatique commune* tout près du point où cette dernière naît du tronc cœliaque. L'hépatique commune peut alors être considérée comme réduite à un trajet de quelques millimètres. Leriche a rencontré une fois une disposition de ce genre sur un total de 55 sujets examinés [188e]; la gastro-duodénale naissait de l'hépatique commune, 2 centimètres après son origine. Parfois même la gastro-duodénale pourrait naître *directement du tronc cœliaque* dont elle constituerait une branche terminale (Theile, Testut.) D'après

Sousloff [262e] cette anomalie se serait présentée trois fois à Tichomiroff. Nous pensons qu'il s'agit d'une variété bien rare; elle ne s'est pas offerte à Rossi et Cova, Descomps, ni à Sousloff, ni à nous-même (333 cas examinés en série). Nous n'en connaissons qu'un cas authentique publié par Struthers, d'ailleurs sans détail (voy. obs. 116).

b) La gastro-duodénale pourrait naître *en totalité de la mésentérique supérieure* (Theile). C'est encore une anomalie bien rare. Nous n'en connaissons qu'un seul cas précis, dans toute la littérature anatomique : il appartient à B.-J. Béraud qui l'a figuré avec détail [147b]; la gastro-duodénale naissait du tronc de la mésentérique au niveau du bord inférieur de l'isthme pancréatique, puis remontait devant le pancréas. Quain a peut-être vu un cas de ce genre [163].

c) Il existe un petit groupe d'anomalies de la gastro-duodénale dans lesquelles cette artère naît *par deux racines* : l'une de ces racines représente le tronc ordinaire de la gastro-duodénale et s'implante sur l'hépatique; la seconde racine s'insère sur le tronc de la mésentérique supérieure. Ainsi se constitue par l'intermédiaire de cette dernière racine, une importante anastomose entre le tronc cœliaque et la mésentérique supérieure. Cette anomalie s'explique soit par le développement anormal de la petite arcade pancréatique antérieure, soit par l'existence d'un canal représentant une disposition embryonnaire. Nous avons déjà exposé cette question (voy. p. 122) en signalant les cas de Haller, Wiart, Langenbeck, Bonamy, Beau et Broca. Ajoutons que Hildebrandt [100a] a signalé un cas dans lequel la gastro-duodénale naissait par deux racines, une racine insérée sur l'artère hépatique, l'autre racine insérée sur le tronc cœliaque. Tiedemann a figuré un cas du même genre [169g] dont nous donnons le schéma (fig. 98).

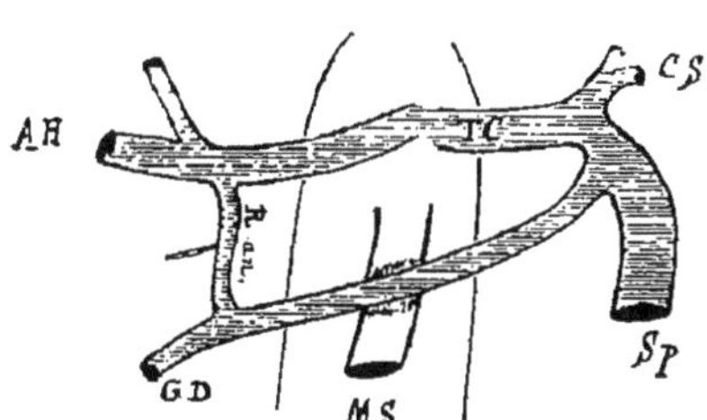


FIG. 98. — *Gastro-duodénale naissant par deux racines.*
(Schéma d'une planche de Tiedemann.)

d) La gastro-duodénale naît par un tronc commun avec la *branche hépatique terminale droite.* D'ordinaire le tronc commun est très court; nous avons signalé cette disposition à propos de l'artère hépatique à ramification en bouquet (voy. p. 435, fig. 72). Exceptionnellement le tronc commun aux deux artères est long de 2 à 3 centimètres. Budde a signalé et figuré un cas de ce genre (voy. plus loin, Anomalie des branches hépatiques terminales). Ce genre d'anomalies n'est pas très rare : Rossi et Cova l'ont rencontré 2 fois sur un total de 98 sujets ; Descomps indique le pourcentage de 4 p. 100; nous avons noté cette disposition trois fois sur un total de 50 sujets (soit : 6 p. 100). Sousloff n'indique pas cette variété.

**Branches surnuméraires.** — *a*) *Branche terminale droite de l'artère hépatique.* — Ces cas se confondent avec ceux que nous avons décrits dans le groupe précédent : la gastro-duodénale donnerait naissance à la branche hépatique terminale droite dans environ 4 à 6 p. 100 des cas (voy. plus loin : Anomalie des branches terminales de l'artère hépatique).

*b*) *Rameau hépatique accessoire.* — La gastro-duodénale peut donner naissance à un petit rameau hépatique accessoire allant se terminer dans le hile du foie ou s'anastomoser avec la branche droite de l'artère hépatique. C'est une variété peu fréquente. Nous l'avons notée une seule fois sur 50 sujets examinés. Ce petit rameau passait en arrière du cholédoque. Rossi et Cova ont signalé 2 fois (sur 98 cas) l'existence d'un faible rameau hépatique né de la gastro-duodénale. Descomps a vu une fois sur 50 un rameau hépatique accessoire droit né de la gastro-duodénale, aller s'anastomoser avec une branche de l'hépatique propre.

*c*) *Branche terminale gauche.* — C'est une variété exceptionnelle; nous n'en connaissons qu'un seul cas signalé par Descomps. La disposition réalisée se confondait avec celle que nous avons décrite sous le nom d'hépatique commune à ramification en bouquet.

*d*) Parmi les branches fournies anormalement par la gastro-duodénale, les deux de beaucoup les plus fréquents sont *l'artère cystique* (3 p. 100; voy. la description de cette artère) et *l'artère pylorique* (36 p. 100; voy. la description de cette artère).

*e*) L'existence d'autres branches anormales est en somme exceptionnelle. Krause mentionne l'origine de la coronaire stomachique aux dépens de la gastro-duodénale [104]. Nous ne connaissons aucun exemple authentique de cette bizarre anomalie. D'après Krause, également, Theile aurait vu la gastro-duodénale envoyer une branche à la partie supérieure du côlon ascendant et aux parties avoisinantes du côlon transverse [104].

### 2° Anomalies de l'artère pylorique.

**Absence.** — La pylorique manque exceptionnellement (2 p. 100). Le chiffre de 7 p. 100 indiqué par Leriche et Villemin nous semble trop élevé. D'ailleurs, comme nous l'avons déjà fait remarquer, l'artère pylorique est fréquemment suppléée en partie par les plus internes des rameaux duodénaux supérieurs (voy. p. 464). Exceptionnellement, la pylorique fait défaut en tant que tronc distinct, elle est alors entièrement remplacée par les rameaux duodénaux supérieurs. Somme toute, il existe toujours au niveau du segment pyloro-duodénal de l'estomac un pédicule vasculaire plus ou moins étalé qu'il faut systématiquement lier au cours de la pylorectomie (voy. Ligature de l'artère pylorique).

**Origine anormale.** — Nous avons déjà signalé les divers modes d'origine de la pylorique. Nous considérons comme anomalies peu fréquentes l'origine de la pylorique soit au niveau de la partie moyenne du tronc de l'hépatique *commune* (1 fois sur 150), soit au niveau de la branche terminale droite de l'hépatique *propre* (1 fois sur 150).

Il doit être plus exceptionnel encore de voir naître la pylorique au niveau de l'artère cystique, disposition qui n'a été signalée que par Descomps (voy. p. 513). Il s'agit alors sans doute d'un de ces rameaux duodénaux supérieurs que nous avons décrits comme émanant d'un point quelconque du tronc ou des branches de l'artère hépatique (voy. p. 464). Dans un cas unique figuré par Budde (obs. 261, fig. 186) la pylorique naissait directement de l'*aorte* par un tronc commun avec une hépatique accessoire gauche. Il est permis d'émettre quelque doute sur ce cas, publié sans détails précis. Une pylorique accessoire a été vu naître de la splénique, par Haller ; c'est une anomalie rarissime (voy. p. 261).

**Rameaux supplémentaires.** — Ce sont ou bien des rameaux duodénaux supérieurs assez fréquents (15 à 20 p. 100, voy. p. 519) ou bien un petit rameau hépatique accessoire (10 p. 100 ; voy. p. 519).

### 3° Anomalies de l'artère cystique.

Nous nous bornerons à résumer ces anomalies dont la plupart ont été indiquées au cours de notre description générale sur cette artère (voy. p. 547).

**Anomalies de nombre.** — L'artère cystique est double dans 12 p. 100 des cas, environ. C'est donc une anomalie assez fréquente. Il s'agit toujours non pas d'une duplicité véritable, mais simplement d'un *dédoublement* de l'artère cystique, par bifurcation prématurée, d'où l'origine séparée de chacune des branches de bifurcation ordinaire de l'artère cystique. C'est là une règle absolue comme nous l'avons constaté après Haller, Sousloff, Rossi et Cova.

**Anomalies d'origine.** — On doit considérer comme anomalies d'origine les cas dans lesquels la cystique ne naît pas de la *branche droite* de l'artère hépatique (11 à 12 p. 100).

Nous avons déjà mentionné les principales variétés. Rappelons que dans

8 p. 100 des cas la cystique naît soit de l'hépatique *propre* (3 p. 100), soit de la *gastro-duodénale* (3 p. 100), soit de la *branche hépatique gauche* (2 p. 100). Les autres modes d'origine sont exceptionnels (voy. p. 547).

Plusieurs anatomistes signalent l'existence possible d'une cystique naissant de la mésentérique supérieure. Nous avons montré qu'il s'agit là d'une anomalie très rare, car sur un total de 314 sujets examinés en série (Sousloff, Rossi et Cova, Descomps, da Silva R. B.) *une seule fois* la cystique naissait en totalité du tronc de la mésentérique supérieure (Sousloff).

D'ailleurs la littérature anatomique renferme très peu d'exemples de cette anomalie. Krause mentionne sans détail un cas de Wilde : la mésentérique supérieure fournissait l'artère cystique et une cystique accessoire [Krause 104]. Brown Macdonald a rencontré un sujet sur lequel la cystique naissait en totalité de la mésentérique supérieure [211] ; l'artère cheminait derrière le pancréas, puis derrière la première portion du duodénum. Elle donnait à la vésicule les deux branches ordinaires ; il n'existait pas d'autre artère cystique ; l'auteur insiste avec raison sur la rareté de cette disposition et pense même que son cas est unique. Toutefois Vincens semble avoir rencontré deux fois cette anomalie [266p]. Gentes en a publié un cas très net [*in* Vincens 266q]. Dans ces trois derniers cas la cystique remontait en arrière de la veine porte et du cholédoque.

Bien entendu tous ces cas s'appliquent à l'origine *directe* de la cystique au niveau du tronc de la mésentérique supérieure. Quand en effet, il existe une branche hépatique complémentaire droite née de la mésentérique supérieure, alors l'artère cystique provient de l'hépatique droite et par suite elle naît *indirectement* de la mésentérique supérieure. Nous avons déjà signalé ce fait ; nous le rappelons afin de bien spécifier que nous n'avons pas tenu compte de cette disposition dans les lignes qui précèdent (voy. p. 548).

L'artère cystique peut-elle naître ailleurs que de l'hépatique (ou d'une de ses branches) ou de la mésentérique supérieure? Sans doute le fait est possible mais très rare ; nous n'en connaissons qu'un seul exemple : Brewer aurait vu naître une fois de l'aorte une cystique accessoire [210].

**Anomalies de rapports.** — Nous avons signalé les variations de direction et de rapports de l'artère cystique (p. 552) suivant qu'elle naît à droite du canal hépatique ou à sa gauche.

La cystique présente un trajet très anormal quand elle naît de la mésentérique supérieure comme nous venons de le montrer dans le paragraphe précédent.

Dans un cas personnel (obs. 8, fig. 125), la cystique unique naissait au-devant du canal hépatique, de la branche droite de l'artère hépatique (cette branche droite croisant la face antérieure du canal hépatique). Le canal cystique était dirigé en bas, verticalement, naissant haut. L'artère cystique descendait verticalement, appliquée sur la face antérieure du canal cystique. Cette disposition nous semble assez rare.

Cruveilhier représente dans son atlas d'anatomie pathologique [219a] une disposition dans laquelle la cystique née de la branche hépatique droite, passe à travers l'angle formé par les deux racines du canal hépatique. Descomps aurait constaté cette disposition environ 5 fois sur un total de 50 sujets examinés. Nous pensons cependant qu'il s'agit là d'une anomalie rarissime, puisque sur un total de 364 sujets examinés par Budde (100 sujets), Rossi et Cova (96 sujets), Sousloff (118 sujets), da Silva R. B. (50 sujets) jamais cette disposition n'a été signalée. Haller ne la mentionne pas non plus. Nous insistons quelque peu sur ce point, car plusieurs auteurs sembleraient considérer comme normal le passage de l'artère cystique à travers les deux racines du canal hépatique (Cotte [218], Guibé [228e], Desjardins [288], etc).

**Anomalies de ramification.** — L'artère cystique se termine en donnant deux branches, l'une gauche (inféro-gauche) l'autre droite (supéro-droite) (voy. p. 561). A titre tout à fait exceptionnel, l'artère ne se bifurque pas.

Rappelons que la cystique donne parfois un petit rameau *hépatique* tout près de son origine (10 p. 100 ; voy. p. 560).

### 4° Anomalies portant sur les branches terminales de l'artère hépatique.

Nous étudierons rapidement les anomalies que peuvent présenter les deux branches terminales de l'artère hépatique.

Ces anomalies peuvent porter sur : 1° l'*origine*; 2° *le nombre* ; 3° *les rapports* ; 4° *la ramification collatérale* ; 5° *la terminaison*.

**Anomalies d'origine.** — Rappelons les trois principaux modes d'origine des deux branches terminales de l'artère hépatique, liés aux principaux types que peut présenter l'artère (voy. p. 460) :

*a* — Dans la majorité des cas (60 p. 100) il existe une hépatique *propre* qui se bifurque en branche hépatique *droite* (foie droit) et branche hépatique *gauche* (foie gauche). L'artère hépatique présente son type *classique* (type angulaire, bi-segmentaire, etc.) ;

*b* — Comme disposition *fréquente*, l'*hépatique propre fait défaut*, les deux branches terminales naisssant alors de la terminaison de l'hépatique *commune* (20 p. 100). L'artère hépatique présente alors le type mono-segmentaire, rectiligne, ou à ramification en bouquet ;

*c* — Comme disposition *aussi fréquente que la précédente*, on voit l'hépatique *commune* se terminer en donnant la gastro duodénale descendante et une seule des deux branches terminales hépatiques, la *droite* ou la *gauche*; celle des deux branches hépatiques terminales qui n'est pas fournie par l'hépatique commune, naît par une *origine aberrante*, constituant ainsi une *hépatique accessoire* droite ou gauche. L'hépatique accessoire droite naît presque toujours de la mésentérique supérieure (voy. p. 572). L'hépatique accessoire gauche naît à peu près constamment par un tronc commun avec la coronaire stomachique (voy. p. 578).

Au total et en chiffres ronds la *branche hépatique terminale droite* naît soit de l'hépatique propre, 60 p. 100, soit de l'hépatique commune 30 p. 100, soit de la mésentérique supérieure, 10 p. 100.

La *branche hépatique terminale gauche* naît soit de l'hépatite propre 60 p. 100, soit de l'hépatique commune 30 p. 100, soit de la coronaire stomachique, 10 p. 100.

Telles sont les variétés capitales, celles qu'il suffit de connître en *pratique*. Mais il existe un certain nombre d'anomalies secondaires, dont quelques-unes présentent des caractères assez particuliers. Nous envisagerons successivement les cas dans lesquels l'artère hépatique est *unique* et ceux dans lesquels l'artère est *dédoublée, ou même triple.*

A. — Artère hépatique unique. — Comme anomalie d'origine portant sur les branches terminales, sur toutes les deux, ou sur une seule, on peut constater : *a*) la *naissance tardive* de ces deux branches, ou *b*) la *naissance précoce* de ces deux branches ou d'une seule d'entre elles.

*a*) *Naissance tardive des deux branches terminales.* — Il est exceptionnel de voir l'hépatique propre se bifurquer tardivement, au ras du hile. Sur un total de 36 sujets, présentant une artère hépatique *unique*, 2 fois seulement nous avons constaté cette anomalie (obs. 4, fig. 121 ; obs. 6, fig. 123). L'hépatique propre était alors plus longue que d'ordinaire. Ce doit être une variété assez rare. Descomps ne l'a pas rencontrée une seule fois sur un total de 50 sujets examinés.

*b*) *Naissance précoce des branches terminales.* — α. Dans certains cas, également peu fréquents, l'hépatique propre est réduite à un tronc très court mesurant moins de 10 millimètres. On peut alors admettre qu'il y a naissance précoce des deux branches terminales. C'est une simple variété, sans grande importance. Si nous la mentionnons, c'est parce qu'elle constitue pour ainsi dire le trait de passage entre la bifurcation *tardive* décrite au paragraphe précédent et la naissance des deux branches terminales au niveau de la terminaison de l'hépatique *commune*. Dans ce dernier cas, l'hépatique propre manque ; l'hépatique commune se termine par un bouquet de trois branches : gastro-duodénale, branche terminale hépatique droite, branche terminale hépatique gauche (voy. fig. 77 *bis* p. 460). Nous avons déjà longuement insisté sur l'existence fréquente de cette dernière disposition (20 p. 100). Rappelons qu'elle a été mentionnée ou figurée par plusieurs auteurs : Haller, Barclay, Langenbeck, Monguidi, Quénu, Bardeleben et Hœckel, Budde, Rossi et Cova (voy. entre autres les figures données par

Swan [168a]; Langenbeck, obs. 46, fig. 155; Quénu [255a]; Tuffier [264]; Descomps en a figuré 9 cas [179vv]; Gosset et Desmarest en représentent trois ou quatre cas [226]; voy. nos observations personnelles 9 à 13 et fig. 126 à 130). Il s'agit donc là d'une disposition qui a été rencontrée par pas mal d'auteurs. Toutefois, il nous semble que personne n'a signalé la fréquence relativement grande de ce type assez spécial.

Dans les cas où l'hépatique commune se termine en bouquet, il existe d'ordinaire une branche descendante, la gastro-duodénale, et deux branches ascendantes, branche hépatique terminale droite, branche hépatique terminale gauche. En examinant les figures que nous avons mentionnées, on pourra constater que parfois le bouquet terminal est formé par 4, 5 et même 6 branches. Cela tient à ce que l'artère pylorique peut venir se brancher sur la terminaison de l'hépatique commune, fait d'ailleurs assez rare. De

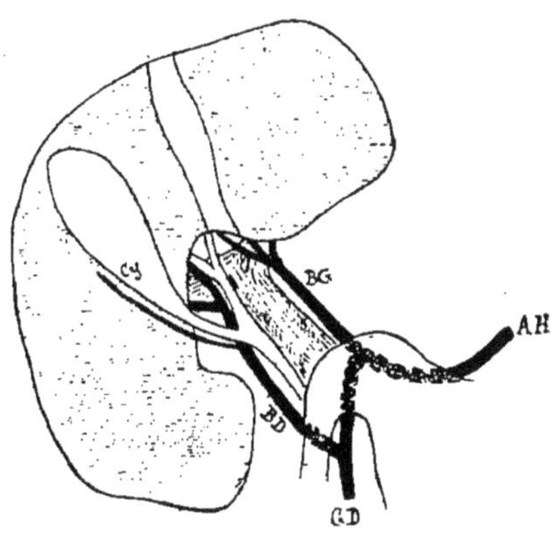


FIG. 99. — *Gastro-duodénale et branche hépatique terminale droite naissant par un tronc commun assez long.* (D'après Budde.)

même une des deux branches hépatiques droite ou gauche peut être doublée (fig. 73, p. 436). Il n'y a pas lieu d'insister sur ces variétés qui d'ailleurs sont exceptionnelles.

β. — Une variété très voisine de celles que nous venons de décrire est représentée par une disposition dans laquelle l'hépatique *commune* se *bifurque* en donnant la branche terminale *gauche* et un *court* tronc volumineux se divisant presque aussitôt né en gastro-duodénale et branche hépatique *droite*. On peut voir cette disposition représentée sur deux de nos figures (obs. 10, fig. 127, obs. 12, fig. 129, voy. également le schéma p. 435, fig. 72). Nous avons rencontré 3 fois cette disposition sur un total de 50 sujets (soit 6 p. 100). D'ordinaire le tronc commun à la gastro-duodénale et à la branche hépatique droite est *très court*, si bien qu'en définitive la disposition réalisée se confond presque entièrement avec celle dans laquelle l'hépatique commune se termine en donnant exactement au même point la gastro-duodénale, la branche hépatique droite, la branche hépatique gauche. Toutefois, il pourrait se faire que la branche droite naisse avec la gastro-duodénale par un tronc plus ou moins long, mesurant 1 ou 2 centimètres. Dans ces cas la branche droite présente un trajet un peu spécial, car elle se trouve reportée vers la droite. Descomps figure un cas de ce genre [179 xx] : la branche droite allait croiser très bas la face antérieure du cholédoque, puis elle remontait en arrière du canal cystique, le long et à droite du canal hépatique. Budde a figuré un cas se rapprochant de celui de Descomps (voy. fig. 99); mais le trajet de la branche droite se trouvait encore plus dévié vers la droite [212 b]. L'hépatique droite (BD) se détachait du tronc commun derrière la tête du pancréas, près de son bord inférieur. Elle cheminait à droite du cholédoque, croisait la face postérieure du canal cystique, puis apparaissait dans le triangle biliaire. Le volume de la branche hépatique droite était dans deux de nos cas légèrement inférieur à celui de la gastro-duodénale, si bien qu'on aurait pu étiqueter l'anomalie : branche terminale droite *fournie par*

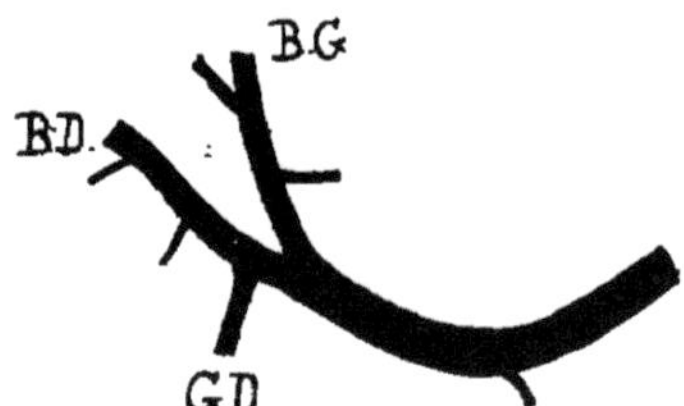


Fig. 100. — *Gastro-duodénale se détachant de la branche hépatique droite.* (D'après Rossi et Cova.)

On pourrait dire également que ces deux artères naissent de l'hépatique commune par un court tronc commun.

*la gastro-duodénale*. Par contre, dans notre troisième cas, la branche droite était plus *forte* que la gastro-duodénale ; on pouvait donc admettre que la gastro-duodénale naissait de la branche droite. Sur un total de 98 sujets examinés en série, Rossi et Cova ont rencontré deux fois la gastro-duodénale se détachant ainsi de la branche droite [192 p]. Sur la figure donnée par ces auteurs (voy. fig. 100) on constate que le tronc commun à la gastro-duodénale et à la branche droite est excessivement *court* ; la disposition se confondait avec celle que nous avons rencontrée sur nos trois cas. D'après Descomps, la branche droite naît de la gastro-duodénale dans 4 p. 100 des cas. Le pourcentage que nous avons obtenu est très voisin (6 p. 100). Sousloff n'indique pas cette variété.

*En résumé*, dans 4 à 6 p. 100 des cas, on voit naître la branche hépatique droite par un tronc commun avec la gastro-duodénale. Nous pensons que d'ordinaire ce tronc commun est très court ; la disposition est alors presque entièrement assimilable au cas où l'hépatique commune se termine par un bouquet. Plus rarement, sans doute, la bifurcation du tronc commun aux deux artères (branche droite, gastro-duodénale) pourrait mesurer 2 à 3 centimètres ; dans ces cas la branche hépatique droite se trouve déjetée sensiblement *vers la droite*; elle occupe dans le bord libre du petit épiploon une situation droite ou externe par rapport au canal hépato-cholédoque; l'artère serait donc facilement lésée au cours d'une intervention sur le cholédoque. Mais, nous le répétons, c'est une disposition assez rare (voy. plus loin, Anomalies de rapport des branches terminales de l'artère hépatique).

γ. - Nous devons encore mentionner une variété assez rare que nous

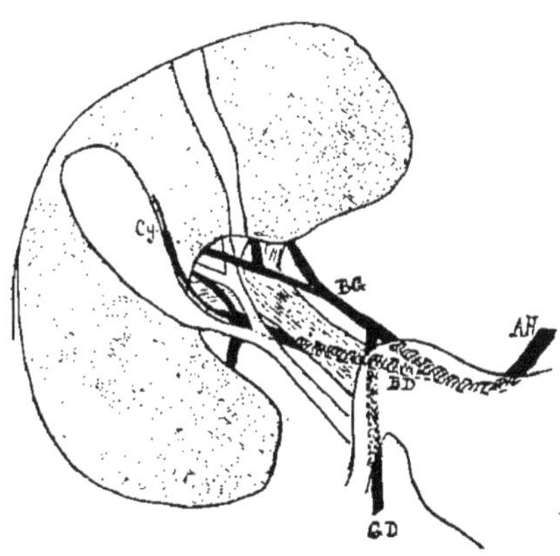


Fig. 101. — *Branche hépatique terminale droite naissant du tronc de l'hépatique commune avant sa terminaison.* (D'après Budde.)

n'avons jamais rencontrée mais qui s'est offerte à Descomps [179 [yy]]. L'hépatique commune se terminait en donnant la branche droite et un tronc commun à la gastro-duodénale et à une branche hépatique *gauche* ; ce tronc commun est très court ; sur la figure on peut constater que la disposition est tout à fait comparable aux cas beaucoup plus fréquents dans lesquels l'hépatique commune donne exactement au même point la gastro-duodénale et les deux branches hépatiques droite et gauche. D'après Descomps la branche *gauche* de l'artère hépatique naîtrait de la gastro-duodénale dans 2 p. 100 des cas. Nous tenons le chiffre pour trop fort. Rossi et Cova insistent sur ce fait qu'ils n'ont jamais vu (98 sujets examinés) la gastro-duodénale naître en commun avec la branche gauche, tandis que 2 fois ils ont vu la branche droite naître en commun avec la gastro-duodénale.

δ. — Nous avons déjà montré à propos du *dédoublement droit* de l'artère hépatique (voy. p. 573) que l'hépatique accessoire *droite* naissait parfois du tronc cœliaque par un tronc commun *très court* avec l'hépatique commune (voy. obs. 16, fig. 133). Il existe une anomalie dans laquelle la branche terminale droite de l'artère hépatique naît du *tronc* de l'hépatique commune, à peu de distance du point où cette dernière se termine en donnant la gastro-duodénale. Budde a nettement figuré un cas de ce genre [212[1]] (voy. fig. 101). Rossi et Cova ont figuré un cas analogue [192[t]]. Il s'agit sans doute d'une disposition exceptionnelle, car ni Sousloff, ni Descomps ne l'ont signalée. Nous ne l'avons pas non plus rencontrée. Cette variété est intéressante par le fait qu'elle constitue un trait de passage entre l'hépatique commune normalement ramifiée et certains cas de dédoublement droit de cette artère.

*En résumé*, on peut admettre toute une série de variétés résultant de l'origine plus ou moins précoce des branches hépatiques terminales. A une des extrémités de la série se trouve l'hépatique *propre* bifurquée *tardivement*; puis vient l'hépatique propre bifurquée *normalement*, type normal que nous avons longuement décrit; dans un troisième type, l'hépatique propre se bifurque d'une façon *précoce* ; dans un quatrième type la bifurcation est si précoce que l'hépatique propre *manque*, les deux branches hépatiques terminales naissant de la terminaison de l'hépatique commune. Dans une cinquième variété, une des deux branches vient se détacher précocement de la gastro-duodénale, ou bien, sixième variété, la branche droite émane du tronc de l'hépatique *commune* avant l'émission de la gastro-duodénale. Enfin à l'extrémité de la série, et comme septième variété, l'hépatique droite naît du tronc cœliaque par un tronc commun avec l'hépatique commune. Et l'on arrive ainsi à concevoir la possibilité d'une branche droite tout à fait aberrante, naissant de la mésentérique supérieure. De même la branche gauche peut naître du tronc cœliaque par un tronc commun avec l'hépatique commune; si l'aberrance est poussée plus loin, cette branche gauche va se détacher par un tronc commun avec la coronaire stomachique.

***Causes des variations d'origine des branches hépatiques terminales droite et gauche. Hypothèse de Rossi et Cova.*** — Rossi et Cova ont cherché à expliquer, en s'appuyant sur le développement de l'artère hépatique, les variations d'origine des branches terminales de cette artère. Nous résumerons les ingénieuses hypothèses émises par ces deux auteurs [192[m], 192[o]]; ces variations peuvent se présenter sous de multiples aspects entre lesquels il ne semble exister aucun lien, à première vue. Cependant on peut démontrer qu'il y a entre eux des rapports très intimes, en remontant à une période pendant laquelle la disposition artérielle est plus simple, c'est-à-dire quand les viscères abdominaux n'ont pas encore subi les nombreux changements de situation qui se produisent par la suite. On comprend facilement comment une variété minime des artères à la période primitive pourra donner lieu à une disposition très complexe plus tard, quand l'estomac et les autres viscères auront subi des variations de position et de volume nombreuses et profondes et qui retentissent sur la disposition artérielle.

Faisant suivre aux viscères le chemin qu'ils ont parcouru pendant le développement, mais en sens inverse, on voit que l'artère hépatique présente la disposition suivante (fig. 102). Le tronc cœliaque (*T.C.*) donne naissance à ses trois branches terminales, la coronaire stomachique (*Co. St.*), la splénique (*Spl.*), l'artère hépatique ou mieux gastro-hépatique (*G. H.*). Cette dernière qui formera le tronc de l'hépatique, quand le développement sera terminé, mérite le nom de *gastro-duodénale* aux périodes précoces du développement, quand le foie n'existe encore qu'à l'état de simple ébauche. En effet, à cette période, la gastro-duodénale se distribue à la partie *dorsale* et à la partie *ventrale* de l'estomac et du duodénum. Elle se divise en *deux* branches : l'une destinée au bord *dorsal* du canal intestinal, c'est la *gastro-duodénale dorsale* (*G. D. dors.*) ; l'autre passe à droite du canal intestinal juste au-dessous de la dilatation gastrique, et

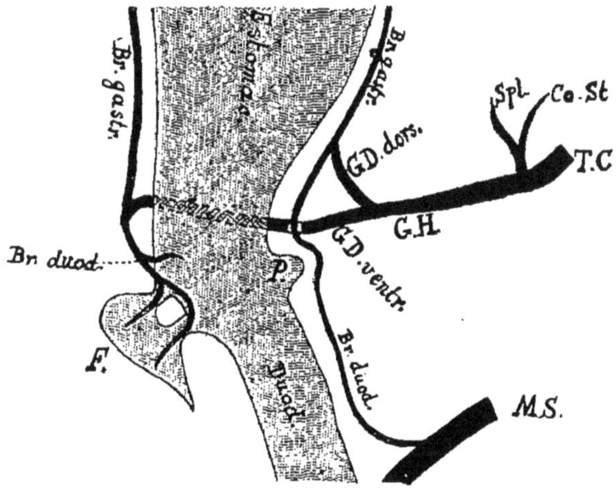


Fig. 102. — *Disposition embryonnaire primitive des artères au niveau de la région pyloro-duodénale du tube digestif, alors que le foie* (F) *et le pancréas* (P) *sont encore à l'état d'ébauches.* (Figure schématique d'après Rossi et Cova. Pour l'explication, voir notre texte.)

se porte au bord *ventral* de ce canal, c'est la *gastro-duodénale ventrale* (*G. D. ventr.*).

La gastro-duodénale *dorsale* se divise en deux branches, branche gastrique (*Br. gastr.*) et branche duodénale (*Br. duod.*) qui suivent chacune respectivement le bord dorsal de l'estomac et du duodénum. De même la gastro-duodénale *ventrale* se divise en deux branches homologues, branche gastrique et branche duodénale qui à leur tour suivent respectivement le bord antérieur de l'estomac et du duodénum.

Des deux branches gastriques, la branche *ventrale* s'anastomose avec la coronaire stomachique, la branche *dorsale* s'anastomose avec une branche de la splénique qui se transformera plus tard en gastro-épiploïque gauche.

Des deux branches duodénales, la branche *ventrale* se termine sans s'anastomoser avec un rameau analogue; la branche duodénale *dorsale* se termine au contraire en s'anastomosant avec la branche duodénale de la mésentérique supérieure (*M. S.*), branche qui deviendra plus tard la pancréatico-duodénale inférieure ou gauche.

On sait que le foie se développe au niveau du bord ventral de cette portion du canal intestinal qui correspond au duodénum. C'est pourquoi *les artères du foie proviendront des branches qui occupent le bord ventral du duodénum.* C'est pour la même raison que l'artère hépatique embryonnaire sera une branche de la *duodénale ventrale.* Plus tard, avec l'énorme développement que prend le foie, la plus grande partie du sang de la gastro-duodénale primitive (*G. H.*) se portera au foie et les branches de cette artère qui ne vont pas au foie resteront très sensiblement en arrière, dans leur développement. Finalement, l'artère hépatique définitive résultera de la gastro-duodénale primitive (*G. H.*), de la gastro-duodénale *ventrale* (*G. D. ventr.*), du tronc de la duodénale *ventrale* et des rameaux de la duodénale ventrale qui vont au foie. Les deux branches gastriques et la branche duodénale dorsale qui ne participent pas à l'irrigation hépatique, présenteront un développement beaucoup plus faible.

L'artère hépatique ne représente donc pas morphologiquement un tout, mais bien la transformation d'artères qui ont, au début, une valeur différente les unes des autres...

Le développement étant achevé, on remarque que la *gastro-épiploïque droite* dérive de la branche gastrique dorsale juste au point où naît la *pancréatico-duodénale supérieure.* Cette dernière dérive de la duodénale dorsale. *L'artère pylorique* dérive de la branche gastrique ventrale. Quant à la duodénale ventrale, les rameaux qu'elle envoyait au duodénum persisteront souvent sous forme de petits *rameaux duodénaux supérieurs* fournis par le *tronc* de l'artère hépatique.

Les artères destinées au foie dérivent donc normalement de la *branche duodénale ventrale primitive...* Mais on peut admettre que dans quelques cas, les rameaux primitifs destinés au bord antérieur du duodénum, proviennent d'une origine autre que la duodénale ventrale... Par suite, quand le foie apparaîtra, ses artères pourront naître ailleurs que de la duodénale ventrale. Ainsi seront réalisés les différents modes d'origine des branches hépatiques terminales qu'on peut en définitive constater chez l'adulte :

1° Si les rameaux hépatiques dérivent de la *duodénale ventrale*, ce qui constitue la disposition de règle, on verra le tronc de l'artère hépatique donner d'abord la gastro-duodénale, puis la pylorique, et après l'émission de ces deux dernières, se diviser en ses branches terminales, branche droite et branche gauche. Chez l'adulte, c'est la disposition ordinaire (fig. 102 et fig. 103, **A**).

2° La branche *gastrique ventrale* (future pylorique) donne parfois quelques ramuscules à la partie primitivement ventrale ou *antérieure* du duodénum. Si un de ces ramuscules duodénaux tombe dans le territoire de formation du foie (fig. 103, **A**, rameau 1), il pourra se transformer en une branche hépatique terminale et la pylorique étant inférieure en volume, semblera être une collatérale de la branche hépatique définitive (fig. 103, **B**). Presque toujours il s'agit de la branche hépatique destinée au lobe gauche. On conçoit que, dans ce cas, la bifurcation de l'artère hépatique *propre* se fera d'une façon plus précoce que dans la disposition normale.

3° De même le tronc de la *gastro-duodénale ventrale* (fig. 102, *GD ventr.*), c'est-à-dire la portion comprise entre l'origine de cette artère et l'origine de la branche gastrique ventrale (future pylorique), fournit parfois de petits ramuscules à la partie primitivement ventrale ou antérieure du duodénum. Si un de

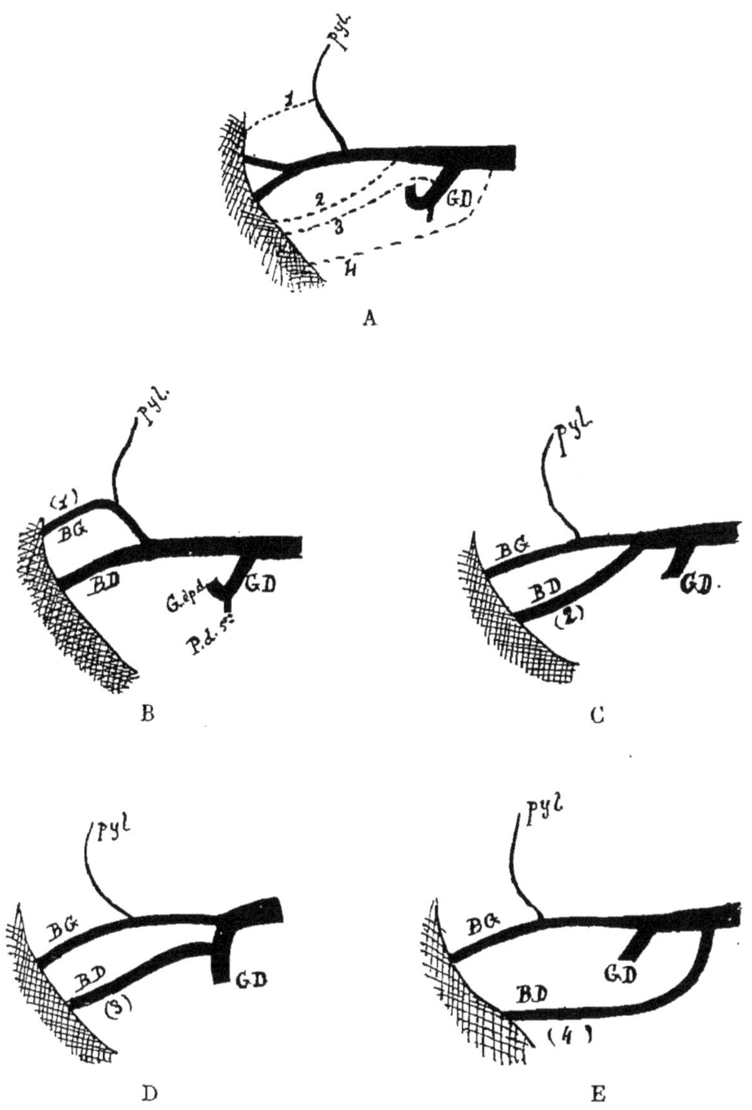


Fig. 103. — *Schémas destinés à montrer les divers modes d'origine des deux branches hépatiques terminales* (BD, BG). (Schémas établis d'après les données de Rossi et Cova.

En A, on a figuré *en noir plein* la disposition normale, ordinaire, et *en pointillé* les différents ramuscules hépatiques primitifs (1, 2, 3, 4) qui peuvent successivement donner naissance aux branches hépatiques terminales. (Voyez notre texte.)

ces ramuscules est englobé dans le territoire de formation du foie (fig. **103, A**, rameau 2), il pourra donner naissance à une des deux branches hépatiques terminales. Ici encore il en résultera une bifurcation précoce de l'artère hépatique *propre* et la pylorique apparaîtra comme collatérale d'une des branches hépatiques, de la branche gauche presque toujours (fig. 103, C).

4° Enfin le tronc de la *gastro-duodénale dorsale* primitive (*GD. dors.*, fig. 102) donne parfois des ramuscules duodénaux ; l'un d'eux peut participer à l'irrigation hépatique et donner une des branches hépatiques terminales (fig. 103, A, rameau 3). Lorsque le développement sera achevé, on verra l'artère hépatique *commune* se bifurquer en une branche hépatique terminale et un tronc commun à la gastro-duodénale définitive et à l'autre branche hépatique terminale (fig. 103, D).

5° On pourrait également admettre que parfois une des branches hépatiques terminales dérive d'un ramuscule duodénal fourni par le tronc de la gastro-duodénale *primitive* (fig. 102, *GH*). Ainsi s'expliquerait la disposition adulte dans laquelle on voit naître la branche hépatique terminale droite du *tronc* de l'hépatique *commune* (fig. 103, A, rameau 4 et fig. 103, E).

B. — Artère hépatique accompagnée d'hépatiques accessoires. — Rappelons que dans le quart des cas environ (27 p. 100; voy. p. 570) le foie reçoit en plus de l'hépatique *ordinaire*, une importante branche *accessoire* (25 p. 100) ou exceptionnellement deux importantes branches accessoires (2 p. 100). Dans l'un ou l'autre cas, il y a *nécessairement* anomalie d'origine au moins d'une des branches terminales de l'artère hépatique, puisque nous avons montré, à la suite de nombreux anatomistes tant anciens que modernes, que les hépatiques accessoires devaient *toujours* être considérées comme équivalant à la totalité ou à une importante partie d'une des deux branches terminales (quand il y a duplicité) ou des deux branches terminales (quand il y a triplicité de l'artère hépatique). (Voy. Artères hépatiques accessoires.) Nous ne reviendrons pas sur la description de la duplicité et de la triplicité de l'artère hépatique, questions déjà longuement étudiées antérieurement. Rappelons seulement que l'hépatique accessoire *droite* provient presque constamment de la mésentérique supérieure, qu'il y ait duplicité ou triplicité de l'artère hépatique, très rarement elle provient du tronc cœliaque; exceptionnellement, elle provient d'une autre source (soit directement de l'aorte, soit de la splénique). Quant à l'hépatique accessoire *gauche* elle naît presque constamment par un tronc commun avec l'artère coronaire stomachique; exceptionnellement, il existe une autre origine.

**Anomalies de nombre des branches hépatiques terminales.** — *a*) Il y a bien entendu anomalie de nombre des branches terminales lorsque l'artère hépatique étant accompagnée d'une hépatique *accessoire*, cette dernière ne remplace pas *en totalité* une des deux branches terminales de l'artère hépatique. Il existe alors pour un des deux grands lobes du foie, deux artères distinctes, à savoir : une branche fournie par l'hépatique propre, une autre constituée par l'hépatique accessoire. Mais c'est là une disposition peu fréquente. Quand il y a duplicité de l'artère hépatique (dédoublement droit ou gauche) presque toujours l'hépatique accessoire remplace *en* *totalité* une des deux branches terminales de l'artère hépatique. Nous avons déjà longuement insisté sur ce point (voy. Hépatiques accessoires).

*b*) Que l'artère hépatique soit unique ou bien qu'elle soit accompagnée d'une hépatique accessoire, on peut constater, d'ailleurs exceptionnellement, la division prématurée d'une des branches terminales. Nous avons déjà signalé ces variétés à propos de la terminaison de l'hépatique commune (voy. p. 436, fig. 73 et obs. 6). Dans un de nos cas personnels, il y avait dédoublement droit de l'artère hépatique; l'hépatique propre manquait et à sa place existaient deux branches terminales pour le lobe gauche ou plutôt une branche gauche dédoublée (voy. obs. 18, fig. 135). D'une façon générale, la division prématurée des branches terminales est très rare (voy. encore obs. 6, fig. 123).

*c*) De nombreux anatomistes sont d'avis que l'artère hépatique se termine assez souvent en donnant non pas deux, mais bien *trois* branches terminales, à savoir les deux branches ordinairement décrites, et, en plus, une branche de volume plus faible, naissant au niveau de l'angle de bifurcation de l'hépatique *propre* : telle est la conception déjà ancienne de l'*hepatica media* de Haller (voy. p. 521). Cette hepatica media existerait fréquemment pour Hyrtl; on la trouverait à peu près dans la moitié des cas, d'après Sousloff (voy. p. 522); dans un peu moins du tiers des cas, d'après Rossi et Cova (p. 522), dans la moitié des cas pour Piquand (p. 523). Descomps et de Lalaubie ne la signalent pas; il en est de même de Barkow.

En nous appuyant d'une part sur l'autorité de Haller, d'autre part sur nos recherches personnelles, nous avons été amené à considérer l'hépatique moyenne comme une branche terminale à peu près constante (80 p. 100). Mais le plus souvent elle se détache de la branche hépatique droite, à titre de collatérale (52 p. 100) et plus rarement comme collatérale de la branche hépatique gauche (28 p. 100) (voy. la descr. de cette branche, p. 545).

**Anomalies de rapports des branches hépatiques terminales.** — Il importe de considérer les anomalies de rapports suivant que l'artère hépatique est *unique* ou au contraire accompagnée d'une hépatique accessoire.

A. Hépatique unique. — L'artère hépatique étant *unique*, chacune des deux branches terminales peut présenter des anomalies de rapports.

*a*) *Branche droite.* — Les rapports de la branche droite varient suivant que cette branche naît de l'hépatique propre ou de l'hépatique commune (voy. p. 535).

En plus des variétés que nous avons décrites, nous signalerons deux dispositions que nous tenons pour très rares :

α) Branche hépatique droite passant dans l'angle formé par les deux *racines* du *canal hépatique*. Sousloff aurait rencontré cette disposition [262[c]], la branche artérielle passait d'abord derrière la racine gauche du canal hépatique, puis devant sa racine droite ; le canal hépatique possédait deux *longues* racines. Nous n'avons jamais noté cette disposition. Ni Rossi et Cova, ni Budde ne l'ont signalée. Descomps représente trois cas se rapprochant de l'anomalie vue par Sousloff [179[ccc]]. Dans ces trois cas il existait une anomalie des racines du canal hépatique. Nous pensons qu'il s'agit là de cas exceptionnels qu'on peut négliger, dans la pratique courante.

β) La branche hépatique droite née du tronc de l'hépatique (de l'hépatique propre, ou de l'hépatique commune au voisinage de sa terminaison) se porte parfois au lobe droit du foie en passant en arrière du tronc porte et du canal hépato-cholédoque. Budde a figuré deux cas de ce genre (voy. fig. 101, p. 608 et fig. 187, obs. 262). Dans un cas la branche droite naissait de l'hépatique *propre* bifurquée ; dans l'autre elle naissait du tronc de l'hépatique *commune*, un peu en avant de l'émission de la gastro-duodénale. Bardeleben et Hœckel représentent un cas analogue [144[f]], la branche droite naissait de la terminaison de l'hépatique *commune* (hépatique commune à ramification en bouquet). Dans un cas figuré par Quénu [255[c]], l'artère hépatique *commune* se terminait par trifurcation en donnant une branche gauche et deux branches droites ; une de ces deux dernières passait en arrière de la veine porte et du canal hépatique, tandis que l'autre cheminait au-devant du tronc porte et croisait la face antérieure du canal hépatique. Toutes ces dispositions sont exceptionnelles. Nous ne les avons jamais rencontrées. Sousloff et Descomps ne les ont pas signalées. Nous avons vu sur un sujet la branche droite occuper une situation rétro-porto-biliaire (obs. 16, fig. 133), mais il s'agissait d'une variété de dédoublement droit. Presque toujours quand la branche droite chemine en arrière du pédicule hépatique, c'est qu'il y a origine aberrante de cette branche droite (voy. Dédoublement droit).

*b*) *Branche gauche.* — L'artère hépatique étant unique, les anomalies de rapports de la branche gauche sont très rares.

Dans un cas personnel (obs. 4, fig. 121), la branche gauche se portait dès son origine, en arrière de la branche gauche de la veine porte.

Nous ne connaissons pas d'importantes anomalies de rapport de cette branche, à part bien entendu les cas où elle est aberrante.

B. Artère hépatique dédoublée. — Lorsqu'il y a duplicité de l'artère hépatique, celle des deux branches terminales qui est remplacée en totalité ou en partie par une hépatique accessoire, présente nécessairement une anomalie de rapports. Nous ne reviendrons pas sur cette question, ayant déjà longuement décrit le trajet des hépatiques accessoires droites ou gauches (voy. ce chapitre).

**Anomalies portant sur la ramification collatérale des branches hépatiques terminales.** — A. Branche droite. — Rappelons que la branche hépatique droite (normale ou aberrante) fournit à peu près constamment la *cystique* (voy. Artère cystique) et très fréquemment l'*hepatica* *media* ou artère du sillon de la veine ombilicale (voy. p. 545); enfin parfois un ou deux rameaux duodénaux supérieurs (voy. p. 464). A titre d'*anomalies rares*, la branche hépatique droite peut fournir l'artère pylorique, ou une rénale accessoire.

*a*) *L'artère pylorique* (1 fois sur 150, voy. p. 513). D'après Descomps la branche hépatique droite pourrait donner directement ou par l'intermédiaire de la cystique, l'artère pylorique ou une pylorique accessoire (4 p. 100). Nous pensons que la pylorique n'est que très exceptionnellement fournie par la branche hépatique droite (1 fois sur 150). Toutefois avec une certaine fréquence on voit de petits ramuscules duodénaux supérieurs naître soit de la branche droite, soit de la cystique.

*b*) *Artère rénale accessoire* pour le rein droit. Ce doit être là une anomalie bien rare. Macalister signale l'existence possible de cette anomalie [245]. Iglésias n'a pas rencontré de branche semblable, bien qu'il ait examiné un nombre très important de reins normaux ou anormaux [235]. Nous ne connaissons qu'un seul cas authentique, il appartient à B. Tyrie [198]. L'artère hépatique se bifurquait en branche droite et branche gauche. De la branche droite, près de son origine, naissait une rénale accessoire qui se portait au pôle supérieur du rein droit. Le rein recevait en outre deux artères nées isolément de l'aorte. L'auteur fait remarquer avec raison que l'existence d'une rénale née de l'hépatique est très rare.

B. Branche gauche. — Rappelons que la branche gauche donne très souvent l'artère *pylorique* (voy. p. 513) et l'*hepatica media* (voy. p. 545).

A titre d'anomalie rare, la branche gauche peut fournir : *a*) l'artère *cystique* (2 p. 100; voy. p. 549). Descomps a obtenu le même pourcentage; *b*) une *diaphragmatique* accessoire (Quain, 1 cas; voy. p. 136); *c*) une branche *gastrique* accessoire remplaçant la branche œsophago-cardio-tubérositaire antérieure (1 cas, Rossi et Cova [191v]); *d*) la coronaire stomachique, anomalie dont nous avons contesté l'existence (voy. p. 174).

Quand la branche hépatique gauche naît de la coronaire stomachique, elle possède une ramification très spéciale dont nous avons déjà signalé les variétés possibles (voy. p. 211).

**Anomalies de terminaison des branches hépatiques terminales.** — A part le nombre variable des rameaux terminaux que peuvent donner la branche droite ou gauche de l'artère hépatique, on observe pour ainsi dire pas d'anomalies notables. Les deux branches se terminent presque toujours isolément dans le foie sans présenter entre elles d'anastomose *extra-hépatique* importante.

Quand l'artère hépatique est *unique*, il semble que jamais il n'existe d'anastomose extra-hépatique. Aucun fait ne permet actuellement de contredire cette supposition. Quand il existe une hépatique *accessoire* droite ou gauche, nous avons montré que la présence d'une anastomose extra-hépatique importante était tout à fait exceptionnelle (voy. p. 203 et p. 389). Il s'agit alors d'un petit rameau collatéral envoyé par l'hépatique accessoire à une des branches de l'hépatique ordinaire.

Comme anomalie *rarissime* on pourrait voir soit l'hépatique accessoire droite (hépatique mésentérique) se terminer uniquement en s'anastomosant avec la branche droite (réduite) de l'hépatique ordinaire, soit l'hépatique accessoire gauche (hépatique coronaire) se terminer *uniquement* en s'anastomosant avec la branche gauche (réduite) de l'hépatique ordinaire. Descomps a constaté ces deux dispositions, assignant à chacune une fréquence de 2 p. 100. Nous avons démontré en nous appuyant sur tous les faits actuellement connus, qu'en réalité ce pourcentage est beaucoup trop fort. Les deux cas observés par Descomps constituent actuellement deux cas uniques dont la littérature anatomique ne renferme pas d'autre exemple (voy. p. 203 et p. 389).

### 5° Rameaux accessoires anormaux fournis par l'artère hépatique.

L'artère hépatique ne fournit qu'à titre tout à fait exceptionnel des rameaux anormaux aux parties ou aux viscères du voisinage. L'artère hépatique, pourrait-on dire, n'est pas prêteuse ; c'est là un caractère qui la rapproche de la splénique et qui la différencie au contraire de la coronaire stomachique.

La splénique et l'hépatique s'en tiennent généralement à l'irrigation de leur territoire *normal*. Encore faut-il ajouter, qu'à l'inverse de la splénique dont la duplicité est excessivement rare, l'artère hépatique se complaît, au contraire, à faire appel aux troncs du voisinage, en particulier à la coronaire et à la mésentérique supérieure, pour se faire suppléer plus ou moins complètement. Ainsi, l'hépatique n'aime pas prêter ; par contre, elle aime emprunter ; ce sont deux caractères qui individualisent nettement cette artère.

Aussi bien la liste des rameaux anormaux accessoires fournis par l'hépatique est-elle très courte :

*a*) L'hépatique pourrait fournir la *coronaire stomachique*, que cette dernière naisse soit du tronc de l'hépatique commune (Haller, voy. p. 174), soit de la branche hépatique terminale gauche (Meckel, voy. p. 174), soit du tronc de la gastro-duodénale (Krause p. 601). A propos de l'étude de chacune de ces artères nous avons essayé de montrer qu'une semblable anomalie était très contestable. Personnellement nous attendons pour en admettre l'existence la publication d'un cas authentique.

*b*) L'hépatique commune fournit normalement quelques ramuscules *pancréatiques* et parfois (25 p. 100) la pancréatique supérieure de Haller (voy. p. 462).

A titre d'anomalie assez rare, Rossi et Cova ont signalé l'existence de petits rameaux pancréatiques nés de l'hépatique *propre* ou d'une des deux branches hépatiques terminales, mais d'une façon indirecte. C'est-à-dire que ces rameaux se détachaient de ceux qui se portent à la portion supérieure du duodénum (rameaux duodénaux *supérieurs*, voy. p. 464). Il s'agissait d'une petite branche pancréatique descendant en arrière de la première portion du duodénum pour atteindre la tête du pancréas. Rossi et Cova ont noté 5 fois l'existence de ce petit rameau pancréatique, sur un total de 94 sujets examinés. C'est en somme une anomalie rare et de bien peu d'importance.

*c*) L'artère hépatique pourrait fournir une *rénale accessoire droite*. Nous avons déjà insisté sur la grande rareté de cette anomalie dont nous ne connaissons qu'un seul cas authentique (voy. p. 575). La rénale accessoire naissait de la branche hépatique droite.

*d*) *Diaphragmatique inférieure*. — Il est exceptionnel de voir l'artère hépatique fournir une des deux artères diaphragmatiques inférieures. Sur un total de 145 cas examinés par Haller, Quain, Rossi et Cova (voy. p. 133), deux fois seulement une des deux diaphragmatiques provenait de l'artère hépatique; dans un cas c'était la diaphragmatique droite (Rossi et Cova), dans l'autre le côté n'est pas spécifié (Quain).

L'existence d'une diaphragmatique *accessoire* fournie par l'artère hépatique est également exceptionnelle.

Nous en avons trouvé un exemple appartenant à Quain (voy. p. 136), une diaphragmatique accessoire droite naissait de la branche hépatique gauche normale. Bien entendu, nous n'avons pas en vue les cas dans lesquels la branche hépatique gauche présente une origine aberrante, naissant en commun avec la coronaire stomachique. Dans ce cas il n'est pas exceptionnel (environ 2 p. 100) de voir la diaphragmatique gauche provenir de l'hépatique accessoire gauche (voy. p. 212) fait qui n'a pas lieu d'étonner si l'on se rappelle que normalement la coronaire stomachique donne naissance aux diaphragmatiques, dans 10 à 12 p. 100 des cas, et plus souvent à la gauche qu'à la droite (voy. p. 177).

*e*) *Branche gastrique accessoire*. — Dans un cas unique constaté par Rossi et Cova (voy. p. 616) la branche gauche de l'artère hépatique envoyait à l'estomac une branche remplaçant la branche œsophago-cardio-tubérositaire, non fournie par la coronaire stomachique. C'est peut-être cette branche qui aurait été rencontrée par Lauth. D'après Krause [104], Lauth aurait vu une artère cardiaque fournie par l'artère hépatique.

*f*) *Splénique accessoire*, un cas unique appartenant à Hyrtl, d'après Krause [*in* Henle, 98e].

*g*) Branche pour le *côlon ascendant et transverse*, un cas de Theile, d'après Krause (voy. p. 601); la branche anormale venait de la gastro-duodénale.

*h*) *Canaux anastomotiques hépatico-mésentériques*. — Rappelons que sous le titre de canaux *anastomotiques cœliaco-mésentériques*, nous avons groupé un certain nombre d'anomalies très particulières dont il n'a pas été donné jusqu'ici de description d'ensemble (voy. p. 123).

Elles sont constituées par la présence d'une forte anastomose *anormale* jetée entre le tronc cœliaque, ou l'une de ses trois branches essentielles, et la mésentérique supérieure ou l'une de ses premières grosses branches.

Nous avons groupé ces anomalies en deux catégories nettement distinctes suivant que le canal anastomotique anormal dérive : 1° soit de la simple *exagération* d'une disposition *normale* chez *l'adulte* (augmentation considérable du volume des anastomoses pancréatico-duodénales); 2° soit de la persistance d'une *disposition embryonnaire* ordinairement *passagère*.

Dans le *premier cas*, les deux arcades pancréatico-duodénales, ou l'arcade pancréatique antérieure, très considérablement augmentées de volume, constituent une importante anastomose hépatico-mésentérique. Nous avons rassemblé 7 observations concernant cette première catégorie (voy. p. 123).

Dans le *second cas*, le canal anastomotique anormal ne rappelle aucune des anastomoses normales entre l'hépatique et la mésentérique supérieure. Jusqu'à ces dernières années on ignorait complètement la valeur de ce genre d'anomalies. Les recherches de Tandler sur le développement de l'artère omphalo-mésentérique permettent actuellement d'expliquer d'une manière très satisfaisante l'existence de ces canaux cœliaco-mésentériques : ils résultent de la persistance d'une anastomose, qui, à une phase très précoce du développement embryonnaire, réunit la racine du tronc cœliaque à la racine de la mésentérique supérieure (voy. p. 58 et fig. 22 *bis*); c'est ce que Tandler dénomme : *l'anastomose longitudinale antérieure*. Elle a pour caractère très particulier de siéger *toujours* à la face postérieure du *pancréas*. Normalement cette anastomose disparaît complètement. Parfois elle persiste *en partie* et conduit alors aux cas où l'artère hépatique naît en totalité ou en partie du tronc de la mésentérique supérieure (voy. p. 158 et fig. 129). Enfin si l'anastomose persiste en totalité, on observe la présence d'un canal d'union jeté entre le tronc cœliaque ou l'une de ses branches essentielles et le tronc de la mésentérique supérieure ou l'une de ses premières grosses branches. Nous avons pu rassembler 9 observations relatives à ce genre d'anomalies, dont une personnelle (obs. 14, fig. 131). Dans tous les cas l'anastomose est *rétro-pancréatique*; c'est là un caractère typique, d'après Tandler. Nous avons déjà longuement insisté sur cette question (voy. Développement du tronc cœliaque et anomalies de ce tronc). Rappelons seulement que parmi les 9 observations auxquelles nous faisons allusion, dans 4 cas, sans doute, le canal anastomotique était jeté entre l'artère hépatique *propre* et le tronc de la mésentérique supérieure (Brunin, Fawcett, Lauth) ou entre l'artère hépatique et l'artère du côlon transverse (Franz).

# CHAPITRE V

## DÉCOUVERTE ET LIGATURE DE L'ARTÈRE HÉPATIQUE

---

Nous avons divisé en six paragraphes l'étude de cette question :

§ I. — Importance de la question. Rappel anatomique.
§ II. — Position du sujet et de l'opérateur. Choix d'une incision.
§ III. — Découverte de l'artère hépatique au niveau de la région cœliaque ou du vestibule de l'arrière-cavité des épiploons : découverte de l'*hépatique commune*.
§ IV. — Découverte de l'artère hépatique au niveau du ligament hépato-duodénal : découverte de l'*hépatique propre et des deux branches hépatiques terminales*.
§ V. — Découverte des *collatérales* de l'artère hépatique : *gastro-duodénale, pylorique, cystique.*
§ VI. — Résumé des faits actuellement connus sur la *valeur* et *les résultats de la ligature* du tronc de l'artère hépatique et des branches hépatiques terminales.

### § I. — **Importance de la question. Rappel anatomique.**

La découverte de l'artère hépatique dans les différents points de son trajet peut être exécutée soit simplement afin d'éviter de léser ce vaisseau au cours des interventions pratiquées au niveau de la région sous-hépatique, soit comme premier temps d'une intervention quelconque (ligature, suture, résection) devant porter sur l'artère hépatique.

Il est bien certain qu'*en pratique* c'est presque toujours la découverte et la ligature de l'artère cystique (cholécystectomie), ou celle de la pylorique et de la gastro-duodénale (pylorectomie) que le chirugien aura à exécuter.

Toutefois il peut être nettement indiqué dans certains cas d'aller découvrir le *tronc* même de l'artère hépatique, soit pour l'éviter, par exemple, si l'on avait à réséquer un cancer primitif des voies biliaires ou à intervenir sur le tronc porte (suture latérale, anastomose porto-cave, etc.), ou à réséquer le duodéno-pancréas, soit pour agir directement sur le tronc de l'artère hépatique au cas de blessure accidentelle ou opératoire, ou bien au cas de résection pour anévrysme.

D'ailleurs dans toute intervention méthodique portant au niveau d'une région traversée par de gros vaisseaux, le meilleur moyen d'en éviter la lésion accidentelle consiste à commencer par les mettre à nu : bien dégagés et bien reconnus les gros vaisseaux ne risquent plus d'être blessés. C'est là un principe général de dissection chirurgicale de toute région vasculaire, région carotidienne, région axillaire, région du triangle de Scarpa, creux poplité, etc.

De même pour intervenir en toute connaissance de cause, c'est-à-dire avec sécurité, au niveau de la région sous-hépatique, il est nécessaire de pouvoir être à même de reconnaître et au besoin de mettre à nu le tronc de l'artère hépatique et le tronc porte. Assurément il s'agit là de manœuvres délicates et d'autant plus sérieuses qu'elles s'effectuent au niveau de deux vaisseaux dont la ligature est le plus souvent incompatible avec la vie.

Mais du fait qu'une manœuvre opératoire est délicate il ne s'en suit nullement qu'on doive systématiquement en faire table rase. D'ailleurs, personnellement, la découverte de l'artère hépatique et du tronc porte ne nous semble ni plus difficile ni plus délicate à effectuer que ne le sont, par exemple la ligature du tronc brachio-céphalique ou encore la mise à nu des gros vaisseaux du cou dans l'extirpation complète des ganglions lymphatiques carotidiens (cancer de la langue). Il est indispensable pour mener à bien toutes ces interventions d'avoir, comme on l'a dit, l'anatomie au bout des doigts et de s'être consciencieusement exercé à répéter ces interventions sur le cadavre avant de les tenter sur le vivant. Aussi bien la découverte de l'artère hépatique nous semble-t-elle mériter entièrement d'entrer dans la pratique courante des exercices de médecine opératoire, étant donnée la fréquence actuelle des interventions au niveau de la région sous-hépatique.

Si la disposition générale de l'artère hépatique était aussi simple et régulière qu'on l'a jusqu'ici décrit et enseigné, il serait aisé de donner quelques formules très simples relatives à la découverte de cette artère. Mais, en réalité la disposition considérée comme *classique*, tout en étant la plus fréquente, ne se rencontre que dans la moitié des cas. C'est un premier point à retenir qu'*environ une fois sur deux on est exposé en pratique à rencontrer une disposition non-classique*, point sur lequel nous n'avons cessé d'insister dans le cours de notre description de l'artère hépatique (voy. p. 415).

Désireux de simplifier autant que possible l'anatomie de l'artère hépatique tout en restant d'accord avec la précision des faits anatomiques dûment constatés, il nous a semblé indispensable et suffisant d'admettre qu'*en pratique*, l'artère hépatique peut se présenter sous un des quatre principaux aspects que nous lui avons assignés :

1° *Dans la première moitié des cas environ*, l'artère hépatique revêt le *type classique* qu'on lui décrit encore d'une façon trop exclusive. L'artère est unique, son tronc est décomposable en deux segments, hépatique commune, hépatique propre (d'où l'épithète de type *bi-segmentaire* qu'on peut alors lui donner); ces deux segments font entre eux un angle (d'où l'épithète de type *angulaire*) au sommet duquel naît la gastro-duodénale. D'abord latéro-portale gauche, l'hépatique est ensuite anté-portale (voy. p. 416, fig. 63).

2° *Dans la seconde moitié des cas environ*, l'artère hépatique revêt un des trois types non-classiques suivants :

*A*. — Ou bien provenant en totalité de la mésentérique supérieure, elle chemine d'abord *en arrière* du tronc porte. C'est ce que nous avons appelé : *type hépatique-mésentérique*, à trajet d'abord rétro-portal, puis inter-porto-cholédocien. On le rencontre rarement, environ dans 4 pour 100 des cas, soit une fois sur 25 (voy. p. 417, fig. 64).

*B*. — Ou bien le tronc de l'artère hépatique est réduit au segment transversal ou hépatique commune, cette dernière se terminant alors par un bouquet de branches : la gastro-duodénale et les deux branches hépatiques terminales. C'est un type assez fréquent, puisqu'on le rencontre environ une fois sur 5 (soit 20 pour 100). Nous l'avons décrit sous les noms d'*artère hépatique à type en bouquet*, ou à type mono-segmentaire, ou artère hépatique dépourvue de son segment ascendant (voy. p. 418, fig. 65).

*C*. — Avec une fréquence égale à celle du type précédent, l'artère hépatique peut être représentée par deux troncs distincts, l'un équivalant à l'hépatique ordinaire amputée d'une de ses deux branches hépatiques terminales ordinaires, l'autre équivalant à celle des deux branches hépatiques terminales qui n'est pas fournie par l'hépatique ordinaire. C'est ce que nous avons décrit sous les noms de duplicité ou mieux *dédoublement de l'artère hépatique*. Suivant les cas, il y a dédoublement *droit* ou au contraire dédoublement *gauche* de l'artère hépatique. D'une façon générale, on peut admettre que ces deux variétés se rencontrent avec une fréquence à peu près égale. Ainsi, environ 1 fois sur 5 il y a dédoublement droit ou gauche de l'artère hépatique (voy. pp. 419, fig. 66, et p. 420, fig. 67). En pratique, il suffit de savoir que la branche droite aberrante naît presque toujours de la mésentérique supérieure, exceptionnellement du tronc cœliaque et que presque toujours elle chemine en arrière de la veine porte et des voies biliaires principales qu'elle croise très obliquement de bas en haut et de gauche à droite. Quant à la branche gauche aberrante, elle provient toujours de la coronaire stomachique : un simple coup d'œil jeté sur la crosse de la coronaire, dans la partie supérieure gauche de petit épiploon, à droite du cardia, suffit toujours à l'observateur prévenu pour ne jamais laisser passer inaperçue la présence de cette lobaire gauche aberrante.

Tels sont les quatre principaux types que peut revêtir l'artère hépatique. Nous méfiant des formules anatomiques trop rigoureusement mathématiques, en ce qui concerne les dispositions artérielles — surtout celles de l'artère hépatique — nous tenons à bien faire remarquer que les pourcentages indiqués plus haut correspondent non pas à des chiffres absolument précis mais simplement à des *chiffres pratiques*. C'est comme tels que nous les donnons, visant avant tout le côté pratique de la question.

Nous avons souvent entendu dire que l'étude des anomalies artérielles ne présentait pas d'intérêt pour le chirurgien; cette opinion est jusqu'à un certain point défendable en ce qui concerne la plupart des artères du corps..... taillables et liables à merci. Par contre si l'on envisage l'artère hépatique, la même opinion mise en pratique pourrait aboutir à des erreurs dangereuses pour le sujet dont on lie le tronc de l'artère hépatique ou l'une de ses branches terminales normales ou aberrantes. Cette artère étant indispensable à la vie, on ne saurait trop insister sur les divers aspects qu'elle peut revêtir. On nous accordera, sans doute, qu'en ramenant à quatre types ces divers aspects, la question devient d'une complexité bien faible et que par suite elle mérite d'être connue et retenue au point de vue pratique.

A ce dernier point de vue il nous semble qu'il est possible de faire assez rapidement sur un sujet quelconque le *diagnostic* du type que revêt l'artère hépatique. Sur le cadavre nous sommes toujours arrivé à faire ce diagnostic en quelques instants et à l'aide de manœuvres simples. Nous sommes porté à supposer que sur le vivant il n'y a aucun motif pour qu'il n'en soit pas de même. Bien plus, sur le vivant les battements artériels constituent un signe de premier ordre qui simplifierait grandement la recherche de l'artère. L'avenir nous dira si notre supposition est moins théorique qu'elle ne le paraît *a priori*. En tout cas, ne serait-ce qu'à titre d'exercice de médecine opératoire, il nous semble intéressant d'indiquer la marche que nous avons suivie pour diagnostiquer le type d'artère en présence duquel nous nous trouvions.

La région sous-hépatique étant largement exposée d'une part en plaçant le sujet en position arquée, d'autre part en employant une incision convenable, on commence par bien mettre en évidence le petit épiploon dans toute l'étendue comprise entre la petite courbure de l'estomac et l'insertion hépatique de ce ligament. Si donc il existe des adhérences gastro-duodéno-hépatiques, il est nécessaire de les détacher entièrement, prudemment. Pour bien exposer le ligament hépato-duodénal, l'angle que font entre elles la 1re et la 2e portions du duodénum est décollé et abaissé jusqu'au niveau de la zone où cet angle adhère au pancréas ; c'est cette manœuvre d'ailleurs très simple que nous avons décrite sous le nom d'*abaissement maximum* de la *1re portion du duodénum* (voy. Introduction).

Ces manœuvres étant accomplies, nous allons immédiatement rechercher si il existe une *branche hépatique terminale aberrante* : 1° soit une *lobaire gauche* émergeant de la crosse de la coronaire, se portant à droite et en haut dans la partie supérieure et gauche du petit épiploon, au-devant du lobe de Spiegel pour aboutir à l'extrémité gauche du hile du foie (voy. ligature de la coronaire stomachique, p. 214) ; 2° soit une *lobaire droite* accolée à la face postérieure du canal hépato-cholédoque. Pour savoir rapidement si cette branche anormale existe, il suffit de dénuder prudemment le flanc droit et la face postérieure du cholédoque au-dessous du carrefour des voies biliaires (confluent des canaux cystique, hépatique et cholédoque) sur une étendue d'un à deux centimètres. Le cholédoque ainsi isolé est écarté en dedans : s'il existe une lobaire droite aberrante, on la trouve immédiatement incluse dans le ligament hépato-duodénal, en arrière du point primitivement occupé par le cholédoque ; en isolant le canal et en l'écartant en dedans, on a pour ainsi dire découvert la cachette de l'artère aberrante. En somme, quand cette branche existe, l'exploration méthodique de la paroi antérieure du canal de Winslow permettra toujours de la reconnaître (voy. p. 447). Ajoutons que parfois la lobaire droite aberrante chemine accolée au flanc droit du cholédoque, occupant ainsi le bord libre du ligament hépato-duodénal (p. 383); dans ce cas, la présence de l'artère s'impose à un simple examen.

Nous supposons que sur le vivant les battements artériels soit de la lobaire gauche aberrante, soit de la lobaire droite aberrante seraient d'un précieux secours pour reconnaître la présence de chacune de ces deux grosses branches dont le calibre surpasse d'ordinaire celui de la radiale.

Si la recherche d'une lobaire droite ou d'une lobaire gauche a été positive, on est immédiatement fixé sur le type artériel en présence duquel on se trouve : dédoublement droit ou dédoublement gauche de l'artère hépatique. (Très exceptionnellement, les deux lobaires aberrantes coexistent en même temps qu'une hépatique ordinaire, il y a alors *triplicité* de l'artère hépatique, anomalie rare, 2 p. 100 environ ; voy. p. 377, fig. 56 *bis*, et p. 579). Par contre, si l'on n'a pas trouvé de branche aberrante, c'est que l'on a affaire à une artère hépatique *unique*, non dédoublée.

Dans ce dernier cas, il peut s'agir soit de l'hépatique classique, soit du type hépatique mésentérique, soit enfin du type à ramification en bouquet.

L'*hépatique mésentérique* se reconnaît facilement : il n'y a pas d'hépatique *commune* visible ou palpable au niveau de la région cœliaque, à la partie inférieure de l'orifice interne du canal de Winslow (voy. p. 445), fait qu'on constate en effondrant le petit épiploon au niveau de sa zone moyenne avasculaire, de façon à voir et à palper directement le seuil de l'orifice interne du canal de Winslow.

Toutefois, dans un certain nombre de cas (environ 14 p. 100 ; p. 449), l'hépatique commune ayant son origine cœliaque normale, se trouve recouverte et masquée plus ou moins par le bord supérieur du pancréas. Mais dans ces cas exceptionnels, il est toujours possible de voir et de sentir le tronc de l'hépatique commune au niveau du point où elle vient croiser le bord gauche de la veine porte, pour se placer au-devant de la veine. Par contre, l'hépatique-mésentérique est toujours très profonde, rétro-pancréatique, rétro-portale, puis elle vient émerger du fond de l'espace porto-cholédocien : en explorant la face antérieure du tronc porte, on ne voit pas ni on ne sent pas une grosse artère (hépatique commune) croisant transversalement le bord gauche de la veine porte pour lui devenir antérieure.

Reste à différencier le *type classique* bi-segmentaire du type mono-segmentaire ou *hépatique en bouquet*. *A priori*, en se basant sur la fréquence respective de ces deux dispositions, on doit tout d'abord songer au type classique puisqu'on le rencontre environ une fois sur deux, tandis que l'hépatique en bouquet n'existe qu'une fois sur cinq, environ. Si l'on tient à trancher définitivement la question, il est alors nécessaire d'aller voir comment se termine l'hépatique *commune*. Pour ce faire, le pylore et le segment mobile du duodénum étant abaissés après effondrement du petit épiploon au-dessus d'eux, on va rechercher le tronc de la gastro-duodénale au-devant de la tête du pancréas : la gastro-duodénale constitue dès lors le fil d'Ariane conduisant à la terminaison de l'hépatique commune. Avec beaucoup de prudence, il est possible de dénuder cette terminaison, vers le haut : si un seul tronc ascendant se détache de la terminaison de l'hépatique commune, il s'agit de l'hépatique *propre*, on a affaire au *type classique*. Si au contraire on voit se détacher deux branches ascendantes, ce sont les deux branches hépatiques terminales, on a affaire à une artère hépatique *en bouquet*.

Telles sont les manœuvres qui, tout au moins sur le cadavre, permettent de reconnaître en quelques instants et très approximativement le type artériel en présence duquel on se trouve.

Bien que quelques-unes de ces manœuvres soient assez délicates, elles nous semblent directement applicables au vivant toutes les fois que la disposition anatomique de la région sous-hépatique est normale, c'est-à-dire indemne de toute altération pathologique et en particulier d'adhérences inflammatoires. Au contraire quand ces dernières existent, il est nécessaire de commencer par les détacher tout comme on le fait pour la recherche du canal hépato-cholédoque dans les cas de lithiase ancienne avec adhérences étendues accolant le duodéno-pylore et l'angle droit du côlon au bord antérieur du foie. Dans ces cas, les éléments du pédicule hépatique sont recouverts par le duodéno-pylore et parfois aussi par une portion du côlon transverse, formant un rideau qu'il est nécessaire d'abaisser pour apercevoir les éléments du ligament hépato-duodénal. Dans ces cas encore, il peut être possible de reconnaître le type artériel auquel on a affaire, à condition de commencer par bien se repérer en explorant méthodiquement le canal de Winslow (V. p. 439).

De toute façon les manœuvres que nous venons d'indiquer constituent un très utile exercice de médecine opératoire, familiarisant le futur chirurgien avec la topographie vasculaire du ligament hépato-duodénal et de la région cœliaque : ce n'est qu'en bien connaissant les écueils anatomiques représentés par l'artère hépatique et le tronc porte qu'il devient possible de manœuvrer à l'aise en évitant ces écueils.

## § II. — Position du sujet et de l'opérateur. Choix d'une incision.

La *lordose dorso-lombaire* étant indispensable à la bonne exposition de tout l'étage sus-mésocôlique de la cavité abdominale, c'est cette position qu'on devra réaliser dans la découverte de l'artère hépatique et de ses branches (Voy. notre Introduction). Nous rappelons que le sommet de la courbure lordotique provoquée doit correspondre aux dernières vertèbres dorsales ou, ce qui revient au même, aux fausses côtes ; d'autre part, le thorax doit être situé sur un plan à peu près horizontal par rapport à la partie inférieure du tronc qui doit être franchement descendante.

La cavité abdominale étant ouverte par une incision convenable (voy. plus loin) l'opérateur peut, selon nous, se placer soit à droite, soit à gauche du sujet. Sans doute, jusqu'ici c'est toujours du côté *droit* du sujet que se sont placés les opérateurs dans les interventions portant au niveau des voies biliaires et du pédicule hépatique et l'idée de se placer à gauche du sujet pourrait sembler quelque peu paradoxale, *a priori*. Il n'en est rien cependant, comme nous allons essayer de le faire comprendre. Au cours d'un grand nombre d'opérations pratiquées sur les voies biliaires, cholécystectomies, cholédocotomies, etc., nous avons pu nous convaincre que bien souvent l'aide placé en face de l'opérateur, c'est-à-dire *à gauche* du sujet, apercevait beaucoup mieux dans son ensemble toute la région sous-hépatique, que l'opérateur placé *à droite* du sujet. Nous avons constaté que dans ces cas la gêne qu'éprouvait l'opérateur à bien voir la région sous-hépatique dans son ensemble, tenait soit à ce que le bord antérieur du foie descendait plus bas que normalement (hypertrophie sensible du foie), soit à une fixité relative du foie empêchant de relever convenablement son bord antérieur. Dans tous ces cas l'opérateur eût été beaucoup plus à l'aise en se plaçant à gauche du sujet. La preuve en est que bien souvent l'opérateur est obligé de se pencher fortement vers la gauche pour bien voir la face inférieure du foie, la fossette cystique, la région du hile.

Dans la suite, les recherches que nous avons entreprises sur cette question nous ont démontré nettement qu'en se plaçant *systématiquement à gauche du sujet* on obtenait toujours une meilleure vue de l'ensemble de la région sous-hépatique, qu'en se mettant du côté droit du sujet, comme on l'a toujours fait jusqu'ici. Toutefois, il devient alors nécessaire de surélever le côté droit du tronc de manière à le rapprocher de l'opérateur placé à gauche. En d'autres termes, la position qui nous semble la plus apte à donner une vue étendue sur la région sous-hépatique, consiste à associer à la lordose dorso-lombaire la surélévation du côté droit du tronc, l'opérateur se plaçant en face de la région sous-hépatique, c'est-à-dire du côté gauche du sujet. Du fait de la lordose, la région sous-hépatique s'entr'ouvre en avant ; du fait de la surélévation du côté droit du tronc, il se produit un certain degré de scoliose dorso-lombaire, ce qui entr'ouvre la région sous-hépatique latéralement. Il en résulte une hyperextension antéro-latérale de toute la région : on ne peut pas faire plus, ni mieux pour

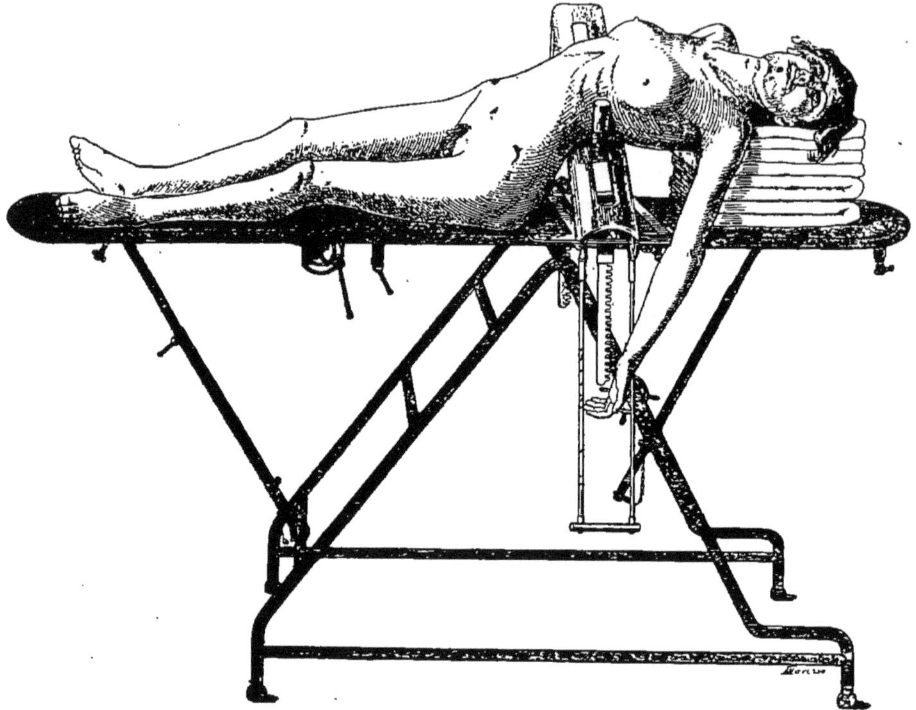

FIG. 104. — *Position opératoire en lordo-scoliose dorso-lombaire* (position de choix dans toutes les interventions pratiquées au niveau de la moitié droite de la région sus-ombilicale et para-ombilicale).

Du fait de la surélévation du côté droit du tronc et de la fixation d'une sorte de béquille au niveau du côté gauche du tronc, l'ensemble du tronc se met en lordose et en scoliose dorso-lombaires : toute la moitié droite de la région sus-ombilicale et para-ombilicale s'entr'ouvre ainsi *en avant et latéralement*. Le sujet est pour ainsi dire posé sur un pupitre : l'opérateur se place en face, c'est-à-dire du côté gauche du sujet. (On s'est servi de notre appareil élévateur et inclinateur du tronc ; voy. notre Introduction).

obtenir l'exposition optima de la région sous-hépatique. Nous avons déjà essayé de montrer ailleurs que pour obtenir le maximum de jour et d'aisance sur la loge splénique il était nécessaire de placer le sujet en lordo-scoliose, le côté gauche du tronc étant surélevé et l'opérateur se mettant du côté droit du sujet (p. 267, fig. III). Nos recherches nous amènent à conclure que pour obtenir le maximum de jour et d'aisance sur toute la loge sous-hépatique il est nécessaire d'adopter une position inverse et symétrique de celle que nous avons conseillée pour l'abord de la loge splénique.

D'ailleurs nous pensons que ces conclusions seront acceptées par tous ceux qui, à notre exemple, compareront le jour qu'on obtient sur toute la région sous-hépatique suivant qu'on adopte la manière de faire jusqu'ici en usage, ou suivant, au contraire, qu'on se place dans les conditions que nous venons d'exposer.

Toutefois, tandis que pour bien exposer la loge splénique, il est à notre avis absolument indispensable de déterminer la position en lordo-scoliose, au contraire cette dernière position n'est pas rigoureusement indispensable pour bien exposer la région sous-hépatique. Il est bien certain qu'avec la lordose dorso-lombaire et en se plaçant comme on a coutume de le faire, à droite du sujet il est possible de mener à bien la plupart des interventions pratiquées au niveau de la région sous-hépatique, en particulier dans les cas où le volume du foie n'est pas sensiblement augmenté, ou bien dans ceux où le bord antérieur du foie peut être facilement relevé et luxé pour ainsi dire hors de la plaie abdominale, manœuvre couramment pratiquée par Mayo-Robson, Moynihan, Riedel, Hartmann, etc. Par contre, au moins dans les cas où ces conditions ne sont pas réalisées ou réalisables, il y a grand intérêt à adopter la position que nous recommandons, car elle facilite grandement les manœuvres par le jour qu'elle donne.

Au point de vue de la découverte de l'artère hépatique, nous concluons donc : on peut se contenter de mettre le tronc du sujet en lordose dorso-lombaire et de se placer à droite du sujet ; toutefois, on est plus à l'aise encore et on gagne un peu plus de jour en adoptant la lordo-scoliose, c'est-à-dire en associant à la lordose dorso-lombaire, la scoliose dorso-lombaire à convexité droite obtenue par la surélévation du côté droit du tronc, l'opérateur se plaçant à gauche du sujet.

Nous n'insisterons pas sur la manière de réaliser soit la lordose simple, soit la lordo-scoliose, ces questions ayant déjà été exposées dans l'introduction de notre ouvrage.

**Choix d'une incision.** — Sur un sujet dont le tronc est placé en hyperextension grâce à la lordose provoquée, les incisions de la paroi abdominale antérieure ne doivent pas être strictement longitudinales et rectilignes (c'est-à-dire verticales, parallèles au grand axe du corps). Du fait de la tension de la paroi abdominale antérieure, les lèvres de toute section longitudinale se tendent elles-mêmes très fortement ; elles restent accolées l'une à l'autre et ne se laissent écarter qu'avec peine. Sur une paroi abdominale tendue dans le sens longitudinal il est indispensable d'utiliser soit des incisions rectilignes longitudinales avec débridement transversal ou oblique, soit enfin des incisions angulaires ou ondulées.

La découverte de l'artère hépatique et de ses branches nécessite toujours une vue étendue sur toute la région sous-hépatique, de même d'ailleurs que la découverte et l'exploration des voies biliaires. Aussi bien convient-il d'adopter une incision assez vaste pour permettre le relèvement facile du bord antérieur du foie, l'exploration du vestibule de l'arrière-cavité des épiploons ainsi que celle de l'hiatus de Winslov et de la région duodéno-pancréatique.

Après avoir essayé toutes les combinaisons possibles dans l'incision de l'abdomen au point de vue de la découverte de l'artère hépatique, nous sommes arrivé à donner la préférence à une incision angulaire (fig. 105) du genre de celle que Czerny a longtemps employée dans les opérations sur les voies biliaires (fig. 108, C).

L'incision que nous recommandons se compose de deux parties distinctes

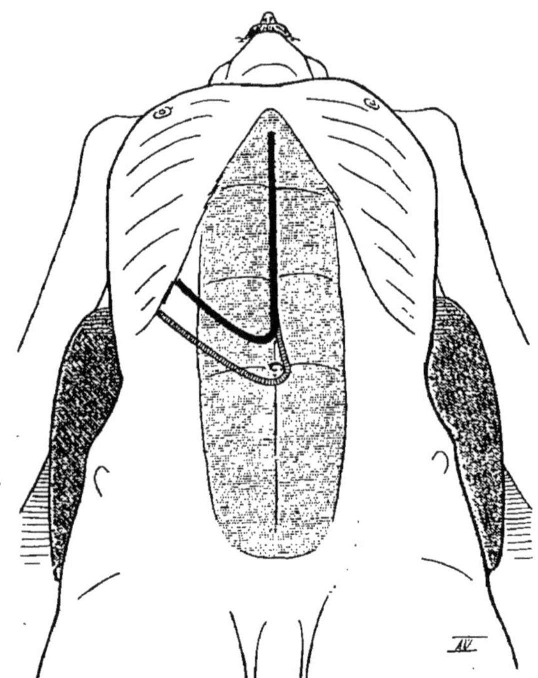

FIG. 105. — *Incision pour l'abord de l'artère hépatique.*

L'incision circonscrit un vaste lambeau triangulaire à sommet arrondi situé au-dessus de l'ombilic ou même englobant l'ombilic, et à base répondant au rebord cartilagineux du thorax. Le lambeau une fois rabattu au tour du rebord cartilagineux formant charnière, il est encore possible d'augmenter l'étendue du champ opératoire vers le haut (face convexe du foie) soit en faisant soulever énergiquement le rebord du thorax, soit en mobilisant la portion cartilagineuse de ce rebord et en la renversant en haut et à droite (voy. p. 269, fig. 4). Cette incision présente l'avantage de respecter l'innervation des muscles de la paroi abdominale.

formant entre elles un angle aigu à sommet arrondi dont l'ouverture regarde à droite et en haut. La partie *verticale* ou longitudinale de l'incision occupe la ligne blanche, du sommet de l'appendice xyphoïde à l'ombilic. La partie *transversale* de l'incision part de l'ombilic et va jusqu'au rebord costal droit qu'elle atteint au voisinage de l'extrémité antérieure des neuvième ou dixième côtes; cette deuxième partie de l'incision est obliquement ascendante de dedans en dehors et de bas en haut. Il en résulte la formation d'un vaste lambeau triangulaire qui, une fois relevé, découvre entièrement toute la région sous-hépatique. Dans le but de faciliter la suture de l'incision, dans le but également de ne pas avoir un lambeau mal nourri au niveau de son sommet, nous arrondissons l'angle que font entre elles les deux parties de l'incision. Dans la plupart des cas il est inutile d'atteindre l'ombilic : on obtient un jour très suffisant en arrêtant en bas l'incision verticale à deux ou trois centimètres au-dessus de l'ombilic. Toutefois quand le bord antérieur du foie descend très bas (hypertrophie) il est avantageux de prolonger l'incision et d'englober l'ombilic dans l'angle circonscrit par les deux parties de l'incision, en contournant le côté gauche et le côté inférieur de l'ombilic, car de cette façon on relève avec le lambeau le cordon de la veine ombilicale, ce qui facilite l'écartement en haut du bord antérieur du foie.

Une fois le lambeau cutanéo-musculaire relevé, on peut encore augmenter sensiblement le jour en soulevant le rebord cartilagineux du thorax à l'aide d'une valve large et fortement tirée. Au besoin même on pourrait luxer ce rebord cartilagineux en le mobilisant et le renversant vers le haut comme l'a conseillé autrefois Lannelongue et plus récemment Marwedel (voy. p. 269).

Il semble qu'avec une aussi vaste incision il y aurait à craindre que les anses intestinales viennent sortir de la cavité abdominale, encombrant le champ opératoire et gênant l'opérateur. Sans doute cet inconvénient se produirait si on pratiquait cette incision sur un sujet placé en simple *décubitus dorsal*. Mais en adoptant systématiquement la lordose dorso-lombaire et en lui associant la scoliose dorso-lombaire avec déclivité du côté gauche du tronc, le champ opératoire se dégage pour ainsi dire de lui-même, la région sous-hépatique occupant dès lors le point culminant de l'abdomen.

L'incision que nous venons de décrire nécessite la section transversale complète du muscle grand droit du côté droit et de la partie supérieure des muscles grand oblique, petit oblique et transverse.

Il est donc indispensable de fermer la plaie en suturant *très soigneusement* les muscles divisés, en particulier le grand droit. A ce point de vue il y a intérêt à faire passer l'incision transversale au niveau de l'intersection aponévrotique qui toujours existe de chaque côté de l'ombilic : à ce niveau la suture du droit peut être faite dans d'excellentes conditions de solidité.

Cette incision a l'avantage de *respecter entièrement l'innervation de tous les muscles sectionnés*, car sa partie transversale, obliquement ascendante vers la droite, est *parallèle au trajet des nerfs intercostaux* qui viennent innerver les muscles de la région. Ces nerfs ont en effet un trajet obliquement descendant continuant la direction des côtes (voy. fig. 106). A ce

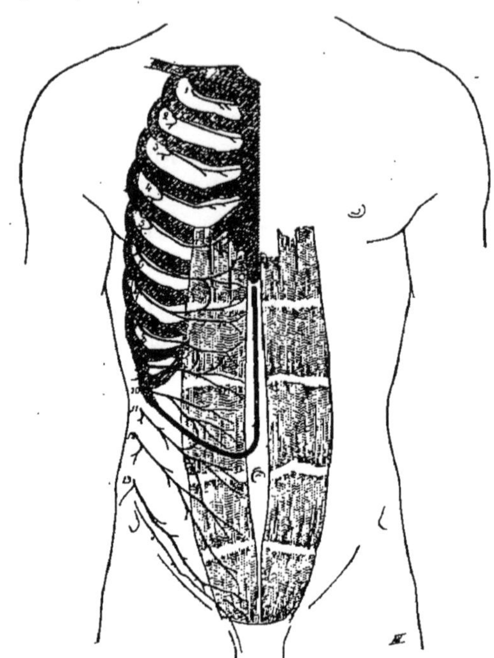

FIG. 106. — *Schéma destiné à montrer que l'incision angulaire que nous recommandons respecte entièrement l'innervation des muscles de la paroi abdominale antéro-latérale.*

On a représenté schématiquement les douze premiers nerfs intercostaux (1 à 12) et le premier nerf lombaire ou grand abdomino-génital (13).

point de vue, l'incision angulaire que nous recommandons ne risque pas d'amener la paralysie, l'atrophie et le relâchement consécutif des muscles de la paroi abdominale, complications qui sont à craindre quand on emploie les incisions du genre de celles de Kehr, Bevan, Mayo-Robson, etc.

Il est logique de supposer que, dans bien des cas, les éventrations post-opératoires tardives de la paroi abdominale doivent tenir en grande partie au relâchement et à la distension de la sangle musculaire de l'abdomen consécutifs à la section plus ou moins importante des nerfs se rendant aux muscles grand droit, grand et petit obliques et transverse, cette section devant amener nécessairement la paralysie et l'atrophie musculaires. Il semble cependant que jusqu'ici la majorité des chirurgiens ne se soit pas préoccupée de cette question, puisque l'on voit couramment pratiquer des incisions longitudinales ou obliques qui intéressent plusieurs nerfs moteurs (incision de Kocher parallèle au rebord costal, incisions de Kehr, Mayo-Robson, Bevan, etc.).

Assmy a étudié en 1899 cette question d'une façon très complète, au point de vue expérimental [352]. Dans un cas de cholécystectomie, Assmy rapporte qu'on avait fait une incision le long du bord externe du muscle grand droit : un an après la malade se présentait avec une éventration au niveau de la cicatrice. On intervint à nouveau pour guérir cette éventration, en ayant soin de prélever quelques fragments de la paroi à ce niveau : l'examen microscopique démontra l'existence d'une atrophie musculaire prononcée. C'est alors qu'Assmy entreprit des expériences sur cette question. Douze lapins furent opérés. Sur

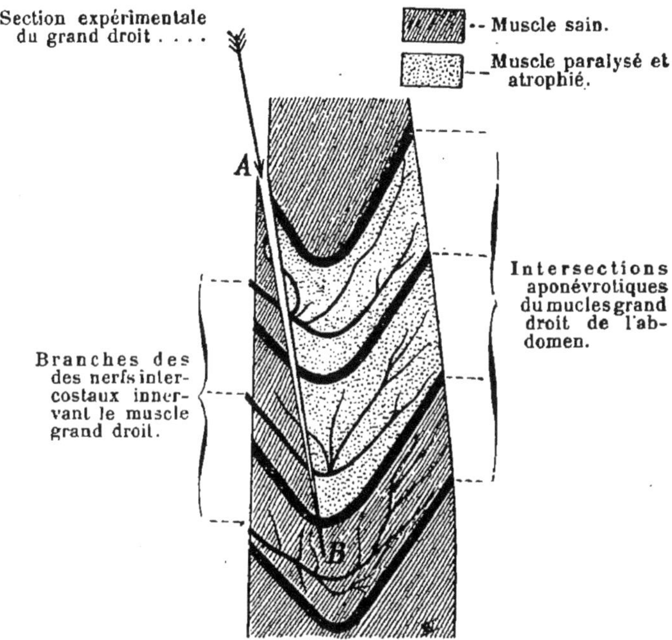


FIG. 107. — *Section expérimentale du muscle grand droit de l'abdomen chez le lapin, d'après Assmy.*

Chez le lapin le muscle grand droit est divisé en myomères distinctes par des intersections aponévrotiques complètes. Chaque myomère reçoit son innervation d'un seul nerf intercostal.

Ici le grand droit a été sectionné sur toute son épaisseur, de A à B : seules les deux myomères dont les nerfs ont été sectionnés se sont paralysées puis atrophiées.

Il est à noter que chez l'homme la métamérisation du muscle grand droit est très relative et que souvent il existe des anastomoses entre les différents nerfs qui se rendent au muscle.

chacun d'eux le muscle grand droit fut sectionné complètement suivant la direction et l'étendue représentées sur la figure 107 (A B). Puis on sutura très soigneusement la plaie et en opérant aussi aseptiquement que possible. Assmy constata alors que déjà au bout d'une quinzaine de jours les animaux sacrifiés présentaient une atrophie musculaire exactement limitée à la région musculaire correspondant au bout périphérique du nerf sectionné. Au microscope, le muscle était atteint des lésions atrophiques décrites par Nathan et par Rindskopf. Les mêmes lésions d'atrophie furent constatées à un degré plus avancé sur deux lapins sacrifiés l'un au bout d'un mois, l'autre au bout de six mois.

Plus récemment, Kausch [351] a conseillé d'adopter pour l'abord des voies biliaires une incision parallèle au trajet des nerfs moteurs de la paroi abdominale qu'elle permet ainsi d'épargner (voy. fig. 111). Kausch rapporte qu'à la suite d'une opération pour lithiase, on constata dans les jours suivants la paralysie et l'élargissement des deux tiers supérieurs du muscle grand droit, avec perte complète de l'excitabilité faradique : on avait fait une incision longitudinale de 9 centimètres le long du bord externe du muscle droit, à partir du rebord costal. Kausch a été ainsi amené à adopter l'incision qu'il préconise actuellement. Sur 13 malades revus plusieurs années après l'opération, l'examen complet de la paroi abdominale permit de constater que dans 12 cas le résultat était parfait. Une seule fois il y eut une éventration ; on avait dû réopérer le malade une seconde fois, d'ailleurs avec la même incision.

On peut opposer à tous ces faits la rareté relative des éventrations post-opératoires signalées par les chirurgiens qui emploient couramment l'incision de Kehr ou celle de Mayo-Robson, incisions qui intéressent nécessairement plusieurs des nerfs moteurs des muscles abdomino-pariétaux. On admet généralement que le drainage, le tamponnement et l'infection secondaire de la plaie sont les facteurs principaux des éventrations consécutives aux opérations pour lithiase. Il serait intéressant de savoir si en réalité la paralysie et l'atrophie musculaire ne jouent pas un rôle important dans la production des éventrations. En tout cas, il reste depuis longtemps établi que la section d'un nerf moteur détermine l'atrophie de la zone musculaire qu'il innerve. Par suite, il est toujours indiqué d'éviter autant que possible la section de ces nerfs.

L'incision que nous recommandons se rapproche beaucoup de celle qui est généralement décrite sous le nom d'incision de Czerny (fig. 108, C). Cette dernière comprend une branche verticale située au niveau de la ligne blanche et une branche transversale, exactement perpendiculaire à la précédente, allant de la ligne blanche au voisinage du rebord costal. Kocher a de nouveau décrit et figuré cette incision dans la dernière édition de son traité de chirurgie [364[a]]. Kehr considère comme excellente l'incision de Czerny par suite du jour étendu qu'elle donne sur la région sous-hépatique ; il l'emploie volontiers dans les opérations itératives sur les voies biliaires parce que, contrairement à son incision ondulée, elle permet d'aborder la région des voies biliaires en dehors de la zone des adhérences [363[a]]. Kocher emploie également l'incision de Czerny dans les cas où il désire obtenir beaucoup de jour sur la région des voies biliaires, faisant remarquer que cette incision épargne les nerfs moteurs et que par suite elle est très rationnelle [364[a]].

Kausch a eu le mérite de montrer qu'il y avait grand intérêt à épargner le plus complètement possible les nerfs moteurs des muscles de la paroi antéro-latérale de l'abdomen, en sectionnant cette paroi suivant une direction parallèle au trajet des nerfs [351]. Au début Kausch a quelquefois employé une incision angulaire semblable à celle que nous recommandons. Mais d'après cet auteur le sommet du lambeau est voué à une mauvaise irrigation parce qu'il est terminé en pointe. Aussi bien Kausch a-t-il renoncé ultérieurement à cette incision, pour adopter définitivement celle que nous avons fait représenter sur la figure 111. L'objection de Kausch tombe d'elle-même si, comme nous l'avons indiqué, on arrondit le sommet du lambeau (fig. 105).

On voit en somme que l'incision que nous préconisons participe de celles de Czerny, Kocher, Kausch. Au point de vue du jour qu'elle donne, cette incision est supérieure à toutes celles qu'on peut imaginer pour les interventions sur la région sous-hépatique. D'ailleurs les avantages qu'elle comporte se retrouvent quand, la pratiquant du côté gauche de l'abdomen, on désire avoir un jour étendu sur la région sous-costale gauche. Aussi bien est-ce cette incision angulaire que nous avons conseillée pour découvrir l'artère splénique dans toute l'étendue de son trajet (voy. p. 276).

Un grand nombre d'incisions peuvent être imaginées pour l'abord de la région sous-hépatique :

1° Incisions *rectilignes verticales* médianes, para-médianes ou latérales. Elles ont été les premières utilisées dans les opérations sur les voies biliaires. Mais elles ne conviennent plus aujourd'hui où l'on place les malades en hyperextension du tronc. Toutefois, en 1903, Riedel utilisait encore dans ses opérations sur les voies biliaires une incision rectiligne verticale longue de 15 à 35 centimètres, et siégeant d'ordinaire à l'union du tiers interne avec les deux tiers externes du muscle [360ª]. Il est probable que Riedel n'utilisait pas alors l'hyperextension du tronc.

2° Incisions *rectilignes obliques parallèles* (ou à peu près parallèles) *au rebord costal*. Kocher fait une incision parallèle et immédiatement sous-jacente au rebord costal (fig. 108, K). Körte emploie une incision oblique représentant à peu près la bissectrice de l'angle délimité en dedans par la ligne blanche, en dehors ou à droite par le rebord costal. Comme le remarque Kausch, c'est simplement une incision « un peu plus à pic » que celle de Kocher. On peut rapprocher de ces deux incisions celles de Sprengel (fig. 108, S) et de De Roubaix (fig. 108, D). La première correspond à l'incision de Körte complétée par un petit prolongement inférieur parallèle aux fibres du grand oblique (voy. p. 283, fig. XIII). Comme on peut le constater sur le schéma que nous donnons (fig. 108, S, D), l'incision de Sprengel se rapproche beaucoup de celle que De Roubaix a utilisée et préconisée il y a plus de vingt-cinq ans [350].

3° *Incision rectiligne oblique perpendiculaire au rebord costal.* C'est l'incision que Kausch a récemment préconisée pour les interventions sur les voies biliaires [351]. Elle commence sur le rebord costal au niveau de la ligne mamillaire, puis vient aboutir à la ligne blanche, de un à trois pouces au-dessus de l'ombilic (fig. 111). Si l'on n'obtient pas encore assez de jour avec cette incision, Kausch conseille de la prolonger symétriquement à gauche de la ligne médiane jusqu'à la moitié du muscle grand droit. Rarement il sera nécessaire de sectionner entièrement le muscle jusqu'à son bord externe. Dans un cas Kausch a prolongé l'incision jusqu'au rebord costal gauche. D'ordinaire l'incision reste sus-ombilicale. Mais Kausch la fait parfois aboutir à l'ombilic ou même au-dessous. L'auteur vante beaucoup « son incision » par le jour qu'elle donne et parce qu'elle épargne complètement les nerfs moteurs de la paroi abdominale.

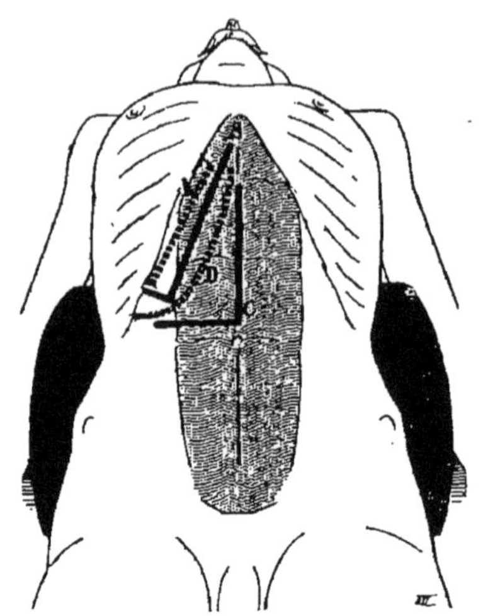

FIG. 108. — *Incisions de Kocher* (K), *Sprengel* (S), *De Roubaix* (D), *Czerny* (C), *pour l'abord de la région des voies biliaires.*

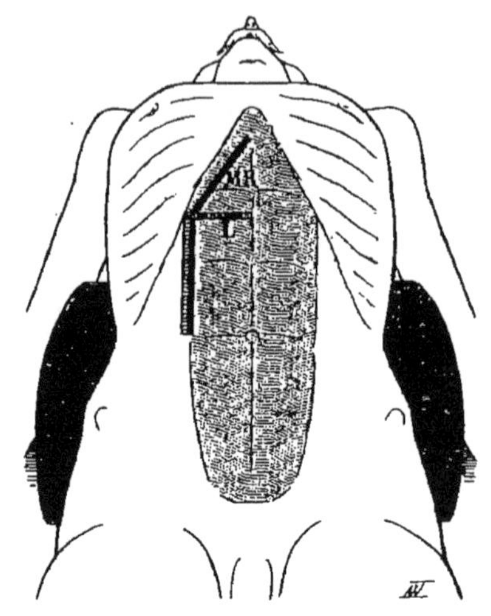


FIG. 109. — *Incisions de Langenbuch* (L) *et de Mayo-Robson* (MR), *pour l'abord de la région des voies biliaires.*

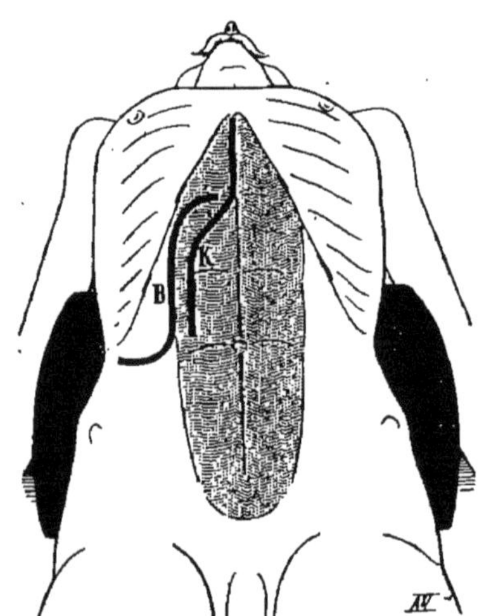


FIG. 110. — *Incisions de Kehr* (K) *et de Bevan* (B) *pour les opérations sur les voies biliaires.*

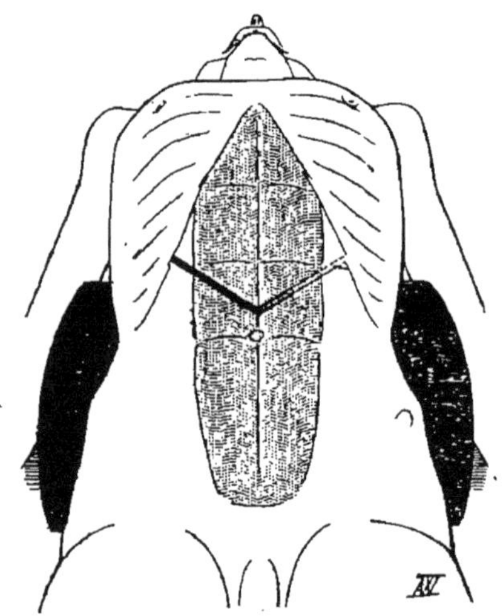

FIG. 111. — *Incision de Kausch pour les opérations sur les voies biliaires.*

D'ordinaire Kausch limite son incision à la moitié droite de la région sus-ombilicale; parfois il la prolonge vers la gauche symétriquement, soit jusqu'à la partie moyenne du muscle droit, soit exceptionnellement jusqu'au rebord costal gauche.

4° *Incisions angulaires* (ou uni-coudées, ou bi-segmentaires). Les uns ont fait une incision angulaire à *angle droit* (Czerny, Kocher ; voy. fig. 108, C) avec une branche verticale occupant la ligne médiane et une branche transversale située au voisinage de l'ombilic et sectionnant le muscle droit. Langenbuch faisait également une incision en L mais orientée de telle façon que la branche verticale réponde au bord externe du muscle droit et la branche transversale à la partie supérieure dn muscle (fig. 109, L).

D'autres font une incision angulaire à *angle obtus* : telle l'incision de Mayo-Robson (fig. 109, MR), qui n'est somme toute qu'une modification de celle de Langenbuch.

D'autres enfin font une incision angulaire à *angle aigu* : telle est l'incision que Lejars recommande pour aborder le foie dans les cas de traumatisme [311];

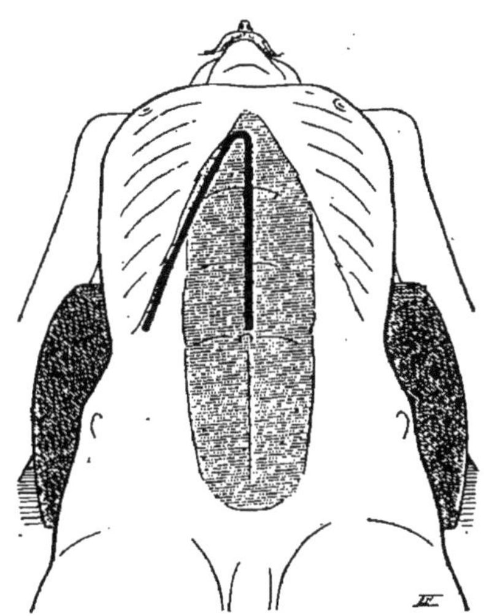

FIG. 112. — *Incision préconisée par Lejars pour l'abord du foie dans les cas de plaie ou rupture de ce viscère.*

elle comprend une branche verticale occupant la ligne blanche, de l'appendice xyphoïde à l'ombilic, et une branche oblique longeant le rebord costal (fig. 112). Sencert a proposé une incision semblable, mais symétrique pour l'abord de l'hypochondre gauche (voy. p. 282, fig. XII). L'incision modifiée de Czerny que nous avons recommandée (fig. 105) est également une incision angulaire à angle aigu.

5° *Incisions ondulées* (ou bi-coudées, ou tri-segmentaires) : incision de Kehr (fig. 110, K et de Bevan (fig. 110, B). Desjardins a proposé en 1907 une incision en Z qui donnerait un jour considérable sur tout l'étage sus-mésocolique [288]. On fait d'abord une incision médiane sus-ombilicale occupant à peu près la moitié inférieure de la ligne xypho-ombilicale. A la partie supérieure de cette incision on en branche une seconde qui se dirige en haut et à droite, perpendiculaire au rebord costal qu'elle atteint. A la partie inférieure de l'incision médiane, au niveau de l'ombilic, on branche une incision oblique en bas et à gauche sur une étendue de quelques centimètres.

6° Enfin on a encore utilisé des incisions complexes, incisions en T (voy. p. 282, fig. XII), incisions en H, incisions cruciales, etc.

Nous avons essayé toutes ces incisions. Au point de vue du jour qu'elles procurent, on doit donner la préférence soit à l'incision de Lejars, soit à celle de Czerny telle que nous l'avons modifiée. Viennent ensuite les incisions ondulées de Kehr et de Bevan. Toutes les autres donnent un jour trop limité pour l'abord large de la région sous-hépatique.

Au point de vue des sections musculaires, on doit donner la préférence aux incisions de Kehr, Bevan, Mayo-Robson.

Au point de vue des sections des nerfs moteurs de la paroi abdominale, seules l'incision de Kausch, celle de Desjardins ou celle que nous recommandons permettent d'épargner complètement les nerfs moteurs de la paroi abdominale.

## § III. — Découverte de l'artère hépatique au niveau de la région cœliaque ou du vestibule de l'arrière-cavité des épiploons. Découverte de l'hépatique commune.

La découverte de l'hépatique commune est presque toujours très simple Elle ne comporte quelques difficultés que dans les cas, d'ailleurs exceptionnels (4 p. 100), où l'hépatique commune naît du tronc de la mésentérique supérieure.

La cavité abdominale étant ouverte, on va effondrer le petit épiploon sur une étendue de 4 à 6 centimètres, le long et à gauche des éléments du ligament hépato-duodénal, juste au-dessus du pylore (premier repère). Il y a intérêt à ne pas atteindre le bord supérieur du pylore, mais à en rester distant d'un bon travers de doigt afin de ne pas intéresser l'arcade sus-pylorique de l'artère et de la veine pyloriques. Écartant alors les lèvres de la brèche épiploïque on aperçoit le fond du vestibule de l'arrière-cavité des épiploons sur lequel est appliquée l'hépatique commune. Chez les sujets très cachectiques, il est parfois possible de reconnaître, à la simple inspection, la saillie de l'artère, dirigée transversalement juste au-dessus du bord supérieur du pancréas. Mais d'ordinaire l'examen visuel ne suffit pas à lui seul, car l'artère est masquée par le riche plexus nerveux émané du plexus solaire, par un, deux ou trois ganglions lymphatiques, le tout fusionné par un tissu fibro-graisseux abondant.

Pour reconnaître l'artère, il est généralement nécessaire de s'aider de la vue et du palper. A travers la brèche faite au petit épiploon, on cherche à voir l'orifice interne du canal de Winslow (voy. p. 445), puis celui-ci reconnu, on explore avec la pulpe de l'index le seuil de cet orifice : en ce point la saillie de l'artère peut être facilement sentie (voy. p. 440, fig. 74, et p. 446). Le seuil de l'orifice interne du canal de Winslow constitue un excellent repère pour la découverte de l'hépatique commune (deuxième repère).

Dans la grande majorité des cas (environ 86 p. 100) l'hépatique commune est immédiatement sus-jacente au bord supérieur du pancréas, plus ou moins à son contact. Dans un petit nombre de cas (environ 14 p. 100), le bord supérieur de la glande recouvre l'hépatique commune dans toute son étendue. Si donc on n'a pas rencontré l'artère juste au-dessus du bord supérieur de la glande, il suffit de décoller prudemment et légèrement ce bord juste en dehors du tronc porte: en arrière du bord glandulaire ainsi décollé on trouvera l'hépatique commune. Sur le vivant toutes ces manœuvres seraient grandement simplifiées par la possibilité de sentir les pulsations artérielles.

Si après avoir décollé légèrement le bord supérieur du pancréas l'hépatique commune n'a pas été rencontrée, c'est alors qu'on se trouve en présence de l'anomalie d'ailleurs peu fréquente (4 p. 100) dans laquelle l'hépatique commune née de la mésentérique supérieure possède un trajet profond, rétro-pancréatique, rétro-portale (voy. p. 392, fig. 57). Sans doute on pourrait découvrir cette hépatique-mésentérique en continuant de décoller la face postérieure du corps pancréatique jusqu'à ce qu'on ait atteint l'émergence de l'artère au niveau du flanc droit de la mésentérique supérieure. Mais il s'agit là de manœuvres trop dangereuses pour présenter quelque intérêt pratique. En effet, en suivant cette voie, on est obligé de poursuivre le décollement entre le confluent d'origine du tronc porte, en avant (voy. fig. 131, obs. 14) et la face antérieure de la veine cave inférieure avec l'embouchure de la veine rénale gauche, en arrière. Aussi bien lorsqu'on n'aura pas rencontré l'hépatique commune soit au niveau du seuil de l'orifice profond du canal de Winslow, soit immédiatement en arrière du bord supérieur du pancréas, le mieux est de changer de voie en allant pratiquer le décollement du duodéno-pancréas, tel qu'on le fait dans la cholédocotomie rétro-pancréatique. De cette manière on s'écarte de la veine cave inférieure. En poussant assez loin en dedans ce décollement, on sentira par la palpation et on pourra voir l'hépatique-mésentérique croisant en écharpe la face postérieure du tronc porte.

Telle est la marche que nous conseillons de suivre dans la découverte de l'hépatique commune.

Si l'on voulait simplement découvrir l'hépatique commune à sa *terminaison*, il suffirait de se servir de la gastro-duodénale comme fil d'Ariane. On sait que cette dernière est toujours très facile à trouver, si comme l'ont indiqué Cunéo et Hartmann on va la rechercher systématiquement au niveau du sillon pyloro-pancréatique (voy. Ligature de la gastro-duodénale). La terminaison de l'hépatique commune étant reconnue, il devient assez facile de remonter jusqu'à son origine. De telle sorte qu'à côté du procédé de découverte que nous avons décrit plus haut, s'en place un second : découverte de l'hépatique commune à l'aide de la gastro-duodénale comme fil d'Ariane. Il est bon de s'exercer à répéter ces deux procédés.

L'hépatique commune étant reconnue, il est possible de la dénuder en un point et de la lier tout comme on le fait pour les artères des membres. Mais ici cette dénudation est assez délicate par suite de l'épaisse gangue fibro-nerveuse qui enveloppe l'artère, lui constituant une véritable cotte de mailles. Nous avons déjà fait la même remarque à propos de la découverte de la splénique au niveau de la région cœliaque (voy. p. 289), montrant qu'il était nécessaire de dénuder l'artère en procédant lentement et prudemment et en se servant du bistouri, de la pince à disséquer et de la sonde cannelée.

Il importe de se souvenir que la grosse veine coronaire stomachique affecte souvent des rapports intimes avec l'hépatique commune (voy. fig. 30, p. 93; et p. 448) : le plus souvent elle longe le bord supérieur de l'artère (50 p. 100). plus rarement elle croise perpendiculairement l'artère soit en avant (20 p. 100), soit en arrière (20 p. 100).

Il est également utile de rappeler que l'hépatique commune répond en arrière au flanc gauche de la veine cave inférieure et à l'embouchure de la veine rénale gauche. Sans doute, il n'y a jamais contact intime entre ces vaisseaux. Mais parfois l'artère se rapproche beaucoup de la veine : de toute façon il y a toujours grand intérêt à dénuder l'hépatique commune en restant à son contact, sans faire d'échappées en arrière d'elle.

L'hépatique commune ne donne qu'une branche importante et d'ailleurs inconstante (25 p. 100) la pancreatica magna de Haller (voy. p. 462). A titre d'anomalie rare (1 à 2 p. 100) la branche terminale droite de l'artère hépatique naît précocement par un tronc commun avec l'hépatique commune (voy. obs. 16, fig. 133, voy. également p. 573).

On peut encore découvrir l'hépatique commune en rabattant l'estomac en haut et à droite après section du ligament gastro-colique le long et au-dessous de la grande courbure de l'estomac (voy. p. 292 et 293, fig. 18 et 19). Nous avons déjà longuement décrit cette voie à propos de l'abord de l'artère splénique dans la poche rétro-stomacale (p. 292). L'estomac étant renversé en haut et à droite, il suffit d'aller rechercher l'hépatique commune au niveau du seuil de l'hiatus de Winslow ou juste derrière le bord supérieur du pancréas comme nous l'avons indiqué plus haut.

## § IV. — Découverte de l'artère hépatique au niveau du ligament hépato-duodénal. Découverte de l'hépatique propre et des deux branches hépatiques terminales.

### 1° Hépatique propre.

Nous rappelons qu'on doit considérer exclusivement comme *hépatique propre* la présence d'un tronc long de un à deux centimètres qui naît de la terminaison de l'hépatique *commune* et qui donne naissance aux deux branches hépatiques terminales destinées à chacun des deux grands lobes du foie. Nous avons déjà longuement insisté sur ce point en montrant que cette *disposition classique* se rencontrait dans les deux tiers des cas environ (60 p. 100 ; voy. pages 416, 427, 459), tandis qu'à peu près dans le tiers des cas restants (40 p. 100), l'*hépatique propre faisait totalement défaut* :

*a*) Soit que les deux branches terminales destinées au foie proviennent directement de la terminaison de l'hépatique commune (artère hépatique à type *en bouquet*) ;

*b*) Soit qu'une de ces deux branches terminales, la droite ou la gauche possède une origine aberrante (dédoublement complet de l'artère hépatique).

La connaissance de ces faits nous paraît *indispensable* à quiconque aspire à mener à bien la découverte de l'hépatique propre. Si, en effet, se contentant des notions jusqu'ici classiques, on allait systématiquement rechercher l'hépatique propre sur tous les sujets, s'attendant à la rencontrer toujours, on s'exposerait une fois sur trois à commettre une erreur. C'est ainsi par exemple que dans les cas où l'hépatique commune donne directement naissance aux deux branches hépatiques terminales (type à ramification en bouquet) on pourrait prendre une de ces deux branches pour l'hépatique propre. De même quand il existe un dédoublement de l'artère hépatique on trouve dans le ligament hépato-duodénal un tronc ascendant qui pourrait être pris pour l'hépatique propre alors qu'il ne représente qu'une seule des deux branches terminales, la droite (dédoublement gauche) ou la gauche (dédoublement droit).

Il est donc nécessaire d'être fixé autant que possible sur le type d'artère hépatique en présence duquel on se trouve, chaque fois qu'on s'apprête à découvrir l'hépatique propre. Nous avons essayé de montrer qu'en pratique il est, à notre avis, possible de résoudre le problème assez rapidement et simplement, à condition de procéder méthodiquement, faisant pour ainsi dire un diagnostic par exclusion (voy. p. 624).

Supposons qu'on nous demande de découvrir l'hépatique propre sur un sujet quelconque. Voici la marche que nous suivons :

*a*) Tout d'abord nous allons rechercher s'il existe une hépatique accessoire soit à gauche (branche hépatico-coronaire, voy. p. 196), soit à droite (branche hépatico-mésentérique, voy. p. 383). Si une de ces branches aberrantes existe, c'est que l'artère hépatique est *dédoublée* (exceptionnellement les deux branches coexistent, auquel cas il y a triplicité. Voy. Anomalies de l'artère hépatique, hépatiques accessoires). Dans ce cas il n'y a pas, à proprement parler, d'hépatique *propre*. Nous savons immédiatement que dans le ligament hépato-duodénal, au lieu de cette artère nous rencontrerons un tronc ascendant équivalant seulement à une des deux branches terminales.

*b*) Si la recherche des hépatiques accessoires droite ou gauche a été négative, c'est que le dédoublement fait défaut, l'artère hépatique est alors unique. Mais on ne peut pas encore affirmer qu'il existe une hépatique *propre*, car dans 20 p. 100 des cas, l'artère hépatique étant unique, les deux branches terminales destinées au foie naissent directement de l'hépatique commune. Pour être rapidement fixé il suffit d'aller tout d'abord découvrir le tronc de la gastro-duodénale toujours facile à trouver en suivant la technique que nous détaillerons plus loin (voy., p. 644, Découverte de la gastro-duodénale). Cette dernière étant identifiée, on s'en sert comme d'un fil d'Ariane conduisant à la terminaison de l'hépatique commune.

Deux cas peuvent alors se présenter : α) ou bien l'hépatique commune donne naissance à deux branches ascendantes ; il s'agit dans ce cas d'une hépatique commune à ramification en bouquet, *l'hépatique propre n'existe pas* ; β) ou bien un seul tronc ascendant se détache de la terminaison de l'hépatique commune, ce tronc ascendant ne peut être que l'*hépatique propre*.

On voit en somme que le tronc de la gastro-duodénale constitue un repère très précieux dans la découverte de l'artère hépatique. Aussi bien insisterons-nous spécialement sur la découverte de la gastro-duodénale.

Toutes les manœuvres que nous venons d'indiquer paraissent *a priori* quelque peu subtiles et théoriques. Ce n'est là qu'une apparence. Nous ne saurions trop répéter qu'en s'exerçant à accomplir ces manœuvres de médecine opératoire on arrive vite à s'y reconnaître très bien et à travailler sur l'artère hépatique avec autant de précision et de sécurité qu'on le fait pour les artères des membres ou du cou.

La dénudation de l'hépatique propre doit être faite avec beaucoup de soin et de prudence, car l'artère repose sur la face antérieure du tronc porte. Nous avons déjà montré que l'artère et la veine pyloriques entraient d'ordinaire en rapports assez intimes avec l'hépatique propre (voy. pp. 458 et 516). Pour aborder avec facilité l'hépatique propre et pour la dénuder avec sécurité, il est très utile de se débarrasser des vaisseaux pyloriques. Toutefois, si l'on avait à lier l'hépatique propre, il y aurait grand intérêt à conserver l'artère pylorique, cette dernière constituant une voie collatérale importante, d'après les expériences faites sur les animaux par Haberer (voy. § VI).

### 2° Branches hépatiques terminales destinées au foie.

C'est encore en ayant bien présent à l'esprit et dans les yeux les principaux types que peut revêtir l'artère hépatique, qu'il devient possible de procéder avec méthode dans la découverte des deux branches destinées au foie. Nous nous bornerons à résumer la marche que nous conseillons de suivre.

A. — *Branche hépatique terminale gauche*. Rappelons qu'en pratique cette branche naît : *a)* Soit de l'hépatique propre ou de l'hépatique commune (90 p. 100, voy. p. 526) ; *b)* soit par un tronc commun avec la coronaire stomachique (10 p. 100, voy. p. 526). Dans le premier cas la branche gauche doit être recherchée au niveau du ligament hépato-duodénal, dans le second cas elle occupe la partie supérieure et gauche du petit épiploon, entre l'extrémité gauche du hile du foie et la partie supérieure de la petite courbure de l'estomac.

Soit à découvrir la branche gauche hépatique sur un sujet quelconque. Nous allons d'abord voir si cette branche gauche est aberrante (pp. 198, 216 et 624). Si en effet on rencontre une branche hépatico-coronaire, on peut être certain que deux fois sur trois elle représente en totalité la branche destinée au lobe gauche (v. p. 207) ce qu'il est facile de prévoir par le fort calibre qu'elle possède presque toujours (3 millimètres en moyenne, p. 197). Au cas où l'on rencontrerait une branche hépatico-coronaire de faible calibre, il y a lieu de supposer qu'elle ne fait que remplacer *partiellement* la branche gauche de l'artère hépatique et que par suite le lobe gauche reçoit en plus de cette hépatico-coronaire une branche venue de l'hépatique ordinaire.

Si la recherche de la branche hépatico-coronaire a été négative, nous allons découvrir la branche hépatique terminale gauche au point qu'elle occupe dans le ligament hépato-duodénal. Rappelons que cette branche constitue le plus superficiel des éléments du pédicule du foie (p. 528) et qu'en même temps, au voisinage du hile du foie la branche artérielle occupe la partie gauche extrême des éléments du pédicule. Par suite cette branche est facile à trouver : c'est le premier élément qu'on rencontre en explorant le hile de gauche à droite ; la branche artérielle détermine la formation d'une petite corde visible et palpable, à peu près verticale, aboutissant à l'extrémité gauche du hile. On peut encore découvrir cette branche en effondrant le petit épiploon sur une hauteur de 2 à 3 centimètres, juste au-dessous de l'extrémité gauche du hile : l'artère se trouve assez exactement à la limite entre le bord gauche du *ligament hépato-duodénal* et la *pars flaccida du petit épiploon*. En d'autres termes, c'est au niveau de la branche hépatique gauche que s'unit au ligament hépato-duodénal la portion mobile et transparente du petit épiploon.

B. — *Branche hépatique terminale droite*. — Rappelons qu'en pratique cette branche naît : *a)* soit de l'hépatique propre ou de l'hépatique commune (90 p. 100, voy. p. 533) ; *b)* soit de la mésentérique supérieure (10 p. 100).

Dans le premier cas la branche artérielle se porte à droite vers l'extrémité droite du hile du foie en cheminant au-devant du tronc porte et de la branche droite de ce tronc (p. 535). Dans le second cas, la branche artérielle possède un long trajet rétro-pancréatique et rétro-porto-biliaire (p. 383).

Soit à découvrir la branche hépatique droite sur un sujet quelconque. Nous allons tout d'abord chercher si elle est aberrante (voy. pp. 382 et 624). Nos recherches jointes à celle d'un grand nombre d'auteurs nous ont démontré que la branche hépatico-mésentérique remplace à peu près constamment en totalité la branche hépatique droite de l'artère hépatique (v. p. 390).

Si la recherche de l'hépatico-mésentérique est négative, nous allons découvrir la branche hépatique droite au niveau du tiers supérieur du ligament hépato-duodénal en prenant comme repère le *canal hépatique*. Rappelons en effet que, dans la plupart des cas, l'artère croise transversalement la face postérieure du canal hépatique et que parfois (environ 20 p. 100, p. 536), l'artère croise la face antérieure du canal ou empiète simplement sur sa face antérieure (voy. fig. 92, p. 537). Ayant reconnu le confluent des canaux hépatique et cystique, nous commençons par explorer, après l'avoir mise à nu, la face antérieure du canal hépatique, en allant de bas en haut, du confluent cystique jusqu'au hile : dans ces conditions, si la branche artérielle droite croise la face antérieure du canal hépatique ou si elle empiète sur cette face antérieure, cette exploration permet de la rencontrer. Pour faire cette exploration deux doigts de la main gauche, face palmaire tournée en avant, sont introduits de droite à gauche dans le canal de Winslow, de manière à charger et à refouler en avant le canal hépatique. D'autre part à l'aide d'une sonde cannelée nous dénudons à petits coups prudents la face antérieure du canal hépatique, de bas en haut ; le bec de la sonde doit racler modérément sans force et sans échappées la face antérieure du canal. Dans un certain nombre de cas (27 p. 100, voy. p. 558) on rencontre au cours de cette exploration non pas la grosse branche hépatique terminale droite, mais une petite artère qui n'est autre que la cystique. Si la branche hépatique droite n'a pas été rencontrée au niveau de la face antérieure du canal hépatique, c'est alors qu'elle présente sa disposition de beaucoup la plus fréquente, croisant en arrière le canal. Il suffit alors de dénuder prudemment le flanc droit du canal hépatique : à un ou deux centimètres *au-dessus* du confluent hépato-cystique, en cherchant un peu, on trouvera la branche artérielle droite qui croise le canal perpendiculairement à sa direction.

Nous avons déjà insisté sur ce fait que normalement le col de la vésicule biliaire et la crosse du canal cystique masquent la branche droite de l'artère hépatique au niveau du triangle biliaire (v. pp. 538 et 557). Si donc on voulait découvrir la branche artérielle droite au niveau de sa terminaison, c'est-à-dire dans l'aire du triangle biliaire, il serait nécessaire de commencer par abaisser le col de la vésicule et la crosse du cystique en faisant une cholécystectomie (voy. Ligature de l'artère cystique).

## § V. — Découverte des branches collatérales de l'artère hépatique.

### 1° Découverte de l'artère gastro-duodénale.

Nous rappelons que le tronc de la gastro-duodénale, long de 2 à 3 centimètres (p. 468), chemine tout d'abord pendant un assez court trajet (un centimètre; v. p. 470), *au-devant de la veine porte*, juste au-dessus du bord supérieur de la tête pancréatique, puis qu'elle s'engage sur la tête pancréatique, se logeant dans le fond du *sillon duodéno-pancréatique* (p. 479). Dans toute l'étendue de son trajet le tronc gastro-duodénal est recouvert et masqué par la première portion du duodénum, du moins lorsque par la dissection on n'a pas modifié la situation normale du duodénum. L'artère descend obliquement en bas et à droite croisant à peu près perpendiculairement la direction de la première portion du duodénum qui est ascendante vers la droite. L'artère répond assez exactement à la limite entre les deux segments de la première portion du duodénum (segment initial, proximal, segment mobile, — et segment terminal, distal, adhérent; v. p. 470).

La première portion du duodénum masquant à la vue le tronc gastro-duodénal, ce dernier peut être découvert soit en abaissant suffisamment la première portion du duodénum et le pylore et en se créant une voie à travers le petit épiploon ; — soit en relevant le pylore et la première portion du duodénum après s'être créé une voie à travers le ligament gastro-colique ; — soit enfin en rabattant à droite le segment pylorique de l'estomac après section complète de l'estomac. Telles sont les trois voies qu'on peut utiliser pour aborder le tronc gastro-duodénal : voie supérieure ou trans-mésogastrohépatique, voie inférieure ou trans-mésogastrocolique, voie antérieure ou trans-gastrique.

A. — *Voie supérieure, trans-mésogastrohépatique.* — Nous avons déjà insisté à plusieurs reprises sur l'intérêt qu'il y avait à abaisser à son maximum la première portion du duodénum dans tous les cas où l'on a besoin de bien exposer les éléments du pédicule hépatique (voy. notre Introduction). Il suffit pour cela de décoller prudemment l'angle sous-hépatique du duodénum et d'attirer en bas l'intestin décollé. Par cette manœuvre on découvre tout le segment du cholédoque normalement caché derrière le duodénum ; du même coup on expose l'espace inter-porto-cholédocien et le segment initial de l'artère gastro-duodénale (v. p. 471). On peut donc prendre le cholédoque comme repère : la gastro-duodénale est toujours située soit immédiatement à gauche du canal et plus ou moins à son contact (80 p. 100) soit au devant du canal qu'elle croise en écharpe, de gauche à droite et de haut en bas, juste au-dessus du bord supérieur de la tête pancréatique (v. p. 475). Toutefois l'aire de l'espace inter-porto-cholédocien est masquée en avant par un éventail vasculaire constitué par des rameaux artériels et veineux qui se rendent au bord supérieur de la première portion du duodénum (rameaux duodénaux supérieurs (v. p. 464) et au pylore (artère et veine pyloriques). Il est bien certain que sur le vivant tous ces rameaux devraient être sacrifiés si, en suivant la technique que nous venons d'indiquer, on allait à la recherche du tronc gastro-duodénal pour l'isoler, le dénuder et le lier. Aussi bien est-il beaucoup plus simple, après avoir décollé et abaissé l'angle sous-hépatique du duodénum, de se reporter en dedans du ligament hépato-duodénal et d'aller découvrir le tronc gastro-duodénal à travers une brèche faite au petit épiploon, au niveau du pylore. Celui-ci étant saisi entre le pouce et l'index, on l'attire en bas et à droite : on voit alors se dessiner sous forme d'une petite corde aboutissant au pylore, l'artère et la veine pyloriques accolées. Si la saillie de ces vaisseaux n'était pas visible, on pourrait se rendre compte de leur situation par la palpation : dès qu'on attire suffisamment en bas et à droite le pylore, on détermine toujours la formation d'une petite corde, sorte de ligament suspenseur du pylore, constituée par les vaisseaux pyloriques.

Le petit épiploon est effondré de haut en bas à l'aide d'un coup de sonde cannelée, juste à gauche de la corde des vaisseaux pyloriques, et sur une étendue de 4 à 6 centimètres. On place alors un écarteur de Farabeuf sur le sillon duodéno-pylorique supérieur, attiré en bas et à droite. Un second écarteur de Farabeuf charge la lèvre droite de la brèche faite au petit épiploon : cet écarteur attire à droite cette lèvre droite en même temps qu'il charge la corde des vaisseaux pyloriques et les rameaux artériels et veineux se rendant à la face supérieure du duodénum. Dans ces conditions, le tronc gastro-duodénal se trouve exposé depuis son origine, au niveau de l'hépatique commune, jusqu'au voisinage de sa bifurcation en gastro-épiploïque droite et pancréatico-duodénale inférieure droite. Parfois le pylore et la portion mobile du duodénum ne se laissent pas suffisamment abaisser et attirer vers la droite, pour rendre assez aisé l'accès sur la gastro-duodénale. Ce fait tient précisément à ce que la corde des vaisseaux pyloriques constitue une sorte de petit ligament suspenseur du pylore : en sectionnant cette corde entre deux ligatures le pylore se laisse alors abaisser à son maximum, ce qui permet alors d'exposer largement le sillon duodéno-pancréatique au fond duquel on trouve toujours le tronc gastro-duodénal, en déchirant à ce niveau le péritoine, d'un coup de sonde cannelée (Cunéo et Hartmann).

Le tronc de l'artère gastro-duodénale peut être lié soit *au-dessus* du bord supérieur du pancréas (*segment sus-pancréatique* de l'artère, voy. p. 470 et fig. 82, p. 485), c'est-à-dire au niveau de l'origine de l'artère, soit *au-devant* du pancréas (*segment pré-pancréatique*, p. 470), c'est-à-dire au niveau même du sillon duodéno-pancréatique. Dans le premier cas, la ligature est délicate, car au niveau de son segment sus-pancréatique l'artère chemine au-devant du tronc porte et à son contact (voy. p. 474), d'où la possibilité d'intéresser le tronc veineux. Il est donc toujours plus simple et plus prudent d'éviter la ligature haute de la gastro-duodénale et d'aborder l'artère au-devant du pancréas, précisément parce qu'à ce niveau l'artère est séparée du tronc porte par la glande pancréatique.

Rappelons que parfois la gastro-duodénale naît par un court tronc commun avec la branche droite de l'artère hépatique (6. p. 100 ; voy. p. 435, fig. 72 ; voy. égal, fig. des observ. 10 et 12). Dans les cas de ce genre, la ligature haute de la gastro-duodénale risquerait d'intéresser la branche hépatique destinée au lobe droit. C'est une raison de plus pour rejeter la ligature de la gastro-duodénale près de son origine.

B. — *Voie inférieure, trans-mésogastrocolique.* — Dans un premier temps le ligament gastro-colique est sectionné transversalement au-dessous de la grande courbure de l'estomac, au voisinage de la ligne médiane (voy. p. 292, fig. XVIII). Dans un second temps, la grande courbure de l'estomac, ainsi libérée, est réclinée en haut et un peu à droite à l'aide d'une large valve malléable. Le plancher de l'arrière-cavité des épiploons se trouve ainsi largement exposé. En se portant vers la droite, au niveau de la limite droite de cette arrière-cavité, il devient alors aisé de découvrir le tronc gastro-duodénal, cheminant au fond de l'angle dièdre formé par la rencontre de la tête du pancréas et de la face postérieure du duodénum (fig. 113).

Nous avons déjà longuement insisté à propos de la découverte de l'artère splénique par la voie trans-mésogastrocolique (voy. pp. 292-296), sur les détails anatomiques qu'il importe de se rappeler chaque fois qu'on se propose de pénétrer dans l'arrière-cavité des épiploons en pratiquant une brèche à travers le ligament gastro-colique. D'une part, comme l'a montré Fredet, il faut se tenir près de l'estomac (donc : loin du côlon transverse) ; d'autre part, il faut s'éloigner autant que possible du pylore et se porter vers la gauche (voy. p. 294, fig. XX). Enfin nous rappelons qu'il est toujours prudent de ne sectionner le ligament gastro-colique qu'après s'être assuré au préalable qu'il n'est pas fusionné avec le méso-côlon transverse (voy. p. 295).

En ce qui concerne la découverte de la gastro-duodénale, il est ordinairement nécessaire de sectionner transversalement le ligament gastro-colique sur une étendue de six à huit centimètres au moins, en partant de la ligne médiane ou à peu près, pour se diriger ensuite vers la gauche. Ainsi

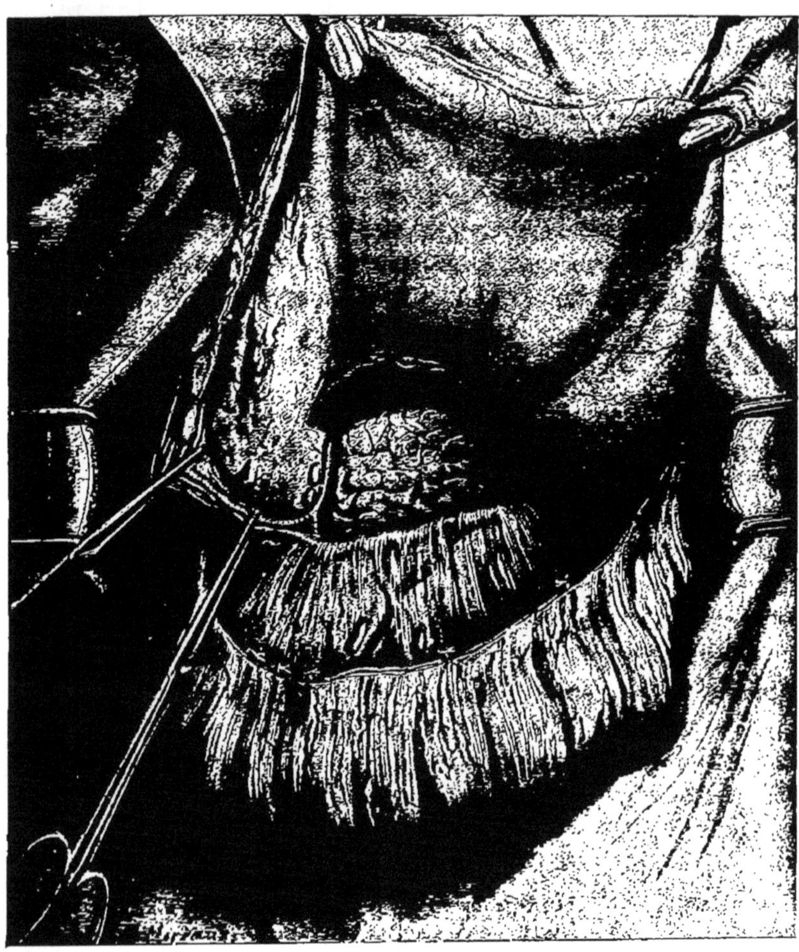

Fig. 113 (empruntée à Cunéo, *Journal de chirurgie*, mai 1909). — *Ligature de l'artère gastro-duodénale au niveau du bord supérieur du pancréas et ligature de l'artère et de la veine gastro-épiploïques droites au-dessous du pylore, dans la pylorectomie.*
L'estomac après libération de ses courbures, est soulevé et retourné de façon à exposer le tronc de la gastro-duodénale et les vaisseaux gastro-épiploïques droits.

libérée, la grande courbure de l'estomac se laisse aisément récliner en haut et à droite, découvrant le sillon duodéno-pancréatique.

C. — *Voie antérieure trans-gastrique.* — C'est la voie généralement adoptée pour découvrir et lier la gastro-duodénale au cours de la pylorectomie (voy. fig. 114). C'est évidemment le procédé qui permet d'effectuer cette ligature avec le maximum de jour et d'aisance.

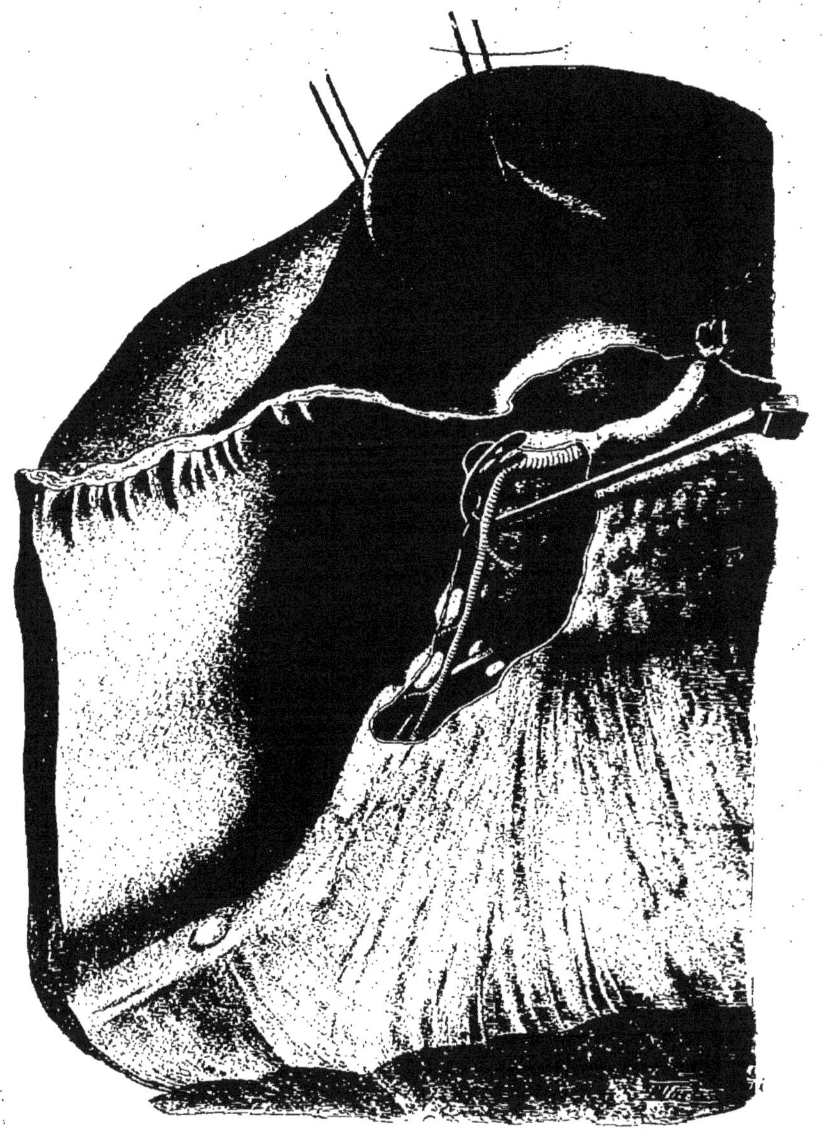

FIG. 114 (HARTMANN et CUNÉO). — *Ligature de la gastro-duodénale dans la pylorectomie.* L'estomac sectionné est rabattu sur la lèvre droite de l'incision abdominale. L'angle pyloro-pancréatique se présente à la vue. Dans cet angle, on voit, le péritoine étant déchiré d'un coup de sonde, la face antérieure du pancréas, et, sur celle-ci, la croisant perpendiculairement, l'artère gastro-duodénale qu'une aiguille mousse a déjà chargée.

Le segment duodéno pylorique de l'estomac étant rabattu vers la droite, le tronc gastro-duodénal est toujours très facile à découvrir, en déchirant d'un coup de sonde le péritoine dans l'angle pyloro-pancréatique : « ... l'artère est toujours là, croisant verticalement la face antérieure du pancréas et d'autant plus facile à lier, que la veine qui l'accompagnait l'a abandonnée au niveau du bord inférieur du pancréas pour passer en arrière de lui et se jeter dans l'origine de la veine porte, rétro-pancréatique... » (HARTMANN, *Chirurgie gastro-intestinale*).

La ligature de la gastro-duodénale au cours de la pylorectomie peut être exécutée suivant un des trois procédés que nous venons de décrire. La plupart des chirurgiens suivent la technique préconisée pour la première fois par Cunéo et Hartmann [359], c'est-à-dire que la gastro-duodénale est découverte et liée après section de l'estomac et rabattement du segment duodéno-pylorique vers la droite (fig. 114). Toutefois un certain nombre de chirurgiens lient la gastro-duodénale avant toute section gastrique, soit par la voie supérieure (Moynihan [338 *bis*, 338], Kelly et Noble [346]), soit par la voie inférieure (Cunéo, voy. fig. 113).
Au point de vue de la facilité des manœuvres relatives à la ligature, les voies antérieure et inférieure nous paraissent préférables à la voie supérieure.

*Découverte des branches du tronc gastro-duodénal.* — Nous rappelons que suivant la conception de Haller et de Wiart que nous avons adoptée en la précisant, le tronc gastro-duodénal fournit trois branches importantes à savoir : une forte collatérale, c'est la pancréatico-duodénale supérieure droite et deux branches terminales, la pancréatico-duodénale inférieure droite et la gastro-épiploïque droite (v. p. 480). Nous avons déjà longuement insisté sur la description de ces branches ; aussi bien serons-nous très bref sur leur découverte.

*a*) La *gastro-épiploïque droite* est toujours très facile à trouver soit au niveau de son court segment initial rétro-duodénal (voy. p. 506) soit au niveau de son long segment juxta-gastrique (p. 506). Pour découvrir l'artère dans son premier segment on commence par reconnaître le tronc gastro-duodénal en suivant une des trois voies que nous avons indiquées précédemment. Le tronc artériel étant reconnu, il suffit de soulever et d'attirer un peu à droite le canal duodéno-pylorique pour déterminer la formation d'une corde tendue entre la partie inférieure du sillon duodéno-pancréatique et le bord inférieur du pylore : cette petite corde est constituée par l'origine de la gastro-épiploïque droite faisant immédiatement suite au tronc gastro-duodénal (fig. 113). Immédiatement au-dessous de la gastro-épiploïque droite on aperçoit la veine homonyme. On ne saurait confondre l'artère gastro-épiploïque droite avec la pancréatico-duodénale inférieure droite. Cette dernière adhère toujours intimement au tissu pancréatique dont les lobules superficiels la recouvrent et la masquent plus ou moins à la vue.

Dans son second segment, sous-jacent et parallèle à la grande courbure, la gastro-épiploïque droite est d'ordinaire facile à découvrir : à ce niveau, l'artère est accompagnée de la grosse veine homonyme qui transparaît sous les feuillets du ligament gastro-colique. Toutefois au voisinage du pylore ce ligament est de faible hauteur, le côlon transverse venant au contact du pylore. D'autre part pour peu que les mésos péritonéaux soient infiltrés de graisse, la découverte de la gastro-épiploïque droite peut devenir délicate. Il importe alors de procéder méthodiquement afin de ne pas intéresser une des artères du méso-côlon transverse, ce dernier pouvant d'ailleurs être fusionné avec le ligament gastro-colique. Il est toujours possible d'éviter cet accident en ne liant la gastro-épiploïque droite (de même que la gauche) qu'après avoir constaté au préalable que le ligament gastro-colique est nettement séparé du méso-côlon transverse, au point où doit porter la ligature (voy. pp. 295, 296). Si l'exploration de la poche rétro-stomacale démontre que les deux ligaments sont fusionnés intimement, il est préférable d'aller lier la gastro-épiploïque droite à son origine en suivant la voie supérieure que nous avons décrite à propos de découverte du tronc gastro-duodénal (p. 644).

Toutefois même dans les cas difficiles ( mésos infiltrés de graisse, mésos fusionnés) il nous a toujours été possible de découvrir d'emblée la gastro-épiploïque droite, au niveau de son segment para-gastrique, en allant la rechercher immédiatement au ras du sillon duodéno-pylorique inférieur ; l'artère est toujours là décrivant d'ordinaire une petite anse en forme d'U, petite anse bien disposée pour recevoir un fil à ligature(voy. p. 506 et fig. 49, p. 230)

*b*) La pancréatico-duodénale inférieure droite, seconde branche de bifurcation du tronc gastro-duodénal, présente un premier segment situé au niveau de la *face antérieure* de la tête pancréatique. Dans un second segment la branche artérielle gagne la *face postérieure* de la tête du pancréas dont elle occupe le bord inférieur (voy. p. 498 et fig. 82, p. 485).

Au niveau de son premier segment, la pancréatico-duodénale inférieure droite est facile à trouver ; le tronc gastro-duodénal étant reconnu ainsi que la gastro-épiploïque droite, il suffit de suivre cette dernière en la remontant jusqu'au niveau du point où elle se détache du tronc gastro-duodénal ; c'est au même point que naît la pancréatico-duodénale inférieure droite. Cette branche demande souvent à être recherchée avec soin, car il n'est pas rare que, dès son origine, elle s'insinue au milieu des lobules glandulaires superficiels qui la masquent alors plus ou moins complètement à la vue. De toute façon l'artère adhère toujours assez intimement au parenchyme pancréatique par les nombreux rameaux qu'elle lui fournit (voy. p. 484, fig. 80, 82).

Dans son trajet pré-pancréatique la pancréatico-duodénale inférieure droite est croisée en avant par la grosse veine gastro-épiploïque droite qui va se joindre à la veine colique droite supérieure pour constituer la veine gastro-colique (fig. 88, p. 503) ; de plus, la veine pancréatico-duodénale inférieure droite accompagne l'artère homonyme pour aller se jeter dans la veine gastro-épiploïque droite (fig. 88). Il en résulte la formation d'un confluent veineux situé au-devant de l'artère pancréatico-duodénale inférieure droite. En recherchant cette artère et en la liant juste à son origine, c'est-à-dire juste au point où se bifurque le tronc gastro-duodénal, il est toujours possible d'éviter d'intéresser le confluent veineux que nous venons de signaler.

Dans son second segment, rétro-pancréatique, la découverte de la pancréatico-duodénale inférieure droite nécessite le décollement du duodéno-pancréas. On sait que la branche artérielle forme la moitié droite de l'arcade pancréatico-duodénale inférieure (voy. p. 499 et fig. 82, p. 485). Cette arcade est ordinairement assez difficile à découvrir car elle chemine non pas superficiellement (comme l'arcade pancréatico-duodénale supérieure) mais plus ou moins profondément dans l'épaisseur du bord inférieur de la tête pancréatique.

c) La *pancréatico-duodénale supérieure droite*, branche *collatérale* du tronc gastro-duodénal, présente également un premier segment pré-pancréatique ; puis dans un second segment elle devient postérieure à la glande (p. 486), allant former la moitié droite de l'arcade pancréatico-duodénale supérieure (fig. 84, p. 489). Dans son premier segment la découverte de cette branche est assez délicate. L'angle supérieur du duodénum étant abaissé à son maximum, on doit rechercher la branche artérielle au ras du bord supérieur du pancréas ; elle se porte au-devant du cholédoque pour en contourner le flanc droit et passer en arrière de lui et de la tête du pancréas. Cette recherche de l'artère, au niveau de son premier segment, est rendue délicate et difficile par suite de la présence d'un ou deux ganglions lymphatiques et de nombreux rameaux artériels et veineux au niveau de l'espace inter-porto-cholédocien. De plus, la grosse veine pancréatico-duodénale supérieure droite (p. 491) masque parfois l'artère homonyme. Enfin il faut ajouter que sur le cadavre le pancréas est souvent très altéré. Dans ces conditions on conçoit qu'assez souvent la découverte et l'identification de l'artère pancréatico-duodénale supérieure droite peuvent être rendues très malaisées sinon impossibles. Il en résulte que la présence de cette branche artérielle pourrait passer inaperçue, du moins à l'observateur non prévenu. Il s'agit cependant d'une branche constante comme nous avons essayé de l'établir après Haller, Wiart, Sousloff (voy. p. 493). D'ailleurs pour trouver rapidement et facilement cette artère il suffit d'aller la rechercher dans son segment rétro-pancréatique, en pratiquant le décollement du duodéno-pancréas tel que nous l'avons représenté p. 487, fig 83 (voy. aussi les fig. de l'observ. 12). La face postérieure de la tête pancréatique étant exposée, on aperçoit toujours par transparence au travers de la lame de Treitz, l'arcade artérielle et veineuse pancréatico-duodénale supérieure (voy. fig. 84, p. 489). Toujours l'artère pancréatico-duodénale supérieure droite vient croiser en un point la face postérieure du cholédoque rétro-pancréatique. L'artère étant reconnue, il est alors possible de la suivre en remontant jusqu'à son émergence de la gastro-duodénale.

*Ligature de la gastro-duodénale dans la pylorectomie.* — En se basant uniquement sur les faits anatomiques, il est logique de se demander si au cours de la pylorectomie la ligature du tronc gastro-duodénal est aussi nécessaire qu'on l'admet actuellement, ou tout au moins si dans la plupart des cas il ne serait pas suffisant de lier la gastro-épiploïque droite et non le tronc gastro-duodénal. Cette question a été nettement posée par Descomps dans son excellente monographie sur le tronc cœliaque [179 *ter*], dans les termes suivants : « La fermeture de l'intestin dans la pylorectomie est donc faite, ensuite, au niveau de l'angle hépatique et même souvent sur le segment supérieur décollé de la 2e portion du duodénum. La pylorique et la gastro-duodénale liées, ce segment doit être fort mal irrigué ; peut-être cela explique-t-il les insuccès nombreux dus à cette suture duodénale plutôt qu'à la technique employée pour l'exécuter ? Le duodénum à ce niveau reçoit des artères de près, il ne faut pas trop le décoller. D'autre part il doit suffire de lier la gastro-épiploïque et non le tronc de la gastro-duodénale, car il semble utile de respecter la pancréatico-duodénale. » En réalité la ligature du tronc gastro-duodénal telle qu'on la pratique couramment au cours de la pylorectomie a pour résultat de simplement diminuer la circulation sanguine en aval de la ligature, sans toutefois l'arrêter complètement : le retour du sang doit se faire très rapidement par l'intermédiaire des deux artères pancréatico-duodénales droites. Toutefois il est possible que dans certains cas (cancéreux anémiés, choc opératoire, etc.), cette circulation de retour tarde à s'établir d'une façon suffisante pour assurer la vitalité complète du moignon duodénal. Par suite il est possible que la ligature du tronc gastro-duodénal joue un rôle indirect important dans la production des fistules duodénales dont la fréquence est encore assez grande (voy. Leriche [365]). Étant donnée la gravité particulière de cette complication (62 p. 100 de mortalité, Leriche) il y a intérêt à tout faire pour assurer la parfaite nutrition du moignon duodénal d'une part en ne poussent pas trop loin le décollement du duodénum, d'autre part en se bornant à lier la gastro-épiploïque droite.

Toutefois lorsqu'il existe des ganglions sensibles accolés au tronc gastro-duodénal, il est bien évident qu'il y a nécessité de les enlever avec le tronc gastro-duodénal. Il sera alors nécessaire de lier ce tronc : 1° d'une part au voisinage de son origine, au niveau du bord supérieur du pancréas ; 2° d'autre part au niveau de sa terminaison, la ligature intéressant soit la bifurcation de la gastro-duodénale, soit chacune des deux branches de bifurcation, la gastro-épiploïque droite et la pancréatico-duodénale inférieure droite. Mais en réséquant ainsi le tronc gastro-duodénal il y a eu lieu de craindre une nutrition défectueuse du moignon duodénal et la formation d'une fistule.

### 2° Découverte et ligature de l'artère pylorique.

Rappelons que l'artère pylorique possède deux segments distincts : premier segment, descendant ou fixe inclus dans le ligament hépato-duodénal (p. 516) second segment, transversal ou mobile inclus dans la portion flaccide du petit épiploon (p. 517). C'est au niveau de ce second segment que l'artère doit être découverte et liée, ces deux manœuvres étant alors très simples.

Le pylore étant saisi entre le pouce et l'index on l'attire en bas : on voit alors se dessiner l'artère et la veine pyloriques sous forme d'une petite corde constituant un véritable petit ligament suspenseur du pylore. L'artère aborde non pas directement le pylore mais bien la portion mobile du duodénum un peu à droite du sillon duodéno-pylorique supérieur (p. 518). En liant l'artère haut, c'est-à-dire au niveau du point où elle entre dans la portion flaccide du petit épiploon, on intéresse le tronc de l'artère encore indivis. Au contraire en liant l'artère juste au ras du duodéno-pylore on ménage d'ordinaire un ou deux rameaux de la pylorique allant à la portion supérieure du duodénum (v. p. 518). Aussi bien, au cours de la pylorectomie, dans le but d'assurer une bonne vascularisation du bout duodénal, semble-t-il préférable, comme l'a recommandé récemment Cunéo [359 *bis*] de faire la ligature *basse* de la pylorique, c'est-à-dire «... sur le bord supérieur du duodénum, au niveau du point où portera la section de celui-ci ».

### 3° Découverte et ligature de l'artère cystique.

En décrivant l'artère cystique nous avons signalé les détails anatomiques relatifs à sa ligature (voy. pp. 547-562). Nous essaierons ici de montrer qu'avec une technique bien réglée et d'ailleurs très simple, il est presque toujours possible d'effectuer méthodiquement cette ligature quel que soit le type artériel en présence duquel on se trouve, quel que soit le procédé de cholécystectomie que l'on emploie.

Au point de vue pratique, le fait capital à retenir de l'anatomie de l'artère cystique, c'est que *toujours elle vient aborder la vésicule biliaire de chaque côté du col, au voisinage immédiat du sillon séparant le col et le corps de la vésicule.* De ce fait constant, qui est à opposer aux multiples variations de nombre, d'origine, de trajet et de longueur que peut présenter l'artère cystique (voy. fig. 94, p. 552), il est logique de conclure qu'en recherchant systématiquement cette artère *au niveau de son attache vésiculaire*, on est toujours assuré de la rencontrer quel que soit le type artériel en présence duquel on se trouve. Toute la question de la découverte et de la ligature de l'artère cystique se résume donc à bien mettre en évidence l'attache vésiculaire de cette artère : il suffit pour y arriver de dégager le col de la vésicule de son contact avec le hile du foie, puis de l'attirer en bas et à droite. De cette manière on extériorise pour ainsi dire l'attache vésiculaire de l'artère cystique tout en l'éloignant des gros vaisseaux qui occupent l'extrémité droite du hile du foie. En même temps, le pédicule artériel de la vésicule se tend dans son ensemble, s'élonge et se met en relief à la façon d'un méso, véritable petit ligament suspenseur du col de la vésicule et de la crosse du canal cystique (voy. fig. 116). Ainsi exposée, l'artère cystique peut être liée méthodiquement sous le contrôle de la vue.

En se plaçant uniquement au point de vue de l'hémostase de la vésicule biliaire, il pourrait sembler logique *a priori*, de commencer la cholécystectomie en allant tout d'abord lier l'artère cystique après avoir décollé et attiré en bas et en dehors le col de la vésicule. Sans doute il est possible d'exécuter ainsi la *cholécystectomie par ligature première de l'artère cystique.* Mais il s'agit là d'un procédé trop délicat pour mériter d'entrer dans le domaine pratique. On sait en effet que le col de la vésicule se met toujours en rapport, en arrière, avec l'aire du triangle biliaire et son contenu, c'est-à-dire avec la branche terminale droite de l'artère hépatique et la branche droite de la veine porte (voy. fig. 115 et pp. 543, 544). Il serait donc dangereux de commencer la cholécystectomie en allant d'emblée dégager le col vésiculaire de son contact avec le hile du foie à seule fin de mettre en évidence l'artère cystique et de la lier, car on serait alors obligé de travailler dans l'aire du triangle biliaire au voisinage immédiat des gros vaisseaux du hile du foie. Aussi bien est-il préférable de tourner la difficulté en adoptant un des deux procédés couramment employés pour faire la cholécystectomie : cholécystectomie *de haut en bas*, c'est-à-dire du fond de la vésicule vers la terminaison du canal cystique, et cholécystectomie de *bas en haut*, c'est-à-dire de la terminaison du canal cystique, vers le fond. Dans le premier procédé on tire sur le col et on l'abaisse en se servant comme agent de traction du corps de la vésicule préalablement décollée de son lit hépatique. Dans le second procédé on tire sur le col et on l'abaisse en exerçant une traction sur le canal cystique préalablement dénudé et sectionné. Au point de vue spécial de la ligature de l'artère cystique ces deux procédés sont comparables car ils aboutissent au même résultat, à savoir la mise en évidence de l'artère cystique par traction et abaissement du col de la vésicule.

D'ailleurs, selon nous, la ligature correcte de l'artère cystique dépend moins du procédé employé que de l'application stricte du principe capital : *l'artère doit être recherchée et liée au niveau de son point d'attache vésiculaire.* C'est seulement en procédant de la sorte qu'il sera toujours facile et sans le moindre danger de faire l'hémostase complète de la vésicule, quel que soit l'état de la région des voies biliaires, quel que soit le type artériel en présence duquel on se trouve.

Nous avons déjà montré que dans la grande majorité des cas la cystique naît de la branche destinée au lobe droit du foie (v. p. 549). Chaque fois qu'on exerce une traction sur l'artère pour la mettre en évidence, on attire en même temps plus ou moins la branche droite de l'artère hépatique : il en résulte qu'en liant la cystique au niveau de son origine, la ligature risque

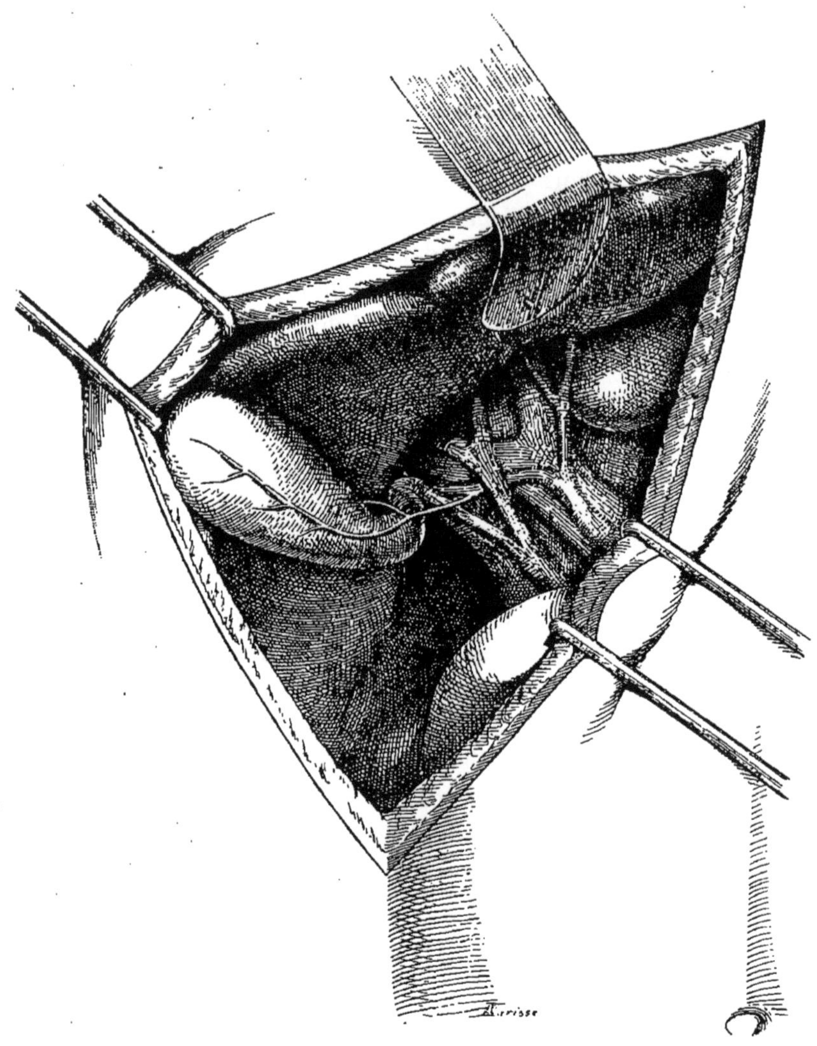

FIG. 115. — *Le triangle des voies biliaires et l'artère cystique sur un sujet placé en lordose opératoire dorso-lombaire, la vésicule biliaire étant en place.*

Le triangle biliaire — (délimité par le canal hépatique, le canal cystique et la lèvre hilaire du lobe carré) — est peu étendu. On voit l'artère cystique naître de la branche terminale droite de l'artère hépatique, dans l'aire du triangle biliaire; la cystique se divise en ses deux branches terminales au niveau du sillon qui sépare le col et le corps de la vésicule.

Si dans ces conditions on cherchait à lier l'artère cystique on travaillerait bien près de la branche hépatique terminale droite et de la branche droite de la veine porte (Noter que sur cette figure ainsi que sur la suivante on a sensiblement schématisé les éléments du pédicule hépatique en leur donnant un relief et une différenciation qu'ils n'ont pas en réalité avant toute dissection).

d'intéresser la branche droite de l'artère hépatique comme l'ont signalé

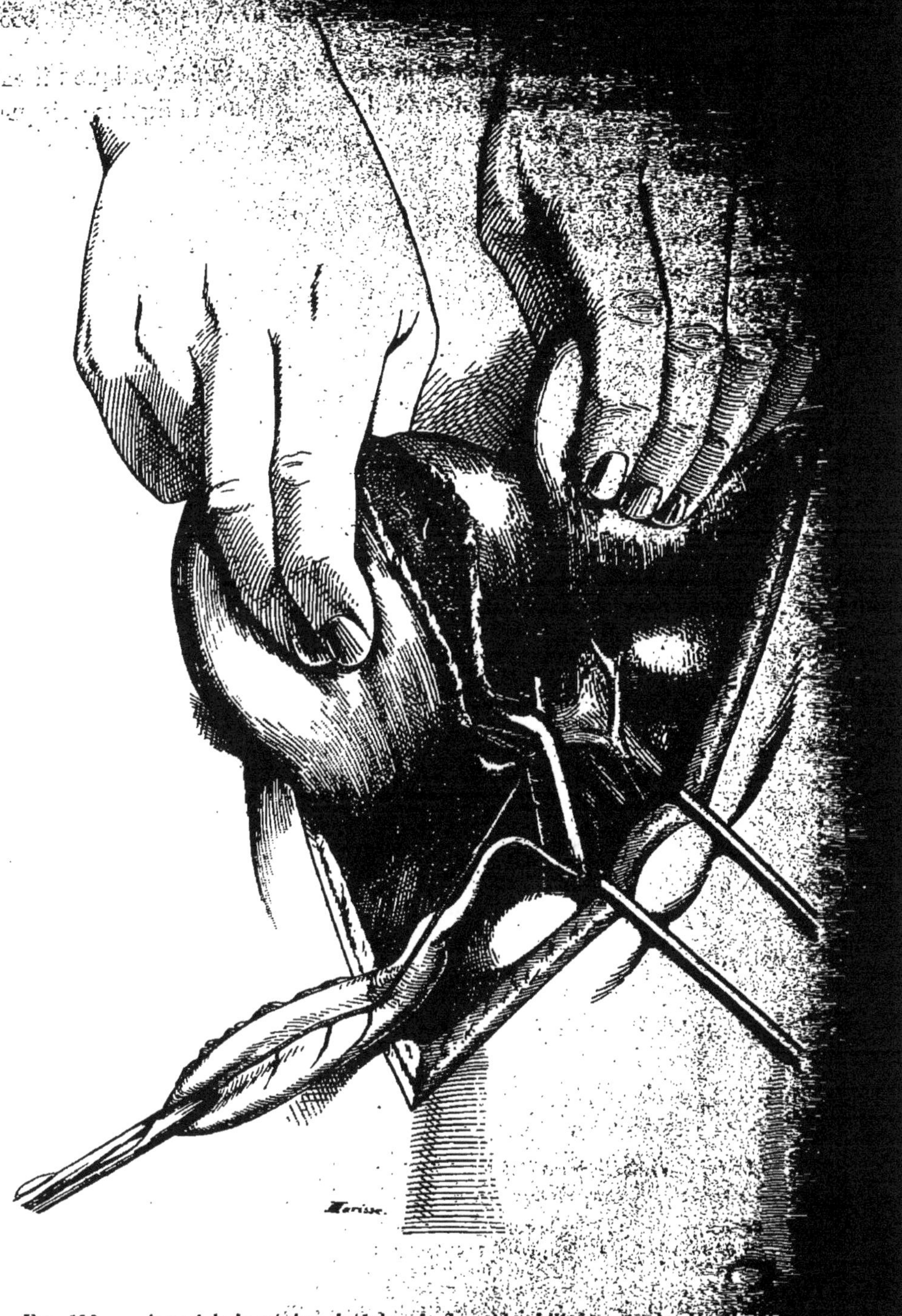

Fig. 116. — *Aspect de la région du triangle des voies biliaires après décol[illegible] vésicule biliaire de son lit hépatique. (Cholécystectomie de haut en [illegible]*

Pour augmenter le jour on a extériorisé le bord antérieur du foie. La vésicule [illegible] été attirée en bas et à droite. Dans ces conditions, l'aire du triangle biliaire [illegible] l'artère cystique se tend et s'allonge : on peut dès lors la lier sans le [illegible] on place la ligature au voisinage de son attache vésiculaire.

Calot et Raynal (v. p. 557). De plus, à son origine, la cystique se trouve toujours au voisinage immédiat des organes du triangle biliaire, branche droite de la veine porte, ramifications de la branche droite de l'artère hépatique, canal hépatique, etc. En conséquence, c'est en abordant la cystique le plus loin possible de son origine, c'est-à-dire le plus près possible du col de la vésicule, qu'on sera dans les meilleures conditions pour faire une ligature facile et sans danger.

Un second point semble aujourd'hui bien établi : il faut toujours éviter de lier en même temps l'artère cystique et le canal cystique, détail sur lequel ont particulièrement insisté Kehr et Riedel (voy. p. 557), et, plus récemment, Hartmann [318 *bis*[b]]. En effet, en agissant ainsi, on s'expose à comprendre dans la ligature une portion plus ou moins importante du canal hépatique (voy. p. 557). De Roubaix et Calot ont autrefois signalé la possibilité de cet accident. Il ne serait pas rare, d'après Kehr, qui en connaît plusieurs exemples personnels [237[c], 363[c]]. Ailleurs Kehr fait remarquer qu'en liant ensemble le pédicule artériel de la vésicule et le canal cystique, comme le fait Bardeleben, on s'expose encore à laisser subsister un segment plus ou moins important du canal cystique [363[b]]. On sait aujourd'hui que dans toute cholécystectomie la section de ce canal doit porter au ras de son point d'abouchement dans la voie biliaire principale, détail sur lequel a récemment insisté Hautefort [295]. En réalité, tous ces accidents sont faciles à éviter lorsqu'on aborde et qu'on lie l'artère cystique au voisinage de son point d'attache vésiculaire.

Enfin, et c'est là selon nous son principal avantage, la recherche systématique de la cystique au point où elle aborde le col vésiculaire permet seule de faire toujours facilement et d'une façon complète l'hémostase de la vésicule, quel que soit le type artériel en présence duquel on se trouve. Nous allons chercher à bien faire comprendre cette question, sur laquelle personne ne nous paraît avoir suffisamment insisté jusqu'ici.

Dans la majorité des cas (trois quarts des sujets environ (voy. p. 561), l'artère cystique est représentée par un tronc *unique*, long de 1 à 2 centimètres, dont la bifurcation se fait juste au-dessus du sillon séparant le col et le corps de la vésicule. Quand cette disposition existe, ce qui est la règle, la ligature de l'artère ne présente aucune difficulté : dès qu'on a tiré sur le col vésiculaire, en s'amarrant soit sur la vésicule (cholécystectomie de haut en bas), soit sur le canal cystique (cholécystectomie de bas en haut), on voit se tendre l'artère cystique sous forme d'une petite corde facile à charger et à lier (fig. 116) à l'aide d'une ligature unique placée sur le tronc de l'artère.

Mais il n'en est plus de même lorsque les deux branches terminales ordinaires de l'artère cystique naissent par une origine séparée (cystique double ou mieux dédoublée), ou, variété très voisine et pratiquement semblable, lorsque ces deux branches naissent par un tronc unique mais très court, dont la bifurcation se trouve située à distance du col de la vésicule. C'est à peu près sur le quart des sujets qu'on rencontre une de ces deux dispositions: cystique unique à bifurcation très précoce, ou cystique double (voy. p. 561). Or, dans les cas de ce genre, la branche cystique *droite*, celle qui se rend à la surface adhérente de la vésicule, reste ordinairement cachée dans la profondeur, tandis que la branche cystique gauche, plus superficielle, plus antérieure, se dessine seule sous forme d'une petite corde (voy. fig. 131, obs. 14; fig. 134, obs. 17; fig. 135, obs. 18; voyez également les excellentes planches que donne Descomps dans son ouvrage sur le tronc cœliaque, figures 8, 23, 42, 49, 60, 61, 89). Il en résulte que, toutes les fois que l'artère cystique est double, il peut arriver qu'on prenne pour *le tronc* de l'artère ce qui n'est en réalité qu'*une de ses deux branches*, celle qui se rend à la face gauche de la vésicule. Dans ces conditions on est donc exposé à laisser hors de la ligature la cystique droite et par suite à avoir une hémorragie au moment où, sans se douter de sa présence, on sectionnera cette branche. Sans doute le danger n'est pas bien grand, on en sera quitte en liant le point qui saigne. Mais il vaut toujours mieux éviter de commettre cette petite faute, ne serait-ce qu'au point de vue de l'exécution correcte de la ligature de l'artère cystique, dans la cholécystectomie. Dans un article récent paru sur cette question, Gosset et Desmarest semblent bien admettre que, dans les cas où la cystique est double, la cystique droite ne risque d'être laissée hors de la ligature que si l'on pratique la cholécystectomie de *haut en bas*; par contre, la cholécystectomie de *bas en haut* mettrait toujours à l'abri de cette faute (*Journal de chirurgie*, juillet 1911, fig. 7 et 14, pp. 9 et 14). C'est là une opinion que nous ne pouvons partager. En réalité, comme nous l'avons déjà fait remarquer, ces deux procédés de cholécystectomie aboutissent au même résultat et se valent si on les envisage au point de vue spécial de la ligature de l'artère cystique. Aucun de ces deux procédés ne met à l'abri de la petite faute qu'on peut commettre lorsque la cystique est double. Il n'y a qu'un moyen de l'éviter, c'est de toujours rechercher l'artère au ras du col, au niveau de son point d'attache vésiculaire.

Gosset et Desmarest se basent en partie, pour critiquer la cholécystectomie de haut en bas, sur une figure représentant un cas de dédoublement de l'artère cystique (*Journ. de chir.*, 1911, fig. 14, p. 14). Les auteurs ajoutent que, si l'on voulait se servir du schéma donné par nous (*Bullet. Soc. de chir.*, janvier 1911, p. 23, fig. 10) et suivre les règles que nous avons posées, *on laisserait hors de la ligature l'artère cystique droite.* Nous ferons tout d'abord remarquer que le cas représenté par Gosset et Desmarest constitue une disposition exceptionnelle. Presque toujours, quand il existe deux artères cystiques, la disposition correspond à celle du cas figuré par nous dans une de nos observations (voy. fig. 131, obs. 14), c'est-à-dire que les deux artères cystiques se détachent toutes deux de la branche droite de l'artère hépatique, dans l'aire du triangle biliaire, et que la cystique *droite* se trouve manifestement déjetée vers la droite, cheminant dans la profondeur, au ras de la face inférieure du lobe carré (voy. les excellentes planches données par Descomps). Le cas choisi par Gosset et Desmarest se rapporte donc à une disposition exceptionnelle, par suite sans importance pratique. D'ailleurs nous pourrions répondre à la critique faite par ces auteurs qu'en appliquant au cas figuré dans notre observation (obs. 14, fig. 131 ; voy. également les planches de Descomps) les règles qu'ils posent et le schéma qu'ils donnent, on risquerait également de laisser hors de la ligature la cystique droite. Mais c'est moins sur des schémas que sur les faits anatomiques dûment constatés qu'il faut baser la discussion. A ce point de vue, il est indiscutable qu'il y a toujours moyen de lier correctement l'artère cystique, même quand elle est dédoublée et quel que soit le procédé de cholécystectomie employé : il suffit de toujours aborder l'artère au niveau de son point d'attache, au ras du col de la vésicule (voy. ci-dessous).

Nous rappelons que le corps de la vésicule biliaire est pourvu de deux branches artérielles, l'une se portant à la face adhérente (branche droite ou supérieure), l'autre à la face libre ou péritonéale (branche gauche ou inférieure), et que toujours ces deux branches s'attachent à la vésicule de chaque côté du col, au niveau du sillon séparant le corps et le col. Cette remarque s'applique à tous les cas, quels que soient le mode d'origine ou le trajet de la cystique, que l'artère soit simple ou dédoublée. En conséquence, la recherche directe de chacune des branches de la cystique, de chaque côté du col, constitue le moyen le plus logique, le plus sûr et le plus rapide pour être à même de ne jamais laisser hors de la ligature une de ces deux branches au cas où il existe un dédoublement de l'artère ou une bifurcation très précoce de son tronc. D'ailleurs ce n'est pas autrement que doit procéder l'anatomiste, qui sur un sujet quelconque désire étudier l'artère cystique : ici encore la recherche directe des deux branches de la cystique, de chaque côté du col, permettra dans tous les cas de reconnaître sans hésitation le type auquel appartient l'artère, son mode d'origine, son trajet. Il suffira, en effet, après avoir extériorisé le col par un des deux procédés courants de cholécystectomie, de remonter chacune des branches à la façon d'un fil d'Ariane conduisant à leur origine.

En résumé, quel que soit le procédé de cholécystectomie que l'on utilise, il y a toujours intérêt à aborder la cystique au niveau de son point d'attache vésiculaire, de façon à voir ses deux branches, de chaque côté du col. On peut alors soit lier isolément chacune de ces branches, au ras du col, de chaque côté de lui, comme on lie les utérines de chaque côté du col de l'utérus dans l'hystérectomie, soit comprendre dans une seule ligature les deux branches de l'artère. D'ordinaire les deux branches naissent d'un tronc unique, dont la bifurcation est immédiatement sus-jacente au col vésiculaire. De sorte que, dans la plupart des cas, une ligature unique placée sur le tronc de la cystique, au niveau de sa bifurcation, suffit pour assurer l'hémostase. C'est la technique généralement employée. Mais, nous le répétons, cette technique ne donne une sécurité absolue qu'à la condition d'avoir reconnu les deux branches de l'artère de chaque côté du col. A ce point de vue, la ligature isolée de chacune des branches, au ras du col, exécutée d'une façon systématique, constitue le procédé le plus anatomique et le plus chirurgical : c'est ce procédé que Kehr a le premier préconisé et décrit en détail [237[d]] et qu'il emploie encore actuellement [363[d]].

Tels sont les détails sur lesquels nous avons jugé utile d'insister en vue de la ligature méthodique de l'artère cystique. En s'exerçant à analyser les détails de cette ligature et à la répéter sur le sujet d'amphithéâtre, on sera toujours à même de faire facilement et sans danger l'hémostase complète de la vésicule, sur le vivant, quel que soit l'état de la région des voies biliaires. Il faut bien savoir cependant qu'en pratique les conditions opératoires sont très diverses. D'une façon générale on peut les ramener à deux groupes de faits. Tantôt l'état de la région des voies biliaires est normal ou peu altéré, l'artère cystique facile à mettre en évidence et à lier. Tantôt au contraire, à la suite de processus inflammatoires chroniques, de nombreuses et solides adhérences fusionnent le col de la vésicule et le canal cystique avec le hile du foie; l'artère cystique se trouve alors englobée dans une gangue indissociable. Dans ces conditions, on se trouve le plus souvent obligé de lier l'artère cystique ou ses branches sans avoir pu les reconnaître au préalable. En d'autres termes, tantôt on peut faire la *ligature typique* de l'artère cystique, tantôt au contraire on est contraint de faire ce que l'on peut appeler la *ligature atypique*. Nous envisagerons successivement ces deux cas, en résumant les manœuvres qu'ils comportent :

*I. Ligature typique de l'artère cystique.* — Elle est exécutable toutes les fois que l'attache vésiculaire de la cystique peut être mise en évidence par traction exercée sur le col de la vésicule, soit au moyen du canal cystique (cholécystectomie *de bas en haut*), soit au moyen de la vésicule (cholécystectomie *de haut en bas*).

a) *Cholécystectomie de haut en bas.* — L'artère cystique est liée après décollement de la vésicule biliaire. Ce décollement est très simple à exécuter quand on chemine dans le bon plan de clivage, qui existe toujours. Pour le trouver d'emblée, il suffit d'amorcer le décollement non pas au niveau même du fond de la vésicule, comme cela est généralement pratiqué, mais bien *au niveau de la partie moyenne du corps de la vésicule*, plus près de son sommet que de son fond (fig. 117). Amorcé en ce point, le décollement est toujours facile : il est alors très simple d'étendre ce décollement d'une part jusqu'au fond de la vésicule où l'adhérence de la vésicule au foie est à son maximum, d'autre part jusqu'au voisinage du col. Ce point de technique de la cholécystectomie, sur lequel ont justement insisté Cotte [218 *bis*[c]] et Quénu [368], nous paraît très important, puisqu'en procédant de la sorte on s'attaque à la vésicule par son point faible, par suite sans avoir à entamer le tissu hépatique, sans déterminer de suintement sanguin appréciable, comme cela arrive d'ordinaire quand on amorce le décollement au niveau du fond, c'est-à-dire là où le plan de clivage est le plus difficile à trouver. Dès que la vésicule a été ainsi libérée de son lit hépatique, on l'attire en bas et à droite. Par cette manœuvre, son pédicule artériel se tend et l'on aperçoit, de chaque

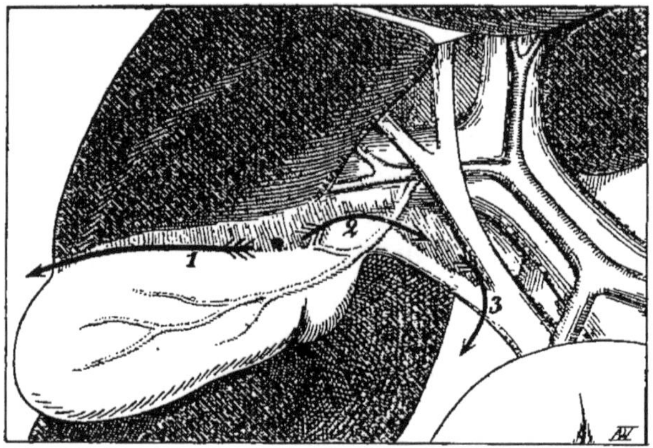


FIG. 117. — *Schéma destiné à montrer les trois temps de la cholécystectomie* (cholécystectomie de haut en bas).

L'artère cystique sera liée au second temps. Dans le premier temps, on décolle la vésicule de son lit hépatique : pour trouver d'emblée le bon plan de clivage, il suffit d'amorcer le décollement au niveau de la partie moyenne du corps de la vésicule.

côté du col, les deux branches de la cystique, simulant deux petits freins latéraux (fig. 116). Appliquant alors les règles que nous avons posées, on peut soit lier isolément chacune des branches de l'artère, soit les comprendre dans la même ligature. Dans le premier cas, on lie d'abord la branche droite ou supérieure, puis la branche gauche ou inférieure. C'est la technique que préconise Kehr. Dans le second cas, on prend les deux branches dans la même ligature, ou bien on place la ligature sur le tronc de l'artère, si sa bifurcation se fait au voisinage du col. Ce n'est qu'après avoir sectionné le pédicule artériel de la vésicule que le canal cystique se laisse mobiliser, attirer et tendre complètement. Il est alors très simple, toujours amarré sur la vésicule, de terminer l'opération en sectionnant le canal cystique juste à son point d'abouchement dans la voie biliaire principale.

b) *Cholécystectomie de bas en haut.* — Dans ce procédé, l'artère cystique est liée après libération et section du canal cystique. La technique de ce procédé, couramment employé par Mayo, Mayo-Robson, Moynihan, etc., vient d'être très nettement précisée par Gosset et Desmarest [226, 367] auxquels nous empruntons les lignes suivantes :

« Dès que le péritoine pariétal est incisé et que la vésicule est repérée, on libère la face inférieure de cette vésicule, on tire sur elle ; on tend ainsi et on met en saillie le cystique qui conduira l'opérateur jusqu'au cholédoque (Hartmann). En procédant avec beaucoup de douceur, au moyen d'une sonde cannelée ou mieux encore avec le doigt, on isolera le canal cystique jusqu'à sa réunion avec le canal commun. Il est capital de repérer la voie biliaire principale, de reconnaître le carrefour triple formé par l'hépatique, le cholédoque et le cystique ; faute de quoi, on s'expose à couper du canal cystique ou trop, ou trop peu : ou trop peu, en laissant un moignon de cystique qui plus tard pourra être cause de récidive ; ou trop, en entamant et en blessant latéralement le canal commun.

« Donc, après avoir isolé le cystique jusqu'à son abouchement dans le canal commun, saisissez-le, tout près de sa terminaison, entre deux pinces de Kocher et ne saisissez que lui, en respectant les tissus voisins. Alors sectionnez-le et, tirant sur lui, cherchez à l'amener au dehors. Vous allez ainsi tendre toutes les artères qui le longeaient de plus ou moins près pour aller gagner la vésicule. Et, quel que soit le type anatomique d'artère devant lequel vous vous trouverez, quelles que soient les variétés d'origine, de direction et de situation, vous élongez par cette traction et vous mettez en relief les artères et le méso qui les contient, et vous n'aurez plus qu'à les prendre dans une pince ou à jeter autour d'elles un solide catgut pour être assuré de pratiquer une hémostase complète de toutes les branches artérielles... » Nous ajouterons qu'en adoptant ce procédé de cholécystectomie il y a ici encore intérêt à faire porter la ligature au niveau du col de la vésicule après s'être rendu compte de la présence des deux branches de l'artère de chaque côté du col. C'est le seul moyen infaillible pour ne pas laisser hors de la ligature une des branches au cas où elles naissent isolément. Si, adoptant la technique de Kehr, on lie séparément chacune des branches de la cystique, au ras du col, on devra d'abord lier la branche gauche, qui se présente alors la première, puis la branche droite. C'est donc l'inverse de ce qu'on fait dans la cholécystectomie de haut en bas.

Nous avons déjà essayé de montrer que les deux principaux procédés de cholécystectomie aboutissaient au même résultat au point de vue de la mise en évidence de l'artère cystique. Telle n'est pas l'opinion exprimée par Gosset dans un article récent [367], qui constitue d'ailleurs un brillant plaidoyer en faveur de la cholécystectomie *de bas en haut*. D'après cet auteur... « ce qui constitue au premier chef l'infériorité de l'ablation de la vésicule *de haut en bas*, c'est la difficulté où l'on se trouve ainsi de faire facilement une hémostase complète par ligature isolée de l'artère cystique... » C'est là, selon nous, une accusation bien injuste portée contre un procédé qui n'a plus à faire ses preuves, puisque chaque jour il ajoute à son actif de nouveaux succès entre les mains des nombreux chirurgiens qui continuent à préférer ce procédé à tout autre. Récemment encore, Hartmann insistait sur ce fait qu'on arrive toujours à faire l'hémostase complète de la vésicule, le plus souvent sans difficultés, en pratiquant la cholécystectomie de haut en bas [318 *bis*[b]]. En réalité, si l'on se place au point de vue spécial de la ligature de l'artère cystique, on doit conclure que les deux procédés ordinaires de cholécystectomie aboutissent au même résultat et se valent : c'est une opinion facile à vérifier en répétant chacun de ces procédés sur une série de sujets de dissection dont on a injecté l'aorte abdominale.

Toutefois, si l'on considère les différentes manœuvres que comporte chacun de ces procédés, on doit, selon nous, reconnaître que la cholécystectomie de *haut en bas* est toujours plus simple à exécuter que la cholécystectomie de *bas en haut*. Tandis que le décollement de la vésicule n'offre aucune difficulté quand on sait bien l'amorcer, par contre l'isolement et la section du canal cystique placés au début de l'opération ne sont pas sans présenter souvent quelques difficultés et même quelques dangers. Examinez les préparations que nous avons fait dessiner et vous comprendrez que dans pas mal de cas la recherche directe du canal cystique et son isolement exposeront à la blessure de la branche droite de l'artère hépatique (voy. obs. 8, fig. 125; obs. 9, fig. 126; obs. 12, fig. 129; obs. 16, fig. 133; obs. 17, fig. 134; obs. 18, fig. 135). Sans doute on peut en partie éviter le danger en tirant sur la vésicule « ... de manière à tendre et à mettre en saillie le canal cystique qui conduira l'opérateur jusqu'au cholédoque... » Mais en réalité le cystique ne se laisse bien tendre et mettre en saillie qu'après avoir décollé la vésicule et sectionné son pédicule artériel, tel qu'on le fait dans la cholécystectomie de haut en bas. Il en résulte que c'est encore ce dernier procédé qui permet le mieux d'isoler le canal cystique sans le moindre danger, jusqu'à son abouchement dans le canal commun et d'éviter ainsi soit de blesser la branche droite de l'artère hépatique, soit de couper du canal cystique « ou trop ou trop peu ». Tous ces faits sont faciles à vérifier en exécutant chacun des deux procédés de cholécystectomie sur une série de sujets dont on a injecté le système artériel et veineux.

On insiste beaucoup sur le grand avantage que présenterait la cholécystectomie de bas en haut, en permettant de conserver une grande partie de la séreuse de la vésicule, d'où la possibilité de faire une péritonisation exacte des surfaces cruentées et d'établir un drainage sous-séreux. Mais il est également possible d'obtenir ces avantages par la cholécystectomie de haut en bas; la preuve en est que c'est par ce procédé que Cotte conseille de faire la *cholécystectomie sous-séreuse* [218 *bis*] dans laquelle tout le péritoine qui entoure la vésicule et le canal cystique est conservé.

Toute cette discussion nous amène à considérer comme procédé de choix dans l'ablation de la vésicule, la cholécystectomie de *haut en bas* qui a l'avantage de pouvoir être toujours appliquée et qui est exempte des dangers auxquels on est exposé en allant d'emblée à la recherche du cystique : blessure des vaisseaux du pédicule du foie, section incomplète du canal cystique ou au contraire blessure de la voie biliaire principale. D'ailleurs c'est vraisemblablement à cause des parfaits résultats qu'elle procure que la cholécystectomie de *haut en bas* reste le procédé qu'emploient exclusivement de nombreux chirurgiens et, entre autres, Kehr.

*II. Ligature atypique de l'artère cystique.* — Toutes les fois que le pédicule artériel de la vésicule ne peut pas être mis en évidence, soit par suite d'adhérences englobant les voies biliaires dans une gangue indissociable, soit par suite de la profondeur à laquelle on est obligé de travailler (embonpoint du sujet, hypertrophie prononcée du foie ou, au contraire, foie dur rétracté sous le rebord costal), dans tous ces cas il est encore possible de faire avec sécurité l'hémostase complète de la vésicule, à condition de prendre certaines précautions. Le mieux est alors de faire la cholécystectomie *de haut en bas* et d'aller doucement dans le décollement de la vésicule, surtout lorsqu'on approche du col. Ce qui importe avant tout, c'est moins la ligature de l'artère cystique que l'isolement très prudent du col de la vésicule et de l'origine du canal cystique. On sait en effet que ces deux organes se mettent en rapport, en arrière, avec l'aire du triangle biliaire et son contenu c'est-à-dire avec la branche terminale droite de l'artère hépatique et la branche droite de la veine porte (voy. p. 543). Le point capital est donc, restant toujours amarré sur la vésicule, de dégager le col et la crosse du canal cystique en procédant lentement, à petits coups de bistouri, disséquant *au ras* de ces deux organes. Dans ces conditions, l'attache vésiculaire de l'artère cystique sera forcément sectionnée au cours de la dissection du col : il suffira de lier le point qui saigne. Tantôt un seul point saignera, c'est alors que la cystique a été sectionnée au niveau de son tronc. Le plus souvent cependant on aura à placer deux ligatures, chacune des branches de l'artère ayant été sectionnée successivement au ras du col, au cours de la dissection.

Dans certains cas exceptionnels, la ligature de la cystique présente en pratique certaines difficultés sur lesquelles Kehr a insisté [237[d], 391]. Parfois il ne serait pas possible de lier l'artère, soit parce qu'étant englobée dans des tissus scléreux elle se rétracte aussitôt coupée, au point de rendre impossible la pose d'une ligature, soit parce que l'artère étant sclérosée et friable ses parois se déchirent dès qu'on serre la ligature. Dans ces cas exceptionnels, Kehr recommande de ne pas s'obstiner à vouloir lier l'artère et de se contenter de placer sur elle une pince à demeure. Dans sa longue expérience des opérations sur la vésicule et les voies biliaires, Kehr n'a jusqu'ici rencontré qu'un seul cas dans lequel l'artère cystique ne put pas être liée ou pincée, l'artère, englobée dans des tissus scléreux, s'étant rétractée complètement après qu'on l'eut sectionnée [391]. Une hémorragie très menaçante s'étant alors produite par le bout central de l'artère, Kehr dut se résoudre à jeter une double ligature sur le tronc de l'artère hépatique (hépatique propre). L'hémorragie s'arrêta aussitôt, mais les suites opératoires furent aggravées par des troubles consécutifs à l'élimination de lambeaux nécrotiques provenant du lobe droit du foie. Toutefois, la guérison finit par survenir. Kehr en conclut que dans les cas où l'artère cystique sectionnée est impossible à lier ou à pincer, il ne faut pas hésiter, si elle donne lieu à une hémorragie grave, à jeter une ligature sur le tronc de l'artère hépatique (hépatique propre). Nous essaierons de montrer, en nous basant sur les recherches expérimentales et sur les faits cliniques, que la ligature de l'hépatique propre risque toujours de déterminer une nécrose plus ou moins étendue du foie et que par suite cette intervention doit être évitée autant que possible (voy. plus loin : « Valeur et résultats de la ligature de l'artère hépatique »). Dans le cas de Kehr, il eût été plus prudent de se borner à lier *la branche droite* de l'artère hépatique, branche dont la découverte est toujours assez simple comme nous avons essayé de le montrer (voy. p. 650).

Enfin, au point de vue des difficultés inhérentes à la ligature de l'artère cystique, Kehr rapporte que, parfois, cette artère ne saigne pas, bien que sectionnée, ce qui tiendrait soit à ce qu'au moment où on la coupe, la pression sanguine est très basse, soit à ce que l'artère est représentée, non par un tronc unique, mais par de nombreux rameaux. « Toutefois, ajoute Kehr, il faut être très prudent dans l'interprétation de ces cas, car parfois on voit alors se produire secondairement une hémorragie qui peut sérieusement mettre en question le succès de l'opération. Dans les cas de ce genre, il est bon d'attendre un certain temps avant de procéder à la fermeture complète du ventre et de placer un tampon dans la plaie. Ce n'est qu'après avoir acquis la conviction qu'aucun vaisseau important ne donne qu'on pourra achever l'opération... » [237[d]].

## § VI. — **Valeur et résultats de la ligature de l'artère hépatique.**

Nous envisagerons cette question au triple point de vue anatomique, expérimental, clinique.

L'anatomie permet de connaître les voies collatérales susceptibles de rétablir la circulation dans le foie, suivant le point où on lie l'artère hépatique. Les faits expérimentaux et cliniques permettent de préciser les conditions dans lesquelles doit être exécutée cette ligature pour la rendre légitime. Nous essaierons de montrer qu'à l'heure actuelle, cette question est à peu près complètement tranchée, au point de vue pratique.

### Résumé des faits expérimentaux concernant la ligature de l'artère hépatique chez l'animal.

Il existe un grand nombre de travaux relatifs à la ligature expérimentale de l'artère hépatique, en particulier chez le chien, le chat et le lapin. A première vue, à la lecture des conclusions émises par les différents auteurs sur les résultats immédiats ou éloignés de cette ligature, on note pas mal de divergences d'opinions, parfois des contradictions complètes. En réalité, la diversité des résultats obtenus tient soit à ce que les expérimentateurs ne se sont pas toujours placés dans les mêmes conditions, soit à ce que souvent ils n'ont pas suffisamment tenu compte de quelques sources d'erreurs toujours possibles.

C'est qu'en effet la ligature expérimentale de l'artère hépatique comporte un assez grand nombre de difficultés dans l'interprétation exacte de ses conséquences. Tout d'abord si l'opération n'est pas exécutée d'une façon aseptique, l'animal peut mourir rapidement de septicémie péritonéale aiguë, ou bien présenter de la péritonite circonscrite auquel cas il se produit des adhérences protectrices capables d'atténuer ou même d'enrayer complètement la nécrose hépatique parfois consécutive à la ligature artérielle. Dans les deux cas, on pourrait commettre l'erreur d'attribuer à la ligature des conséquences qui lui sont étrangères, du moins lorsqu'on opère aseptiquement. C'est une objection qu'il est permis de faire aux recherches entreprises il y a une quarantaine d'années.

D'autre part les différentes espèces d'animaux d'expérience ne réagissent pas de la même façon à la ligature de l'artère hépatique. Enfin et surtout, quelle que soit l'espèce animale, la disposition anatomique de l'artère hépatique est loin d'être constante : tantôt le tronc de l'artère est simple, unique, tantôt il existe une bifurcation très précoce des branches hépatiques, tantôt enfin une ou plusieurs branches possèdent une origine distincte et aberrante. Il en résulte que, dans certains cas on sera exposé à prendre pour le tronc de l'artère ce qui n'est en réalité qu'une de ses branches, tandis que dans d'autres cas, croyant supprimer complètement la voie d'apport sanguin artériel dans le foie, on laissera subsister une ou plusieurs collatérales, ou bien une ou plusieurs branches aberrantes pouvant rétablir complètement la circulation dans le foie. Déjà plusieurs auteurs ont signalé ces causes d'erreur (Arthaud et Butte, Doyon et Dufour, Dujarier et Castaigne, etc.). Plus récemment, dans le travail le plus complet sur la question, Haberer insiste particulièrement sur la difficulté qu'il y a dans chaque cas, à être fixé d'une façon précise sur les conditions anatomiques dans lesquelles on s'est placé. Les seules constatations faites pendant l'opération sont tout à fait insuffisantes. Même sur les pièces d'autopsie la disposition anatomique exacte de l'artère hépatique est souvent bien difficile à reconnaître par suite des lésions consécutives à la ligature : péritonite, adhérences, tissus nécrosés, etc. Il n'existe qu'un moyen d'être bien fixé, c'est de toujours faire, aussitôt après avoir sacrifié les animaux d'expériences, une injection vasculaire de l'aorte. Ce procédé, qui constitue un des principes essentiels de la technique adoptée par Haberer, donne une grande valeur aux recherches qu'il a entreprises.

Les différentes causes d'erreur étant signalées, nous essaierons de montrer qu'il est actuellement possible d'être fixé d'une façon précise sur les résultats immédiats ou éloignés de la ligature de l'artère hépatique, chez le chien, le chat et le lapin. Chez tous ces animaux le mode de ramescence de l'artère correspond d'une façon générale à celui qu'on trouve chez l'homme ; du tronc cœliaque naît l'hépatique (hépatique commune) qui se divise, après un certain trajet, en gastro-duodénale et hépatique propre. Cette dernière fournit la pylorique puis se termine en donnant les branches destinées au foie. La gastro-duodénale s'anastomose largement avec la mésentérique supérieure (par sa branche pancréatico-duodénale) et avec la splénique (par sa branche gastro-épiploïque droite) ; la pylorique s'anastomose avec la coronaire stomachique ;

importante chez le chien et le chat, la pylorique est très grêle chez le lapin.

Les premières expériences datent de 1828; elles sont dues à Simon, de Metz [400]. Cet auteur pratiqua sur des pigeons la ligature de l'artère hépatique, le canal cholédoque ayant été lié antérieurement. D'après Simon, la suppression de l'apport sanguin artériel ne détermine aucune nouvelle modification aux troubles causés par l'occlusion du cholédoque et la stase biliaire consécutive. Par contre, la ligature de la veine porte déterminerait la cessation de la sécrétion biliaire.

En 1858, Kottmeier [393] lie l'artère hépatique chez la grenouille et le lapin. Chez la grenouille cette ligature détermine la dégénérescence graisseuse du foie ; chez le lapin on note des foyers circonscrits de ramollissement aigu et, de plus, les voies biliaires sont dilatées, la bile y faisant défaut.

En 1862, Küthe [394] lie chez un chien le tronc cœliaque et la veine porte; mort au bout de 32 heures; la sécrétion biliaire avait cessé. Henle [389) voit également cesser la sécrétion biliaire après ligature de l'artère hépatique.

A la même époque, Betz [377] ne note aucun trouble appréciable de la sécrétion biliaire, chez le chien, après ligature de l'artère hépatique. D'ailleurs, cette ligature est bien supportée par l'animal quand on lie l'artère près de son origine. Par contre en plaçant la ligature au delà de la branche pancréatico-duodénale, déjà au bout de 24 heures on note la formation de foyers sanguins apoplectiques parsemés dans le parenchyme hépatique; après 48 heures il se produit de la dégénérescence graisseuse du foie à un degré plus ou moins accentué.

En 1873, Asp et Schmulewitsch [373] lient séparément la veine porte et l'artère hépatique afin d'élucider le rôle que joue chacun de ces vaisseaux dans la sécrétion biliaire. D'après ces deux auteurs, lorsqu'on supprime complètement l'apport sanguin artériel (en liant l'artère hépatique au delà de la gastro-duodénale), la veine porte suffit à maintenir la sécrétion biliaire en quantité normale. D'autre part, lorsqu'on lie la branche de la veine porte d'un des lobes du foie, la branche artérielle destinée au même lobe permet encore à la sécrétion biliaire de se produire, tout en étant assez diminuée.

A la même époque, Bock et Hoffmann [378] lient chez le chien tous les vaisseaux du hile du foie. Malgré cette ligature totale du hile, le foie devient hyperémique, recevant encore du sang des vaisseaux diaphragmatiques.

C'est en 1876 que paraît le premier travail important sur la question; il est dû à Conheim et Litten [380]. Ce travail fondamental a servi de base à toutes les expérimentations qui ont été faites dans la suite. Conheim et Litten ont lié, chez le lapin, soit toutes les branches artérielles se rendant au foie, soit simplement une des branches destinées à un lobe. Dans le premier cas, l'animal meurt à la vingtième heure, en moyenne; dans le second cas, la survie varie entre 2 et 3 jours tout au plus. A l'autopsie on trouve toujours des lésions très caractéristiques de nécrose hépatique. La ligature totale des branches destinées au foie détermine une nécrose totale de l'organe; la ligature isolée d'une branche détermine la nécrose totale du lobe correspondant.

En 1882, Stolnikow [402] lie l'artère hépatique chez le chien : les animaux sacrifiés entre le huitième et le vingtième jour n'ont jamais présenté trace de nécrose hépatique.

Litten, en 1890 [395], confirme à nouveau les résultats qu'il avait obtenus précédemment et conclut que le foie peut se passer plutôt de la veine porte que de l'artère hépatique.

La même année, Arthaud et Butte [372] cherchent à élucider les causes de la mort consécutive à la ligature de l'artère hépatique. Sur 5 chiens l'artère est liée après la naissance de la gastro-duodénale : tous les animaux succombent brusquement du cinquième au sixième jour; l'examen du foie pratiqué immédiatement ou quelques heures après la mort montre que cet organe est complètement privé de glycogène et de glycose. La cause de la mort paraît donc être attribuable à la cessation de la fonction glycogénique du foie. Les auteurs ne semblent pas avoir pratiqué d'examen histologique. Il est dit simplement que dans un cas il y avait de la dégénérescence graisseuse du foie; dans les autres cas le foie est rouge foncé, ou dur à la coupe. Arthaud et Butte insistent sur la nécessité de lier l'artère hépatique après le départ de la gastro-duodénale, si l'on veut supprimer complètement l'apport sanguin artériel dans le foie. En effet, sur 2 chiens, les auteurs lient l'artère hépatique à son origine; les animaux survivent.

Un an après, de Dominicis [381] lie l'artère hépatique chez le chien, au point indiqué par Arthaud et Butte et trouve, contrairement à ces deux derniers auteurs, que les animaux survivent d'une façon presque indéfinie.

En présence de ces différentes contradictions, Janson [390] reprend l'étude expérimentale de la question en faisant porter ses recherches sur le lapin. Dans tous les cas la ligature de l'artère hépatique a pour conséquences la production rapide de foyers de nécrose plus ou moins étendus. Les grands foyers de nécrose aboutissent à la formation de kystes. Les petits foyers de nécrose aboutissent à une cirrhose progressive. En résumé, la survie des animaux est possible, mais au prix de lésions importantes et irrémédiables.

En 1898, Doyon et Dufourt [382] pratiquent la ligature de l'artère hépatique chez 6 chiens et 2 lapins, dans le but d'étudier la fonction uropoiétique du foie. D'après ces auteurs, la ligature du tronc de l'artère hépatique et de toutes ses branches collatérales, chez le chien, amène fatalement la mort rapide (17 à 24 heures) avec gangrène humide du foie. Par contre, si on lie uniquement le tronc de l'artère hépatique près de son origine les résultats varient : tantôt cette ligature unique est suffisante pour entraîner l'arrêt de la circulation artérielle dans le foie; l'animal (chien ou lapin) meurt alors assez rapidement (1 à 5 jours) avec lésions de nécrose hépatique; tantôt au contraire la survie est plus longue ou même l'animal se rétablit complètement; dans ces cas, le sang revient dans le foie par les autres branches du tronc cæliaque. Ainsi s'expliquent les lésions si différentes obtenues jusqu'alors par les expérimentateurs. Quant à la fonction uropoiétique du foie, elle diminue considérablement quand l'apport du sang artériel est réellement supprimé tandis que la ligature de la veine porte est sans influence sensible à ce point de vue.

En 1899, Dujarier et Castaigne [383] reprennent l'étude de la ligature de l'artère hépatique afin d'élucider la cause de la nécrose consécutive à cette ligature. Les expériences ont porté sur 13 chiens. Dans tous les cas les auteurs ont lié l'artère hépatique et ses branches collatérales. Trois fois les chiens ont survécu et, sacrifiés quelques semaines après l'opération, ils ne présentaient aucune lésion hépatique. Dans les 10 autres cas, il se produisit des nécroses en des points multiples du foie, avec dilatation des voies biliaires. La nécrose semble avoir été tout au moins favorisée par une infection microbienne ascendante due à un microbe anaérobie : les canaux biliaires étant privés de leurs vaisseaux nourriciers, se laissent distendre par la bile, qui stagne, favorisant ainsi l'ascension des microbes normalement contenus dans le duodénum. Arrivant dans un tissu mal nourri les bactéries se développent facilement et entraînent rapidement la gangrène du foie.

En 1903, Erhardt [384] recherche sur le chat les effets de la ligature de l'artère hépatique (11 cas). Cinq fois l'artère fut liée au niveau du hile de manière à comprendre toutes les branches se rendant au foie : tous les animaux moururent au bout de 48 heures avec nécrose totale du foie. Dans 6 autres cas, Erhardt lia une seule des deux branches terminales de l'artère, en particulier celle du lobe gauche : 5 fois la mort survint en quelques jours, avec nécrose du lobe correspondant à la branche liée. Le sixième animal survécut; à l'autopsie on ne trouva pas de nécrose, mais l'auteur n'a pu se convaincre avec certitude de la réalité de la ligature dans ce dernier cas. Erhardt conclut de ses recherches que l'artère hépatique ne doit pas être liée chez l'homme; elle constitue un *noli me tangere*, même dans les cas d'anévrisme de cette artère.

Plus récemment (1904) Tischner [403] a lié l'artère hépatique chez le lapin. Dans tous les cas, sauf un, il se produisit de la gangrène plus ou moins diffuse dans le parenchyme hépatique. La cause de la gangrène serait due soit à la thrombose des rameaux de la veine porte (?), soit à l'accumulation des leucocytes et aux thromboses leucocytaires des capillaires par suite du ralentissement de l'impulsion sanguine (?).

En 1906, Haberer publie un très important mémoire sur la ligature de l'artère hépatique [388]. Étant donné d'une part le grand nombre d'expériences réalisées (60), d'autre part la technique irréprochable adoptée par l'auteur, ses recherches constituent le document le plus complet et le plus instructif qu'on ait jusqu'ici publié sur cette question. Il faut ajouter toutefois que tout récemment Nicoletti et Bourdenko ont repris l'étude de cette question, apportant quelques faits nouveaux observés avec précision.

Haberer a fait porter la plupart de ses recherches sur le chien et le chat. Dans tous les cas, pour éliminer les causes d'erreur liées aux anomalies de l'artère hépatique, Haberer a pratiqué l'injection de l'aorte, aussitôt l'animal sacrifié. L'auteur insiste avec raison sur la nécessité de cette injection post-mortem qui constitue un principe essentiel de sa technique : c'est seulement en pratiquant systématiquement cette injection qu'il est possible de bien voir ce qu'on a lié, et par suite de pouvoir tirer des déductions précises. Voici le résumé des faits constatés par Haberer : 1° La ligature du tronc de l'artère hépatique avant la naissance de la gastro-duodénale et de la pylorique est toujours bien supportée. En sacrifiant les animaux quelque temps après l'intervention, on constate que le foie est absolument normal au point de vue macroscopique et microscopique. L'injection artérielle post-mortem démontre que la circulation hépatique s'est entièrement rétablie par l'intermédiaire de la gastro-duodénale et de la pylorique; 2° Lorsqu'on lie le tronc de l'hépatique au delà de l'origine de la gastro-duodénale, mais avant l'origine de la pylorique, l'intervention est d'ordinaire bien tolérée par les animaux : la circulation se rétablit alors par la pylorique; le foie est ordinairement normal. Toutefois, il peut arriver qu'on trouve en certains points du parenchyme des foyers de nécrose en formation histologique, sans doute parce que la circulation collatérale est plus lente à s'établir que dans l'expérience précédente; 3° Lorsqu'on lie soit le tronc de l'artère hépatique au delà de la naissance de la pylorique et de la gastro-duodénale, soit tous les rameaux qui au niveau du hile pénètrent dans le foie, on détermine le plus souvent la mort rapide de l'animal en un à trois jours avec nécrose plus ou moins complète du foie. Cependant une partie des animaux survit à l'intervention, bien que quelques-uns d'entre eux puissent présenter des lésions de nécrose décelables par le microscope. Dans tous les cas de survie on constate par l'injection artérielle post-mortem que le foie recevait encore du sang artériel soit de rameaux hépatiques anormaux (provenant du tronc de l'hépatique au-dessous du point où l'on a placé la ligature, ou bien du tronc de la gastro-duodénale), soit des artères diaphragmatiques inférieures augmentées de volume; 4° La ligature d'une seule des deux branches terminales de l'artère hépatique est presque toujours bien supportée chez le chien et chez le chat; à l'autopsie, on constate que le foie est normal. Par contre chez le lapin cette ligature détermine le plus souvent la mort rapide avec nécrose du lobe correspondant à la branche artérielle qu'on a liée. Toutefois même avec nécrose d'un des lobes du foie, le lapin survit quelquefois par suite de la production d'adhérences péritonéales qui englobent et isolent complètement le lobe nécrosé.

Enfin, sur un certain nombre d'animaux, Haberer a réséqué un des lobes du foie après en avoir lié la branche artérielle ainsi que la branche satellite de la veine porte; l'intervention serait d'ordinaire bien supportée. Toutefois dans quelques cas la surface de section hépatique présente des phénomènes de nécrose.

Tous ces résultats concernent la ligature brusque de l'artère hépatique. Dans deux cas, chez un chien et chez un chat, Haberer a lié dans un premier temps le tronc de l'artère (près de son origine) et la gastro-duodénale. Les deux animaux ont survécu. Dans une seconde intervention on put constater que la circulation collatérale s'était rétablie par la pylorique; celle-ci fut alors liée. Le chat mourut en dix heures; autopsie négative. Le chien survécut et on put constater par l'injection artérielle post-mortem que la circulation collatérale s'était rétablie par l'intermédiaire des artères diaphragmatiques inférieures très développées. Haberer conclut que la suppression totale et successive de l'artère hépatique en plusieurs séances, n'a généralement pas de suites fâcheuses pour la foie.

En tenant compte d'une part de l'anatomie de l'artère hépatique chez l'homme, d'autre part des circonstances dans lesquelles on est le plus souvent appelé à songer à lier cette artère, Haberer émet les conclusions suivantes : 1° Chez l'homme, la ligature de l'hépatique commune ne présente aucun danger pour la nutrition du foie; 2° La ligature de l'hépatique propre avant le point de départ de la pylorique sera sans doute bien supportée le plus souvent; 3° La ligature de l'hépatique propre au delà de l'origine de la pylorique doit faire craindre une nécrose plus ou moins étendue ou même totale du foie, du moins s'il s'agit d'une artère saine. Par contre, si l'artère est très altérée, la ligature est permise parce que l'on peut compter sur une circulation collatérale suffisante; 4° La ligature préventive d'une des branches terminales de l'artère hépatique est permise dans les cas où l'on fait une résection du foie; dans le même but on doit rejeter la ligature du tronc de l'artère hépatique.

En 1906, également Bainbridges et Leathes [374] opérant sur le chat ont vu la mort survenir au bout de 24 heures quand on lie l'artère hépatique et tous les vaisseaux compris dans le petit épiploon. Par contre, si on ne lie que l'artère hépatique, l'animal survit.

En 1908, Betagh [376] concluait de ses recherches que chez le chien on détermine toujours la mort rapide quand on supprime complètement l'apport sanguin artériel dans le foie en liant l'artère hépatique. L'auteur fait quelques réserves sur l'innocuité de cette ligature, quand on la pratique au-dessous du point d'origine de la gastro-duodénale, car dans quelques cas même en prenant cette précaution, il a vu les animaux mourir rapidement avec nécrose diffuse du parenchyme hépatique.

Plus récemment (févr. 1910), Nicoletti [397] a repris l'étude de cette question en liant l'artère hépatique, à différents niveaux, chez 26 lapins. Voici les résultats de ces expériences : 1° Ligature du tronc de l'artère hépatique avant la naissance de la gastro-duodénale (5 cas). D'après Nicoletti, cette intervention est bien supportée et parfaitement compatible avec la vie. Il faut toutefois noter que dans tous les cas il s'est produit des foyers circonscrits de nécrose hépatique, surtout au niveau du bord antérieur des lobes du foie et de la face convexe du lobe médian; 2° Ligature de l'artère hépatique après l'origine de la gastro-duodénale (8 cas). L'intervention est constamment mortelle ; l'animal meurt au bout de 2 à 8 jours avec une nécrose diffuse du parenchyme hépatique; 3° Ligature d'une des branches de bifurcation de l'artère hépatique (12 cas). Elle s'accompagne toujours de nécrose plus ou moins étendue du lobe hépatique dont on a lié la branche. *a*) Tantôt la nécrose s'étend à tout un lobe et alors deux éventualités peuvent se produire : ou bien l'animal supporte bien l'intervention et à l'autopsie on constate que le lobe nécrosé a été entièrement isolé et encapsulé par de fortes adhérenees péritonéales (6 fois sur 12), ou bien l'animal meurt rapidement de toxémie (2 fois sur 12) et à l'autopsie on constate que les adhérences n'ont pas été suffisantes pour limiter et séquestrer le bloc nécrobiosé; *b*) Tantôt au contraire la nécrose du parenchyme hépatique reste superficielle, peu étendue, occupant une partie plus ou moins limitée des bords ou de la surface convexe du lobe dont on a lié la branche artérielle (4 fois sur 12). Dans ces cas, l'animal se rétablit complètement sans incidents opératoires notables. A l'autopsie, on constate de nombreuses et solides adhérences péritonéales au niveau du lobe correspondant; quant aux foyers de nécrose ils sont représentés par des zones cicatricielles, d'aspect fibreux (tissu conjonctif néoformé).

D'après Nicoletti, l'étendue des lésions nécrotiques dépend essentiellement de l'indépendance plus ou moins marquée des deux grands lobes du foie, chez le lapin. Lorsque ces deux lobes *sont nettement distincts et indépendants* la ligature de la branche artérielle d'un de ces lobes aboutit toujours à la *nécrose totale* du lobe correspondant. Par contre, lorsque les deux grands lobes sont *fusionnés* plus ou moins complètement, il se produit simplement une *nécrose superficielle et limitée*.

Rapprochant les résultats de ses expériences de quelques faits cliniques, Nicoletti pose les conclusions suivantes : 1° Chez l'homme la ligature du tronc de l'artère hépatique en amont de l'origine de la gastro-duodénale est parfaitement compatible avec la vie et ne détermine pas d'altérations hépatiques dignes d'importance; 2° On peut également considérer comme sans danger, chez l'homme, la ligature d'une des deux branches terminales de l'artère, parce que les deux grands lobes du foie sont complètement fusionnés; 3° Quant à la ligature du tronc de l'hépatique après le point de départ de la gastroduodénale, on n'est en droit de la tenter qu'avec de très grandes réserves et seulement lorsqu'une affection chronique assez ancienne a préparé la voie à une circulation collatérale.

Tout récemment Bourdenko [379] a recherché, dans une série d'expériences pratiquées chez le chien, le chat et le lapin, s'il n'était pas possible d'éviter ou du moins d'atténuer les complications inhérentes à la ligature de l'artère hépatique, en associant à cette ligature la suture de l'épiploon au foie, de manière à permettre l'établissement d'une circulation collatérale suffisante à assurer la nutrition de ce viscère. Sur une première série d'animaux, Bourdenko a procédé en deux temps distincts. Dans un premier temps l'épiploon était suturé au foie. Quelques jours après (2 à 10 jours), l'artère hépatique était liée. Sur une seconde série d'animaux, l'auteur a pratiqué les deux interventions dans la même séance. D'après les résultats obtenus, il semble bien que la suture de l'épiploon au foie permet en partie d'atténuer la gravité ordinaire des troubles consécutifs à la ligature simple de l'artère hépatique, chez l'animal, en particulier lorsque l'épiplooplastie est faite dans un premier temps, quatre ou cinq jours avant la ligature de l'artère. Cette épiplooplastie agit de deux façons : d'une part, en favorisant l'établissement d'une circulation collatérale, d'autre part en isolant de la cavité péritonéale les foyers de nécrose hépatique.

Dans une thèse parue en 1911, Villandre aurait expérimenté sur le chien la *ligature progressive* de l'artère hépatique [405]. Le calibre de cette artère a été resserré en procédant par opérations successives sans entraîner de troubles appréciables du côté du fonctionnement hépatique; et cependant la ligature était placée immédiatement au-dessous de la bifurcation de l'artère hépatique. Villandre en conclut qu'on peut tenter la ligature de cette artère chez l'homme, lorsque le foie y a été préparé de longue date. L'auteur fait toutefois remarquer que les résultats de ses recherches ne sont pas encore assez nombreux pour qu'il puisse les publier.

### Résumé des observations de ligature de l'artère hépatique chez l'homme.

1° La première observation date de 1883, elle appartient à Socin [401]. Chez un homme de 38 ans, atteint de cancer du pylore avec adhérence intime à la tête du pancréas, Socin a réséqué le segment pylorique de l'estomac et la portion adjacente de la tête pancréatique. L'hémostase nécessita la pose de plusieurs ligatures. L'opération avait duré 2 heures et demie; le malade mourut dans un état de collapsus, au bout de trois heures. A l'autopsie on constata que la pylorique, la gastro-épiploïque droite, la pancréatico-duodénale et le tronc de l'hépatique (*hépatique commune*) avaient été liées.

2° En 1889, Salzer [399] a également lié, d'une façon accidentelle, le tronc de l'artère hépatique (*hépatique propre*), au cours d'une intervention pour cancer du pylore. L'estomac adhérait à la paroi abdominale antérieure et au foie. Salzer essaya tout d'abord de pratiquer l'ablation du cancer. L'estomac fut libéré de la paroi abdominale antérieure. Puis quelques adhérences furent détachées entre le foie et l'estomac; mais il se produisit alors une très forte hémorragie au niveau du ligament hépato-duodénal, nécessitant la ligature d'une artère « de la grosseur d'une plume d'oie ». La résection étant jugée impossible, Salzer termina l'opération par une gastro-entérostomie. Le malade mourut, dans le collapsus, au bout de sept heures. A l'autopsie on constata que le tronc de l'artère hépatique a été lié à environ un centimètre au delà du point où naît la gastro-duodénale; on a donc lié l'hépatique *propre*. Le foie est mou, mais on n'a pu constater de nécrose.

3° En 1889, également, Palacio Ranam [398] aurait lié préventivement la *branche terminale gauche* de l'artère hépatique à l'occasion de l'extirpation d'une tumeur du lobe gauche (gomme). Un rameau de la veine porte aurait été également lié. Guérison.

4° En 1903, Kehr [237] a lié le tronc de l'artère hépatique (*hépatique propre*) pour un anévrisme siégeant probablement sur la branche droite terminale de l'artère hépatique (peut-être sur l'artère cystique). Il s'agissait d'un homme âgé de 29 ans chez lequel Kehr pratiqua l'ablation de la vésicule puis l'ouverture et la résection partielle du sac anévrysmal après section de l'*hépatique propre* entre deux ligatures; hépatopexie; tamponnement de la plaie. Pendant les six premiers jours consécutifs à l'intervention la température oscilla entre 37°,5 et 38°,6; on nota seulement un écoulement de bile par la plaie. Le septième jour la plaie est en bon état, mais on constate que le foie est complètement exsangue (*völlig blutleer*), d'aspect lardacé (*von speckigen Aussehen*). Kehr remarque alors qu'en faisant une incision d'un centimètre de profondeur au niveau du lobe droit fixé à la paroi abdominale (hépatotexie), il ne s'écoule pas une goutte de sang : il y a « nécrose sèche ». Dix jours après l'intervention, on constate que la partie droite du bord antérieur du foie est nécrosée ; à part cela l'état général est bon. Dans les jours suivants la zone nécrosée, épaisse d'environ 2 centimètres, tranche nettement sur le reste du foie ; on enlève les lambeaux de tissu hépatique sphacélé. Au bout d'un mois et demi la plaie est entièrement cicatrisée et le malade sort guéri. En 1909 la guérison se maintient encore.

5° En 1904, Bakes [375] aurait lié l'artère hépatique au cours d'une cholécystectomie. De fortes adhérences rendaient difficiles l'isolement du canal cystique et de l'artère cystique; en les détachant on dut lier dans la profondeur une artère de gros calibre. Mais il n'a pas été possible de vérifier s'il s'agissait du tronc de l'artère hépatique ou d'une de ses branches. Bakes pense toutefois que la ligature a dû porter sur le tronc de l'artère hépatique, à cause du gros calibre de l'artère liée. Guérison.

6° En 1907, Tuffier [404 et 405] a lié le tronc de l'artère hépatique pour un anévrisme occupant la portion verticale de l'artère (hépatique propre), sur un malade âgé de 72 ans. L'artère a été liée au niveau de l'orifice d'entrée du sac anévrismal, au voisinage immédiat du point où naissent la pylorique et la gastro-duodénale. Ces deux branches, quoique dilatées, étaient englobées dans les parois du sac et comprimées par l'anévrisme. L'auteur n'indique pas si la ligature artérielle a porté en amont ou, au contraire, en aval du point d'origine de la pylorique et de la gastro-duodénale. Le malade est mort dans le coma, trois jours après l'opération. Le foie paraît petit, atrophié, mais « ne présente nullement de lésions nécrotiques *vraies* du foie ».

7° La même année, Guibé et Herrenschmidt [386] publient l'observation d'une malade âgée de 22 ans chez laquelle l'extirpation d'un kyste hydatique du lobe carré nécessita la ligature de la branche terminale gauche de la veine porte « et peut-être d'un rameau de l'*artère hépatique gauche...* ». Mort quatre jours après l'opération, d'insuffisance hépatique. A l'autopsie, en plus de certains phénomènes d'auto-digestion gastrique, on constate que le lobe gauche du foie est le siège d'une nécrose presque totale du parenchyme. La branche gauche de la veine porte a été liée au cours de l'intervention ; les rameaux gauches de l'artère hépatique ne sont pas reconnaissables. Les auteurs admettent qu'antérieurement à l'opération le lobe gauche devait déjà présenter des lésions d'apoplexie et de dégénérescence graisseuse, de telle sorte que la ligature opératoire de la branche gauche de la veine porte — et peut-être de la branche gauche de l'artère hépatique — n'a vraisemblablement ajouté à ces lésions que la nécrose du lobe gauche du foie. Tel est le cas rapporté par Guibé et Herrenschmidt. Si l'on tient compte des résultats obtenus chez l'animal à la suite de la ligature de la veine porte ou de l'artère hépatique, il semble bien qu'on doit admettre que, dans le cas de Guibé et Herrenschmidt, la nécrose a eu pour cause principale la suppression de l'apport sanguin *artériel* dans le lobe gauche du foie. Comme l'ont déjà fait remarquer en 1890 Arthaud et Butte [372] «... on peut affirmer aujourd'hui que la circulation porte n'est pas indispensable à la vie du foie et à l'accomplissement de ses fonctions... »

Chez l'homme, la branche gauche de l'artère hépatique et ses rameaux terminaux sont toujours intimement accolés à la branche gauche de la veine porte. En pratique, au cours d'une intervention il serait bien délicat de jeter une ligature sur la branche veineuse sans comprendre dans cette ligature les rameaux artériels. Toutes ces raisons nous amènent à penser que dans le cas de Guibé et Herrenschmidt la branche gauche de l'artère hépatique a dû être liée au même titre que la branche gauche de la veine porte.

8° En 1908, en pratiquant une cholécystectomie pour lithiase chez une femme de 50 ans, Alessandri [371] blessa dans la profondeur, à droite du canal hépatique, une importante artère qui, d'après ses rapports anatomiques et son calibre, correspondait, selon l'auteur, à la branche droite de l'artère hépatique. Ne pouvant lier cette branche, Alessandri laissa sur elle une pince à demeure pendant quarante-huit heures. La malade guérit complètement de l'intervention, guérison qui se maintenait encore plus d'un an après. Toutefois, les suites immédiates de cette intervention ne furent pas normales. La plaie mit longtemps à se fermer laissant s'écouler une sécrétion épaisse et abondante ; de temps en temps elle se fermait momentanément, devenait très douloureuse, puis se rouvrait en donnant issue à une sécrétion abondante, mais sans élévations thermiques. Enfin pendant un certain temps, la moitié droite du foie resta douloureuse à la pression et sensiblement augmentée de volume, ces phénomènes persistant plusieurs mois. Alessandri se demande si tous les troubles survenus ne sont pas attribuables à une nécrose partielle du lobe droit du foie avec élimination des zones nécrosées bien que l'examen microscopique des sécrétions de la plaie n'ait pas donné de renseignements positifs.

9° En mai 1908, Kehr a pratiqué la ligature de l'hépatique propre, au cours d'une cholécystectomie, chez une femme de 36 ans, atteinte d'angiocholite, de calcul du cholédoque et de fistule vésico-duodénale [391]. Après avoir disséqué la fistule et enlevé le calcul du cholédoque, Kehr procéda à l'ablation de la vésicule biliaire rétractée et dont le col adhérait au duodénum. En détachant ces adhérences il se produisit alors une forte hémorragie provenant de l'artère cystique ; on essaya de poser une pince hémostatique mais sans succès. L'hémorragie devenant très menaçante, Kehr plaça une pince-clamp à estomac sur le ligament hépato-duodénal. Bien que par cette manœuvre l'écoulement sanguin se soit arrêté, il ne fut pas possible de retrouver la lumière de l'artère cystique, le vaisseau s'étant rétracté. Kehr dut alors se résoudre à jeter deux ligatures sur l'hépatique propre, une du côté du foie, l'autre du côté du duodénum.

Les suites de l'opération furent inquiétantes. Le neuvième jour, il se produisit un écoulement sanguin très abondant ; malade très affaiblie, état de collapsus. En procédant à l'enlèvement des tampons et du drainage, il s'élimina quelques caillots de sang et des lambeaux nécrotiques provenant du lobe droit du foie. L'écoulement sanguin s'arrêta mais l'élimination des lambeaux nécrotiques se prolongea jusqu'au treizième jour. La malade se rétablit néanmoins et sortit guérie sept semaines après l'opération.

Toutefois, deux mois après sa sortie, la malade revint avec de vives douleurs au niveau de la partie moyenne de la cicatrice, rougeur de la peau, fièvre, etc., et évacua spontanément une grosse collection purulente, fétide, contenant quelques traces de bile. La suppuration se tarit en quelques jours, mais pendant un mois environ la température resta élevée. Guérison complète en décembre 1908.

10° En décembre 1909, Narath [396] a pratiqué la ligature de la *branche gauche de l'artère hépatique*, au cours d'une résection étendue de l'estomac avec anastomose termino-terminale, pour ulcère calleux siégeant sur la petite courbure chez une femme de 46 ans. L'estomac adhérait fortement en avant à la paroi abdominale, en haut à la face inférieure du foie. En détachant les adhérences hépatiques il se produisit une forte hémorragie artérielle au niveau du hile du foie ; on place une ligature sur le vaisseau qui donne. La malade supporte tout d'abord assez bien l'intervention, mais elle meurt le septième jour après avoir présenté de la fièvre et un pouls rapide. A l'autopsie, on ne trouve aucune trace de péritonite, bien que les sutures aient lâché en un point. Le lobe gauche du foie et le lobe de Spiegel sont entièrement nécrosés. Le lobe droit est normal. L'examen du pédicule du foie démontre que le gros vaisseau lié pendant l'opération n'est autre que la *branche gauche de l'artère hépatique*. La branche droite de l'artère est intacte et normale ainsi que le tronc de l'artère hépatique, le tronc porte et ses deux branches.

11° Dans un cas récent (juillet 1911) Klose a pratiqué la résection totale du lobe gauche du foie (pour cancer primitif) après avoir dénudé et lié la *branche gauche de l'artère hépatique* et de la veine porte, au niveau du hile du foie [392] Le malade âgé de 45 ans, succombe le quatrième jour avec fièvre élevée et pouls incomptable. La mort serait due à une endocardite aiguë.

En tenant compte d'une part des résultats expérimentaux et des faits cliniques, d'autre part de la disposition anatomique de l'artère hépatique, nous allons essayer de montrer comment se pose actuellement la question de la ligature de cette artère.

Un premier point semble désormais bien acquis : les faits expérimentaux démontrent que l'apport de *sang artériel* dans le foie est indispensable à la vitalité de ce viscère et par suite à l'accomplissement de ses principales fonctions. Lorsque, par un procédé quelconque, on supprime brusquement et totalement la circulation artérielle dans le foie tout en laissant subsister la circulation veineuse afférente (v. porte) et efférente (v. sus-hépatiques), on détermine toujours la mort rapide de l'animal, par mort du parenchyme hépatique et nécrose consécutive. Il est donc logique d'admettre que privée de sang artériel et par suite d'oxygène indispensable à sa respiration, la cellule hépatique meurt par asphyxie. Ce fait explique que le sang veineux porte ne peut en aucune façon remplacer fonctionnellement le sang artériel. D'ailleurs, les expériences relatives à la fistule d'Eck ont nettement montré que le sang porte n'est indispensable ni à la vitalité du foie, ni à l'accomplissement de ses fonctions (Expériences de Hahn, Massen, Nencki et Pawlow; *Archiv. f. exp. Pathol. u. Pharm.*, Leipzig, 1893).

La part exacte qui revient soit à l'artère hépatique, soit à la veine porte, dans la nutrition de la cellule hépatique n'a pas encore été élucidée au point de vue histologique. Pour les uns, les deux vaisseaux participent à la nutrition directe des cellules du lobule hépatique, l'artère irriguant soit les cellules de la partie centrale du lobule (Chrzonczszewsky), soit celles de la périphérie (Rattone et Mondino, Gilbert et Villaret). Pour d'autres auteurs, les rameaux terminaux de l'artère hépatique ne prennent aucune part directe dans la constitution du réseau vasculaire intralobulaire (Conheim et Litten, Géraudel). La solution de cette question n'a pas d'importance au point de vue pratique des conséquences de la ligature de l'artère hépatique. Toutefois, étant donnés les résultats obtenus expérimentalement, il semble logique d'admettre avec Castaigne et Chiray que la circulation artérielle a non seulement un rôle de nutrition très important à l'égard des canaux biliaires et des éléments de l'espace porte, mais encore qu'elle intervient dans la circulation et les fonctions des cellules de la périphérie du lobule et qu'enfin le sang de l'artère hépatique passant à travers le lobule n'a sans doute pas épuisé complètement son oxygène à ce moment; on peut alors penser que ce sang artériel sert non seulement à la nutrition, mais encore à la respiration des cellules du foie. (*Manuel des maladies du foie et des voies biliaires*, Debove, Achard, Castaigne. Paris, 1910, p. 182).

Une seconde conclusion se dégage de l'étude des recherches expérimentales c'est que les lésions du foie consécutives à la ligature de l'artère hépatique varient en raison directe de la facilité ou au contraire de la difficulté suivant laquelle se rétablit la circulation dans le foie. Il importe à ce point de vue de considérer les différents points du trajet de l'artère.

### 1° Ligature d'une seule des deux branches terminales de l'artère hépatique.

Les résultats expérimentaux diffèrent suivant que l'intervention est pratiquée chez le chien ou le chat dont les lobes du foie sont toujours plus ou moins fusionnés entre eux, ou au contraire chez le lapin dont les lobes hépatiques sont généralement indépendants les uns des autres.

*a*) Chez le chien et chez le chat, l'intervention serait presque toujours bien supportée, et à l'autopsie on ne constaterait aucune lésion hépatique, d'après Haberer ; la circulation se rétablit facilement par suite de la richesse des anastomoses intra-hépatiques entre les deux branches terminales de l'artère hépatique.

Exceptionnellement, l'intervention a déterminé la mort rapide avec nécrose plus ou moins localisée dans le lobe dont on avait lié l'artère. Par contre, chez le chat, Erhardt a déterminé la mort rapide avec nécrose du lobe correspondant à la branche artérielle liée, 5 fois sur 6. L'intervention serait donc plus grave que ne le pense Haberer.

*b*) Chez le lapin, l'intervention détermine toujours une nécrose plus ou moins étendue du lobe dont on a lié l'artère (Conheim et Litten, Janson, Haberer, Nicoletti). Toutefois, contrairement à l'opinion de Conheim et Litten, les autres expérimentateurs ont montré que la survie était possible. Nicoletti a bien précisé les suites de l'intervention. Tantôt l'animal meurt rapidement avec nécrose totale d'un des lobes du foie. Tantôt au contraire l'animal survit. A l'autopsie on constate alors soit que le lobe hépatique complètement nécrosé a été entièrement isolé et encapsulé par de fortes adhérences péritonéales (transformation kystique de Janson), soit que la nécrose est restée circonscrite à la partie superficielle du bord antérieur et de la face convexe du lobe dont on a lié l'artère et que les foyers nécrotiques se sont transformés en zones cicatricielles, fibreuses (transformation cirrhotique de Janson). D'après Nicoletti, l'étendue variable des lésions nécrotiques dépend essentiellement de l'indépendance plus ou moins marquée des deux grands lobes du foie, chez le lapin : la nécrose lobaire totale se rencontre seulement chez les animaux dont les deux grands lobes sont nettement distincts, indépendants ; la nécrose partielle et circonscrite se voit toujours dans les cas où les deux grands lobes sont fusionnés plus ou moins complètement. Dans le premier cas les deux branches terminales de l'artère hépatique ne peuvent pas se suppléer l'une l'autre. Dans le second cas, au contraire, la circulation se rétablit plus ou moins rapidement grâce aux anastomoses intra-hépatiques entre les deux principales branches de l'artère hépatique.

Au point de vue de la mortalité immédiate de l'intervention, les chiffres donnés par Nicoletti semblent être un peu trop faibles, du moins si l'on tient compte des expériences faites dans les mêmes conditions chez le lapin, par Conheim et Litten et par Haberer.

Nicoletti a obtenu la survie de ses animaux 10 fois sur 12. Conheim et Litten ont toujours déterminé la mort rapide en deux ou trois jours. Haberer a obtenu quelques survies, mais dans la plupart des cas le lapin mourait dans les trois premiers jours succédant à l'intervention.

Tels sont les faits expérimentaux. Dans quelle mesure sont-ils applicables à l'homme ? Au point de vue des dangers de nécrose du foie, tout dépend évidemment de la plus ou moins grande importance des anastomoses qui existent entre les deux branches terminales de l'artère hépatique. Mais c'est précisément une notion sur laquelle on n'est pas encore bien fixé, l'indépendance vasculaire des deux grands lobes du foie étant admise pour les uns (Glénard, Siraud, Sérégé, Gnudi, Looten, etc.), et niée par les autres (Gilbert et Villaret, Brissaud et Bauer, Dévé, Gussio, etc.). Au point de vue spécial de l'indépendance artérielle des deux grands lobes du foie, les deux principaux travaux parus sur cette question aboutissent à des conclusions différentes. Pour Gussio [387] il existe de nombreuses anastomoses intra-hépatiques entre les divers rameaux des deux branches principales de l'artère hépatique : chez l'homme, lorsqu'on injecte avec une solution liquide colorée une des deux branches de l'artère, l'injection envahit tout le foie. Guy de Lalaubie a repris l'étude de cette question d'une façon beaucoup plus précise qu'on ne l'avait fait jusqu'ici [241]. Cet auteur a radiographié le foie après avoir injecté au minium une des deux branches terminales de l'artère hépatique. D'une façon générale, Guy de Lalaubie conclut que l'indépendance artérielle des deux grands lobes du foie est très véritable, surtout expérimentalement. Toutefois l'auteur a observé que « ... si on obtenait des radiographies indiquant une indépendance absolue, il y avait néanmoins ce phénomène curieux qu'en injectant une des branches de bifurcation, *on voyait parfois le minium refluer par la branche du côté opposé*... La seule explication à donner de ce phénomène, c'est que les rameaux anastomotiques entre les deux branches de bifurcation sont situés dans le hile de l'organe ou peu profondément dans la substance hépatique, constituant des anastomoses d'assez gros calibre comparables, par exemple, aux grosses anastomoses pulmonaires décrites par Zuckerkandl dans le hile du poumon ; nous pensons par conséquent que l'injection poussée dans une branche *refluera tout de suite par l'autre branche sans la remplir*. Si les anastomoses capillaires se trouvaient, comme pour la veine porte, à l'extrémité des rameaux on n'obtiendrait plus la reproduction photographique d'une seule branche artérielle, mais comme pour la veine porte, la reproduction du rameau injecté avec une diffusion plus ou moins grande dans l'autre lobe de la masse de l'injection... » Il est possible que les canaux anastomotiques dont parle G. de Lalaubie puissent parfois se rencontrer. Mais ils n'ont pas encore été décrits. Barkow, en particulier, qui a étudié si minutieusement le mode de ramification de l'artère hépatique dans le foie [145, 146, 204], n'a jamais signalé l'existence de fortes anastomoses intra-hépatiques entre les deux branches de l'artère hépatique, malgré le grand nombre de cas examinés par lui. Il s'agirait donc d'une disposition exceptionnelle, dont on n'a pas, par suite, à tenir compte en pratique. Enfin même en admettant qu'il existe normalement chez l'homme des anastomoses entre les deux branches de l'artère hépatique, la question principale est de savoir si, sur le vivant, elles sont suffisamment importantes pour rendre inoffensive la ligature d'une des deux branches terminales de l'artère hépatique. Or il est à prévoir qu'en pratique de nombreuses causes sont susceptibles de faire varier sensiblement les résultats au point de vue de la suppléance entre les deux branches artérielles, après ligature de l'une d'elles: état du foie (foie normal, foie cirrhotique, etc.), état du sujet (sujet jeune, résistant, sujet âgé, anémié, etc.), état de la pression sanguine, état du système artériel, etc. On peut donc supposer à priori qu'après ligature d'une des deux branches terminales de l'artère hépatique, chez l'homme, tantôt l'intervention sera bien supportée, comme cela a lieu le plus souvent chez le chien et chez le chat, d'après Haberer, tantôt au contraire il se produira une nécrose plus ou moins complète du lobe dont on a lié la branche nourricière, comme cela a lieu d'ordinaire chez le lapin. En d'autres termes, tantôt le foie humain se comportera comme s'il existait une réelle indépendance artérielle entre ses deux grands lobes, tantôt au contraire comme si cette indépendance n'existait pas. Telle est d'ailleurs la conclusion qui découle de l'examen des faits cliniques.

Dans un cas de blessure de la branche terminale gauche de l'artère hépatique, au cours d'une cholécystectomie, Narath (p. 675) a dû lier cette branche. La malade est morte au bout de sept jours ; à l'autopsie on a constaté la nécrose totâle du lobe gauche et du lobe de Spiegel, tandis que le lobe droit du foie bien irrigué était normal. Ce cas très minutieusement observé démontre que l'indépendance des deux branches de l'artère hépatique est parfois absolue, du moins au point de vue pratique.

On peut rapprocher de ce cas l'observation de Guibé et Herrenschmidt (p. 673) : blessure de la branche gauche de la veine porte, au cours d'une extirpation de kyste hydatique, ligature de cette branche et de la branche gauche de l'artère hépatique, mort, au bout de quatre jours, d'insuffisance hépatique ; à l'autopsie on constate la nécrose totale du lobe gauche.

Par contre, Alessandri (p. 674) aurait lié la branche droite de l'artère hépatique, au cours d'une cholécystectomie, sans déterminer de troubles graves du côté du foie. L'auteur pense cependant qu'il est possible que certains phénomènes consécutifs à l'intervention soient attribuables à une nécrose partielle du lobe droit du foie. Dans ce cas, on pourrait peut-être admettre que les deux branches terminales de l'artère hépatique n'étaient pas absolument indépendantes et que malgré la ligature de la branche droite, la circulation s'est rétablie dans le lobe droit par l'intermédiaire des anastomoses entre cette branche droite et celle du lobe gauche. La guérison obtenue par Ranam (p. 673) dans un cas de ligature de la branche gauche de l'artère hépatique, avec extirpation d'une gomme du lobe gauche, peut s'expliquer de la même manière.

D'ailleurs les expériences de Conheim et Litten, Janson, Haberer, Nicoletti ont montré que chez le lapin, même avec une nécrose plus ou moins complète d'un des lobes du foie, la guérison est encore possible par suite de l'enkystement du lobe nécrosé, grâce à la production d'adhérences péritonéales. Les expériences plus récentes de Bourdenko semblent bien démontrer que ces adhérences et en particulier celles qui se font entre le foie et l'épiploon, sont encore susceptibles d'établir une circulation collatérale dans le foie (p. 672) et par suite de s'opposer à la nécrose ou tout au moins de la limiter. Il est possible que chez l'homme, la production d'adhérences protectrices, après ligature d'une des branches terminales de l'artère hépatique, explique en partie les cas de guérison constatés après cette intervention, tel que dans les cas de Ranam et d'Alessandri.

D'après ses recherches, Nicoletti conclut que chez l'homme la ligature d'une des principales branches de bifurcation de l'artère hépatique est supportée sans déterminer des troubles dignes d'importance. C'est là une conclusion beaucoup trop radicale, comme le prouvent les observations de Narath et de Guibé et Herrenschmidt. En s'appuyant sur les résultats expérimentaux et sur les faits cliniques, il est logique et prudent de s'en tenir au conseil donné par Narath [396] : la ligature d'une des branches terminales de l'artère hépatique pouvant déterminer la nécrose plus ou moins complète d'un des lobes du foie, il est préférable d'éviter autant que possible de faire cette ligature, à part les cas où il s'agit d'anévrisme ou de résection d'un des lobes du foie.

En présence d'un anévrisme de la branche droite ou gauche de l'artère hépatique, il y a tout lieu d'admettre que, par suite de l'oblitération lente d'une des branches de l'artère, la circulation collatérale a eu le temps de s'établir dans le lobe dont la branche principale est atteinte d'anévrisme. Par suite, dans les cas de ce genre, il serait très légitime de lier la branche ectasiée, tout en respectant la branche restée saine. Nous montrerons plus loin que Kehr a obtenu un remarquable succès opératoire dans un cas d'anévrisme de la branche droite de l'artère hépatique, en liant le tronc même de cette artère. Il n'en reste pas moins bien certain qu'il eût été plus prudent, dans ce cas, de s'en tenir à la ligature de la branche hépatique droite, à son origine, la découverte de cette branche étant toujours facile, par suite des rapports qu'elle présente avec le canal hépatique (voy p. 645).

D'autre part, on peut se demander s'il est permis de lier préventivement une des branches de l'artère hépatique, dans les cas de résection étendue du foie. La question a été étudiée expérimentalement par Haberer.

Cet auteur conclut de ses expériences que chez l'homme la ligature préliminaire d'une des branches de l'artère hépatique (et de la branche satellite de la veine porte) est permise dans les cas de résection étendue du foie, afin de faciliter l'hémostase ; toutefois l'intervention serait bien difficile au point de vue de la pose des ligatures. Elle n'a d'ailleurs été appliquée qu'une seule fois chez l'homme, à notre connaissance, par Klose (p. 675) et sans succès ; il s'agissait de la résection totale du lobe gauche pour cancer. Nous ne pensons pas qu'il y ait intérêt à employer le procédé préconisé par Haberer, car il ne présente aucun avantage sur les procédés d'hémostase hépatique actuellement en usage. En effet, dans ses expériences, Haberer a plusieurs fois constaté la nécrose au niveau de la surface de section du foie, ce qui tient sans doute à ce que le territoire de chacune des branches de l'artère hépatique est variable et que par suite on ne peut jamais prévoir exactement l'étendue à donner à la résection pour ne pas s'exposer à laisser subsister une portion du foie mal irriguée et vouée à la nécrose. C'est pour cette raison que Narath tout en acceptant la technique de Haberer, recommande de terminer l'opération en faisant un tamponnement très soigné de la plaie hépatique, à cause de la nécrose menaçante. Il est donc bien préférable selon nous, de s'en tenir aux procédés courants d'hémostase intra-hépatique ; c'est le moyen le plus simple d'éviter tout danger de nécrose.

A part les cas d'anévrisme, il y a donc toujours grand intérêt à éviter de lier une des branches terminales de l'artère hépatique. Si toutefois une de ces branches était blessée accidentellement, le mieux serait sans doute d'en rétablir la continuité à l'aide d'une suture. Mais c'est là une intervention bien délicate : la ligature restera encore bien longtemps le moyen pratique le plus simple de faire l'hémostase dans les cas de ce genre, bien qu'alors le pronostic de cette intervention doive être très réservé. D'ailleurs, en prévision de la nécrose possible, il serait légitime de ne pas refermer la plaie abdominale, mais au contraire de faire un large tamponnement et un drainage étendu de toute la région sous-hépatique. De plus, en tenant compte du fait que les foyers de nécrose peuvent se limiter à la faveur d'adhérences péritonéales protectrices, il pourrait être utile de favoriser la production de ces adhérences soit en pratiquant une large hépatopexie, soit en suturant l'épiploon au foie comme l'a proposé Bourdenko.

Enfin il est permis de se demander si, dans certains cas, en particulier après ligature de la branche gauche de l'artère hépatique, il n'y aurait pas intérêt à conjurer tout danger de nécrose étendue du lobe gauche, en réséquant ce lobe. Il est probable que dans les cas de Narath et de Guibé la mort aurait ainsi pu être évitée.

**2° Ligature de l'hépatique propre, c'est-à-dire du tronc de l'artère hépatique après la naissance de la gastro-duodénale.**

Au point de vue expérimental, les résultats de cette intervention diffèrent suivant les espèces d'animaux.

a) *Chez le chien* et le chat, d'après Haberer, lorsqu'on lie le tronc de l'artère hépatique au delà de la gastro-duodénale, *mais avant l'origine de la pylorique*, l'intervention est d'ordinaire bien supportée par les animaux : la circulation se rétablit dans le foie par la pylorique qui s'anastomose avec la coronaire stomachique. A l'autopsie, on constate d'ordinaire que le foie est normal. Cependant on note quelquefois la présence de foyers de nécrose en formation histologique. Par contre, lorsque chez le chien ou le chat, on lie soit le tronc de l'artère hépatique *après la naissance de la gastro-duodénale et de la pylorique*, soit tous les rameaux de l'artère hépatique pénétrant dans le foie, au niveau du hile, Haberer a constaté qu'on détermine le plus souvent la mort rapide de l'animal en un à trois jours, avec nécrose plus ou moins complète du foie. Mais, ajoute Haberer, même dans ces dernières conditions d'expérience, une partie des animaux survit à l'intervention, bien qu'à l'autopsie on trouve parfois des foyers de nécrose décelable au microscope. L'injection artérielle post-mortem démontre que la circulation s'est rétablie dans le foie : soit par l'intermédiaire de rameaux hépatiques anormaux non intéressés par la ligature (hépatiques accessoires provenant du tronc de l'artère hépatique au-dessous du point où l'on a placé la ligature, ou bien du tronc de la gastro-duodénale), soit par l'intermédiaire des artères diaphragmatiques inférieures sensiblement augmentées de volume.

Les conclusions émises par Haberer sont d'accord avec les résultats obtenus par Dujarier et Castaigne (p. 668); de plus, elles permettent d'expliquer la différence des résultats auxquels sont arrivés Arthaud et Butte (p. 668) et de Dominicis (p. 668). Toutefois, en ce qui concerne la ligature de la totalité des branches de l'artère hépatique, au niveau du hile, plusieurs expérimentateurs sont d'avis que cette intervention est constamment et rapidement mortelle, soit chez le chien (Betz 667, Doyon et Dufourt, p. 668; Betagh, p. 671), soit chez le chat (Erhardt, p. 669, Bainbridges et Leathes, p. 670). Dujarier et Castaigne ont noté la survie 3 fois sur 13 cas; il est probable, si l'on tient compte des remarques précédentes, que la moyenne de la survie doit être au-dessous de ce chiffre.

b) *Chez le lapin*, d'après Nicoletti, la ligature de l'artère hépatique après la naissance de la gastro-duodénale est constamment mortelle; l'animal meurt au bout de deux à trois jours avec nécrose diffuse du parenchyme hépatique. A ce point de vue, les recherches de Nicoletti viennent confirmer les résultats obtenus autrefois par Conheim et Litten. Le lapin supporte donc l'intervention beaucoup plus mal que le chien. Ce fait tient sans doute à ce que chez le lapin la pylorique est toujours très grêle (Rossi et Cova [192]) et qu'il en est peut-être de même des artères diaphragmatiques. De plus, la présence d'hépatiques accessoires importantes serait beaucoup plus rare chez le lapin que chez le chien et le chat.

Il résulte donc des expériences faites chez l'animal qu'après ligature brusque de l'hépatique propre, la nécrose plus ou moins complète du foie est très à craindre lorsque cette ligature porte en aval du point d'émergence de la pylorique. Exceptionnellement, la circulation pourrait se rétablir soit par l'intermédiaire d'artères hépatiques accessoires, soit par l'intermédiaire des artères diaphragmatiques inférieures. Par contre, si la ligature de l'hépatique propre est placée en amont du point d'émergence de la pylorique, cette dernière serait à elle seule suffisante pour rétablir la circulation dans le foie. Dans quelles mesures ces conclusions sont-elles applicables à l'homme?

Il faut remarquer tout d'abord que chez l'homme le calibre de l'artère pylorique est toujours très faible (v. p. 514) et que, de plus, les anastomoses que présentent cette artère avec la coronaire stomachique font défaut dans un certain nombre de cas (10 p. 100, v. p. 515). Par suite, la voie collatérale représentée par la pylorique est, chez l'homme, d'importance bien faible au point de vue pratique, et il est probable qu'à elle seule, elle serait insuffisante à rétablir la circulation dans le foie, au cas de ligature brusque de l'hépatique propre. On peut citer à l'appui de cette opinion l'observation de Chiari rapportée par Erhardt [384]. Il s'agissait d'une malade souffrant d'endocardite; à l'autopsie, on trouve une embolie de l'artère hépatique avec nécrose du foie, bien que la voie collatérale représentée par la pylorique ait été conservée.

En ce qui concerne les artères diaphragmatiques inférieures, il n'existe actuellement aucun fait précis permettant de juger de l'importance qu'il faut attribuer à ces artères au point de vue du rôle qu'elles pourraient jouer dans le rétablissement de la circulation hépatique, après ligature de l'hépatique propre, ou, ce qui revient au même, après ligature des deux branches terminales de l'artère hépatique. Haberer est d'avis que les artères diaphragmatiques prennent normalement une part très importante à l'irrigation du foie, fait que Haberer a pu constater sur une préparation de Tandler. Langenbuch avait déjà cherché autrefois à montrer que ces artères doivent constituer chez l'homme une importante voie collatérale de l'apport sanguin artériel dans le foie [242]. Par contre, Erhardt, injectant les diaphragmatiques chez l'homme, arrive à conclure qu'elles sont sans importance au point de vue de l'irrigation du foie, à cause de leur faible calibre et parce qu'elles ne s'anastomosent pas avec les rameaux terminaux de l'artère hépatique. Nos recherches nous amènent également à conclure que normalement la part que prennent les diaphragmatiques dans l'irrigation du foie est tout à fait négligeable, en pratique, au même titre d'ailleurs que les ramuscules hépatiques accessoires provenant de la mammaire interne, des épigastriques, des capsulaires, etc.

Il reste donc comme principale voie collatérale pouvant suppléer l'hépatique propre, celle qui est représentée par les importantes branches accessoires nées soit de la coronaire stomachique (pour le lobe gauche du foie), soit de la mésentérique supérieure et exceptionnellement du tronc cœliaque (pour le lobe droit du foie). Nous avons déjà longuement insisté sur la valeur de ces hépatiques accessoires, en montrant que le plus souvent (20 p. 100), elles remplacent en totalité les branches terminales ordinaires de l'artère hépatique (voy. pp. 572 et 577). Il en résulte que dans les cas assez fréquents (environ 27 p. 100), où une de ces deux branches existe, si l'on vient à lier dans le ligament hépato-duodénal le tronc ascendant qui tient lieu d'hépatique propre, un des deux lobes du foie sera encore alimenté en totalité ou en majeure partie par la branche accessoire non intéressée par la ligature. On se trouvera alors dans les mêmes conditions qu'après ligature d'une des deux branches terminales de l'artère hépatique (voy. p. 600): ou bien les anastomoses intra-hépatiques seront suffisamment développées pour rétablir la circulation, auquel cas l'intervention sera bien supportée, ou bien au contraire ces anastomoses étant insuffisantes, le lobe privé de son artère nourricière sera voué à une nécrose plus ou moins complète.

Nous avons déjà montré que l'existence d'anastomoses entre les deux branches terminales de l'artère hépatique était admise par les uns, niée par les autres, et qu'en pratique, il était préférable de ne pas compter sur ces anastomoses, comme le prouvent les observations de Narath et de Guibé et Herrenschmidt (voy. p. 673). Les mêmes remarques sont applicables aux cas dans lesquels au lieu d'être normale, une des deux branches de l'artère hépatique possède une origine aberrante, constituant ainsi une hépatique accessoire. Déjà autrefois Hyrtl a montré, à l'aide de la méthode de la corrosion, [234e] que lorsqu'une des deux branches de l'artère hépatique possède une origine aberrante, si l'on vient à injecter cette branche aberrante, on constate qu'elle a un territoire nettement limité au lobe qu'elle irrigue, l'injection ne pénétrant pas dans le reste du foie. Plus récemment, Guy de Lalaubie a fait la même remarque [241]. Toutefois, à propos de la description des hépatiques accessoires, nous avons montré que parfois il existait entre elles et l'artère hépatique ordinaire un ou deux rameaux anastomotiques au niveau du hile du foie, mais que ces rameaux étaient pratiquement négligeables (voy. pp. 572, 577).

Il en résulte que la ligature d'une de ces hépatiques accessoires importantes comporte les mêmes remarques que celles que nous avons faites à propos de la ligature d'une des branches terminales de l'artère hépatique (voy. p. 676).

Enfin, il faut encore tenir compte du fait que dans le cinquième des cas environ (20 p. 100) l'hépatique propre fait défaut, les deux branches terminales ordinaires de l'artère naissant directement de la terminaison de l'hépatique commune au même point que la gastro-duodénale (voy. fig. 65, p. 418). Or, dans les cas de ce genre beaucoup plus fréquents qu'on ne l'a jusqu'ici décrit, on pourrait être exposé, en pratique, à prendre pour hépatique propre ce qui n'est en réalité qu'une seule des deux branches de l'artère hépatique. Il est bien évident que dans ces conditions les résultats de la ligature seront les mêmes que lorsqu'on lie une seule des deux branches de l'artère hépatique.

On peut donc admettre en résumé que lorsqu'il existe une hépatique propre normalement bifurquée en deux branches terminales — ce qui constitue la disposition classique (environ 60 p. 100) — la ligature brusque de cette hépatique propre aura pour effet de priver de sang artériel la totalité du foie. Par suite, étant donné que ni les diaphragmatiques, ni la pylorique ne sont normalement assez importantes pour assurer une circulation collatérale suffisante, la nécrose totale du foie sera toujours à craindre, exception faite, bien entendu, des cas dans lesquels l'artère hépatique a été lentement et progressivement oblitérée par suite d'un anévrysme, d'une compression tumorale, etc.

Par contre, lorsque l'hépatique propre fait défaut (40 p. 100) soit par suite de la présence d'une hépatique accessoire droite ou gauche (dédoublement de l'artère hépatique, v. fig. 66 et 67, pp. 419 et 420), soit par suite de la naissance des deux branches hépatiques terminales au niveau de la terminaison de l'hépatique commune (fig. 65, p. 418), si l'on vient à lier dans le ligament hépato-duodénal le tronc ascendant occupant la place ordinaire de l'hépatique propre, on se trouvera exactement dans les mêmes conditions qu'après la ligature d'une seule des branches terminales de l'artère hépatique, c'est-à-dire que la nécrose d'un des lobes du foie sera toujours à craindre.

Il résulte de ces faits qu'en pratique lorsqu'au cours d'une intervention quelconque on vient à blesser un important vaisseau qui par sa situation correspond à l'hépatique propre, il vaut toujours mieux rétablir la continuité de ce vaisseau à l'aide d'une suture ou même d'une opération prothétique (greffe) que d'en pratiquer la ligature, car celle-ci ne constitue qu'un pis-aller dont on ne peut jamais prévoir les conséquences. Si toutefois une opération conservatrice était jugée impraticable, il serait sans doute prudent de tamponner largement et de drainer la loge sous-hépatique en prévision de la nécrose possible d'une portion plus ou moins étendue du foie et de l'élimination consécutive des zones sphacélées. De plus, dans le même ordre d'idées, il serait indiqué de favoriser la production d'adhérences entre le foie et le diaphragme (avivement de la surface convexe du foie, hépatoxie, etc.), et entre le foie et les épiploons (épiplooplastie), les recherches expérimentales ayant démontré que ces adhérences permettent la limitation de la nécrose (Haberer, Nicoletti), soit en enkystant les parties nécrosées, soit en facilitant l'établissement de la circulation collatérale dans le foie par suite de la vascularisation de ces adhérences (Bourdenko).

Toutes ces considérations concernent la ligature brusque de l'artère hépatique propre, telle qu'on pourrait être appelé à la pratiquer à la suite d'une blessure accidentelle de l'artère, cette dernière étant saine. Il est bien évident que les conditions sont tout autres en présence d'une artère atteinte d'anévrisme. Dans ce cas, par suite de l'*oblitération lente et progressive* du calibre artériel, la circulation collatérale a pu s'établir par l'intermédiaire soit de la pylorique, soit des diaphragmatiques, soit des hépatiques accessoires secondaires ou principales, soit même par l'intermédiaire des néo-vaisseaux qui peuvent se développer dans les adhérences entre le foie, le diaphragme, les viscères voisins et surtout l'épiploon. Il en résulte qu'en présence d'un anévrisme occupant la portion ascendante de l'artère hépatique, la ligature de ce segment de l'artère semble bien devoir être beaucoup mieux tolérée que dans les cas où l'artère est saine. Toutefois, comme il n'est jamais possible d'apprécier la valeur de la circulation collatérale, ici encore il y aurait lieu de prendre les mesures nécessaires pour chercher à conjurer les dangers de nécrose, surtout s'il s'agit d'un anévrisme récent, en favorisant la production des adhérences hépato-diaphragmatiques et hépato-épiploïques, et en tamponnant et drainant la loge sous-hépatique. On peut même admettre comme très rationnelle la technique proposée, en 1903, par Grünert [385]. Cet auteur conseille d'opérer l'anévrisme de l'artère hépatique en deux temps distincts : dans une première intervention relativement simple, on se bornerait à aviver la surface du foie de manière à créer des adhérences étendues destinées à assurer une circulation collatérale suffisante, cette première intervention étant assez semblable à l'opération de Talma dans les cirrhoses du foie. Quelques semaines après, on procéderait à la ligature de l'artère hépatique combinée ou non à la résection du sac anévrismal. Les résultats obtenus récemment par Bourdenko, chez l'animal, plaident en faveur de la technique proposée par Grünert et doivent engager le chirurgien à l'appliquer chez l'homme dans les cas d'anévrisme de l'artère hépatique.

Assurément l'opération idéale consisterait à rétablir le cours du sang soit en suturant bout à bout les deux segments artériels anté et post-anévrismal (méthode de Matas), soit à reconstituer le segment artériel manquant au moyen de la paroi la moins altérée du sac, ou à l'aide d'une transplantation vasculaire. Mais comme le fait remarquer Tuffier [404], il est à prévoir que la situation du vaisseau et son petit calibre rendront cette technique longtemps hypothétique, bien que ces opérations aient fait leurs preuves dans la chirurgie des anévrismes.

Les considérations précédentes permettent de comprendre les conséquences variables qui ont été jusqu'ici constatées à la suite de la ligature de l'hépatique propre chez l'homme. L'intervention a été pratiquée cinq fois, soit pour anévrisme (Kehr, v. p. 673, Tuffier, v. p. 673), soit pour faire l'hémostase à la suite de blessure opératoire du tronc de l'artère (Salzer, p. 672; Bakes, p. 673) ou de l'artère cystique (Kehr, p. 674).

Dans un cas de ligature pour anévrisme (Kehr), la guérison est survenue mais après nécrose du bord antérieur du lobe droit du foie. Il faut noter que dans ce cas Kehr a largement tamponné la plaie et qu'il a fait une hépatopexie. La zone hépatique sphacélée a ainsi été isolée de la grande cavité péritonéale, et c'est là sans doute une des causes qui ont évité à la malade une péritonite aiguë. D'autre part, l'hépatopexie a contribué à faciliter l'établissement de la circulation collatérale par suite des adhérences ainsi créées. Enfin il n'est pas impossible que dans ce cas la circulation collatérale se soit rétablie dans la majeure partie du foie par l'intermédiaire d'une forte hépatique accessoire gauche non intéressée par la ligature, ou bien alors il faut admettre que par suite de l'oblitération lente et progressive de l'hépatique propre, les artères diaphragmatiques et les petits ramuscules hépatiques accessoires normaux avaient déjà eu le temps de suppléer l'hépatique propre au moment où l'on en a fait la ligature.

Dans le cas de Tuffier, le malade est mort dans le coma, au bout de trois jours, sans qu'on ait pu constater à l'autopsie de lésions nécrotiques vraies du foie. Il eût été intéressant de posséder quelques renseignements sur l'état du foie au point de vue histologique. D'ailleurs, il est probable que les lésions nécrotiques demandent un certain nombre de jours pour devenir décelables. Sans pouvoir tirer de conclusions fermes, on est en droit de supposer que le malade est mort du fait de la suppression de la principale voie d'apport sanguin artériel dans le foie.

En résumé, les deux observations jusqu'ici publiées sur la ligature de l'hépatique propre pour anévrisme démontrent qu'il s'agit là d'une intervention grave et doivent engager le chirurgien à effectuer cette ligature de manière à faciliter autant que possible le rétablissement de la circulation artérielle dans le foie et la limitation de la nécrose en favorisant la production d'adhérences (hépatopexie, épiplooplastie). A ce point de vue, la technique proposée par Grünert semble bien devoir donner le maximum de garanties.

A part ces deux cas d'anévrisme, la ligature de l'hépatique propre a été exécutée trois fois sur une artère saine. Ici encore les résultats ont été variables. Dans l'observation de Salzer (p. 672), le malade qui avait d'ailleurs subi une gastro-entérostomie (sténose cancéreuse du pylore), est mort au bout de sept heures, dans le collapsus; à l'autopsie, on note que le foie est mou mais sans présenter de nécrose, sans doute parce que celle-ci n'avait pas encore eu le temps de se manifester. Au contraire, dans le cas de Bakes (p. 673) la ligature de l'hépatique propre (?), blessée au cours d'une cholécystectomie a été suivie de guérison. L'auteur n'est d'ailleurs pas absolument fixé sur le vaisseau qui a été lié. Il s'agissait peut-être d'une seule des deux branches de bifurcation de l'artère hépatique. Le troisième cas appartient à Kehr; l'hépatique propre a été liée au cours d'une cholécystectomie afin d'arrêter une hémorragie menaçante provenant de l'artère cystique, cette dernière ne pouvant être ni liée, ni pincée. La malade a fini par guérir, mais après avoir éliminé tout d'abord des lambeaux nécrotiques semblant provenir du lobe droit du foie et ultérieurement une collection purulente fétide avec traces de bile. Somme toute, la guérison a été obtenue au prix d'une nécrose partielle du foie. Kehr pense que, dans ce cas, il est probable que la circulation collatérale a dû se rétablir dans le foie, soit par suite de la présence d'une importante hépatique accessoire non intéressée par la ligature, soit par suite de la vascularisation des nombreuses adhérences qui existaient déjà entre le foie et les viscères voisins, au moment de l'intervention.

On peut rapprocher de ces trois observations celle de Socin (p. 672) dans laquelle, au cours d'une pylorectomie, cet auteur a lié l'hépatique commune, la pylorique et la gastro-duodénale. La mort survint au bout de trois heures.

Ces faits suffisent à démontrer que la ligature de l'hépatique propre, cette artère étant saine, doit être considérée comme très grave. Sans doute la mort n'est pas fatale, puisque aussi bien chez l'homme que chez l'animal la guérison peut survenir par suite de la limitation de la nécrose. Mais comme il n'est jamais possible de prévoir les conséquences de cette intervention, il semble bien qu'il vaut toujours mieux rétablir la continuité du vaisseau que d'en effectuer la ligature. D'autre part, malgré le succès obtenu par Kehr, en présence d'une hémorragie incoercible de l'artère cystique, il est préférable de lier la branche droite de l'artère hépatique plutôt que l'hépatique propre; de cette façon, on ménage au moins la branche gauche et par suite l'irrigation artérielle de la moitié gauche du foie.

### 3° Ligature de l'hépatique commune, c'est-à-dire du tronc de l'artère hépatique avant la naissance de la gastro-duodénale.

L'intervention serait toujours très bien supportée et la guérison surviendrait toujours sans troubles cliniquement appréciables, soit chez le chien et le chat, pour Haberer, soit chez le lapin, pour Nicoletti. A l'autopsie, chez le chien et chez le chat Haberer a constaté par l'injection artérielle post-mortem que la circulation hépatique se rétablissait complètement par la gastro-duodénale et la pylorique; le foie ne présentait aucune lésion macroscopique. Par contre, chez le lapin, Nicoletti a toujours noté la présence de petits foyers d'aspect nécrotique dans les cas récents et d'aspect fibreux, cicatriciel, dans les cas où l'animal était sacrifié longtemps après l'intervention. Ces lésions toujours circonscrites restent superficielles, limitées à la zone sous-capsulaire du bord antérieur des lobes du foie et de la partie convexe du lobe médian. Dans tous les cas, il se forme des adhérences péritonéales entre le bord antérieur du foie et les viscères voisins. Mais malgré cela, le lapin supporte très bien l'intervention, sans troubles cliniquement appréciables, d'après Nicoletti.

Les conclusions émises par Haberer et Nicoletti sont d'accord avec les expériences plus anciennes de Betz (p. 667), de Stolnikov (p. 667) et d'Arthaud et Butte (p. 668), chez le chien. Par contre Doyon et Dufourt (p. 668), tout en liant l'artère hépatique au niveau de son origine, chez le chien et chez le lapin, ont obtenu des résultats variables au point de vue de la survie des animaux. Tantôt la guérison survenait, tantôt au contraire la mort était rapide. D'autre part, chez le chien, Betagh (p. 671) a vu quelquefois se produire la mort rapide de l'animal avec nécrose diffuse du foie, même lorsque l'hépatique avait été liée avant la naissance de la gastro-duodénale.

L'innocuité de l'intervention serait donc un peu moins absolue que ne le soutiennent Haberer et Nicoletti, si l'on tient compte des résultats constatés par Doyon et Dufort et par Betagh. Toutefois Nicoletti se demande si les cas de mort rapide avec nécrose ne s'expliquent pas par ce fait qu'il a dû se produire une oblitération (thrombose) de la gastro-duodénale, d'où suppression de la principale voie collatérale capable de rétablir la circulation dans le foie. Alors, bien que la ligature ait uniquement porté sur l'hépatique commune, les conditions expérimentales sont identiques à celles qu'on réalise quand l'artère hépatique est liée au delà du point d'origine de la gastro-duodénale. *Chez l'homme*, Haberer et Nicoletti sont d'avis que la ligature de l'hépatique commune est permise. Bien qu'il n'existe actuellement aucune observation permettant d'être fixé d'une façon précise sur les conséquences de cette intervention, on peut admettre en effet qu'elle n'entraînerait sans doute aucune suite fâcheuse du côté du foie, la circulation devant se rétablir facilement dans le tronc de l'hépatique, en aval de la ligature, par l'intermédiaire de la gastro-duodénale et de la pylorique.

En présence d'un anévrysme occupant l'hépatique commune et respectant la gastro-duodénale, il n'y aurait sans doute aucun danger à craindre pour la vitalité du foie, en liant le tronc de l'artère en amont du sac anévrysmal, car dans ce cas la circulation collatérale a eu le temps de s'établir lentement et progressivement par l'importante voie de la gastro-duodénale.

Par contre, en présence d'une blessure accidentelle de l'artère, il serait préférable de tenter la suture artérielle, étant donnés les accidents qui ont été observés par quelques auteurs après la ligature de l'hépatique commune chez l'animal.

Narath fait justement remarquer [396] qu'en pratique, c'est surtout au cours des résections gastriques avec adhérences de l'estomac au pancréas, que l'hépatique commune risque d'être blessée. Or, dans ce cas, la ligature de cette artère serait particulièrement dangereuse, car du fait de l'hémostase préalable de l'estomac, la pylorique et la gastro-épiploïque droite, souvent le tronc gastro-duodénal, ont été liés : le danger de nécrose est alors très grand. Dans le cas de Socin (p. 672), on peut admettre que la malade est morte si rapidement (sept heures après l'intervention) que la nécrose hépatique n'a pas eu le temps de se manifester. C'est un point à retenir que dans les résections gastriques les principales voies collatérales de l'artère hépatique sont supprimées ; par suite, dans ces cas, si l'hépatique vient à être blessée, il faut absolument recourir à la suture artérielle.

---

# CHAPITRE VI

## L'ARTÈRE HÉPATIQUE DANS LES INTERVENTIONS CHIRURGICALES PRATIQUÉES A SON VOISINAGE. DANGERS DE BLESSURE AUXQUELS EST EXPOSÉE CETTE ARTÈRE

Il suffit d'examiner de près et sur une assez grande série de sujets bien injectés la topographie vasculaire de la région sous-hépatique pour en déduire que l'artère hépatique et surtout sa branche droite sont assez souvent exposées à être intéressées plus ou moins sérieusement au cours des interventions pratiquées au niveau du ligament hépato-duodénal, en particulier lorsque la région sous-hépatique est le siège d'adhérences inflammatoires étendues et résistantes. A ce point de vue nous avons essayé de montrer, dans l'Introduction de notre travail, qu'il était probable que la lésion accidentelle des vaisseaux hépatiques devait constituer une complication sans doute un peu moins rare que ne le mentionnent les statistiques (voyez notre Introduction).

D'une façon générale, en s'exerçant à l'amphithéâtre d'anatomie à découvrir et à lier l'artère hépatique et ses branches — tout comme on a coutume de le faire pour les artères des membres et du cou — il devient possible d'opérer en toute connaissance de cause, c'est-à-dire sans danger, au niveau des organes en rapports plus ou moins intimes avec l'artère hépatique : « Il faut, en effet, écrit J.-L. Faure, que le chirurgien ait sans cesse la notion précise du lieu où il se trouve et *de la situation exacte des organes dangereux qu'il est exposé à rencontrer*. A cette seule condition il évitera les hésitations, les pertes de temps et cette inquiétude vague qui opprime et paralyse l'esprit au moment où il a le plus besoin d'être lucide... C'est en allant droit sur les vaisseaux que le chirurgien évitera de les blesser et cette conduite, qui paraît imprudente, est au contraire la plus sage, les gros vaisseaux ne courant quelque danger que lorsqu'on ne les a pas sous les yeux... »

Il nous a semblé utile et logique de terminer l'étude de l'artère hépatique en résumant dans un chapitre spécial les principaux détails anatomiques qui présentent quelque intérêt chirurgical au point de vue des dangers de blessure auxquels est exposée l'artère hépatique dans les différentes interventions qu'on peut avoir à pratiquer à son voisinage : libération d'adhérences siégeant au niveau de la région sous-hépatique, cholécystectomie, cholédocotomie, résection du cholédoque, intervention sur l'hiatus de Winslow, etc. Ayant déjà insisté sur ces détails dans nos descriptions antérieures, nous nous bornerons ici à des notions générales.

1° **Libération d'adhérences au niveau de la région sous-hépatique.** — A la suite de processus inflammatoires relevant de causes variables, la région sous-hépatique peut être plus ou moins entièrement masquée par des adhérences fusionnant le bord antérieur du foie à la petite courbure de l'estomac, au canal pylorique, à la première portion du duodénum, à l'angle droit du côlon transverse, au grand épiploon. En pratique, il s'agit le plus souvent soit d'affections des voies biliaires, de lithiase en particulier, soit d'affections de l'estomac, ulcère ou cancer. D'ordinaire les adhérences pathologiques peuvent être détachées sans grande difficulté et sans grand danger. Toutefois, lorsqu'elles sont anciennes, épaisses et résistantes, on conçoit qu'en procédant à leur libération, les éléments du pédicule hépatique puissent courir quelques risques d'être lésés. Il importe donc, dans les cas de ce genre, de redoubler de patience et de prudence dans la dissection des adhérences, en se tenant rigoureusement au ras du tube digestif, duodénum, pylore, estomac, côlon transverse, car mieux vaut encore entamer ces organes — toujours facilement réparables — que les deux gros vaisseaux du pédicule hépatique, artère hépatique et veine porte, dont la ligature brusque doit être considérée comme défendue et dont la réparation serait bien délicate lorsque ces vaisseaux sont englobés dans des adhérences. D'ailleurs, d'une façon générale, il y a intérêt à ne pas s'obstiner à détacher toutes les adhérences qui peuvent exister au niveau de la région sous-hépatique. Comme le fait justement remarquer Mathieu [368 *bis*], il ne faut pas traiter ces adhérences pour elles-mêmes, mais se borner à détruire celles qui gênent l'abord de la voie biliaire principale, ou celles qui amènent des complications secondaires (douleurs, compressions du pylore ou de l'intestin) ;

2° **Cholécystectomie.** — On peut dire que dans toute cholécystectomie le seul point délicat consiste à libérer le col de la vésicule et l'origine du canal cystique sans léser les gros vaisseaux qui au niveau du triangle biliaire, occupent l'extrémité droite du hile du foie (p. 544). Il faut en effet retenir que normalement le col vésiculaire et la crosse du cystique se mettent en rapport, en arrière avec l'aire du triangle biliaire et son contenu : branche terminale droite de l'artère hépatique et derrière celle-ci, bras droit de la veine porte. D'ordinaire ces rapports ne constituent pas un danger sérieux pour le chirurgien, car le col vésiculaire et la crosse du cystique sont entourés d'un tissu celluleux qui permet de les isoler facilement du plan sous-jacent artériel et veineux. Mais il n'en est plus de même à la suite des processus inflammatoires lithiasiques plus ou moins anciens. Il existe alors très souvent des adhérences intimes entre les voies biliaires et la branche droite de l'artère hépatique, tous ces organes étant englobés dans une gangue fibreuse indissociable (p. 544). Il sera donc prudent au cas d'adhérences intimes, de disséquer *au ras* des voies biliaires afin d'éviter les deux gros vaisseaux de la région du triangle biliaire, en particulier la branche droite de l'artère hépatique. Sans doute cette branche est ordinairement assez profonde au niveau du triangle biliaire, car le plus souvent elle chemine sur un plan postérieur à celui du canal hépatique, ayant croisé la face postérieure de ce canal (voy. p. 530 et fig. 92). Mais dans un certain nombre de cas (12 p. 100) la branche artérielle est plus superficielle, restant constamment sur un plan antérieur à celui du canal hépatique et affectant avec le col vésiculaire des rapports plus intimes encore que dans les cas ordinaires.

D'autre part, nous rappelons qu'en liant l'artère cystique au voisinage de son origine, on risque d'intéresser la branche droite de l'artère hépatique, détail sur lequel nous avons insisté à propos de la description du triangle de l'artère cystique (p. 555) et de la ligature de cette artère (p. 657). Pour éviter cet accident, il suffit de lier la cystique au niveau de son point d'attache vésiculaire au ras du col de la vésicule (voy. Ligature de l'artère cystique, p. 653.)

Enfin il est utile de rappeler qu'au niveau de sa terminaison dans la voie biliaire principale le canal cystique se met souvent en rapport assez intime avec la branche droite de l'artère hépatique (voy. p. 663) et que par suite la recherche, l'isolement et la section du canal cystique exposent à la blessure de cette branche, quand on exécute ces manœuvres comme premier temps de la cholécystectomie (cholécystectomie de bas en haut, ou du cystique vers le fond de la vésicule). Nous avons essayé de montrer qu'à ce point de vue la cholécystectomie *de haut en bas* constituait le procédé le plus logique et le plus simple pour pratiquer en toute sécurité l'isolement et la section du canal cystique (p. 663).

**3° Incision du canal hépatique, incision du cholédoque sus-pancréatique.** — Dans la plupart des cas l'hépaticotomie, la cholédocotomie (cholédoque sus-pancréatique) ou l'hépatico-cholédocotomie constituent des interventions très simples ne présentant aucun danger de blessure des gros vaisseaux du pédicule du foie. Sans doute assez souvent on a noté un suintement sanguin plus ou moins important au niveau des lèvres de l'incision canaliculaire. Mais il s'agit d'ordinaire d'un simple suintement qui s'arrête spontanément et qui est attribuable à la section du réseau artériel et veineux entourant le canal hépato-cholédoque, réseau sur l'existence duquel ont insisté Wiart et Bergmann (p. 492).

Il importe toutefois de retenir que parfois le tronc de l'artère hépatique ou la branche terminale droite de cette artère présentent des rapports très intimes avec le canal hépato-cholédoque. C'est ainsi que l'hépatique se termine environ 1 fois sur 10 (10 p. 100, voy. p. 452) au-devant du cholédoque, et que l'hépatique propre empiète quelquefois sur la face antérieure de ce canal (4 p. 100, p. 456, et obs. 22, fig. 137).

D'autre part, la branche terminale droite de l'artère hépatique croise assez souvent la face antérieure du canal hépato-cholédoque (12 p. 100, voy. p. 536, fig. 92 et obs. 8, fig. 125; obs. 9, fig. 126; obs. 12, fig. 129) ou bien elle décrit une courbe initiale pré-jacente au canal (fig. 92 et obs. 10, fig. 127). Enfin dans un petit nombre de cas la branche artérielle possédant une origine aberrante, naît de la mésentérique supérieure et vient côtoyer le flanc droit du cholédoque (p. 383, fig. 56 *ter*).

Tous ces importants rapports vasculaires doivent engager le chirurgien à ne sectionner le canal hépato-cholédoque qu'après avoir constaté au préalable qu'on ne sent pas de battements artériels au niveau du point où l'on désire sectionner le canal.

La face antérieure du cholédoque est encore croisée assez souvent (27 p. 100) par l'artère cystique née à gauche du canal (voy. p. 558 et obs. 1, fig. 118; obs. 4, fig. 121 ; obs. 7, fig. 124 ; obs. 15, fig. 132; obs. 22, fig. 137; obs. 23, fig. 138). Sans doute, dans les cas de ce genre il serait bien difficile, sinon impossible, d'épargner l'artère; mais il suffit de connaître la fréquence de cette disposition pour comprendre qu'assez souvent l'incision du canal hépato-cholédoque est susceptible de s'accompagner d'une petite hémorragie nécessitant la pose d'une ou de deux ligatures spéciales.

Enfin il est bon de rappeler que dans sa portion rétro-duodénale, voisine du bord supérieur de la tête du pancréas, la face antérieure du cholédoque est constamment croisée soit par le tronc de l'artère gastro-duodénale (20 p. 100, p. 475, et fig. des observ. 1, 9, 10, 16, 18, 21, 22), soit par sa branche collatérale, l'artère pancréatico-duodénale supérieure droite, souvent accompagnée de la grosse veine satellite, de même nom (p. 485, fig. 82; p. 487, fig. 83 ; p. 489, fig. 84 ; p. 504 ; et fig. des observ. 1 à 29). Tous ces rapports se faisant au niveau de la portion du cholédoque qui avoisine le bord supérieur de la tête du pancréas, il semble donc prudent d'éviter autant que possible de prolonger l'incision du cholédoque au delà d'un point situé à un bon centimètre au-dessus du bord supérieur de la tête pancréatique. Si l'on a besoin de dépasser cette limite, il semble préférable d'aller inciser le canal au niveau de sa portion rétro-pancréatique, après décollement du duodéno-pancréas (Voy. plus loin).

D'une façon générale, l'hépaticotomie ou l'hépatico-cholédocotomie (cholédoque sus-pancréatique) peuvent être exécutées sans dangers pour les vaisseaux du pédicule du foie, du moins lorsque la voie biliaire principale est facile à repérer. Par contre, lorsque la région sus-hépatique est le siège d'adhérences nombreuses et résistantes, tous les opérateurs ont insisté sur les difficultés parfois très grandes que comporte la recherche et l'identification du canal hépato-cholédoque; tantôt le canal ressemble à la veine porte, tantôt il a été confondu avec l'artère hépatique. Dans tous les cas où l'on hésite, un de ces deux vaisseaux pourrait être blessé. Il importe alors d'éviter toute section avant d'avoir bien repéré le canal hépato-cholédoque. Il suffit presque toujours, pour être fixé sur ce point, d'explorer méthodiquement le canal de Winslow, tel que nous l'avons indiqué en détail (voy. pp. 438-447). Si cette exploration est rendue impossible ou si malgré elle le doute persiste, un certain nombre de manœuvres permettent de reconnaître la situation du canal hépato-cholédoque et par suite d'éviter la blessure malencontreuse de l'artère hépatique ou du tronc porte. Nous n'insisterons pas sur cette question qu'on trouve exposée dans tous les ouvrages sur la chirurgie des voies biliaires. Rappelons seulement qu'on a conseillé des manœuvres variables telles que : la palpation rétrograde du canal de Winslow (Cunéo, Brin, Quénu, Guillaume, etc.), — la ponction exploratrice à l'aide d'une seringue de Pravaz (Terrier, Quénu, etc.), — le décollement du duodéno-pancréas qui permet de trouver la portion rétro-pancréatique du cholédoque et, de là, remonter vers la portion sus-pancréatique du canal et vers le canal hépatique, — la duodénotomie antérieure (incision de la face antérieure de la 2e portion du duodénum) qui conduit à l'ampoule de Vater à travers laquelle on peut insinuer un stylet ou une petite bougie remontant dans la voie biliaire principale et permettant de l'identifier, — enfin, le plus souvent ces manœuvres assez complexes doivent céder le pas à la découverte de la voie biliaire principale au moyen de la vésicule biliaire et du canal cystique ; quel que soit en effet le développement des adhérences péri-biliaires, on arrive toujours à trouver la vésicule ; il suffit alors de suivre le canal cystique qui à la façon d'un fil d'Ariane conduit l'opérateur sur le canal hépato-cholédoque (Michaux, Hartmann, etc.).

De toute façon, c'est surtout dans ces cas difficiles qu'il importe de suivre le conseil que nous donnions plus haut : ne sectionner le canal hépato-cholédoque qu'en un point où l'on ne sent pas de battements artériels.

4° **Incision du cholédoque rétro-pancréatique.** — Nous rappelons que le cholédoque rétro-pancréatique est toujours croisé en arrière par l'artère pancréatico-duodénale supérieure droite (p. 487) et souvent par la veine satellite (p. 504). Connaissant ce rapport, il sera toujours possible de ne pas s'effrayer outre mesure de l'hémorragie qui accompagne souvent la cholédocotomie rétro-pancréatique après décollement du duodéno-pancréas. A droite et à gauche du canal, il sera nécessaire de poser méthodiquement quelques petites ligatures sur les vaisseaux intéressés. A titre exceptionnel, le cholédoque rétro-pancréatique pourrait être croisé en arrière par la branche droite devenue aberrante, de l'artère hépatique (p. 383, fig. 56 *ter*). Prévenu de la possibilité de cette anomalie le chirurgien évitera de prendre cette lobaire hépatique droite pour une branche anormale sans intérêt et susceptible d'être liée.

5° **Dénudation et libération complètes du canal hépato-cholédoque.** — Lorsqu'on se propose soit de réséquer une portion plus ou moins étendue de la voie biliaire principale (rétrécissement congénital ou inflammatoire, cancer primitif, etc.), soit de dénuder, d'isoler et de sectionner la voie biliaire principale pour l'aboucher à l'estomac ou au duodénum (hépatico-gastrostomie, hépatico-duodénostomie, cholédoco-gastrostomie, etc.), il est indispensable de bien avoir en vue la topographie vasculaire du ligament hépato-duodénal, si l'on veut éviter, dans la mesure du possible, la blessure de l'artère hépatique ou du tronc porte. Anatomiquement, ces interventions apparaissent comme devant toujours être assez délicates et périlleuses au point de vue de la blessure possible des gros vaisseaux du pédicule du foie, tout au moins si l'on envisage l'anatomie normale de la région. Outre les rapports fréquents que peut présenter la face antérieure du canal hépato-cholédoque avec la branche terminale droite de l'artère hépatique, avec l'hépatique commune, l'hépatique propre, la gastro-duodénale, etc., il ne faut pas oublier que la voie biliaire principale chemine accolée au flanc droit de la veine porte, et toujours très rapprochée du tronc de l'artère hépatique. De plus, la face postérieure du canal hépato-cholédoque est normalement croisée par la branche droite de l'artère hépatique, que cette branche possède son origine normale ou qu'elle provienne de la mésentérique supérieure. Sur un canal hépato-cholédoque *de volume normal*, il est bien difficile de pratiquer son isolement complet sans entamer un ou plusieurs des vaisseaux du pédicule hépatique. Ce fait est aisé à démontrer à l'amphithéâtre de dissection sur un sujet dont on a injecté le tronc porte et l'aorte abdominale avec une masse liquide quelconque. Mais il n'en est plus de même si l'on cherche à répéter les mêmes manœuvres sur un canal hépato-cholédoque dilaté, ayant atteint le volume d'un doigt (voy. obs. 1, fig. 118; obs. 3, fig. 120.). Dans tous les cas de ce genre la voie biliaire s'est pour ainsi énucléée et entériorisée en partie du ligament hépato-duodénal; avec prudence et lenteur on arrive à l'extirper en partie ou en totalité, dans sa portion sus-pancréatique, sans entamer les vaisseaux voisins, à condition de disséquer au ras de la voie biliaire. Or ce sont précisément ces cas qu'on est exposé le plus souvent à rencontrer en pratique quand on pense à réséquer le canal hépato-cholédoque ou à l'isoler et le sectionner en un point pour l'aboucher dans l'estomac ou le duodénum. Ces interventions sont donc exécutables sans grand danger toutes les fois que la voie biliaire principale est fortement dilatée, cette dilatation la mettant en relief. Il n'en reste pas moins certain qu'il est nécessaire pour mener à bien ces interventions de procéder avec prudence, en disséquant *au ras* de la voie biliaire et en tenant compte de la topographie vasculaire de la région (voy. Découverte de l'artère hépatique, pp. 621-625).

6° **Interventions sur l'hiatus de Winslow**. — On sait que Jeanbrau et Riche [296] ont conseillé d'aller débrider le plancher de l'hiatus de Winslow, — dans les cas d'étranglement interne se faisant à travers cet orifice, — en se créant une voie entre le bord droit de la veine porte et le cholédoque (voie inter-porto-cholédocienne, v. pp. 384, 445, 473). Nous avons essayé de montrer dans un travail spécial [298] que la traversée de l'espace inter-porto-cholédocien était trop périlleuse pour mériter d'entrer dans le domaine pratique, précisément à cause des dangers de blessure du tronc porte et de l'artère hépatique. D'ailleurs, rien n'est plus simple pour débrider l'hiatus de Winslow que d'effondrer le plancher de cet hiatus en pratiquant le décollement du duodéno-pancréas. Par cette manœuvre très simple les vaisseaux du pédicule hépatique ne courent aucun danger. Cette conclusion basée sur nos recherches est d'ailleurs entièrement d'accord avec l'opinion exprimée par J.-L. Faure, à la Société de Chirurgie [290 *bis*].

7° **Interventions sur le tronc porte**. — Etant donnés les rapports du tronc porte avec l'artère hépatique et ses branches, il est logique d'admettre que toute intervention sur le tronc porte (suture au cas de blessure, anastomose porto-cave, etc.), expose à la blessure de l'artère hépatique. La technique idéale consisterait donc dans les cas de ce genre à commencer par découvrir l'artère hépatique en suivant la marche que nous avons indiquée (v. p. 620) ; bien reconnue, l'artère peut être écartée et épargnée.

8° **Interventions sur la veine cave inférieure**. — La veine cave inférieure formant la paroi postérieure du canal de Winslow (p. 439) se trouve en majeure partie masquée à la vue par les éléments du ligament hépato-duodénal. Si donc on avait à intervenir sur le segment sous-hépatique de la veine cave supérieure (suture au cas de blessure, anastomose porto-cave), il y aurait intérêt à ménager les vaisseaux du pédicule hépatique en les chargeant sur un écarteur et en les réclinant en haut et vers la gauche après avoir pratiqué le décollement du duodéno-pancréas.

9° **Interventions sur le duodéno-pancréas**. — Nous nous bornerons à rappeler que l'hépatique commune affecte toujours des rapports assez intimes avec le bord supérieur de l'isthme du pancréas (p. 448). Le plus souvent l'artère est immédiatement sus-jacente au bord glandulaire ; dans un certain nombre de cas l'artère chemine derrière ce bord. Par son important volume l'hépatique commune est toujours facile à reconnaître et, par suite, à éviter; il suffit de procéder méthodiquement à sa découverte (voy. p. 637).

Il est utile de rappeler que très souvent on trouve au niveau de la face postérieure de la tête pancréatique une importante artère ascendante qui représente soit la branche destinée au lobe droit du foie (12 p. 100, p. 383), soit plus rarement le tronc de l'artère hépatique (4 p. 100, p. 392).

10° **Interventions sur l'estomac.** — L'artère hépatique est généralement hors de danger dans les interventions sur l'estomac, en particulier dans les résections gastriques (pylorectomies). Toutefois, lorsqu'il existe des adhérences entre l'estomac, le foie, le pancréas, l'artère court quelques risques d'être intéressée à l'occasion du détachement des adhérences (voy. les cas de Socin, Salzer, Narath, pp. 672, 675). Mais en pratique, la plupart des chirurgiens considèrent toute résection comme contre-indiquée lorsqu'il existe des adhérences étendues. Mieux vaut en effet une intervention palliative (gastro-entérostomie) qu'une résection incomplète ou trop dangereuse par suite des adhérences avec les régions vasculaires voisines.

Nous rappelons qu'en exécutant la ligature de la coronaire stomachique au cours de la pylorectomie il y a toujours intérêt à s'assurer que la ligature n'intéresse pas la branche gauche de l'artère hépatique, cette branche naissant très souvent (15 p. 100, p. 155, fig. 45 et p. 186) par un tronc commun avec celui de la coronaire stomachique.

# OBSERVATIONS

CONCERNANT

LES ANOMALIES DU TRONC CŒLIAQUE ET DE L'ARTÈRE HÉPATIQUE

# OBSERVATIONS

CONCERNANT

## LES ANOMALIES DU TRONC CŒLIAQUE ET DE L'ARTÈRE HÉPATIQUE

---

### GROUPEMENT DES OBSERVATIONS

Dans les pages qui suivent, nous avons rassemblé 266 cas concernant les anomalies du tronc cœliaque et de l'artère hépatique, à savoir 29 cas personnels et 237 cas recueillis dans la littérature anatomique (exception faite des travaux publiés récemment par Pierre Descomps [179] et par Vincens [266]).

Voici comment nous avons groupé tous ces cas :

I° **OBSERVATIONS ET CAS PERSONNELS** : **Anomalies de l'Artère hépatique** (avec ou sans anomalie du tronc cœliaque proprement dit).

*a*) **Artère hépatique à type classique** : Obs. 1 à 8.
*b*) **Artère hépatique commune à ramification en bouquet** : Obs. 9 à 13.
*c*) **Artère hépatique commune née de la mésentérique supérieure** : Obs. 14 et 15.
*d*) **Dédoublement droit de l'artère hépatique** : Obs. 16 à 21.
*e*) **Dédoublement gauche de l'artère hépatique** : Obs. 22 à 28.
*f*) **Triplicité de l'artère hépatique** : Obs. 29.

### II° OBSERVATIONS ET CAS RECUEILLIS DANS LA LITTÉRATURE ANATOMIQUE

#### 1° Anomalies du Tronc Cœliaque.

*a*) **Absence congénitale du tronc cœliaque** : Obs. 30.
*b*) **Absence du tronc cœliaque par suite de l'origine séparée de ses trois branches essentielles** : Obs. 31 à 35.
*c*) **Tronc cœliaco-mésentérique** : Obs. 36 à 44.

*d*) **Anastomoses cœliaco-mésentériques anormales et importantes** : Obs. **45** à **56**.

*e*) **Oblitération congénitale** (?) **du tronc cœliaque** : Obs. **57** et **58**.

## 2° Anomalies de l'Artère hépatique.

*a*) **Artère hépatique commune née de la mésentérique supérieure** : Obs. **59** à **81**.

*b*) **Artère hépatique d'origine normale mais à trajet rétro-portal** : Obs. **82**.

*c*) **Dédoublement droit de l'artère hépatique.**

α) Hépatique *commune* née du tronc cœliaque ; hépatique *complémentaire droite* provenant de la mésentérique supérieure : Obs. **83** à **148**.

β) Hépatique *commune* et hépatique *complémentaire droite* provenant toutes deux du tronc cœliaque : Obs. **149** à **158**.

γ) Hépatique *commune* née du tronc cœliaque, hépatique *complémentaire droite* provenant directement de l'aorte : **159** et **160**.

*d*) **Dédoublement gauche de l'artère hépatique.**

α) Hépatique *commune* née du tronc cœliaque, hépatique *complémentaire gauche* provenant de la coronaire stomachique (ou mieux : naissant en commun avec cette dernière) : Obs. **161** à **242**.

β) Hépatique *commune* née du tronc cœliaque, hépatique *complémentaire gauche* provenant de la diaphragmatique inférieure droite : Obs. **243**.

*e*) **Triplicité de l'artère hépatique** : Obs. **244** à **261**.

*f*) **Quintuplicité de l'artère hépatique** : Obs. **262**.

*g*) **Cas non classés** : Obs. **263** à **266**.

# I° OBSERVATIONS PERSONNELLES

« *L'image prime le texte, dans l'enseignement des sciences objectives...* » C'est là une vérité que M. le professeur Farabeuf se plaisait à répéter : on sait de quelle manière aussi humoristique que brillante il excella toujours à en démontrer tout le bien fondé, dans ses cours comme dans ses écrits.

Partant de ce principe, nous n'avons pas hésité à faire primer l'image sur le texte, dans nos observations, chaque fois que nous l'avons jugé utile. Nos figures ont été établies à l'aide de croquis relevés par nous-même sur la nature aussi exactement que possible, le compas à la main. Il nous a paru très utile de les représenter grandeur nature. Elles ont été exécutées d'après des sujets dont la région sous-hépatique était largement exposée grâce à la position opératoire en lordose dorso-lombaire.

Sur tous les sujets nous avons injecté le système artériel, la veine porte, la veine cave inférieure et le plus souvent les voies biliaires. L'estomac et le duodénum ont été insufflés moyennement.

Sur la majorité des sujets la première portion du duodénum a été décollée et abaissée à son maximum jusqu'au niveau du bord supérieur du pancréas, afin d'exposer le mieux possible les éléments du pédicule hépatique.

### **Obs. 1** (Résumée).

*Disposition classique du tronc cœliaque et de ses branches* (sur un sujet présentant de la lithiase biliaire avec forte dilatation des voies biliaires). *Artère hépatique à type angulaire ou classique. Artère cystique anormale croisant en avant le canal hépatique* (fig. 118).

Femme, 61 ans, atteinte de lithiase biliaire ; vésicule rétractée, petite, épaisse, scléreuse, dont le fond adhérait intimement à l'angle sous-hépatique du côlon ; la fistulisation devait être imminente. Dilation prononcée des voies biliaires.

*Tronc cœliaque* normal comme origine, direction, longueur (15 mill.), naît de l'aorte à 45 millimètres au-dessous du plan passant par l'orifice cardiaque. Terminaison par bifurcation en hépatique et splénique ; coronaire stomachique née comme collatérale.

*Artères splénique et coronaire stomachique* normales.

*Artère hépatique* à type classique ou angulaire. Hépatique *commune*, longueur 35 millimètres, donne une forte pancréatique (*pancreatica magna* de Haller). — Hépatique *propre*, 15 millimètres. — *Gastro-duodénale* de calibre nettement inférieur à celui de l'hépatique propre ; croise en écharpe le cholédoque ; elle donne d'abord un fort rameau duodénal supérieur puis la pancréatico-duodénale supérieure droite (W,

fig. 118) qui ici naît anormalement du [illegible]
*Branches hépatiques terminales* droite et gauche [illegible] anormalement à gauche du canal hépatique et [illegible] rieure du canal hépatique.

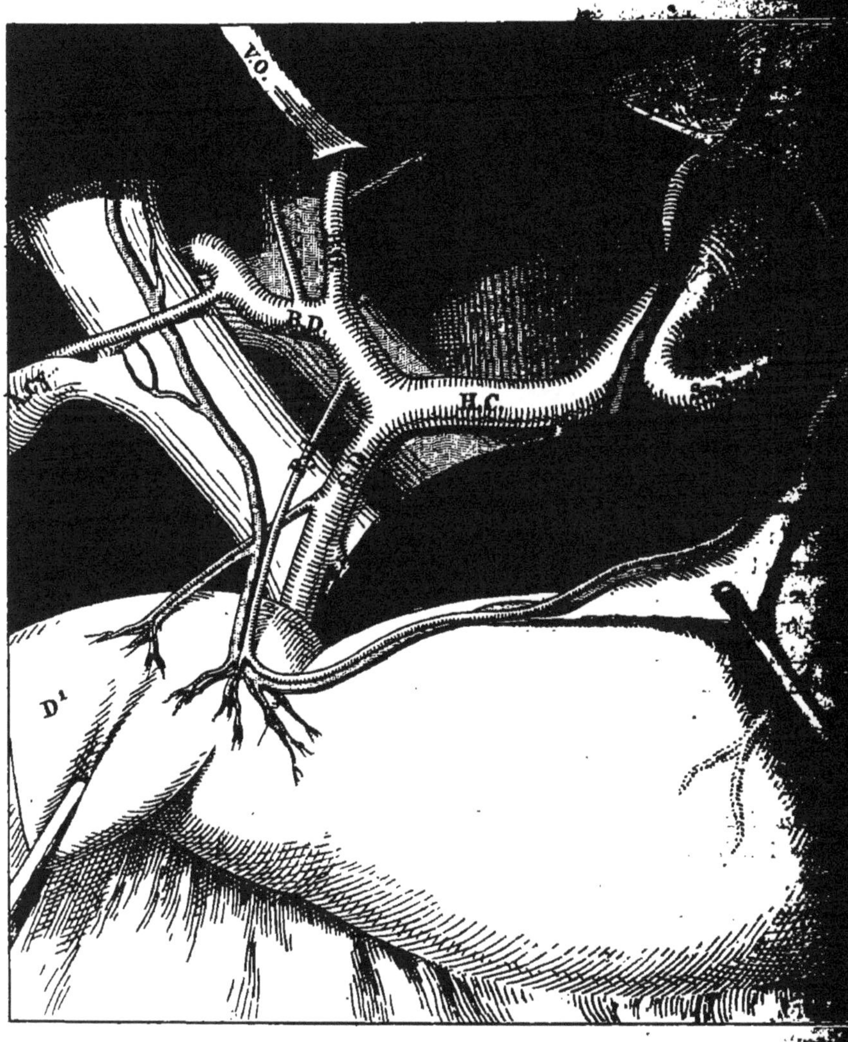


FIG. 118 (Grandeur nature).

La 1re portion du duodénum (*D*1) est abaissée à son maximum (Le lobe [illegible] a été indiqué par les lettres *LD*, au lieu de *LG*.)

La grosse *veine coronaire stomachique* aboutit au tronc de la [illegible] passant dans la bifurcation du tronc cœliaque. La *veine pylorique* [illegible] ment au hile du foie en remontant devant le canal hépato-cholé[illegible]

**Obs. 2** (Résumée).

*Tronc cœliaque ascendant, rétro-pancréatique. Artère hépatique à type angulaire ou classique.*

Homme, 65 ans. *Tronc cœliaque* (TC) naît en arrière du pancréas au voisinage du

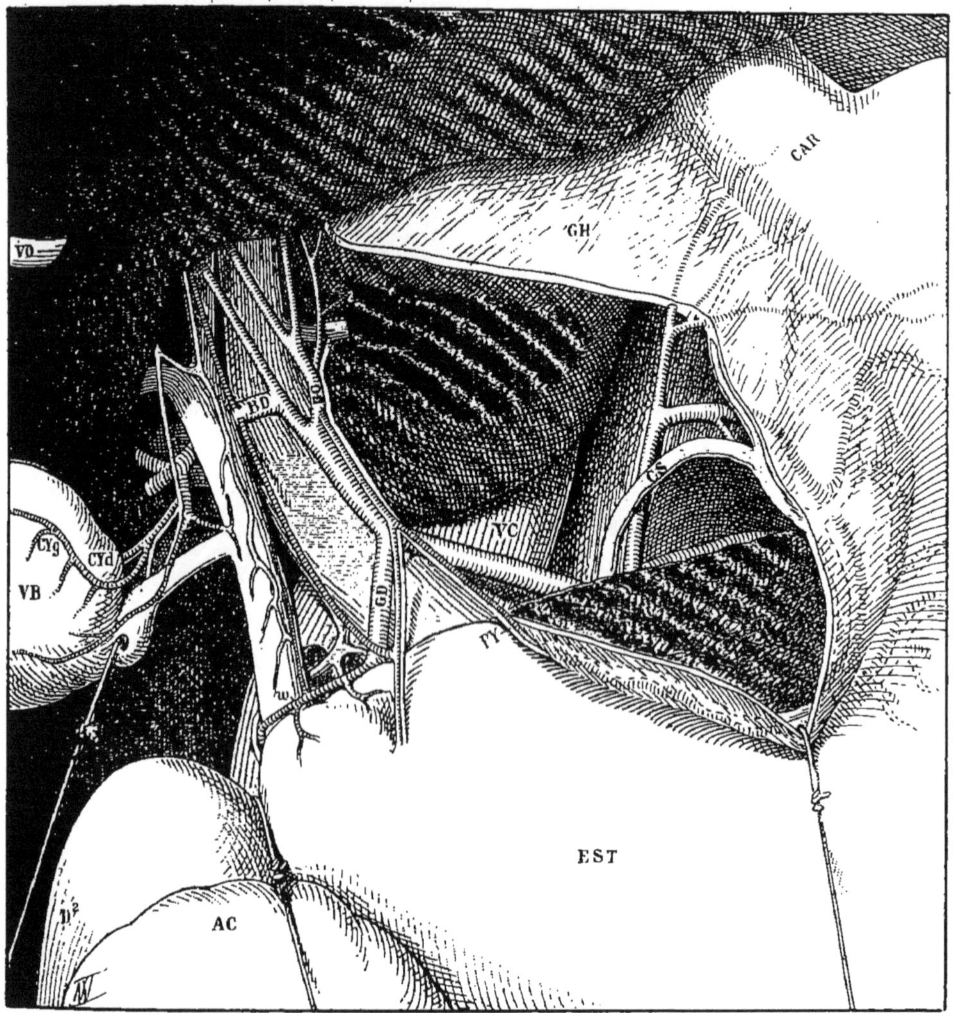


Fig. 119 (Grandeur nature).

Première portion du duodénum fortement érignée vers le bas ainsi que le col de la vésicule biliaire. *AC*, angle droit du côlon.

bord inférieur de son isthme ; il est ascendant, très légèrement incliné vers la droite ; terminaison par bifurcation (trépied de Winslow).

*Splénique et Coronaire stomachique* normales.

*Artère hépatique* normale, si ce n'est qu'à son origine elle est rétro-pancréatique ; type classique ou angulaire. — *Gastro-duodénale* reste à gauche du cholédoque, à distance ; ce canal est croisé en avant par la pancréatico-duodénale supérieure droite (*w*) et en arrière par la veine homonyme; deux gros ganglions rétro-cholédociens.

## Obs. 3 (Résumée).

*Disposition normale du tronc cœliaque et de ses branches. Artère hépatique à type classique ou angulaire*, chez un sujet atteint de lithiase biliaire avec fistule cystico-colique et forte dilatation des voies biliaires.

Homme, 82 ans. Sur ce sujet il existait des phénomènes de cholécystite et de péri-

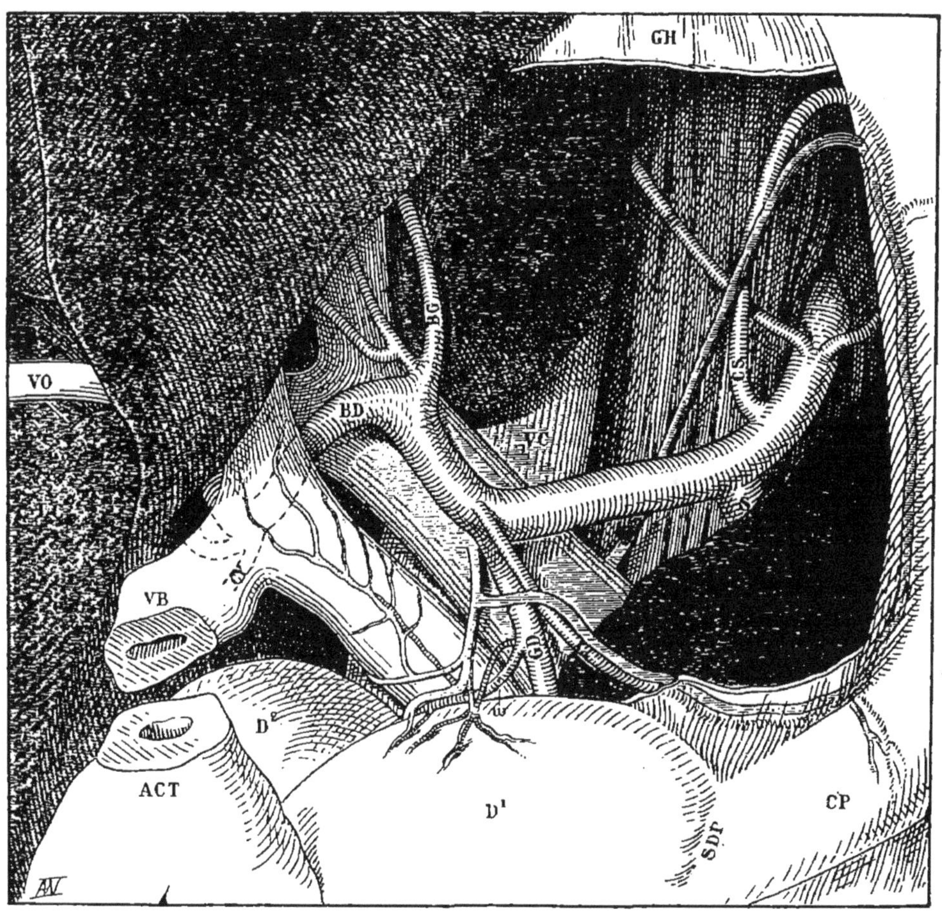


Fig. 120 (Grandeur nature).

Duodénum ($D^1$) abaissé. La vésicule biliaire (*VB*) réduite à un moignon fibreux adhérait intimement à l'angle droit du côlon (*ACT*). Il existait une fistule bilio-colique dont on voit les tranches de section. *SDP*, *CP*, sillon duodéno-pylorique et canal pylorique.

cholécystite calculeuses. Après avoir disséqué de nombreuses et fortes adhérences de toute la région gastro-hépatique, on constata que les voies biliaires étaient très dilatées (volume du petit doigt). La tête pancréatique était épaisse et scléreuse, le duodénum très rétréci au niveau de l'ampoule de Vater. La vésicule biliaire était réduite à un moignon scléreux creusé d'une cavité contenant un calcul. Par son sommet, le moignon cystique adhérait à l'angle du côlon transverse avec lequel il s'était établi une communication (fistule bilio-colique).

La *branche droite* de l'artère hépatique adhérait fortement à la face postérieure du canal hépatique et du moignon cystique. L'*artère cystique* était représentée par une branche volumineuse (C*y*) qui adhérait intimement au moignon cystique.

*Tronc cœliaque*, normal; il donne ici les deux artères diaphragmatiques inférieures.

*Splénique* et *Coronaire stomachique* normales.

*Artère hépatique* normale, type classique ou angulaire.

Le cholédoque est croisé en avant par l'artère pancréatico-duodénale supérieure droite (*w*) et la veine homonyme qui se fusionne avec la veine pylorique.

## Obs. 4 (Résumée).

*Tronc cœliaque normal. Artère hépatique à type sinueux ; bifurcation tardive de l'hépatique propre. Artère cystique croisant la face antérieure du canal hépatique.*

Femme, 66 ans. Sur ce sujet on constate trois anomalies : 1° *L'artère hépatique* (HC, HP) présente dans son ensemble un trajet à type sinueux, en ∽.

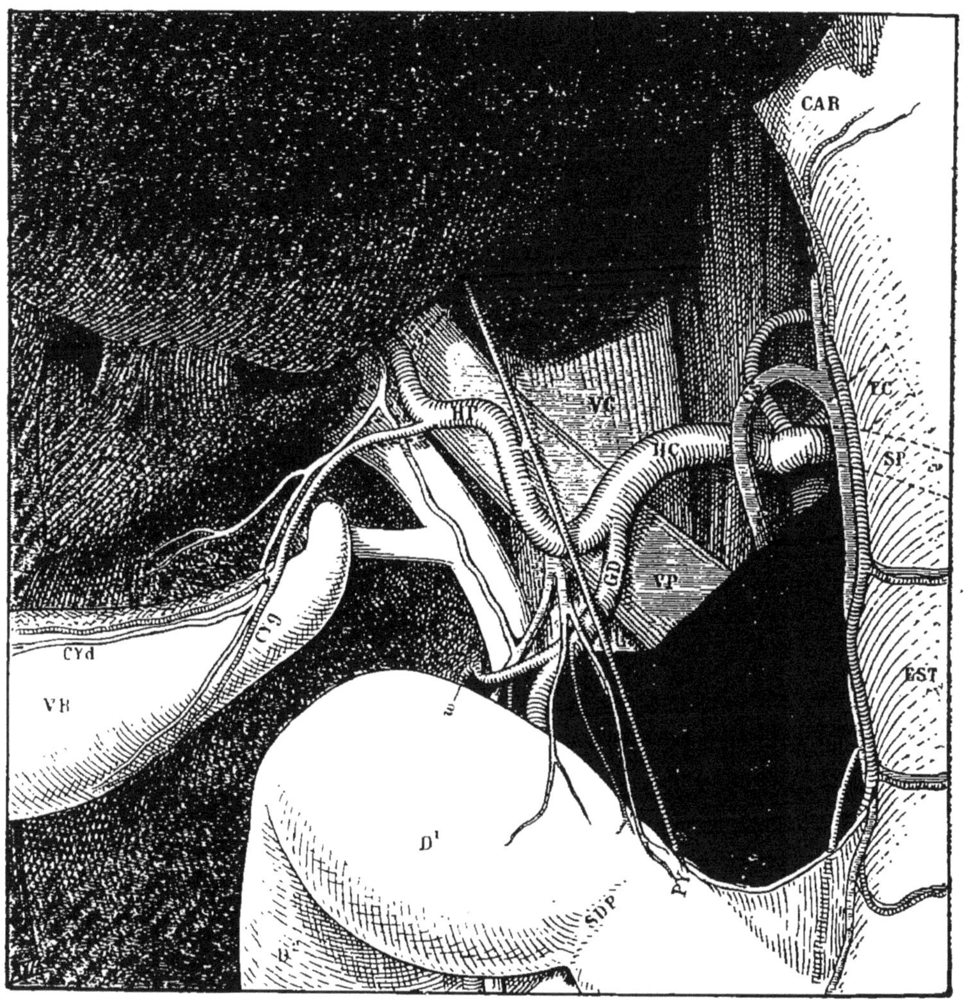


Fig. 121 (Grandeur nature).

Première portion du duodénum $D^1$, abaissée à son maximum. Vésicule biliaire décollée de son lit hépatique et attirée en bas et à droite.

2° L'hépatique *propre* (HP) se bifurque tardivement en donnant deux branches terminales droites (en pointillé) qui croisaient la face postérieure du canal hépatique, et une branche terminale gauche, accolée au flanc gauche du canal hépatique.

3° L'*artère cystique* (née de la terminaison de l'hépatique propre) croise la face antérieure du canal hépatique.

L'*artère pylorique* (PY) envoyait un petit rameau hépatique ascendant, au lobe gauche du foie.

Le canal cholédoque est croisé en avant par l'artère pancréatico-duodénale supérieure droite (*w*) et la veine homonyme; cette dernière va se jeter dans le flanc droit du tronc porte après s'être unie à la veine pylorique.

L'hépatique *commune* arrivait au contact du versant gauche de la veine cave inférieure (VC).

### Obs. 5 (Résumée).

*Tronc cœliaque ascendant, rétro-pancréatique. Anomalie de trajet et de ramification de la gastro-duodénale. Anomalie d'origine et de trajet de l'artère cystique.*

Sur une pièce très aimablement mise à notre disposition par le docteur Baumgartner,

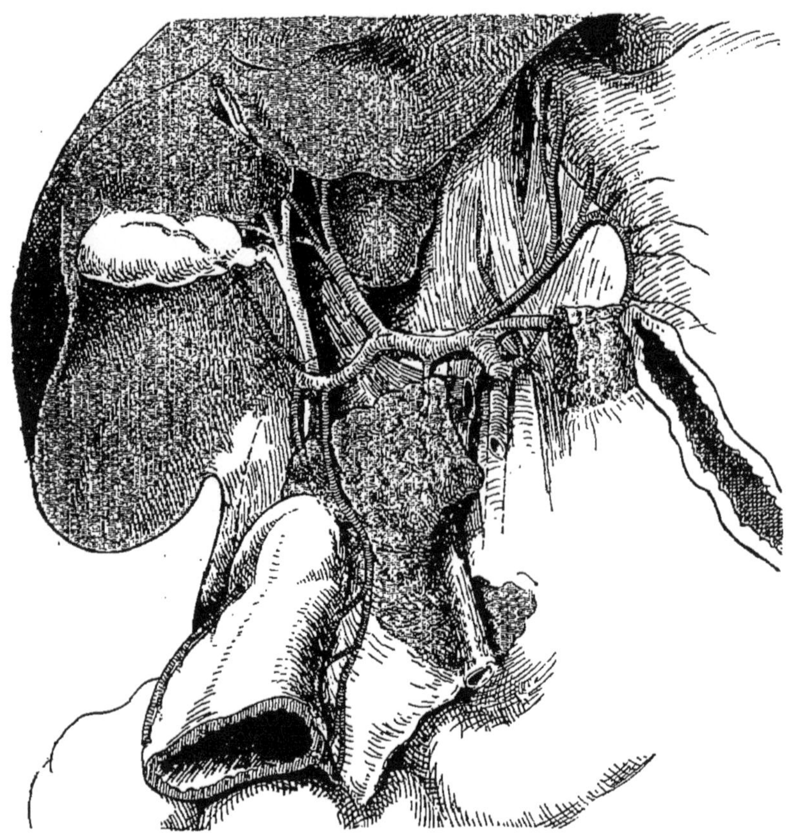

Fig. 122 (D'après nature par E. Papin; dissection de A. Baumgartner, 1906.)
On a réséqué la majeure partie du vestibule pylorique; le segment duodéno-pylorique est rabattu en bas et à droite. Résection d'un segment du pancréas, au voisinage de l'isthme.

on constate les anomalies suivantes : 1° *Le tronc cœliaque* est ascendant vers la droite, présentant un trajet rétro-pancréatique.

2° L'*artère gastro-duodénale* se dirige transversalement à droite croisant la face antérieure du cholédoque rétro-duodénal. Arrivé au bord droit du cholédoque, le tronc gastro-duodénal se termine en donnant : *a*) l'*artère cystique* et *b*) la *pancréatico-duodénale supérieure droite*. Chemin faisant, la gastro-duodénale a donné, avant de croiser le cholédoque, un tronc descendant qui présente le trajet ordinaire du tronc gastro-duodénal mais qui constitue essentiellement l'artère gastro-épiploïque droite.

Le tronc cœliaque et la mésentérique supérieure naissaient au contact l'un de l'autre, mais sans former un tronc commun cœliaco-mésentérique.

## Obs. 6 (Résumée).

*Artère hépatique à type sinueux. Bifurcation prématurée de la branche hépatique terminale droite.*

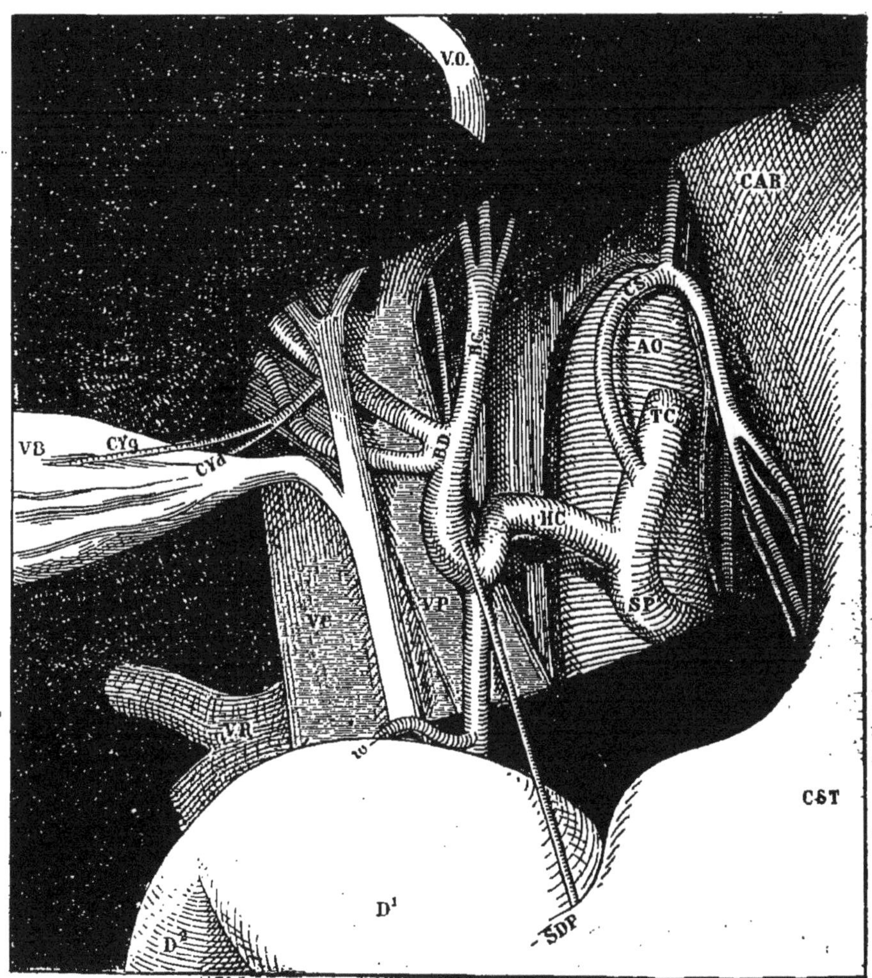


FIG. 123 (Grandeur nature).

Première portion du duodénum ($D^1$) abaissée à son maximum. Vésicule biliaire décollée et attirée à droite. Résection partielle des piliers du diaphragme.

emme adulte. Sur ce sujet on constate deux anomalies :

Le trajet *sinueux* de l'artère hépatique. L'hépatique commune (HC) décrivait un
e à sommet postérieur arrivant au contact du flanc gauche de la veine cave inférieure (VC) ;

La branche terminale droite (BD) présente une bifurcation prématurée ; par
, il existe deux artères croisant la face postérieure du canal hépatique. Il existait
ement une bifurcation prématurée de la branche droite de la veine porte (VP).

## Obs. 7 (Résumée).

*Artère hépatique à type sinueux. Artère cystique croisant la face antérieure du canal hépatique.*

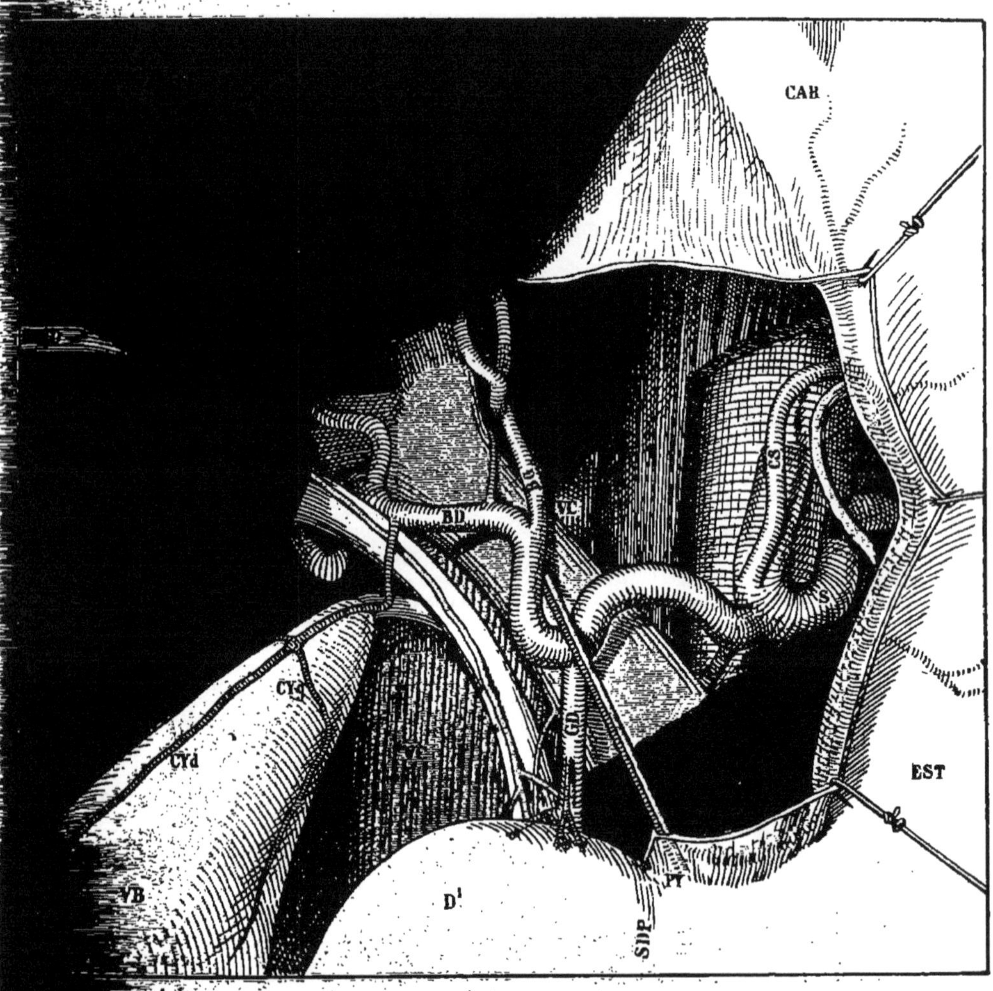


Fig. 124 (Grandeur nature).

portion du duodénum abaissée au maximum. Vésicule biliaire en place. Résection partielle des piliers du diaphragme.

Homme, 55 ans. Sur ce sujet on constate,deux anomalies : 1° Le trajet *sinueux* de l'artère hépatique, trajet en ∽. L'artère hépatique commune fournissait près de son origine une très forte branche pancréatique (pancreatica magna de Haller). 2° L'artère cystique croise la face antérieure du canal hépatique.

Le cholédoque est croisé en avant, au ras du pancréas, par la pancréatico-duodénale supérieure droite (*w*) et la veine homonyme qui va se jeter en partie dans le tronc porte, en partie dans la branche droite de ce tronc.

## Obs. 8 (Résumée).

*Tronc cœliaque naissant très haut. Artère hépatique à type sinueux. Branche hépatique droite croisant la face antérieure du canal hépatique.*

Femme adulte. *Tronc cœliaque* né très haut, au niveau du plan transversal passant par le cardia ; terminaison par trifurcation (trépied de Winslow).

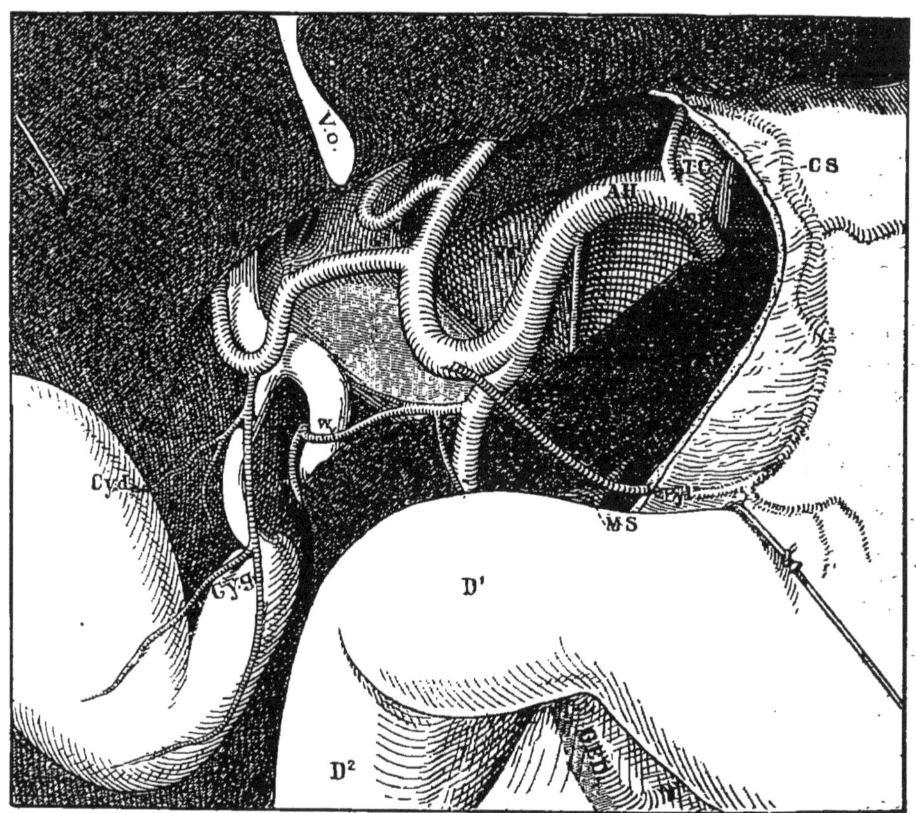


FIG. 125 (Grandeur nature).

Première portion du duodénum en partie décollée de l'encoche duodénale, et abaissée. La vésicule biliaire n'a pas été mobilisée ; elle possédait un col très développé beaucoup plus distant du hile hépatique que de coutume.

*Artère hépatique* à type sinueux ; l'hépatique commune prend contact avec le flanc gauche de la veine cave nférieure (VC). La branche hépatique terminale *droite* croise la face antérieure du canal hépatique. L'*artère cystique* s'accole au canal cystique. Le col de la vésicule, très développé, était beaucoup plus éloigné du hile que de coutume, comme si ce col était ptosé.

## Obs. 9 (Résumée).

*Tronc cœliaco-mésentérique. Tronc de l'artère hépatique dépourvu de segment ascendant ou hépatique propre (type à ramification en bouquet). Branche hépatique terminale droite cheminant au-devant des voies biliaires.*

Femme âgée. Il existe sur ce sujet trois anomalies importantes :

1° *Le tronc cœliaque naît en commun avec la mésentérique supérieure* (MS). Le

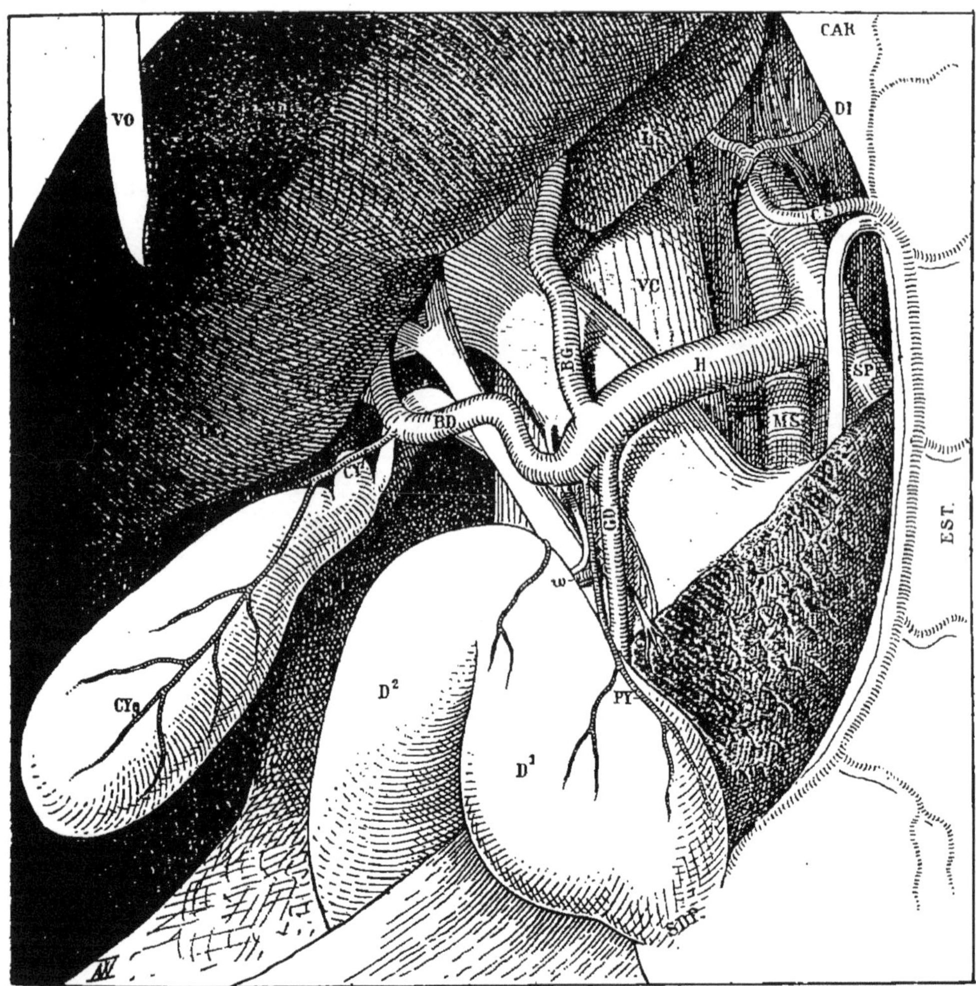


Fig. 126 (Grandeur nature).

Duodénum en place (*D1*, *D2*,) non mobilisé, non abaissé. Vésicule biliaire en place, non mobilisée.

tronc cœliaco-mésentérique ainsi formé présentait un calibre d'environ 11 millimètres. Après un court trajet d'environ 1 centimètre, le tronc cœliaco-mésentérique se bifurque en tronc cœliaque proprement dit et mésentérique supérieure (MS). Le tronc cœliaque se dirige en bas, légèrement en avant, et à gauche, placé devant la mésentérique supérieure. Après un trajet de 1 centimètre, il se bifurque en hépatique (H) et en splénique (SP). La coronaire stomachique (CS) naît au ras de l'origine du tronc cœliaco-mésentérique. Les deux artères diaphragmatiques inférieures (DI) naissent par un petit tronc commun au-dessus et au ras de l'émergence de la coronaire.

2° L'*artère hépatique* (H) est dépourvue de son segment ascendant. Elle se *termine par un bouquet de quatre branches*: gastro-duodénale (GD), artère pylorique (PY), branche terminale droite (BD), branche terminale gauche (BG). La gastro-duodénale fournit la pancréatico-duodénale supérieure droite (*w*) puis elle vient croiser la face antérieure du cholédoque ; ce dernier est donc croisé en avant par ces deux artères et aussi par la veine pancréatico-duodénale supérieure droite.

3° La *branche droite* de l'artère hépatique croise la *face antérieure du canal hépatique*, puis la face gauche du canal cystique.

## **Obs. 10** (Résumée).

*Artère hépatique à ramification en bouquet. Branche hépatique terminale droite cheminant au-devant du canal hépatique.*

Homme adulte. Estomac biloculaire. L'*artère hépatique* (HP) ne présente pas de segment ascendant. Elle donne naissance à peu près au même niveau : *a*) à la branche

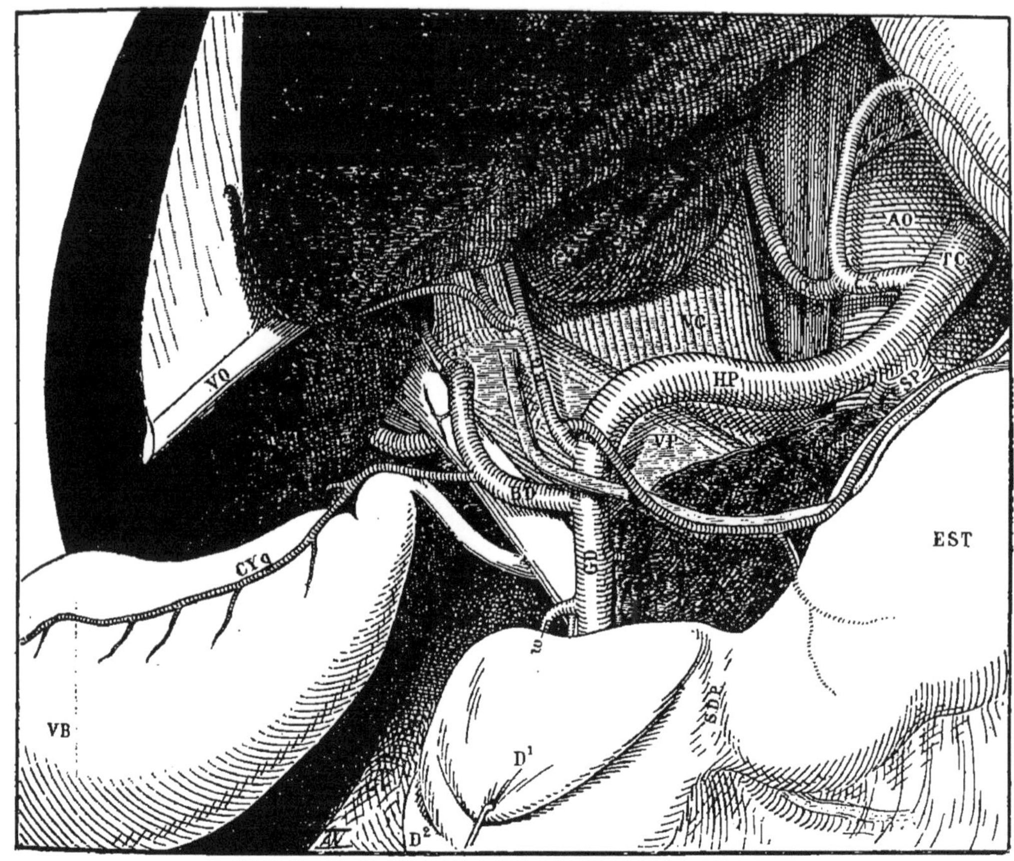


FIG. 127 (Grandeur nature).

Première portion du duodénum ($D_1$) réclinée en bas à l'aide d'une érigne. Vésicule biliaire en place, non mobilisée. On a sectionné le ligament falciforme (*VO*). Résection partielle des piliers du diaphragme.

terminale gauche (BG) de laquelle naît la pylorique ; *b*) à la branche terminale droite (BD) qui chemine *au-devant* du canal hépatique pour lui devenir ensuite postérieure ; *c*) à la gastro-duodénale (GD) qui croise la face antérieure du cholédoque, envoyant à ce niveau la pancréatico-duodénale supérieure droite (*w*).

Le tronc cœliaque (TC) fournissait en plus de ses branches ordinaires : *a*) la diaphragmatique droite (DI) née de la coronaire stomachique (CS) ; et *b*) une forte artère pancréatique moyenne qui naît de l'angle de bifurcation du tronc cœliaque.

### Obs. 11 (Résumée).

*Tronc cœliaque rétro-pancréatique. Artère hépatique à ramification en bouquet.*

Homme, 50 ans. On remarque sur ce sujet :

1° La disposition du *tronc cœliaque* (en pointillé au-dessus de GH). Il naît derrière

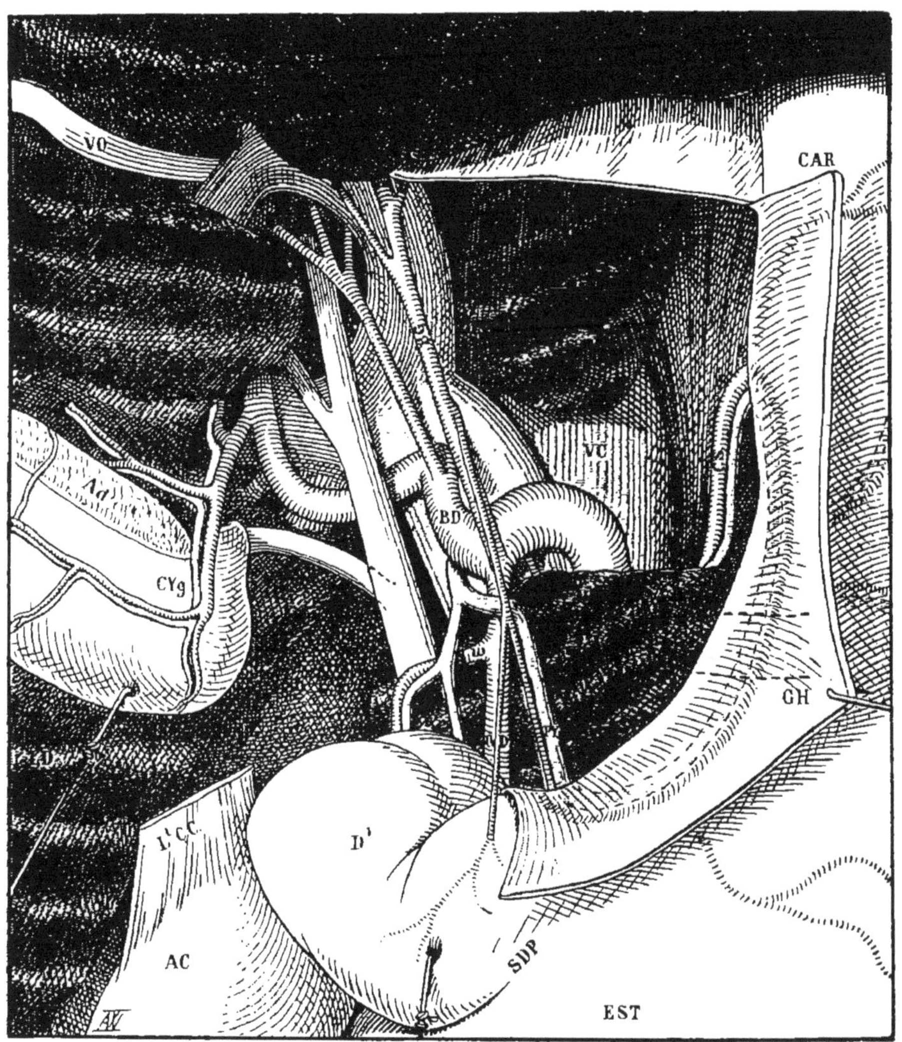


Fig. 128 (Grandeur nature).

Décollement et abaissement à son maximum de la 1re portion du duodénum ($D^1$). Vésicule biliaire décollée de son lit hépatique (*Ad*, surface adhérente) et attirée en bas et à droite. Il existait un fort ligament cystico-colique (*L'CC*) dont on n'a conservé que l'insertion sur l'angle droit du côlon (*AC*).

le bord supérieur du corps pancréatique et se dirige à droite, transversalement. Il est entièrement masqué par le pancréas.

2° L'*artère hépatique* présente un trajet *sinueux*.

Elle ne possède pas de segment ascendant ou hépatique propre. On la voit se terminer en donnant au même point :

*a*) la gastro-duodénale (GD) ;

*b*) la branche terminale gauche (BG) d'où naît la pylorique (PY) ;

*c*) la branche hépatique terminale droite, de laquelle naît comme première collatérale une hépatique moyenne allant au sillon de la veine ombilicale (VO) après avoir cheminé à gauche du canal hépatique.

Le canal cholédoque est croisé en avant, au ras du bord supérieur de la tête du pancréas, par l'artère pancréatico-duodénale supérieure droite (*w*) et par la veine homonyme ; cette dernière se jette dans la veine porte après s'être unie à la veine pylorique.

La branche droite de la veine porte était bifurquée précocement.

L'artère cystique qui présente un fort volume, naît tout près du hile du foie.

## **Obs. 12** (Résumée).

*Artère hépatique dépourvue de son segment ascendant. Branche terminale hépatique droite pré-jacente au carrefour des voies biliaires et au canal cystique.*

(Voir fig. 129, page suivante.)

Femme, 38 ans.

Sur ce sujet on note comme anomalies :

1° L'absence du segment ascendant ou hépatique propre.

L'hépatique commune se termine en effet en donnant au même niveau : *a*) la branche hépatique terminale gauche (BG) de laquelle naît l'artère pylorique (PY) ; *b*) un tronc très court commun à la gastro-duodénale (GD) et à la branche hépatique terminale droite (BD) ;

2° La branche hépatique terminale droite croise la face antérieure du canal hépatique puis longe la face gauche du canal cystique.

L'artère gastro-duodénale donne sa branche pancréatico-duodénale droite supérieure (*w*) qui croisait la face antérieure du canal cholédoque de même que la veine satellite.

On a conservé deux ganglions lymphatiques accolés au tronc de l'hépatique commune.

Il est aisé de constater sur ce sujet la difficulté que présente la traversée de la voie inter-porto-cholédocienne proposée par Jeanbrau et Riche pour aborder le plancher de l'hiatus de Winslow (voy. p. 445).

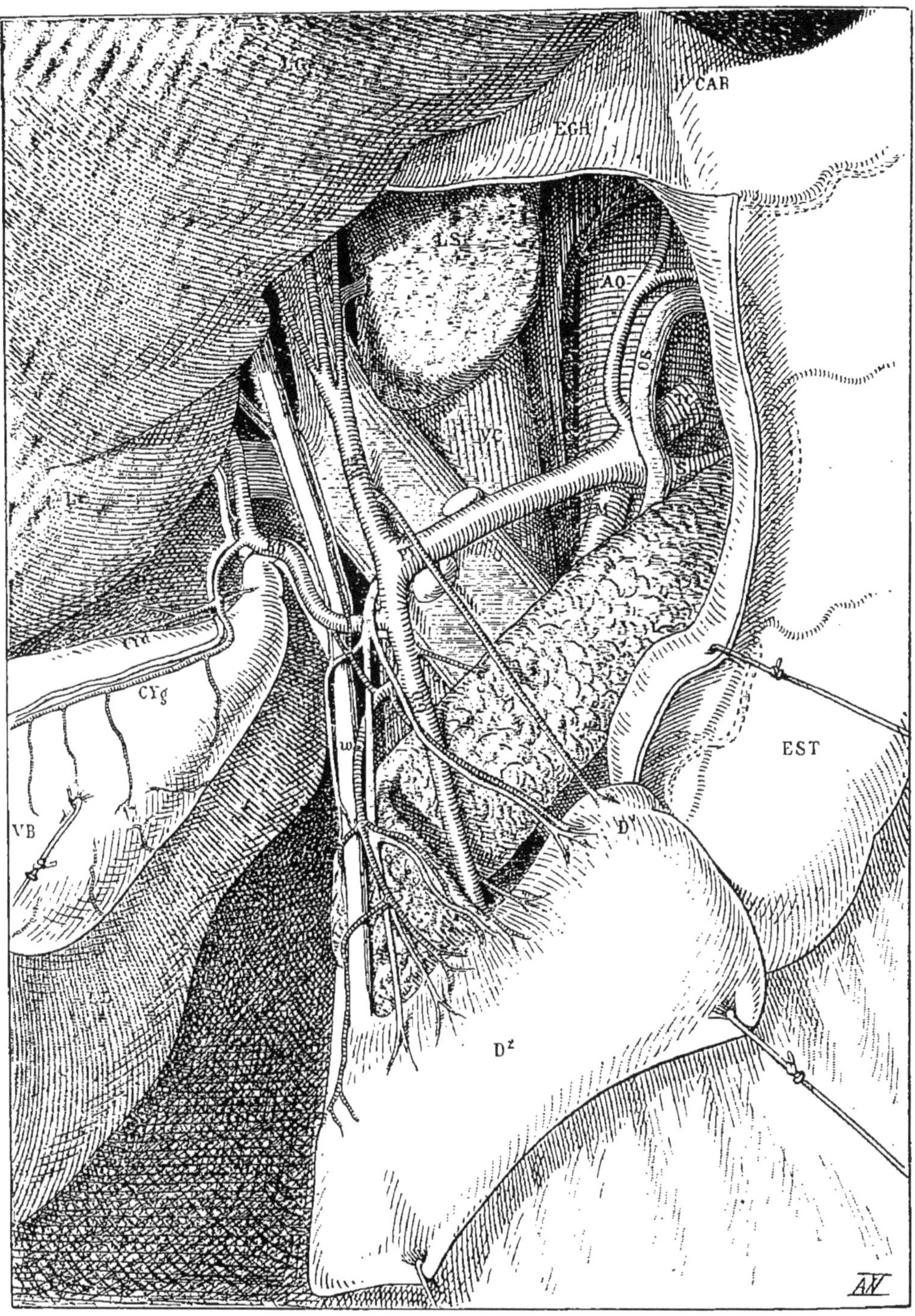


Fig. 129 (Grandeur nature). La 1re portion du duodénum ($D^1$) et les deux tiers supérieurs de sa 2e portion ($D^2$) ont été décollés avec la partie adjacente de la tête pancréatique, puis rabattus à gauche et en bas. On aperçoit ainsi la face postérieure de la tête pancréatique avec le cholédoque rétro-pancréatique. Vésicule biliaire non détachée du foie, mais simplement attirée un peu vers le bas. Résection partielle des piliers du diaphragme. (Voir obs. 12, page précédente.)

## Obs. 13 (Résumée).

*Artère hépatique dépourvue de son segment ascendant. Hépatique commune accolée dans tout son trajet, au bord supérieur du pancréas. Bifurcation très précoce de l'artère cystique.*

Femme, 60 ans. Sur ce sujet on constate que l'artère hépatique (H) est dépourvue de

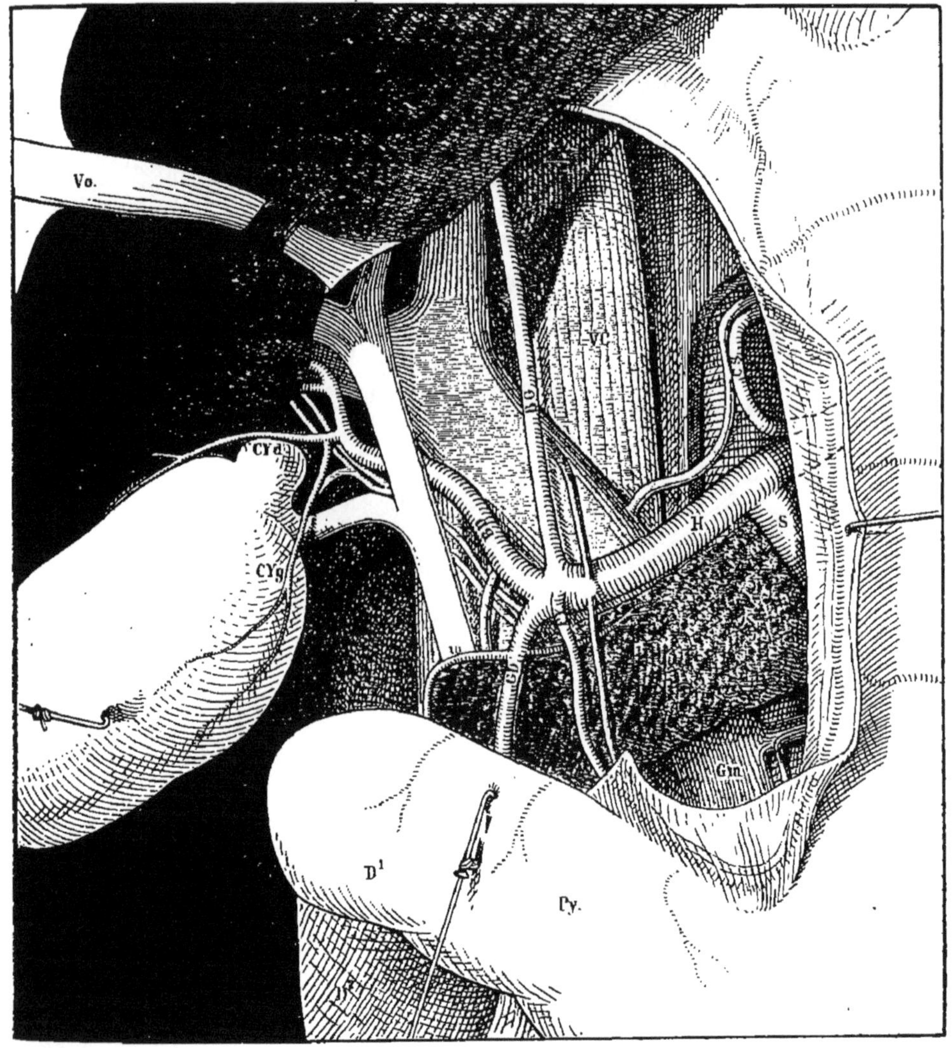


FIG. 130 (Grandeur nature).

Décollement de la 1re portion du duodénum (*D1*) et abaissement du segment duodéno-pylorique. Vésicule laissée adhérente au foie, mais attirée un peu vers la droite et en bas. Résection partielle des piliers du diaphragme.

son segment ascendant. Elle se termine par un bouquet de quatre branches : *a)* la pylorique (PY) ; *b*) la gastro-duodénale (GD) ; *c*) la branche terminale gauche (BG) ; *d*) la branche terminale droite (BD).

Le cholédoque était croisé en avant par la pancréatico-duodénale supérieure droite (*w*) et en arrière par la veine homonyme.

## Obs. 14.

*Artère hépatique née en totalité de la mésentérique supérieure. Artère cystique dédoublée. Canal anastomotique cœliaco-mésentérique entre la splénique et l'artère du côlon transverse* (Fig. 131).

Homme adulte. L'artère mésentérique supérieure (MS) naît de l'aorte abdominale (AO), à 2 centimètres au-dessous du tronc cœliaque (TC). Ce dernier, plus faible que d'habitude, donne après un trajet d'un centimètre, deux branches : la coronaire stomachique (CS) et l'artère splénique (SP), toutes deux normales comme volume et comme trajet. Toutefois l'artère splénique donne naissance à une branche de disposition curieuse. En effet, au-dessus du bord supérieur du pancréas, la splénique émet une branche de volume moitié moindre que le sien. Cette branche descend en arrière de l'origine de la veine porte, chemine entre l'artère mésentérique supérieure, à gauche et la grande veine mésaraïque, à droite ; puis à 4 centimètres sous le bord inférieur du pancréas, elle vient se jeter à angle droit dans la racine de l'artère du côlon transverse (CS), après avoir donné, chemin faisant, quelques rameaux pancréatiques (pour la face postérieure de la tête et du corps). En somme cette branche anormale constitue un *canal anastomotique cœliaco-mésentérique* de fort calibre, jeté entre la splénique et l'artère du côlon transverse.

L'artère hépatique de volume normal naît de la mésentérique supérieure à environ 1 centimètre et demi au-dessous de son origine et immédiatement derrière le bord supérieur du pancréas. Elle se porte d'abord vers la droite décrivant une courbure à convexité inférieure, postérieure et droite, embrassant dans sa concavité la face postérieure et le flanc droit de la *veine porte*. On peut lui décrire une *première portion* sensiblement *transversale*, qui est rétro-portale ; une *deuxième portion ascendante* qui est *latéro-portale droite*, enfin une *troisième portion transversale*, très courte, qui est *anté-portale*.

Dans sa *première portion* l'artère hépatique chemine en arrière de la veine porte (juste au-dessus du point où se réunissent la grande veine mésaraïque et la veine splénique) et au-devant de la veine rénale gauche. Dans sa *deuxième portion*, l'artère hépatique chemine sur le flanc droit de la veine porte, d'abord profondément située au niveau de la partie la plus postérieure de ce flanc droit, puis se rapprochant de plus en plus de la face antérieure de la veine porte, croisant ainsi obliquement le flanc droit de cette veine. Dans cette deuxième portion l'artère hépatique arrive au contact du cholédoque, car elle occupe une bonne partie de l'aire de l'espace inter-porto-cholédocien. Devenue anté-portale, l'artère hépatique se bifurque en donnant la branche hépatique droite (BD) et un tronc de quelques millimètres de longueur, qui se porte à gauche et se bifurque lui-même en donnant la branche terminale gauche (BG) et l'artère pylorique. Chemin faisant l'artère hépatique a fourni la gastro-duodénale (GD), au niveau de l'espace porto-cholédocien ; cette gastro-duodénale est normale. Elle envoie au-devant du cholédoque la pancréatico-duodénale supérieure droite (*w*).

Les branches terminales de l'artère hépatique présentent leurs rapports et leur terminaison ordinaires.

L'artère cystique est double, ou plutôt dédoublée car chacune des branches droite et gauche de cette artère (CY*d*, CY*g*) naît isolément de la branche droite terminale de l'artère hépatique.

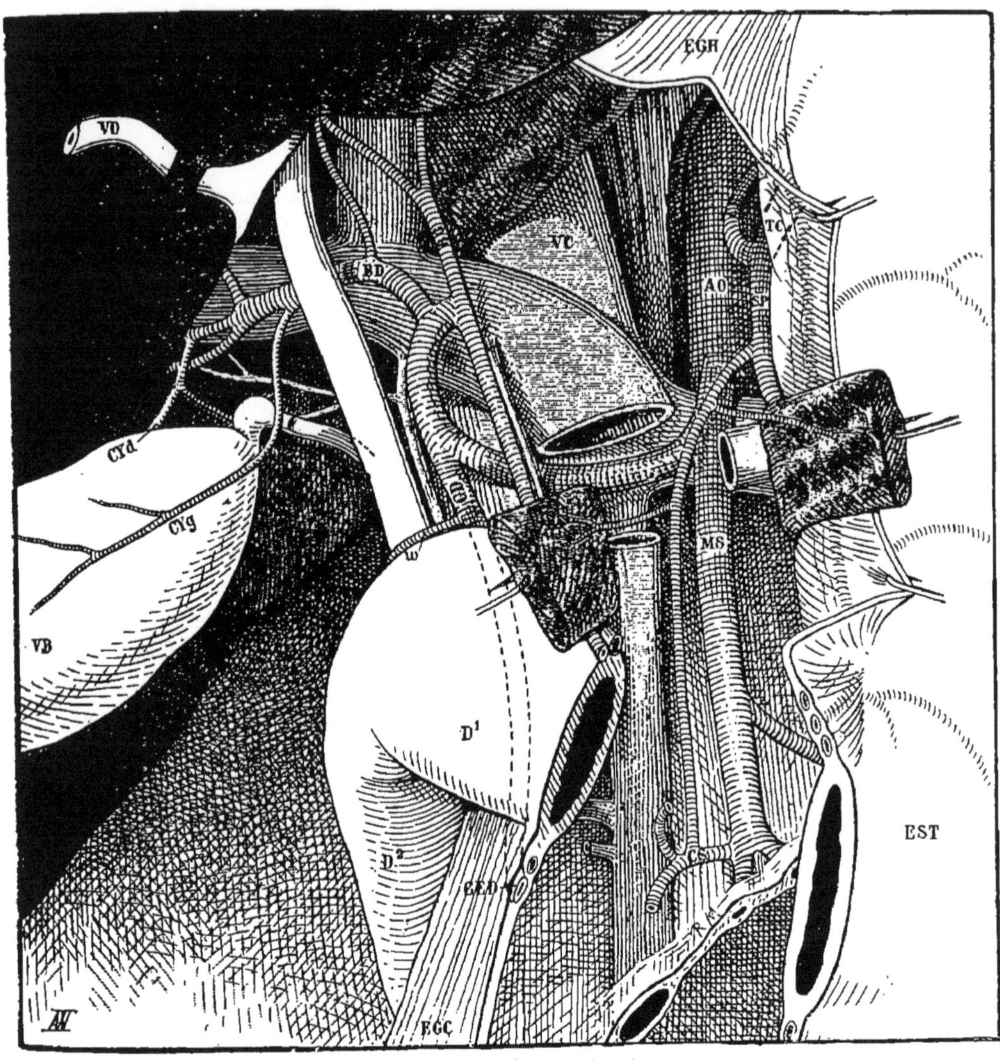


FIG. 131 (Grandeur nature).

Résection du canal pylorique dont on aperçoit les deux tranches de section (stomacale, *EST*, et duodénale *D*1); *EGC*, épiploon gastro-colique.
Section complète du corps pancréatique au voisinage de son isthme, et réclinaison de chacune des lèvres.
Section du mésentère au ras de son attache pariétale (*RM*). Résection du mésocôlon transverse.
Afin de mettre en évidence le trajet rétro-portal de l'hépatique commune, le confluent d'origine du tronc porte a été réséqué.
Vésicule biliaire encore adhérente au foie, mais attirée un peu en bas et à droite.
Résection partielle des piliers du diaphragme.

L'artère mésentérique supérieure donnait naissance, au-dessous de l'origine de l'artère hépatique, à une pancréatico-duodénale gauche normale (non représentée sur la figure).

## Obs. 15.

*Artère hépatique née en totalité de la mésentérique supérieure. Artère cystique croisant la face antérieure du canal hépatique. Tronc cœliaque rétro-pancréatique* (Fig. 132).

Homme, 70 ans. Le *tronc cœliaque* (TC) est ascendant, rétro-pancréatique et ne donne naissance qu'à deux de ses branches ordinaires, l'artère splénique (SP) et l'artère coronaire stomachique. Immédiatement à gauche de son émergence aortique naît un petit tronc commun aux deux artères diaphragmatiques inférieures, la droite (D*d*) et la gauche. Rien d'anormal à signaler quant aux artères splénique et coronaire stomachique, si ce n'est que cette dernière envoie un petit rameau hépatique très faible (à peine un millimètre de diamètre) qui va s'anastomoser avec un rameau émané de la branche gauche de l'artère hépatique.

Immédiatement au-dessous du tronc corono-splénique naît un volumineux tronc (10 millimètres de diamètre) représentant la *mésentérique supérieure*. L'origine répond au disque compris entre la première et la deuxième vertèbres lombaires, à peu près au niveau de l'émergence de l'artère rénale droite (AR). Le tronc mésentérique se porte d'abord en bas et à droite, plus incliné vers la droite que n'a coutume de l'être une mésentérique normale. Après un trajet d'une longueur de 2 centimètres, le tronc mésentérique semble se bifurquer en deux branches : l'une ascendante, inclinée vers la droite, c'est l'artère hépatique ; l'autre descendante, inclinée vers la gauche, c'est la mésentérique supérieure proprement dite (MS).

L'*artère hépatique* (AH), de volume normal, se porte d'abord assez obliquement en haut, à droite et légèrement en avant sur une longueur de 30 millimètres. C'est son *premier segment*, ou artère *hépatique commune* qui répond en avant à la face postérieure de l'isthme pancréatique dont la sépare la grosse veine splénique (V.SP). En arrière, elle répond à la veine cave inférieure (VCI) et derrière cette veine, à l'artère rénale droite (AR).

Dans ce premier segment l'artère hépatique a donné naissance à une *branche pancréatique* volumineuse représentant la pancréatica magna ou suprema de Haller (RPS). Cette pancréatique « magna » se bifurque sitôt née en deux branches : *a*) l'une se porte à gauche le long de la face postérieure du corps pancréatique envoyant un rameau qui va former une petite arcade à la face antérieure de la tête pancréatique ; *b*) l'autre se porte à droite, à la face postérieure de la tête pancréatique et va s'anastomoser à plein canal en se branchant perpendiculairement sur la pancréatico-duodénale supérieure droite (*w*).

Dans son premier segment l'artère hépatique ne fournit pas d'autres branches. Elle arrive alors au niveau du bord supérieur de la tête pancréatique, à gauche et au contact du bord gauche de la *veine porte*. En ce point naît l'*artère gastro-duodénale* (GD) de trajet et de distribution normales.

La gastro-duodénale émise, l'artère hépatique monte un peu à gauche de la veine porte et sur un plan antérieur à elle. C'est le *deuxième segment* de l'hépatique ou *hépatique propre*. Il mesure 20 millimètres. L'hépatique propre se bifurque alors en ses *deux branches terminales* ordinaires ayant leur disposition normale. La branche gauche fournit l'*artère pylorique* et un petit rameau anastomotique pour la coronaire stomachique. La branche droite fournit l'*artère cystique*, à gauche du canal hépatique : il en résulte que la cystique croise la face antérieure du canal hépatique, pour se porter au col de la vésicule biliaire.

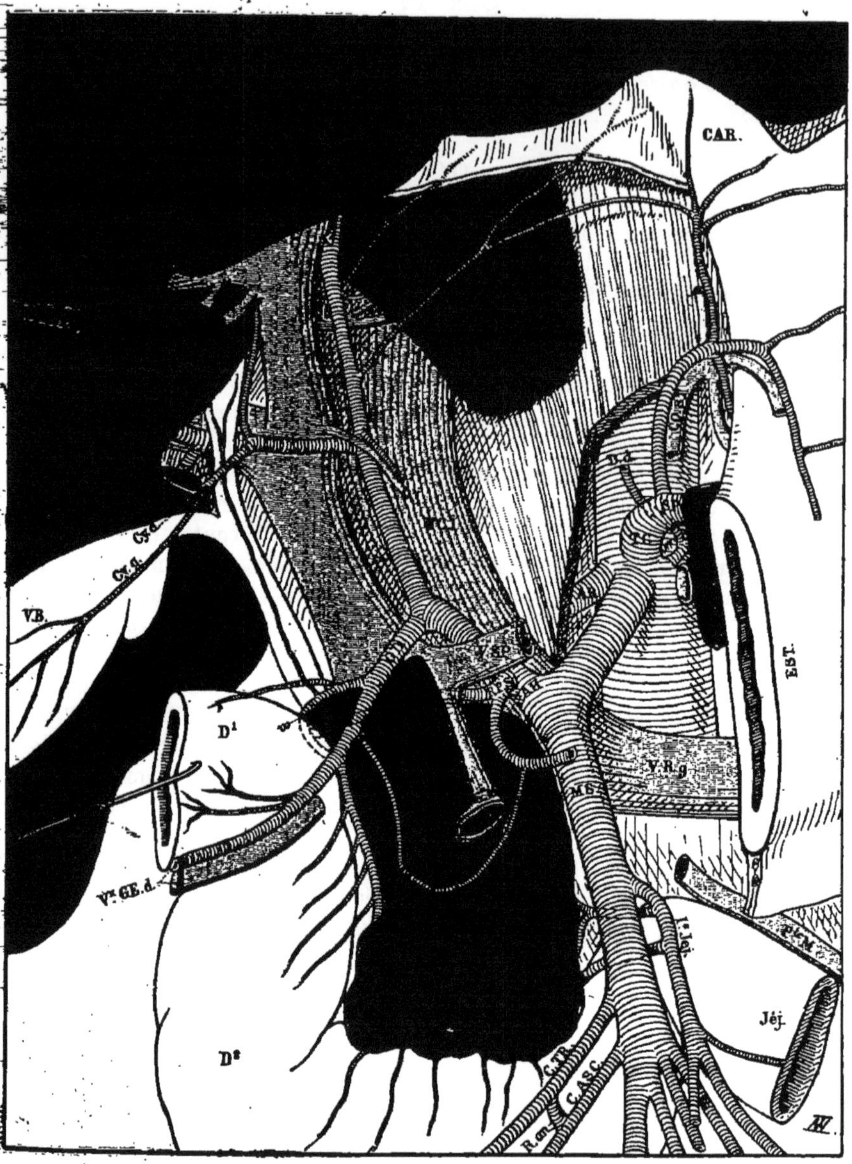


FIG. 132 (Grandeur nature).

On a fait une préparation analogue à celle de la figure précédente ; mais ici la dissection a été poussée beaucoup plus loin au niveau de la tête du pancréas afin d'en montrer les arcades vasculaires. On a donc exécuté les manœuvres suivantes :
Résection du vestibule pylorique, du pylore et de l'origine du duodénum.
Résection du premier tiers du corps pancréatique ;
...dation du côlon transverse, de son méso, et du ligament gastro-colique ;
...section du mésentère.
...le biliaire restée adhérente au foie, mais légèrement attirée en bas et à droite.
...e rénale droite (*AR*) avait été sectionnée à son origine (c'est par erreur qu'on l'a prolongée ...qu'au niveau de la tranche de section du pilier diaphragmatique droit derrière lequel l'artère ...le ainsi s'engager alors qu'en réalité le pilier diaphragmatique est postérieur à l'artère).

Un peu au-dessous du bord inférieur de l'isthme pancréatique la mésentérique supérieure fournissait un petit tronc jéjuno-pancréatico-duodénal : de ce tronc naissaient deux branches pancréatico-duodénales formant chacune la partie interne ou gauche des deux arcades pancréatico-duodénales ; le reste du tronc constituait la première artère jéjunale (1re *Jéj.*). Au voisinage de la partie inférieure de la tête du pancréas, la mésentérique supérieure donnait : l'artère du côlon transverse (C.TR), l'artère du côlon ascendant (C.ASC), toutes deux réunies par un petit canal anastomotique (R.*an*) ; enfin les branches destinées à l'intestin grêle.

## Obs. 16.

*Dédoublement droit de l'artère hépatique par suite de la naissance prématurée de la branche terminale hépatique droite au niveau du tronc cœliaque. Tronc cœliaque ascendant, rétro-pancréatique* (Fig. 133).

Homme adulte. Sur ce sujet il existe deux artères hépatiques distinctes se rendant l'une au *lobe gauche* (HG), l'autre au *lobe droit*, c'est l'hépatique droite (BD). Toutes deux naissent du tronc cœliaque (TC). Celui-ci est ascendant vers la droite et entièrement masqué par le pancréas ; il fournit d'abord le tronc des diaphragmatiques inférieures (non représenté sur la figure). A 1 centimètre de son origine, il donne la coronaire stomachique et à un demi-centimètre plus loin se termine par trois branches : artère splénique (SP), artère hépatique gauche (HG), artère hépatique droite (BD).

1° *Hépatique gauche.* Cette artère représente l'hépatique ordinaire (ou hépatique commune) dont elle ne diffère que par son volume plus faible que normalement et par l'absence de la branche terminale droite. Elle se porte à droite, en avant, légèrement en haut jusque vers le milieu de la face antérieure de la veine porte. A ce niveau, l'hépatique gauche se bifurque en donnant : *a*) une branche descendante (GD) qui est l'*artère gastro-duodénale*, normale, et *b*) une *branche ascendante* (BG) qui monte au-devant de la moitié gauche de la face antérieure de la veine porte et va se terminer dans le lobe gauche du foie après s'être trifurquée au-devant et à gauche de la veine porte. Chemin faisant, cette branche ascendante a donné *la pylorique*, normale (PY).

2° *Hépatique droite.* Son volume est à peu près égal à celui de l'hépatique gauche. Elle naît du tronc cœliaque, au niveau de la face postérieure du corps pancréatique et se porte d'abord transversalement à droite, cheminant derrière la veine porte et devant la veine cave inférieure (VC). Puis elle change de direction, se portant obliquement en haut, à droite et légèrement en arrière : elle chemine alors parallèlement à la direction de la veine porte accolée à cette veine au niveau du versant postérieur du bord droit de la veine porte et masquée en avant par le canal hépato-cholédoque, derrière lequel elle monte. Juste au-dessus du point où le canal cystique rejoint le canal hépatique, l'artère hépatique droite change une troisième fois de direction, se portant à droite. Elle apparaît alors comme formant la bissectrice de l'angle que font entre eux le canal hépatique et le canal cystique. Enfin à 1 centimètre du hile du foie, l'hépatique droite se termine dans le lobe droit, juste au-devant de la branche droite de la veine porte.

Chemin faisant, l'hépatique droite a donné trois branches collatérales :

*a*) La première de ces branches naît de l'hépatique droite tout près de son origine. C'est une branche importante (PDG) qui descend derrière l'origine de la veine porte, atteint la face antérieure du petit pancréas, au-dessous de l'isthme pancréatique, puis va former une arcade antérieure à la tête pancréatique en s'anastomosant avec une branche du tronc gastro-duodénal (par erreur cette branche a été figurée sur notre planche avec un trajet antérieur au tronc porte). Cette branche constitue une pancréa-

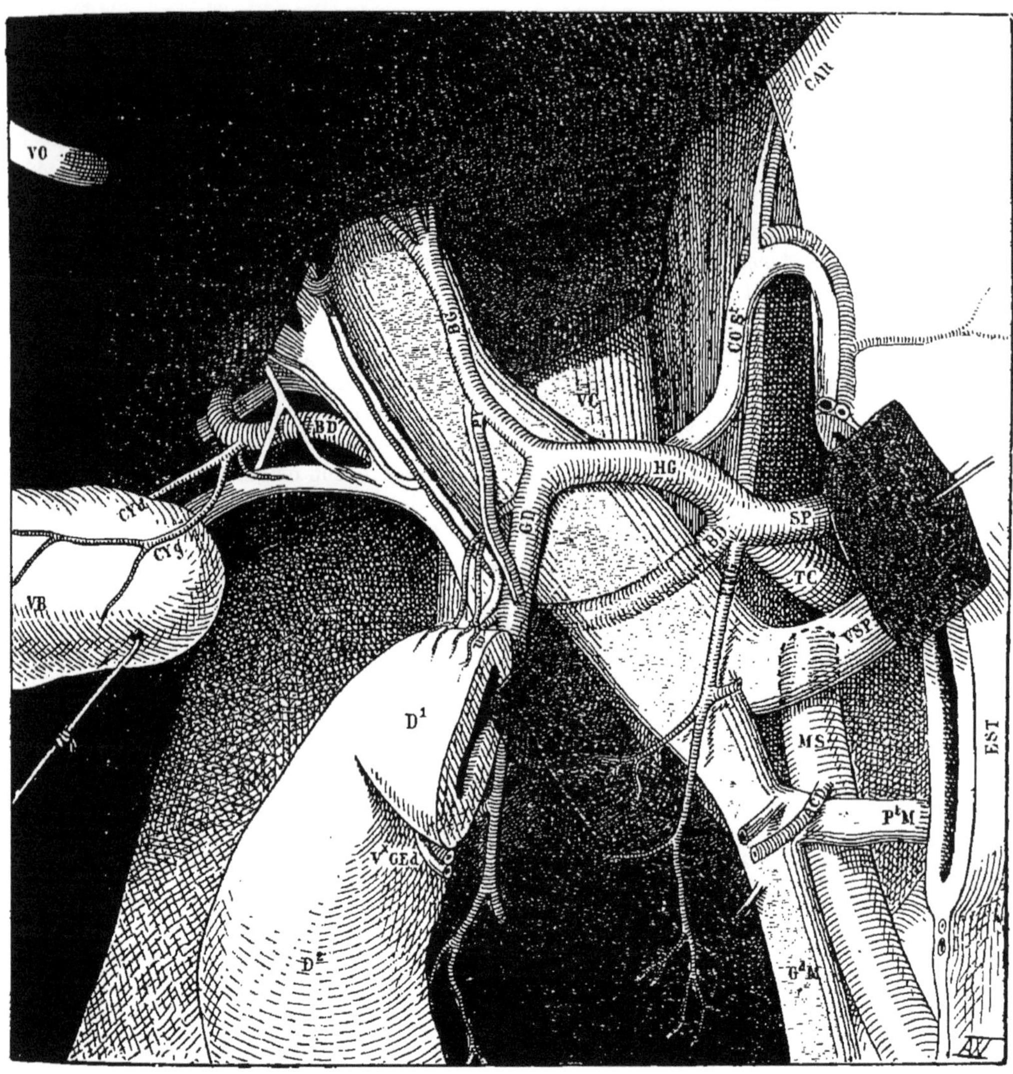


Fig. 133 (Grandeur nature).

On a fait une préparation analogue à celle qui est représentée sur la figure 131 :
1° Résection du vestibule pylorique du pylore et de l'origine du duodénum.
2° Section complète du corps pancréatique au niveau de l'isthme.
3° Ablation du côlon transverse de son méso, et du ligament gastro-colique.
Dissection du mésentère.
La vésicule biliaire a été décollée de la fossette cystique (*F.CY*) puis attirée en bas et à droite.

tique moyenne de fort volume. Il existait une artère pancréatico-duodénale gauche typique, née de la mésentérique supérieure et allant constituer les deux arcades pancréatico-duodénales normales (non figurées sur notre planche).

*b*) Une seconde branche collatérale, de faible volume, remonte le long du cholédoque et se perd sur ce canal.

*c*) Une troisième branche collatérale, c'est l'artère cystique de distribution normale (CY.*d*, CY.*g*).

Nous n'avons pas trouvé d'anastomose extérieure importante entre les deux artères hépatiques.

*En résumé*, il existe sur ce sujet une artère hépatique principale dépossédée de sa branche terminale droite. Cette dernière naît séparément du tronc cœliaque. L'anomalie consiste donc en un dédoublement de l'artère hépatique.

### Obs. 17.

*Dédoublement droit de l'artère hépatique. Hépatique commune née directement de l'aorte. Branche hépatique droite aberrante provenant de la mésentérique supérieure* (Fig. 134).

Femme, 33 ans. Lobe gauche du foie très développé. Chez ce sujet il existe deux artères distinctes se rendant l'une au *lobe gauche*, l'autre au *lobe droit* du foie. Nous appellerons la première l'artère hépatique gauche, ou principale, et la seconde l'artère hépatique droite.

1° L'*artère hépatique gauche* ou *principale* d'un volume un peu plus faible qu'une artère hépatique normale (HG) représente ici l'artère hépatique ordinaire dont elle possède, dans son ensemble, la disposition. Elle naît non pas du tronc cœliaque (TC),mais directement de l'aorte abdominale juste au-dessous du point d'origine du tronc cœliaque. Le tronc cœliaque est en effet anormal : il ne donne naissance qu'à deux branches, la coronaire stomachique (CS) et la splénique (S).

L'hépatique gauche ou principale se porte d'abord en bas, en avant, un peu à droite, se plaçant au-devant de la moitié droite de la face antérieure de l'aorte dont la sépare le pilier droit du diaphragme. Arrivée au niveau du bord supérieur du pancréas l'hépatique gauche change de direction : elle se porte transversalement à droite, croise le flanc gauche de la veine porte puis atteint sa face antérieure.

Arrivée au niveau de la face antérieure de la veine porte, l'artère hépatique gauche se divise en deux branches; *a*) l'une est descendante, c'est la *gastro-duodénale* (GD) qui est normale ; *b*) l'autre est *ascendante*, elle monte au-devant de la moitié gauche de la face antérieure de la veine porte, puis après un trajet d'un centimètre, elle se divise en deux branches secondaires, ascendantes, parallèles, qui vont se terminer au niveau de l'extrémité *gauche* du hile du foie, juste à gauche de la branche gauche de la veine porte. La plus externe des deux branches terminales de l'hépatique gauche envoie un rameau qui pénètre dans le hile entre le canal hépatique, à droite, et la branche gauche de la veine porte, à gauche. Chemin faisant, la branche ascendante de l'hépatique gauche a donné à droite un rameau descendant pour la 1<sup>re</sup> portion du duodénum et à gauche l'*artère pylorique* (P*y*).

2° L'*hépatique droite* (HD) naît de la mésentérique supérieure, à 2 centimètres au-dessous de son origine. Elle présente un calibre inférieur d'un tiers environ à celui de l'hépatique gauche. Elle se dirige obliquement de bas en haut et de gauche à droite. D'abord placée entre la veine cave inférieure (VC) en arrière et l'origine de la veine porte, en avant, elle croise ensuite le flanc droit de la veine porte, au niveau du bord supérieur du pancréas. Dès lors, cheminant parallèlement au flanc droit de la veine porte, elle traverse dans toute sa hauteur l'aire de cette petite région comprise entre la veine porte et le canal hépato-cholédoque, région à laquelle on a donné le nom d'espace inter-porto-cholédocien. Continuant son trajet, en haut et à gauche, l'hépatique droite vient croiser obliquement la face postérieure du canal hépatique puis elle apparaît dans

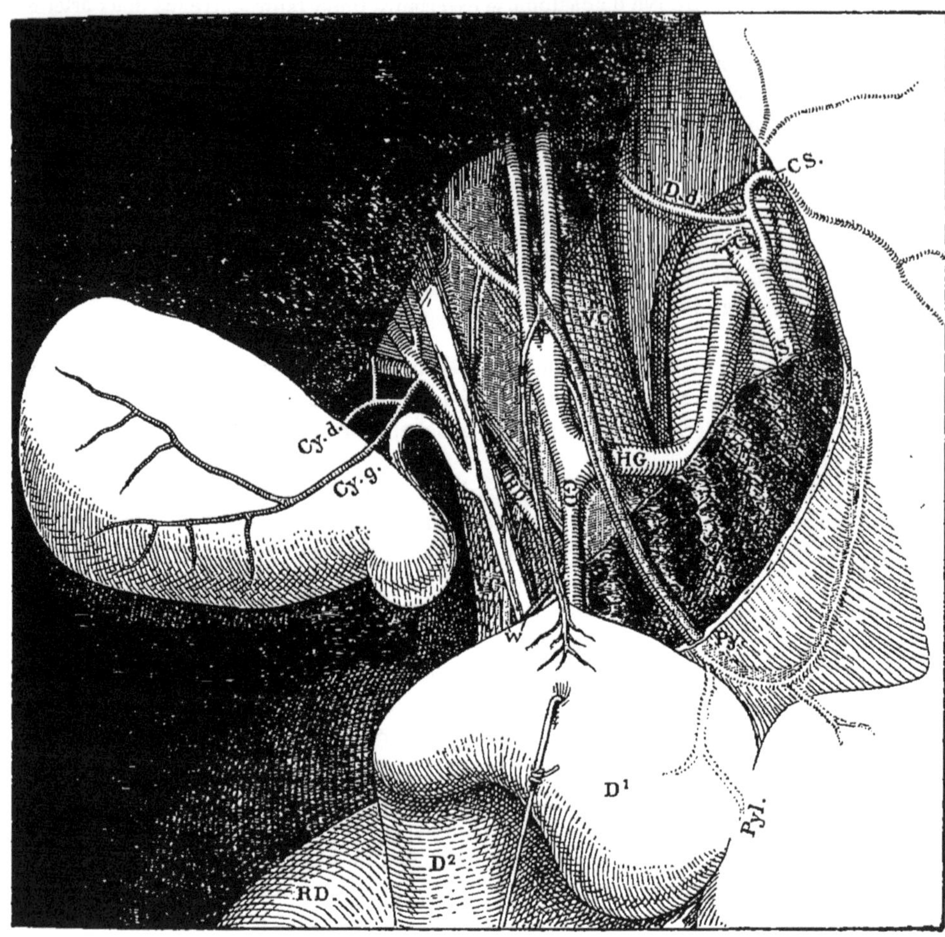


FIG. 134 (Grandeur nature).
Première portion du duodénum ($D^1$) décollée et érignée vers le bas. Résection partielle des piliers diaphragmatiques. Vésicule biliaire en place, non mobilisée.

l'angle que forment le canal hépatique et le canal cystique et enfin va se terminer au-devant de la branche droite de la veine porte, à l'extrémité droite du hile du foie. Chemin faisant, elle a donné l'*artère cystique*, à droite du canal hépatique.

Il n'existe pas d'anastomose extérieure entre les hépatiques droite et gauche.

Le cholédoque était croisé en avant par la pancréatico-duodénale supérieure droite (*w*) et en arrière par la veine homonyme (*w*).

## Obs. 18.

*Dédoublement droit de l'artère hépatique par origine aberrante de la branche terminale droite au niveau de la mésentérique supérieure.*

Homme, 67 ans. Ce sujet présente deux artères distinctes se rendant l'une au *lobe gauche*, l'autre au *lobe droit* du foie. La première constitue l'hépatique gauche, la seconde constitue l'hépatique droite.

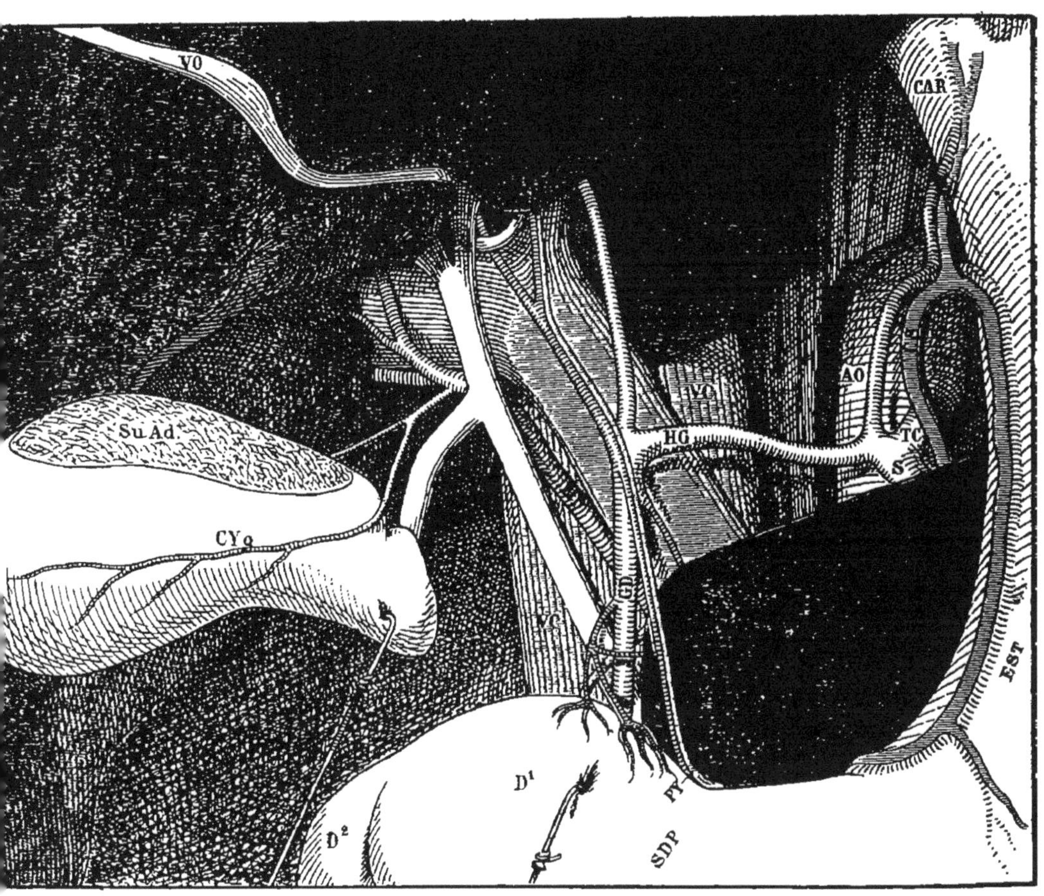


Fig. 135 (Grandeur nature).
Première portion du duodénum (D¹) décollée et abaissée. Vésicule biliaire décollée (*Su. Ad.*, surface adhérente) et abaissée fortement au niveau de son col. Résection partielle des piliers du diaphragme.

1° L'*artère hépatique gauche*, deux fois moins volumineuse qu'une artère hépatique normale représente l'hépatique ordinaire dont elle possède l'origine, la disposition, les rapports et les branches collatérales. Cette hépatique gauche (HG), de volume plus faible que d'ordinaire, naît du tronc cœliaque normal (ce tronc se trifurque en donnant la coronaire stomachique, l'hépatique gauche et la splénique). L'hépatique gauche présente un premier segment transversal, légèrement ascendant dont les rapports ne diffèrent en rien de ceux de l'hépatique commune, classique. Arrivée au niveau de la face antérieure de la veine porte, l'hépatique gauche se quadrifurque en donnant : *a*) deux branches descendantes, l'artère *gastro-duodénale* et l'artère *pylorique*, toutes deux normales ; et *b*) deux branches ascendantes qui montent au-devant de la face antérieure de la veine porte. La plus interne de ces deux branches, la plus volumineuse, se termine au niveau de l'extrémité gauche du hile, à gauche de la branche gauche de la veine porte; la plus externe de ces deux branches, de calibre trois fois moindre que la précédente, va se terminer au-devant de la branche gauche de la veine porte, à gauche du canal hépatique. Ces deux branches disparaissent dans le lobe gauche.

2° L'*hépatique droite* présente un volume égal à celui de l'hépatique gauche. Elle naît de la mésentérique supérieure, au niveau du bord inférieur de l'isthme du pancréas. A ce niveau l'hépatique droite répond en arrière à la veine rénale gauche, en avant à l'origine de la veine porte et à la face postérieure de la tête du pancréas. De là elle se dirige obliquement en haut et à droite, croisant la face postérieure de la veine porte, puis elle traverse dans toute sa hauteur le fond de l'espace triangulaire interporto-cholédocien. Après avoir croisé obliquement la face postérieure du canal hépato-cholédoque, au niveau du carrefour des voies biliaires, l'hépatique gauche apparaît dans l'aire de l'angle formé à gauche par le canal hépatique, à droite et en bas par le canal cystique. Enfin, arrivée à un centimètre et demi sous le hile, elle se termine dans le lobe droit du foie en se trifurquant au-devant et au-dessous de la branche droite de la veine porte.

Chemin faisant, l'hépatique droite a donné quatre branches collatérales. Trois de ces branches naissent au niveau de la face postérieure du pancréas et vont : *a*) l'une à gauche, à la face postérieure du corps pancréatique ; *b*) deux autres vont à droite, à la face postérieure de la tête pancréatique, elles représentent la *pancréatico-duodénale gauche* ; *c*) la quatrième branche collatérale est l'*artère cystique*. Elle naît après que l'hépatique gauche a croisé la face postérieure du canal hépatique ; cette cystique est normale.

Il n'existe pas d'anastomose extérieure entre l'hépatique droite et l'hépatique gauche.

*En résumé*, chez ce sujet, il existe une artère hépatique principale qui ne diffère d'une artère hépatique classique que par l'absence de la branche terminale droite. Cette dernière est représentée par l'hépatique droite née de la mésentérique supérieure. L'hépatique droite n'est donc pas une hépatique « accessoire » ; elle représente la moitié droite de la terminaison de l'hépatique. Il y a dédoublement droit de l'artère hépatique.

## Obs. 19.

*Dédoublement droit de l'artère hépatique par origine aberrante de la branche hépatique terminale droite au niveau de la mésentérique supérieure.*

Femme adulte. Sur ce sujet il existe deux artères hépatiques : l'une se rend uniquement au *lobe gauche*, artère hépatique gauche ; l'autre se rend uniquement au *lobe droit*, artère hépatique droite.

1° L'*hépatique gauche* naît du tronc cœliaque. Ce tronc cœliaque donne d'abord la coronaire stomachique puis il se bifurque en splénique et hépatique gauche. Cette dernière se porte transversalement à droite sur un parcours de 3 centimètres. Elle présente les rapports d'une artère hépatique commune ordinaire dont elle ne diffère que par son calibre qui est un peu plus faible que normalement. L'hépatique gauche se termine devant la veine porte en se bifurquant : *a*) une branche est descendante, c'est l'artère *gastro-duodénale*, normale ; *b*) la seconde branche de bifurcation est *ascendante*, elle se divise après un court trajet en deux branches secondaires, toutes deux ascendantes, dont l'une volumineuse, remonte devant la branche gauche de la veine porte et pénètre dans le lobe gauche, tandis que l'autre, plus faible, va se terminer à droite de la branche gauche de la veine porte, dans le lobe carré. Chemin faisant, la branche ascendante de bifurcation de l'hépatique gauche a donné la *pylorique*.

L'*hépatique droite* présentant un volume égal à celui de l'hépatique gauche, naît de la mésentérique supérieure, tout près de son origine et en arrière du bord supérieur du pancréas. Se portant obliquement en haut et à droite, elle vient croiser la face postérieure de la veine porte, puis apparaît au fond de l'espace inter-porto-cholédocien. Elle croise ensuite la face postérieure du canal hépatique juste au-dessus de l'embouchure du canal cystique et apparaît dans le fond de l'espace angulaire limité à gauche par le canal hépatique, à droite et en bas par le canal cystique. Elle se termine enfin dans le lobe droit du foie, au-devant de la branche droite de la veine porte. Sur ce sujet la branche droite de la veine porte était bifurquée à son origine, de sorte qu'il existait une trifurcation de la veine porte.

Chemin faisant, l'hépatique droite a donné deux branches collatérales. *a*) La première de ces branches naît tout près de l'origine de l'hépatique droite ; elle remplace l'*artère pancréatico-duodénale gauche* que, sur ce sujet, la mésentérique supérieure ne fournit pas directement de son tronc ; *b*) La seconde branche collatérale de l'hépatique droite est l'*artère cystique* qui naît au niveau de la terminaison de l'hépatique droite. Cette cystique est normale.

Il n'y a pas d'anastomose extérieure entre les deux hépatiques droite et gauche.

*En résumé*, il existe une artère hépatique qui ne diffère de l'artère hépatique normale que par l'absence de la branche terminale droite. Cette dernière naît séparément de l'artère mésentérique supérieure ; elle constitue non pas une artère hépatique « en supplément », mais bien la partie terminale droite, aberrante, de l'artère hépatique principale. Il y a donc dédoublement de l'artère.

## Obs. 20 (Résumée).

*Dédoublement droit de l'artère hépatique par origine aberrante de la branche hépatique droite, au niveau de la mésentérique supérieure.*

Il s'agissait d'une femme âgée. Le foie était irrigué par deux artères hépatiques, l'une née du tronc cœliaque, ascendant, donne seulement la splénique et l'artère hépatique ordinaire. La coronaire stomachique naissait isolément de l'aorte juste au-dessus du tronc cœliaque.

1° L'*hépatique née du tronc cœliaque* est de calibre inférieur à celui d'une hépatique normale. Elle présente les rapports et la distribution d'une hépatique normale : elle fournit en effet la *gastro-duodénale*, puis la *pylorique*. Mais arrivée au niveau du hile, elle va s'enfoncer par une branche unique dans le *lobe gauche* du foie.

2° La *seconde artère hépatique* présente un calibre égal à celui de la précédente.

Elle naît de la mésentérique supérieure près de son origine, monte obliquement à droite, en arrière du pancréas et de la veine porte, puis devient rétro-cholédocienne, déborde le canal à droite et apparaît dans le triangle biliaire. Elle fournit l'*artère cystique* et finalement s'enfonce dans le *lobe droit* du foie.

Pas d'anastomose extérieure entre les deux hépatiques.

## Obs. 21.

*Dédoublement droit de l'artère hépatique, par origine aberrante de la branche hépatique terminale droite, au niveau de la mésentérique supérieure. Tronc cœliaque transversal, rétro-pancréatique.*

Homme âgé. Le tronc cœliaque (TC) est rétro-pancréatique. Il présente une direction transversale, légèrement ascendante; il se porte à droite presque directement.

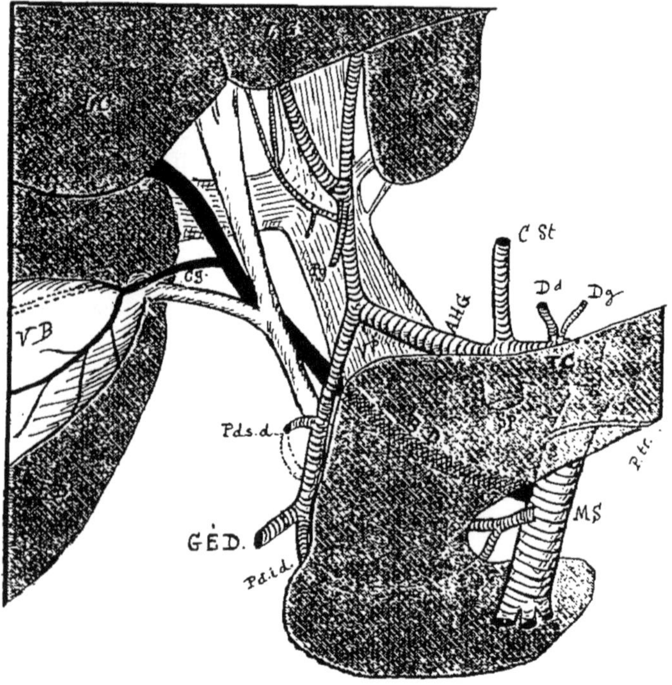


Fig. 136 (Demi-schématique).
L'estomac et le duodénum ne sont pas figurés. Disposition typique des arcades pancréatico-duodénales.

Longueur : 20 millimètres. A peine à 1 centimètre de son origine, le tronc cœliaque donne naissance au tronc très court des deux artères diaphragmatiques inférieures. (D*d*. D*g*). A 2 centimètres de son origine, il se trifurque en donnant en haut : la coronaire stomachique (C*st*), en bas la splénique (SP), à droite : l'*artère hépatique principale* ou *gauche* (AHG). La splénique et la coronaire stomachique sont normales comme rapports et comme distribution.

1° L'*artère hépatique gauche* est d'un volume un peu plus faible que d'ordinaire. Elle présente le trajet d'une artère hépatique ordinaire. En effet, on la voit se porter d'abord à droite et légèrement en haut sur une longueur d'environ 25 millimètres ; ce segment correspond à l'hépatique commune dont il présente les rapports. Arrivée au milieu de la veine porte, un peu au-dessus du bord supérieur du pancréas, cette hépatique se bifurque en deux branches divergentes ascendante et descendante. La branche descendante est la *gastro-duodénale*, normale comme trajet et comme branches. La branche ascendante monte au-devant de la veine porte, à gauche de l'origine du cholédoque et de la partie inférieure du canal hépatique, puis après un parcours de 20 millimètres, elle se divise en deux branches terminales qui pénètrent dans le *lobe gauche* du foie après avoir cheminé devant la branche gauche de la veine porte. Avant de se diviser en ces deux branches terminales, le tronc ascendant a donné l'*artère pylorique* (*Py*) et un petit rameau allant au hile du foie, à la limite entre les lobes gauche et carré. De ce petit rameau naît un rameau descendant pour la première portion du duodénum.

2° La *branche hépatique droite*, d'un volume presque égale à l'hépatique gauche, naît anormalement du flanc droit de la mésentérique supérieure, à 2 centimètres de son origine. Elle se porte obliquement en haut et à droite, cheminant d'abord en arrière de l'origine de la veine porte. Elle apparaît ensuite au fond de l'espace inter-porto-cholédocien, croise la face postérieure du carrefour des voies biliaires et vient se terminer dans le *lobe droit* du foie, après avoir formé la bissectrice de l'angle intercepté à droite par le canal cystique, à gauche par le canal hépatique. Chemin faisant, elle a donné une seule branche collatérale, l'*artère cystique* (C*y*) qui présente sa disposition normale.

Pas d'anastomose extérieure importante entre les deux artères hépatiques.

Immédiatement au-dessus de l'émergence de l'hépatique droite, la mésentérique supérieure envoyait une petite artère se portant à gauche, le long du bord inférieur du corps pancréatique (P*tr*) ; c'est la *pancréatique transverse* de Haller. Immédiatement au-dessous de l'émergence de l'hépatique droite, la mésentérique supérieure fournissait une *pancréatico-duodénale gauche* normale.

## Obs. 22.

*Dédoublement gauche de l'artère hépatique par suite de l'origine aberrante de la branche hépatique terminale gauche née en commun avec la coronaire stomachique. Tronc cœliaque transversal* (Fig. 137).

Femme jeune, morte de tuberculose pleuro-pulmonaire. Foie hypertrophié surtout aux dépens du lobe droit. Le hile présente une direction verticale ; il regarde à gauche et en avant.

Chez ce sujet il existe deux artères hépatiques distinctes, se rendant l'une au *lobe droit*, l'autre au lobe gauche. Nous appellerons la première l'artère hépatique droite ou principale ; la seconde l'artère hépatique gauche ou complémentaire.

1° L'*hépatique droite*, d'un calibre deux fois plus faible que celui d'une artère hépatique ordinaire, naît du tronc cœliaque (TC) ; ce dernier, dirigé transversalement à droite, se termine en donnant au même point la splénique, l'hépatique principale et un tronc commun à la coronaire stomachique et à l'hépatique gauche.

L'hépatique droite présente un premier segment transversal (H) absolument semblable à l'*hépatique commune* ordinaire, comme rapports et comme longueur (25 millimètres), mais d'un volume un peu moindre. Au niveau du bord droit de la veine

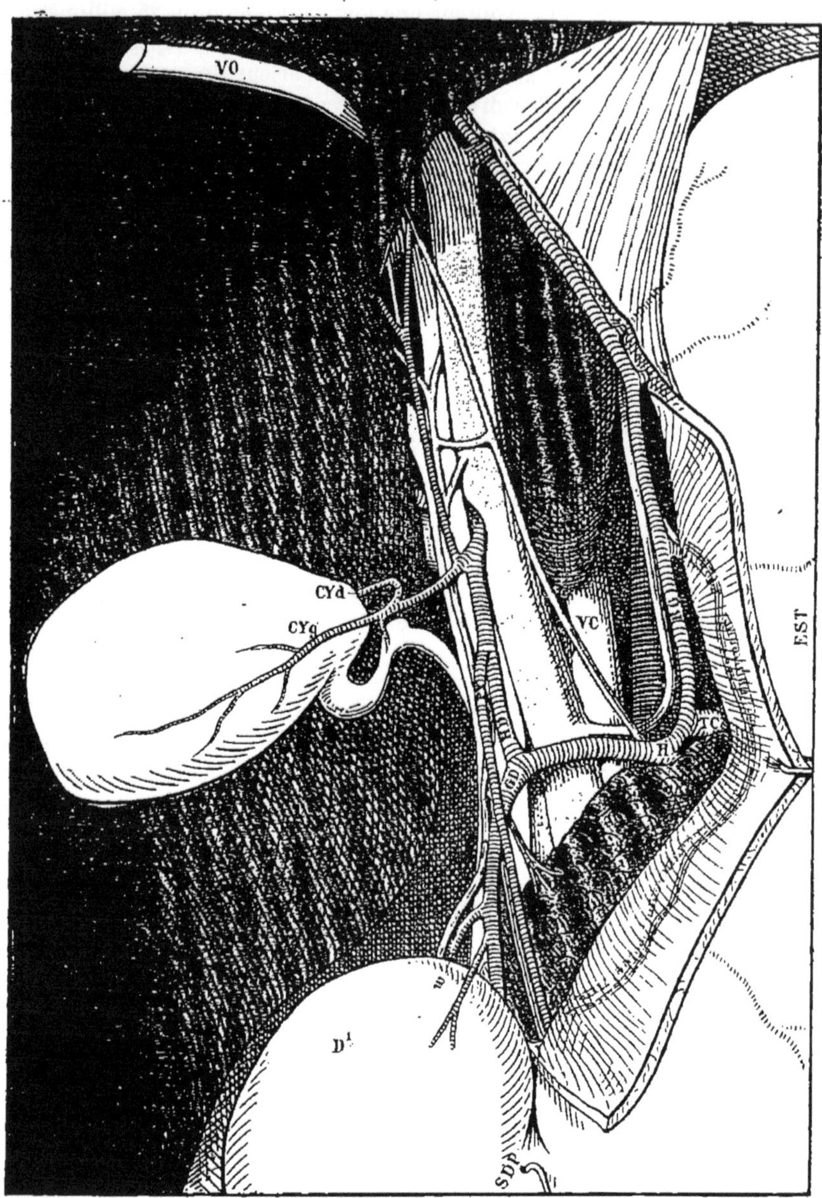


Fig. 137 (Grandeur nature).

Le foie, à grand diamètre vertical, était à peu près entièrement constitué par les lobes droit et carré (lobe gauche très réduit). Le hile du foie était orienté dans le sens vertical.
Première portion du duodénum légèrement abaissée. Vésicule biliaire en place, non mobilisée.
Remarquer les rapports vasculaires entre le canal hépato-cholédoque et les artères : une hépatico-cholédocotomie eût été bien délicate sur ce sujet. Résection partielle des piliers du diaphragme.

porte le segment transversal se bifurque en donnant : *a*) une branche descendante, *l'artère gastro-duodénale*, normale (GD), et *b*) une branche ascendante (HD) qui fournit la *pylorique* (PY), monte au-devant du canal hépato-cholédoque, croise la face postérieure du canal hépatique, en se portant à droite et en arrière de lui, et enfin va se terminer au niveau de l'extrémité droite (inférieure sur ce sujet) du hile du foie, disparaissant dans le lobe droit. Chemin faisant, elle a donné *l'artère cystique* qui envoie un rameau au lobe carré. Cette branche ascendante pourrait être considérée comme représentant soit l'hépatique *propre*, soit la réunion de l'hépatique propre et de la branche terminale droite. Il nous semble plus logique de la considérer simplement comme équivalant à la branche hépatique terminale droite.

2° L'*hépatique gauche* (BG) naît du tronc cœliaque par un tronc commun avec la coronaire stomachique. Il en résulte la formation d'un tronc ascendant, artère gastro-hépatique gauche ou tronc hépatico-coronaire possédant un calibre d'environ 4 millimètres. Ce tronc ascendant, long d'environ 3 centimètres présente la direction et les rapports ordinaires du segment ascendant fixe ou juxta-pariétal d'une coronaire stomachique ordinaire. Il se bifurque en deux troncs secondaires ayant chacun sensiblement le même calibre (2 millimètres).

*a*) Un de ces troncs se porte à gauche, allant former la crosse ordinaire de la coronaire stomachique, cette crosse étant toutefois plus courte que d'habitude. Au niveau de la petite courbure, la crosse de la coronaire stomachique donne les deux branches gastriques descendantes ordinaires : branches de bifurcation antérieure et postérieure.

*b*) Le second tronc continue d'abord la direction ascendante du tronc commun hépatico-coronaire, puis il s'incline vers la droite, cheminant dans la *pars condensa* du petit épiploon et, passant en pont au-devant de la partie supérieure et gauche du lobe de Spiegel, il vient finalement aboutir à l'extrémité gauche (ici : supérieure) du hile du foie et s'enfonce dans le lobe gauche. Sa longueur totale est de 6 centimètres. A mi-chemin de son trajet il envoie d'abord un petit *rameau cardio-œsophagien antérieur*, puis un *rameau tubérositaire antérieur*.

Pas d'anastomose extérieure importante entre les deux artères hépatiques.

*En résumé*, il existe sur ce sujet une artère hépatique principale qui n'a d'anormal que l'absence d'une branche terminale gauche. Cette branche gauche est représentée par une artère née en commun avec la coronaire stomachique. Il ne s'agit donc pas là d'une hépatique « accessoire », mais bien d'un dédoublement de l'artère hépatique, ou, si l'on préfère, de l'origine aberrante de la branche hépatique gauche terminale.

## Obs. 23.

*Dédoublement gauche de l'artère hépatique par suite de l'origine aberrante de la branche hépatique terminale gauche née en commun avec la coronaire stomachique. Artère cystique née de la gastro-duodénale. Tronc cœliaque ascendant, rétro-pancréatique* (Fig. 138).

Femme, 40 ans. Chez ce sujet il existe deux artères distinctes se rendant l'une au *lobe droit*, l'autre au *lobe gauche* du foie. On peut appeler la première : artère hépatique droite ou principale ; la seconde : artère hépatique gauche ou complémentaire.

1° L'*hépatique droite* naît du tronc cœliaque qui présente une origine rétro-pancréatique et une direction transversale légèrement ascendante (TC). Il donne d'abord un tronc commun à la coronaire stomachique et à l'hépatique gauche (HG), puis la splénique (S) et l'hépatique droite (H, HD). Cette hépatique droite présente un premier segment transversal ascendant (H) absolument semblable comme rapports et comme gueur au segment transversal normal ou hépatique *commune* d'une artère hépa-ue ordinaire. Toutefois son volume est un peu inférieur à la normale. Arrivé au

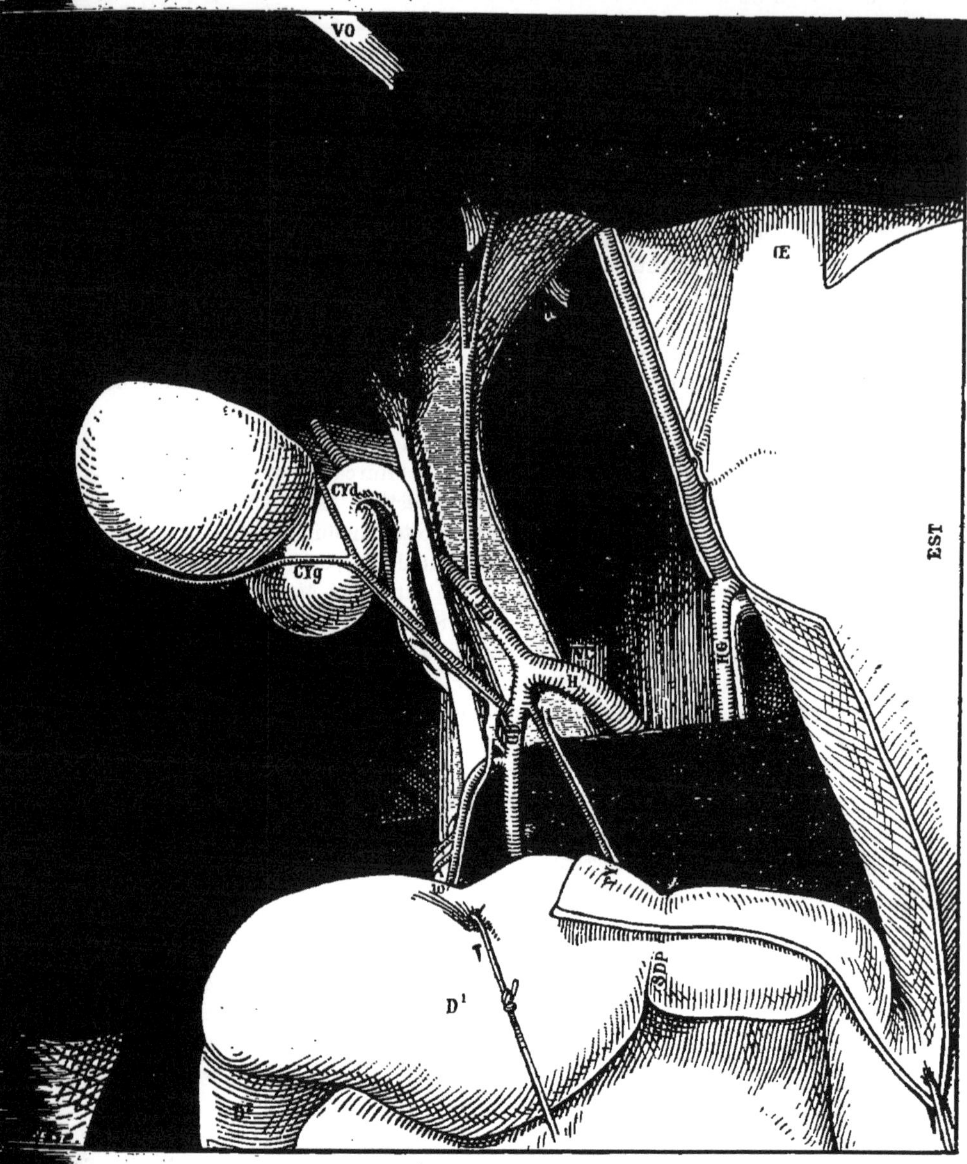


Fig. 138 (Grandeur nature).
Première portion du duodénum décollée et abaissée.
Vésicule biliaire en place, non mobilisée.

de la face antérieure de la veine porte, ce premier segment se trifurque en don-a) deux branches descendantes, l'*artère gastro-duodénale* (GD) et l'*artère pylo-*PY), toutes deux normales, et *b*) une branche ascendante (HD) qui se dirige en haut et à droite, croisant successivement la face antérieure de la moitié droite de la veine porte, la face postérieure du canal hépatique, enfin la face postérieure de l'origine du canal cystique. Elle va se terminer au-devant de la branche de bifurcation droite de la veine porte, à l'extrémité droite du hile, dans le *lobe droit* du foie. Chemin faisant, elle a envoyé une petite branche allant se terminer dans le hile entre le canal hépatique et la branche gauche de la veine porte, au niveau du lobe carré.

L'*artère cystique* naît ici anormalement du tronc de la gastro-duodénale; son tronc est long, ascendant.

2 L'*hépatique gauche* (HG) naît en commun avec la coronaire stomachique. Il en résulte la formation d'un tronc hépatico-coronaire ou artère gastro-hépatique gauche ayant un calibre d'environ 4 millimètres. Cette artère gastro-hépatique gauche présente un trajet ascendant long de 2 centimètres et demi, correspondant exactement au segment ascendant, fixe, ou juxta-pariétal d'une coronaire stomachique ordinaire. Puis elle se bifurque en deux branches de volume sensiblement égal (3 millimètres de diamètre).

*a*) Une de ces deux branches se porte à gauche et va former la crosse de la coronaire. Cette crosse est plus courte que d'ordinaire; arrivée au niveau de la petite courbure, elle s'y bifurque normalement en branche gastrique descendante antérieure et branche gastrique descendante postérieure.

*b*) La seconde branche continue à peu près la direction ascendante du tronc hépatico-coronaire. Elle se porte en haut et légèrement à gauche, cheminant dans l'épaisseur du petit épiploon, à droite de la portion cardio-œsophagienne. Après avoir atteint l'extrémité gauche du hile, elle s'insinue derrière la terminaison de la branche gauche de la veine porte et disparaît dans le *lobe gauche* du foie, après un trajet total d'environ 5 centimètres. Chemin faisant, elle a donné un *rameau tubérositaire antérieur* et un *rameau cardio-œsophagien antérieur*.

Il n'y a pas d'anastomose extérieure entre l'hépatique droite et l'hépatique gauche.

*En résumé*, il existe sur ce sujet une artère hépatique principale qui représente l'artère hépatique ordinaire, mais dont la branche terminale gauche absente est remplacée par une artère née en commun avec la coronaire stomachique.

### **Obs. 24** (Résumée).

*Dédoublement gauche de l'artère hépatique par suite de l'origine aberrante de sa branche hépatique terminale gauche née en commun avec la coronaire stomachique.*

Femme âgée. Le tronc cœliaque présente une disposition normale. Il se termine en se trifurquant en artère hépatico-coronaire ou gastro-hépatique gauche, artère hépatique principale, artère splénique. De ces trois branches, seule la splénique présente une disposition normale, comme volume, rapports et ramification.

1° La gastro-hépatique gauche présente un fort calibre (4 millimètres). Elle monte un peu à gauche et, arrivée au niveau de la petite courbure de l'estomac, se divise en deux branches à peu près égales en calibre (2 mm. 5) : *a*) une de ces branches monte vers la droite, par un trajet arciforme et va se terminer dans le *lobe gauche* du foie; *b*) l'autre branche va se terminer après un court trajet en donnant les deux branches gastriques descendantes ordinaires de la coronaire.

2° L'*hépatique principale* née du tronc cœliaque présente un calibre sensiblement au-dessous de la moyenne. Elle présente un trajet et des rapports normaux vis-à-vis du tronc porte. Mais au niveau du point où d'ordinaire l'hépatique se bifurque en ses deux branches terminales, on constate que le tronc hépatique est indivis et qu'il va se terminer exclusivement dans le *lobe droit* du foie. Chemin faisant, cette hépatique droite a fourni la *gastro-duodénale*, *la pylorique*, un petit rameau allant au sillon de la veine ombilicale (sans doute au lobe carré) et enfin l'*artère cystique*.

## Obs. 25 (Résumée).

*Dédoublement gauche de l'artère hépatique, par suite de l'origine aberrante de la branche gauche terminale. Anomalie d'origine de l'artère cystique.*

Homme âgé. Le tronc cœliaque nait à son niveau ordinaire; il se dirige en bas et à droite. A environ 1 centimètre de son origine, il donne la diaphragmatique inférieure gauche et après un trajet de 2 cm. 5, il se termine en donnant quatre branches : 1° en haut, une artère hépatico-coronaire ou gastro-hépatique gauche qui va à l'estomac et

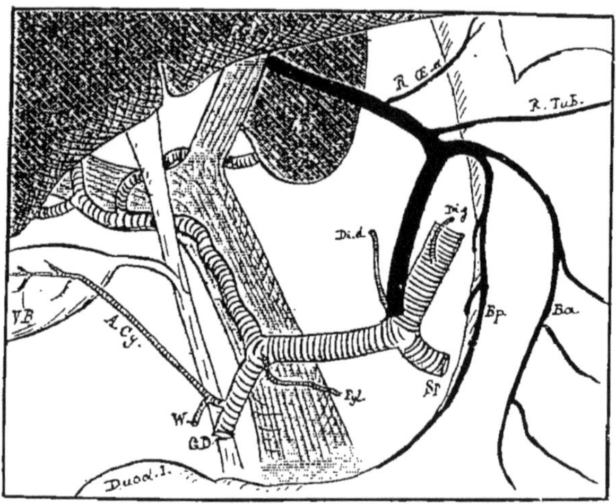


Fig. 139 (Demi-schématique).

au *lobe gauche* du foie; 2° l'artère diaphragmatique inférieure droite ; 3° à droite l'artère hépatique ordinaire qui va au *lobe droit* du foie; 4° en bas, la splénique.

Il existe donc sur ce sujet deux artères hépatiques.

L'une, *hépatique gauche*, née en commun avec la coronaire stomachique. Le tronc commun aux deux artères est beaucoup plus fort que le tronc d'une coronaire ordinaire. D'un calibre de 5 millimètres, la gastro-hépatique gauche présente un trajet ascendant semblable à celui d'une artère coronaire stomachique ordinaire, long d'environ 3 cm. 5. Arrivée à la hauteur du segment sous-cardiaque de la petite courbure de l'estomac, la gastro-hépatique gauche se bifurque en deux branches divergentes : *a*) Une de ces branches se porte à gauche, gagne la petite courbure et se comporte dès lors comme une coronaire stomachique normale. Toutefois, la crosse de la coronaire est très courte, mesurant à peine 1 centimètre. *b*) La seconde branche, plus volumineuse (3 millimètres) que la précédente se porte transversalement à droite et un peu en haut, cheminant dans la partie supérieure (*pars condensa*) du petit épiploon, entre le lobe de Spiegel et le lobe gauche. Elle arrive alors au niveau de l'extrémité gauche du hile hépatique et s'enfonce dans le *lobe gauche* en passant derrière la branche gauche de la veine porte. Chemin faisant, cette branche hépatique a fourni un rameau pour la *grosse tubérosité* de l'estomac (face antérieure), puis un *rameau cardio-œsophagien* antérieur.

La seconde artère hépatique ou hépatique principale naît du tronc cœliaque comme une hépatique commune ordinaire. Elle présente un calibre de 7 millimètres. Elle possède un segment transversal qui ne diffère en rien d'une artère hépatique *commune* ordinaire. Arrivée au niveau du milieu de la face antérieure de la veine porte, cette artère hépatique se bifurque en deux troncs divergents ; l'un d'eux est descendant ; c'est la *gastro-duodénale* qui est normale. L'autre tronc est ascendant ; son calibre est légèrement inférieur à celui du tronc précédent. Il se porte en haut et légèrement à droite, au-devant de la veine porte, à gauche du canal hépato-cholédoque. Au niveau de la partie moyenne du canal hépatique, ce tronc ascendant s'infléchit à droite en croisant la face postérieure du canal hépatique. Arrivé au niveau du triangle biliaire, il se divise en deux branches terminales dont l'une pénètre immédiatement dans le *lobe droit* du foie, au-devant de la branche droite de la veine porte, tandis que l'autre se porte par un trajet récurrent aux lobes *carré* et *de Spiegel*, en passant derrière l'origine du canal hépatique et derrière la branche gauche de la veine porte.

Chemin faisant, l'artère hépatique principale a donné trois petits rameaux collatéraux : *a*) un *rameau pancréatique* au niveau du segment transversal de l'artère ; *b*) l'*artère pylorique* au niveau du point où naît la gastro-duodénale ; *c*) un rameau duodénal, au niveau du segment ascendant de l'artère hépatique principale.

L'*artère cystique*, anormale, naît de la gastro-duodénale par un tronc commun avec l'*artère pancréatico-duodénale supérieure droite*.

Il n'existe pas d'anastomose extérieure entre cette artère hépatique et la branche hépatique gauche née de la coronaire stomachique.

### Obs. 26.

*Dédoublement gauche de l'artère hépatique par suite de l'origine aberrante de la branche gauche terminale née en commun avec la coronaire stomachique.* (Fig. 140).

Homme, 70 ans. Ce sujet était porteur d'une hypertrophie cardiaque énorme et tout son système artériel présentait une dilatation très prononcée.

Le tronc cœliaque volumineux (12 millimètres) se dirige d'abord en avant, légèrement en bas et à droite, presque perpendiculaire à l'aorte (opinion classique). Après ce premier trajet qui mesure environ 15 millimètres, le tronc cœliaque émet une très forte artère hépatico-coronaire, puis il s'infléchit directement en bas. Ce deuxième segment mesure 1 centimètre. Le tronc cœliaque se divise alors en hépatique et splénique, toutes deux de fortes dimensions.

1° L'*artère hépatico-coronaire*, mesurant 6 millimètres de diamètre à son origine, présente un trajet sinueux en *S* italique couché : *S*, long d'environ 5 centimètres, décrivant donc deux courbures, la première à convexité supérieure et droite, la seconde à convexité postérieure. Elle atteint alors la petite courbure de l'estomac et se divise à ce niveau en deux troncs secondaires, l'un ascendant, l'autre ascendant.

*a*) Le tronc descendant, moitié moins volumineux que le tronc ascendant, présente la disposition et la ramification terminale d'une coronaire stomachique ordinaire. Il se bifurque, peu après sa naissance, en deux branches gastriques descendantes, l'une postérieure, l'autre antérieure.

*b*) Le tronc *ascendant* est deux fois plus volumineux que le précédent. Il mesure 4 millimètres de diamètre et continue la direction du tronc de l'artère hépatico-coronaire. D'abord ascendant, pendant 4 centimètres, il s'incline ensuite à droite et en haut, pendant 2 centimètres et demi, cheminant dans l'épaisseur de la pars condensa du petit épiploon, puis va se terminer au niveau de l'extrémité gauche du hile, à gauche de la veine porte, dans le *lobe gauche* du foie. Chemin faisant, cette forte branche hépatique gauche a donné successivement : un petit *rameau cardiaque postérieur* ; un petit *rameau cardiaque antérieur* ; un assez fort *rameau tubérositaire antérieur* ; un rameau œsophagien antérieur ; enfin l'artère diaphragmatique gauche.

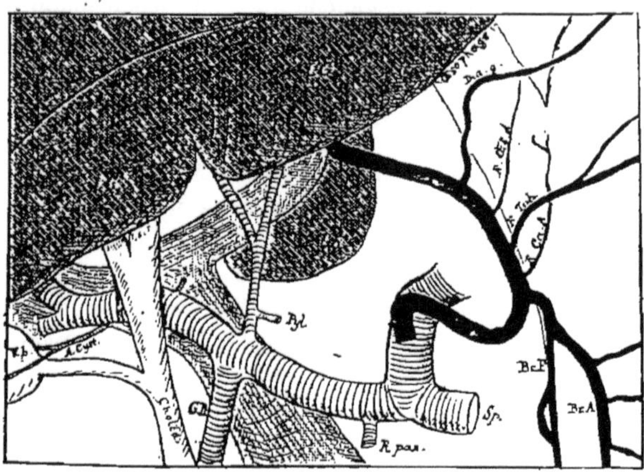

FIG. 140 (Demi-schématique).

2° L'*artère hépatique principale* de fort volume (10 millimètres) se porte à droite, légèrement ascendante, pendant environ 3 centimètres. Arrivée au-devant de la veine porte, elle se termine par un bouquet de trois branches : *a*) la *gastro-duodénale* ; *b*) une très forte *branche droite* qui par son volume doit être considérée comme la continuation du tronc de l'hépatique (la branche droite mesure en effet 8 à 9 millimètres de diamètre). Elle croise la face postérieure du canal hépatique et va s'enfoncer dans le *lobe droit* du foie, après avoir fourni un petit rameau allant au *lobe carré* et l'*artère cystique*. *c*) une *branche gauche* de volume moitié moindre que celui du rameau hépatique gauche fourni par l'artère hépatico-coronaire. Elle va se terminer par une branche dans le lobe carré et le lobe droit, et par une autre branche plus faible dans le lobe gauche. Chemin faisant, elle a donné la *pylorique*.

L'artère hépatique principale émet, peu après son origine, une forte collatérale, la grande pancréatique de Haller.

En résumé, sur ce trajet il existe deux artères hépatiques distinctes ; l'une représente l'hépatique ordinaire, l'autre née en commun avec la coronaire est anormale.

La première alimente tout le lobe droit et le lobe gauche sans doute partiellement. L'hépatico-coronaire alimente le lobe gauche d'une manière plus importante que l'hépatique principale, si l'on en juge par le très fort calibre de l'hépatico-coronaire.

## Obs. 27.

*Dédoublement gauche de l'artère hépatique par origine aberrante de la branche terminale gauche née en commun avec la coronaire stomachique.*

Femme âgée. Le tronc cœliaque mesurant 25 millimètres, se dirige obliquement en bas et à droite. Il donne d'abord une artère hépatico-coronaire, à un centimètre de son origine, puis il se termine en hépatique principale et splénique. La splénique est normale ; il n'en est pas de même des deux autres branches.

1° L'*artère hépatique* principale, dont le calibre mesure à peine 5 millimètres, se dirige à droite, légèrement ascendante, et arrivée au milieu de la face antérieure de la veine porte, après un trajet de 23 millimètres, elle émet : *a*) la *gastro-duodénale* et

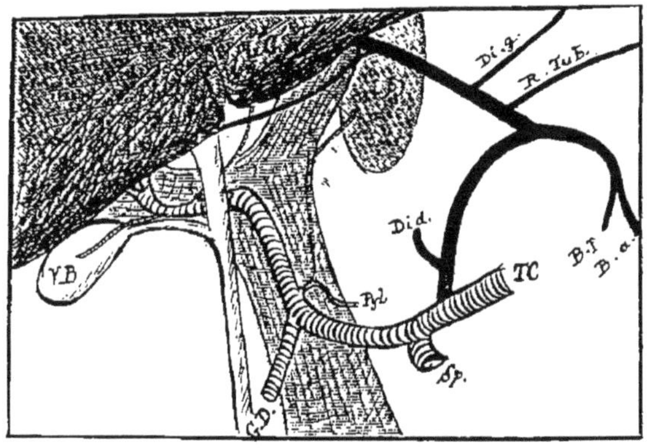


Fig. 141 (Demi-schématique).

*b*) un petit tronc qui se bifurque aussitôt en *artère pylorique* descendante, et petit rameau hépatique ascendant, très grêle, qui va au lobe de Spiegel. L'hépatique principale après l'émission de ces deux branches devient alors ascendante au-devant de la veine porte, puis elle se coude brusquement à droite, passant derrière le canal hépatique et va se terminer dans le *lobe droit* du foie en se bifurquant. Chemin faisant, cette branche droite a donné d'abord un simple ramuscule allant aux lobes gauche et carré, en passant à gauche et en arrière du canal hépatique, puis l'*artère cystique* qui naît à droite du canal hépatique.

2° L'*artère hépatico-coronaire* présente un calibre de 3 mm. 5. Elle est d'abord ascendante ; puis s'incurve à gauche et atteint la petite courbure de l'estomac, après un trajet total de 3 centimètres. Au niveau de la petite courbure, l'artère se bifurque : *a*) Une des deux branches de bifurcation atteint la petite courbure et après un parcours d'un centimètre et demi se divise en deux branches parallèles qui représentent les deux branches gastriques descendantes ordinaires de la coronaire stomachique.

*b*) La seconde branche de division du tronc hépatico-coronaire est ascendante vers la droite. Son calibre (2 mm. 5) est sensiblement supérieur à celui de la branche précédente. Elle va se terminer dans le *lobe gauche* du foie après un trajet long de 5 centimètres environ. Chemin faisant, elle a donné trois branches : un fort rameau pour la face antérieure du grand cul-de-sac de l'estomac (rameau tubérositaire antérieur), enfin l'artère diaphragmatique gauche, et un faible rameau pour le lobe carré du foie.

Au niveau de son origine l'hépatico-coronaire a donné la diaphragmatique droite.

*En résumé*, il existe sur ce sujet deux artères hépatiques distinctes. L'une représente l'hépatique ordinaire, mais n'alimente à peu près exclusivement que le *lobe droit* ; tandis que l'autre née en commun avec la coronaire se rend au *lobe gauche*.

## Obs. 28.

*Dédoublement gauche de l'artère hépatique par origine aberrante de la branche terminale gauche née en commun avec la coronaire stomachique.*

Femme adulte. Le tronc cœliaque se dirige en bas, en avant et à droite, et après un trajet de 28 mill. se termine en se divisant en hépatique principale et en splénique. Avant de se diviser il a donné d'abord la diaphragmatique inférieure gauche et au-dessous une artère hépatico-coronaire. La splénique est normale.

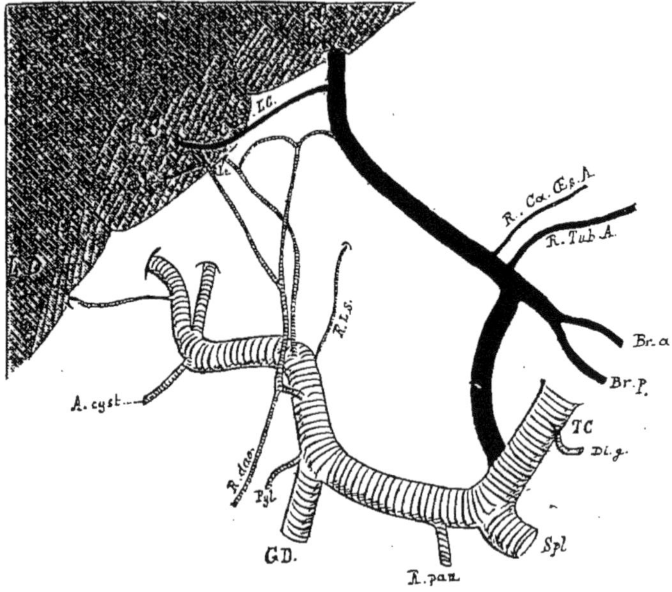


Fig. 142 (Demi-schématique).

1° L'*artère hépatique* principale possède un calibre de 7 millimètres, et se dirige d'abord sur une longueur de 30 millimètres, à droite et légèrement en haut. Dans ce trajet, elle fournit un fort *rameau pancréatique*. Arrivée au niveau de la face antérieure de la veine porte, l'hépatique change de direction, devenant ascendante le long et à gauche du canal hépato-cholédoque ; puis elle se coude à angle droit vers la droite, en passant devant le canal hépatique. Enfin elle forme un troisième coude en se portant directement en haut et, après un très court trajet, va se terminer en se bifurquant, dans le *lobe droit* du foie.

Chemin faisant, l'hépatique principale a émis sept collatérales : *a*) la *gastro-duodénale* ; *b*) la *pylorique* ; *c*) un petit tronc qui se bifurque en un rameau descendant duodénal, et un rameau ascendant qui va en partie se terminer dans le lobe carré, en partie s'anastomoser avec la branche hépatique de l'artère hépatico-coronaire ; *d*) un petit rameau destiné au lobe de Spiegel ; *e*) un petit rameau pour le lobe carré ; *f*) *l'artère cystique* ; *g*) un petit rameau allant à la fossette cystique.

2° *L'artère hépatico-coronaire* présente un calibre sensiblement plus fort que celui d'une coronaire stomachique ordinaire (5 millimètres). Elle est d'abord ascendante (30 millimètres), puis elle se divise en deux branches : *a*) l'une, descendante, atteint la petite courbure de l'estomac et se bifurque après un trajet d'environ 1 centimètre en deux branches gastriques descendantes, l'une antérieure, l'autre postérieure. En somme, ces deux branches descendantes correspondent aux deux branches de bifurcation ordinaires de la coronaire stomachique.

*b*) La seconde branche fournie par l'artère hépatico-coronaire présente un volume (3 millimètres et demi) à peine inférieur à celui du tronc générateur. Elle se porte en haut et à gauche, cheminant dans l'épaisseur de la pars condensa du petit épiploon et va s'enfoncer dans le *lobe gauche* du foie, derrière la branche gauche de la veine porte, après un trajet total de 6 centimètres. Chemin faisant, elle a donné : un rameau cardio-œsophagien ant^r ; un rameau tubérositaire ant^r ; un petit rameau anastomosé avec deux petits rameaux de l'artère hépatique principale ; enfin un petit rameau pour le lobe carré, anastomosé avec un petit rameau de l'artère hépatique principale.

*En résumé*, sur ce sujet il existe deux artères hépatiques distinctes : l'une qui représente l'hépatique ordinaire, se rend à peu près exclusivement au *lobe droit*. L'autre naît avec la coronaire stomachique et se rend à peu près exclusivement au *lobe gauche*.

## Obs. 29.

*Triplicité de l'artère hépatique par suite de l'origine aberrante des deux branches hépatiques terminales. Cystique double. Tronc cœliaque ascendant, rétro-pancréatique.*

Homme adulte. Sur ce sujet le foie était irrigué par trois artères hépatiques ayant chacune une origine distincte. Le tronc cœliaque ascendant vers la droite, court (15 mill.), est caché derrière le corps du pancréas. Il se termine par trifurcation en splénique, artère hépatico-coronaire, artère hépatique ordinaire.

1° *L'artère hépatico-coronaire* présentant un calibre supérieur à celui d'une coronaire ordinaire (4 mill.), est d'abord ascendante (25 mill.) puis se bifurque en 2 branches : *a*) L'une, la moins forte, se porte vers la petite courbure de l'estomac et après un court trajet (12 mill.) se divise en 2 branches gastriques descendantes, antérieure et postérieure, absolument identiques à celles que fournit d'ordinaire la coronaire aux deux faces de l'estomac (Ba, Bp). *b*) L'autre (HG), la plus forte (calibre de 3 mill. et demi) formant la continuation véritable du tronc hépatico-coronaire, se porte obliquement en haut, à droite et en avant, dans l'épaisseur de la pars condensa du petit épiploon. Dans la majeure partie de son trajet elle est appliquée sur la face gauche du lobe de Spiegel, qu'elle croise en écharpe. Elle aboutit à l'extrémité gauche du hile du foie, s'insinue derrière la branche gauche de la V. porte et se termine en ce point, par 2 rameaux qui vont au *lobe gauche* et un rameau plus faible destiné au lobe carré. Chemin faisant, cette hépatique gauche a donné naissance à la branche cardio-œso-phago-tubérositaire ant^e (C. Œ. Tub.), identique à celle que fournit normalement la crosse de la coronaire.

2° *L'artère hépatique ordinaire*, née du tronc cœliaque, constitue la seconde hépatique (HM). D'un volume un peu plus faible que normalement, elle présente un premier segment transversal identique à celui d'une hépatique commune ordinaire (30 mill. de long). Au niveau de ce premier segment elle fournit un fort rameau pancréatique qui disparaît derrière la face postérieure de la tête pancréatique (pancréatique moyenne, *p. m*). Arrivée au-devant de la veine porte, l'hépatique se bifurque en donnant la *gastro-duodénale* et un tronc ascendant. La gastro-duodénale, de par son volume, constitue

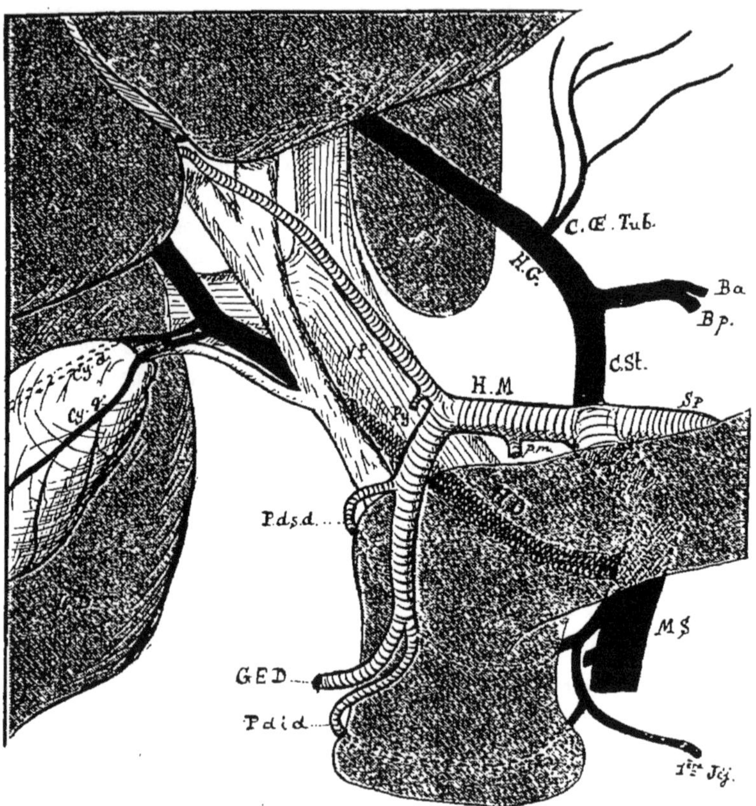


Fig. 143 (Demi-schématique).

la véritable continuation de l'hépatique commune. Le tronc ascendant est de calibre faible (2 mill.) ; rectiligne, il monte devant le bord gauche de la V. porte, croise en avant l'origine de la br. gauche de cette veine, croise également en avant la br. gauche du canal hépatique et va s'enfoncer dans le foie au niveau du sillon de la veine ombilicale après avoir envoyé la majorité de ses rameaux au *lobe carré*, et quelques-uns aux *lobe gauche* et *de Spiegel*. Chemin faisant, ce tronc ascendant a donné la pylorique (Py).

3° La mésentérique supérieure (MS) donne, à 15 mill. de son origine, une forte branche qui constitue la *troisième artère hépatique* (HD). Celle-ci présente un calibre égal à celui de l'hépatique précédente, se porte obliquement en haut et à droite, en arrière du pancréas et de l'origine de la V. porte, puis passe à la face postérieure du cholédoque au voisinage de son origine et vient apparaître au fond de l'aire du triangle biliaire. Elle fournit alors *deux artères cystiques*, et se termine en s'enfonçant dans le *lobe droit*. Pas d'anastomoses extérieures importantes entre les trois artères hépatiques.

---

# II. OBSERVATIONS ET CAS RECUEILLIS DANS LA LITTÉRATURE ANATOMIQUE

## 1° ANOMALIES DU TRONC CŒLIAQUE.

### *a*) Absence congénitale du tronc cœliaque.

**Obs. 30.** Calori [177 *bis*.]

« Sur un monstre humain « acardio et anadenolinfemico » dépourvu d'estomac, de foie et de rate, et chez lequel l'intestin commençait par un cul-de-sac aveugle, Calori constata que le tronc cœliaque était absent ; la première artère abdominale était la mésentérique supérieure. »

---

### *b*) Absence du tronc cœliaque par suite de l'origine séparée de ses trois branches essentielles.

**Obs. 31.** Tiedemann [169d].
(Rédigée d'après une figure et son texte explicatif.)

Sur cette figure on voit naître séparément les trois branches du tronc cœliaque.

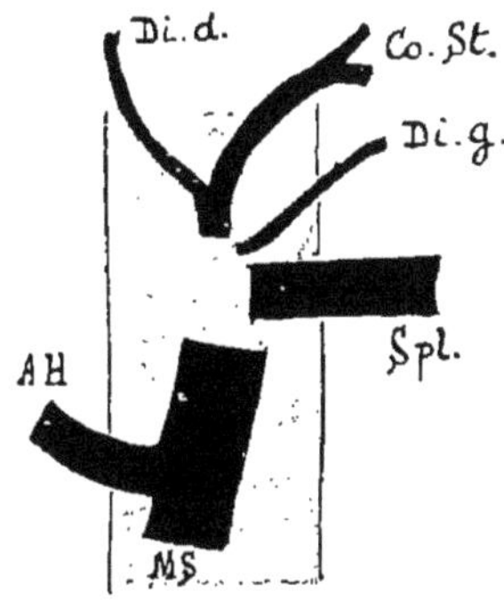


Fig. 144 (Schéma d'après une planche de Tiedemann).

La coronaire stomachique naît la première (Co St), elle donne la diaphragmatique inférieure droite (Di*d*). La splénique (Spl) naît au-dessous et un peu à gauche de la coronaire. L'artère hépatique (AH) naît de la mésentérique supérieure (MS). Entre la coronaire et la splénique se détache la diaphragmatique inférieure gauche (Dig.)

### Obs. 32. Dubrueil [77b] (*In extenso*).

« L'artère cœliaque manquait en totalité, tandis que les trois branches qu'elle a coutume de fournir émergeaient de l'aorte dans l'ordre suivant : d'abord la splénique, puis l'hépatique, et plus bas la coronaire stomachique. L'hépatique se distingue par la peti-

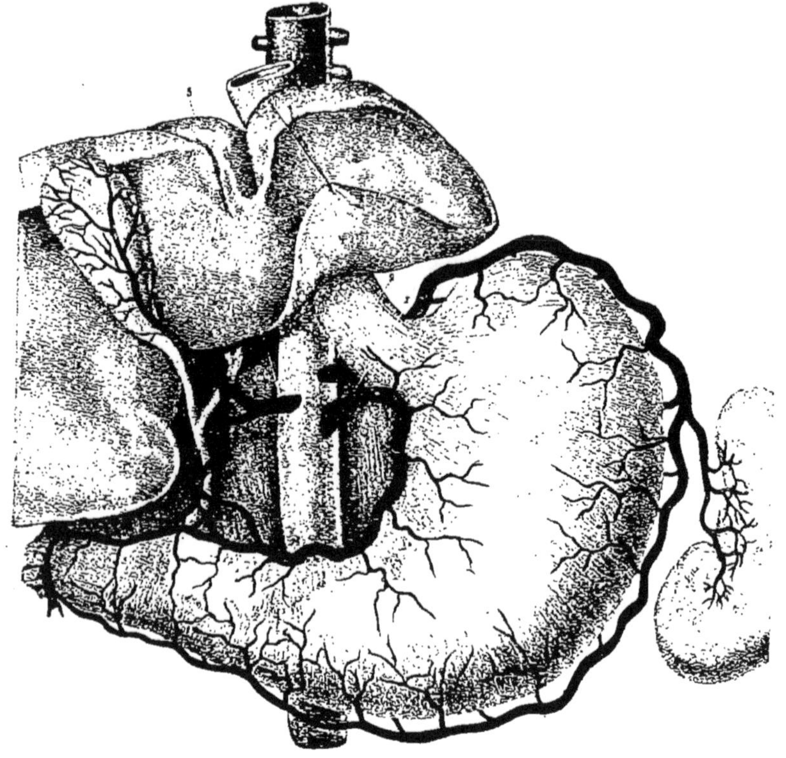

Fig. 145 (D'après Dubrueil).

tesse de son calibre, qui surpasse celle de la coronaire stomachique. La première se partage en trois branches, l'une pour le lobe droit du foie, l'autre se consumant dans le gauche ; quant à la dernière, la cystique, d'une capacité presque égale aux deux autres réunies, elle s'épanouit en un riche réseau recouvrant la face inférieure de la vésicule biliaire. Ici l'hépatique ne donne pas la gastro-épiploïque droite, mais s'anastomose au pourtour du pylore avec la terminaison de la coronaire stomachique. La splénique est remarquable par une extension insolite. Placée tôt après sa naissance, entre le pilier gauche du diaphragme et le cardia, elle gagne la région splénique de l'estomac, envoyant à la rate des rameaux grêles et peu nombreux. La splénique après avoir longé la grande courbure du ventricule, arrive au pylore pour s'inoculer avec la coronaire stomachique, suppléant largement la gastro-épiploïque droite, par les branches qu'elle distribue à l'estomac et à l'épiploon gastro-colique.

L'examen de la splénique dans sa direction, comme dans le mode de distribution, semble faire penser que c'est un tronc commun aux artères gastro-épiploïques qui émane de l'aorte et donne la splénique.

### **Obs. 33 et 34**. Rossi et Cova [191c] (*In extenso*).

« Dans le premier cas (fig. 146) les trois branches que fournit ordinairement le tronc cœliaque, naissaient directement de l'aorte, chacune d'elles d'une façon individuelle et suivant un mode rappelant celui que ces branches affectent quand elles se détachent du tronc cœliaque. C'est ainsi que la coronaire stomachique naissait sur la ligne médiane, à un niveau supérieur à celui des deux autres branches. La gastro-

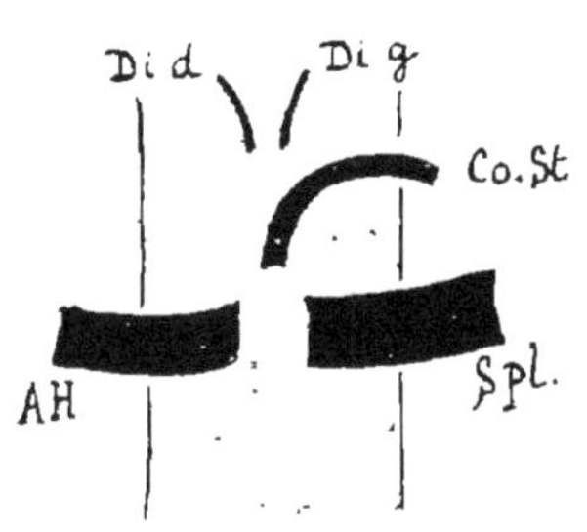


Fig. 146 (D'après un schéma de Rossi et Cova).

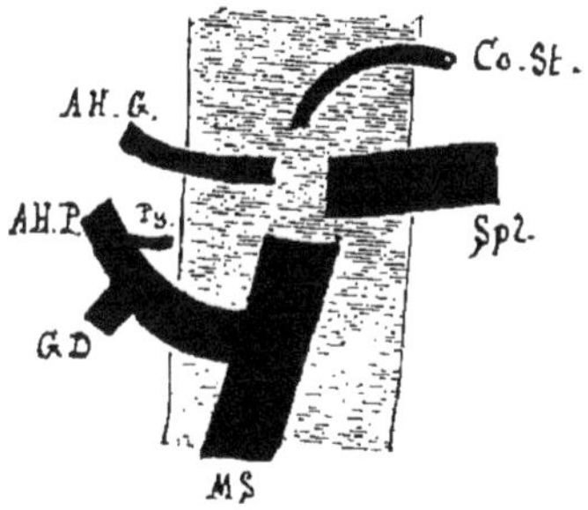

Fig. 147 (Schéma établi d'après les données du texte de Rossi et Cova).

hépatique se détachait au-dessous et à droite de la précédente et la gastro-splénique à gauche de l'hépatique. »

« Dans le second cas (fig. 147) il y avait une disposition analogue ; mais la gastro-hépatique (c'est-à-dire celle qui donne la gastro-duodénale) naissait de la mésentérique supérieure et à la place de l'hépatique ordinaire il existait une hépatique accessoire ne donnant aucune branche gastrique. »

### **Obs. 35**. Quain [164c].

(D'après la figure et son texte explicatif.)

Quain représente un cas d'absence du tronc cœliaque par suite de l'origine séparée des trois branches ordinaires de ce tronc. La disposition est identique à celle du premier cas de Rossi et Cova (fig. 146).

### c) Tronc cœliaque naissant en commun avec la mésentérique supérieure, ou tronc cœliaco-mésentérique.

**Obs. 36.** Tiedemann [169<sup></sup>].

(Rédigée d'après la figure et son texte explicatif.)

Il existe un volumineux tronc médian qui donne d'abord la coronaire stomachique

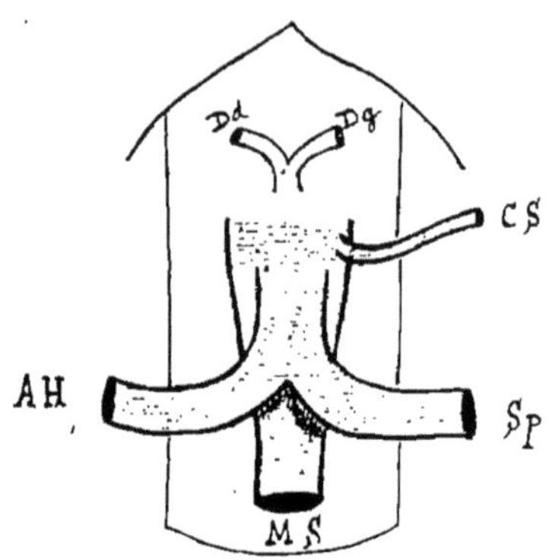


Fig. 148 (Schéma d'après une planche de Tiedemann).

(CS) puis un tronc secondaire qui se divise en hépatique (AH) et Splénique (Sp). Le tronc principal se termine alors par la mésentérique supérieure (MS).

**Obs. 37.** (Résumée) Struthers [196].

Sur un sujet le tronc cœliaque naissait en commun avec la mésentérique supérieure. La coronaire stomachique naissait directement de l'aorte, trois quarts de pouce au-dessous du tronc cœliaque.

**Obs. 38.** Leriche [188].

Sur un total de 55 sujets, l'auteur a trouvé une fois que le tronc cœliaque fournissait l'artère mésentérique supérieure.

**Obs. 39.** Rossi et Cova [191c] (*in extenso*).

Il s'agissait d'un nègre. De l'aorte abdominale, au point où nait ordinairement le tronc cœliaque, on voyait prendre origine un gros tronc long d'environ 1 centimètre. Il se divisait en tronc cœliaque et artère mésentérique supérieure. De la portion initiale du tronc cœliaque naissait la coronaire stomachique et, après un trajet de 1 centimètre et demi, le tronc cœliaque se divisait en splénique et hépatique.

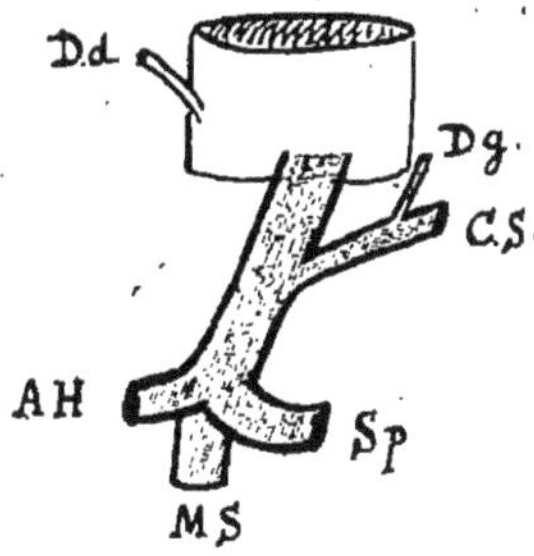


FIG. 149 (D'après un schéma de Rossi et Cova).

**Obs. 40.** — ROSSI et COVA [191[f]] (*In extenso*).

« ... Dans le second cas la fusion entre le tronc cœliaque et la mésentérique supérieure était plus intime que dans le cas précédent (obs. 39). Il existait, en effet, un gros tronc qui se détachait de la partie gauche de l'aorte et qui se dirigeait en bas, en avant et à droite. Deux centimètres après son origine ce tronc cœliaco-mésentérique donnait la coronaire et un centimètre plus loin il se bifurquait en un tronc antérieur donnant l'hépatique et la splénique, et un tronc postérieur représentant la mésentérique supérieure... »

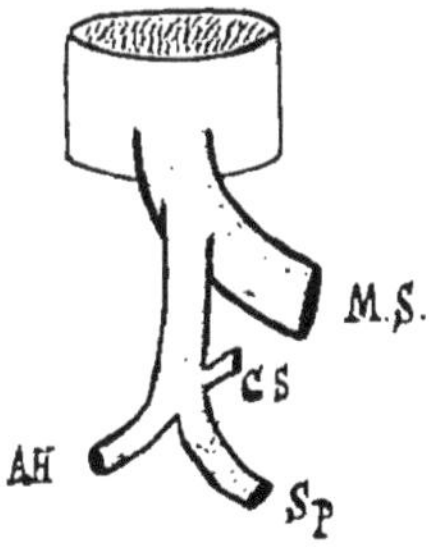

FIG. 150 (D'après Rossi et Cova).

**Obs. 41.** — TANDLER [8[b]] (Résumée).

L'aorte envoie une faible artère coronaire stomachique. Immédiatement au-dessous, émerge de l'aorte un puissant tronc dirigé en avant et en bas, c'est le tronc cœliaco-mésentérique. Après un court trajet, ce tronc se divise en deux troncs secondaires, l'un supérieur ou cranial, l'autre inférieur ou caudal. Le tronc supérieur ou tronc cœliaque se divise en trois branches : artère splénique, artère hépatique, artère gastro-duodénale. Le tronc inférieur ou caudal est une artère mésentérique supérieure typique.

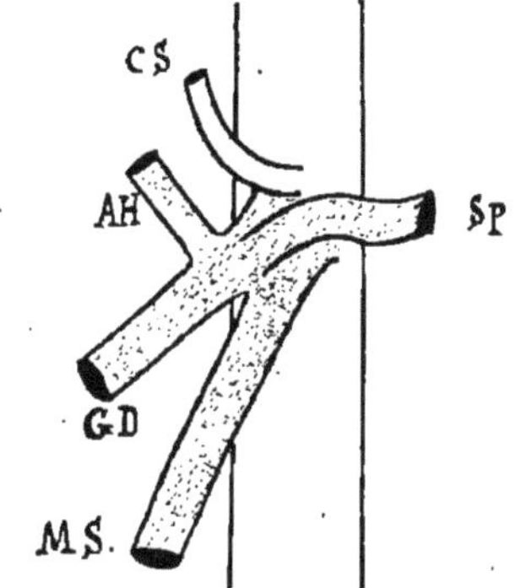


FIG. 151 (Schéma d'après une figure de Tandler).

**Obs. 42.** — TANDLER [8[c]] (Résumée).

La coronaire stomachique naît directement de l'aorte. A environ 1 centimètre au-dessous naît le tronc cœliaco-mésentérique, dirigé en bas et légèrement à droite. Après un court trajet, il se divise en deux troncs secondaires, dont l'un représente le tronc cœliaque et donne trois branches : une artère hépatique *gauche*, la gastro-duodénale, et l'artère splénique. L'autre tronc n'est autre que la mésentérique supérieure. Après un parcours de 2 centimètres, la mésentérique donne comme première branche l'artère hépatique *droite*. Ce cas a été observé par Zuckerkandl qui l'a donné à Tandler. L'hépatique droite chemine « comme toujours dans ces cas » du côté dorsal du pancréas, arrive dans le ligament hépato-duodénal et parvient au hile en passant derrière la veine porte.

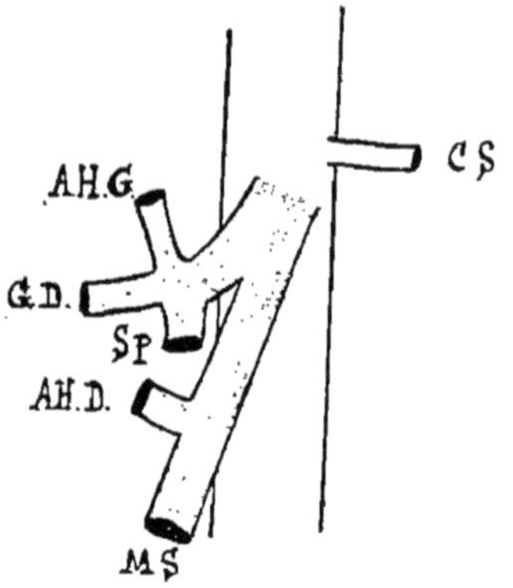

Fig. 152 (Schéma d'après une figure de Tandler).

**Obs. 43.** — Tandler [8d] (Résumée).

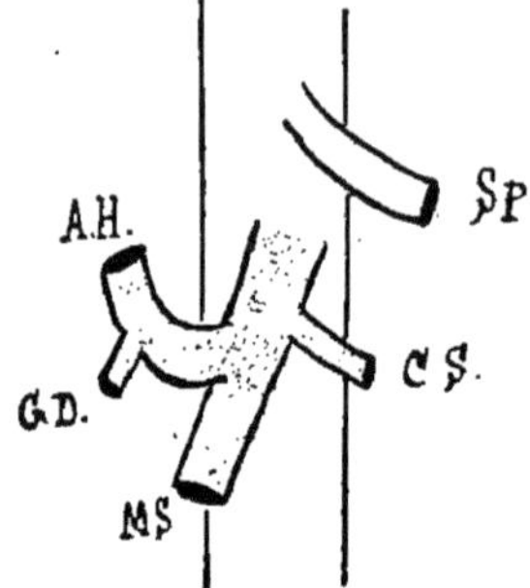


Fig. 153 (Schéma d'après une figure de Tandler).

L'aorte donne d'abord la splénique. A environ 1 centimètre au-dessous de cette dernière naît le tronc cœliaco-mésentérique, dirigé en bas, en avant, légèrement à droite. Ce gros tronc vasculaire donne d'abord la coronaire stomachique, puis il se bifurque en artère hépatique et artère mésentérique supérieure.

**Obs. 44.** — Tandler [8c] (A peine résumée).

Sur un sujet adulte, il existait deux artères distinctes allant au foie, l'une au lobe *droit*, l'autre au lobe *gauche*.

Le tronc cœliaque est anormal. Il naît à environ 1 centimètre au-dessous de l'orifice aortique du diaphragme, par un tronc commun avec l'artère mésentérique supérieure. Ce gros vaisseau de plus d'un centimètre de largeur mérite le nom de tronc cœliaco-mésentérique. Après un parcours d'un centimètre de long, ce tronc envoie un fort rameau ascendant qui se bifurque bientôt pour former l'artère splénique (Sp) et l'*artère hépatique gauche* (A.H.G). Chacune de ces deux artères présente un trajet normal. L'artère hépatique gauche donne la gastro-duodénale (GD). Cette hépatique gauche est d'un volume relativement faible. Elle chemine au-devant de la veine porte. Arrivée au hile, elle donne un tout petit rameau au lobe de Spiegel puis se termine dans le lobe gauche du foie.

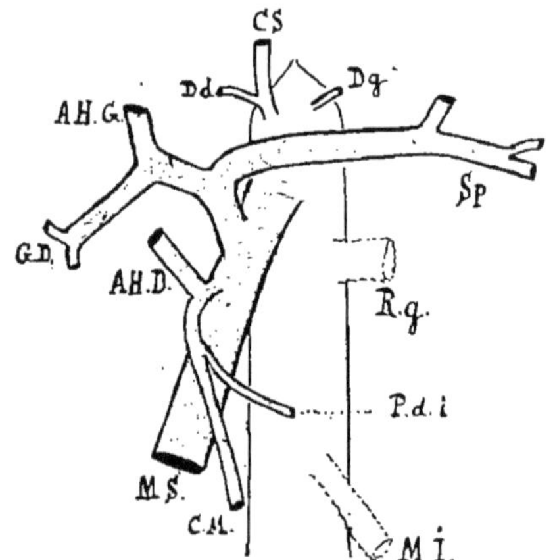


Fig. 154 (Schéma d'après une figure de Tandler).

Après avoir émis l'artère hépatique gauche, le tronc cœliaco-mésentérique doit être considéré comme ne représentant plus que l'artère mésentérique supérieure (*MS*). Au niveau du bord inférieur du pancréas, la mésentérique supérieure envoie un tronc très court qui se divise en deux branches secondaires. *a*) L'une de ces branches est descendante. Ce vaisseau qui, suivant son point d'origine, répondrait à une artère pancréatico-duodénale inférieure très développée, se bifurque immédiatement en artère pancréatico-duodénale inférieure et artère colique moyenne (*P.D.i.*, *CM*).

*b*) La seconde branche, née de la mésentérique supérieure, est plus importante que la branche descendante : c'est l'*artère hépatique droite* (*AH. D*). Elle chemine à la face postérieure du pancréas, puis atteint le ligament hépato-duodénal. Elle passe alors en arrière de la veine porte, puis à gauche du cholédoque et arrive au hile du foie, au niveau duquel elle se divise en un rameau gauche très faible destiné au lobe de Spiegel et en un fort rameau droit pénétrant dans le lobe droit. Ainsi l'artère hépatique droite n'alimente que le lobe droit du foie, l'artère hépatique gauche n'alimente que le lobe gauche du foie. Cette dernière présente des vestiges d'alimentation pour le lobe droit.

L'artère coronaire stomachique (*CS*) naissait au-dessus du tronc cœliaco-mésentérique, en même temps que l'artère diaphragmatique inférieure droite (*Dd*).

---

### *d*) Anastomoses cœliaco-mésentériques anormales.

**Obs. 45.** — Haller [89ᵃ] (Résumée).

Parfois un des rameaux antérieurs de la gastro-duodénale se porte transversalement au-devant de la veine porte et va s'anastomoser avec un rameau pancréatique de la mésentérique supérieure. J'ai vu cette anastomose beaucoup plus développée que d'ordinaire, à tel point que la gastro-épiploïque droite semblait naître plutôt de la mésentérique supérieure que de la gastro-duodénale. (Winslow aurait vu également cette disposition.

**Obs. 46.** — Langenbeck [160ᶜ] (Rédigée d'après une planche et son texte explicatif).

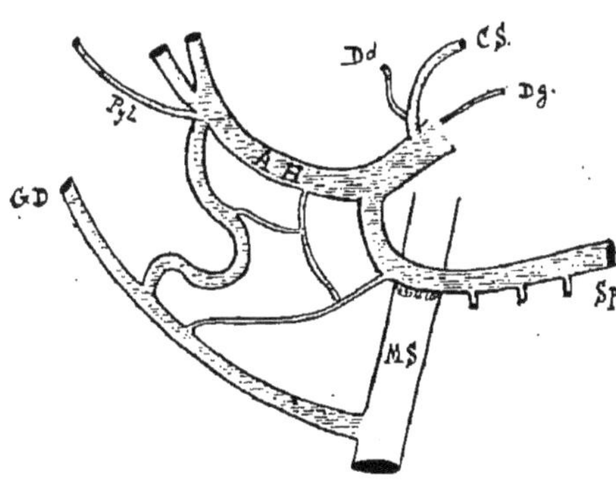

Fig. 155 (Schéma d'après une planche de Langenbeck).

Langenbeck représente avec détail une anomalie consistant en la présence d'une forte anastomose entre le tronc de l'artère hépatique et la gastro-duodénale. Cette dernière naissait de la mésentérique supérieure. L'anastomose présentait un trajet sinueux. Il existait également deux petits rameaux anastomotiques entre l'artère hépatique et la forte anastomose, et entre la splénique et la gastro-duodénale. D'après l'auteur, la gastro-duodénale naissait de la mésentérique supérieure par l'intermédiaire de la pancréatico-duodénale gauche.

### Obs. 47. — Barclay [64b] (*In extenso*).

« J'ai vu une branche aussi large qu'une plume d'oie, naître de la racine de l'artère coronaire stomachique et aller se jeter dans la racine de la première artère colique. Chemin faisant, la branche anormale envoyait deux ou trois rameaux au pancréas. »

### Obs. 48 et 49. — Struthers [196] (*In extenso*).

« Sur deux sujets il existait une volumineuse anastomose entre la pancréatico-duodénale de l'artère hépatique et la pancréatico-duodénale de l'artère mésentérique supérieure. Dans le premier cas les artères anastomosées forment un vaisseau volumineux à trajet tortueux, long de 8 pouces et présentant le diamètre d'une plume d'oie; le calibre atteint son maximum au niveau de l'extrémité hépatique de l'anastomose. Dans le second cas, le vaisseau anastomosant possède une longueur de 6 pouces, et un calibre inférieur d'un tiers à celui du cas précédent. C'est également au niveau de l'extrémité hépatique de l'anastomose que le calibre est le plus fort.

Dans les deux cas, il existait ainsi un grand cercle artériel constitué par le tronc cœliaque, le vaisseau anastomotique, le tronc de la mésentérique supérieure, et enfin l'aorte; on pouvait passer le poing à travers ce grand cercle. »

### Obs. 50. — Jacques [184 *bis*] (Résumée).

« De la face antérieure de l'artère splénique, non loin de son origine sur le tronc cœliaque, j'ai vu naître dans un cas un vaisseau volumineux à direction obliquement descendante vers la gauche. Après avoir cheminé en arrière du pancréas et dans le tissu cellulo-graisseux rétro-mésentérique cette branche anormale arrive par un trajet légèrement spiroïde dans la région lombaire gauche, où elle rencontre au-dessous du rein le côlon descendant un peu au-dessus de sa portion moyenne. Elle vient alors se jeter un peu obliquement dans la branche ascendante de la colique supérieure gauche en s'abouchant avec elle à plein canal... Chemin faisant, ce large rameau anastomotique émet diverses collatérales. Presque immédiatement après sa naissance, dans son trajet rétro-pancréatique, il envoie à droite et à gauche des branches horizontales destinées au pancréas ; l'une d'elles, contournant supérieurement la tête de la glande vient s'unir à la pancréatico-duodénale de la gastro-épiploïque gauche. A peu prés au même niveau se détache une autre collatérale importante qui, se plaçant au côté gauche du tronc de la mésentérique supérieure, chemine d'abord parallèlement à celle-ci, croi-

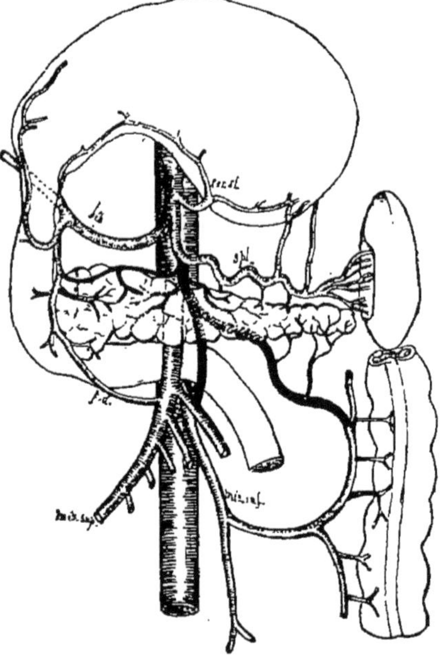

Fig. 156 (Empruntée à Jacques).

sant avec elle la face antérieure de la 3e portion du duodénum, pour aller ensuite se jeter dans l'une de ses premières branches jéjunales. Enfin de la portion moyenne de l'artère anormale partent, en divers points, des rameaux ascendants pour la queue du pancréas... ».

### Obs. 51. — Bonamy, Beau, Broca [149] (Rédigée d'après une planche et son texte explicatif).

Sur une planche de leur atlas, ces auteurs représentent l'anomalie suivante :

On voit la gastro-duodénale naître normalement du tronc de l'hépatique. Au niveau du point où la gastro-duodénale se divise en gastro-épiploïque droite et pancréatico-duodénale inférieure droite, il existe une troisième branche qui unit la gastro-duodénale à la mésentérique supérieure, en passant au-devant de la tête pancréatique. Au-dessous de cette branche anastomotique, la mésentérique supérieure donne la pancréatico-duodénale gauche.

### Obs. 52. — Franz [181] (Résumée).

«... Sur un sujet il existait une forte branche anastomotique rétro-pancréatique entre l'artère hépatique et l'artère colique moyenne. » (Ce cas appartiendrait à Krönlein, qui l'aurait communiqué à Franz.)

### Obs. 53. — Tandler [8] (*In extenso*).

«... J'ai moi-même observé un cas dans lequel il existait une branche anastomotique qui partait de l'artère hépatique propre et allait se jeter dans l'artère colique moyenne immédiatement après l'origine de cette dernière. La branche anastomotique cheminait au-devant du pancréas. Le tronc cœliaque n'était pas oblitéré, mais au contraire il présentait son calibre normal. Ainsi se constituait une anastomose indirecte entre le tronc cœliaque et la mésentérique supérieure... »

### Obs. 54. — Brunin [175] (Résumée).

*Sur un cas d'anastomose rétropancréatique entre l'artère hépatique et l'artère mésentérique supérieure.*

Homme adulte. Viscères normaux. Le tronc cœliaque naît de l'aorte à son niveau habituel et donne, après un trajet de 1 centimètre et demi, la splénique, la coronaire stomachique et l'hépatique. Rien de particulier à noter pour les deux premières. L'*artère hépatique* au contraire mérite une étude détaillée. Cette artère se dirige d'abord en bas et à droite, pendant 2 centimètres, puis elle donne la gastro-duodénale et se dirige alors en haut, vers le hile du foie, après avoir donné l'artère pylorique. Un centimètre après l'envoi de la gastro-duodénale, et vis-à-vis de la pylorique, l'artère hépatique émet, par sa face postérieure, *un tronc d'un volume égal au sien*. Ce tronc va aboutir à la mésentérique supérieure, à 1 centimètre et demi de l'origine aortique de cette artère. Il existe donc entre l'artère hépatique et la mésentérique supérieure une anastomose d'un calibre égal à celui de l'hépatique elle-même ; cette anastomose mesure 3 centimètres de long et se dirige obliquement de droite à gauche et de haut en bas. Voici les rapports de ce canal anastomotique : en haut, il répond au lobe de Spiegel : en avant par sa moitié droite il répond à la face postérieure de la veine porte, au-devant de laquelle se trouve le tronc de l'hépatique ; puis par sa moitié gauche le canal anastomotique répond à la face postérieure du pancréas. Ce canal est donc *rétropancréatique.* Avec le tronc de l'hépatique et le tronc cœliaque, en avant, et avec l'aorte et le segment originel de la mésentérique supérieure, en dedans, ce canal constitue un « *anneau artériel* » traversé par la veine porte.

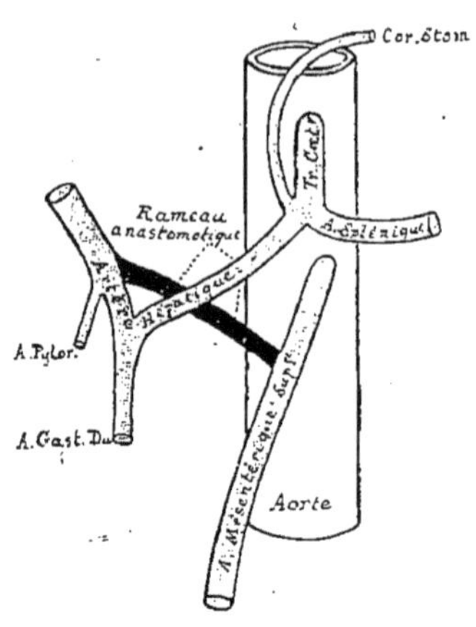


Fig. 157 (Schéma d'après une figure de Brunin).

Brunin ajoute qu'il n'a trouvé dans toute la littérature anatomique qu'un seul cas se rapprochant du sien, le cas de Bühler. L'auteur passe ensuite à l'explication embryologique de ce canal d'union, en s'appuyant sur les idées de Tandler : « La rareté de notre observation n'en fait pas le principal intérêt ; nous montrerons qu'elle constitue *un cas de persistance, chez l'adulte, d'une disposition embryonnaire normale*, ou tout au moins que l'ontogénèse des branches de l'aorte abdominale (tronc cœliaque et mésentérique supérieure) nous en fournit une explication simple et rationnelle... » Brunin retrace alors les idées et les schémas de Tandler sur ce développement du tronc cœliaque et de la mésentérique supérieure (voy. pp. 57 et 58) et explique ainsi son cas : «... Rien ne nous empêche d'admettre la persistance possible de l'*anastomose ventrale longitudinale* de Tandler, avec oblitération des deux racines intermédiaires (voy. fig. 22 *bis*, p. 58). Le fait que notre canal anastomotique naît de l'artère hépatique, s'explique très facilement par un allongement secondaire du segment initial de l'artère hépatique, en vertu duquel l'origine du canal anastomotique a été reportée plus loin. La situation *rétropancréatique* de ce canal est tout à fait semblable à celle que Tandler a vue dans le cours de l'ontogénèse normale... »

## Obs. 55. — Buhler [176] (Résumée).

Homme, âge moyen. Aucune anomalie des viscères abdominaux.

Le tronc cœliaque naît de l'aorte, à son niveau ordinaire. Il se termine en donnant quatre branches. Trois d'entre elles sont normales, la coronaire stomachique, l'artère hépatique et la splénique ; leur disposition est régulière. La quatrième branche est anormale ; elle constitue une *anastomose qui se rend à la mésentérique supérieure.* Le tronc de cette dernière est d'ailleurs normal. Toutefois, les rameaux destinés à l'intestin grêle se réunissent par petits groupes naissant par un tronc commun, ce qui n'est pas rare. D'autre part, les branches destinées au côlon naissent par un tronc unique, ce qui est encore plus fréquent.

Le rameau anastomotique né du tronc cœliaque vient aboutir à l'artère colique moyenne. Il chemine étroitement couché sur l'aorte et sur le tronc de la mésentérique supérieure, derrière le pancréas. Son trajet est sinueux. A 2 centimètres au-dessous de son origine le rameau anastomotique envoie une artère pancréatico-duodénale. La mésentérique supérieure ne fournit pas d'artère pancréatico-duodénale inférieure. Le calibre du rameau anastomotique allait en décroissant du tronc cœliaque vers l'artère colique moyenne ; le courant sanguin allait donc du tronc cœliaque à la mésentérique supérieure.

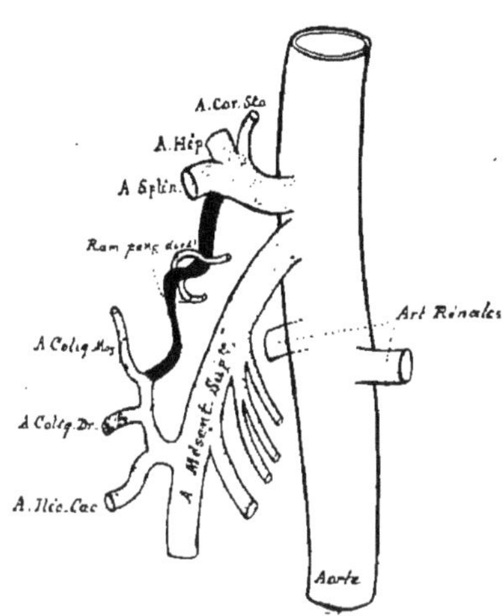

FIG. 158 (Schéma d'après une figure de Bühler).

Cette variété d'anomalie s'explique facilement par les recherches de Tandler. Il s'agit dans ce cas de la *persistance de l'anastomose longitudinale* que Tandler a décrite au cours du développement du tronc cœliaque et de la mésentérique supérieure. «... Il est vrai que dans mon cas l'anastomose aboutissait non pas à la mésentérique supérieure, mais à l'artère colique moyenne ; mais c'est là un point d'importance secondaire : il s'explique facilement par la migration que l'embouchure du rameau anastomotique a accomplie le long de la mésentérique supérieure. Cette hypothèse est confirmée par le fait que l'origine de la colique moyenne s'est également déplacée vers le bas, en même temps que le rameau anastomotique... »

**Obs. 56.** — SOUSLOFF [262g] (Résumée)

Dans un cas (131 sujets examinés), l'artère hépatique naissait en totalité de la mésentérique supérieure ; il existait une anastomose entre cette hépatique et le tronc cœliaque. L'anastomose était située en avant et à gauche de la veine porte.

---

## *e)* Oblitération ou rétrécissement du tronc cœliaque d'origine congénitale.

**Obs. 57.** — THANE [197] (Résumée).
*Oblitération du tronc cœliaque.*

Le tronc cœliaque était représenté, au niveau de son origine aortique, par un cordon fibreux et imperméable, épais de 2 millimètres et demi et long de 11 millimètres. A ce cordon fibreux faisait suite une dilatation semblable à un sinus donnant naissance à la phrénique gauche (Dia), à la coronaire stomachique (CoS), à la splénique (Sp) et à l'artère hépatique (H). L'artère hépatique était d'un volume énorme (9 millimètres de diamètre) ; le calibre des autres vaisseaux était normal. L'artère hépatique après avoir envoyé la petite branche pylorique (Py) se divisait en une portion ascendante (de 6 millimètres de diamètre), allant au foie et une portion descendante, plus volumineuse (8 millimètres de diamètre) qui était l'artère gastro-duodénale (GD). Cette dernière se continuait directement, après avoir fourni la gastro-épiploïque droite (GEd), avec l'artère pancréatico-duodénale supérieure très augmentée de volume (7 millimètres).

La mésentérique supérieure (MS) était plus volumineuse que d'ordinaire (9 milli-

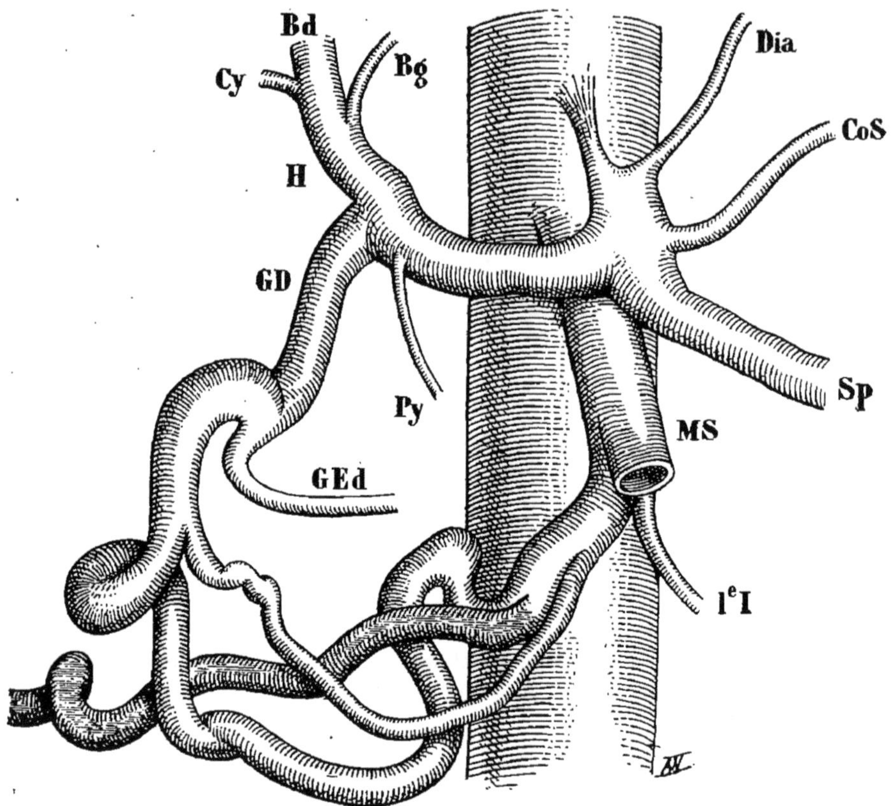


Fig. 159. — *Oblitération du tronc cœliaque*, d'après Thane (Grandeur nature).

On voit très nettement sur cette préparation que la circulation dans les branches du tronc cœliaque s'est rétablie aux dépens de l'artère mésentérique supérieure (*MS*) et des arcades pancréatico-duodénales : — *Dia*, diaphragmatique inférieure gauche ; — *CoS*, coronaire stomachique — *Sp*, splénique ; — *MS*, mésentérique avec 1ᵉ*I*, première branche intestinale ; *H*, hépatique ; — *GD*, gastro-duodénale ; — *GEd*, gastro-épiploïque droite.

La branche artérielle (teintée en gris), qui se porte en arrière des arcades pancréatico-duodénales n'a pu être identifiée par Thane. Les artères rénales et spermatiques n'ont pas été figurées pour rendre plus claire la figure (note de Thane).

mètres). Elle se divisait, après un court trajet, en deux branches de volume à peu près égal (7 à 8 millimètres). La branche de bifurcation *antérieure* représentait le tronc ordinaire de l'artère ; elle fournissait les branches ordinaires. La branche *postérieure* envoyait la première branche intestinale à la partie initiale du jéjunum (1ᵉI), puis, se portant à droite, elle suivait le trajet de l'artère *pancréatico-duodénale inférieure*.

Les artères pancréatico-duodénales *supérieure* et *inférieure* formaient deux grandes arcades dans la concavité de l'anse duodénale. Les vaisseaux constituant ces arcades présentaient un trajet tortueux, avec des tours de spire ; leur diamètre était respectivement de 6 et de 4 millimètres.

De l'artère pancréatico-duodénale inférieure naissait une troisième branche (ombrée légèrement sur la figure) d'un diamètre de 7 millimètres, se dirigeant en arrière de la deuxième portion du duodénum. Mais on ne pouvait pas la suivre plus loin parce que le vaisseau avait éclaté pendant l'injection.

*En résumé*, les branches du tronc cœliaque étaient alimentées complètement par la mésentérique supérieure, par l'intermédiaire des arcades pancréatico-duodénales. Il n'existait aucune trace d'état pathologique du côté des vaisseaux en question. On n'a trouvé aucune cause nette à cette oblitération du tronc cœliaque...

(Cette observation très minutieusement décrite montre d'une façon très nette que la principale voie anastomotique du tronc cœliaque est représentée par l'artère hépatique commune, le tronc de la gastro-duodénale, les artères pancréatico-duodénales, et le tronc de la mésentérique supérieure.)

### **Obs. 58.** — Hecht [183].

*Rétrécissement filiforme du tronc cœliaque* (A peine résumée).

Homme adulte. Le tronc cœliaque naît à son niveau ordinaire sous forme d'une dilatation formée surtout par la paroi antérieure du vaisseau. Cette dilatation s'effile en fuseau pour se continuer — immédiatement après l'origine de la diaphragmatique inférieure gauche — par un cordon de tissu conjonctif paraissant être plein. Environ un centimètre après le départ de la diaphragmatique gauche, naissent au même point la coronaire stomachique, la splénique et l'hépatique. Ces trois artères sont d'une puissance remarquable.

La *coronaire stomachique*, assez forte, chemine normalement ; elle est d'abord ascendante puis, après l'envoi de quelques rameaux cardiaques, elle descend le long de la petite courbure de l'estomac et s'anastomose avec la pylorique.

L'*artère hépatique* présente un calibre d'environ 6 millimètres ; après un trajet d'un centimètre et demi, elle envoie un rameau descendant à droite (rameau anastomotique) sur lequel nous reviendrons dans un instant. Après l'émission de ce rameau, l'artère hépatique commune arrive devant la veine porte et se divise normalement en une branche ascendante ou artère *hépatique propre* et une branche descendante ou artère *gastro-duodénale*. L'hépatique propre présente sa ramification et ses rapports normaux.

La *gastro-duodénale* présente un développement anormalement puissant. Elle envoie d'abord, un centimètre après son origine, un tronc vasculaire tortueux (fig. 160, $v$) qui se porte d'abord à droite et en bas, croise en arrière le cholédoque, chemine transversalement en arrière du pancréas et finalement vient se jeter dans l'artère pancréatico-duodénale gauche née de la mésentérique supérieure.

La gastro-duodénale, arrivée à la petite courbure de l'estomac, se divise en donnant : 1° une artère *gastrique droite* de calibre ordinaire, et une paire de petits rameaux allant au pylore et au commencement du duodénum ; et 2° un tronc qui ne tarde pas à se bifurquer (fig. 160, $x$, $y$). Hecht appelle ce tronc : artère pancréatico-duodénale supérieure. Une des deux branches de bifurcation de ce tronc ($y$, fig. 160) chemine d'abord sur la face antérieure de la tête pancréatique sur laquelle il décrit de nombreux méandres. Puis ce tronc sinueux contourne en arrière le bord inférieur de la tête pancréatique, se porte en dedans parallèlement à la troisième portion (portion transversale) du duodénum, croise la face postérieure de la grande veine mésentérique et de l'artère mésentérique supérieure et, aussitôt après avoir croisé cette dernière, il va se terminer en formant une petite crosse dans le flanc gauche de l'artère mésentérique supérieure, après avoir envoyé le premier rameau destiné au jéjunum. Ajoutons, en passant, que la gastro-duodénale continuée par le tronc que nous venons de décrire ($y$), ne diminue pas de calibre pendant son parcours, mais qu'au contraire le calibre va en augmentant de son origine hépatique à la terminaison mésentérique.

La seconde branche de bifurcation ($x$, fig. 160) de la pancréatico-duodénale supé-

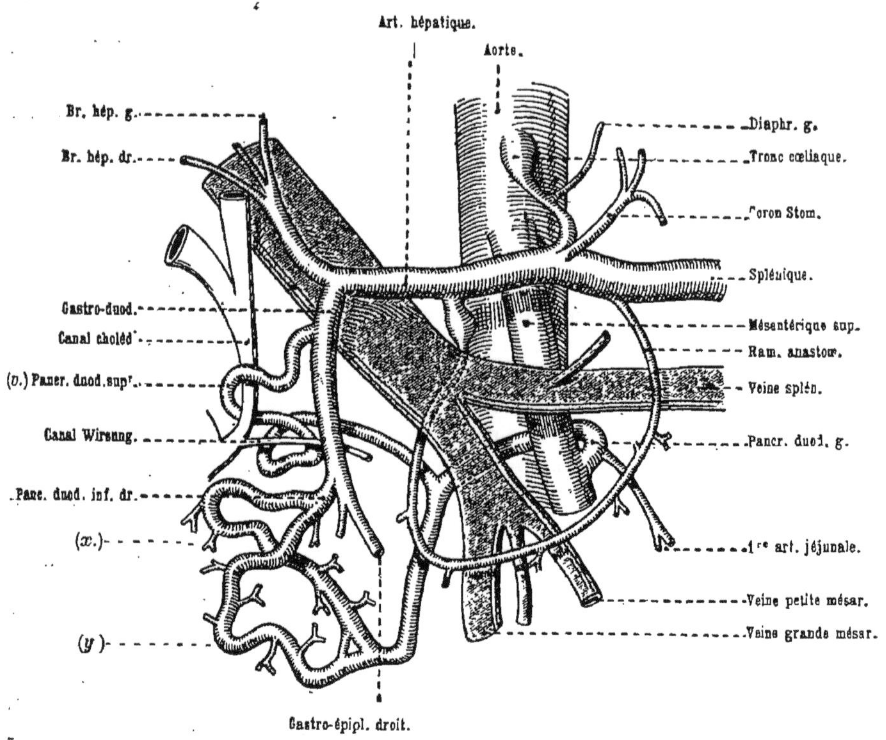


Fig. 160. — *Rétrécissement filiforme du tronc cœliaque*, d'après Hecht. (Pour l'explication, voir le texte de l'observation.)

rieure naît environ un centimètre après l'origine de la gastrique droite. C'est un fort rameau (fig. 160, $x$) qui pénètre assez rapidement dans la substance pancréatique, la traverse dans toute sa hauteur, en se portant à la face postérieure de la tête pancréatique, puis va s'aboucher à plein canal dans le tronc décrit précédemment ($y$), au niveau de la troisième portion (portion horizontale) du duodénum après s'être bifurqué.

Hecht reprend alors la description du premier rameau fourni par l'hépatique *commune* (rameau anastomotique). Ce rameau peu après son origine présente une dilatation remarquable d'aspect anévrysmal. Il chemine d'abord vers le bas, croise la face postérieure de l'origine de la veine porte, compris dans l'épaisseur de la face postérieure du pancréas, puis décrit vers la gauche une courbe au-devant de la grande veine mésentérique, et va finalement se continuer à plein canal avec une artère née de la splénique (rameau anastomotique) que nous décrirons plus loin. Si l'on fait abstraction de la dilatation anévrysmoïde, on constate que le calibre de ce rameau est uniforme et égal dans toute son étendue, malgré l'émission de quelques rameaux pancréatiques.

L'*artère splénique* présente un développement particulièrement remarquable. Deux centimètres après son origine elle envoie, de sa face inférieure, un rameau assez fort (rameau anastomotique) qui disparaît dans la substance pancréatique et qui, comme on l'a déjà signalé, va s'anastomoser à plein canal avec la première branche fournie par l'hépatique commune.

Après cette dissection, Hecht a ouvert l'aorte ainsi que la dilatation située à l'origine du tronc cœliaque. On s'aperçut alors que le cordon faisant suite à la dilatation cœliaque n'était pas complètement plein et oblitéré, mais qu'il possédait une lumière très faible perméable à une fine sonde.

En présence de la disposition constatée, Hecht émet l'idée qu'il s'agit sans doute d'une circulation collatérale telle que les branches du tronc cœliaque reçoivent leur afflux sanguin surtout de l'artère mésentérique supérieure. Le trajet sinueux de plusieurs branches est en faveur de cette hypothèse. En présence de ce cas, ajoute l'auteur, on ne saurait affirmer si il s'agit d'un processus sténosant congénital ou acquis. Hecht pense que la sténose a dû se produire de très bonne heure, et que la dilatation cœliaque rappelle *un état embryonnaire* (!). Hecht ajoute que la sténose a dû se constituer très lentement, car sans cela « ... s'il y avait eu rétrécissement brusque de l'artère cœliaque, on aurait constaté des désordres pathologiques au niveau des viscères alimentés par cette artère... » De plus, à l'examen microscopique, les parois du tronc cœliaque — et en particulier l'endartère — ne présentaient aucune altération pathologique. Pour tous ces motifs, Hecht pense qu'il doit s'agir d'un rétrécissement s'étant constitué pendant la vie fœtale.

Hecht passant ensuite à l'interprétation de cette anomalie, croit voir dans son cas la persistance d'un état embryonnaire. D'après Hecht le rameau anastomotique unissant l'hépatique commune à la splénique (rameau anastomotique, fig. 160), d'autre part les branches unissant la gastro-duodénale à la mésentérique supérieure (fig. 160, branches $v$, $x$, $y$) sont des *nova vasculaires*, néoformations dont l'une (branche $v$) représente un reliquat embryonnaire : ce serait un exemple de persistance de l'anastomose longitudinale antérieure décrite par Tandler, au cours du développement de l'artère omphalo-mésentérique. Enfin Hecht considère que l'artère pancréatico-duodénale supérieure est représentée par le tronc qui donne les deux branches $x$ et $y$.

Remarques. — Nous croyons pouvoir affirmer que Hecht a compliqué bien inutilement et la description et l'interprétation de sa très intéressante observation. En réalité, la disposition vasculaire qu'il représente *répond de toutes pièces et d'une façon schématique à la disposition normale des artères de la tête pancréatique*. Il n'y a, selon nous, aucun *novum vasculaire* dans tout ce que Hecht considère comme tel. Chacune des branches qu'il décrit et représente correspond à une branche existant à l'état normal. La seule différence entre son cas et un cas normal, c'est que par suite du rétrécissement du tronc cœliaque, il s'est établi une circulation collatérale remarquablement développée par l'*intermédiaire des arcades anastomotiques qui existent normalement* entre la mésentérique supérieure et le tronc cœliaque, c'est-à-dire entre les artères pancréatico-duodénales droites *supérieure* ($v$) et inférieure ($x$, $y$) et l'artère pancréatico-duodénale gauche.

Quant à l'anastomose entre l'hépatique commune et la splénique décrite par Hecht, elle répond elle aussi à une arcade très fréquente, en temps normal (arcade pancréatique antérieure).

Le cas de Hecht nous semble donc surtout intéressant parce qu'il schématise en l'amplifiant pour ainsi dire, la *disposition normale* des anastomoses artérielles au niveau de la tête pancréatique. Comparez le cas de Hecht aux bonnes injections des artères pancréatiques et vous y retrouverez tous les éléments — et rien qu'eux — de la *disposition normale typique.* C'est avec intention et pour toutes ces raisons que nous avons employé sur la figure de Hecht les désignations qui nous paraissent logiques et évidentes. (Comparez la figure de Hecht à notre figure 82, page 485, ainsi qu'aux figures représentant des préparations de Wiart, fig. 79 et 80, p. 482 et 484; voyez également la description des branches de l'artère gastro-duodénale).

---

## 2° ANOMALIES DE L'ARTÈRE HÉPATIQUE

### a) Artère hépatique née de la mésentérique supérieure.

**Obs. 59.** — J.-C. A. Mayer [162c].
(Rédigée d'après la figure et son texte explicatif.)

L'artère hépatique naît de la mésentérique supérieure à peu de distance de son

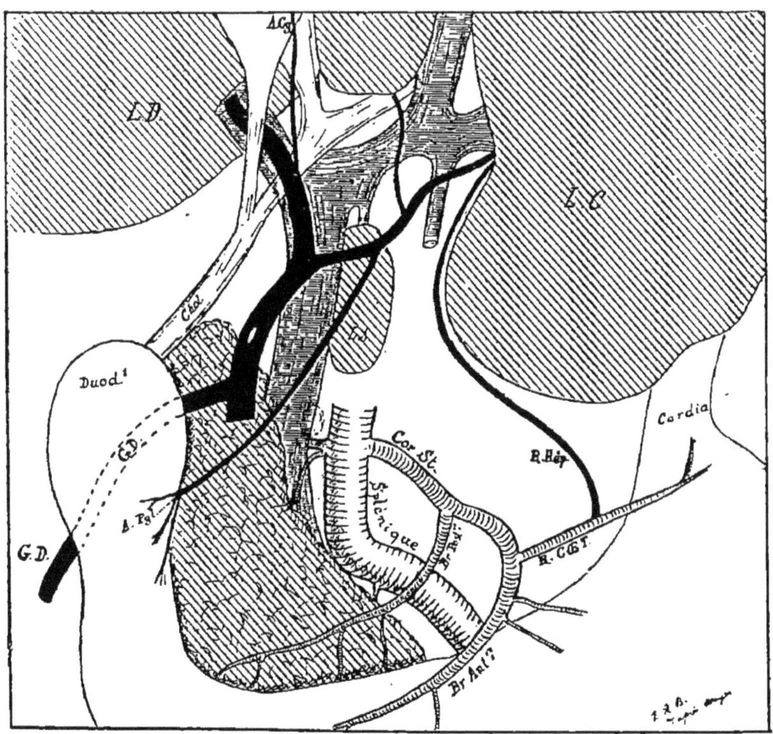


Fig. 161 (Schéma d'après une gravure de Mayer).
L'artère hépatique principale née de la mésentérique supérieure et le petit rameau hépatique accessoire de la coronaire stomachique sont figurés en noir plein.)

origine, derrière le pancréas, puis elle se porte en haut et semble émerger entre le flanc droit et la veine porte et le flanc gauche du cholédoque. Continuant son trajet ascendant, l'artère hépatique vient se placer au-devant de la veine porte où elle se divise en ses deux branches terminales, branche droite et branche gauche. Chemin faisant, l'artère hépatique a donné la gastro-duodénale (GD) dont le trajet semble normal.

La branche terminale droite de l'artère hépatique croise la face antérieure du canal hépatique, au-devant duquel elle envoie l'artère cystique (ACy). La branche terminale gauche de l'artère hépatique envoie d'abord la pylorique (APy), puis un rameau au lobe carré, et enfin elle se termine dans le lobe gauche. Ce lobe gauche reçoit encore un rameau accessoire qui naît de la branche de bifurcation antérieure de la coronaire stomachique, par un tronc commun avec la branche cardio-œsophago-tubérositaire antérieure (R. CŒT).

**Obs. 60.** — Quain [164°].

(Rédigée d'après la figure et son texte explicatif.)

Sur une de ses belles planches, Quain représente un cas dans lequel l'artère hépatique naît en totalité de la mésentérique supérieure, à environ 2 centimètres de son origine. Le tronc cœliaque se dirige en bas et à gauche. Il donne d'abord le tronc commun des diaphragmatiques inférieures (Di. d, Di. g.), puis la coronaire stomachique (C. St.). Il se continue directement par la splénique (Spl.).

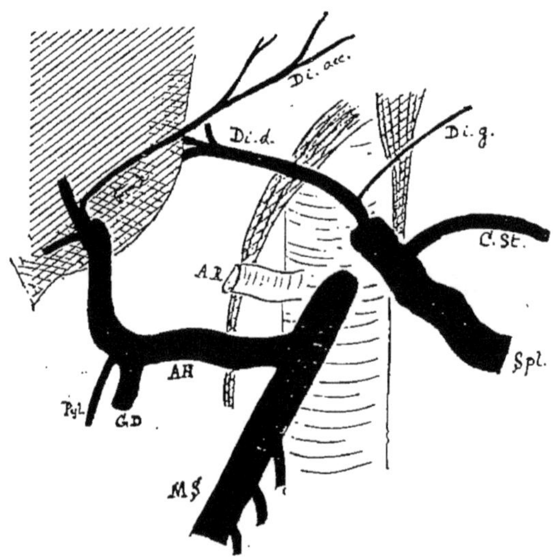


Fig. 162 (Schéma d'après une planche de Quain).

L'artère hépatique présente son mode de distribution ordinaire. Elle donne au niveau de son coude la gastro-duodénale et, juste au-dessus, la pylorique. Elle se termine par ses deux branches ordinaires. De sa branche gauche naissait une phrénique accessoire (Di. acc.).

Les viscères ne sont pas figurés.

**Obs. 61.** — Hochstetter [279] (Résumée).

Sur un sujet on notait qu'en plus de l'absence de la vésicule biliaire, l'artère hépatique naissait de la mésentérique supérieure; elle se plaçait à droite de la veine porte. D'autre part, le canal cholédoque était situé à gauche de la veine porte.

**Obs. 62.** — Barkow [146c]. (Rédigée d'après la figure et son texte explicatif).

La mésentérique supérieure donne naissance à l'artère hépatique tout près de son origine (environ 1 centimètre). Il en résulte la formation d'un gros tronc commun aux deux artères « tronc hépatico-mésaraïque ». L'artère hépatique présente son mode de ramification ordinaire. Toutefois de la branche droite naît une artère cystique dédoublée, c'est-à-dire que la branche droite et la branche gauche de la cystique naissent isolément. Le tronc cœliaque ne donnait que deux artères phréniques, puis il se divisait en splénique et coronaire stomachique.

**Obs. 63.** — Fawcett [222 *bis*] (A peine résumée).

«... Mon attention fut d'abord attirée par un cercle artériel anormal formé autour de la veine porte. Voici comment ce cercle était composé : *en avant*, il existait un petit vaisseau né du tronc cœliaque; il se portait à droite transversalement, passant devant la veine porte et allait s'anastomoser en s'implantant sur une forte branche hépatique née de la mésentérique supérieure. *A droite*, le cercle est constitué précisément par le segment de l'artère hépatique qui s'étend de son origine mésentérique au point où elle reçoit l'anastomose du petit vaisseau antérieur décrit précédemment. *A gauche*, le cercle était formé de bas en haut par trois vaisseaux, à savoir : *a*) le tronc de la mésentérique supérieure, *b*) un court segment de l'aorte abdominale et *c*) enfin le tronc cœliaque. En réalité, le terme de *triangle* vasculaire serait sans doute préférable à celui de cercle.

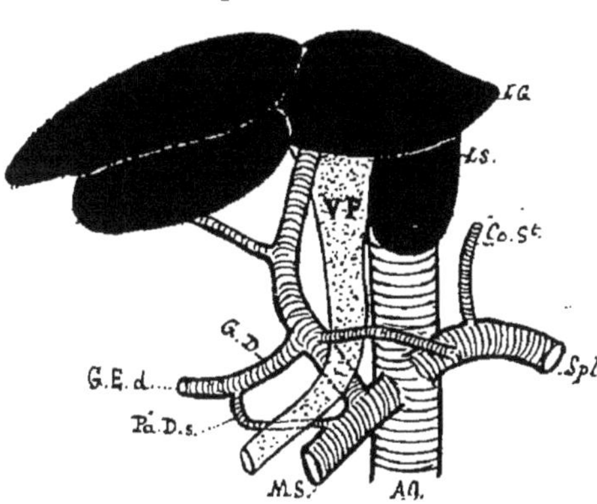

Fig. 163 (Schéma d'après une figure de Fawcettt).

Il est évident que le petit vaisseau formant le segment antérieur du triangle ou cercle vasculaire, représente véritablement l'artère hépatique *ordinaire*. Il faut admettre qu'à un moment donné et par suite d'une cause dont je ne puis donner l'explication, l'artère hépatique ordinaire, née du tronc cœliaque, s'est accolée ou fusionnée avec l'artère pancréatico-duodénale inférieure. Dès lors, le sang a trouvé une voie nouvelle pour se rendre au foie, voie plus directe que celle qu'il suit ordinairement par l'intermédiaire du premier segment de l'artère hépatique. Cette nouvelle voie est devenue prépondérante, déterminant la dilatation de la pancréatico-duodénale inférieure, tandis qu'au contraire le premier segment de l'hépatique-cœliaque s'est considérablement rétréci.

D'ailleurs, au delà du point de jonction de la pancréatico-duodénale inférieure avec le segment atrophié du tronc de l'hépatique-cœliaque, la disposition est manifestement celle qui existe normalement. La gastro-duodénale se divise en gastro-épiploïque droite et pancréatico-duodénale supérieure. Cette dernière, de petit calibre, se porte derrière la veine mésentérique supérieure et se termine en s'anastomosant avec la pancréatico-duodénale inférieure, tout près de son origine mésentérique. Au-dessus de l'émission de la gastro-duodénale l'hépatique *propre* semble continuer plutôt la branche mésentérique que le segment atrophié de l'hépatique-cœliaque.

Je considère comme *véritable hépatique* le segment vasculaire qui forme la partie *antérieure* du cercle, parce que le vaisseau qui le constitue naît du tronc cœliaque et chemine devant la veine porte. Au contraire, le segment *droit* du cercle vasculaire, constitué par la pancréatico-duodénale inférieure dilatée, ne doit pas correspondre à l'artère hépatique véritable, à cause de sa situation en arrière de la grande veine mésentérique. Toutefois, je ne suis pas certain que la branche que j'ai appelée pancréatico-duodénale *inférieure* mérite bien ce nom. En tout cas, cette branche ne peut être que la pancréatico-duodénale inférieure elle-même ou bien une de ses branches très dilatée. (L'artère pylorique n'a pas été représentée à dessein.)

Pour terminer, je me permets d'émettre l'opinion qu'il est probable que bien des cas d'origine apparente de l'artère hépatique aux dépens de la mésentérique supérieure, doivent s'expliquer de la même manière que nous l'avons fait... »

### Obs. 64. — Farabeuf [180 *bis*] (Résumée).

Sur un sujet présentant une absence complète de la torsion intestinale, l'artère hépatique naissait de la mésentérique supérieure.

Remarques. — Sur la figure annexée à cette observation on constate que l'artère hépatique constitue la première collatérale importante de la mésentérique supérieure; qu'elle chemine d'abord en arrière du pancréas et qu'au niveau du ligament hépato-duodénal elle occupe la situation ordinaire d'une hépatique normale.

La coronaire stomachique et la splénique semblent bien naître ensemble; le tronc cœliaque amputé de son membre hépatique devient un tronc corono-splénique.

### Obs. 65 à 70. — Sousloff [262g] (Résumées).

Sur 6 sujets, l'artère hépatique naissait *en totalité* de la mésentérique supérieure, près de son origine, derrière le pancréas. Elle montait en se plaçant entre la veine porte et le cholédoque, puis ayant atteint le bord supérieur de la première portion du duodénum, elle pénétrait dans l'interstice compris entre la veine porte et le cholédoque, suivant le bord droit de la veine, puis décrivait une petite courbure qui l'amenait sur la face antérieure de la veine porte; elle se terminait alors en donnant ses deux branches terminales ordinaires. Chemin faisant, l'hépatique fournissait ses branches collatérales ordinaires.

**Obs. 71 et 72.** — Leriche [188' et 189] (A peine résumées).

«... Dans le numéro de juillet, récemment paru, des Bulletins de la Société anatomique, M. da Silva Rio-Branco attirait l'attention sur une anomalie assez rare de l'artère hépatique, intéressante au point de vue chirurgical : il s'agissait d'une artère hépatique naissant de l'artère mésentérique supérieure et passant en arrière de la veine porte. Le tronc cœliaque n'avait que deux branches. Au cours des recherches précédemment citées sur les artères de l'estomac (*Bulletins de la Société anatomique*, mars 1907, pp. 224-229), nous avons rencontré deux fois cette disposition (55 sujets examinés).

Dans ces deux cas, l'hépatique naissait derrière le bord supérieur du pancréas, se portait derrière le duodénum pour aborder le petit épiploon, venait se placer sur le bord droit de la veine porte, puis montait au foie. Sur un cadavre de fœtus, elle donnait successivement, dans ce trajet ascendant, une artère gastro-épiploïque à trajet normal, plus loin la pancréatico-duodénale et, plus haut, une petite pylorique bientôt bifurquée.

Sur l'autre (adulte), très volumineuse, elle remontait en fournissant, à hauteur du bord duodénal inférieur, un tronc gastro-duodénal volumineux et au niveau du bord duodénal supérieur, une artère pylorique anastomosée bientôt avec l'artère coronaire stomachique assez grêle. Le tronc gastro-duodénal donnait une artère pancréatique spécialement destinée au pancréas et une artère gastro-épiploïque droite qui s'anastomosait avec celle venue de l'artère splénique. Enfin, à un demi-centimètre de sa naissance sur l'artère mésentérique, elle abandonnait en outre une branche assez volumineuse allant se distribuer à la 2e portion du duodénum. La bifurcation hilaire de l'artère hépatique propre n'offrait rien de spécial... »

**Obs. 73, 74, 75.** — Tandler [89] (Résumées).

« Les cas dans lesquels l'artère hépatique naît en totalité de la mésentérique supérieure, semblent être rares... J'en ai trois cas personnels... Ils se ressemblent tellement que la description d'un seul suffit. Le tronc cœliaque, un peu plus faible que normalement, naît en son point ordinaire, et se divise en coronaire stomachique et splénique... D'autre part, la mésentérique supérieure envoie comme premier rameau, près du bord supérieur du pancréas, une artère hépatique qui monte derrière la portion horizontale supérieure du duodénum et parvient dans le ligament hépato-duodénal, au niveau duquel elle envoie la gastro-duodénale. Présentant alors le parcours typique d'une artère hépatique propre, elle atteint le hile du foie irriguant la totalité de ce viscère. »

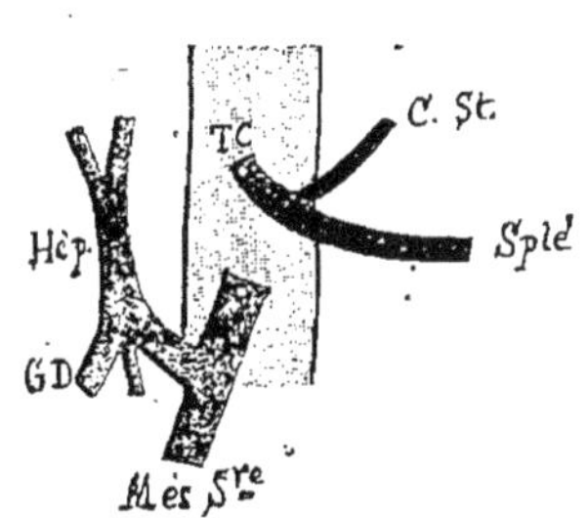


Fig. 164 (Schéma d'après une planche de Tandler).
*Artère hépatique née en totalité de la mésentérique supérieure.*

**Obs. 76 à 79.** — Rossi et Cova [1921] (Résumées).

Le tronc cœliaque existait trois fois, bifurqué en splénique et coronaire stomahique. Dans le quatrième cas, il y avait absence du tronc cœliaque par origine séparée de ses trois branches.

1° — « Dans un cas l'artère hépatique naît de la mésentérique supérieure, à 8 centimètres de son origine. L'hépatique se dirigeait vers la droite, et, pour rejoindre le foie passait derrière la veine porte. La gastro-duodénale naissait de l'hépatique à 3 centimètres de son origine... »

2° — « Sur un autre sujet l'hépatique naissait de la mésentérique supérieure, 4 centimètres après son origine. Elle présentait un premier segment dirigé en haut et à droite et passant derrière la veine porte. Ce segment obliquement ascendant atteignait le bord droit de la veine porte et, changeant alors de direction, l'artère se portait verticalement en haut, en même temps qu'elle se plaçait devant la veine porte. La gastro-duodénale naissait à l'union des deux segments. Le premier segment mesurait 4 centimètres ; le deuxième n'en mesurait que 2 et demi ; puis ce segment se divisait en deux branches terminales... »

3° — « Dans le troisième cas, l'hépatique naissait de la mésentérique supérieure à 4 centimètres de son origine. Elle se dirigeait d'abord en haut et à droite, comprise dans un plan antérieur à celui de la veine porte. Après 2 centimètres de trajet, l'hépatique se portait brusquement en bas vers un plan postérieur ; elle passait alors derrière la veine porte. Enfin elle redevenait antérieure à la veine porte, présentant alors un trajet ascendant, et se terminait au niveau du hile... »

4° — « Dans le quatrième cas, l'hépatique naissait de la mésentérique supérieure à 2 centimètres de son origine. Elle se dirigeait obliquement en haut et à droite, remontant derrière la veine porte. Après un trajet de 5 centimètres, l'artère se plaçait le long du bord droit de la veine, entre cette veine et le conduit hépato-cholédoque... »

« Dans ces quatre cas il existait une hépatique *accessoire* allant au lobe gauche du foie. Elle naissait trois fois de la coronaire stomachique, et une fois directement de l'aorte. L'hépatique accessoire née de la coronaire stomachique présentait le parcours ordinaire de ces hépatiques accessoires... L'hépatique accessoire, née de l'aorte, présentait le parcours de l'hépatique ordinaire, mais elle n'allait qu'au lobe gauche, ne fournissant pas de rameaux gastriques... »

### **Obs. 80.** — Piquand [252] (Résumée).

Dans ce cas le tronc cœliaque, court et moins volumineux que de coutume, se bifurquait en coronaire stomachique et splénique, sans fournir aucun vaisseau destiné au foie ; par contre, une volumineuse artère hépatique (1, 2, fig. 165) se détachait de la mésentérique supérieure (5), à 4 ou 5 centimètres au-dessous de son origine. Cette artère se portait très obliquement en haut et à droite en croisant la face postérieure de la veine mésentérique supérieure (6), puis de la veine porte ; arrivée au bord droit de la veine porte elle glissait entre le canal cholédoque et la veine pour se placer au-devant de cette dernière, puis elle montait à peu près verticalement en avant de la veine porte, un peu à gauche du canal hépatique et se divisait en deux branches destinées au foie. On pouvait ainsi lui considérer deux portions : une première portion à trajet oblique étendue depuis son origine jusqu'à la face antérieure de la veine porte qu'elle atteignait à peu près au niveau du bord supérieur de la première portion du duodénum ; une deuxième portion à trajet vertical située en avant de la veine porte, à gauche du canal hépatique.

L'artère mesurait environ 5 millimètres de diamètre, elle était longue de 6 centimètres et demi dont 4 pour la portion oblique et 2 et demi pour la portion ascendante. L'artère gastro-duodénale naissait à l'union de la portion oblique et de la portion ascendante, la pylorique un peu au-dessus. En plus de cette artère le foie recevait

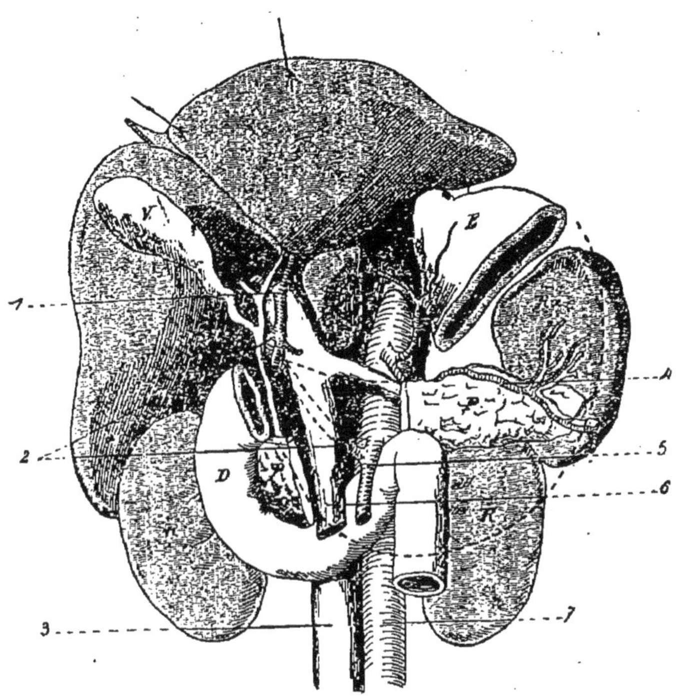


Fig. 165 (empruntée à Piquand).
*Artère hépatique née en totalité de la mésentérique supérieure.*

une petite branche beaucoup moins volumineuse, provenant de la coronaire stomachique.

**Obs. 81.** — Gentes [266[i].] (*In extenso*).

« Le tronc cœliaque, très court, présente un calibre beaucoup moins considérable que d'habitude. Ce fait est sous la dépendance de deux causes distinctes. Sans avoir fourni de collatérales, la cœliaque se termine par un bouquet de quatre branches dont les dimensions sont presque égales. Néanmoins, les deux diaphragmatiques inférieures droite et gauche ont un volume un peu inférieur à celui de la coronaire stomachique et surtout de la splénique. Cependant le volume de cette dernière représente à peine le quart de celui qu'elle possède habituellement. L'explication nous en fut fournie par le volume excessivement réduit de la rate chez ce sujet.

Mais les dimensions du tronc cœliaque sont surtout dues à ce qu'il ne fournit pas l'artère hépatique.

L'artère mésentérique naît de l'aorte à un niveau un peu plus élevé que d'ordinaire. Elle descend ensuite au-devant de la veine cave inférieure et s'engage entre celle-ci et la veine porte. C'est dans cet espace interveineux que, 1 centimètre et demi après son origine, elle se bifurque en deux branches inégales. Cette division s'effectue derrière la veine porte et ne peut être aperçue qu'après section de celle-ci. La branche principale qui continue le tronc reste sur un plan dorsal par rapport à la veine porte et s'engage derrière le pancréas, c'est l'artère mésentérique supérieure proprement dite. La seconde branche de bifurcation, moins volumineuse, se dirige à peu près horizontalement à droite et elle est cachée par la veine porte jusqu'à ce qu'elle ait atteint le bord droit de ce vaisseau. Elle émerge alors en passant entre la veine porte et le bord gauche du cholédoque, fortement renflé en ampoule à ce niveau. A partir de ce point, elle devient apparente et va occuper le plan ventral de la veine porte et fournir les diverses branches de l'artère hépatique. Sur ce sujet, la gastro-duodénale présente des dimensions inférieures à celles de l'hépatique proprement dite, ce qui à notre avis constitue une exception.

La connaissance de cette anomalie peut avoir une certaine importance pratique. Ainsi, dans un cas analogue au nôtre, da Silva Rio Branco faisait remarquer que l'artère hépatique traversait l'aire du triangle inter-porto-cholédocien, proposé récemment comme voie d'accès du plancher de l'hiatus de Winslow, par MM. Jeanbrau et Riche.

Il n'est peut-être pas inutile de rappeler que normalement, par l'intermédiaire de la gastro-duodénale, l'artère hépatique et la mésentérique supérieure sont en relations étroites l'une avec l'autre, car elles sont largement anastomosées grâce aux pancréatico-duodénales. »

---

### b) Artère hépatique d'origine normale mais à trajet rétro-portal.

**Obs. 82.** — GENTES et AUBARET [*in* Vincens, 266ⁿ] (*In extenso*).

Le tronc cœliaque naît sur l'aorte, immédiatement au-dessous du diaphragme. Après un court trajet le long duquel il émet une collatérale, la coronaire stomachique; il se divise en deux branches à peu près d'égal volume : une gauche, la splénique; et une droite, l'artère hépatique. Cette dernière se recourbe pour se porter immédiatement vers l'épiploon gastro-hépatique. Mais au lieu de suivre le trajet classique et de se diriger sur la face antérieure ou ventrale de la veine porte, elle s'engage dans l'espace inter-veineux limité en avant par le tronc porte et en arrière par la veine cave inférieure. Dans cette portion de son trajet, où elle est par conséquent cachée, elle fournit la gastro-duodénale. Elle émerge au niveau du bord droit du tronc porte, séparant celui-ci des voies biliaires. Elle occupe donc l'aire du triangle inter-porto-cholédocien proposé par MM. Jeanbrau et Riche comme voie d'accès du plancher de l'hiatus de Winslow. C'est au-devant des voies biliaires qu'a lieu la division de l'hépatique. En effet, cette bifurcation est située un peu au-dessus de l'union du canal cystique avec le canal hépatique. L'artère hépatique émet l'artère pylorique et se divise aussitôt en deux artères destinées aux lobes du foie. Ces auteurs ajoutent que les rapports de l'artère hépatique signalés dans cette observation sont intéressants à retenir, car ils montrent qu'une intervention sur les voies biliaires peut offrir des difficultés, tenant à ce fait que le premier organe rencontré, lorsqu'on aborde le hile du foie, peut être le tronc porte et non l'artère hépatique ou ses branches. De plus, les voies biliaires peuvent être situées sur un plan plus reculé et être masquées par les branches de division de l'artère hépatique.

### c) Dédoublement droit de l'artère hépatique.

#### α) *Hépatique commune née du tronc cœliaque ; hépatique complémentaire droite née de la mésentérique supérieure.*

**Obs. 83.** — PETSCHE [48c] (*In extenso*).

« Sur un cadavre masculin il existait, outre l'artère hépatique née du tronc cœliaque-une seconde hépatique née de la mésentérique supérieure... cette hépatique mésenté, rique fournissait les cystiques jumelles... »

**Obs. 84.** — NICOLAI [117] (*In extenso*).

Sur un sujet, « ... l'artère mésentérique supérieure envoyait au foie un important rameau. La cœliaque envoyait également un rameau au foie... »

**Obs. 85, 86, 87.** — HEUERMANN [99c] (*In extenso*).

« ... Trois ou quatre fois j'ai remarqué l'existence d'une grosse branche qui naissait de la mésentérique supérieure et se portait au foie en passant derrière la glande pancréatique... »

**Obs. 88.** — HENSING [233b] (*In extenso*).

« Il existe de nombreuses observations attestant que la mésentérique supérieure envoie un rameau au foie... Moi-même j'ai vu un rameau hépatique remarquable de ce genre sur une préparation faite par Cl. Hommelius. Ce rameau hépatique était alors beaucoup plus fort que l'artère hépatique ordinaire, par rapport à laquelle il occupait une situation plus inférieure... »

**Obs. 89.** — GUNZ [230a] (*In extenso*).

Foie de nouveau-né présentant une vésicule biliaire dont les artères sont remarquablement importantes. L'artère hépatique *droite* vient de la mésentérique supérieure. L'artère hépatique *gauche* vient de la cœliaque.

### **Obs. 90.** — HENRICI [232] (*In extenso*).

Il s'agit de la dissection d'un fœtus. Le tronc cœliaque aussitôt après son origine se divisait, en deux branches, au niveau de la partie inférieure du lobe de Spiegel : artère hépatique et artère splénique. De la première naissaient la coronaire stomachique, la gastro-duodénale, la pylorique et la branche hépatique *gauche*. Quant à la splénique, flexueuse, elle se portait au pancréas, à la rate, à l'épiploon et à l'estomac par plusieurs rameaux.

D'autre part, l'artère hépatique *droite*, de même calibre que l'hépatique cœliaque, naissait de la mésentérique supérieure. De cette origine, elle cheminait transversalement derrière la veine splénique puis derrière le pancréas. Un de ses rameaux se portait à la fosse ombilicale. L'autre aboutissait à l'extrémité du sillon transverse. Chemin faisant, elle fournissait l'artère cystique et un rameau important qui s'anastomosait avec la duodénale.

### **Obs. 91.** — OTT [251] (*In extenso*).

« ... J'ajouterai la description d'une disposition que le très illustre président de ma thèse (Schmiedel) a vue quelquefois et qu'il m'a communiquée :

La mésentérique supérieure ne donnait aucune branche au duodénum comme elle a coutume de le faire. Mais, avant de se répandre en ses rameaux mésentériques, elle envoie une branche qui se recourbe obliquement vers le haut. Cette branche se dérobe à la vue en s'engageant derrière le pancréas auquel elle envoie un rameau destiné à la tête de cette glande. Un second rameau se rend à la portion voisine du duodénum. La branche mésentérique continue son chemin ascendant en passant en arrière du pylore. Elle s'approche alors de la vésicule biliaire et lui fournit une artère bifurquée en deux cystiques jumelles. Elle arrive alors en arrière de la face gauche de la vésicule, s'associe à la branche droite du sinus de la veine porte et se divise alors en trois rameaux destinés au lobe *droit* et à une partie du lobe minime (*lisez* : lobe de Spiegel). Cette branche mésentérique était si volumineuse que même au niveau du foie elle dépassait le calibre ordinaire de l'artère hépatique qui naît du tronc cœliaque. Dans notre observation cette hépatique-cœliaque se rendait uniquement au lobe *gauche* par trois rameaux et au lobe de Spiegel par un seul rameau ».

### **Obs. 92.** — WALTHER [200[b] et 268] (Résumée).

Walther rapporte dans deux de ses ouvrages une observation consistant en la présence de deux artères hépatiques.

1° — L'une naît du tronc cœliaque. Le tronc cœliaque donnait d'abord les diaphragmatiques, puis la coronaire stomachique, la splénique et l'hépatique supérieure ou *gauche*. Cette hépatique fournissait la pylorique, et la gastro-duodénale, puis elle se terminait à la partie gauche du hile.

2° — D'autre part, de la mésentérique supérieure naissait à un demi-pouce de son origine, et à angle droit, une forte branche de volume supérieur à celui de l'hépatique cœliaque. L'hépatique-mésentérique, d'un trajet long de trois doigts, cheminait obliquement sous le tronc de la veine porte et ne fournissait, dans tout son trajet, que l'artère cystique. L'hépatique mésentérique aboutissait à la partie *droite* du hile.

**Obs. 93 à 97.** — HALLER [88h et 93m] (Résumées).

«... Dans cinq cas j'ai vu l'artère hépatique *droite* naître de la partie droite de la mésentérique supérieure. Cette hépatique-mésentérique était recouverte par la veine porte et les voies biliaires. En même temps qu'elle, coexistait l'hépatique née de la cœliaque... En somme, cette hépatique-mésentérique représente la branche *droite* de l'artère hépatique... Toutes les fois que cette branche droite née de la mésentérique existait, elle donnait l'artère cystique... Quand l'hépatique ordinaire donne une branche droite, l'hépatique accessoire droite tient lieu du tronc postérieur de bifurcation de la branche terminale droite... »

**Obs. 98.** — SANDTFORT [259a] (*In extenso*).

«... Haller a signalé que parfois le rameau hépatique né de la mésentérique supérieure surpasse en volume l'artère hépatique normale... C'était le cas sur le sujet féminin dont l'observation suit. Un fort rameau né de la mésentérique supérieure monte au lobe *droit* du foie. Il fournit l'artère cystique. Quant à l'artère hépatique ordinaire née du tronc cœliaque, elle se rendait uniquement à la partie *gauche* du foie. Elle n'était donc pas divisée, comme c'est la règle ordinaire, en branche droite et en branche gauche... »

**Obs. 99.** — MAYER [110f] (Résumée d'après le texte et la figure annexée).

Sur une de ses planches, Mayer représente une anomalie consistant en l'existence de deux artères hépatiques. L'une naît du tronc cœliaque. Elle présente ses branches collatérales ordinaires : pylorique et gastro-duodénale. On la voit aboutir au niveau de l'extrémité *gauche* du hile hépatique. Mayer fait remarquer que cette artère représentait l'hépatique *ordinaire*. Ses rapports sont figurés normaux. Toutefois, cette hépatique ne fournit pas de branche droite. En effet, Mayer, spécifie que le *lobe droit* du foie était irrigué par une artère spéciale née de la mésentérique supérieure.

Un simple examen de l'excellente planche de Mayer permet de constater que la branche hépatique née de la mésentérique supérieure cheminait en arrière du pancréas et du duodénum, puis le long du flanc droit de la veine porte. Avant de pénétrer dans le lobe droit du foie, l'hépatique droite fournit l'artère cystique.

Le tronc cœliaque est figuré avec une orientation absolument ascendante vers la gauche; il se termine par bifurcation en coronaire stomachique, splénique et hépatique, cette dernière représentant l'hépatique ordinaire moins sa branche terminale droite.

**Obs. 100.** — CALDANIO [153a] (Rédigée d'après l'examen de la planche et du texte annexé).

Sur une très belle planche, Caldanio représente une anomalie consistant en la présence de deux artères hépatiques. L'une naît du tronc cœliaque, d'ailleurs normal quant à ses branches, car il se termine, en effet, en donnant la coronaire stomachique, la splénique et une des deux hépatiques. Cette hépatique cœliaque représente évidemment l'hépatique *ordinaire*. Elle fournit la gastro-duodénale et la pylorique, puis aboutit à l'extrémité *gauche* du hile.

La seconde hépatique naît de la mésentérique supérieure. Elle se rend au *lobe droit* du foie et semble donner la cystique.

### Obs. 101 à 104. — LAUTH [187c] (Résumées).

Sur un sujet, il existait deux artères hépatiques : 1° L'hépatique *gauche* naissait de la cœliaque. Elle se divisait en gastro-duodénale et hépatique gauche. Elle fournissait une petite branche hépatique droite et la pylorique ; 2° De la mésentérique supérieure à un pouce et demi de son origine naissait une forte hépatique *droite*. Elle fournissait la cystique.

Sur trois autres sujets la mésentérique supérieure envoyait une branche qui remplaçait *en totalité* la branche *droite* de l'artère hépatique. Chez ces trois sujets la gastro-duodénale naissait du tronc de l'hépatique ordinaire (cœliaque).

### Obs. 105. — BARKOW [145f] (Rédigée d'après une planche et son texte explicatif).

Barkow figure en détail une anomalie consistant en la présence de deux artères

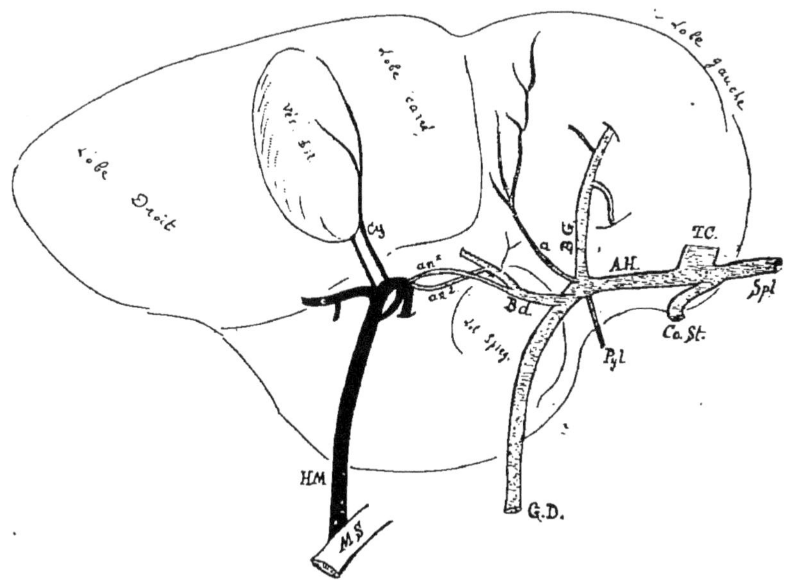


FIG. 166. — *Dédoublement droit de l'artère hépatique.*
(Schéma d'après une planche de Barkow.)

Face inférieure du foie relevée et vue de devant.
Artère hépatique *ordinaire* née du tronc cœliaque. Artère hépatique accessoire *droite* née de la mésentérique supérieure.
Les ramifications artérielles ont été disséquées et figurées jusqu'à leur point de pénétration dans le parenchyme hépatique.

hépatiques, dont l'une, représentant l'hépatique ordinaire, provient du tronc cœliaque, tandis que la seconde naît de la mésentérique supérieure.

**A.** — L'*hépatique-cœliaque* (*A. H.*) se divise après un trajet de quelques centimètres en quatre branches : 1° — la pylorique (*Pyl.*) ; 2° — la gastro-duodénale (*G. D.*) ; de laquelle naît, tout près de son origine, un rameau (*B. d.*) qui, d'après Barkow, « ... était de faible calibre (*schwach*) et n'atteignait pas le lobe droit du foie, mais se terminait dans la substance hépatique voisine du hile, dans celle du lobe carré et du lobe de Spiegel... » De plus, ce rameau, s'unissait par une double anastomose ($an^1$, $an^2$) avec une des branches de la seconde artère hépatique ; 3° — une branche hépatique (*a*), de volume moyen, qui allait en partie au lobe gauche (partie voisine du sillon de la veine ombilicale) et en partie au lobe carré ; 4° — une assez forte branche hépatique (*B. g.*) qui irrigue la majeure partie du lobe gauche.

*En résumé*, l'hépatique-cœliaque irriguait le lobe gauche en totalité, le lobe carré et de Spiegel.

**B.** — La mésentérique supérieure envoyait, peu après son origine, la *seconde hépatique* (*H. M.*). C'était une *forte* branche destinée uniquement à l'irrigation totale du lobe *droit*. D'un de ses trois rameaux terminaux naissait l'artère cystique (*cy.*). Nous avons vu précédemment que cette hépatique-mésentérique était anastomosée par une double arcade ($an^1$, $an^2$) avec une branche de l'hépatique-cœliaque.

**Obs. 106.** — Barkow [146^a] (Rédigée d'après une planche et son texte explicatif).

Barkow représente, sur une très belle planche, la terminaison de deux artères hépatiques distinctes appartenant à un même foie. Le texte explicatif très précis et très détaillé permet de reconstruire très exactement l'observation de ce cas (fig. 167).

Il existe sur ce sujet deux artères hépatiques dont l'une, hépatique principale, vient du tronc cœliaque, tandis que l'autre vient de la mésentérique supérieure.

A. — L'hépatique-cœliaque, ou hépatique principale (*AH*), née du tronc cœliaque, fournit la gastro-duodénale (*GD*) ; puis, arrivée au niveau du hile, elle se divise en deux branches terminales : droite et gauche.

1° La *branche gauche* (*BG*) est ici, contrairement à la règle, de calibre légèrement supérieur à celui de la branche droite. Cette branche gauche se divise après un court trajet en deux branches terminales : branche antérieure et branche postérieure. La branche *antérieure* (*Bga*) irrigue la moitié inférieure (ou antérieure) du lobe gauche par trois rameaux principaux (*a*, *b*, *c*, *d*). De plus, elle envoie un rameau à la fosse du recessus umbilicalis (*r. u.*) ; de ce dernier rameau part un ramuscule (*rvo*) qui accompagne la veine ombilicale. La branche *postérieure* (*Bgp*) irrigue la moitié supérieure (ou postérieure) du lobe gauche par deux rameaux principaux (*e. f*). De plus, elle donne un rameau profond (*Rp*) qui se répand dans la partie moyenne, partie la plus épaisse, du lobe gauche. Enfin, la branche gauche postérieure irrigue la totalité du lobe de Spiegel par un rameau spécial (*Rsp*). *En résumé*, la branche gauche terminale de l'artère hépatique principale irrigue le lobe gauche et le lobe de Spiegel en totalité.

2° La *branche terminale droite* (*BD*) de l'hépatique principale est principalement destinée au lobe carré qu'elle irrigue par trois rameaux principaux (*g*, *h*, *i*). De plus, elle se termine par un rameau (*j*) destiné à la face postérieure du lobe droit. *En résumé*, cette branche terminale droite irrigue tout le lobe carré et un segment restreint du lobe droit (face postérieure).

B. — La seconde artère hépatique (*HM*) ou hépatique mésentérique provient de la mésentérique supérieure. Elle est uniquement destinée au lobe droit du foie qu'elle irrigue par l'intermédiaire de quatre rameaux principaux (*k*, *l*, *m*, *n*). Cette hépatique mésentérique irrigue tout le lobe droit à l'exception du bord postérieur qui, comme

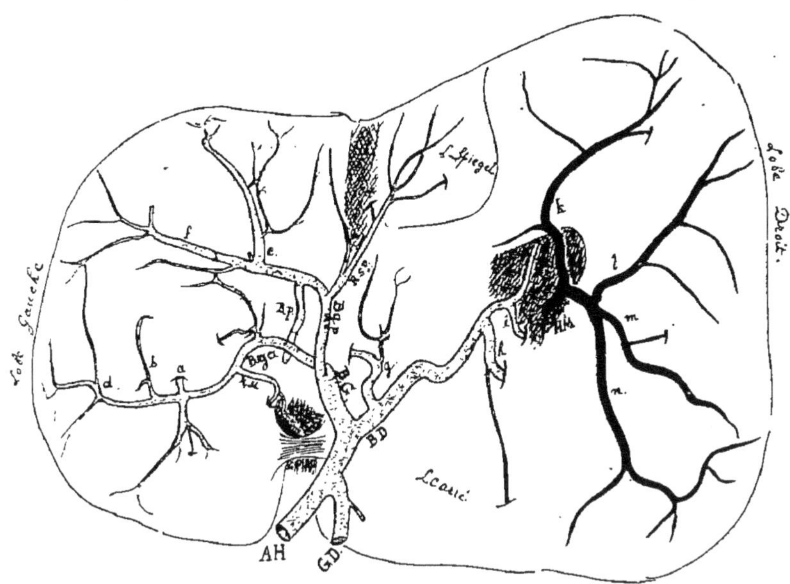


Fig. 167. — *Dédoublement droit de l'artère hépatique.*
(Schéma d'après une planche de Barkow.)

Face inférieure du foie vue de derrière.
Artère hépatique ordinaire née du tronc cœliaque.
Artère accessoire droite née de la mésentérique supérieure.
Les ramifications artérielles ont été disséquées et figurées jusqu'au niveau de leur terminaison intra-parenchymateuse.

nous l'avons vu plus haut, est sous la dépendance du rameau terminal (*j*) de la branche droite (*BD*) de l'hépatique-cœliaque.

**Obs. 107.** — Barkow [145[b]] (*In extenso*).

Sur une planche représentant la mésentérique supérieure, on voit cette artère fournir comme première collatérale « un très fort rameau hépatique allant au lobe droit du foie. »

**Obs. 108.** — Barkow [145[c]] (Résumée d'après le texte et la planche).

Sur une planche représentant la mésentérique supérieure on voit cette artère fournir comme première collatérale une branche que Barkow appelle « *hépatico-jéjunale* ». En effet, cette branche « du volume d'une artère colique primitive » se bifurquait assez tôt en deux rameaux «... l'un d'eux allait à l'extrémité supérieure du jéjunum, tandis que l'autre se rendait au foie ».

**Obs. 109.** — Barkow [204[i]] (*In extenso*).

Sur un sujet, la branche *droite* de l'artère hépatique naissait de la mésentérique supérieure.

**Obs. 110.** — BARKOW [204] (*In extenso*).

Sur un sujet «... l'artère hépatique *droite*, plus forte que la gauche naît de la mésentérique supérieure. L'artère hépatique *gauche*, plus faible que la précédente naît du tronc cœliaque. Ces deux hépatiques communiquent entre elles par une anastomose située au niveau du hile ».

*Remarques personnelles.* — Nous avons constaté nous-même au Musée d'Anatomie de Breslau que sur cette pièce le rameau anastomotique entre les deux hépatiques était du volume d'une artère pylorique (1 millimètre de diamètre).

**Obs. 111.** — BARKOW [204k] (*In extenso*).

Sur un sujet, «... le premier rameau de la mésentérique supérieure est une forte branche hépatique qui va au lobe *droit* du foie ».

**Obs. 112.** — HOCHSTETTER [279].

Sur un sujet, Hochstetter a rencontré deux artères hépatiques : celle destinée au lobe *gauche* naît de la cœliaque; celle destinée au lobe *droit* naît de la mésentérique supérieure. Il existait une transposition gauche de la vésicule biliaire avec transposition droite de la veine ombilicale.

**Obs. 113.** — BARDELEBEN et HŒCKEL [144b] (Rédigée d'après une figure et son texte explicatif).

Bardeleben et Hœckel représentent un cas de duplicité de l'artère hépatique.

1° Du tronc cœliaque naît la première hépatique qui représente comme situation l'hépatique *ordinaire*. Elle fournit la gastro-duodénale. Les auteurs appellent « *hépatique gauche* » cette première hépatique.

2° De la mésentérique supérieure, près de son origine, naît la seconde artère hépatique que les auteurs appellent « *branche droite de l'artère hépatique* ». Elle est ascendante vers la droite, cheminant derrière la veine porte.

**Obs. 114.** — MONGUIDI [113h] (Résumée).

Sur un sujet de sexe masculin, âgé de 62 ans, il existe une artère hépatique qui donne au même point la gastro-duodénale puis deux branches *gauches*. La pylorique naît d'une de ces deux branches (de celle qui est la plus interne).

De la mésentérique supérieure naît une artère hépatique *droite* qui se dirige en haut derrière la veine porte.

**Obs. 115.** — JACQUEMET [236] (Résumée).

Le tronc cœliaque donne la coronaire stomachique, la splénique et une artère *hépatique gauche*, du volume d'une plume d'oie. Elle chemine à gauche du cholédoque et de la veine porte. Elle donne naissance à une pylorique de très fort volume, et se ramifie dans le lobe carré, dans le lobe de Spiegel et dans le lobe gauche.

De la mésentérique supérieure naît une seconde artère hépatique de volume sensiblement égal à la précédente. Cette artère longue de 7 centimètres se rend au *lobe droit* du foie, après avoir fourni une pancréatico-duodénale qui aborde la glande par son bord inférieur. L'hépatique droite chemine à droite du cholédoque, sur le même plan que lui et sur un plan postérieur au tronc de la veine porte.

### Obs. 116. — Struthers [196] (Résumée).

Struthers résume un cas dans lequel il existait deux artères hépatiques de volume à peu près égal. L'une venait de la mésentérique supérieure; la seconde venait du tronc cœliaque. Cette dernière envoyait la coronaire stomachique, après un parcours de 1 pouce et demi. La gastro-duodénale naissait du tronc cœliaque au point où il se divise. Sur le même sujet le rein gauche et ses vaisseaux étaient absents.

### Obs. 117. — Quénu [255[a]] (*In extenso*).

Artère hépatique, de trajet normal, naissant du tronc cœliaque et donnant deux branches terminales; de plus une autre branche anormale naît de la mésentérique supérieure, monte vers le foie, parallèlement au cholédoque et immédiatement derrière lui; elle donne la cystique qui longe le bord droit du cholédoque avant d'atteindre la vésicule biliaire.

### Obs. 118 et 119. — Wiart [202[2]] (Résumées).

Wiart signale deux anomalies qu'il a rencontrées au cours de ses recherches sur l'anatomie du cholédoque. Dans un cas, il s'agissait d'une « artère hépatique accessoire venant de la mésentérique supérieure; elle prenait naissance tout près de l'origine de celle-ci et, passant obliquement derrière le pancréas, elle atteignait la face postérieure du cholédoque et montait avec lui vers le foie, elle donnait, très haut, la cystique. Quénu a rencontré une fois une disposition analogue...

Dans un autre cas plus curieux, une branche née de la mésentérique supérieure à sa sortie du tunnel pancréatique, remontait en haut et à droite, en suivant en sens inverse le trajet habituel de la gastro-duodénale; elle abandonnait, sur la face antérieure de la tête pancréatique, les branches normales de celle-ci et, atteignant le bord supérieur du duodénum, elle envoyait une anastomose transversale à l'hépatique et se continuait pour former l'*hépatique droite*... »

### Obs. 120. — Rauber [125[c]] (Rédigée d'après une figure et son texte explicatif).

Rauber représente un cas dans lequel le foie recevait deux artères hépatiques :

L'une, hépatique principale, naît du tronc cœliaque : ce tronc se termine par bifurcation en donnant l'artère hépatique *ordinaire* (qui fournit la gastro-duodénale, puis la pylorique), l'artère splénique, et une troisième branche anormale : artère *colique moyenne accessoire*. Cette dernière naît comme terminale du tronc cœliaque dans l'angle que déterminent entre elles la splénique et l'hépatique ordinaire. Elle allait au côlon transverse et, chemin faisant, envoyait un rameau au pancréas (face antérieure). (L'artère coronaire stomachique n'est pas représentée).

De la mésentérique supérieure au niveau du bord supérieur du pancréas naît une *hépatique accessoire*. Elle constitue la première collatérale de la mésentérique supérieure. Son calibre est représenté un peu inférieur à celui de l'hépatique ordinaire. On la voit se porter obliquement de bas en haut et de gauche à droite, croisant obliquement la face *antérieure* du tronc de la veine porte, dans la portion sus-pancréatique de ce tronc. Elle chemine à peu près parallèlement à l'hépatique ordinaire, mais elle est située à droite de cette dernière. (Les voies biliaires ne sont pas figurées.)

**Obs. 121, 122, 123.** — Budde [212[i]] (Rédigées d'après le texte et les figures).

Budde représente et décrit trois cas dans lesquels la branche droite de l'artère hépatique naît de la mésentérique supérieure.

L'auteur ne décrit avec quelques détails que cette branche droite ou hépatique droite. Mais en regardant les figures annexées à sa description, on voit très nettement qu'il existe une artère hépatique gauche naissant normalement du tronc cœliaque, présentant les rapports ordinaires de l'hépatique normale et fournissant comme cette dernière la gastro-duodénale (L'artère pylorique n'est pas figurée). De même en considérant les figures de Budde, on constate que l'hépatique gauche se termine dans le foie au niveau de l'extrémité gauche du hile.

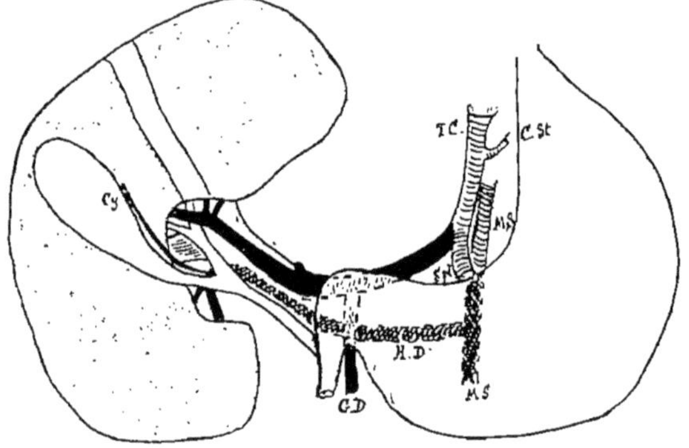

Fig. 168 (d'après Budde). — *Dédoublement droit de l'artère hépatique.*
Hépatique accessoire droite née de la mésentérique supérieure à un niveau élevé.

Budde décrit les rapports de l'hépatique droite : « ... Suivant que cette artère naît plus ou moins haut, ou plus ou moins bas sur le tronc de la mésentérique supérieure, il se produit des rapports topographiques présentant des variations importantes... »

Sur la figure 168, on voit l'hépatique droite qui part *assez haut* de la mésentérique supérieure... — Elle chemine alors au-dessous de la veine porte, croise la face postérieure de l'extrémité distale du canal hépatique, puis arrive dans le triangle des voies biliaires et montre, pour le reste, une ramification (artère cystique) et une topographie normale.

Dans le cas où l'hépatique droite naît *à un niveau moyen* du tronc de la mésentérique supérieure, elle chemine le long du bord inférieur du cholédoque, croise la face postérieure du cystique, arrive dans le triangle des voies biliaires et envoie la cystique au bord supérieur de la vésicule biliaire.

La figure 169 montre, avec une origine encore *plus basse* de l'hépatique droite, les mêmes dispositions topographiques ; mais ici l'artère cystique est envoyée au niveau du bord inférieur de la vésicule.

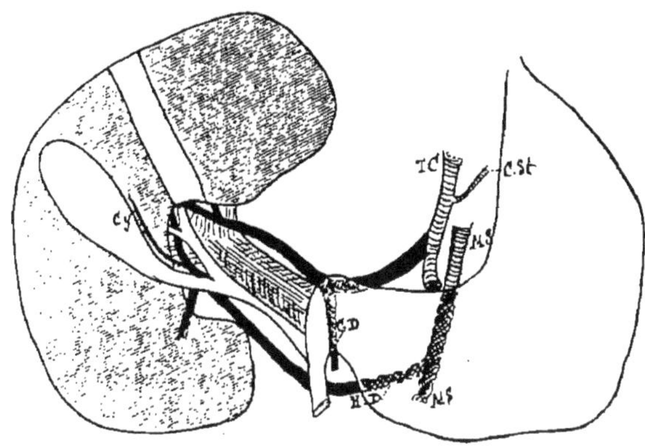


Fig. 169 (d'après Budde). — *Dédoublement droit de l'artère hépatique.* Hépatique accessoire droite née de la mésentérique supérieure à un niveau bas.

## Obs. 124. — Leriche [189] (*In extenso*).

« Dans un cas il y avait deux artères hépatiques : une, naissant du trépied cœliaque, fournissait une gastro-duodénale et une pylorique, et une seconde, venue de la mésentérique supérieure, passait derrière la veine porte et fournissait la cystique dans le petit épiploon près du bord libre.

La première hépatique se terminait dans le lobe droit (? !), la seconde se bifurquait normalement au niveau du hile. Les deux autres branches du tronc cœliaque étaient normales : l'artère coronaire fournissait un petit rameau hépatique, une artère cardio-œsophagienne qui se bifurquait le long de la petite courbure, ces deux artères à type terminal mais anastomosées avec la pylorique. La splénique n'offrait rien de spécial émettant une gastro-épiploïque et trois vaisseaux courts.

## Obs. 125. — Géraudel [225] (Résumée).

L'artère hépatique est double : la *gauche* correspond comme origine et comme trajet au tronc de l'hépatique normale et à sa branche *gauche*.

Le territoire de la branche droite classique dépend ici d'une artère née de la mésentérique supérieure longeant le bord droit de la veine porte, de calibre égal au calibre de l'artère hépatique normale. Sa situation à droite des canaux biliaires aurait donc pu être fort déconcertante, si une intervention plus active avait été indiquée... »

## Obs. 126 à 131. — Rossi et Cova [192⁵] (Résumées).

Sur six sujets, il existait en plus de l'hépatique ordinaire née du tronc cœliaque et présentant sa disposition ordinaire, une seconde hépatique née de la mésentérique supérieure. Le parcours de cette hépatique mésentérique présente la plus grande constance : elle chemine en ligne droite, de gauche à droite, de bas en haut, et d'arrière en avant. Dans sa première portion qui répond au mésoduodénum, l'hépatique-mésentérique est recouverte par le pancréas. Dans sa portion terminale, l'artère est comprise dans le mésogastre antérieur ; elle est située en arrière de la veine porte et délimite en avant l'hiatus de Winslow. Toujours cette artère se distribue au lobe *droit* du foie. Presque toujours elle fournit l'artère cystique.

**Obs. 132 à 147.** — Sousloff [262F] (Résumées d'après la monographie de l'auteur et quelques renseignements complémentaires qu'il nous a très aimablement envoyés).

Sousloff a rencontré (sur un total de 131 sujets examinés en série) 16 cas dans lesquels il existait deux artères hépatiques, dont l'une représentant l'hépatique *ordinaire*, naissait du tronc cœliaque, tandis que la seconde naissait de la mésentérique

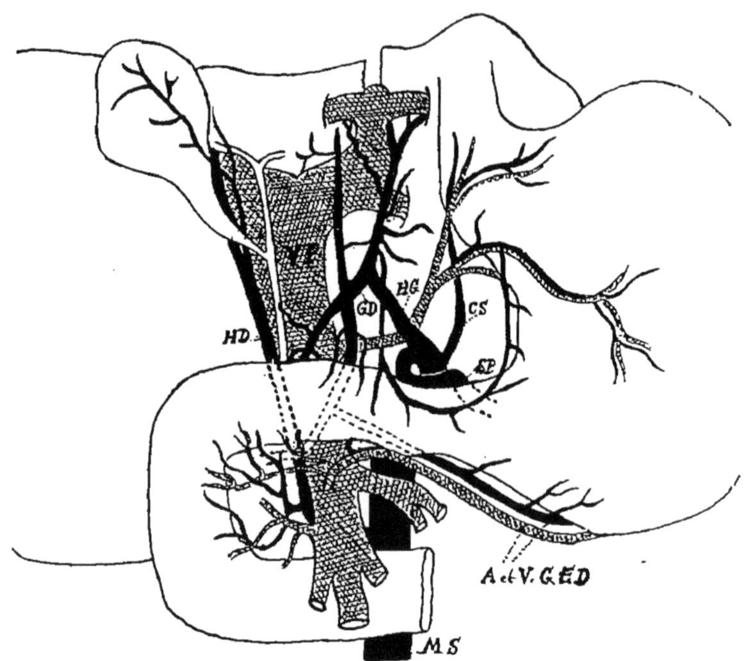


Fig. 170. — *Dédoublement droit de l'artère hépatique.*
(Schéma d'après un dessin de Sousloff.)

Hépatique accessoire droite (HD), née de la mésentérique supérieure (MS). L'hépatique ordinaire ou hépatique gauche (HG) fournit la gastro-duodénale (GD) et la pylorique.

supérieure. Cette hépatique-mésentérique remplaçait *en totalité* la branche terminale *droite* de l'artère hépatique, sur 13 sujets. Sur les 3 sujets restants, l'hépatique-mésentérique ne représentait *qu'une partie* de la branche *droite* de l'hépatique ordinaire, c'est-à-dire que, dans ce dernier cas, le lobe droit du foie recevait d'une part une branche droite venue de l'hépatique ordinaire et, d'autre part, l'hépatique-mésentérique.

Dans tous les cas l'hépatique mésentérique naissait du flanc droit de la mésentérique près de l'origine aortique de cette dernière. Elle se dirigeait en haut et en dehors ou à droite et cheminait en arrière du pancréas, d'abord entre la veine porte et la veine cave inférieure ; puis elle montait derrière le cholédoque, se plaçait au niveau du bord droit de ce canal et traversait « le triangle de Calot » pour pénétrer dans le foie au niveau de son extrémité droite. Quelquefois l'hépatique-mésentérique restait entièrement située derrière le cholédoque. Elle fournissait deux branches : la pancréatico-duodénale inférieure (ou gauche) et l'artère cystique.

D'ailleurs, sur une de ses figures (voy. fig. 170), Sousloff représente une anomalie consistant en la présence de deux artères hépatiques : l'une née du tronc cœliaque équivaut à l'hépatique ordinaire moins la branche terminale droite. L'autre naît de la mésentérique supérieure et tient le rôle de branche droite de l'artère hépatique.

L'hépatique-cœliaque (*HG*) fournit la gastro-duodénale (*GD*) et la pylorique. Elle pénètre dans le foie au niveau de l'extrémité gauche du hile. Elle présente un trajet normal. L'hépatique-mésentérique (*HD*) naît bas, au-dessus du bord supérieur de la troisième portion du duodénum. Elle croise la face postérieure de la grande veine mésentérique, puis devient ascendante, à droite de la veine porte et du canal hépato-cholédoque. Elle produit un rameau pancréatique (la pancréatico-duodénale gauche) et l'artère cystique.

### Obs. 148. — G. Küss [239] (*In extenso*).

Du tronc cœliaque occupant une situation normale et naissant de la face antérieure de l'aorte, un peu à gauche de la ligne médiane se détache à 1 centimètre et demi environ de son origine, l'artère coronaire stomachique. A 5 millimètres environ plus loin, le tronc cœliaque se bifurque en artère splénique volumineuse qui ne tarde pas à donner l'artère gastro-épiploïque gauche, et en artère hépatique (*artère hépatique gauche*), manifestement plus grêle que d'habitude. Cette artère hépatique *gauche* occupait dans le petit épiploon la situation normale de l'artère hépatique : en avant et à gauche du cholédoque sur la face antérieure de la veine porte. Cette artère hépatique donne la gastro-épiploïque droite, puis elle se dirige vers le sillon antéro-postérieur droit du foie en divergeant de plus en plus du cystique et de la veine porte et en abordant ce sillon au niveau de la partie distale gauche du sinus transverse du foie. Cette artère hépatique donne une artère cystique inférieure à peu près parallèle au sinus transverse du foie, donnant des ramuscules pour la branche gauche de la veine porte et se terminant par une sorte d'arbre artériel à la face inférieure de toute la vésicule biliaire. Au niveau du bord gauche du bassinet, cette artère cystique envoie un rameau qui contourne ce bord gauche et va s'anastomoser sur la face supérieure du bassinet avec un rameau de la cystique supérieure. Cette artère hépatique gauche donne des rameaux pour le lobe gauche du foie, pour la moitié gauche du lobe de Spiegel et pour le lobe carré dans lequel elle semble se jeter à plein canal à la partie moyenne du sillon du ligament rond du foie. Elle fournit aussi une artériole ombilicale cheminant jusqu'à l'ombilic au niveau de la face inférieure de ce ligament rond.

Du tronc de la mésentérique supérieure qui se détache de la face antérieure de l'aorte rigoureusement sur la ligne médiane à 1 centimètre au-dessous du trépied cœliaque, se détache à 1 centimètre environ de son origine, l'*artère hépatique droite*, rétro-pancréatique, qui chemine dans la *pars condensa* du petit épiploon, sur un plan très postérieur au cholédoque et à la veine porte et tout à fait au niveau du bord libre du petit épiploon. Elle gagne ainsi la partie tout à fait distale et droite du sinus transverse du foie où elle se bifurque en deux branches : une branche droite volumineuse, qui se perd bientôt dans le parenchyme du lobe droit du foie après avoir cheminé quelque temps au fond d'une scissure que présente ce lobe droit du foie, et une branche gauche d'où naît tout un bouquet artériel : artérioles pour le lobe de Spiegel, en arrière, vaisseaux pour la partie droite du lobe carré, à gauche, artère cystique supérieure, sur la ligne médiane. Cette artère cystique supérieure chemine au fond de la fossette cystique, entre le parenchyme hépatique, en haut, et la face supérieure de la

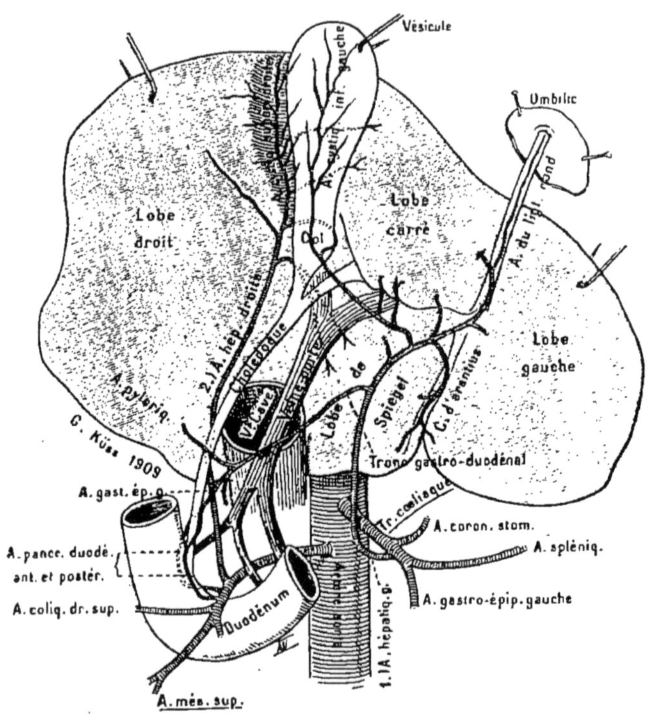


Fig. 171 (empruntée à G. Küss).

*Anomalie de l'artère hépatique. Artère hépatique gauche (hépatique commune) naissant du tronc cœliaque et artère hépatique droite naissant de la mésentérique supérieure. Duplicité de l'artère cystique.*

vésicule, en bas, en émettant des quantités de rameaux qui se rendent : les supérieurs au parenchyme hépatique, les inférieurs à la vésicule. Le plus postérieur de ces rameaux, nous l'avons vu, va s'anastomoser en contournant le bord gauche du bassinet avec un rameau analogue qui lui envoie l'artère cystique inférieure, branche de l'artère hépatique gauche.

Cette vascularisation du foie par deux artères, une droite et une gauche, ne répond pas à la division embryologique du foie en lobe droit et en lobe gauche. Mais nous voyons plutôt que chacune de ces artères irrigue une partie du foie sensiblement égale, au point de vue volumétrique, à la moitié de cet organe.

### β) *Dédoublement droit de l'artère hépatique : hépatique commune et hépatique complémentaire provenant toutes deux du tronc cœliaque.*

**Obs. 149.** — Elworthy [222] (Résumée).

Il s'agit d'un cas de « *duplicité* », de l'artère hépatique. Les deux artères hépatiques droite et gauche naissent du tronc cœliaque. Ce dernier naît normalement de l'aorte et donne la coronaire stomachique, la splénique et les deux hépatiques. L'*artère hépatique supérieure ou gauche* envoie d'abord la gastro-duodénale et, un demi-pouce plus loin, la pylorique. Puis elle se termine dans le lobe *gauche* du foie. L'*artère hépatique droite ou inférieure* se divise à droite, derrière la veine porte et le cholédoque, envoie une grosse artère cystique et se termine dans le lobe *droit* du foie.

**Obs. 150.** — Giacomini [*in* Rossi et Cova 191p].

Giacomini, cité par Rossi et Cova, aurait rencontré chez un nègre un tronc cœliaque donnant une artère hépatique accessoire pour le lobe *droit* du foie.

**Obs. 151.** — Jacquemet [236] (Résumée).

Le tronc cœliaque donne d'abord l'hépatique *gauche*, puis la splénique, enfin l'hépatique *droite* et la coronaire stomachique. L'hépatique *gauche* se rend à l'extrémité gauche du sillon transverse. Elle chemine dans le bord gauche du *petit* épiploon, assez éloignée du cholédoque et de la veine porte. L'hépatique *droite* ou inférieure est en rapport avec la face antérieure de la veine porte et croise le canal cystique. Le cholédoque se trouve dans l'aire du V formé par les deux hépatiques. L'hépatique droit donne : 1° une artère cystique ; 2° un rameau au lobe carré ; 3° un rameau très fin au lobe de Spiegel. Elle se termine au niveau de l'extrémité droite du sillon transverse en plongeant dans le foie.

**Obs. 152.** — Franz [181].

Sur un sujet, il y avait deux artères hépatiques provenant toutes deux de la cœliaque. La supérieure présentait le mode d'origine et le parcours ordinaires de l'artère hépatique. L'inférieure naissait très bas du tronc cœliaque et se rendait au foie, en passant en arrière de la veine porte.

**Obs. 153.** — Okinczyc [250] (A peine résumée).

Il s'agit d'une division précoce de l'artère hépatique. Il en résulte donc la présence, dans le petit épiploon, de deux artères hépatiques, une droite et une gauche. «... Au premier abord de ma dissection, il semblait qu'il n'y eût rien d'anormal ; il existait une artère hépatique dont le trajet correspondait au trajet décrit par tous les auteurs. Ce n'est que lors de l'isolement des voies biliaires, du canal hépato-cystique et du cholédoque que je parvins à isoler un vaisseau intimement accolé à la face postérieure de ces canaux... »

Le tronc cœliaque naît derrière le pancréas et donne d'abord la coronaire stomachique, puis se bifurque en splénique et hépatique. Le tronc de l'artère hépatique est fort court (1 centimètre environ), il se bifurque presque aussitôt en ses branches droite et gauche. L'*artère gauche*, c'est à peu près l'hépatique normale, sinon qu'elle reste sur toute son étendue à gauche de la veine porte. Elle fournit la pylorique et une gastro-duodénale normale. Dans le hile elle se bifurque : donne une branche pour le lobe gauche et une autre pour le lobe carré.

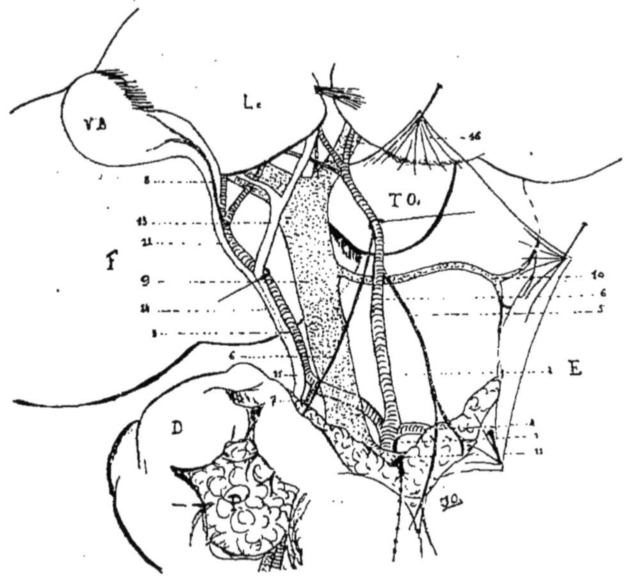


FIG. 172 (empruntée à Okynczyc).

*Dédoublement droit de l'artère hépatique. Hépatique commune et hépatique complémentaire droite nées toutes deux du tronc cœliaque.*

L'*artère hépatique droite* se détache de sa congénère très profondément, à gauche et en arrière du pancréas et du pylore qu'il faut récliner fortement pour la voir. Elle se dirige alors presque horizontalement à droite, légèrement ascendante, passe dans ce trajet en arrière de la veine porte qu'elle croise presque perpendiculairement et ne tarde pas à se placer en arrière du cholédoque sur le côté droit de la veine porte. Le point où elle rejoint le cholédoque est encore assez profond en arrière et en dedans de la première portion du duodénum. Elle reste alors intimement unie à la face postérieure du cholédoque, devient ascendante franchement sans abandonner les voies biliaires, successivement en arrière du cholédoque et du canal hépato-cystique. Elle est alors sus-duodénale et, un peu au-dessous du hile du foie, elle se bifurque en deux branches d'égale importance. A peu près au niveau de la bifurcation, naît l'artère cystique dont le trajet est normal...

Au moment où l'artère hépatique droite, d'horizontale devient verticale ascendante elle forme une sorte de crosse à convexité droite, de laquelle naît une artère pancréatico-duodénale postérieure... »

**Obs. 154, 155, 156.** — Rossi et Cova [191m; 192x; 192z] (*In extenso*).

Artère hépatique accessoire dérivant du tronc cœliaque : 3 cas.

Ces hépatiques accessoires naissaient du tronc cœliaque, avant l'émission de l'hépatique ordinaire, mais toujours au voisinage de cette dernière... Le tronc cœliaque se terminait en se bifurquant en splénique et hépatique principale (c'est-à-dire celle qui donne la gastro-duodénale). L'hépatique accessoire naissait au-dessus de la précédente, deux fois au niveau du tiers inférieur du tronc cœliaque, une fois au niveau de son tiers moyen. Dans les trois cas rencontrés, cette hépatique accessoire allait au lobe *droit*, présentant un trajet semblable à celui de l'hépatique ordinaire coexistante. Pour atteindre le lobe droit du foie, l'hépatique accessoire croisait, dans l'épaisseur du mésogastre antérieur, la portion ascendante de l'hépatique ordinaire.

Dans les trois cas, l'hépatique droite accessoire fournissait l'artère cystique. Dans un de ces trois cas, la cystique était double, elle naissait en partie de l'hépatique accessoire droite, en partie de l'hépatique-cœliaque principale.

**Obs. 157.** — Rossi et Cova [192k] (*In extenso*).

La gastro-hépatique naissait du tronc cœliaque par l'intermédiaire d'un tronc commun avec une hépatique accessoire, une seule fois sur 102 sujets examinés... Ce tronc commun se détachait de l'extrémité inférieure du tronc cœliaque et se divisait, après un trajet d'un centimètre, en gastro-hépatique et hépatique accessoire... La gastro-hépatique présente son parcours ordinaire, identique à celui qu'elle a quand elle naît directement du tronc cœliaque...

Il ne s'agit pas d'une division précoce de l'hépatique en ses rameaux terminaux, car l'hépatique ordinaire présente tous ses caractères propres. Pour expliquer l'existence de cette hépatique accessoire, il faut admettre que la gastro-duodénale a donné naissance à un rameau duodénal accessoire qui s'est transformé en rameau hépatique. Cette seconde hépatique se distribuait au lobe *droit* du foie. Elle fournissait l'artère cystique.

**Obs. 158 et 158 *bis*.** — Sousloff [262h] (*In extenso*).

Dans un cas la branche *droite* de l'artère hépatique naissait du tronc cœliaque. Elle passait en arrière de la veine porte, en se portant vers la droite, puis atteignait le bord droit de la veine porte, passait derrière le canal hépatique et se terminait comme d'habitude. Elle fournissait la pancréatico-duodénale supérieure.

Dans un autre cas, la branche *droite* de l'artère hépatique naissait de l'hépatique commune tout près de l'origine de cette dernière. Elle se portait ensuite transversalement vers la droite, derrière la veine porte, puis montait entre cette veine et le cholédoque, croisait ce canal et se terminait comme d'habitude.

### γ) *Dédoublement droit de l'artère hépatique : hépatique commune née du tronc cœliaque, hépatique complémentaire droite née directement de l'aorte.*

**Obs. 159.** — LABATT [240] (*In extenso*).

Sur un sujet, il existait une seconde artère hépatique née directement de l'aorte à environ un pouce au-dessous du tronc cœliaque ; cette hépatique passait sous la veine porte et atteignait l'extrémité *droite* du sillon transverse, fournissant une artère cystique. Quant à l'hépatique *ordinaire*, elle présentait sa division normale. Cette disposition me semble rare.

**Obs. 160.** — SOUSLOFF [262f] (*In extenso*).

Dans un cas il existait deux artères hépatiques. L'une était l'hépatique normale. La seconde, au contraire, était anormale. Née de l'aorte avec la phrénique droite, elle se portait en arrière, en bas, et à droite, passait derrière la veine porte, derrière laquelle elle remontait, puis elle croisait la face postérieure du canal hépatique, traversait le triangle biliaire de Calot et après avoir donné la cystique, pénétrait dans le foie. Cette seconde hépatique anormale constituait l'hépatique droite.

### *d*) Dédoublement gauche de l'artère hépatique.

#### α) *Hépatique commune née du tronc cœliaque, hépatique complémentaire gauche née en commun avec la coronaire stomachique.*

**Obs. 161.** — RHODIUS [51] (*In extenso*).

Sur le cadavre d'un jeune sujet robuste, F. B... a constaté l'an 1628, 31 janvier, la présence d'une artère qui, née du rameau de la cœliaque allant à l'estomac, se rendait au hile du foie. D'ailleurs, la cœliaque envoyait au foie une artère en plus de la précédente.

**Obs. 162.** — PETSCHE [48b] (*In extenso*).

Sur un certain cadavre d'homme, il existait deux artères allant au foie. L'une venait de la cœliaque ; l'autre venait de la coronaire de l'estomac, et se répandait entre le grand lobe du foie et le lobe de Spiegel, par quelques rameaux accompagnant certains rameaux de la veine porte.

**Obs. 163.** — WALTHER [199b] (Résumée d'après le texte et la figure annexée au texte).

Le tronc cœliaque mesure 5 lignes et demie. Il naît entre deux petites diaphragmatiques inférieures (fig. 173. *PP*) et la mésentérique supérieure (*R*). A environ 7 lignes de son origine, le tronc cœliaque émet par sa face postérieure une forte artère diaphragmatique gauche (*S*).

A un faible intervalle au-dessous de la précédente, le tronc cœliaque envoie une forte artère que nous appellerons « *première artère hépatico-gastrique* » (*T*.). Elle a un calibre de 2 lignes et demie et une longueur de 15 lignes. Ce tronc hépatico-gastrique se divise en deux fortes branches dont l'une se portant à gauche constitue la première artère gastrique (*x* ; *lisez : coronaire stomachique*) d'un diamètre de 2 lignes, tandis que l'autre se portant à droite (*u*, *b*) constitue la première artère hépatique, dont le calibre est également de 2 lignes. Elle envoie deux rameaux gastriques (*a*) l'un assez fort, l'autre plus [petit, qui se portent, à la portion cardio-œsophagienne et à la partie supérieure de l'estomac (*lisez : rameau* cardio-œsophago-tubérositaire). La première artère hépatique va ensuite se terminer dans le foie. « ... Tous ces vaisseaux (coronaire stomachique et première hépatique) se trouvent cachés dans une enveloppe transversale et membraneuse, épaisse (*lisez : pars condensa* du petit épiploon), de telle sorte qu'ils se soustraient facilement à la vue... c'est pourquoi ils ont été négligés par les anatomistes... »

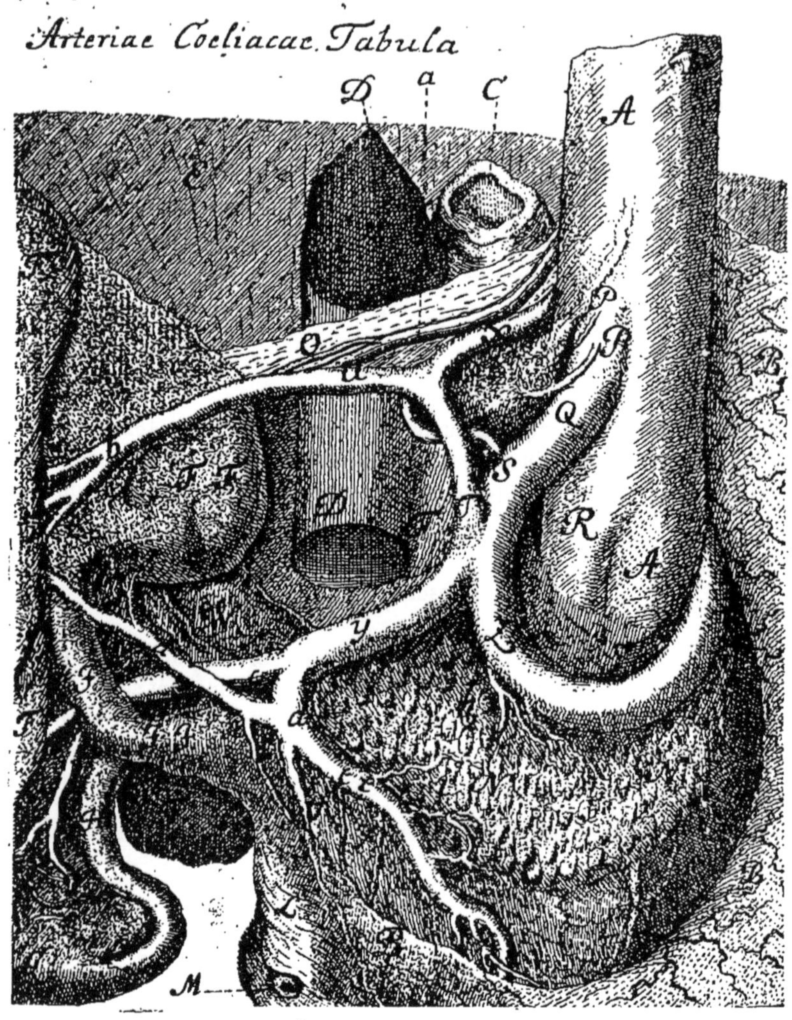


FIG. 173. — *Dédoublement gauche de l'artère hépatique.*
(Photogravure d'une planche de A. F. Walther
parue dans une monographie publiée en 1729).

Le foie reçoit en plus de l'artère hépatique ordinaire, une branche complémentaire gauche née en commun avec la coronaire stomachique d'où la formation d'une artère gastro-hépatique gauche.

(Pour l'explication des lettres, voir le texte de l'observation ainsi que la légende de la figure 12, p. 40).

Revenons au tronc cœliaque. Environ 7 lignes au-dessous de l'envoi de la première hépatico-gastrique (*T*), le tronc cœliaque se divise en deux branches égales ; l'une est la deuxième hépatico-gastrique (*y*), l'autre est la splénique (*Z*). Rien de spécial au sujet de la splénique qui présente son trajet et ses branches ordinaires.

La *seconde hépatico-gastrique* (*y*) représente l'artère hépatique que le tronc cœliaque a coutume de fournir. Elle a un calibre d'environ 4 lignes et demie. Après un trajet d'environ 18 lignes, elle se divise en deux branches : 1° l'une (*c*), d'un calibre de 2 à 3 lignes, va au foie en passant derrière le canal hépatique; 2° l'autre (*e*), épaisse de 3 lignes, constitue la gastrique droite (*lisez* : gastro-duodénale). Elle envoie d'abord au foie une forte branche (*d*, *d*), épaisse d'une ligne un quart, qui va au foie et s'y enfonce entre la première et la seconde hépatique étudiées plus haut. On pourrait la considérer comme une troisième artère hépatique. Près de sa naissance elle fournit une petite artère gastrique droite (*k*) qui va s'anastomoser avec la coronaire stomachique. (C'est en somme l'artère pylorique.)

Après avoir émis cette branche hépatique, la gastro-duodénale envoie une forte artère duodénale (*g*) qui va s'anastomoser avec un rameau de la mésentérique supérieure, un peu après la terminaison du canal cholédoque. En plus de cette duodénale la gastro-duodénale fournit des rameaux épiploïques (*ff*), des rameaux pancréatiques (*i*, *i*) et enfin elle se porte le long de l'estomac envoyant des rameaux gastriques et épiploïques.

*Remarque.* — Descomps a observé et figuré un cas [179ª] absolument superposable à celui de Walther.

### **Obs. 164.** — HALLER [89] (Résumée d'après le texte et la figure annexée à ce texte).

Haller figure avec une grande précision, sur une planche d'un cachet artistique remarquable, un exemple de dédoublement gauche de l'artère hépatique (voy. fig. 174). Le tronc cœliaque donne au niveau de son origine la diaphragmatique droite (*X*), puis la coronaire stomachique (*a*) et la diaphragmatique gauche (*Y*) ; un peu plus loin, le tronc cœliaque fournit une petite artère splénique particulière (*f*). Enfin il se divise en hépatique (*Λ*) et splénique (*g*).

La *coronaire stomachique*, que Haller appelle coronaire supérieure, présente dans son ensemble un trajet angulaire, en forme d'*L* renversé et retourné vers la droite : ⅂. Elle est donc d'abord ascendante, puis transversalement dirigée vers la droite. Dans son premier segment elle chemine sur la ligne médiane, puis arrivée au niveau de la partie supérieure de la petite courbure de l'estomac, elle s'infléchit brusquement vers la droite (*q*), se place alors dans le sillon compris entre le lobe de Spiegel et le lobe gauche du foie, puis s'enfonce dans le lobe gauche du foie. Le calibre de cette *hépatique gauche*, comme l'appelle Haller, est à peine inférieur à celui de l'artère hépatique née du tronc cœliaque. Chemin faisant, cette hépatique gauche a fourni : 1° — au niveau de son coude, une branche qui se bifurque après un court trajet en donnant deux branches descendantes secondaires dont l'une descend le long de la petite courbure et va s'anastomoser avec la pylorique, tandis que l'autre chemine sur la face antérieure de l'estomac en lui envoyant de nombreux rameaux et s'anastomose faiblement avec la pylorique; 2° — l'hépatique gauche donne ensuite deux petits rameaux superposés allant à la portion cardiaque antérieure de l'estomac ; 3° — puis elle donne un assez fort rameau allant à l'œsophage (face antérieure) et au sommet de la grosse tubérosité de l'estomac ; 4° — au niveau de sa terminaison l'hépatique gauche envoie un petit rameau qui semble s'anastomoser avec un rameau homologue venu de l'hépatique cœliaque.

*L'artère hépatique* née de la cœliaque est appelée par Haller *hépatique droite* (Λ). Elle présente un premier segment descendant vers la droite, qui croise le pilier droit du diaphragme, passe en avant et à gauche de la veine cave inférieure, et atteint la face antérieure de la veine porte. L'hépatique droite change alors de direction ; elle devient ascendante vers la droite, cheminant au-devant de la veine porte et à gauche du cholédoque. Arrivée au niveau du carrefour des voies biliaires, elle croise la face profonde du canal hépatique et va s'enfoncer dans le parenchyme hépatique au niveau

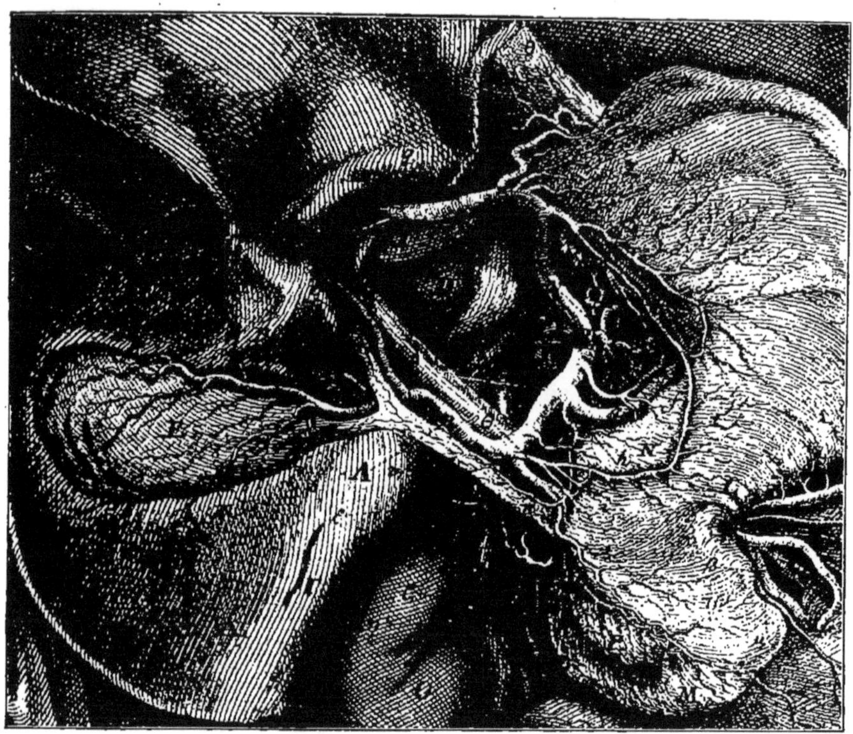

FIG. 174. — *Dédoublement gauche de l'artère hépatique.*
(Photographie d'une planche de Haller.)

Volumineuse artère hépatique accessoire gauche née en commun avec la coronaire stomachique.
Artère hépatique ordinaire née du tronc cœliaque.
(Voir l'explication des lettres dans le texte de l'observation ainsi que sur la fig. 14. p. 42.)

du lobe carré. Chemin faisant, elle a donné plusieurs branches : 1° — un petit rameau pylorique ; 2° — l'artère pylorique (Θ) ; 3° — la gastro-duodénale qui naît à la jonction des deux segments descendant et ascendant de l'hépatique droite ; 4° — une branche hépatique qui monte à gauche et le long du canal hépatique et va s'enfoncer dans le foie, aux confins du lobe de Spiegel, du lobe carré et du lobe gauche ; 5° — l'artère cystique.

La *splénique* présente ceci de particulier : son volume semble plus faible que normalement, ce qui s'explique par l'existence d'une splénique accessoire (*f*).

**Obs. 165.** — Rudolph [194] (Résumée).

La coronaire stomachique naît directement de l'aorte immédiatement après qu'elle a traversé le diaphragme. Cette coronaire envoyait au foie une hépatique accessoire en rapport avec le lobe de Spiegel. Cette branche était plus faible que la coronaire.

Le tronc cœliaque naît 4 lignes au-dessous de la coronaire. Après un trajet d'un demi-pouce, il se divise en hépatique et splénique.

**Obs. 166.** — Mayer [162ᵃ] (Rédigée d'après la figure et le texte explicatif).

Mayer représente sur une de ses planches une anomalie consistant en la présence de deux artères hépatiques. A l'examen de cette planche on constate que le tronc cœliaque se trifurque en splénique, hépatique et coronaire stomachique. L'*artère hépatique* présente ses rapports et sa ramification collatérale ordinaires. Elle donne en effet la gastro-duodénale (la pylorique n'est pas figurée). Puis elle se termine en donnant ses deux branches terminales droite et gauche. La branche *droite*, beaucoup plus volumineuse que la gauche, fournit l'artère cystique... « La branche *gauche* présentait un volume égal à celui du rameau hépatique né de la coronaire... »

La *coronaire stomachique* émet en effet comme première collatérale un important rameau « qui se rendait au *lobe gauche* du foie... » Ce rameau hépatique est figuré avec une direction presque verticale, légèrement oblique à gauche. Il se termine par un tronc unique.

**Obs. 167.** — Santorini [*in* Caldanio 153ᶜ] (Rédigée d'après la planche et son texte explicatif).

Très belle planche représentant un cas de duplicité de l'artère hépatique.

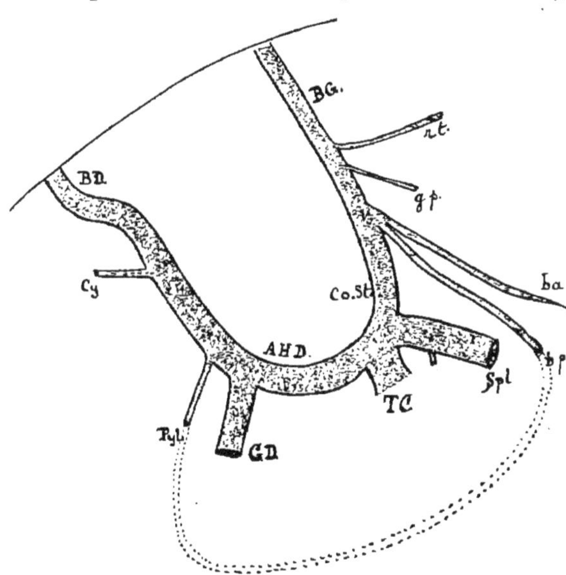


Fig. 175. — *Dédoublement gauche de l'artère hépatique.*
(Schéma d'une planche de Caldanio).
La branche gauche de l'artère hépatique naît en commun avec la coronaire stomachique.

Le tronc cœliaque (*TC*) envoie au lobe *droit* du foie une hépatique (*AHD*) qui présente la disposition et la ramification collatérale ordinaires de l'artère hépatique. En effet, elle fournit la gastro-duodénale (*GD*) puis la pylorique (*Pyl.*) et enfin la cystique (*Cy*).

La coronaire stomachique (*Co.St*) née du tronc cœliaque est de volume très fort; elle monte directement au lobe *gauche* du foie après avoir émis à titre de collatérales : 1° — Les deux branches de bifurcation ordinaires de la coronaire (*ba*, *bp*) descendant le long de la petite courbure, la branche postérieure s'anastomosant seule avec la pylorique ; 2° — un rameau gastrique (*gp*) pour la face postérieure ; 3° — un rameau tubérositaire antérieur (*rt.*).

**Obs. 168**. — WALTHER [*in* Cloquet 155[b]] (Rédigée d'après la figure et le texte explicatif).

C'est une excellente planche représentant un cas de dédoublement de l'artère hépatique.

Le tronc cœliaque envoie au foie une artère hépatique représentant l'*hépatique ordinaire*, comme trajet et comme branches collatérales. Elle donne en effet la gastro-duodénale puis la pylorique et enfin la cystique. Mais elle ne fournit pas de branche au lobe gauche ; on la voit s'enfoncer par un tronc unique dans le *lobe droit*. Cloquet fait d'ailleurs remarquer qu'elle représente la branche *droite* de l'artère hépatique.

La coronaire stomachique née du tronc cœliaque présente un calibre à peu près égal à celui de l'hépatique droite. Après un trajet assez court, elle se bifurque en deux branches : 1° l'une est ascendante à droite, se portant vers le *lobe gauche* du foie dans lequel elle pénètre au niveau de l'extrémité gauche du sillon transverse. Son volume est supérieur à la branche que nous allons étudier. Chemin faisant, la branche ascendante (ou hépatique gauche) a fourni un fort rameau allant à la face antérieure de la grosse tubérosité de l'estomac et un autre un peu plus faible, qui mérite le nom de cardio-tubérositaire antérieur ; 2° l'autre branche se porte à gauche, atteint la petite courbure de l'estomac et s'y bifurque en deux branches descendantes comme le fait d'ordinaire la coronaire stomachique.

Il n'est pas figuré d'anastomose extra-hépatique entre la branche hépatique de la coronaire et l'hépatique ordinaire.

**Obs. 169**. — HIRSCHFELD [158[b]] (Résumée d'après l'inspection de la figure).

Sur ce sujet le tronc cœliaque envoie au foie une artère hépatique normale comme trajet, comme rapports et comme ramification. Elle se termine en donnant ses deux branches ordinaires, droite et gauche. La première va au lobe droit, la seconde va aux trois autres lobes du foie.

D'autre part, la coronaire stomachique émet au niveau du point où elle aborde la petite courbure de l'estomac, un rameau qui se dirige obliquement en haut et à droite, en passant devant le lobe de Spiegel. C'est un rameau qui va se porter, semble-t-il, dans le lobe gauche du foie. Son calibre est à peine le tiers de celui de la branche terminale gauche de l'artère hépatique. Il est ascendant vers la droite, croisant en écharpe le versant antérieur du lobe de Spiegel. Il semble pénétrer dans le foie par un tronc unique.

**Obs. 170.** — BOURGERY [151j] (Rédigée d'après l'examen de la planche).

Sur une belle planche de son atlas, Bourgery représente un cas de duplicité de l'artère hépatique. Il existe une hépatique principale répondant à l'*hépatique ordinaire*. Elle va se terminer dans les lobes droit, carré, de Spiegel et dans le lobe gauche (partie antérieure du lobe gauche). D'autre part, la coronaire stomachique envoie au niveau du cardia une très volumineuse branche qui, par un tronc unique, pénètre dans le lobe gauche et se ramifie dans la partie postérieure de ce lobe.

Le *lobe gauche* du foie recevait donc son alimentation artérielle de deux sources distinctes. Les territoires de chacune des deux branches hépatiques gauches semblent bien distincts, du moins en ce qui concerne les ramifications macroscopiques. (Par suite d'une erreur typographique la branche hépatique de la coronaire est indiquée dans le texte de Bougery comme branche hépatique « *droite* ».

**Obs. 171.** — BARKOW [145d] (Rédigée d'après la figure et le texte explicatif).

Sur une de ses planches si remarquables (fig. 176), Barkow représente un cas de

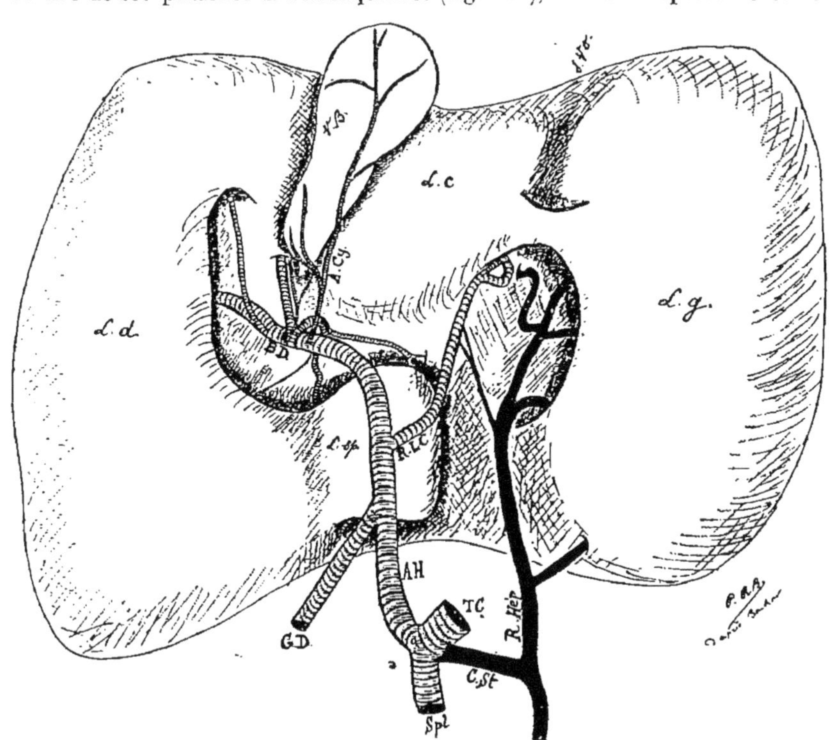


FIG. 176. — *Dédoublement gauche de l'artère hépatique.*
(Schéma d'une planche de Barkow.)

Face inférieure du foie largement étalée, vue de devant. Le foie reçoit deux artères distinctes l'une est représentée par l'hépatique ordinaire (*AH*) ; la seconde (*R. hép*) naît par un tronc commun avec la coronaire stomachique (*C. st*) ; elle constitue une hépatique accessoire gauche.
(Voir l'explication dans le texte de l'observation.)

duplicité de l'artère hépatique. Le tronc cœliaque (*TC*) se trifurque en hépatique (*AH*) splénique (*Spl*) et coronaire stomachique (*C.St*).

L'hépatique fournit la gastro-duodénale (*GD*), puis elle se divise en deux branches terminales, dont l'une (*B.D*) de beaucoup la plus volumineuse, va se terminer principalement dans le lobe droit, après avoir fourni l'artère cystique (*A.Cy*), tandis que l'autre, de calibre assez faible (*RLC.*), va se terminer dans le lobe carré. Dans son texte, Barkow spécifie que l'hépatique principale n'irriguait que les lobes droit, carré et de Spiegel.

La coronaire stomachique, de fort volume, se divise après un trajet de quelques centimètres, en deux branches, dont l'une se porte sur l'estomac et présente la distribution gastrique ordinaire de la coronaire, tandis que l'autre (*R.hép*), de volume presque égal à celui du tronc primitif de la coronaire, se porte en totalité dans le lobe gauche du foie. Elle semble envoyer un ramuscule anastomotique à l'hépatique principale. (Mais le texte de Barkow est muet sur ce point.)

**Obs. 172.** — Barkow [145] (Rédigée d'après la figure et le texte explicatif).

Le tronc cœliaque (voy. fig. 177) donne d'abord une coronaire stomachique de fort

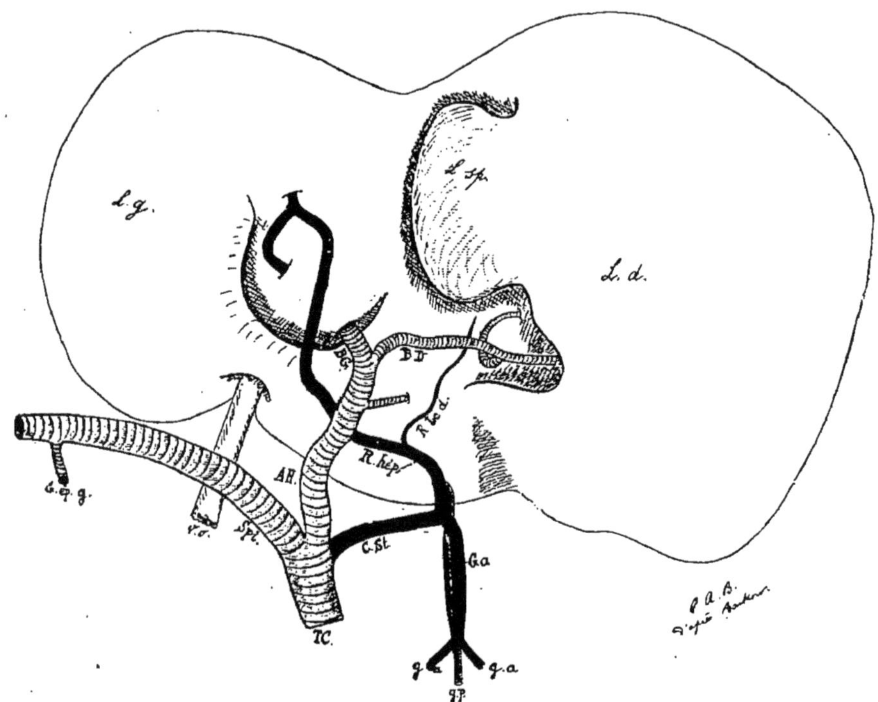


Fig. 177. — *Dédoublement gauche de l'artère hépatique.*
(Schéma d'une planche de Barkow.)

Face inférieure du foie largement étalée, vue de derrière. En plus de l'artère hépatique ordinaire (*AH*) le foie reçoit une hépatique accessoire gauche (*R. hép*) née par un tronc commun avec la coronaire stomachique (*C. st*). (Pour l'explication voir le texte de l'observation.)

volume, puis il se divise en hépatique et en splénique. L'hépatique arrivée au niveau du hile se divise en deux branches dont l'une (*BG*) se porte vers le lobe gauche, tandis que l'autre (*BD*) se rend au lobe droit. (Étant donné le fort volume de la branche gauche il est probable qu'elle devait participer à l'irrigation du lobe droit du foie. La gastro-duodénale et la cystique n'ont pas été figurées.

La coronaire stomachique (*C. st*) se divise, après un parcours de quelques centimètres, en deux branches divergentes de calibre égal. L'une est descendante (*Ga*) se portant sur l'estomac : c'est la coronaire ordinaire. L'autre est ascendante (R. hép.) se portant vers la partie gauche du hile du foie. «... Elle était principalement destinée au lobe gauche du foie; chemin faisant, elle fournissait un rameau gastrique postérieur (*gp*) et un rameau au lobe droit et au lobe carré (*R.lcd*) »

**Obs. 173.** — Barkow [145[i]] (Rédigée d'après la figure et le texte).

Le tronc cœliaque (fig. 178) se bifurque en coronaire, hépatique (*AH*) et splénique (*Spl*). (Ces deux derniers vaisseaux sont sectionnés à leur origine.)

La coronaire stomachique, de très fort volume, se divise au niveau de la petite

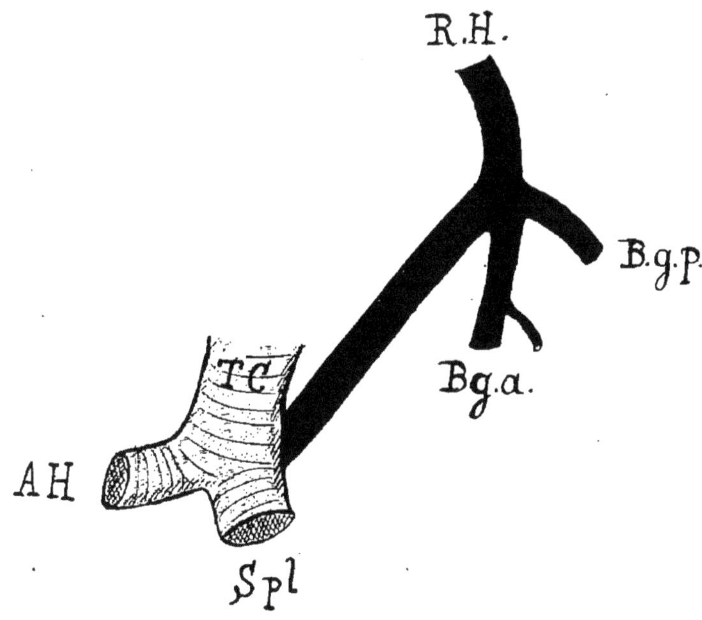


Fig. 178. — *Dédoublement gauche de l'artère hépatique.*
(Schéma d'une planche de Barkow, grandeur nature).

En plus de l'hépatique ordinaire (*AH*) le foie recevait une hépatique accessoire *gauche* (*RH*) volumineuse.

courbure de l'estomac, en deux branches descendantes (*Bga*, *Bgp*) destinées à l'estomac et en une forte branche ascendante qui d'après Barkow allait au lobe gauche du foie (*RH*).

**Obs. 174.** — BARKOW [145[c]] (Rédigée d'après la figure et le texte explicatif).

La planche représente une anomalie artérielle rencontrée chez un nouveau-né. Le tronc cœliaque ne donnait naissance qu'à l'artère hépatique et à la coronaire stomachique. La splénique naissait de la mésentérique supérieure. L'artère hépatique, normale dans son ensemble, va s'enfoncer dans le *lobe droit* et dans le lobe carré. La coronaire stomachique fournit ses rameaux gastriques ordinaires, comme branches collatérales puis, ascendante, elle se prolonge jusqu'au niveau du lobe gauche du foie, dans lequel on la voit pénétrer par un tronc indivis.

**Obs. 175.** — BARKOW [204[b]] (*In extenso*).

Sur cette pièce, on constate que la coronaire stomachique envoie une branche hépatique à la moitié inférieure du lobe gauche.

L'artère hépatique envoie d'abord, au niveau du hile :

*a*) Un fort rameau gauche supérieur, qui alimente la moitié supérieure du lobe gauche, l'isthme postérieur et le lobule de Spiegel.

*b*) Une artère cystique.

Puis, arrivée à l'extrémité droite du hile, l'artère hépatique se divise en rameaux pour le lobe droit (rameau inférieur, rameau supérieur, et grand rameau profond.)

**Obs. 176.** — BARKOW [204[c]] (*In extenso*).

La coronaire stomachique envoie la branche hépatique *gauche*. L'hépatique *ordinaire* donne la gastro-duodénale et la cystique. Elle se termine dans le lobe *droit* et en partie dans le lobe de Spiegel et dans le lobe carré. Il existe un petit rameau anastomotique très faible (comme nous avons pu le constater nous-même en examinant cette pièce) qui anastomose l'hépatique ordinaire avec la branche hépatique de la coronaire.

**Obs. 177.** — BARKOW [204[d]] (*In extenso*).

La coronaire stomachique donne la branche hépatique gauche qui alimente le *lobe gauche* tout entier. L'artère hépatique alimente le *lobe droit* et le lobe carré. Il existe un petit rameau anastomotique allant de l'hépatico-coronaire à l'hépatico-cœliaque.

**Obs. 178.** — BARKOW [204[e]] (*In extenso*)

L'artère hépatique gauche née de la coronaire va au *lobe gauche*. L'artère hépatique principale ou droite va au *lobe droit*. Au milieu du hile, il existe un rameau anastomotique assez fort — (comme nous l'avons constaté *de visu*) — entre les deux hépatiques.

### Obs. 179. — Barkow [204f] (*In extenso*).

La branche gauche de l'artère hépatique naît de la coronaire; elle envoie un fort rameau au lobe carré. Au niveau du hile, il existe une anastomose entre le rameau hépatique gauche et un des rameaux de division de la branche hépatique droite.

### Obs. 180 à 183. — Barkow [204g].

Barkow mentionne quatre pièces dans lesquelles la branche *gauche* de l'artère hépatique naissait de la coronaire stomachique.

### Obs. 184. — Dupuis et Barnay [221] (*In extenso*).

« Anomalies des branches du tronc cœliaque et notamment artère hépatique double. – Le tr. cœliaque donne dans ce cas naissance à 5 artères : 1° — la coronaire stomachique; 2° la splénique; 3° — la gastro-épiploïque droite; 4° — l'hépatique; 5° — les diaphragmatiques inférieures. La coronaire stomachique donne plusieurs branches à l'estomac, puis elle se termine par une forte branche destinée au *lobe gauche* du foie. La gastro-épiploïque droite qui naît directement du tronc cœliaque, fournit la pylorique, un rameau pancréatique et un rameau duodénal. L'hépatique droite fournit un rameau pancréatique, l'artère cystique, et se divise ensuite en trois branches destinées au *lobe droit* du foie. La splénique est normale. Les diaphragmatiques inférieures naissent par un tronc commun.

### Obs. 185. — Walsham [267] (Résumée).

L'auteur rapporte un cas de « duplicité de l'artère hépatique ». Cette artère est normale dans son ensemble, mais son rameau *gauche* est plus faible que normalement. L'artère coronaire stomachique, plus forte que d'habitude, envoie une branche au *lobe gauche* du foie.

### Obs. 186. — Jacquemet [236] (Résumée).

Il existe deux artères hépatiques. L'une naît directement du tronc cœliaque normal; c'est l'artère *hépatique droite*, située à gauche du canal cholédoque, au-devant de la veine porte. Elle fournit l'artère cystique, puis se termine dans le foie après avoir fourni une branche au lobe de Spiegel, une autre au lobe carré ; enfin la troisième plonge dans la partie gauche du sillon transverse.

La coronaire stomachique fournit l'*hépatique gauche* qui se porte directement vers l'extrémité gauche du sillon transverse. Elle répond à la face antérieure de la branche gauche de la veine porte.

### Obs. 187. — GUIBÉ [227] (*In extenso*).

L'auteur présente une anomalie dans laquelle il existe une première artère hépatique allant se terminer dans le lobe *droit* du foie. Une seconde artère hépatique va isolément au lobe *gauche* du foie.

Sur ce sujet, nous voyons le tronc cœliaque, presque aussitôt après son origine, donner naissance aux deux artères diaphragmatiques inférieures puis, 1 centimètre au-dessus, à l'artère coronaire stomachique; enfin 5 millimètres plus bas, il se bifurque en hépatique et splénique.

L'artère coronaire stomachique présente à son origine un calibre de 6 millimètres et demi ; après un trajet un peu courbe de 4 centimètres, arrivée au niveau du bord droit du cardia, elle se bifurque en une branche gastrique qui ne présente rien d'intéressant et une branche phréno-hépatique ; celle-ci montait dans l'épaisseur du petit épiploon et après un parcours de 17 millimètres se divisait en deux rameaux : un supérieur, phrénique, qui se portait vers le diaphragme qu'il atteignait au niveau du bord postérieur du centre phrénique et auquel il se distribuait, et une branche *externe ou hépatique*. D'un calibre de 2 millimètres et demi, cette dernière incise d'abord profondément le bord gauche du lobe de Spiegel, puis se loge dans le profond sillon qui sépare le lobe de Spiegel du lobe gauche et va se perdre jusque dans le hile du foie en fournissant des branches à tout le *lobe gauche*.

L'artère hépatique proprement dite, d'un calibre de 7 millimètres, à son origine, donne une première branche volumineuse pour le pancréas, puis un deuxième tronc, l'artère gastro-duodénale qui, à quelques millimètres de son origine, se divise en pancréatico-duodénale supérieure et gastro-épiploïque droite qui donne elle-même la pylorique très grêle. Après avoir ainsi fourni toutes ses collatérales, l'artère hépatique *propre*, réduite à un calibre de 45 millimètres, se rend au hile du foie et y donne les branches du lobe droit, des lobes carré et de Spiegel, au moins en partie, et de la vésicule biliaire.

Entre les deux artères hépatiques, il n'existait pas d'anastomoses visibles à l'extérieur ».

Guibé fait suivre cette observation de considérations intéressantes sur la ligature de la coronaire stomachique dans de semblables cas (voy. p. 217).

### Obs. 188 et 188 *bis*. — GENTES et PHILIP [244] (A peine résumées).

Ces deux auteurs ont rencontré deux fois, sur dix cadavres « pris au hasard » la présence de deux artères hépatiques : une hépatique *droite*, représentant l'hépatique *ordinaire*, et une hépatique *gauche* anormale.

Dans le premier cas l'hépatique gauche, après être née au même point que l'hépatique droite et la splénique par trifurcation du tronc cœliaque, se dirige vers la petite courbure de l'estomac. Elle abandonne bientôt un petit tronc qui ne tarde pas à fournir les diverses branches de la coronaire stomachique, à l'exception des rameaux œsophagiens qui naissent isolément un peu au-dessus du même tronc hépatique. Après avoir donné ces collatérales, l'artère poursuit sa route vers le foie et pénètre dans le parenchyme au niveau de l'extrémité gauche du sillon transverse. Son calibre est notablement inférieur à celui de l'hépatique droite à son origine, mais tandis que celle-ci fournit en cours de route des collatérales importantes, la gauche ne donne que les rameaux coronaires ; il en résulte que lorsqu'elles abordent le hile, leur calibre est sensiblement égal.

Il était intéressant de rechercher quelles relations les rameaux des deux hépatiques contractaient au niveau du hile du foie ; 2 centimètres avant de se jeter dans le parenchyme, l'artère hépatique gauche fournit trois petites collatérales, deux se dirigent en avant et pénètrent dans le lobe gauche à 1 centimètre environ du sillon de la veine ombilicale, sur la lèvre antérieure du sillon transverse ; le troisième rameau se porte en haut et à droite et se termine dans le lobe de Spiegel, dans la partie la plus antérieure de ce dernier, sur la lèvre postérieure par conséquent du sillon transverse.

La branche gauche de l'artère hépatique droite qui va à la rencontre de la précédente est le rameau du lobe carré. Très grêle, cette artère est, en effet, exclusivement destinée à ce lobe. Elle se termine par un pinceau de trois ramuscules dans l'angle du lobe carré placé à la rencontre du sillon de la veine ombilicale et du sillon transverse, sur la lèvre antérieure du sillon transverse, par conséquent. Elle est séparée de la collatérale de l'hépatique gauche qui se rend au lobe de Spiegel par toute la largeur du sillon transverse et du tronc même de cette artère, au point où celui-ci pénètre dans le parenchyme, par une distance de 1 centimètre et demi.

Il n'existe donc entre les deux artères hépatiques aucune anastomose ni aucune relation. Ceci est d'autant plus exact qu'à vrai dire il n'existe pas de branche gauche de l'hépatique droite, à moins qu'on ne veuille attribuer ce rôle, ainsi que nous l'avons fait plus haut, au grêle rameau du lobe carré, à territoire de distribution si limité.

Dans le second cas, les dispositions sont, dans leurs grandes lignes, sensiblement les mêmes. Ici encore l'hépatique gauche, dont le volume est notablement supérieur à celui de la coronaire, peut être considérée comme fournissant celle-ci ou plus exactement ses diverses branches déjà isolées.

En ce qui concerne l'indépendance terminale des deux artères hépatiques, elle est encore plus nette que dans le cas précédent. En effet, arrivée à l'extrémité gauche du sillon transverse, l'hépatique gauche se trifurque, 1 centimètre avant de pénétrer dans le parenchyme, en trois branches terminales qui, toutes, se jettent dans le lobe gauche. Quant aux rameaux issus de l'hépatique droite, les plus voisins et qui se rendent aux lobes carré et de Spiegel, ils se trouvent à une distance si grande de l'hépatique gauche qu'il ne peut être question d'anastomose. Il résulte de notre description que dans nos deux cas il existe deux artères hépatiques complètement indépendantes l'une de l'autre de leur origine à leur terminaison, dont la gauche fournit la coronaire stomachique, et destinées l'une *au lobe droit*, l'autre *au lobe gauche* ; ces deux artères se partagent l'irrigation des deux lobes moyens mais sans présenter de relations anastomotiques... »

**Obs. 189 à 208.** — Rossi et Cova [192c.] (Résumées).

Sur un total de 102 sujets examinés en série, dans 20 cas le foie recevait en plus de l'hépatique ordinaire une branche accessoire venue de la coronaire stomachique.

L'*hépatique ordinaire* naissait du tronc cœliaque (16 fois), de la mésentérique supérieure (3 fois), ou de l'aorte (1 fois). Elle fournissait la gastro-duodénale et la pylorique, puis donnait deux branches terminales, la branche *gauche* étant toujours plus ou moins réduite de volume.

La *seconde artère hépatique* était représentée par une branche de volume variable qui se détachait de la coronaire stomachique et, dans un cas, en même temps que la diaphragmatique gauche. Cette branche était parfois filiforme ; d'autres fois son volume surpassait celui du reste de la coronaire ; entre ces deux extrêmes il y avait toute une série de degrés intermédiaires. Toujours cette hépatique-coronaire se dirigeait en haut et à droite, traversant obliquement la partie supérieure du petit épiploon, d'ordinaire légèrement au-dessus de la limite entre la *pars condensa* et la *pars flaccida* du petit épiploon. Elle arrivait au foie en pénétrant dans le sillon transverse au niveau de son extrémité gauche, ou plus rarement, dans un point quelconque du sillon antéro-postérieur gauche. Cette hépatique-coronaire se portait constamment dans le *lobe gauche* du foie.

**Obs. 209 à 230.** — Leriche [188, 189, 243] (Résumées).

Sur un total de 55 sujets (21 fœtus proches du terme et 34 adultes) la coronaire fournissait au foie un rameau hépatique : 15 fois chez le fœtus, 7 fois chez l'adulte. En pareil cas, quel que soit l'âge du sujet, le rameau hépatique naît un peu avant le sommet de la courbe de l'artère coronaire et se dirige immédiatement en haut et à droite, dans la partie supérieure du petit épiploon, pour aller aborder le sillon gauche du foie, le suivre habituellement jusqu'au hile et s'y terminer soit isolément, soit, plus souvent, en s'anastomosant avec la branche gauche de l'artère hépatique. Son volume, aussi bien chez le fœtus que chez l'adulte, est ordinairement moindre que celui de l'artère coronaire, et toujours c'est lui qui paraît être la collatérale. Dans deux cas cependant, une fois chez le fœtus et une fois chez l'adulte, nous l'avons trouvé anormalement gros, plus volumineux que le tronc fournissant les branches coronaires stomachiques.

Dans un de ces faits (fœtus), le rameau supérieur du tronc cœliaque se portait presque en entier au lobe gauche du foie ; de lui naissaient de nombreux rameaux cardio-œsophagiens et une branche coronaire, grêle, se bifurquant normalement sur la petite courbure... Le tronc cœliaque n'avait que deux branches : hépatique et splénique. La coronaire stomachique naissait isolément de l'aorte à 4 ou 5 millimètres au-dessus du tronc cœliaque.

Dans l'autre cas (adulte), la coronaire stomachique fournissait un rameau hépatique anormalement gros, plus volumineux que le tronc fournissant les branches coronaires stomachiques. « D'un tronc volumineux allant au foie naissait une artère coronaire stomachique double, dont chaque branche se bifurquait comme une artère coronaire normale ; un peu plus loin, on trouvait un rameau cardio-œsophagien... »

**Obs. 231.** — Budde [212m] (Rédigée d'après le texte et la figure).

Le tronc cœliaque (fig. 179) donne d'abord la coronaire stomachique, puis il se bifurque en hépatique et splénique. La coronaire stomachique envoie au *lobe gauche* du foie une branche (*R. h.*) qui est représentée avec un volume à peine inférieur à celui du tronc de la coronaire. «... Cette branche hépatique s'anastomosait au niveau du sillon longitudinal gauche avec les rameaux de la branche gauche de l'artère hépatique. »

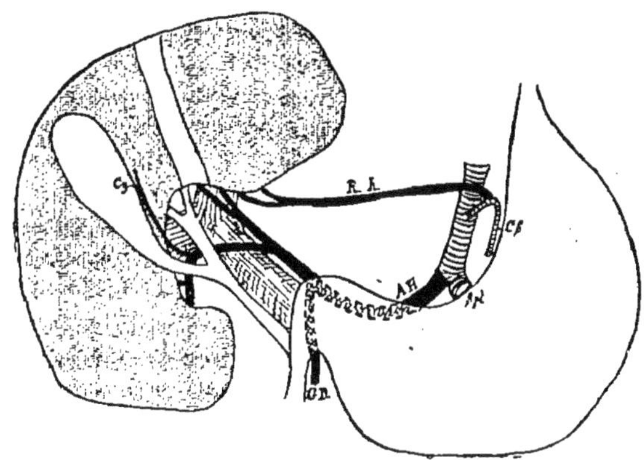

FIG. 179 (d'après Budde).

*Hépatique accessoire gauche (Rh) née en commun avec la coronaire stomachique (CS).*

**Obs. 232.** — BUDDE [212ⁿ]. (Rédigée d'après le texte et la figure annexée).

Le tronc cœliaque (fig. 180) donne d'abord la diaphragmatique inférieure droite (*Did*), puis un peu au-dessous, la coronaire stomachique. Un peu plus loin, il se divise en hépatique et en splénique,

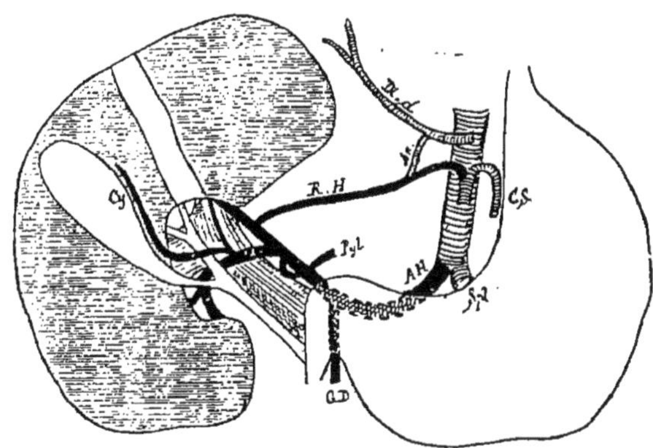

FIG. 180 (d'après Budde).

*Hépatique accessoire gauche (RH) née en commun avec la coronaire stomachique (CS) et avec la diaphragmatique droite (Did).*

La diaphragmatique droite envoie un important rameau anastomotique (*An*) qui se joint à un fort rameau hépatique né de la coronaire stomachique. Celle-ci, en effet, se divise en deux branches, l'une va à gauche et constitue la coronaire ordinaire (*CS*); l'autre (*RH*) se porte à droite et va se jeter dans la branche terminale gauche de l'artère hépatique un peu avant sa pénétration dans le foie.

L'artère hépatique donne d'abord la gastro-duodénale, puis la pylorique. Elle se termine ensuite en branche gauche et en branche droite. La branche droite fournit la cystique (*Cy*) en même temps qu'un rameau ascendant qui va à la partie gauche du hile.

**Obs. 233 à 241.** — SOUSLOFF [262[f]] (*In extenso*).

Sur 9 sujets, il existait deux artères hépatiques : l'artère hépatique ordinaire et une hépatique gauche née de la coronaire stomachique. Cette hépatique coronaire naissait à peu près au niveau du point où la coronaire aborde la petite courbure de l'estomac. Elle se portait à droite le long du bord gauche du petit épiploon jusqu'au hile. Dans un cas elle donnait la phrénique. Dans quelques cas elle envoyait une anastomose à l'hépatique ordinaire...

Enfin, sur 8 autres sujets la coronaire stomachique envoyait une forte branche allant s'anastomoser avec la branche terminale gauche de l'hépatique ordinaire.

**Obs. 242.** — PIQUAND [252] (*In extenso*).

Il s'agit d'une volumineuse artère hépatique accessoire fournie par la coronaire gastrique (fig. 181).

L'artère coronaire gastrique, après un trajet ascendant d'environ 3 centimètres, paraissait se bifurquer en deux branches : l'une gauche qui se portait vers la petite courbure de l'estomac, l'autre droite qui se portait vers le hile du foie en cheminant

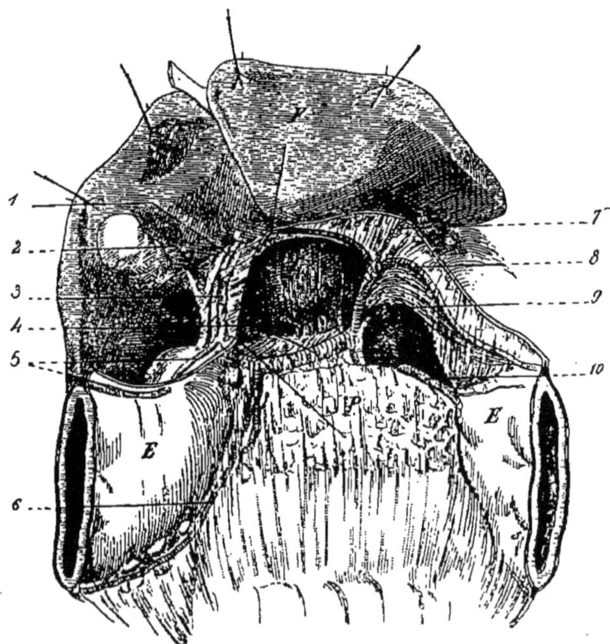


FIG. 181. *Volumineuse artère hépatique accessoire fournie par la coronaire stomachique* (figure empruntée à Piquand).

entre les deux feuillets de l'épiploon gastro-hépatique; arrivée au foie, l'artère se divisait en deux branches et semblait se distribuer au lobe gauche et au lobe carré. Dans ce cas, l'artère hépatique normale existait et présentait sa disposition et sa distribution ordinaire, elle était seulement un peu moins volumineuse que de coutume. L'artère accessoire fournie par la coronaire gastrique mesurait environ 3 millimètres de diamètre.

### β) *Dédoublement gauche de l'artère hépatique. Hépatique complémentaire gauche née de la diaphragmatique inférieure droite.*

**Obs. 243.** — BUDDE [212[1]] (Résumée d'après le texte et la figure).

Le tronc cœliaque (fig. 182) fournit d'abord la diaphragmatique inférieure droite (*Di. d*), puis la coronaire stomachique. Enfin il se termine en se bifurquant en hépatique et splénique. La diaphragmatique inférieure droite, qui, d'après la figure, semble

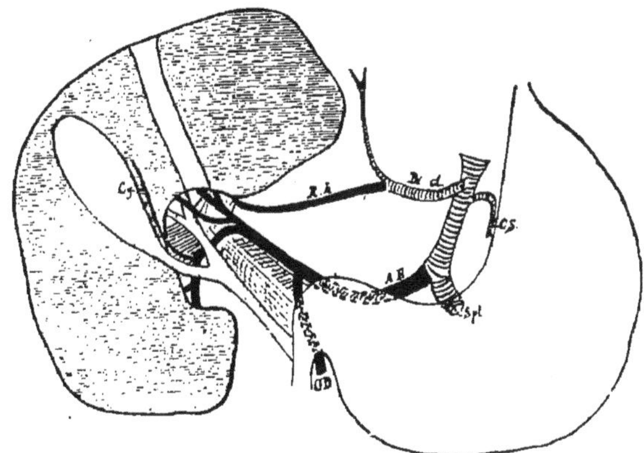

FIG. 182. — *Hépatique accessoire née en commun avec la diaphragmatique inférieure droite.* (D'après Budde.)

augmentée de volume, envoie un fort rameau qui chemine dans le ligament hépato-gastrique, atteint le hile et pénètre dans le *lobe gauche* du foie, à côté de la branche gauche de l'artère hépatique.

L'artère hépatique semble normale comme trajet. Elle fournit la gastro-duodénale, puis se divise en deux branches terminales : droite et gauche. La branche droite fournit la cystique (*Cy*).

### e) Triplicité de l'artère hépatique.

**Obs. 244.** — Tiedemann [169[e]] (Rédigée d'après une planche et son texte explicatif).

Sur ce sujet de sexe masculin il existait trois artères hépatiques : 1° — L'une (*AHg*) *hépatique gauche* provient de la coronaire stomachique. 2° — La seconde (*AHm*), *hépatique moyenne*, naît du tronc cœliaque (*TC*) au point où se détache d'ordinaire

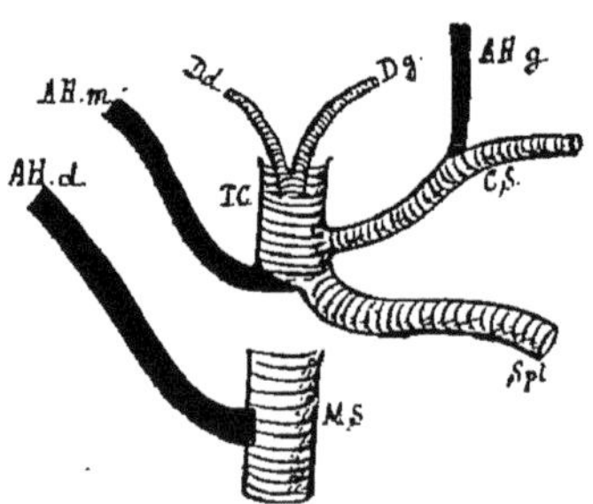


Fig. 183. — *Triplicité de l'artère hépatique.* (Schéma d'une planche de Tiedemann.)

l'artère hépatique. 3° — La troisième (*AHd*) naît de la mésentérique supérieure, près de son origine. Tiedemann appelle cette troisième hépatique *hépatique droite*.

Les hépatiques cœliaque et mésentérique sont représentées avec un calibre égal, l'hépatique coronaire avec un calibre légèrement inférieur à celui des deux premières.

**Obs. 245.** — Meckel [*in* Hildebrant 100[c]] (*In extenso*).

D'après Hildebrandt, Meckel signale une anomalie consistant en la présence de trois artères hépatiques distinctes. La plus importante naissait de la mésentérique supérieure et allait à la *partie droite* du foie. La seconde, d'un volume inférieur à celui de la précédente, naissait du tronc cœliaque et se rendait à la *partie moyenne* du hile. La troisième, plus faible que la précédente, venait de la coronaire stomachique et se rendait à la *fosse du conduit veineux*.

**Obs. 246.** — GREEN [85] (*In extenso*).

« Dans une dissection récente j'ai rencontré trois artères hépatiques : la *gauche* venait du tronc cœliaque par un tronc commun avec la coronaire stomachique. L'hépatique *moyenne* naissait également du tronc cœliaque, en commun avec la gastro-duodénale. L'hépatique *droite* provenait de la mésentérique supérieure ; elle fournissait l'artère cystique. »

**Obs. 247.** — LAUTH [187c] (*In extenso*).

Il existait trois artères hépatiques. L'une *hépatique gauche* venait du tronc cœliaque. La seconde représentant l'*hépatique droite* en totalité, venait de la mésentérique supérieure. La troisième, peu volumineuse, venait de la coronaire stomachique.

**Obs. 248.** — DUBRUEIL [77d] (*In extenso*).

« Trois vaisseaux de volume à peu près égal se rendaient au foie ; le *premier* naissait de la coronaire stomachique, quand elle va gagner la petite courbure de l'estomac, et aboutissait dans le lobe gauche du foie. La *deuxième* branche, ou la véritable hépatique, naissait de la cœliaque et se consumait dans le grand lobe de l'organe. La *troisième* (c'était une division de la mésentérique supérieure) remontait devant le pancréas, derrière la seconde courbure du duodénum pour se jeter à gauche dans le foie, après avoir envoyé des rameaux à la vésicule biliaire... »

**Obs. 249.** — BARKOW [204h] (*In extenso*).

La coronaire stomachique fournit au foie une *hépatique gauche* qui vient se terminer à l'extrémité gauche du hile. Le tronc cœliaque envoie une *hépatique moyenne* qui se rend à la partie moyenne du hile et irrigue les lobes carré et de Spiegel, et, en partie, le lobe droit. Chemin faisant elle a fourni l'artère cystique. La mésentérique supérieure fournit un rameau *hépatique droit* qui pénètre au milieu de la face inférieure du lobe droit.

**Obs. 250.** — BARKOW [145g] (Résumée d'après une planche et son texte explicatif).

Trois artères de source différente se rendent au foie (fig. 184). Le tronc cœliaque (*TC*) donne d'abord la coronaire stomachique (*Co.St*). Celle-ci se bifurque après un trajet de 2 ou 3 centimètres : une branche (*Cg*) se porte à la petite courbure et constitue la coronaire gastrique ordinaire ; la seconde branche (*Bg*) se porte au foie dont elle irrigue la presque totalité du *lobe gauche*. Chemin faisant, elle a envoyé un rameau cardio-tubérositaire antérieur (*R. C. T*), tout près de son origine, et un rameau au lobe de Spiegel (*R.Sp*), à la partie moyenne de son parcours.

Le tronc cœliaque se termine en donnant la splénique (*Spl.*) et l'*artère hépatique* (*AH*). Celle-ci se termine après un trajet de 2 ou 3 centimètres par un bouquet de trois branches : la principale est la gastro-duodénale (*GD*) qui paraît être la véritable continuation du tronc hépatique. Elle fournit l'artère cystique (*Cy*) et la pylorique (*Pyl.*) ; la seconde comme importance est une branche destinée au lobe carré (*B.Lc*) ; la troisième (*R.Id.*) est la plus faible, c'est un simple rameau qui va se perdre dans le lobe droit.

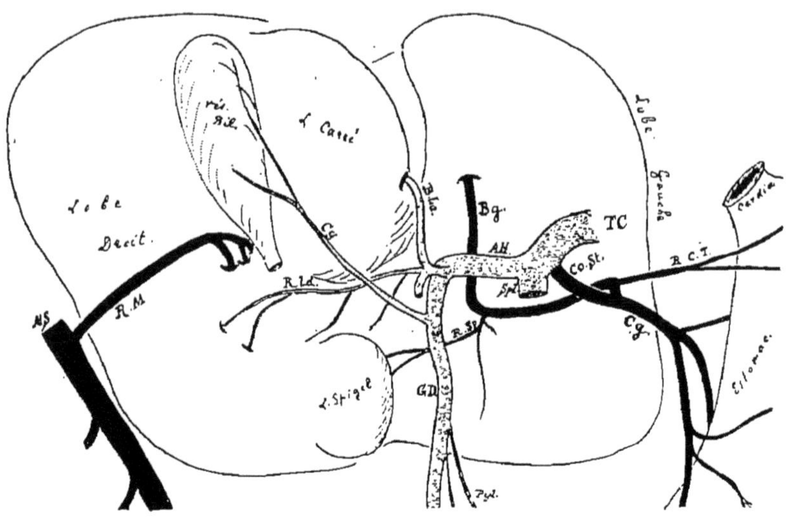


Fig. 184. — *Triplicité de l'artère hépatique.*
(Schéma d'une planche de Barkow.)

D'autre part, la mésentérique supérieure (*MS*) envoie tout près de son origine et comme première collatérale un « fort rameau » dont le calibre est figuré presque aussi fort que celui de la gastro-duodénale. Ce *rameau mésentérique* (*R.M*) irrigue la presque totalité du lobe droit.

Ainsi il existe trois artères hépatiques : une hépatique coronaire (lobes gauche et de Spiegel), une hépatique-cœliaque (lobe carré), une hépatique-mésentérique (lobe droit).

**Obs. 251.** — Rolleston [257] (A peine résumée).

Rolleston décrit en détail un cas de triplicité de l'artère hépatique.

Une *première hépatique* naissait de la coronaire stomachique et allait se terminer dans le lobe gauche du foie.

Une *deuxième hépatique* naissait du tronc cœliaque et présentait le trajet de l'artère pylorique, puis se terminait dans le lobe gauche et dans le lobe de Spiegel. Cette artère était d'un volume moitié moindre que celui de la branche hépatique née de la coronaire stomachique. « Cette deuxième artère née du tronc cœliaque répondait évidemment, ajoute l'auteur, à l'artère hépatique normale, beaucoup diminuée (*curtailed*) dans sa distribution. »

La *troisième hépatique* naissait de la mésentérique supérieure et se dirigeait en haut entre la tête du pancréas et le duodénum, envoyait l'artère cystique et se terminait dans le lobe droit du foie «... Ce vaisseau représente la branche droite de l'artère hépatique. Son origine de la mésentérique supérieure est due à l'anastomose entre la branche pancréatico-duodénale inférieure de cette artère avec la pancréatico-duodénale supérieure de la gastro-duodénale qui s'est développée et dilatée afin de pourvoir à l'alimentation du lobe droit du foie. »

Le lobe droit du foie recevait donc son sang de la mésentérique supérieure, seulement. Le lobe gauche était irrigué par l'artère hépatique ordinaire très diminuée, et par le rameau né de la coronaire stomachique.

Rolleston ajoute que les cas d'artères anormales allant au foie ne sont pas rares ; ces rameaux provenant ou de l'aorte, ou de la mésentérique supérieure, ou de la coronaire stomachique.

## **Obs. 252.** — MONGUIDI [113b] (*In extenso*).

« Sur le cadavre d'une femme de 67 ans, morte de cardiopathie, j'ai observé un rameau hépatique *gauche* assez développé, dérivant de la coronaire stomachique; puis un plus petit rameau représentant le tronc normal de l'artère hépatique, destiné à la partie *médiane* du hile et placé sur la face antérieure du tronc porte. Finalement un troisième rameau volumineux qui, parti de la mésentérique supérieure, se portait obliquement en haut vers le lobe *droit* du foie, après avoir croisé la face profonde de la veine porte et du canal hépatique. »

## **Obs. 253.** — FRANZ [181] (*In extenso*).

Sur un total de 25 sujets examinés, Franz a rencontré un cas dans lequel il existait trois artères hépatiques : « L'une, la supérieure, provenait de la coronaire stomachique; la seconde, ou moyenne, naissait du tronc cœliaque; la troisième, ou inférieure, venait de la mésentérique supérieure. De l'hépatique supérieure naissait de plus une phrénique... »

## **Obs. 254.** — BREWER [210] (*In extenso*).

L'auteur a trouvé une fois, sur un total de 50 sujets, l'existence de trois artères hépatiques provenant : la première du tronc cœliaque, la seconde de la coronaire stomachique, la troisième de la mésentérique supérieure.

## **Obs. 255 à 259.** — ROSSI et COVA [192z, 192aa, 192dd].

Dans 5 cas il existait trois artères hépatiques sur le même sujet : l'*hépatique ordinaire* — c'est-à-dire celle qui fournit la gastro-duodénale et la pylorique et qui présente les rapports ordinaires de l'hépatique, naissait du tronc cœliaque. Une *deuxième hépatique* naissait de la coronaire stomachique et se rendait au lobe *gauche* du foie. La *troisième hépatique* naissait de la mésentérique supérieure et se rendait au lobe *droit* du foie. Cette hépatique-mésentérique cheminait toujours en arrière du pancréas et de la veine porte et fournissait presque toujours la cystique.

Le volume respectif de chacune de ces trois hépatiques est variable. Par exemple, dans un cas l'hépatique-cœliaque (qui représente l'hépatique ordinaire), est la plus forte (6 millimètres), l'hépatique mésentérique vient ensuite (5 millimètres) ; quant à l'hépatique-coronaire, c'est la plus faible (3 millimètres). Dans un autre cas, l'hépatique-mésentérique est la plus forte, vient ensuite l'hépatique-coronaire ; quant à l'hépatique-cœliaque qui représente l'hépatique ordinaire, son calibre est inférieur à celui des deux autres.

## Obs. 260. — BUDDE [212c] (Résumée).

Budde représente et décrit un cas (fig. 185) dans lequel le foie recevait trois artères hépatiques. Le tronc cœliaque fournissait une artère représentant l'hépatique *ordinaire* (*AH*) destinée au lobe gauche du foie. La *seconde* artère hépatique ($R.h^1$) naît de la diaphragmatique inférieure droite (*Di.d*) ; elle est destinée au lobe gauche du foie. La *troisième* artère hépatique ($Rh^1$) naît de la mésentérique supérieure ; elle passe en arrière de la veine porte puis en arrière du canal hépatique, fournit la cystique (*Cy*) et se termine dans le lobe droit du foie.

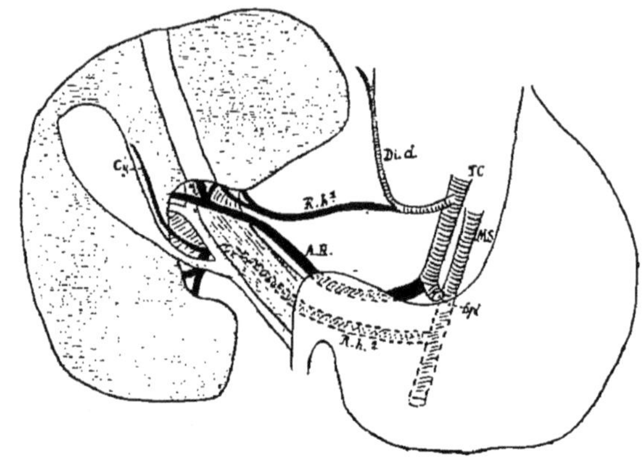


FIG. 185. — *Triplicité de l'artère hépatique* (d'après Budde). (Disposition exceptionnelle.)

## Obs. 261. — BUDDE [212a] (Résumée).

Budde représente et décrit un cas (fig. 186) dans lequel il existait trois artères hépatiques : l'une représentant l'hépatique *ordinaire* (*AH*) naît normalement du tronc cœliaque et se termine dans les lobes droit et gauche. La *seconde* ($Rh^2$) naît de la pylorique (*Pyl*) qui provenait elle-même directement de l'aorte ; elle va au lobe gauche. La *troisième* ($Rh^1$) naît de la coronaire stomachique (*CS*) et va au lobe gauche. Les deux artères anormales ($Rh^1$, $Rh^2$) sont de faible calibre par rapport à l'hépatique cœliaque.

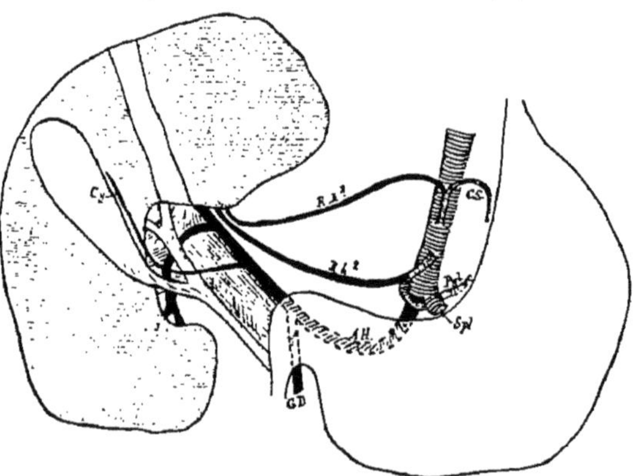


FIG. 186. — *Triplicité de l'artère hépatique* (d'après Budde.)

### *f*) Quintuplicité de l'artère hépatique.

**Obs. 262.** — Budde [212¹] (Rédigée d'après la figure et son texte explicatif).

Budde représente un cas dans lequel «... le foie recevait cinq artères distinctes... » L'une d'elles naît normalement de la terminaison du tronc cœliaque et représente l'hépatique ordinaire ($AH^1$). La seconde ($AH^2$) provient du tronc de la splénique (*Spl*) et

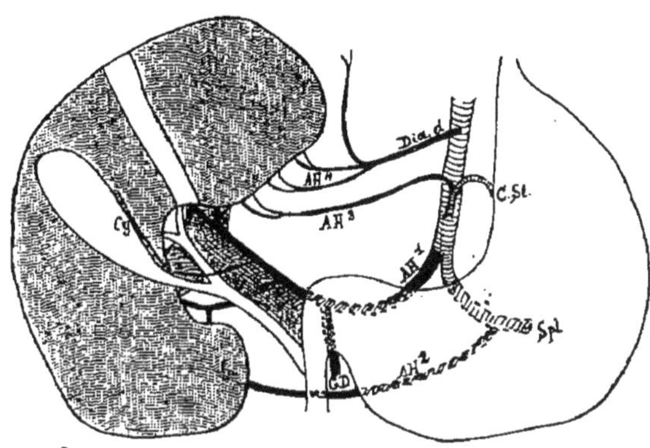


Fig. 187. — *Quintuplicité de l'artère hépatique* (d'après Budde). (Anomalie rarissime.)

va au lobe droit du foie. La troisième ($AH^3$) naît de la coronaire stomachique et se termine dans le lobe gauche. La quatrième et la cinquième également destinées au lobe gauche ($AH^4$) naissent de l'aorte par un tronc commun avec la diaphragmatique inférieure droite.

### *g*) Cas non classés.

**Obs. 263.** — Lauth [187ᶜ] (*In extenso*).

« Duplicité de l'artère hépatique. Il existe une faible hépatique née du tronc cœliaque. Une seconde hépatique, forte, naît de la mésentérique supérieure. Elle fournit la gastro-duodénale, puis un tronc donnant l'hépatique gauche et s'unissant à l'hépatique de la cœliaque pour aller au lobe droit du foie et au lobe de Spiegel. »

*Remarque.* — Il nous semble impossible de se faire une idée exacte de ce cas trop brièvement décrit.

**Obs. 264.** — Lauth [187ᶜ] (Résumée).

Duplicité de l'artère hépatique. Une des deux artères hépatiques naît du tronc cœliaque. Elle est de faible volume. La seconde hépatique naît de l'aorte. Elle est de très fort volume et donne la gastro-duodénale, d'où naît la pylorique et la cystique. De plus, elle s'unit par une forte anastomose avec l'hépatique-cœliaque. La gastro-duodénale s'unissait à une branche née de la mésentérique supérieure, de sorte qu'il existait un cercle péripancréatique.

**Obs. 265.** — CRUVEILHIER [73h] (*In extenso*).

« Sur le cadavre d'une jeune fille injecté par MM. Demarquay et Parmentier, le tronc cœliaque et l'artère mésentérique supérieure présentaient les variétés anatomiques suivantes : A — tronc cœliaque. Il fournissait : 1° — l'artère coronaire stomachique, qui elle-même donnait l'artère pylorique ; 2° — l'artère gastro-épiploïque droite ; 3° — une artère hépatique qui se distribuait au lobe droit du foie après avoir fourni l'artère cystique. B. — Artère mésentérique supérieure. Beaucoup plus volumineuse que de coutume, elle fournissait : 1° — une artère hépatique destinée au lobe droit du foie et au lobe de Spiegel ; 2° — l'artère splénique, d'où émanaient les branches ordinaires. »

*Remarques.* — Telle est l'observation rapportée par J. Cruveilhier. Comme on peut le constater, il n'est pas fait mention de la branche *gauche* de l'artère hépatique. De ce que nous connaissons personnellement sur les anomalies du tronc cœliaque et de l'artère hépatique, nous pensons qu'il y a une légère erreur, sans doute typographique, dans l'observation de Cruveilhier. L'hépatique née du tronc cœliaque devait très probablement être destinée au lobe *gauche*, car l'hépatique née de la mésentérique se porte toujours dans le lobe *droit*, dans les cas analogues.

**Obs. 266.** — FRANZ [181] (*In extenso*).

Sur un sujet, «... il existait deux artères hépatiques ; l'une venait de la coronaire stomachique, l'autre naissait de la mésentérique supérieure ; elle présentait un parcours rétro-portal (derrière la veine porte)... »

*Remarque.* — Il s'agit probablement d'une artère hépatique commune née de la mésentérique supérieure, avec petit rameau accessoire gauche venant de la coronaire stomachique.

# INDEX BIBLIOGRAPHIQUE

## I°. — EMBRYOLOGIE. DÉVELOPPEMENT DU TRONC CŒLIAQUE


[1] **Frederic, J.** — Beiträge zur Anatomie und Entwickelungsgeschichte der Aeste der Aorta descendens beim Menschen. — *Morpholog. Arbeit.*, G. Schwalbe, vol. VII, Iéna, 1897, pp. 691-712.
*a*), p. 705. — *b*), p. 694. — *c*), pp. 694, 698.

[2] **Hochstetter.** — Entwickelungsgeschichte des Gefässystems. — *Ergebnisse der Anatomie und Entwickelungsgeschichte*, vol. I, 1891.

[3] Id. — Ueber die Arterien des Darmkanals der Saurier. — *Morpholog. Iahrbuch*, vol. XXVI, 2e fasc., 1898.

[4] Id. — Beiträge zur Anatomie und Entwickelungsgeschichte des Blutgefässystems der Monotremen. — *Denkschr. der Med. Nat. wiss. Gesellschaft zu Jena*, vol. V, 1896.

[5] **Mackay** (Cleland, J., J.-Y. Mackay and R.-B. Young). — On the arterial system of vertebrates. — *Memoirs and Memoranda in Anatomy*, vol. I, 1889.

[6] **Mall, F.** — Entwickelung des menschlichen Darmes. — *Archiv. für Anat. und Phsiol.* (Partie anatomique), 1897.

[7] **Tandler.** — Zur Entwickelungsgeschichte der menschlichen Darmarterien. — *Anatom. Hefte*, vol. XXIII, 1904, pp. 189-209.
*a*), p. 206.

[8] Id. — Ueber die Varietäten der Arteria Cœliaca und deren Entwickelung. — *Anatom. Hefte*, vol. XXV, 1904, pp. 473-500.
*a*), p. 478. — *b*), p. 479, cas 1. — *c*), p. 480, cas 2. — *d*), p. 481, cas 3. — *e*), p. 481, cas 4. — *f*), p. 484. — *g*), pp. 485, 486. — *h*), p. 487. — *i*), p. 495. — *j*), 499.

[9] **Toldt.** — Bau und Wachstumsveränderungen der Gekröse des menschlichen Darmkanals. — *Denkschriften der kais. Akad. der Wissensch. zu Wien*, vol. XLI, 2e partie, 1879.

[9 bis] Id. — Die Darmgekröse und Netze im gesetzmässigen und im gesetzwidrigen Zustand. — *Dënkschriften der kais. Akad. der Wissensch. zu Wien. Mat. Nat. Classe*, vol. LVI, 1re partie, 1889.

[10] **Young** et **Robinson.** — The development and morphol. of the vascul. system in mammals. The posterior end of the aorta and the iliac arteries. — *Royal. Soc. of London*, 10 févr. 1898. (Analyse in *Journ. of Anat. and Physiol.*, 1898, vol. XXXII, p. 605.)

[11] **Robinson, B.** — The morphol. of the mesenterial develop. of the vertebrate digestive tract. — *Journ. of Anat. and Physiol.*, 1899, vol. XXXIII, p. 434.

## II°. — ANATOMIE DESCRIPTIVE ET TOPOGRAPHIQUE

### Traités généraux d'Anatomie.

*Antiquité.*

[12] **Ætius.** — *Medicæ artis principes.* Parisiis, H. Stephanus, 1567.
[13] **Aristote.** — *Histoire des animaux.* (Trad. française. J. Barthélemy Saint-Hilaire), t. I, 1883.
[14] **Galien.** — *Cl. Galeni opera omnia.* Edition Kühn. Lipsiæ, 1821, t. II et III.
a), t. II, pp. 820, 821. — b), t. III, p. 375.
[15] ID. — *Œuvres anat. physiol. et médic. de Galien.* Trad. par Ch. Daremberg, Paris, 1854. Utilité des parties et du corps, p. 337.
[16] **Hippocrate.** — *Œuvres complètes d'Hippocrate*, trad. par E. Littré. Paris, t. I, 1839, et t. IX, 1861.
[17] **Rufus.** — *Œuvres de Rufus* (voy. Ætius [12]).
[18] **Theophilus.** — *Theophili Prot... de Corporis human. fabrica...* à J.-P. Crasso... Venetiis, 1537.

*Moyen Age.*

[19] **Albucasis.**
[20] **Averrhoës.** — *Colliget... H. Surianum...* Venetiis, 1530.
[21] **Avicenne.** —*Canon medicinæ, V. F. Plempio.* Lovanii, 1658.
[22] **Constantin.** — *Summi in omni philosophia viri Constantini... operum reliqua.* Basileæ, 1539.
[23] **Guy de Chauliac.** — *Ars chirurgica G. Gauliaci...* Venetiis, 1546.
[24] **Mundini.** — *Anatomia Mundini...*, per J. Dryandrum. Marpurgi, 1540.
[25] **Oribase.** — *Œuvres d'Oribase.* Trad. Bussemaker et Daremberg. Paris, 1851.
[26] **Rhasès.** — *Ab. Razæ... opera exquisitiora...* Basileæ, 1544.
[27] **De Zerbis.** — *Liber anathomie corp. human...* Venetiis, 1502.

*Renaissance.*

[28] **Achillinus.** — *Magn. Alex. Achillinus... anatomicæ annotationes...* Bononiæ, 1520
[29] **Arantius.** — *J. C. Arantii... anatomicarum observationum liber....* Venetiis, 1587, pp. 99 et 100.
[30] **Bartholin.** — *Institutiones anatomicæ...* Lugd. Batav., 1641, p. 377.
[31] **Bauhin.** — *C. Bauhini... institutiones anatomicæ...* Francofurti, 1616, p. 36.
[32] **Benedetti.** — *Alex. Benedicti... de historia corporis humani...* Argentorati, 1528.
[33] **Bidloo.** — *Bidloo... anatomia humani corp...* Amstelodami, 1685, planche 36.
[34] **Bourdon.** — *Nouvelles Tables anatomiques.* Paris, 1678, table III.
[35] **Carpi.** — *Isagoge breves...* Venetiis, 1535.
[36] **Casserius.** — Planches anatomiques, in *Adr. Spigelii... opera omnia.* Amsterdami, 1645.
a), livre V, table I. — b), livre VIII, table IX, fig. I.
[37] **Columbus.** — *R. Columbi... de re anatomica...* Venetiis, 1559, p. 185.
[38] **Diemerbrœck.** — *Isr. Diemerbrœck... anatome corp. hum.* Lugduni, 1683, t. II, p. 517.
[39] **Drelincourt.** — *Car. Drelincurtii... dissert anat. pract. de Lienosis...* Lugd. Batav. 1711, p. 10.
[40] **Du Laurens.** — *Historia anat. humani corp.* Francofurti, 1600 (L. IV, ch. XI).

[41] **Eustache.** — *B. S. Albini explicatio tabularum anat. Bartholomæi Eustachi.* Leidæ Batav., 1744, tables X et XXVII.
[42] **Fuchsius.** — *L. Fuchsii... operum didact. pars I et II...* Francofurto, 1604, p. 466
[43] **Kruger.** — *Anatomicus curiosus theodidactos...* Brunopoli, anno G. MCCCM, p. 10.
[44] **Lower.** — *Tractatus de corde.* Londini, 1669, p. 194.
[45] **De Marchettis.** — *Dominici de Marchettis... anatomia...* Patavii, 1654.
*a*), p. 22. — *b*), p. 27.
[46] **Massa.** — *N. massa... liber introd. anat.* Venetiis, 1536, p. 27.
[47] **Paré** (Ambroise). — *Œuvres complètes d'A. Paré*, par J.-F. Malgaigne. Paris, 1840, livre I.
*a*), p. 149. — *b*), p. 147.
[48] **Petsche.** — *Dissert. inaugur...* Halæ Magd, 1736 (reproduite *in* : Haller, *Disputat. anatomic. select.*, vol. VI, p. 763.
*a*), § 49. — *b*), § 50. — *c*), § 51.
[49] **Piccolomini.** — *A. Piccolomini... anatome integra.* Veronæ, 1754.
[50] **Plater.** — *F. Plateri... de corp. hum. struct...* Basileæ, 1603.
[51] **Rhodius.** — *J. Rhodii mantissa anat.* (*in : Th. Bartholini histor. anatom. et medic... centuria V et VI.* Hafniæ, 1661), p. 27, obs. XLVIII.
[52] **Riolan.** — *J. Riolani... anthropographia...* Paris, 1626, pp. 187, 190.
[54] **Rolfinck.** *G. Rolfincii... dissertationes anat.* Noribergæ, 1656.
*a*), p. 879. — *b*), p. 1149.
[55] **Schenck.** — *J.-T. Schenckii... schola part. hum. corp.* Ienæ, 1664, p. 220.
[56] **Spiegel.** — *Adr. Spigelii... opera omnia...* Amsterdami, 1645 (livre VI, p. 178).
[57] **Sylvius.** — *In Hippocratis et Galeni physiol. partem anatom. Isagoge...* Parisiis, 1587, p. 77.
[58] **Tilingius.** — *M. Tilingii... de vase brevi lienis...* Mindæ, 1676, p. 97.
[59] **Verheyen.** — *Corporis hum. anat...* Lugduni, 1712, t. I, pp. 57 et 370.
[60] **Vésale.** — *Andreæ Vesalii opera omnia anat. et chirurg...* Boerhaave et B. S. Albini. Lugd. Batav., 1725, t. I, liv. III.
*a*), p. 311. — *b*), p. 343. — *c*), pp. 343 et 344. — *d*), p. 344.
[62] **Vesling.** — *J. Veslingii... observ. anat.* Hafniæ, 1644, p. 61, § XX.
[63] **Vidus Vidius.** — *Ars medicinalis...* Venetiis, 1611, t. III, p. 138.

## *Époque Moderne.*

[64] **Barclay.** — *A descript. of the arteries...* Edimburgh, 1812.
*a*), p. 172. — *b*), p. 182. — *c*), p. 170.
[65] **Baumer.** — *Anthropologia anat. phys.* Francofurti..., 1784.
*a*). p. 82. — *b*), p. 79.
[66] **Bertrandi.** — *Opere di A. Bertrandi...* Torino, 1786, t. I, pp. 165-167.
[67] **Bichat.** — *Anat. descript.* Paris, 1829, t. IV.
*a*), p. 269. — *b*), p. 270. — *c*), p. 272. — *d*), pp. 272, 273. — *e*), p. 273. — *f*), p. 274. — *g*), p. 276. — *h*), p. 296.
[68] **Boyer.** *Traité complet d'anatomie...* Paris, t. III, 1805.
*a*), p. 111. — *b*), p. 112. — *c*), p. 116.
[69] Id. — *Traité complet d'anatomie....*, t. IV, Paris, 1809, p. 400.
[70] **Chaussier.** — *Tableaux synoptiques sur les différentes branches de la science médicale.* Paris, 1799-1815, table XIX.
[71] **Cloquet.** — *Traité d'anat. descript.* Paris, 1836, t. II (et atlas).
*a*), p. 498. — *b*), p. 501. — *c*), p. 502. — *d*), p. 504. — *e*), p. 584.
[73] **Cruveilhier, J.** — *Traité d'anat. descript.* Paris, 1851, t. II.
*a*), p. 590. — *b*), p. 591. — *c*), p. 592. — *d*), p. 593. — *e*), p. 594. — *f*), p. 595, note 2. — *g*), p. 597. — *h*), p. 600, note 1.
[74] Id. — *Traité d'anat. descript.* Paris, 1852, t. III.
*a*), p. 407. — *b*), p. 417.
[75] **Cunningham.** — *Manual of pract. anatomy.* Edimburgh and London, 1901, t. I, p. 484, fig. 114.
[76] **Dionis.** — *L'Anatomie de l'homme.* Paris, 1729, pp. 220 et 257.
[77] **Dubrueil.** — *Des Anomalies artérielles...* Paris, 1847.
*a*), p. 240. — *b*), pp. 240, 241. — *c*), p. 244. — *d*), p. 245. — *e*), p. 247. — *f*), pp. 251, 252. — *g*), p. 262.

[78] **Dubrueil.** — Atlas de l'ouvrage précédent, pl. VIII.

[79] **Duverney.** — *Œuvres anat. de M. Duverney.* Paris, 1761.
*a*), t. I, p. 542. — *b*), t. I, 543. — *c*), t. II, p. 233.

[81] **Gegenbauer.** — *Lehrb. der Anat. des Mensch.* Heidelberg, 1888.

[82] **Geoffroy Saint-Hilaire.** — *Histoire gén. et partic. des anomalies de l'organisation* Paris, t. I, 1832.
*a*), p. 456. — *b*), p. 476. — *c*), p. 477. — *d*), pp. 476, 477. — *e*), p. 719.

[83] **Giorgione.** — *Corso completo di Anat. descritt.* Palermo, 1841, t. IV, pp. 160-165.

[84] **Godlee.** — *An Atlas of hum. anat.* London, 1880, pl. 17 et 18.

[85] **Green.** — *An Account of the varieties in the arter. syst...* Dublin, 1830, pp. 23-25.

[86] **Haller.** — *H. Boerhaave... prælectiones acad.*, vol. I. Taurini, 1742.
*a*), p. 154. — *b*), pp. 203, 227, 245.

[87] Id. — *H. Boerhaave... præl. acad.*, vol. II. Taurini, 1743.
*a*), p. 184, note *b*. — *b*), p. 185, note *b*. — *c*), pp. 186, 240, notes *b*, *d*. — *d*), p. 194, note *c*.

[88] Id. — *Iconum anatomic. partium corp. hum. fasciculus II.* Gottingæ, 1745.
*a*), table I, note e. — *b*), tab. I, f. — *c*), t. I, g. — *d*), t. I, g, h. — *e*), t. I, h. — *f*), t. I, k. — *g*), t. I, m, o. — *h*), t. I, o. — *i*), t. I, p. — *j*), t. I, r. — *k*), t. I, p, r. — *l*), table II, note b, — *m*), tab. II, c. — *n*), t. II, e. — *o*), t. II, f. — *p*), t. II, g.

[89] Id. — *Iconum anat. part. corp. hum., fascic. III.* Gottingæ, 1747.
*a*), p. 44, note b. — *b*), p. 53, note 1. — *c*), p. 49, note 12.

[90] Id. — *Icon. anat. part. corp. hum., fascic. VIII.* Gottingæ, 1756.
*a*), p. 32. — *b*), pp. 32, 33. — *c*), p. 33. — *d*), p. 34. — *e*), pp. 33, 36. — *f*), pp. 32, 33, 34. — *g*), p. 35. — *h*), p. 39.

[91] Id. — *H. Boerhaave... methodus studii medici...* Amstelædami, 1751, t. I.
*a*), p. 427. — *b*), p. 430. — *c*), p. 435. — *d*), p. 272. — *e*), p. 500.

[92] Id. — *Disputationum anatom. select.* Vol. I, II, III, VI, VII. Gottingæ, 1746-1751.

[93] Id. — *Elementa physiologiæ corp. hum.* Berne, t. VI, 1764.
*a*), p. 144. — *b*), p. 145, f. — *c*), pp. 145, 146. — *d*), p. 147. — *e*), p. 148. — *f*), p. 149. — *g*), p. 150. — *h*), p. 151. — *i*), p. 148. — *j*), pp. 154, 488. — *k*), pp. 146, 475, 476. — *l*), pp. 473, 476. — *m*), p. 477. — *n*), p. 477. — *p*), p. 474. — *q*), pp. 478, 479. — *r*), p. 473.

[94] Id. — *Elementa physiologiæ corp. hum.*, t. VII, Berne, 1765, p. 38.

[95] **Heister.** — *L'Anatomie d'Heister...* trad. par J.-B. Sénac, Paris, 1753.
*a*), p. 247. — *b*), p. 290.

[96] **Heitzmann.** — *Die descript. und topogr. anat. d. Mensch.* Wien, 1890 (6ᵉ éd.), pp. 455-457, fig. 575, 576, 577.

[97] **Henle.** — *Handb. der system. Anat. d. Mensch.*, t. II (*Eingeweidelehre*), 2ᵉ éd. Braunschweig, 1873, p. 201, fig. 139.

[98] Id. *Handb. der system. anat. d. Mensch.*, 2ᵉ éd., t. III, Braunschweig, 1876 (1ʳᵉ partie, *Gefässlehre*).
*a*, p. 164. — *b*), p. 165. — *c*), p. 166. — *d*), p. 293. — *e*), p. 294.

[99] **Heuermann.** — *Physiologie...* (3ᵉ partie). Copenhagen und Leipzig, 1753.
*a*), p. 469. — *b*), tab. III. — *c*), p. 714.

[100] **Hildebrandt.** — *Handb. der Anat. d. Mensch.* Braunschweig, 1831, t. III.
*a*), p. 230, note 1. — *b*), pp. 232, 234. — *c*), p. 233. — *d*), pp. 233, 234.

[101] **Hyrtl.** — *Lehrb. der Anat. d. mensch.* Wien, 1850, 2ᵉ partie, livre VII, p. 691.

[101bis] Id. — Verlaufs anomalie der Coron. ventr. sinistra. — *Œsterreichische Zeitschr. f. prakt. Heilk.* Wien, 1862, t. VIII, p. 400.

[102] **Jœssel.** — *Jœssel und Waldeyer, Lehrb. der topog. chir. anat.* Bonn, 1899, t. II, fig. 64.

[103] **Keil.** — *The anat. of the hum. body...* London, 1723, p. 75.

[104] **Krause.** — Description des anomalies vasculaires, *in : Henle, Handb. der syst. anat.*, 2ᵉ éd., t. III, 1ʳᵉ partie, pp. 293-295.

[105] **Langenbeck.** — *Handb. der Anat... Gefässlehre.* Gottingen, 1836.
*a*), p. 107. — *b*), p. 112.

[106] **Lieutaud.** — *Anat. histor. et prat...* (par M. Portal). Paris, 1776, t. I, pp. 462-468.

[107] **Luschka.** — *Die Anat. des mensch.*, vol. II. Tübingen, 1863, 1ʳᵉ partie.
*a*), pp. 197, 313. — *b*), pp. 198, 314. — *c*), p. 312. — *d*), p. 313. — *e*), p. 314. — *f*), p. 315. — *g*), p. 316. — *h*), p. 317. — *i*), p. 319. — *j*), p. 337.

[109] **Marjolin.** — *Manuel d'anat.* Paris, 1815, t. I, pp. 383-384.

[110] **Mayer.** — *Anatom. Beschr. der Blutgefäss.* Berlin und Leipzig, 1788.
*a*), p. 157. — *b*), p. 161. — *c*), pp. 160, 163. — *d*), p. 163. — *e*), tabl. I. — *f*), tab. III, fig. 1.

[111] **Meckel.** — *Manuel d'anat. gén. descript. et pathol.*, 1825, trad. par Jourdan et Breschet, t. II, p. 418.

[112] **Merkel.** — *Handb. der topogr. Anat.*, t. II, 2ᵉ éd. Braunschweig, 1899.
*a*), p. 521, fig 178. — *b*), p. 538. — *c*), p. 539. — *d*), p. 540, fig. 182. — *e*), p. 543.

[113] **Monguidi.** — *Topographia dei principali rami viscerali dell' aorta addominale, con applicaz. alla cirurgia.* Milan, 1893.
*a*), p. 16. — *b*), p. 17. — *c*), p. 18. — *d*), fig. 1 et 2. — *e*), p. 20. — *f*), p. 23. — *g*), pp. 35, 36, — *h*), p. 36. — *i*), p. 45 et fig. 1. — *j*), pp. 45, 46. — *k*), pp. 44, 45. — *l*), p. 48. — *m*), p. 57. fig. 2.

[114] **Morel** et **M. Duval.** — *Manuel de l'anatomiste.* Paris, 1883, p. 489.

[115] **Morgagni.** — *De sedibus et causis morborum...* Venetiis, 1761, epist. 29.

[116] **Murray.** — *Descriptio arteriarum corp. hum.* Upsaliæ, 1798.
*a*), p. 60. — *b*), p. 61. — *c*), pp. 61, 65. — *d*), p. 63. — *e*), pp. 63, 65. — *f*), p. 65. — *g*), p. 66.

[117] **Nicolai.** — *Commercium litterar. ad rei medicæ...* Norimbergæ, 1732, p. 260.

[117bis] Id. — *De directione vasorum.* Argentorati, 1725 (reproduit dans le t. II des *Disputat.* de Haller, voy. [92]).

[118] **Palfyn.** — *Anat. du corps humain.* Paris, 1726, pp. 310, 311.

[119] **Paulet.** — Article : *Cœliaque (tronc) in : Dictionn. encycl. des sc. méd.* Dechambre, 1875, t. XVIII, pp. 261-262.

[120] **Poirier.** — *Traité d'anat. humaine*, t. II, *angéiologie*, 2e éd., 1902.
*a*), p. 766. — *b*), p. 767. — *c*), p. 768. — *d*), p. 769. — *e*), p. 770. — *f*), p. 771. — *g*), p. 1182. — *h*), p. 1184 et fig. 605. — *i*), p. 1184. — *j*), p. 1186 et fig. 605. — *k*), p. 1227 et fig. 604.

[121] Id. — *Traité d'anat. hum.*, t. IV, 1er et 3e fascicules, 2e éd., 1901, 1900.
*a*), p. 214. — *b*), fig. 135, 136, 137. — *c*), fig. 138. — *d*), fig. 370. — *e*), p. 810.

[121bis] Id. — *Traité d'anat. hum.*, t. V, 1901, p. 27.

[122] **Portal.** — *In : Anat. histor. et prat. de Lieutaud*, Paris, 1776, t. I, p. 464, note 1.

[124] **Quain.** — *Quain's Elements of Anatomy*, 9e éd., vol. I, Londres, 1882, pp. 435-439.

[125] **Rauber.** — *Lehrb. der Anat. des mensch.* Leipzig, 5e éd., 1898, t. II.
*a*), p. 117. — *b*), p. 118. — *c*), p. 119, fig. 108. — *d*), p. 120. — *e*), p. 121, fig. 110. — *f*), pp. 258, 260.

[126] **Rosenmüller.** — *Handb. der Anat. d. mensch. korp...* 6e éd. Leipzig, 1840, p. 391.

[129] **Sabatier.** — *Traité complet d'anat.*, Paris, 1791, t. III.
*a*), p. 85. — *b*), p. 88. — *c*), p. 89. — *d*), p. 90. — *e*), pp. 90, 91. — *f*), p. 95.

[130] **Sappey.** — *Traité d'anat. descript.*, 4e éd., 1888-1889, t. II.
*a*), p. 487. — *b*), p. 513. — *c*), p. 515. — *d*), p. 516. — *e*), p. 518. — *f*), p. 519. — *g*), fig. 396. — *h*), p. 520. — *i*), p. 521.

[131] Id. — *Traité d'anat. descript.*, 4e éd., t. IV, p. 309.

[132] **Schmiedel.** — *C. C. Schmidelii... dissertatio... de varietatibus vasorum...* Erlangæ, 1744.
*a*), p. 16, § 12.

[133] **Sœmmering.** — *Vom Baue des menschl. Körp.*, 4e partie (*Gefässlehre*). Francfurt, 1792.
*a*), p. 256. — *b*), p. 264. — *c*), p. 265.

[134] **Stukeley.** — *Of the spleen...* London, 1723.
*a*), p. 10. — *b*), p. 11.

[135] **Testut.** — *Traité d'anat. humaine*, 5e éd., t. II, 1905.
*a*), p. 191. — *b*), 193. — *c*), p. 194. — *d*), p. 195. — *e*), p. 196. — *f*), p. 198. — *g*), p. 203.

[136] Id. — *Traité d'anat. hum.*, 5e éd., t. IV, 1905.
*a*), p. 331. — *b*), p. 348. — *c*), p. 386, fig. 358.

[137] **Testut** et **Jacob.** — *Traité d'anat. topogr.*, 2e éd., t. II, 1909.
*a*), fig. 66, 68, 76, 189. — *b*), fig. 47, 68, 76. — *c*), p. 186. — *d*), fig. 68, 76, 77, 95. — *e*), p. 203, fig. 136. — *f*), p. 126.

[138] **Theile.** — *Encyclopédie anatomique*, trad. par Jourdan, t. III (Myologie, Angéiologie), 1843.
*a*), p. 508. — *b*), p. 509. — *c*), p. 510. — *d*), p. 518. — *e*), p. 512.

[139] Id. — *In : Sœmmering, vom Baue des menschl. Körp.*, t. III, *Angéiologie*, par Theile. Leipzig, 1841.
*a*), p. 171. — *b*), p. 173. — *c*), p. 174. — *d*), pp. 261, 262. — *e*), p. 263.

[140] **Vaughan, W.** — *An expos. of the princip. of anat. and physiol.* (Trad. Leber). London, 1791, t. I et II.
*a*), t. I, p. 388. — t. II, p. 118. — *b*), t. I, p. 363. — *c*), t. II, p. 118.

[141] **Winslow.** — *Exposition anatomique de la structure du corps humain.* Paris, 1732.
*a*), § 172. — *b*), § 176. — *c*), §§ 176-178. — *d*), §§ 179-181. — *e*), § 181. — *f*), §§ 182-189. — *g*), § 183. — *h*), §§ 184-186. — *i*), §§ 187-189. — *j*), § 189. — *k*), § 190. — *l*), §§ 191-192.

[142] **Wreden.** — *Arteriolog. tabellen.* Hanover, 1721, table XXII.

## Atlas d'Anatomie.

[143] **Antomarchi.** — *Planches anatom. du corps humain...* Paris, 1826, planche 44.

[144] **Bardeleben** et **Hœckel.** — *Atlas der topogr. Anat. d. Mensch.*, 3ᵉ éd., 1904.
*a*), fig. 127-129. — *b*), fig. 135. — *c*), fig. 128, 131, 132. — *d*), fig. 128. — *e*), fig. 133. — *f*), fig. 132.

[145] **Barkow, H. C. L.** — Die Blut-Gefässe vorzügl. die Schlagadern des Mensch. in ihren minder bekannten Bahnen und Verzweigungen... oder *Comparative Morphologie des Mensch. und der menschenähnlichen Thiere*, t. V. Breslau, 1868.
*a*), tab. I, fig. 5. — *b*), tab. XXIV, fig. 4. — *c*), tab. XXIV, fig. 1. — *d*), tab. XXV. — *e*), tab. XXVI, fig. 2. — *f*), tab. XXVIII. — *g*), tab. XXVIII. — *h*), tab. XXI-XXIII, XXX, XXXI. — *i*), tab. XXX. — *j*), tab. XXVI, fig. 1. — *k*), tab. XXX, XXXI, XXXVII. — *l*), tab. XXV, XVI, fig. 1 et 2, tab. XXVIII, XXX. — *m*), tab. XX, fig. 2.

[146] Id. — Erläuterungen zur Schlage-und Blutader-Lehre des Mensch... oder *Comparative Morphologie des Mensch. und der menschenähnlichen Thiere*, t. VI. Breslau, 1868.
*a*), tab. XXI, fig. 1. — *b*), tab. XXI, fig. 3. — *c*), tab. LI, fig. 1. — *d*), tab. XXIII. — *e*) tab. XXIII-XXV.

[147] **Béraud, B.-J.** — *Atlas complet d'anat. topogr.* Paris, 1865.
*a*), planche LIII. — *b*), pl. LIII, LIV.

[148] **Bockenheimer** et **Frohse.** — *Atlas typischer chirurgischer operation.* Jéna, 1905
*a*), planche LIII. — *b*), pl. LIV. — *c*), pl. LIII, LIV.

[149] **Bonamy, Broca, Beau.** — *Atlas d'anat. descript. du corps hum.*, Paris, Masson, t. III.
*a*), planche 13, fig. 1. — *b*), pl. 18. — *c*), pl. 18, 37. — *d*), pl. 32. — *e*), pl. 27. — *f*), pl. 33.

[150] **Bourgery.** — *Traité complet de l'anatomie de l'homme*, t. IV. Paris, 1835.
*a*), p. 8. — *b*), p. 100. — *c*), planches 14, 16, 75.

[151] Id. — *Traité compl. de l'anat. de l'homme*, t. V, Paris 1839.
*a*), p. 37. — *b*), p. 152. — *c*), pp. 151, 229. — *d*), pp. 152, 167. — *e*), p. 151. — *f*), p. 167. — *g*), pl. 2. — *h*), pl. 20. — *i*), pl. 41. — *j*), pl. 42. — *k*), pl. 22, 41, 48. — *l*), pl. 20 *bis*, 49. — *m*), pl. 49. — *n*), p. 229.

[152] **Braune,** — *Topogr. anatom. Atlas.* Leipzig, 1872.
*a*), table II. — *b*), table XV. — *c*) table XVI.

[153] **Caldanio et Marc Antoine.** — *Icones anatomicæ.* Venetiis 1810, t. III (1ʳᵉ et 2ᵉ parties).
*a*), pl. 183. — *b*), pl. 184. — *c*), pl. 256.

[154] **Cheselden, W.** — *The anat. of the hum. body*, 9ᵉ éd. London, 1768.
*a*), pl. XXII. — *b*), pp. 162, 188.

[155] **Cloquet, H.** — *Traité d'anat. descript.*, 6ᵉ éd. Paris, 1836, t. II et Atlas.
*a*), pp. 171, 240 et pl. 202. — *b*), pl. 203.

[156] **Deaver.** — *Surgical anatomy.* London, 1899, 1903, p. 271, pl. 386, t. III.

[157] **Doyen.** — *Atlas d'anat. topogr.* Paris, 1911.
*a*), fascic. I, pl. 10; fasc. II, pl. 8, 9; fasc. III, pl. 6, 7. — *b*), fasc. I, pl. 14, 16; fasc. III. pl. 3.

[158] **Hirschfeld.** — *Traité et iconographie du syst. nerveux.* 2ᵉ édit. Paris, Masson. (Atlas).
*a*), pl. 60. — *b*), pl. 70.

[159] **His et Spalteholz.** — *Handatlas der Anat. des Mensch.* Leipzig, 4ᵉ éd., 1904.
*a*), p. 421. — *b*), p. 423. — *c*), fig. 464, 465, 498, 499. — *d*), fig. 464, 498. — *f*), fig. 464, 465, 498.

[160] **Langenbeck, C.-I.** — *Icones anatomicæ.* Gottingæ, 1836 (Fasciculus I, II, III).
*a*), fasc. I, tab. VI et VII. — *b*), fasc. II, tab. VI et VII. — *c*), fasc. I, tab. V. — *d*), fasc. I, tab. II, fasc. III, tab, III. — *e*), fasc. II, tab. VI. — *f*), fasc. I, tab, V, fasc. III, tab. III.

[161] **Mascagni.** — *Anatomiæ universæ P. Mascagni icones.* Pisis, 1823, pl. 5, fig. 2.

[162] **Mayer, J.-C.-A.** — *Anatomische Kupfertafeln.* Berlin u. Leipzig, 1783-1794 (III, et VIᵉ fascicules).
*a*), IIIᵉ fasc., tab. IV, fig. 5. — *b*), VIᵉ fasc., tab. IV et p. 23. — *c*), VIᵉ fasc., tab. IV et V. — *d*), VIᵉ fasc., tab. V.

[163] **Quain, R.** — *Anat. of the Arteries of the hum. body.* London, 1844, pp. 418-422 (Index de l'Atlas).

[164] Id. — *Atlas* (accompagnant l'ouvrage précédent).
*a*), pl, 47. — *b*), pl. 47 et 54. — *c*), pl, 48. — *d*), pl. 49. — *c*), pl. 56, fig. 6. — *f*), pl. 57, fig. 3.

[165] **Rüdinger.** — *Topogr. chirurg. Anat. d. Mensch.* Stuttgart, 1873, pp. 145, 146.
[166] **Schultze, O.** — *Atlas und Grund. der topogr. und angew. Anatomie.* München, 1903, fig. 61.
[167] **Sobotta.** — *Atlas d'anat. descript.* (Ed. française par A. Desjardins). Paris, 1906, t. II et III.
a), t. II, fig. 331. — b), t. III, fig. 514. — c), t. III, fig. 514, 516. — d), t. III, fig. 516.
[168] **Swan, J.** — *Névrologie* (trad. par E. Chassaignac). Paris, 1838, pl. VII.
[169] **Tiedeman.** — *Tabulæ arteriarum corp. hum.* Carlsruhæ, 1822, et *Supplementa ad tabul. arter. corp. hum.* Heidelbergæ, 1846.
a), tab. XX, XXI. — b), tab. XXI. — c), tab. XLIX, fig. 1, 7 et tab. LVIII, fig. 5. — d) tab. XLIX, fig. 9. — e), tab. XLIX, fig. 5). — f), tab. LXIX, fig. 3 et 4). — g), tab. LXIX fig. 1. — h), tab. XLIX, fig. 1 et 7. — i), tab. XLIX. fig. 6.
[170] Id. — *Explicat. tabul. arter. corp. hum.* Carlsruhe, 1822. — *Explic. supplem. tab. art.* Heidelbergœ, 1846. (Index des deux atlas précédents [169]), p. 231.
[171] **Toldt.** — *Anatom. Atlas.* Wien, 1908, t. II, p. 594.
[172] **Zuckerkandl.** — *Atlas der topogr. Anat. d. Mensch.* Wien u. Leipzig, 1904.
a), fig. 276, 280, 282, 283, 285. — b), fig. 287, 302. — c), fig. 283 .— d), fig. 280, 282. 285. — e) fig. 285. — f), fig. 358.

## Publications spéciales sur le tronc Cœliaque.

[173] **Aéby.** — Eine seltene Arterienanomalie. — *Schweizer Correspondenzblatt,* 1872, p. 35. (Analyse *in* : Jahresbericht v. Hoffmann u. Schwalbe, t. I, p. 35, n° 6).
[174] **Barpi, Ugo.**— Intorno ai rami minori dell' aorta addominale... *Archiv. ital. d, anat. e di embriol,* t. V, f. III, p. 491. (Analyse *in* : Jahresbericht, t. VIII, 3e partie, p. 248).
[175] **Brunin.** — Sur un cas d'anastomose rétro-pancréatique entre l'art. hépatique et l'art. mésentérique supérieure. — *Anatomisch. Anzeiger.,* 1905, p. 90.
[176] **Bühler.** — Ueber eine Anast. zwisch. den Stämmen der Art. Cœliaca u. d. Art. Mesent. sup. — *Morpholog. Jahrber.,* 1904, t. XXXII, p. 185.
[177] **Calori, L.** — Di una inverzione splancnica generale nell'uomo. — *Memor. dell Acad. d. Scienze d. I. di Bologna.* Série IV, t. II, 1880.
[177 *bis*] Id. — Sul sistema vascolare di un mostro umano. *Memor. d. Accad. d. Sc. d. I. d. Bologna,* série II, t. IX, 1869.
[178] **Delamare.** — In : *Poirier, Traité d'anat. hum.,* t. V, 2e fasc., 1904, p. 1461.
[179] **Descomps, P.** — *Le tronc Cœliaque,* Paris, 1910.
a), fig. 8. — b), fig. 85. — c), p. 18. — d), p. 35. — e). p. 12. — f, p. 13. — g), p. 12. — h), fig. 37. — i), fig. 23, 65, 81. — j), fig. 4. — k), fig. 66, 88, 95. — l), fig. 47, 61. — m), fig. 22, 39, 97. — n), p. 5. — o), fig. 10, 11, 21, 85, 86. — p), fig. 8, 9. — q), fig. 42, 59, 64, 91. — r), p. 14. — s), f. 10. — t), f. 9. — u), f. 8. 10, 11, 12, 85, 86. — v), p. 15. — w), f. 8 à 11, f. 85, 86. — x), pp. 15, 106. — y), p. 30. — z), p. 34. — aa), f. 61 et p. 206. — bb), p. 195 et fig. 85, 94-97. — cc), p. 195. — dd), p. 42. — ee), fig. 46. — ff), f. 45. — gg), p. 40. — hh), p. 39. — ii) p. 43. — jj), p. 108. — kk), p. 39. — ll), fig. 46. — mm), p. 51. — nn), pp. 56-74. — oo), p. 53. — pp), 56. — qq), p. 67. — rr), p. 117. — ss) pp. 68-72. — tt), p. 165. — uu), fig. 47, 61, 85, 86. — vv), fig. 23, 69, 84, 90. — ww), fig. 38, 47, 49, 58, 67, 86, 87, 88, 91. — xx), f. 33. — yy), fig. 8 et p. 126. — zz), p. 41. — aaa), fig. 12. — bbb), f. 90. — ccc), fig. 84, 87, 91. — ddd), fig. 9, 25, 65, 84, 89, 90. — eee) fig. 9, 25, 65, 84, 89. — fff), p. 124.
[180] **D'Evant.** — Sui rami minori dell' Aorta ventrale, 1901. *Monit. zool. ital.* Anno 12, Nos 7 et 10. (Analyse *in* Jahresbericht von Hofman u. Schwalbe, t. VII (Nouvelle série, 3e partie, p. 175).
[180 *bis*]. — **Farabeuf.** — Arrêt d'évolution de l'intestin. — *Progrès médical,* 1885, p. 412.
[181] **Franz, K.** — Ueber die Configur. d. Arter. in d. Umgeb. d. Pankreas. *Anatomisch. Anzeiger,* t. XII (1896), pp. 472-473.
[182] **Giacomini, C.** — Annotaz. sopra l'anatom. del negro, 2e mem. *Giornale della R. Accad. d. Med. di Torino,* oct.-nov., 1882.
[183] **Hecht, V.** — Ueber einen Fall von Kollateralskreislauf im Gebiet der Art. Cœliaca. *Anatom. Anzeig.,* 1905 (t. XXVI), p. 570.
[184] **Helvetius.** — *Lettre à M. au sujet de la critique de M. Besse.* Paris, 1725, p. 181.
[184 *bis*]. **Jacques, B.** — Quelques anomalies artérielles. — *Bullet. de la Soc. anatom. de Paris,* 1895, p. 253.

[185] **Jonnesco, T.** — In : *Traité d'anat. hum.*, *Poirier*, t. IV, 1er fascicule (*première édition*).
*a*), p. 217. — *b*), pp. 233, 234. — *c*), p. 234. — *d*), p. 235. — *e*) pp. 237-238. — *f*), p. 238. — *g*), p. 250. — *h*), fig. 106-109. — *i*), fig. 83.

[186] **Laignel-Lavastine.** — Recherches sur le plexus solaire. *Thèse de Paris*, 1903.
*a*), pp. 35-45. — *b*), pp. 39, 40.

[187] **Lauth, E.-A.** — Anomalies dans la distribution des artères de l'homme. *Mémoires de la Soc. d'hist. nat. de Strasbourg*, 1830-1834, t. I.
*a*), p. 44. — *b*), p. 57. — *c*), p. 58. — *d*), p. 59.

[188] **Leriche** et **Villemin.** — Recherches anatom. sur les artères de l'estomac. *Bibliogr. anatom.*, Paris, 1907.
*a*), p. 116. — *b*), p. 117. — *c*), p. 118. — *d*), p. 119. — *e*), p. 120. — *f*), pp. 119, 120. — *g*), pp. 120, 121. — *h*), p. 121. — *i*), p. 122. — *j*), p. 123. — *k*), p. 123, fig. 3.

[189] Id. — Recherches anatomiques sur l'art. coronaire stomachique. — *Bullet. et Mém. de la Soc. anat. de Paris*, 1907, p. 224.

[190] **Meckel, J.-F.** — *Handb. d. menschl. Anat.* Halle 1817, et : *Syst. der vergleich Anat.* Halle, 1831.

[191] **Rossi** et **Cova.** — Studio morfologico delle Arterie dello stomaco. *Archivio italiano di Anat. e di Embriol.* Florence, t. III, *fascicule* 2, pp. 485-526.
*a*), p. 487. — *b*), p. 488. — *c*), p. 489. — *d*), p. 490. — *e*), p. 490, fig. 8. — *f*), p. 490, f. 9. — *g*), pp. 491, 492 — *h*), p. 492. — *i*), pp. 491, 492, 494. — *j*), fig. 3, 4, 5. — *l*), p. 494. — *m*), p. 496. — *p*), p. 498. — *q*), pp. 499-504. — *r*), p. 504. — *s*), p. 506. — *u*), p. 510. — *v*), p. 515. *x*), pp. 519-522. — *y*), fig. 15, 17, 18.

[192] Id. — *Id. fascicule* 3, pp. 566-657.
*a*), pp. 568, 569. — *b*), p. 569. — *c*), p. 570. — *d*), p. 575. — *e*), p. 576. — *f*), pp. 576-580. — *g*), pp. 580, 581. — *h*), p. 582. — *i*), p. 583. — *j*), pp. 590, 592. — *k*), pp. 590, 593, 618. — *l*), p. 621. — *m*), pp. 593, 594. — *n*), pp. 599. — *o*), p. 588, 593, fig. 30. — *p*), p. 596, fig. 26. — *q*), p. 598. — *r*), p. 601. — *s*), pp. 602-606. — *t*), fig. 29. — *v*), p. 608. — *w*), p. 615. — *x*), p. 616. — *y*), pp. 617-621. — *z*), p. 618. — *aa*), p. 618. — *bb*), p. 619. — *cc*), pp. 568, 569, 594, 620, 621. — *dd*), p. 621. — *ee*), pp. 649, 650.

[193] **Roux, J.-Ch.** — *Revue de médecine*, 11 nov. 1899, pp. 882-883.

[193 *bis*] Id. — In : *Manuel de médecine. Debove et Achard.* (Tube digestif), p. 382.

[194] **Rudolph.** — *Recensentur. nonnullœ arter. variet.* (dissert. inaug.) Jenœ, 1781, p. 7.

[195] **Sandras.** — Contrib. à l'étude de la topogr. et de la chir. du pancréas. *Thèse de Lyon*, 1897 (n° 37), p. 23.

[196] **Struthers.** — Varieties of the branch. of the abd. aorta. *Journ. of Anat. and Physiol.*, 1893 (t. XXVII), p. 4 et 5.

[197] **Thane.** — Obliteration of cœliac axis. *Journ. of Anat. and Physiol.*, 1888 (t. XXII), p. XXVII.

[198] **Tyrie, B.** — Axial rotation of abd. aorta. *Journ. of Anat. and Physiol.*, 1894, (t. XXVIII), p. 282.

[199] **Walther, A.-F.** — *Arteriœ cœliacœ tabulam.* Lipsiæ, oct. 1729 (reproduit dans les *Disputation. Anat. de Haller*, t. I, p. 759, voy. [92]).
*a*), p. 16. — *b*), pp. 17, 18. — *c*), p. 19.

[200] Id. — *De vena portœ.* Programma II. Lipsiæ, 1740 (reproduit dans les *Disputat. Anat. de Haller*, t. III, p. 217, voy. [92]).
*a*), p. 6. — *b*), pp. 6, 7. — *c*), p. 11.

[201] **Wiart.** — Recherches sur la forme et les rapports du pancréas. *Journ. de l'anat. et de la physiol.* Paris, 1899, n° 1.
*a*), p. 94. — *b*), p. 97. — *c*), p. 101. — *d*), pp. 102-105. — *e*), pp. 103-114. — *f*), p. 104. — *g*), p. 105. — *h*), p. 106. — *i*), p. 107. — *j*), p. 108. — *k*), p. 112. — *l*), p. 111, 112.

[202] Id. — Recherches sur l'anatomie topogr. et les voies d'accès du cholédoque. *Thèse de Paris*, 1899.
*a*), p. 20. — *b*), p. 29. — *c*), pp. 29 et 30. — *d*), pp. 27, 33. — *e*), pp. 30, 33. — *f*), p. 30. — *g*) p. 33. — *h*), p. 37.

[203] **Zagorsky.** — *Mém. acad. Saint-Pétersbourg*, t. VIII, 1822, p. 289.

## Publications spéciales sur l'artère Hépatique.

[204] **Barkow, H.-C.-L.** — *Die angiologische Sammlung im anat. Museum der König Univers. zu Breslau.* Breslau 1899, pp. 75-82 et 310-317.

a), pièce 357. — b), pièce 1732. — c), pièce 1734. — d), pièce 1736. — e), pièce 1738. — f) pièce 1740. — g), pièces 358, 391, 392, 393. — h), pièce 400. — i), pièce 359. — j), pièce, 363. — k), pièce 381. — l), pièces 1732, 1734, 1736, 1738, 1740, 358, 391, 392, 393, 400.

[205] **Berg.** — *Centralbl. für Chirurg.*, 1903, nº 27.

[206] **Bergmann, Bruns, Mickulicz.** — *Handb. der prakt. chirurg.* Bd. III (Bauch), 3ᵉ éd., Stuttgart, 1907, p. 657.

[207] **Bevan.** — *Annals of Surg.*, 1899, t. XXX, p. 23.
a), p. 25, fig. 7). — b), p. 23.

[208] **Bianchi, J.-B.** — *Historia hepatica.* Genevœ, 1725, t. II.
a), p. 903. — b), p. 899 et planche II, p. 897.

[209] **Bréchot.** — Contrib. à l'étude de la pylorectomie. *Thèse de Paris*, 1909.
a), p. 54 et fig. 1. — b), p. 58.

[210] **Brewer, G.-E.** — Some pract. points in the anat. of the gall-bladder region *Medical News.* New-York, 2 mai 1903, vol. 82, p. 821.

[211] **Brown, J. Macdonald.** — Abnormal cystic artery. *Journ. of anat. and physiol.* 1879, t. XIV, p. 373.

[212] **Budde.** — Beiträge zur Kenntnis der topogr. der normal. Art. hepatica und ihrer Varietäten sowie der Blutversorg. der Leber. *Deutsch. Zeitschr. f. Chirurg.*, décembre 1906, Bd. LXXXVI, p. 18.
a), p. 6. — b), fig. 20. — c), p. 21. — d), p. 22. — e), p. 23. — f), pp. 21, 25. — g), p. 24. — h), p. 29, fig. 10. — i), p. 29, fig. 11. — j), pp. 29, 30, fig. 12, 13, 14. — k), pp. 23, 25, 27, 28. — l), fig. 22, fig. 15. — m), fig. 17; p. 35. — n), fig. 18; p. 35. — o), fig. 16. — p), p. 39,

[213] **Calot.** — De la cholécystectomie. *Thèse de Paris*, 1890.
a), p. 39. — b), p. 41.

[214] **Cavalié.** — La vésicule biliaire et l'art. cystique chez l'homme. *C. R. XIIIᵉ Congr. intern. de méd. Paris*, 1900 (section d'anat. descrip. et comp.), p. 110.

[215] **Cavalié et Billard.** — Les branches hépatiques de l'art. cystique chez le chien. *Soc. de biol.*, 26 mai 1900, p. 511.

[216] **Cavalié et Paris.** — Les branches hépat. de l'art. cystique chez l'homme. *Soc. de biol.*, 12 mai 1900, p, 454.

[217] **Charpy.** — in: *Traité d'anat. hum. Poirier*, t. II et IV, 2ᵉ éd.
a), t. IV, p. 798. — b), t. IV, p. 704. — c), t. II, p. 1005. — d), t. II, pp. 1007, 1022. — e), t. IV, p. 783.

[218] **Cotte.** — *Journal de chirurgie.* Paris, janvier 1909, pp. 91, 92, fig. 1 et 2.

[218 *bis*] Id. — Traitement chirurg. de la lithiase biliaire. *Thèse de Lyon*, 1908.
a), p. 204. — b), p. 132. — c), p. 213.

[219] **Cruveilhier, J.** — *Anatomie pathologique du corps hum.* Paris, 1830-1842, t. II, 29ᵉ livraison.
a), planche IV, fig. 2.

[220] **Descomps et J. de Lalaubie.** — Les vaisseaux sanguins et les voies biliaires dans le hile du foie. *Bullet. et mém. de la soc. anat. de Paris*, avril 1910, p. 323.

[221] **Dupuis et Barnay.** — Anomalies des branches du tronc cœliaque... *Lyon médical*, 1874, t. XV, p. 499.

[222] **Elworthy.** — Abnormalities in the hepatic art. *Journ. of anat. and. physiol.*, avril, 1891, (t. XXV), p. VI.

[222 *bis*] **Fawcett.** — An interesting abnormality of the hepatic art... *Journ. of anat. and physiol.* 1896, t. XXX, p. 206.

[223] **Français.** — Lithiase du cholédoque. *Thèse de Paris*, 1906.
a), p. 76. — b), p. 68.

[224] **Gentes et Philip.** — Artère hép. gauche, sa signification. *Compt. rendus des séances de la Soc. de Biol. Paris*, 15 déc. 1906, t. LXI, p. 640.
Voir également : L'art. hép. et quelques-unes de ses variations. *Bibliogr. anat.* Paris, 1907.

[225] **Géraudel.** — *Bullet. et mém. de la soc. anat.* Paris, 1901, p. 138.

[226] **Gosset et Desmarest.** — Les artères de la vésicule et la cholécystectomie. (Rapport de M. Hartmann). *Bullet. et mém. Soc. de chir.* Paris, janvier 1911, p. 15.

[227] **Guibé.** — Sur la ligature de l'art. coronaire stom. à propos d'une anomalie de cette artère. — *Bullet. et mém. Soc. anat. Paris*, mars, 1901, p. 212.

[228] Id. — *Précis de techn. opérat. Chirurgie de l'abdomen*, 2ᵉ éd. Paris, 1908.
a), fig. 74. — b), p. 64. — c), p. 75-77. — d), p. 242. — e), fig. 202.

[229] **Guillaume.** — De la cholédocotomie. *Thèse de Paris*, 1906.
a), p. 14. — b), fig. 2. — c), p. 16. — d), fig. 1. — e), p. 37.

[230] **Gunz**. — *Præparata anatomica*. Dresdœ, 1757.
a), p. 22, n° 38. — b), p. 26, n° 97.

[231] **Haasler**. — Ueber Choledocotomie. *Archiv. f. klin. chir.* Bd. LII. Heft 2, (reproduit in Kehr [237]).

[232] **Henrici**. — Dissert med. inaugur. sist. descript. omenti. (*in* Haller, *Disputat. anat.*, t. VII, 1e partie, p. 479, voy. [92]).

[233] **Hensing**. — Dissert. inaugur. de peritonœo. Giessœ, 1742 (reproduit *in* : Haller, *Disput. anat.*, t. I, p. 351, voy. [92]).

[234] **Hyrtl**. — *Die Corrosions Anatomie*. Wien, 1873.
a), p. 100. — b), p. 102. — c), p. 108. — d), p. 109. — e), p. 103.

[235] **Iglésias**. — Les anomal. des artères du rein. *Thèse de Paris*, 1909.

[236] **Jacquemet**. — Trois cas de duplicité de l'art. hépatique. *Marseille médical*, 1894; t. 31, p. 405.

[237] **Kehr**. — *Technik der Gallenst. opération*. München, 1905.
a), 1re partie, p. 197. — b), 1re partie p. 217. — c), 1re partie, p. 198; 2e partie, p. 341. — d), 1re partie, p. 196-198, 2e partie, p. 341. — e), 1re partie, planche I, p. 448. — f), 1re partie, p. 283. — g), 1e partie, pp. 22 et 64.

[238] **Kirmisson et Hébert**. — *Bulletin et mém. Soc. anat.* Paris, 1903, p. 317.

[239] **Küss**. — Anomalie de l'art. hépatique. Art. hép. droite naissant du tronc cœliaque et art. hép. gauche naissant de la més. supérieure. *Bullet. et mém. Soc. anat.* Paris, 1909, pp. 733-735.

[240] **Labatt**. A brief account of irregular. in the hum. arter. system. *London med. Gaz.*, 1838, p. 9.

[241] **De Lalaubie**. — *Contrib. à l'étude de la circul. intra-hépatique*. Paris, 1910.

[242] **Langenbuch**. — *Chirurgie der Leber und Gallenblase*. Stuttgart, 1897, t II.

[243] **Leriche et Villemin**. — Le rameau hépatique de la coronaire stomachique. *Société de biologie*. Paris, déc. 1906, p. 721-722.

[244] **Locquet**. — *Disput. inaug. de art. hepatica*. Lugd. Batav. (*in* : Haller, *Disput. anat. t. VII*, p. 509).

[245] **Macalister**. — Multiple renal arteries. *Journ. of anat. a. physiol.*, 1883, t. XVII, p. 251.

[247] **Merle et Petit**. — *Bullet. et mém. Soc. anat.* Paris, 1910, p. 30.

[248] **Michaux**. — Chirurgie de cholédoque. *Bull. et mém. Soc. chir.*, 1895, p. 352.

[250] **Okinczyc**. — Division précoce de l'art. hépatique dont la branche droite présente avec le cholédoque et les voies biliaires des connexions très intimes. *Bull. et mém. Soc. anat.* Paris, 1902, pp. 197-199.

[251] **Ott**. — *Dissert. inaug. de inflamm. intestin.* Erlangœ, 1747, p. 8.

[252] **Piquand**. — Art. hépatique fournie par la mésentérique supérieure. *Bull. soc. anat.* Paris, 1909, p. 547. — Volumineuse art. hépatique accessoire fournie par le coronaire gastrique. *Bull. soc. anat.* Paris, 1909, p. 550.

[253] Id. — Le hile du foie. *Bull. soc. anat.* Paris, 1910, pp. 202 à 212.

[254] **Poirier**. — Cholédocotomie par voie lombaire. *Bull. et Mém. soc. chir.*, 15 mai 1895.

[255] **Quénu**. — Chirurgie du cholédoque. *Revue de Chirurgie*. Paris, 1895, p. 568.
a), p. 572. — b), p. 576. — c), p. 572, fig. 2. — d), p. 574 et fig. 2.

[256] **Retterer, E.** — Sur les rapports de l'art. hépatique chez l'homme et quelques mammifères. *Journal de l'Anat.* Paris, 1893, t. XXIX, p. 238, et Rapports de l'art. hépatique et de la veine porte. *Journ. de l'Anat.*, 1894, t. XXX, p. 133.

[257] **Rolleston**. — Abnormal vascular supply to the liver. *Journ. of Anat. a. Physiol.*, 1889-1890, p. 132.

[258] **Ruysch**. — *Fr. Ruyschii opera omnia*. Amstelodami (a Janssonio Waesbergios), 1737.
a), epistola anat. nona, p. 10. — b), épist. anat. quarta, fig. 2. — c), épist. anat. quinta.

[259] **Sandifort**. — *Observat. anatom. pathol.* Lugd. Batav., 1777.
a), livre IV, chap. VIII, p. 96. — b), livre II, ch. VII, p. 126.

[260] **Schmerber**. — Recherches anat. sur l'art. rénale. *Thèse de Lyon*, 1895, p. 65.

[261] **Siraud**. — Notes sur l'anat. de la vésicule biliaire. *Lyon médical*, 1895, p. 111.

[262] **Sousloff**. — Documents pour l'anatomie chirurg. des voies biliaires. *Archives russes de Chirurgie*, 1907, t. V.
a), p. 11. — b), p. 13. — c), p. 18. — d), p. 23. — e), p. 24. — f), p. 25. — g), p. 26. — h), p. 27. — i), p. 23-27. — j), p. 41. — k), p. 43. — l), pp. 43-44. — m), pp. 42-44. — n) p. 43-45 et fig. 2 à 5. — p), p. fig. 2.

[263] **Thilus.** — *Observ. circa hepar factæ.* Lipsiæ, 1748.
*a*), p. 22. — *b*), pp. 22-23.

[264] **Tuffier.** — *Chirurg. de l'Estomac.* Paris, 1907 (fig. 8).

[265] **Verneuil.** — Mémoire sur quelques points de l'anat. du pancréas. *Gaz. méd.* Paris, 1851, p. 399.

[266] **Vincens.** — Etude anatomique du tr. cœliaque et des artères hépatiques. *Thèse de Bordeaux*, 1910.
*a*), p. 57. — *b*), p. 66. — *c*), p. 68. — *d*), p. 69. — *e*), obs. 13. — *f*), p. 37. — *g*), obs. 2-7, 9, 11, 13-15, 17-20, 22-24 et obs. 49. — *h*), fig. 1-4, 6, 7, 9, 11. — *i*), obs. 46. — *j*), p. 65. — *k*), obs. 43. — *l*), pp. 29 et 60. — *m*), p. 70, fig. 11. — *n*), obs. 47. — *p*), obs. 48, 49. — *q*), obs. 50.

[267] **Walsham.** — Abnorm. orig. a. distrib. of t. upp. seven right interc. arter. with remarks. *Journal of anat. u Physiol.*, 1882, t. XVI.

[268] **Walther.** — *Observ. anat. de ductu thoracico.* Lipsiæ, 1731 (et in: Disput. anat. de Haller, t. I, p. 759).

## Publications spéciales sur l'artère Splénique.

[268] **Assolant.** — Recherches sur la rate. *Thèse inaug.* de Paris (an X), 1802.

[269] **Hodenpyl.** — A case of apparent absence of the spleen. *Medic. Record*, 1898, t. LIV.

[270] **Martin.** — *Bull. soc. anat.* Paris, 1826, p. 39.

[271] **Picou.** — Article : rate, in Poirier. *Traité d'Anat. hum.*, t. IV, 3e fasc.

[272] **Pigache** et **Worms.** — Topographie du pédicule de la rate. *Bull. et Mém. soc. anat.* Paris, 1909, p. 590.

[273] **Valleix.** — *Bull. et Mém. Soc. anat.* Paris, 1834, p. 264.

## Publications spéciales sur l'artère Mésentérique supérieure.

[274] **Buy.** — Anat. du côlon transverse. *Thèse de Toulouse*, 1901, n° 411.

[275] **Okinczyc** et **Lardennois.** — La véritable terminaison de l'artère mésentérique supérieure. *Bull. et Mém. Soc anat.*, janvier 1910, p. 13.

[275 *bis*] **Okinczyc.** — Anat. chirurg. des côlons *in* : *Travaux de chirurgie anatomo-clinique*, Hartmann, 3e série, 1907 (p. 124 à 138) et Traitement chirurgical du cancer du côlon. *Thèse de Paris*, 1907.

[276] **Robinson.** — Le cercle iléo-colique. *Med. Record*, 1908, t. LXXIV, pp. 1003-1006 (analyse *in Journ. de Chirurgie*, févr. 1909. p. 189.)

[277] **Waldeyer.** — Die Kolon-Nischen, die arteriæ colicæ... *Abhandl. d. königl Akad. d. Wissensch. zu Berlin*, 1900, 1re partie, pp. 1-64.

## Publications spéciales sur la Veine Porte et ses branches.

[278] **Fürst.** — Venæ coronariæ ventriculi. *Hygiea*, juillet 1881 (analyse in *Jahresbericht v. Hoffm u. Schwalbe*, 1882, t. II, 1re partie, p. 164).

[279] **Hochstetter.** — Anomalien der Pfortader und der Nabelvene in Verbindung mit Defect oder Linkslage der Gallenblase. *Arch. f. Anat. u. Physiol.*, 1886, p. 369.

[280] Id. — Anomalien der Vena coronaria ventriculi. *Arch. f. Anat. u. Physiol.*, 1886, p. 383.

[281] **Hœnlein.** — *Descrip. anat. syst. venæ portarum in homine et quibusd. brutis.* Magontiaci, 1808.

[282] **Mariau.** — Recherches sur la veine porte. *Thèse de Lyon*, 1893, p. 19.

[283] **Rex.** — Beitr. zur Morphol. der Säugerleber. *Morpholog. Iahrb*, 1888, t. XIV, pp. 517-617.

[284] **Tonkoff.** — Sur les veines du pancréas. *Russki Wratch*, 1903, n° 20, p. 749.

[284 *bis*] **Vigne.** — La veine prépylorique. *Bull. et Mém. Soc. anat.* Paris, janv. 1911, p. 33.

[285] **Walsham.** — Observat. on the coronary veins of the stomach. *Journ. of Anat. a. Physiol.*, 1879, t. XIV, p. 399.

## Publications spéciales sur les voies biliaires, le Pancréas, le Péritoine.

[286] **Addison.** — On the topographical anatomy of abdom. viscera in man especially the gastro-intestinal canal. *Journ. of anat. a. Physiol.*, 1899, t. XXXIII, pp. 564-586.
[286 *bis*] **Constantinesco.** — Anatomie de la rate. *Thèse de Paris*, 1899, n° 63 (pp. 47 et 79 à 81).
[287] **Cunéo.** — De l'envahissement du système lymphatique dans le cancer de l'estomac. *Thèse de Paris*, 1900 et anat. pathol. du cancer de l'estomac, *in*: *Travaux de chirurgie anatomo-clinique*, Hartmann, 1903, p. 296.
[287 *bis*] Id. — Technique de la pylorectomie pour cancer. *Journal de chir.*, mai 1909, pp. 474-482.
[288] **Desjardins.** — Technique de la pancréatectomie. *Revue de chirurgie*, 1907, t. XXXV, p. 945.
[288 *bis*] Id. — Etude sur les pancréatites. *Thèse de Paris*, 1905.
[289] **Durand.** — Disposition du péritoine sur l'estomac. *Gaz. hebd. de méd. et chir.* Paris, 1894, t. XXI, p. 233.
[290] **Faure J.-L.** — Quelques points sur l'anat. du can. cystique. *Bull. et Mém. Soc. anat.*, 1892, pp. 511-519 et p. 523.
[290 *bis*] Id. — L'occlusion intestinale par l'hiatus de Winslow, par Jeanbrau et Riche (rapport par J.-L. Faure). *Bull. et Mem. soc. chirurg.* Paris, mars 1906, pp. 384-390.
[291] **Fredet.** — Article : *Périloine* in *Trailé d'anat. hum.* Poirier, t. IV, 1re édit.
*a*), p. 949. — *b*), p. 950. — *c*), pp. 952-954. — *d*), p. 954, fig. 526. — *e*), p. 972. — *f*), p. 967. — *g*), p. 979.
[291 *bis*] Id. — Article : *Péritoine in Traité d'anat. hum.* Poirier, t. IV, 2e édit.
*a*), p. 1045. — *b*), p. 1001. — *c*), p. 1043.
[292] **Garengeot.** — *Splanchnologie ou l'Anatomie des viscères*, 2e édit. Paris, 1742, t. I, p. 299.
[293] **Garnier** et **Villemin.** — Cloisonnement partiel et réduction de l'arrière-cavité des épiploons au cours de l'évolution normale du péritoine, chez le fœtus humain. *Bull. et Mém. Soc. anat.* Paris, mars 1910, pp. 186-195.
[293 *bis*] **Garnier.** — Sur la topographie de l'arrière-cavité des épiploons, chez l'homme adulte. *C. R. Assoc. des Anatomistes*, 11e *réunion*, *Nancy*, 1909.
[294] **Hartmann.** — Quelques points de l'anatomie et de la chirurgie des voies biliaires. *Bull. et Mém. soc. anat.* Paris, juillet 1891, pp. 480-499.
[295] **Hautefort.** — Choix d'un procédé opératoire dans la lithiase vésiculaire. *Thèse de Paris*, 1909.
[296] **Jeanbrau** et **Riche.** — L'occlusion intestinale par l'hiatus de Winslow, *Rev. de Chir.*, 1906, pp. 618-651 et 780-831.
[296 *bis*] **Kunze.** — Anatomie chirurg. des voies biliaires extra-hépatiques. *Beitr. z. klinisch. chir.*, 1911, t. LXXII, pp. 491-505 (Anal. in *Journal de Chir.*, mai 1911, p. 583).
[297] **Raynal.** — Recherches sur la vésicule biliaire. *Thèse de Toulouse*, 1894.
*a*), p. 13. — *b*), pp. 36, 37.
[298] *da Silva* **Rio Branco.** — De l'occlusion intestinale par l'hiatus de Winslow. Dangers du débridement de l'hiatus par l'espace inter-porto-cholédocien. *Presse méd.*, 1er mai 1911, p. 35
[299] **Rogie.** — *L'Anatomie du péritoine.* Paris, 1895.
[300] **Sauvé.** — Des pancréatectomies. *Revue de chir.*, 1903, pp. 113-152 et p. 335-385.
*a*), p. 318. — *b*), p. 338. — *c*), p. 368. — *d*), pp. 145-149.
[300 *bis*] **Sencert** et **Ancel.** — Sur l'entonnoir prévestibulaire de l'arrière-cavité des épiploons. *C. R. Soc. biol. Paris*, t. XL, pp. 1050-1052.

## III°. — CONSIDÉRATIONS CHIRURGICALES


[303] **Cunéo** et **Guillaume**. — Notes sur les différentes positions opératoires et sur un moyen pratique de les obtenir. *La Tribune méd.*, Paris, 20 mai 1905, p. 309.

[304] **Denis**. — De la position de l'opéré dans les interventions sur la tête et sur le tronc. *Thèse de Paris*, 1906.

[306] **Elliot**. — *Annals of Surgery*, 1895, t. XXII, p. 97

[307] **Forgue** et **Jeanbrau**. — Plaies de l'estomac par armes à feu. *Revue de chirurgie*, 1903, t. XXIII, p. 801.

[308] **Hartmann**. — *Bullet. et Mém. Soc. chirurgie*. Paris, 1903 et 1904.

a), A propos de la lithiase biliaire; séance du 1er juillet 1903. p. 705 et séance du 30 décembre 1903, p. 1200. — b), séance du 7 septembre 1904, p. 1032.

[309] **Kelling**. — Becken-Hängelage bei horizontalem Rumpf für Operationem in der Nähe des Zchwerffells. *Centralbl. f. Chir.*, oct. 1901, p. 1025-1027.

[310] **Guinard, A**. — Pancréatite hémorragique et pancréatite suppurée. *Bull. et Mém. Soc. Chir.* Paris, 20 févr. 1907, p. 202.

[311] **Mathieu**. — Maladies de l'estomac, in : *Traité de médecine*, Bouchard et Brissaud, t. IV, 2e éd. Paris, 1900, p. 190.

[311] **Lejars**. — *Traité de chirurgie d'urgence*, 6e édit. Paris, 1909, pp. 360-361, 376-378.

[311 *bis*] **Marion**. — *Manuel de technique chirurgicale*. Paris, 1908, p. 636.

[312] **Jaboulay**. — Cliniques chirurgicales. Lyon, 1902, t. I, p. 173.

[312] **Pauchet**. — Ruptures sous-cutanées de la rate. La meilleure incision pour aborder chirurgicalement cet organe. *XVIe Congrès français de Chirurgie*. Paris, 1903, p. 383.

[313] **Rio-Branco**. — De la position opératoire en lordose dans les interventions sur les voies biliaires. *Revista Medico-Cirurgica do Brazil*, 1907, pp. 275-290.

[314] **Rühl**. — Ueber steile Becken-Tieflagerung bei Operation. an den Gallengängen. *Münchn. Medicin. Wochenschr.*, 4 février 1902, pp. 190-191.

[315] **Sencert**. — La chirurgie de l'œsophage thoracique et abdominal. *Thèse de Nancy*, 1904 (n° 33) et sur la Chirurgie du cardia. *Revue de Gynécol. et de Chir. abd.*, 1906, p. 469.

[316] **Villar**. — *Chirurgie du pancréas*. Paris, 1906, p. 117.

[317 *bis*] **Guinard, U**. — La Cure chirurgicale du cancer de l'estomac. *Thèse de Paris*, 1898.

[318] **Hartmann**. — *Chirurgie gastro-intestinale*. Paris, 1901.

[318 *bis*] Id. — *Bullet. et Mém. Soc. Chir.*, 1910 et 1911.

a) Rapport sur une méthode de Navarro pour aborder le foie, la rate, le cardia. Séance du 7 décembre 1910, p. 1221.

b) Rapport sur un travail de Gosset et Desmarets (les artères de la vésicule biliaire et la cholécystectomie). Séance du 4 janvier 1911, p. 15.

c) Rapport sur un cas de plaie du diaphragme opérée et guérie par Baudet. Séance du 1er février 1911, p. 157.

[321] **Jonnesco** — (Remarques sur la splénectomie).

a) *XIe Congr. français de chirurgie*, 1897, p. 501.

b) *XIIIe Congr. français de chir.*, 1899, p. 505.

[321 *bis*] Id. — La splénectomie. *XIIe Congrès internat. de médecine*. Moscou, 1897.

[322] **Asthœwer**. — Die Aufklappung des Rippenbogens zur Erleichterung operativer Eingriffe im Hipochondrium und Zwerchfellkuppelraum. *Centralbl. f. Chir.*, novembre 1903, pp. 1257-1259.

[323] **Auvray**. — Plaies de l'espace de Traube. *XIIIe Congr. franç. de Chir.*, 1899, p. 341. — Rupture traumatique de la rate. *Gazette des hôpitaux*, 20 avril 1901. — Plaie du foie, résection du rebord cartil. du thorax. *XVIe Congr. franç. de chir.*, 1903, p. 685. — Rupt. traum. de la rate. *Presse médicale*, 11 janvier 1905, p. 17. (Voy. également *Bull. et Mém. Soc. chir.* Paris, 4 mars 1901, p. 222 ; 9 et 23 novembre 1904, p. 900 et 959).

[324] **Baudet**. — Rupture traumat. de la rate. *Le Médecin praticien*, 3 et 10 sept. 1907. (Voy. également *Bull. et Mém. Soc. chir.*, 1er févr. 1911; p. 157).

[325] **Caillaud**. — La splénectomie. *Congr. internat. des Sciences méd.* Lisbonne, 1906, section de chir. gén., p. 324.

[326] **Canniot**. — De la résection du bord inférieur du thorax pour aborder la face convexe du foie. *Thèse de Paris*, 1891.
[327] **Février**. — Chirurgie de la rate ; *XIVe Congr. français de chir.*, 1901, p. 22.
[328] **Giordano**. — *Congr. de l'Assoc. internat. de chirurgie de Bruxelles*, 1908.
[329] **De Herczel**. — Cause probable des fièvres après la splénectomie. *XVe Congrès internat. de médecine*. Lisbonne, 1906. (Section IX, chirurg. générale, pp. 304-306).
[330] **Körte**. — *Chirurgie der Gallenwege u. der Leber*. Berlin, 1905, pp. 26 et 136.
[331] **Lannelongue**. — Résection du bord inférieur du thorax. *IIIe Congr. français de chir.* Paris, 1888, p. 358.
[332] **Leonte**. — Sur la chirurgie de la rate. *XIVe Congr. français de Chir.* Paris, 1901, p. 169.
[333] **Marwedel**. — Die Aufklappung des Rippenbogens zur Erleichterung operativer Eingriffe im Hypechondr. und in Zwerchfellkuppelraum. *Centralbl. f. Chir.*, 29 août 1903, p. 938-941.
[334] **Mayo-Robson**. — *Diseases of the Gall-Bladder and Bile Ducts* (3e éd.). Londres, 1904.
[335] **Michailowsky**. — La splénectomie dans la splénomégalie. *XIIIe Congr. internat. de méd.* Paris, 1900. (Section de chirurgie générale, p. 261.)
[336] **Michaux**. — *Bull. et Mém. Soc. Chir.*, 1904, 7 décembre, p. 1032.
[337] **Monod**. — Sur l'extirpation de la rate après traumatisme. *Bull. et Mém. Soc. Chir.*, 23 novembre 1904, p. 959.
[337 *bis*] **Monod** et **Vanverts**. — De la résection du rebord costal pour la cure chirurgicale des collections sous-hépatiques. *Revue de gynécologie et de chirurgie abdom.*, 1897 ; p. 499 ; et *Traité de technique opératoire*. Paris, 2e éd. 1908, p. 401, 402.
[338] **Moynihan**. — *Gall-Stones*, 2e éd. Philadelphie et Londres, 1905.
[338 *bis*] Id. — *Abdominal Operations*. Philadelphie et Londres, 1906.
[339] **Navarro**. — *Congr. latino-américain* de Buenos-Ayres, 1898. (Voy. également Rapport de Hartmann, in *Bull. et Mém. Soc. Chir.* Paris, 7 décembre 1910, p. 1221.
[340] **Planson**. — Contusions et ruptures de la rate. *Thèse de Paris*, 1909.
[341] **Quénu** et **Duval**. — Splénectomie dans la maladie de Banti. *Rev. de chir.*, 1903, t. XXVII (note 1, p. 459.)
[342] **Ruggi**. — Statistique de laparotomies avec considérations sur la technique de la splénectomie. *VIIIe Congrès de la Soc. italienne de chirurgie*. Rome, oct. 1891, et *Riforma medica*, 1891, t. IV, p. 488.
[343] **Vanverts**. — Des voies d'accès sur la rate ; utilité de la résect. extra-pleurale du rebord costal pour faciliter, dans certains cas, la découverte de cet organe. Rapport par Monod. *Bull. et Mém. Soc. Chir.*, 1903, t. XXIX, p. 787.
[344] Id. — La Splénectomie. *Thèse de Paris*, 1897, p. 140 et p. 148.
[345] **Loéwy**. — Méthode des greffes péritonéales. *Thèse de Paris*, 1900-1901, n° 161.
[346] **Kelly** et **Noble**. — *Gynecology and Abdom. Surgery*. Philadelphie et Londres, 1910, t. II.
[347] **Bergmann** et **Bruns**. — *Handbuch der praktisch. Chirurgie*, t. III (Bauch), 3e éd. Stuttgart, 1907.
*a*), p. 700.
[348] **Burghard**. — *A System of operative Surgery*. London, 1909, t. II.
[348 *bis*] Id. — (Même ouvrage), t. III.
[349] **Kenn**. — *Keen's Surgery*, t. III. Philadelphie et Londres. 1910.
*a*), p. 1008. — *b*), p. 930. — *c*), p. 1009.
[350] **De Roubaix**. — *Bullet. de l'Acad. royale de Belgique*, 27 juin 1885, pp. 368-380.
[351] **Kausch**. — Mein schräger Gallenblasenschnitt. *Beiträge z. klinisch. Chir.*, 1911, t. LXXI, pp. 691-702.
[352] **Assmy**. — Ueber den Einfluss der Durchtrennung motorischer Nerven auf die Narbenbildung bei extramedianen Bauschnitten. *Beiträge z. klinisch Chirurg.*, 1899, t. XXIII, pp. 109-125.
[353] **Sprengel**. — Kritische Betrachtungen über Bauchdeckennaht und Bauchschnitt. *Archiv, f. klin. Chir.*, t. LXXXII, 1910, p. 573.
[354] **Cornil** et **Ranvier**. — *Manuel d'histologie pathologique*. Paris, 1901, 3e édit., t. I, p. 802.
[355] **Ollier**. — Traité des résections, t. I, Paris, 1885, p. 91.

[356] **Peyraud.** — Etude expérimentale sur la régénération des tissus cartilagineux. *Thèse de Paris*, 1869.

[357] **Roux-Berger.** — Les emphysèmes pulmonaires par thorax dilaté rigide d'origine cartilagineuse, leur traitement chirurgical. *Thèse de Paris*, 1910-1911, n° 193.

[358] **Terrier** et **Hartmann.** — *Chirurgie de l'estomac*. Paris, 1899.
a), p. 25. — b), p. 218.

[359] **Hartmann** et **Cunéo.** — Technique de la pylorectomie. *Presse médicale*, 31 mars 1900 et *Bull. et Mém. Soc. chir.* Paris, 1900, t. XXVI, p. 233.

[359 *bis*] **Cunéo**, — Technique de la pylorectomie pour cancer. *Journal de chirurgie*, mai 1909, pp. 466-482.

[360] **Carrière** et **Vanverts.** — Etude sur les lésions produites par la ligature expérimentale des vaisseaux de la rate. *Archives de médecine expérim. et d'anat. pathol.*, juillet 1899, pp. 498-520.

[360 *a*] **Riedel.** — *Die Pathogenese, Diagnose und Behandl des Gallenstein leidens*. Iéna, 1903, pp. 89-90.

[360 *b*] **Riedel.** — (Même ouvrage), pp. 81 et 103.

[361] **Vanverts.** — De la splénopexie. De la ligature des vaisseaux spléniques. *Congr. franç. de Chir.* Paris, 1901, 21 oct., p. 185.

[362] **Villar.** — De l'origine porte de certains accidents graves consécutifs aux opérations sur le hile du foie. *Congr. franç. de chir.* Paris, 17 oct. 1904, pp. 191-199.

[363] **Kehr.** — *Drei Jahre Gallensteinchirurgie*. München, 1908.
a), p. 518. — b), p. 515. — c), pp. 231, 291, 407, 409, 412. — d), p. 515.

[364] **Kocher.** — *Chirurgische Operations lehre* (5e édit.) Iéna, 1907
a), p. 788.

[364 *bis*] Id. — *Chirurgie opératoire* (traduct. Stas). Paris, 1904, p. 284.

[365] **Leriche.** — Des résections de l'Estomac pour cancer. *Thèse de Lyon*, 1906.

[366] **Gosset.** — *XXIe Congr. franç. de chir.*, oct. 1908.

[367] Id. — De la cholécystectomie dans la lithiase et les infections biliaires. Technique et résultats. *Journ. de Chir.*, juillet 1911, pp. 1-26.

[368] **Quénu.** — *Bull. et Mém. soc. chir.*, 4 janv. 1911, p. 30.

[368 *bis*] **Mathieu.** — La lithiase de la voie biliaire principale. *Thèse de Paris*, 1908.

[369] **Fulcrand.** — Des compressions porte consécutives aux opérations sous-hépatiques. *Thèse de Lyon*, 1904, n° 43.

[370] **Grégoire.** — Contrib. au traitement du cancer du rein. *Thèse de Paris*, 1905, p. 44 et fig. 6.

## IVo. — LIGATURE DE L'ARTÈRE HÉPATIQUE

[371] **Alessandri.** — Lesione del ramo destro dell' arteria hepatica. *Il Policlinico*. Sezione pratica, 5 juillet 1908, p. 837.

[372] **Arthaud** et **Butte.** — Action de la ligature de l'artère hépatique sur la fonction glycogénique du foie. *Archives de Physiol. norm. et pathol.* Paris, 1890, pp. 168-176.

[373] **Asp** et **Schmulewitsch.** — *Berichte über die Verhandl. d. königl. sächsisch. Gessellsch. d. Wissensch. zu Leipzig Mathemat/physikal Klasse*, t. XXV, 1873.

[374] **Bainbridges** et **Leathes.** — Altérations du foie consécutives à la ligature des vaisseaux hépatiques. *Société pathologique de Londres*, 6 fév. 1906.

[375] **Bakes.** — *Diskussionsbemerkung Verhandl. d. deutsch. Gesellsch. f. chir.* XXXIII *kongress*, I, p. 82.

[376] **Betagh.** — *Atti XXIe Congr. Soc. Ital. di Cirurgia*, octobre 1908, p. 99.

[377] **Betz.** — Ueber den Blutstrom in der Leber insbes, den in der Leberarterie. *Sitzungsberichte der mathem. naturwissenschaftl. klasse der kais. Akad der Wissenschaft.* Wien. 1863, t. XLVI, 2e partie, pp. 238-254.

[378] **Bock** et **Hoffmann.** — *Experimental studien über Diabetes*. Berlin, 1874.

[379] **Bourdenko.** — Ligature de l'artère hépatique avec vascularisation simultanée et préalable du foie par l'épiploon. *Chirourguitchesky Archiv Veliaminova*, t. XXVII, 1911, p. 16. Anal. in *Journal de Chir.*, août 1911, p. 191.
[380] **Conheim** et **Litten.** — *Archiv fur pathol. anat.*, 1876, t. LXVII et *Berlin klin. Woch.*, 1876, n° 21, p. 229.
[381] **de Dominicis.** — *Archiv ital. de Biol.*, 1891, t. XVI, p. 28.
[382] **Doyon** et **Dufourt.** — Contrib. à l'étude de la fonction uropoiétique du foie. *Archives de Physiologie norm. et pathol.*, 1898, pp. 522-537.
[383] **Dujarier** et **Castaigne.** — Altérations du foie consécut. à la lig. de l'art. hépatique. *Bullet. et Mém. Soc. anat.* Paris, avril 1899, p. 329.
[384] **Erhardt.** — Ueber die Folgen der Unterbindung grosser Gefässtamme in der Leber. *Verhandl. d, deutsch. Gesellsch. f. Chir.*, 1902, XXXIe congrès, II, p. 544 et *Arch. f. klin. Chir.*, 1902, t. LXVIII, p. 460.
[385] **Grünert.** — *Ueber das Aneurysma der Art. hepatica*, Deutsch. Zeitschr. f. Chir., t. LXXI, décembre 1903, pp. 158-177.
[386] **Guibé** et **Herrenschmidt.** — *Bull. et Mém. Soc. anatomique de Paris*, février 1907, p. 184.
[387] **Gussio.** — Sull' independenza dei territori epatici. *Il Policlinico* (Sezione chirurgica), févr. 1909, pp. 69-89.
[388] **Haberer.** — Experimentelle Unterbindung der Leberarterie. *Archiv f. klin chir.*, 1906, t. LXXVIII, p. 557.
[389] **Henle.** — *Nachr. d. G. A. Univ. u. Gesellsch. d. Wissensch. zu Göttingen*, 1861.
[390] **Janson.** — *Zieglers' Beitr. zur path. Anat.*, 1895, t. XVII, p. 505 et *Nord. med. Arkiv.*, 1895, t. XXVI, p. 34.
[391] **Kehr.** — Ueber die Stillung der Blutung aus des art. cystica durch Unterbindung der art. hepatica propria. *Muenchener medizin. Wochenschr.*, 1909, t. XLVI, n° 5, pp. 237-239 (Anal. in *Journal de Chirurgie*, avril 1909, p. 438).
[392] **Klose.** — *Beiträge zur klin. Chirurgie*, juillet 1911, t. LXXIV, pp. 1-9 (Anal. in *Journal de Chirurgie*, oct. 1911, p. 480).
[393] **Kottmeier.** — *Zur Function der Leber.* Würzburg, 1857.
[394] **Küthe.** — *Heinsius' Studien des physiol. Institutes zu Amsterdam*, 1861 (analyse in Schmidt's Jahrb, 1862).
[395] **Litten.** — *Berliner klin. Wochenschr.*, 1890, t. XIX.
[396] **Narath.** — Ueber die Unterbindung der art. hepatica. *Beiträge zur klin. chir.*, 2 décembre 1909, t. XLV, fasc. 2, pp. 501-522 (Anal. in *Journal de Chirurgie*, 2 févr. 1910, p. 198).
[397] **Nicoletti.** — La legatura dell'arteria epatica e dei suoi rami. *Il Policlinico.* Sezione chirurgica. Rome, févr. et mars 1910, pp. 49-69 et 124-137.
[398] **P. Ranam.** — Cité par Anschütz : Ueber die Resektion der Leber. *Volkmann's Sammlung. klinik. Vorträge*, N. F. N°s 356, 357, 1903 ; pp. 482 et 522.
[399] **Salzer.** — Von Eiselsberg : Ueber die Magenresekt. u. Gastro-enter. in Prof. Billroth's klinik von März 1885 bis Okt. 1889. *Arch. f. klin. Chir.*, t. XXXIX, fasc. 4, p. 29.
[400] **Simon de Metz.** — Expériences sur la sécrétion de la bile. *Journal des Sciences et Institutions médicales*, 1828, t. VII, p. 215.
[401] **Socin** et **E. Rausch.** — *Jahresber. über die chirurg. Abtheil des Spitals zü Basel wahrend des Jahres* 1883. Basel, 1884 (Analyse in : *Centralbl. f. Chir.*, 1884, n° 40, p. 664). *Korresp. bl. f. Schweizer Aerzte*, 1883, n° 23 (Anal. in : *Centralbl. f. Chir.*, 1884, n° 27, p. 455).
[402] **Stolnikov.** — Die Stelle der Venæ hepaticœ im Leber und gesammten Kreislauf. *Pflügers Archiv.*, 1882, t. XXVIII.
[403] **Tischner.** — Vergleich. Untersuch. zur Pathol. der Leber. *Wirchow's Archiv*, 1904, t. CLXXV, p. 90.
[404] **Tuffier.** — Anévrisme de l'artère hépatique. *Presse médicale.* Paris, 3 mars 1909, p. 153.
[405] **Villandre.** — Anévrismes de l'artère hépatique. *Archiv. génér. de Chirurgie*, janv. et févr. 1909, et *Thèse de Paris*, 1911.

# TABLE DES MATIÈRES

## CINQUIÈME PARTIE. — L'ARTÈRE HÉPATIQUE

## ERRATA

---

Pages 42, *au lieu de :* Veine Cave supérieure (légende de la fig. 14), *lisez :* Veine Cave inférieure.

— 66, ligne 17, *au lieu* de Rossi et Cova [127[a]], *lisez :* Rossi et Cova [191[a]].

— 70, lignes 13 et 14, *au lieu de :* et légèrement d'avant en arrière, *lisez :* et légèrement d'arrière en avant.

ligne 14, *au lieu de* 134, 163, *lisez :* 91, 141.

ligne 22, *au lieu de* fig. 112, *lisez :* fig. 134.

— 71, ligne 37, *au lieu de* Rossi et Cova [127[c]], *lisez :* [191[b]].

— 80, ligne 20, *au lieu de :* [127[q]], *lisez :* [191[q]].

— 84, ligne 34, *au lieu de :* 126, *lisez :* 128.

— 107, ligne 32, *au lieu de :* obs. 148, *lisez :* obs. 158.

— 173, ligne 2, *au lieu de :* voy. obs. 177 *bis*, *lisez :* [177 *bis*], voy. obs. 30.

— 225, ligne 18, *au lieu de :* 29 p. 100, *lisez :* 28 p. 100.

— 247, ligne 19, *au lieu de :* [288[g]], *lisez :* [188[g]].

— 249, ligne 38, *au lieu de :* fig. 59, *lisez :* fig. 49.

— 253, ligne 28, *au lieu de :* vaisseaux courts du bord droit de la grosse tubérosité, *lisez :* vaisseaux courts du bord gauche de la grosse tubérosité.



---

2847. — TOURS, IMPRIMERIE E. ARRAULT ET Cie.

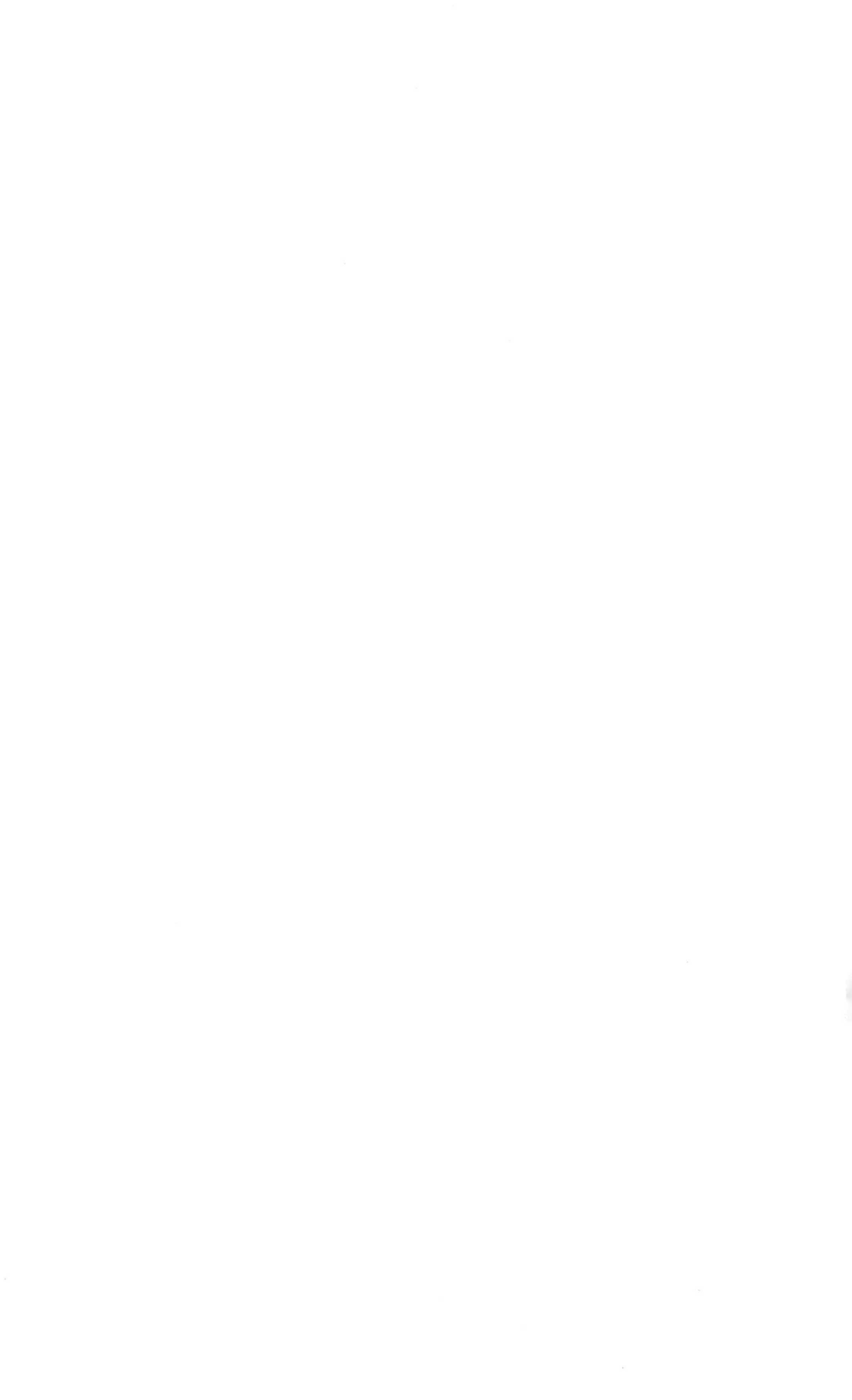

www.ingramcontent.com/pod-product-compliance
Ingram Content Group UK Ltd.
Pitfield, Milton Keynes, MK11 3LW, UK
UKHW012137240726
13966UKWH00001B/32